Tratado Técnico de Enfermagem

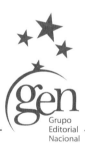

O GEN | Grupo Editorial Nacional – maior plataforma editorial brasileira no segmento científico, técnico e profissional – publica conteúdos nas áreas de ciências da saúde, exatas, humanas, jurídicas e sociais aplicadas, além de prover serviços direcionados à educação continuada e à preparação para concursos.

As editoras que integram o GEN, das mais respeitadas no mercado editorial, construíram catálogos inigualáveis, com obras decisivas para a formação acadêmica e o aperfeiçoamento de várias gerações de profissionais e estudantes, tendo se tornado sinônimo de qualidade e seriedade.

A missão do GEN e dos núcleos de conteúdo que o compõem é prover a melhor informação científica e distribuí-la de maneira flexível e conveniente, a preços justos, gerando benefícios e servindo a autores, docentes, livreiros, funcionários, colaboradores e acionistas.

Nosso comportamento ético incondicional e nossa responsabilidade social e ambiental são reforçados pela natureza educacional de nossa atividade e dão sustentabilidade ao crescimento contínuo e à rentabilidade do grupo.

Tratado Técnico de Enfermagem

Dirce Laplaca Viana
Enfermeira pela Universidade do Grande ABC. Mestre em Ciências pela Escola Paulista de Enfermagem da Universidade Federal de São Paulo (EPE/Unifesp). Doutora em Saúde Pública pela Faculdade de Saúde Pública da Universidade de São Paulo (FSP/USP). Editora de Saúde no Grupo GEN – Guanabara Koogan.

Lucia Tobase
Enfermeira pela Universidade Federal de São Carlos (UFSCar). Especialista em Gestão de Pessoas pela Fundação Getulio Vargas (FGV). Mestre em Enfermagem e Doutora em Ciências pela Escola de Enfermagem da Universidade de São Paulo (EEUSP). Pós-Doutora pela EEUSP. Professora assistente no Centro Universitário São Camilo. Membro do Grupo de Estudos e Pesquisas de Tecnologia da Informação nos Processos de Trabalho em Enfermagem (GEPETE-EEUSP) e da Câmara Técnica de Legislação e Normas do Conselho Regional de Enfermagem de São Paulo (CTLN/Coren-SP).

Denise Almeida
Enfermeira pela Universidade Federal de Alfenas de Minas Gerais (Unifal-MG). Especialista em *Design* Instrucional pelo Serviço Nacional de Aprendizagem Comercial de São Paulo (Senac-SP). Mestre em Ciências pela Escola de Enfermagem da Universidade de São Paulo (EEUSP). Membro da Câmara Técnica de Enfermagem Digital do Conselho Regional de Enfermagem de São Paulo (CTED/Coren-SP).

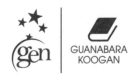

- As autoras deste livro e a editora empenharam seus melhores esforços para assegurar que as informações e os procedimentos apresentados no texto estejam em acordo com os padrões aceitos à época da publicação, *e todos os dados foram atualizados pelas autoras até a data do fechamento do livro*. Entretanto, tendo em conta a evolução das ciências, as atualizações legislativas, as mudanças regulamentares governamentais e o constante fluxo de novas informações sobre os temas que constam do livro, recomendamos enfaticamente que os leitores consultem sempre outras fontes fidedignas, de modo a se certificarem de que as informações contidas no texto estão corretas e de que não houve alterações nas recomendações ou na legislação regulamentadora.

- Data do fechamento do livro: 12/09/2023.

- As autoras e a editora se empenharam para citar adequadamente e dar o devido crédito a todos os detentores de direitos autorais de qualquer material utilizado neste livro, dispondo-se a possíveis acertos posteriores caso, inadvertida e involuntariamente, a identificação de algum deles tenha sido omitida.

- **Atendimento ao cliente: (11) 5080-0751 | faleconosco@grupogen.com.br**

- Direitos exclusivos para a língua portuguesa
  Copyright © 2024 by
  Editora Guanabara Koogan Ltda.
  Uma editora integrante do GEN | Grupo Editorial Nacional
  Travessa do Ouvidor, 11
  Rio de Janeiro – RJ – CEP 20040-040
  www.grupogen.com.br

- Reservados todos os direitos. É proibida a duplicação ou reprodução deste volume, no todo ou em parte, em quaisquer formas ou por quaisquer meios (eletrônico, mecânico, gravação, fotocópia, distribuição pela Internet ou outros), sem permissão, por escrito, da EDITORA GUANABARA KOOGAN LTDA.

- Capa: Bruno Sales

- Editoração eletrônica: Leandro Duarte

- Ficha catalográfica

CIP-BRASIL. CATALOGAÇÃO NA PUBLICAÇÃO
SINDICATO NACIONAL DOS EDITORES DE LIVROS, RJ

V667t

   Viana, Dirce Laplaca
      Tratado técnico de enfermagem / Dirce Laplaca Viana, Lucia Tobase, Denise Almeida. - 1. ed. - Rio de Janeiro : Guanabara Koogan, 2024.

      Inclui bibliografia e índice
      ISBN 978-85-277-3781-4

      1. Enfermagem. 2. Técnicos em enfermagem - Treinamento. I. Tobase, Lucia. II. Almeida, Denise III. Título.

23-85263
CDD: 610.73
CDU: 616-083

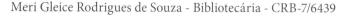

Meri Gleice Rodrigues de Souza - Bibliotecária - CRB-7/6439

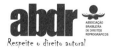

Colaboradores

Acacia Maria L. de O. Devezas

Enfermeira pela Universidade Federal do Ceará (UFC). Especialista em Terapia Intensiva pelo Centro Universitário São Camilo. Mestre em Fundamentos do Processo de Cuidar pela Universidade Estadual de Campinas (Unicamp). Doutora em Ciências pela Universidade de São Paulo (USP). Professora assistente do Centro Universitário São Camilo. Professora da Faculdade de Ciências Médicas da Santa Casa de São Paulo (FCM/SCSP).

Ana Claudia Alcântara Garzin

Enfermeira pela Escola de Enfermagem da Universidade de São Paulo (EEUSP). Especialista em Gestão de Serviços de Saúde e de Enfermagem pela Escola de Paulista de Enfermagem da Universidade Federal de São Paulo (EPE/Unifesp). Mestre e Doutora em Ciências pela EEUSP. Professora do Centro Universitário São Camilo. Membro do Grupo de Pesquisa Qualidade e Segurança em Serviços de Enfermagem e Saúde (CNPQ/EEUSP), do Grupo de Estudo e Pesquisa em Experiência do Paciente (GEPEP) do Patient Centricity, e da Sociedade Brasileira para a Qualidade do Cuidado e Segurança do Paciente.

Ana Paula Dias França Guareschi

Enfermeira pela Escola de Enfermagem da Universidade de São Paulo (EEUSP). Especialista e Mestre em Enfermagem Pediátrica pela Universidade Federal de São Paulo (Unifesp). Doutora em Ciências da Saúde pela EEUSP. Professora adjunta do Departamento de Enfermagem Pediátrica da Unifesp. Membro da Sociedade Brasileira de Enfermeiros Pediatras (SOBEP).

Ana Paula Rigon Francischetti Garcia

Enfermeira pela Universidade Estadual de Campinas (Unicamp). Mestre em Enfermagem pela Unicamp. Doutora em Ciências da Saúde pela Unicamp. Professora Doutora da Unicamp.

Anderson Sá-Nunes

Biólogo – Modalidade Médica – pelo Instituto de Biociências de Botucatu da Universidade Estadual Paulista "Júlio de Mesquita Filho" (IBB/Unesp). Mestre e Doutor em Imunologia Básica e Aplicada pela Faculdade de Medicina de Ribeirão Preto da Universidade de São Paulo (FMRP/USP). Pós-Doutor em Entomologia Médica pelo National Institute of Allergy and Infectious Diseases, National Institutes of Health (NIAID/NIH), Washington, DC, Estados Unidos. Professor associado do Departamento de Imunologia do Instituto de Ciências Biomédicas da USP (ICB/USP). Professor visitante da Vanderbilt University Medical Center (VUMC), Nashville, TN, Estados Unidos. Membro da Sociedade Brasileira de Imunologia.

Andrea Vieira Martins

Enfermeira pela Universidade Nove de Julho (UNINOVE). Especialista em Centro Cirúrgico, Recuperação Pósanestésica (RPA), Central de Material e Esterilização (CME) e Cirurgia Robótica pela Universidade Municipal de São Caetano do Sul (USCS). Membro do Comitê em Cirurgia Robótica da Associação Brasileira de Enfermeiros de Centro Cirúrgico, Recuperação Anestésica e Centro de Material e Esterilização (Sobecc).

Ariene Angelini dos Santos-Orlandi

Enfermeira pela Universidade Federal de Alfenas de Minas Gerais (Unifal-MG). Mestre em Enfermagem pela Universidade Federal de São Carlos (UFSCar). Doutora em Ciências da Saúde pela Universidade Estadual de Campinas (Unicamp). Professora adjunta do Departamento de Enfermagem da UFSCar.

Beatriz Duarte Palma Xylaras

Biomédica pela Universidade Estadual Paulista "Júlio de Mesquita Filho" (Unesp). Mestre em Psicobiologia e Doutora em Ciências pela Universidade Federal de São Paulo (Unifesp). Professora assistente de Fisiologia Humana do Centro Universitário São Camilo. Pós-doutora pela Unifesp.

Bruno Fernando Moneta Moraes

Enfermeiro pela Pontifícia Universidade Católica de São Paulo (PUC-SP). Especialista em Terapia Intensiva pela Pontifícia Universidade Católica de Campinas (PUC-Campinas). Mestre em Ciências da Saúde pela Universidade Estadual de Campinas (Unicamp). Professor assistente do Centro Universitário Nossa Senhora do Patrocínio da Universidade Cruzeiro do Sul. Membro da Associação Brasileira de Enfermagem em Terapia Intensiva (ABENTI). Doutorando em Ciências da Saúde pela Unicamp.

Carla Maria Maluf Ferrari

Enfermeira pela Escola de Enfermagem da Universidade de São Paulo (EEUSP). Especialista em Gerontologia e Interdisciplinaridade pelo Centro Universitário São Camilo. Mestre em Enfermagem na Saúde do Adulto e Doutor em Ciências pela EEUSP. Professora assistente do Centro Universitário São Camilo.

Carlos Henrique Lameu da Silva

Enfermeiro pela Escola Superior de Ciências da Santa Casa de Misericórdia de Vitória (Emescam). Especialista em Enfermagem em Centro Cirúrgico, Central de Material e Esterilização (CME) e Recuperação Pós-anestésica (RPA) Instituto Israelita de Ensino e Pesquisa Albert Einstein (IIEPAE).

Carmen Lucia Simões

Enfermagem e Obstetrícia pela Universidade Federal do Rio de Janeiro (UFRJ). MBA em Gestão de Organizações Hospitalares e Sistemas de Saúde pela Fundação Getulio Vargas (FGV). Especialização em Gestão de Negócios com ênfase em Saúde na Fundação Dom Cabral.

Claudete Aparecida Conz

Enfermeira pela Universidade do Sagrado Coração (Unisagrado). Especialista em Terapia Intensiva pelo Hospital das Clínicas da Faculdade de Medicina da Universidade de São Paulo (HC/FMUSP). Mestre e Doutora em Ciências da Saúde pela Escola de Enfermagem da Universidade de São Paulo (EEUSP). Professora adjunta do Serviço Nacional de Aprendizagem Comercial (Senac-SP). Professora da Graduação do Senac-SP, da Pós-graduação em Enfermagem do Centro Universitário FMU e da Universidade Paulista (UNIP). Graduanda em Direito pela Uninove.

Cláudia D'Arco

Enfermeira pela Escola de Enfermagem da Universidade de São Paulo (EEUSP). Especialista em Unidade de Terapia Intensiva pelo Hospital das Clínicas da Faculdade de Medicina da Universidade de São Paulo (HC/FMUSP). Mestre em Bioética pelo Centro Universitário São Camilo. Professora da Graduação em Enfermagem do Centro Universitário São Camilo.

Cristiane Regina Ruiz

Profissional de Educação Física pela Faculdade de Educação Física de Santo André (Fefisa). Especialista em Gestão do Ensino Superior pelo Centro Universitário São Camilo. Mestre e Doutora em Morfologia/Anatomia pela Universidade Federal de São Paulo (Unifesp). Coordenadora e Professora das Trilhas Institucionais do Centro Universitário São Camilo.

Daniella Pires Nunes

Enfermeira pela Universidade Federal de Goiás (UFG). Mestre e Doutora em Ciências da Saúde pela Universidade de São Paulo (USP). Livre-docente pela Universidade Estadual de Campinas (Unicamp). Professora associada da Faculdade de Enfermagem da Unicamp.

Débora Rodrigues Vaz

Enfermeira pelo Instituto Israelita de Ensino e Pesquisa Albert Einstein (IIEPAE). Especialista em Formação Docente para a Atuação em Ensino a Distância (EAD) pela Escola Superior Aberta do Brasil (ESAB), em Enfermagem Pediátrica pela Universidade Bandeirante de São Paulo (UNI-BAN) e em *Design* Instrucional por Ensino a Distância (EAD) pela Faculdade Capital Federal (FECAF). Mestre e Doutora em Ciências pela Escola de Enfermagem da Universidade de São Paulo (EEUSP). Professora doutora da EEUSP. Licenciatura em Enfermagem pela Faculdades Integradas de Ciências Humanas, Saúde e Educação de Guarulhos (FIG). Pedagogia para Licenciados pela Universidade Nove de Julho (UNINOVE).

Denise Meira Altino

Enfermeira pela Universidade de São Paulo (USP). Especialista em Cardiologia pelo Instituto do Coração do Hospital das Clínicas da Faculdade de Medicina da Universidade de São Paulo. Mestre em Ciências da Saúde pela Universidade Federal de São Paulo (Unifesp).

Dhieizom Rodrigo de Souza

Enfermeiro pela Universidade José do Rosário Vellano (Unifenas). Especialista em Enfermagem em Urgência e Emergência pela Unifenas. Mestre em Ciências da Saúde pela Escola de Enfermagem da Universidade de São Paulo (EEUSP). Instrutor de Suporte Básico de Vida (SBV) Credenciado à American Heart Association (AHA).

Edenir Sartorelli

Enfermeiro pela Faculdade de Enfermagem e Obstetrícia da Fundação Educacional de Fernandópolis (FEF). Especialista em Terapia Intensiva Adulto pelo Hospital das Clínicas da Faculdade de Medicina da Universidade de São Paulo (HC/FMUSP). Mestre em Ciências pela Escola de Enfermagem da Universidade de São Paulo (EEUSP). Atua na área de Educação Permanente da Escola Municipal de Saúde Regional Oeste da Secretaria Municipal de Saúde de São Paulo.

Eliana Suemi Handa Okane

Enfermeira pela Escola de Enfermagem da Universidade de São Paulo (EEUSP). Especialista em Cardiologia pelo Instituto do Coração do Hospital das Clínicas da Faculdade de Medicina da Universidade de São Paulo (InCor-HC/FMUSP). Mestre em Enfermagem pela EEUSP.

Flávia Simphronio Balbino

Enfermeira pela Universidade Federal de São Paulo (Unifesp). Especialista em Enfermagem Neonatológica pela Unifesp. Mestre e Doutora em Ciências pela Unifesp. Membro da Sociedade Brasileira de Enfermeiros Pediatras (SOBEP). Tutora do Método Canguru pelo Ministério da Saúde, Vice-coordenadora da Residência em Enfermagem Neonatológica do Departamento de Enfermagem Pediátrica da Escola Paulista de Enfermagem da Unifesp.

Gabriella de Andrade Boska

Enfermeira pela Universidade Estadual do Centro-Oeste (Unicentro). Especialista em Saúde Mental com ênfase em Álcool e outras Drogas pela Escola de Enfermagem da Universidade de São Paulo (EEUSP). Doutora em Ciências da Saúde pela EEUSP. Professora adjunta da Escola de Enfermagem da Universidade Federal do Rio Grande do Sul (UFRGS).

Geni Coelho

Enfermeira Obstetra pela Universidade Federal do Rio de Janeiro (UFRJ). Especialista em Saúde da Família pela Universidade Federal de São Paulo (Unifesp) e em Enfermagem em Saúde Pública pela Universidade de São Paulo (USP).

Giselle Pinto de Oliveira Sá Macedo

Enfermeira pela Universidade Federal de São Paulo (Unifesp). Especialista em Emergência e Terapia Intensiva Pediátrica pelo Instituto da Criança da Faculdade de Medicina da Universidade de São Paulo (FMUSP). Mestre em Enfermagem e Doutora em Ciências da Saúde pela Unifesp. Enfermeira do Pronto-Socorro Geral do Hospital São Paulo – Hospital Universitário da Unifesp. Preceptora da Residência Multiprofissional em Enfermagem em Urgência e Emergência da Unifesp.

Gislaine R. Nakasato

Enfermeira pela Universidade Federal de São Paulo (Unifesp). Especialista em Cardiologia pela Unifesp, em Terapia Intensiva pelo Instituto Israelita de Ensino e Pesquisa Albert Einstein (IIEPAE) e em Oxigenação por Membrana Extracorpórea (ECMO) pela Extracorporeal Life Support Organization (ELSO). Mestre em Ciências pela Unifesp. Instrutora dos cursos de Suporte Básico de Vida (BLS – *Basic Life Support*) e *First Aid* da American Heart Association (AHA). Enfermeira da UTI do Hospital Vila Nova Star.

Gustavo Menezes Junior

Enfermeiro pela Universidade Federal da Bahia (UFBA). Especialista em Saúde Mental pela UFBA. Mestre em Saúde Coletiva pelo Instituto de Saúde Coletiva da UFBA. Professor assistente da Escola de Enfermagem da UFBA.

Heidi Leal

Enfermeira pela Universidade de Mogi das Cruzes (UMC). Especialista em Oncologia pelo Instituto Israelita de Ensino e Pesquisa Albert Einstein (IIEPAE). Mestre em Ciências e Saúde pela Universidade Federal de São Paulo (Unifesp). Professora assistente do Centro Universitário São Camilo.

Heloísa Garcia Claro

Enfermeira pela Escola de Enfermagem da Universidade de São Paulo (EEUSP). Mestre e Doutora em Ciências pela USP. Professora Doutora da Universidade Estadual de Campinas (Unicamp). Pós-doutora em Epidemiologia pela Faculdade de Medicina da Universidade de São Paulo (FMUSP) e em Ciências pela EEUSP. Membro do Núcleo Interdisciplinar de Estudos Epidemiológicos em Saúde Mental e Álcool e Drogas (NIESMAD/Unicamp).

Ivonete Sanches Giacometti Kowalski

Enfermeira pela Pontifícia Universidade Católica de Campinas (PUC-Campinas). Licenciada em Enfermagem pela PUC-Campinas. Mestre e Doutora em Educação (Psicologia da Educação) pela Pontifícia Universidade Católica de São Paulo (PUC-SP). Professora assistente do Centro Universitário São Camilo. Especializações em Administração Hospitalar pelo Instituto Brasileiro de Desenvolvimento e Pesquisas Hospitalares, em Enfermagem do Trabalho pela Universidade Federal de São Paulo (Unifesp) e em Saúde Pública pela Universidade de Ribeirão Preto (UNAERP).

João Paulo França Streapco

Professor. Bacharel e licenciado em História pela Faculdade de Filosofia, Letras e Ciências Humanas da Universidade de São Paulo (FFLCH/USP). Mestre em História Social e Doutor em História Econômica pela FFLCH/USP.

Juliana Takahashi

Bibliotecária pela Universidade Estadual Paulista "Júlio de Mesquita Filho" (Unesp). Membro do Centro Brasileiro para o Cuidado à Saúde Baseado em Evidências: Centro de Excelência do JBI (JBI Brasil). Docente em cursos *Lato sensu* em Saúde, Conteudista e Palestrante.

Katia Fernanda Forti Porcaro

Enfermeira pela Universidade Cidade de São Paulo (UNICID). Especialista em Enfermagem Neonatal pela Universidade São Camilo. Mestre em Enfermagem Neonatal e Pediátrica pela Universidade São Camilo.

Léa Dolores R. de Oliveira

Enfermeira pela Universidade Sagrado Coração (Unisagrado). Especialista em Saúde da Mulher e do Recémnascido pela Pontifícia Universidade Católica de Campinas (PUC-Campinas). Mestre e Doutora em Enfermagem pela Universidade Estadual de Campinas (Unicamp). Professora adjunta do Centro Universitário São Camilo.

Lea Glinternick Bitelli

Enfermeira pelo Centro Universitário São Camilo. Especialista em Enfermagem Obstétrica pela Universidade Federal de São Paulo (Unifesp). Professora universitária da Instituição Cléber Leite.

Lourdes Bernadete Alexandre

Enfermeira pela Escola de Enfermagem da Universidade de São Paulo (EEUSP). Especialista em Saúde Pública e Epidemiologia pela Faculdade de Saúde Pública da Universidade de São Paulo (USP), em Terapia Intensiva pela EEUSP e Formação do Profissional de Saúde do Nível Superior pela Fundação Oswaldo Cruz (Fiocruz). Mestre em Enfermagem em Saúde Coletiva pela EEUSP. Doutora em Ciências pela Universidade Federal de São Paulo (Unifesp). Professora assistente do Centro Universitário São Camilo.

Lúcia Lourdes Souza Leite Campinas

Enfermeira pela Centro Universitário Adventista de São Paulo (UNASP). Especialista, Mestre e Doutora em Saúde Pública pela Faculdade de Saúde Pública da Universidade de São Paulo (USP).

Luciana Pinto Sartori

Bióloga pela Universidade Estadual Paulista "Júlio de Mesquita Filho" (Unesp). Pedagoga pelo Centro Universitário Braz Cubas. Profissional de Letras – Português-Inglês – pelo Centro Universitário Ítalo Brasileiro. Mestre em Zoologia pela Universidade Federal do Paraná (UFPR). Doutora em Zoologia pela Unesp. Professora assistente do Centro Universitário São Camilo. Professora de Microbiologia e Parasitologia do Centro Universitário São Camilo.

Luciane Vasconcelos Barreto de Carvalho

Enfermeira pela Universidade Estadual da Paraíba (UEPB). Especialista em Geriatria e Gerontologia pela Universidade Federal de São Paulo (Unifesp). Mestre em Saúde do Adulto e Idoso pela Universidade de São Paulo (USP). Professora adjunta do Centro Universitário São Camilo.

Lydiane R. Fabretti Streapco

Psicóloga pela Universidade Presbiteriana Mackenzie. Especialista em Psicologia Hospitalar pelo Hospital das Clínicas da Faculdade de Medicina da Universidade de São Paulo (HC/FMUSP). MBA em Gestão no Ensino Superior pelo Centro Universitário São Camilo. Mestre em Ciências (Psicologia Escolar e do Desenvolvimento Humano) pelo Instituto de Psicologia da Universidade de São Paulo (USP). Professora assistente do Centro Universitário São Camilo.

Márcia Aparecida Ferreira de Oliveira

Enfermeira pela Faculdade de Enfermagem do Centro Universitário Don Domênico (UNIDON). Especialista em Enfermagem em Saúde Mental e Psiquiátrica pela Escola Paulista de Medicina da Universidade Federal de São Paulo (EMP/Unifesp). Mestre em Psicologia Social e Doutora em Ciências Sociais pela Pontifícia Universidade Católica de São Paulo (PUC-SP). Pós-Doutora pelo Centro de Estudos Sociais da Universidade de Coimbra, em Portugal. Livre-docente pelo Departamento de Enfermagem Materno-Infantil e Psiquiátrica da EEUSP. Professora associada da Escola de Enfermagem da Universidade de São Paulo (EEUSP). Professora Visitante do Programa de Pós-Graduação em Enfermagem, Cuidado, Educação e Trabalho em Enfermagem e Saúde, Centro de Ciências da Saúde da Universidade Federal de Santa Maria e Professora Sênior Livre-docente III no Instituto de Estudos Avançados da USP. Líder do Grupo de Estudos em Álcool e Outras Drogas (GEAD), CNPq. Membro do Departamento de Enfermagem em Saúde Mental da Associação Brasileira de Enfermagem (ABEn) e do Conselho Fiscal da Associação Brasileira de Saúde Mental (ABRASME). Membro e Vice-líder do Grupo de Pesquisa Interdisciplinar em Políticas Públicas em Saúde Mental do Instituto de Estudos Avançados da USP. Conselheira Fiscal da Associação Mundial para a Reabilitação Psicossocial, Seção Brasileira, WAPR, Brasil.

Marjorie Mendes Marini

Bióloga pela Universidade Federal de Minas Gerais (UFMG). Mestre e Doutora em Microbiologia pela UFMG. Professora associada do Centro Universitário São Camilo.

Meire Bruna Ramos

Enfermeira pela Universidade Federal de São Paulo (Unifesp). Especialista em Cardiologia pelo Instituto do Coração do Hospital das Clínicas da Faculdade de Medicina da Universidade de São Paulo (InCor-HC/FMUSP), em Emergência pela Unifesp e em Gerenciamento em Enfermagem pelo Centro Universitário São Camilo.

Michely de Araujo Félix El Fahl

Enfermeira pela Universidade Católica do Salvador (UCSal). Especialista em Enfermagem em Centro Cirúrgico, em Recuperação Pós-anestésica (RPA) e em Centro de Material e Esterilização (CME) pelo Instituto Israelita de Ensino e Pesquisa Albert Einstein (IIEPAE).

Neusa de Fátima Rodrigues Pereira

Enfermeira Obstetra pela Universidade Federal do Rio de Janeiro (UFRJ). Especialista em Administração Hospitalar e de Sistemas de Saúde pela Fundação Getulio Vargas (FGV) e em Enfermagem de Saúde Pública pela Faculdade de Saúde Pública da Universidade de São Paulo (USP).

Norma Fumie Matsumoto

Enfermeira pela Escola de Enfermagem da Universidade de São Paulo (EE-USP). Especialista em Saúde Pública pela Faculdade de Saúde Pública da USP (FSP-USP). Mestre em Enfermagem em Saúde Coletiva pela EE-USP. Professora assistente (aposentada) do Centro Universitário São Camilo. Habilitação em Enfermagem Obstétrica pela EE-USP.

Patrícia Ana Paiva Corrêa Pinheiro

Enfermeira pelo Centro Universitário São Camilo. Especialista em Cardiologia pelo Instituto do Coração do Hospital das Clínicas da da Faculdade de Medicina da Universidade de São Paulo (FMUSP). Mestre em Ciências da Saúde pela Escola de Enfermagem da USP (EE-USP).

Rayanne Suélly da Costa Silva Santos

Enfermeira pela Universidade Federal do Rio Grande do Norte (UFRN). Especialista em Estomaterapia pelo Instituto Israelita de Ensino e Pesquisa Albert Einstein (IIEPAE). Mestre em Ciências: Enfermagem na Saúde do Adulto pela Universidade de São Paulo (USP).

Renata Santos Iak

Enfermeira pela Universidade Nove de Julho (UNINOVE). Especialista em Enfermagem Obstétrica pela Universidade Anhembi Morumbi, em Centro Cirúrgico e Central de Material e Esterilização (CME) e em Docência pela Universidade Nove de Julho (UNINOVE). Pós-graduanda *Lato sensu* em Acupuntura. Professora adjunta do Centro Universitário São Camilo e do Colégio São Camilo. Membro da Equipe Parto com Amor.

Renata Tavares Franco Rodrigues

Enfermeira pela Universidade de São Paulo (USP). Especialista em Centro-Cirúrgico, Recuperação Pós-Anestésica e Centro de Material e Esterilização pela Universidade Federal de São Paulo (Unifesp). Mestre em Ciências – Segurança do Paciente pela USP.

Rosana David

Enfermeira pela Universidade Federal de São Paulo (Unifesp). Especialista em Linhas de Cuidado de Enfermagem pela Universidade Federal de Santa Catarina (UFSC), em Enfermagem do Trabalho pela Unifesp e em Educação em Saúde Pública pelo Centro São Camilo de Desenvolvimento em Administração da Saúde. Mestre em Enfermagem em Saúde Coletiva pela Universidade de São Paulo (USP).

Rosana Pires Russo Bianco

Enfermeira pela Faculdade Don Domênico. MBA em Gestão Estratégica em Instituições de Saúde de Ensino Superior pelo Centro Universitário São Camilo. Mestre em Psicologia da Saúde pela Universidade Metodista (UMESP). Professora do Centro Universitário São Camilo.

Sandra Helena Cardoso

Enfermeira pela Pontifícia Universidade Católica de São Paulo (PUC-SP). Especialista em Ensino em Pesquisa pela Faculdade São Luís – Jaboticabal.

Sandra Degrande

Enfermeira pela Universidade do Oeste Paulista (Unoeste). Especialista em Administração Hospitalar pela Universidade de Ribeirão Preto (UNAERP). MBA em Gestão Estratégica Empresarial pela Universidade de São Paulo (USP).

Sidnei Seganfredo Silva

Enfermeiro pela Universidade Estadual de Londrina (UEL). Especialista em Cardiologia pelo Centro Universitário São Camilo. Instrutor dos cursos de Suporte Básico de Vida (BLS – *Basic Life Support*) e Suporte Avançado de Vida em Cardiologia (ACLS – *Advanced Cardiovascular Life Support*) da American Heart Association (AHA). Coordenador de Enfermagem da Unidade Coronariana de um hospital privado de São Paulo.

Simone Valentim Teodoro

Enfermeira pela União Bandeira de Educação (UNI-BAN). Especialista em Urgência e Emergência pelo Centro Universitário São Camilo.

Soraia Buchhorn

Enfermeira pela Universidade Federal de Minas Gerais (UFMG). Especialista em Preceptoria SUS pelo Hospital Sírio Libanês. Mestre em Enfermagem pela UFMG. Doutora em Ciências pela Universidade de São Paulo (USP). Professora adjunta da Universidade Federal de São Paulo (Unifesp). Membro da Sociedade Brasileira de Enfermeiros Pediatras (SOBEP).

Tábatta Renata Pereira de Brito

Enfermeira pela Universidade Federal de Alfenas (Unifal-MG). Mestre em Enfermagem pela Universidade Federal de São Carlos (UFScar). Doutora em Enfermagem pela Universidade de São Paulo (USP). Professora adjunta da Unifal-MG. Membro da Sociedade Brasileira de Geriatria e Gerontologia (SBGG).

Thatiane Facholi Polastri

Enfermeira pelo Centro Universitário São Camilo. Especialista em Cardiologia pelo Hospital das Clínicas da Faculdade de Medicina da Universidade de São Paulo (HCFMUSP). Doutora em Enfermagem pela Escola de Enfermagem da USP (EE-USP).

Valéria Pagotto

Professora. Enfermeira pela Universidade Federal de Goiás (UFG).

Vilanice Alves de Araújo Püschel

Enfermeira pela Pontifícia Universidade Católica de Goiás (PUC Goiás). Especialista em Saúde Pública pela Faculdade de Saúde Pública da Universidade de São Paulo (USP). Mestre e Doutora em Enfermagem pela Escola de Enfermagem da USP (EE-USP). Professora titular e Livre-Docente da Escola de Enfermagem da USP. Membro da Associação Brasileira de Enfermagem (ABEn-SP), da Red Iberoamericana de Investigación en Educación en Enfermería (RIIEE), do Centro Brasileiro para o Cuidado à Saúde Baseado em Evidências: Centro de Excelência do JBI (JBI Brasil) e da Implementation Science Synthesis Network of the Americas (ISSNA).

Yanahê Gianotto Guerra Couto

Enfermeira pelo Centro Universitário São Camilo. Especialista em Ginecologia e Obstetrícia e em Auditoria em Serviços de Saúde pelo Instituto Israelita de Ensino e Pesquisa Albert Einstein (IIEPAE) e Especialista em Estética Facial e Corporal pela Universidade Municipal de São Caetano do Sul (USCS). Laserterapeuta e Consultora em Aleitamento Materno.

Dedicatória

Dedicamos esta obra a todos os docentes, estudantes e profissionais de nível médio de Enfermagem que zelam pelo exercício ético da profissão e pelo cuidado e pela qualidade dos serviços prestados aos pacientes. Vocês são o alicerce da Saúde no Brasil e nossa inspiração para proporcionar um conteúdo atual e aprimorado nesta primeira edição.

As autoras

Apresentação

Este projeto começou a ser idealizado em 2015, com o objetivo de oferecer um material didático específico para a formação do Técnico de Enfermagem, mas ainda não havia um grupo de pessoas com ideias convergentes e que pudesse se dedicar à organização e à composição dos capítulos.

Em 2018, o grupo de autores/colaboradores estava formado, e o projeto começou a se concretizar, porém todo esse trabalho sofreu muitas mudanças e interrupções, inclusive com o início da pandemia de covid-19, que forçou os profissionais a priorizar a assistência e a trabalhar na linha de frente durante essa crise mundial na Saúde. O desafio parecia cada vez maior, e a ideia de publicar um livro como havíamos pensado inicialmente tornava-se cada vez mais improvável.

Quando a vida cotidiana começou a se restabelecer, o projeto que parecia distante foi retomado com vigor, e todos os envolvidos, sem exceção, voltaram a redigir seus textos e atualizá-los com ainda mais dedicação para que a obra fosse concluída o quanto antes.

O resultado desse trabalho primoroso de um grupo tão comprometido com a educação de nível técnico poderá ser conferido e contribuirá sobremaneira para a formação desses profissionais que são imprescindíveis ao sistema de Saúde brasileiro, com mais de 2 milhões deles atuando em instituições de Saúde em todos os níveis de atenção, sejam públicas ou privadas.

Todos os capítulos foram escritos por especialistas com experiência no ensino técnico. Os textos apresentam linguagem dialógica, de fácil compreensão e com recursos ped gógicos que facilitam o aprendizado e sua aplicabilidade prática, além de casos-cenário e exercícios de fixação, que colaboram para a autoavaliação. O projeto foi idealizado para ser acessível e útil não somente durante a formação desses profissionais de nível médio, mas também para sua consulta contínua.

O resultado realmente nos surpreendeu, porque reflete exatamente o que havíamos pensado para esse público: uma conexão entre a teoria e a prática, por meio de um conteúdo de qualidade, bem estruturado e graficamente bonito.

Esta obra oferece a experiência e o desejo de um grupo efetivamente comprometido com a formação de profissionais que sustentam a Saúde brasileira. Esperamos que o leitor, que está aprendendo ou ensinando, perceba o cuidado que empreendemos em cada capítulo e em cada detalhe nas páginas sonhadas e, agora, materializadas. Desejamos a todos uma excelente leitura!

As autoras

Prefácio

A Enfermagem no Brasil é marcada por uma série de desafios e transformações, e o Técnico de Enfermagem desempenha um papel crucial no sistema de Saúde brasileiro. A capacitação adequada desse profissional por meio de amplo conhecimento e aquisição de habilidades específicas é de extrema importância para garantir uma assistência à saúde de qualidade aos pacientes.

O *Tratado Técnico de Enfermagem* foi cuidadosamente desenvolvido para atender às necessidades de estudantes e profissionais da área de Enfermagem, por meio de uma abordagem abrangente e de fácil compreensão sobre as disciplinas fundamentais do curso. Os princípios e conceitos de Enfermagem são o alicerce para uma prática clínica sólida e comprometida com o bem-estar dos indivíduos.

Neste livro, o conteúdo das disciplinas que compõem o currículo do curso de Técnico de Enfermagem será amplamente discutido. Cada capítulo foi elaborado de modo a fornecer informações claras, concisas e de fácil compreensão, mediante uma linguagem acessível, sem abandonar a precisão técnica e científica.

Desde os princípios básicos de Anatomia e Fisiologia até as técnicas de Enfermagem e os cuidados especializados, cada tópico foi cuidadosamente organizado para promover uma compreensão sólida dos fundamentos que sustentam as principais atividades e práticas desenvolvidas pelo Técnico de Enfermagem. Além disso, foram incluídos casos-cenário, exemplos práticos, pontos de atenção e ilustrações que auxiliarão na aplicação prática dos conhecimentos adquiridos.

A obra é estruturada em três partes que contemplam os seguintes temas: na Parte 1, *Disciplinas Básicas*, são abordados os fundamentos teóricos para formação profissional, envolvendo o estudo de Anatomia, Fisiologia, Parasitologia, Imunologia, Citologia, Histologia, além dos princípios para a atividade prática do Técnico de Enfermagem; na Parte 2, *Bases para a Prática do Técnico de Enfermagem*, discutem-se temáticas de grande relevância para a prática profissional, como segurança do paciente, medidas de biossegurança, farmacologia aplicada, administração de medicamentos, hemoterapia e fundamentos de Enfermagem; e na Parte 3, *Áreas de Atuação do Técnico de Enfermagem*, assuntos como saúde do adulto, da mulher, da criança e do idoso são tratados. Ademais, há tópicos direcionados a áreas específicas, como urgência, emergência, paciente críticos, Centro Cirúrgico, Central de Material e Esterilização, Saúde mental, Saúde coletiva e Administração em Enfermagem. É uma obra completa direcionada ao aperfeiçoamento, desenvolvimento e preparo do profissional Técnico de Enfermagem.

Como recurso de aprendizado, o livro também conta com um conteúdo apresentado por meio de muitos quadros com informações adicionais e dicas importantes para o profissional refletir, tornando a leitura fácil, lógica e muito proveitosa, indispensável para estudantes de Enfermagem, bem como para Técnicos de Enfermagem em busca de atualização e aprofundamento de seus conhecimentos. Acreditamos que o *Tratado Técnico de Enfermagem* enriquecerá sua jornada de aprendizado e fornecerá uma base sólida de conhecimento para sua carreira na área.

Lembre-se sempre de que a Enfermagem é uma profissão que exige dedicação, comprometimento e constante busca pelo aprimoramento. Com o estudo e a prática, o profissional de nível técnico desempenhará sua atividade com qualidade e proporcionará o bem-estar daqueles que necessitam de cuidados de saúde.

Desejamos ao leitor uma jornada repleta de aprendizado, crescimento profissional e sucesso na sua trajetória. Deus abença.

Diego Brunos Macedo
Enfermeiro e Professor

Sumário

Parte 1 Disciplinas Básicas 1

1 Anatomia e Fisiologia Humanas 3
Beatriz Duarte Palma Xylaras, Cristiane Regina Ruiz

2 Parasitologia e Microbiologia 73
Luciana Pinto Sartori, Marjorie Mendes Marini

3 Imunologia 99
Anderson Sá-Nunes

4 Citologia e Histologia...111
Luciana Pinto Sartori

Parte 2 Bases para a Prática do Técnico de Enfermagem 119

5 Bases para a Prática do Técnico de Enfermagem...121
*Claudete Aparecida Conz, Bruno Fernando Moneta Moraes, Juliana Takahashi, Lydiane R. Fabretti Streapco,
João Paulo França Streapco*

6 Segurança do Paciente 145
Ana Claudia Alcântara Garzin, Carla Maria Maluf Ferrari, Cláudia D'Arco, Rosana Pires Russo Bianco

7 Biossegurança e Infecções Relacionadas à Saúde...153
Carla Maria Maluf Ferrari, Rosana Pires Russo Bianco, Cláudia D'Arco, Acacia Maria L. de O. Devezas

8 Farmacologia Aplicada à Enfermagem 169
Dirce Laplaca Viana, Luciane Vasconcelos Barreto de Carvalho

9 Hematoterapia Aplicada à Enfermagem 207
Dirce Laplaca Viana, Luciane Vasconcelos Barreto de Carvalho

10 Fundamentos de Enfermagem...217
Denise Almeida, Débora Rodrigues Vaz

Parte 3 Áreas de Atuação do Técnico de Enfermagem 303

11 Enfermagem em Saúde do Adulto – Cuidados em Unidades de Internação 305
Léa Glinternick Bitelli, Carmen Lucia Simões, Sandra Degrande

12 Atenção à Saúde da Pessoa Idosa...323
Ariene Angelini dos Santos-Orlandi, Daniella Pires Nunes, Tábatta Renata Pereira de Brito, Valéria Pagotto

13 Enfermagem na Saúde da Mulher...347
Renata Santos Iak, Yanahê Gianotto Guerra Couto

14 Enfermagem na Saúde do Recém-Nascido, Criança e Adolescente 389
*Ana Paula Dias França Guareschi, Flávia Simphronio Balbino, Giselle Pinto de Oliveira Sá Macedo,
Katia Fernanda Forti Porcaro, Léa Dolores R. de Oliveira, Soraia Buchhorn*

15 Enfermagem em Situações de Urgência e Emergência..411
Edenir Sartorelli, Lucia Tobase, Simone Valentim Teodoro, Thatiane Facholi Polastri

16 Enfermagem na Assistência ao Paciente Crítico 467

Acacia Maria L. de O. Devezas, Denise Meira Altino, Dhieizom Rodrigo de Souza,
Gislaine R. Nakasato, Meire Bruna Ramos, Patrícia Ana Paiva Corrêa Pinheiro,
Rayanne Suélly da Costa Silva Santos, Sidnei Seganfredo Silva, Vilanice Alves de Araújo Püschel

17 Enfermagem em Centro Cirúrgico 503

Andrea Vieira Martins, Renata Tavares Franco Rodrigues, Sandra Helena Cardoso

18 Centro de Material e Esterilização 517

Carlos Henrique Lameu da Silva, Michely de Araujo Félix El Fahl, Neusa de Fátima Rodrigues Pereira

19 Enfermagem na Saúde Mental 531

Ana Paula Rigon Francischetti Garcia, Gabriella de Andrade Boska, Gustavo Menezes Junior,
Heloísa Garcia Claro, Márcia Aparecida Ferreira de Oliveira

20 Enfermagem em Saúde Coletiva 559

Geni Coelho, Lourdes Bernadete Alexandre, Lúcia Lourdes Souza Leite Campinas,
Norma Fumie Matsumoto, Rosana David

21 Administração em Enfermagem 587

Ana Claudia Alcântara Garzin, Eliana Suemi Handa Okane, Heidi Leal,
Ivonete Sanches Giacometti Kowalski

Respostas dos Exercícios de Fixação 605

Índice Alfabético 609

Parte 1

Disciplinas Básicas

Anatomia e Fisiologia Humanas

Beatriz Duarte Palma Xylaras ■ Cristiane Regina Ruiz

Objetivos de aprendizagem
✓ Abordar os princípios e conceitos básicos da Anatomia e da Fisiologia Humanas
✓ Identificar, localizar e descrever as características anatômicas e fisiológicas dos órgãos que constituem os sistemas do corpo humano.

INTRODUÇÃO

O estudo da Anatomia e da Fisiologia Humanas sempre despertou muita curiosidade pelo fato de podermos conhecer mais sobre nós mesmos. Descrita mais recentemente como ramo da Morfologia, a Anatomia Humana restringe-se ao estudo macroscópico do corpo. Desde o princípio, investiga a conformação corpórea, com o recurso da dissecação de cadáveres e, mais recentemente, com o uso de imagens, o que possibilita o estudo no vivente. A Fisiologia Humana estuda as funções do organismo humano e está intrinsecamente relacionada ao estudo da Anatomia.

Para compreender melhor a importância da anatomia e da fisiologia humanas na prática do cuidado como Técnico de Enfermagem, você precisa conhecer as principais terminologias utilizadas, para, em seguida, percorrer outros pontos importantes dessas áreas, fundamentais para sua prática profissional. Boa leitura!

TERMINOLOGIA UTILIZADA EM ANATOMIA HUMANA

Posição anatômica

A descrição de qualquer estrutura, na posição anatômica (Figura 1.1), deve considerar sempre o indivíduo na posição ereta (ortostase), ou seja, em pé, com a face voltada para frente, os membros superiores pendentes ao longo do corpo, com as palmas das mãos voltadas para a frente, polegares abduzidos e os demais dedos estendidos e os membros inferiores dispostos um ao lado do outro, com os dedos dos pés direcionados para a frente.

Termos relacionados com a posição anatômica

Termos organizados a partir da posição anatômica que ajudam a identificar a posição de órgãos, vasos e nervos, entre outras estruturas (Tabela 1.1).

Tabela 1.1 Termos relacionados com a posição anatômica.

Mediano	Refere-se à estrutura situada ao longo do plano mediano
Medial	Indica que a estrutura está mais próxima ao plano mediano
Lateral	Indica que a estrutura está mais afastada do plano mediano
Intermédio	Significa que a estrutura está disposta entre as posições lateral e medial
Superior	Refere-se à estrutura próxima ou voltada para a região mais alta, em relação à cabeça
Inferior (caudal)	Refere-se à estrutura mais próxima da planta do pé
Anterior	Indica o que está mais próximo da frente do corpo
Posterior	Refere-se ao que está em direção ao dorso
Proximal	Indica que a estrutura está mais próxima da região de implantação do membro (raiz)
Distal	Significa que a estrutura está mais distante da raiz do membro
Médio(a)	É um termo complexo, frequentemente utilizado para designar o que está entre uma estrutura proximal e outra distal, ou situado entre anterior e posterior, superior e inferior e interna e externa

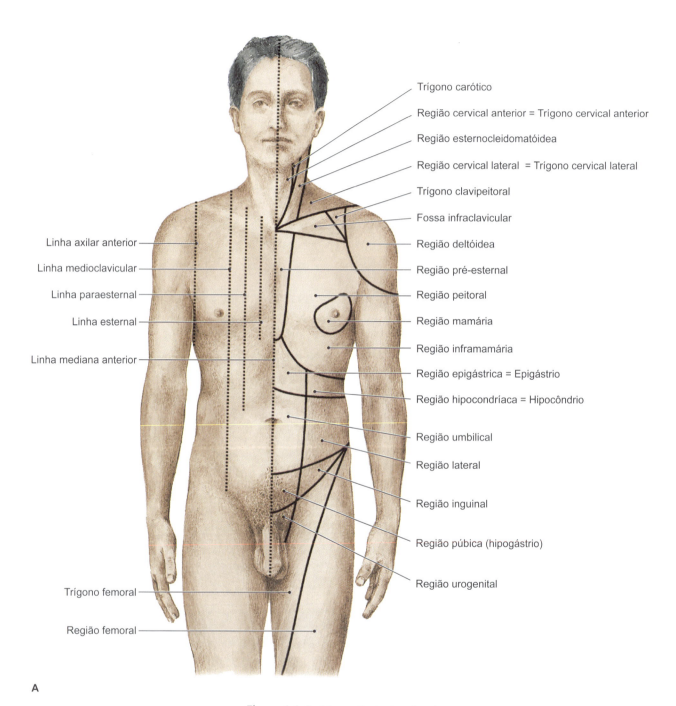

Figura 1.1 Posição anatômica (*continua*).

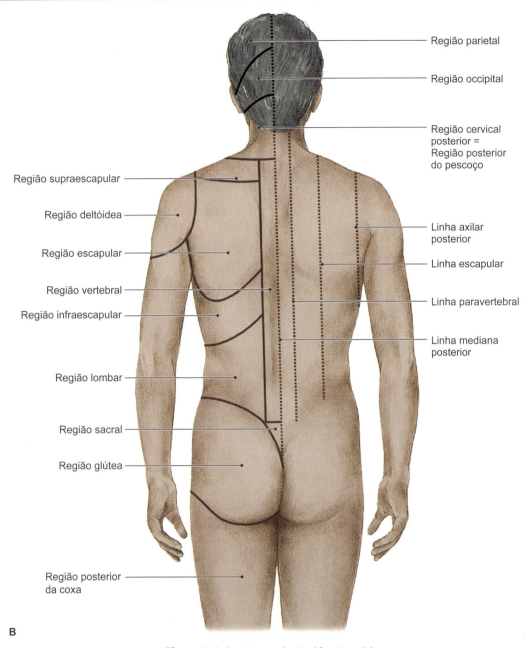

Figura 1.1 Posição anatômica. (*Continuação*)

SISTEMA ESQUELÉTICO

CASO-CENÁRIO 1

F.N. é um garoto que adora andar de bicicleta e fazer manobras radicais. Em uma tarde de domingo, ao saltar com a bicicleta, sofreu uma queda e sentiu muita dor no antebraço, sendo incapaz de movimentá-lo. Ele foi levado ao pronto atendimento do hospital mais próximo, onde foi encaminhado ao setor de Radiologia para realização de radiografia. Diagnóstico: fratura dos ossos do antebraço direito, luxação da articulação do cotovelo e trauma muscular no ombro.

1. Quantos ossos de F.N. foram fraturados?
2. Que ossos fazem parte da articulação do cotovelo?

Estude, a seguir, o sistema esquelético e tente responder às perguntas referentes ao Caso-cenário 1.

Funções do esqueleto

O esqueleto é composto de ossos e cartilagens, e o tecido ósseo e o sistema esquelético têm como funções básicas:

- **Proteção e sustentação de órgãos:** por exemplo, o encéfalo, a medula espinal e os pulmões. Também funcionam como arcabouço estrutural para o corpo, sustentando os tecidos moles e fixando os tendões da maioria dos músculos esqueléticos
- **Conformação geral do corpo:** os ossos dão forma ao corpo humano por sustentarem uma massa de músculos, vasos, nervos e órgãos
- **Postura, locomoção e movimento:** os ossos atuam como alavancas quando os músculos contraem e provocam o movimento do corpo

Parte 1 • Disciplinas Básicas

- **Armazenamento de íons de cálcio (Ca) e fósforo (P):** o tecido ósseo armazena vários minerais, especialmente Ca e P, que contribuem para seu fortalecimento
- **Produção de células sanguíneas:** o processo formador de células sanguíneas (hematopoese) ocorre na medula óssea vermelha, localizada internamente em alguns ossos.

Tipos de ossos

O sistema esquelético adulto é constituído por aproximadamente 206 ossos, os quais podem ser classificados morfologicamente (Tabela 1.2).

Divisão do esqueleto

Os ossos são divididos em dois grupos principais (Figura 1.2).

- **Esqueleto axial:** ossos de cabeça (crânio e face), pescoço e tronco (Tabela 1.3)
- **Esqueleto apendicular:** ossos dos membros superiores e inferiores, incluindo o cíngulo do membro superior (escápula e clavícula) e o cíngulo do membro inferior (quadril) (Tabela 1.4).

Ossos do corpo humano

Cabeça e pescoço

O crânio é constituído por oito ossos que se articulam firmemente com a principal função de proteger o encéfalo (Figuras 1.3 e 1.4).

A face é composta de 14 ossos que contribuem na conformação da face de um indivíduo. Esses ossos não entram em contato com o encéfalo.

Tabela 1.3 Ossos do esqueleto axial.

Crânio – 8 ossos	
Parietal	2
Temporal	2
Occipital	1
Frontal	1
Esfenoide	1
Etmoide	1
Face – 14 ossos	
Maxila	2
Palatino	2
Zigomático	2
Lacrimal	2
Nasal	2
Concha nasal inferior	2
Vômer	1
Mandíbula	1
Ossículos da audição – 6 ossos	
Martelo	2
Bigorna	2
Estribo	2
Pescoço – 1 osso	
Hioide	1
Coluna vertebral – 26 ossos	
Vértebras cervicais	7
Vértebras torácicas	12
Vértebras lombares	5
Sacro	1
Cóccix	1
Tórax – 25 ossos	
Costelas	24
Esterno	1

Tabela 1.2 Classificação morfológica dos ossos.

Classificação	Definição	Exemplos
Ossos longos	Aqueles em que o comprimento predomina sobre a largura; funcionam como alavancas. São encontrados em sua maioria nos membros superiores e inferiores	• Fêmur • Úmero • Tíbia
Ossos curtos	Sem predomínio de qualquer dimensão, encontrados comumente no punho e no tornozelo	• Escafoide • Semilunar • Cuneiformes • Cuboide
Ossos planos	Há o predomínio da largura. Apresentam superfície larga, são geralmente delgados e compostos de duas lâminas paralelas de tecido ósseo compacto, com uma camada de osso esponjoso entre elas	• Parietais • Frontal • Occipital • Escápula
Ossos irregulares	Forma complexa e variável com várias superfícies para inserções musculares e articulações	• Vértebras • Esfenoide
Tipos especiais de ossos		
Ossos pneumáticos	Contêm em seu interior cavidades aéreas (seios). São encontrados no crânio e na face	• Frontal • Esfenoide • Etmoide • Maxilar
Ossos sesamoides	Localizam-se no interior de alguns tendões. São intratendíneos e periarticulares	• Patela • Fabela
Ossos supranumerários	Alguns adultos têm ossos supranumerários no interior das articulações do crânio, denominadas "suturas", e junto das articulações dos dedos	• Ossos wormianos

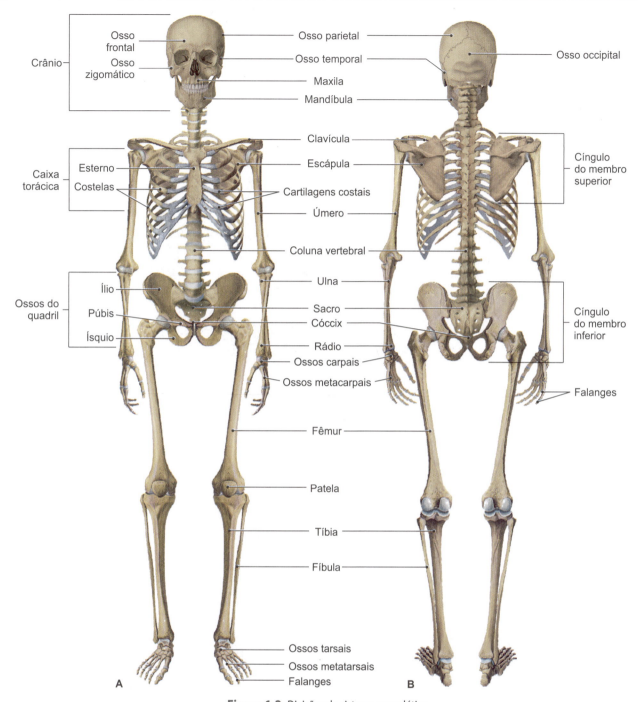

Figura 1.2 Divisões do sistema esquelético.

Tabela 1.4 Ossos do esqueleto apendicular.

Cíngulo do membro superior – 4 ossos	
Escápula	2
Clavícula	2
Membros superiores – 60 ossos	
Úmero	2
Ulna	2
Rádio	2
Ossos carpais	16
Ossos metacarpais	10
Falanges	28

Cíngulo do membro inferior – 2 ossos	
Ossos do quadril	2
Membros inferiores – 60 ossos	
Fêmur	2
Tíbia	2
Fíbula	2
Patela	2
Ossos tarsais	14
Ossos metatarsais	10
Falanges	28

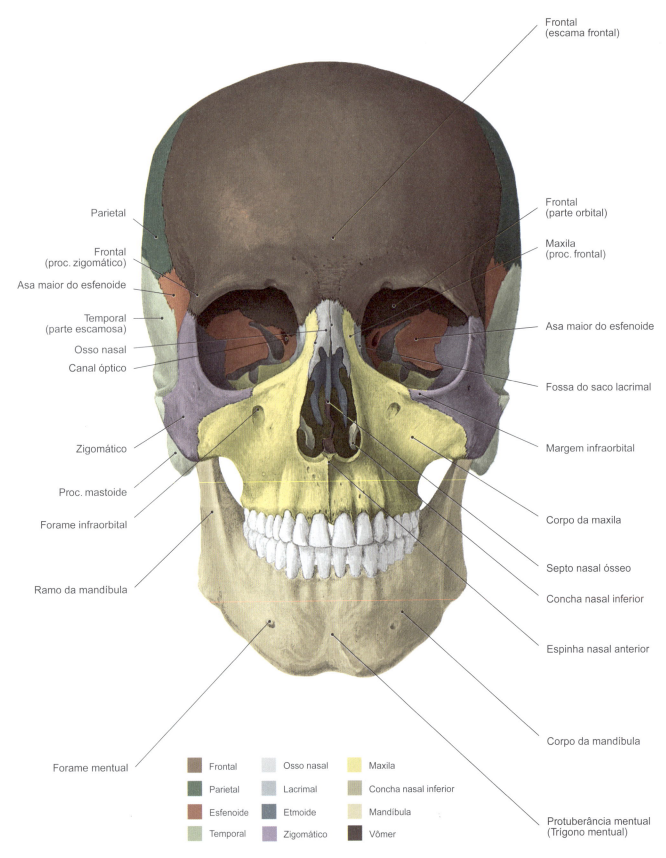

Figura 1.3 Vista anterior do crânio.

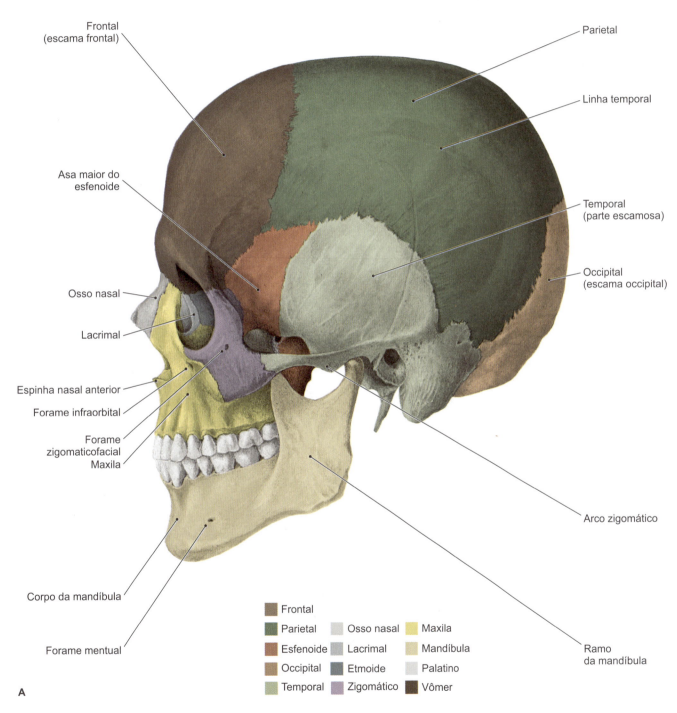

Figura 1.4 Vistas lateral esquerda (**A**) e superior (**B**) do crânio (*continua*).

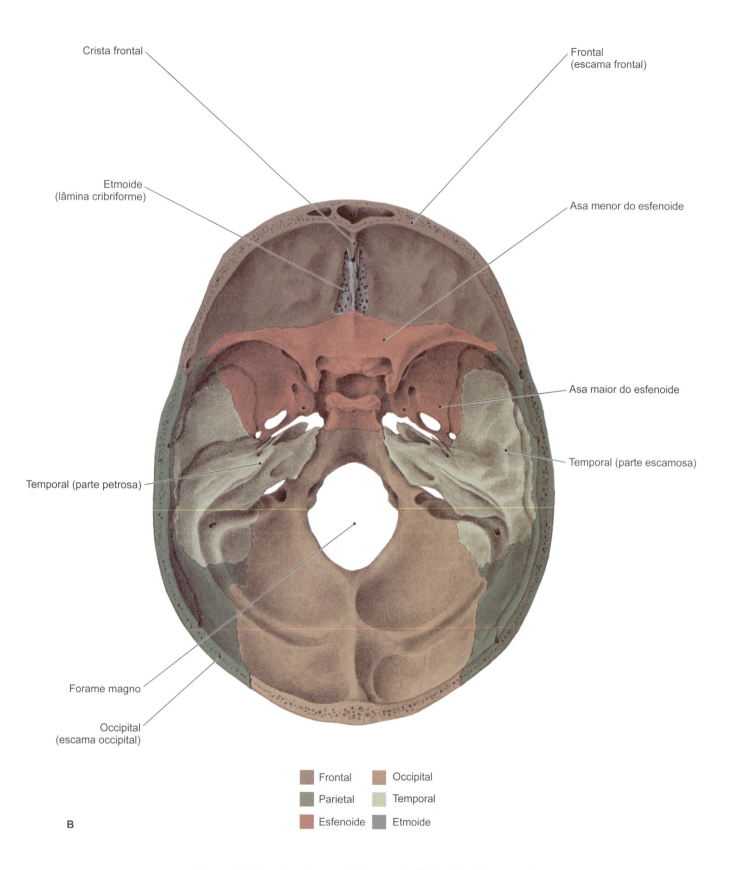

Figura 1.4 Vistas lateral esquerda (**A**) e superior (**B**) do crânio. (*Continuação*)

Coluna vertebral

A coluna vertebral (Figura 1.5) é constituída de no máximo 33 vértebras (algumas das quais são fundidas): 7 vértebras cervicais, 12 vértebras torácicas, 5 vértebras lombares, o sacro (3 a 5 vértebras fundidas) e o cóccix (3 a 4 vértebras fundidas).

Tórax

Formado por osso esterno, costelas e cartilagens costais (Figura 1.6).

> **IMPORTANTE**
>
> Durante o desenvolvimento fetal e na infância, os ossos do crânio estão separados, e membranas denominadas "fontículos" cobrem os espaços entre os ossos em desenvolvimento. Por volta dos 24 meses, esses fontículos ossificam-se completamente.

Na região do pescoço, encontra-se o osso hioide, que é o único do corpo que não se liga diretamente a nenhum outro osso. O hioide localiza-se inferiormente à mandíbula e tem a função de sustentar a língua e proporcionar inserção para alguns de seus músculos.

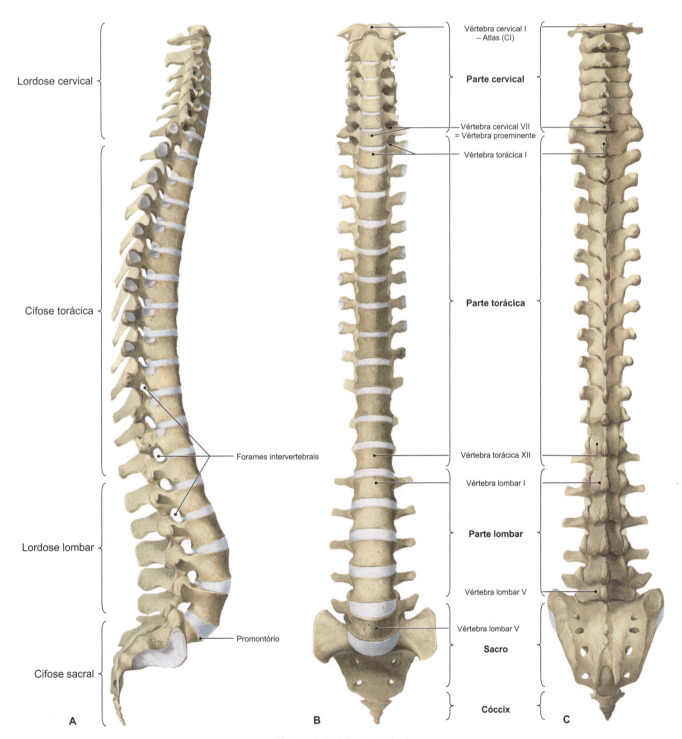

Figura 1.5 Coluna vertebral.

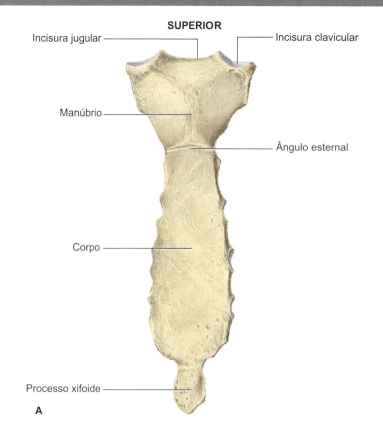
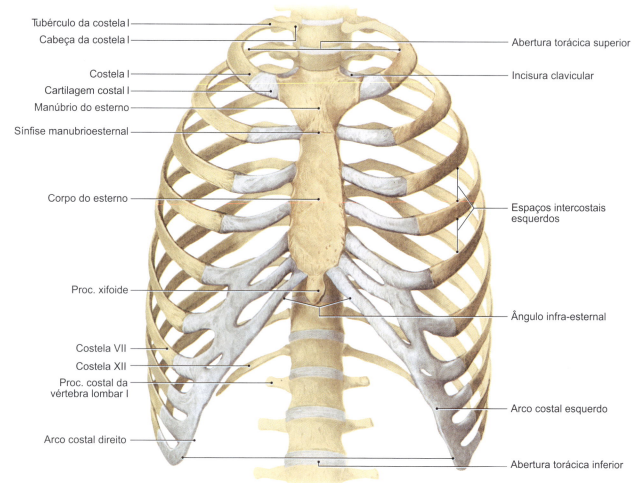

Figura 1.6 Esqueleto do tórax.

- **Esterno**: osso plano que ocupa a parte mediana e anterior do tórax
- **Costelas**: compostas de 12 pares de ossos alongados em forma de arco, que se direcionam para frente e para baixo
- **Cartilagens costais**: estruturas que ligam os ossos das costelas ao esterno.

> **SAIBA MAIS**
>
> As costelas são classificadas de modo diferente: as sete primeiras são chamadas "costelas verdadeiras" e articulam-se com as vértebras torácicas e anteriormente com o esterno, por meio das cartilagens costais; do 8º ao 10º par, são denominadas "costelas falsas"; e a 11ª e a 12ª costelas não se articulam anteriormente e correspondem às costelas flutuantes.

Cíngulo do membro superior

Região composta pela escápula e clavícula, formando a raiz do membro superior (Figura 1.7).

- **Clavícula**: osso par situado na parte superior, anterior e lateral do tórax
- **Escápula**: osso par situado na parte posterior do tórax. Tem formato triangular.

Parte livre do membro superior

Formada pelos braços, antebraços e pelas mãos. O braço é formado pelo úmero, osso par, sendo o maior do membro superior e o único osso do braço. O antebraço é formado por dois ossos: a ulna, que é o osso medial; e o rádio, que é o osso lateral.

Já o esqueleto da mão compreende os ossos carpais, metacarpais e as falanges (Figura 1.8). Os oito ossos carpais são curtos, dispostos em duas fileiras transversais. Os ossos metacarpais formam o esqueleto da palma da mão e são numerados em I a V, de lateral (polegar) para medial. As falanges constituem o esqueleto dos dedos. O polegar apresenta duas falanges (proximal e distal), e os dedos indicador, médio, anular e mínimo apresentam três falanges (proximal, média e distal).

Cíngulo do membro inferior

Formado por um par de ossos do quadril. Cada osso do quadril é constituído pela fusão de três ossos embrionários: o ílio, situado superior e lateralmente; o ísquio, inferior e posteriormente; e o púbis, anteriormente (Figura 1.9).

Parte livre do membro inferior

Formada por coxa, perna e pé. A coxa é constituída pelo fêmur, o osso mais longo do corpo, e pela patela, que é um osso sesamoide, com formato triangular, situado na região anterior do joelho, preso ao tendão do músculo quadríceps femoral e ao ligamento da patela. A perna é formada pela tíbia, osso medial e mais volumoso da perna, e pela fíbula, que é um osso afilado, situado lateralmente à tíbia.

Já o esqueleto do pé é composto de ossos tarsais, metatarsais e falanges (Figura 1.10). O tarso é formado por sete ossos: tálus, calcâneo, cuboide, navicular, cuneiforme medial, cuneiforme intermédio e cuneiforme lateral. Os ossos metatarsais são longos, numerados em algarismos romanos em I a V, de medial para lateral, formando o esqueleto da região média do pé. As falanges constituem os ossos dos cinco dedos do pé e reproduzem a disposição das falanges dos dedos das mãos, isto é, duas para o primeiro dedo (chamado "hálux") e três para os demais (falanges proximal, média e distal).

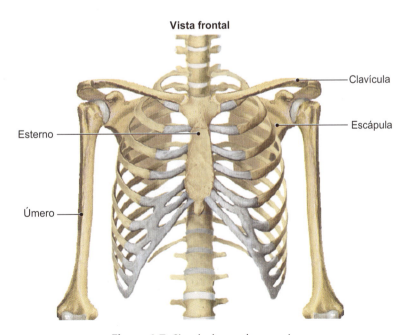

Figura 1.7 Cíngulo do membro superior.

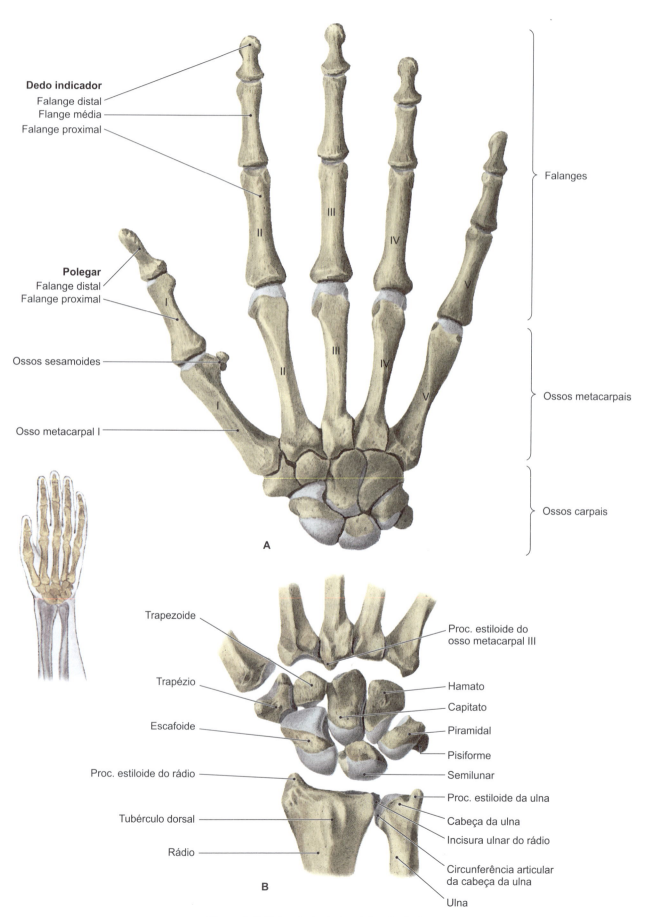

Figura 1.8 Vista anterior (palmar) da mão direita.

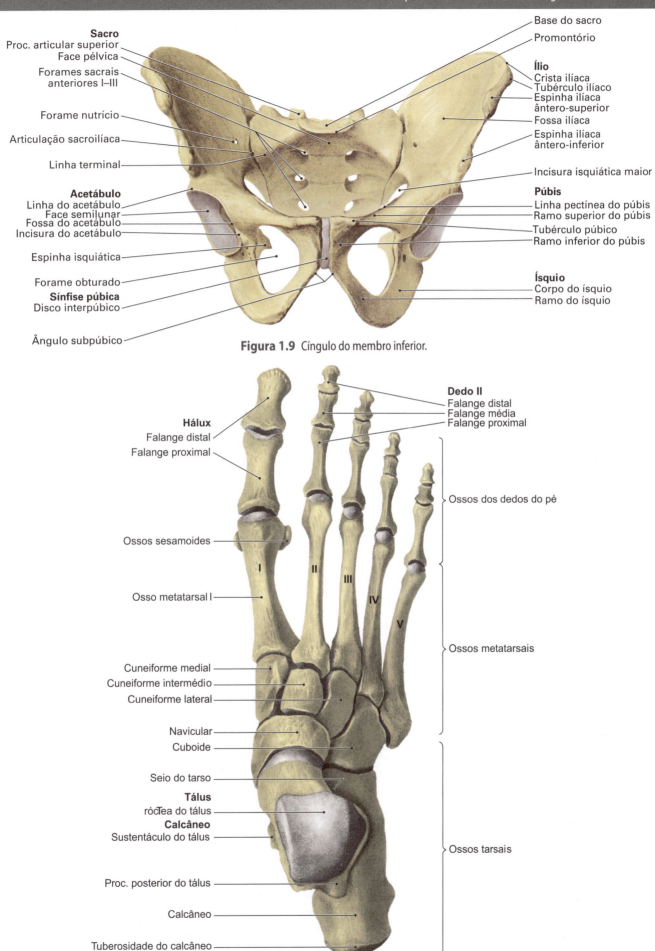

Figura 1.9 Cíngulo do membro inferior.

Figura 1.10 Subdivisões do esqueleto do pé.

SISTEMA ARTICULAR

As uniões entre as partes do esqueleto, sejam ossos ou cartilagens, são denominadas "articulações". O critério usado atualmente para classificar as articulações considera o tipo de tecido ou a substância que se interpõe entre as partes que se articulam (Tabela 1.5), dividindo as articulações em fibrosas, cartilagíneas e sinoviais.

Tipos de articulações

Fibrosas

Nesse tipo de articulação, o tecido interposto é conjuntivo fibroso, pouco móvel, só admite vibrações (p. ex., as suturas do crânio) (Figura 1.11).

Cartilagíneas

Nesse tipo de articulação, o tecido interposto é cartilaginoso, pouco móvel, podendo ser uma sincondrose, cuja cartilagem interposta é do tipo hialina (p. ex., entre o osso occipital e o esfenoide), ou uma sínfise, cuja cartilagem interposta é do tipo fibrosa (p. ex., entre os corpos das vértebras e os ossos púbicos) (Figura 1.12).

Sinoviais

Nesse caso, a interposição entre os ossos não é feita por tecido, mas pela sinóvia (também chamada "líquido sinovial"). Essas articulações admitem movimentos mais amplos, de acordo com o tipo considerado (p. ex., articulação do joelho).

Elementos que formam a articulação sinovial (Figura 1.13):

- **Sinóvia**: lubrifica e protege a articulação
- **Cápsula articular**: envolve as partes dos ossos que se articulam
- **Membrana sinovial**: reveste a cápsula por dentro e produz sinóvia
- **Cartilagem articular**: reveste as superfícies articulares dos ossos
- **Ligamentos**: reforçam a cápsula
- **Meniscos ou discos**: complementam as superfícies articulares.

A articulação do cotovelo é composta, pois é formada por três articulações: umeroulnar, umerorradial e radiulnar proximal.

Tabela 1.5 Principais articulações do corpo humano.

Nome da articulação	Ossos que se articulam
Sutura coronal	Ossos frontal e os ossos parietais
Sutura sagital	Entre os ossos parietais
Sutura lambdóidea	Entre os ossos parietais e o osso occipital
Sutura escamosa	Entre o osso temporal e o osso parietal
Sutura internasal	Entre os ossos nasais
Articulação atlantoaxial mediana	Entre a vértebra atlas e a vértebra áxis
Articulações dos processos articulares	Entre os processos articulares superiores e inferiores das vértebras
Articulação sacrococcígea	Entre o sacro e o cóccix
Articulação da cabeça da costela	Entre a cabeça da costela e o corpo da vértebra torácica
Articulação costotransversária	Entre o tubérculo da costela e o processo transverso da vértebra torácica
Articulação esternocostal	Entre o esterno e a costela
Articulação costocondral	Entre a cartilagem costal e a costela
Articulação acromioclavicular	Entre o acrômio e a clavícula
Articulação esternoclavicular	Entre o esterno e a clavícula
Articulação do ombro	Entre a cabeça do úmero e a cavidade glenoidal da escápula
Articulação umeroulnar	Entre a tróclea do úmero e a incisura troclear da ulna
Articulação umerorradial	Entre o capítulo do úmero e a cabeça do rádio
Articulação radioulnar proximal	Entre a cabeça do rádio e a incisura radial da ulna
Articulação radioulnar distal	Entre a incisura ulnar do rádio e a cabeça da ulna
Articulação radiocarpal	Entre o rádio e a fileira proximal de ossos do carpo
Articulação mediocarpal	Entre a fileira proximal e a fileira distal de ossos do carpo
Articulação carpometacarpal	Entre a fileira distal dos ossos do carpo e os metacarpais
Articulações metacarpofalangianas	Entre a cabeça dos metacarpais e a base das falanges
Articulações interfalangianas	Entre as falanges, tanto do pé quanto da mão
Sínfise púbica	Entre os dois ossos púbicos
Articulação sacroilíaca	Entre o sacro e o osso do quadril
Sindesmose tibiofibular	Entre a tíbia e a fíbula na região distal
Articulação do quadril	Entre a cabeça do fêmur e o acetábulo
Articulação tibiofibular proximal	Entre a tíbia e a fíbula na região proximal

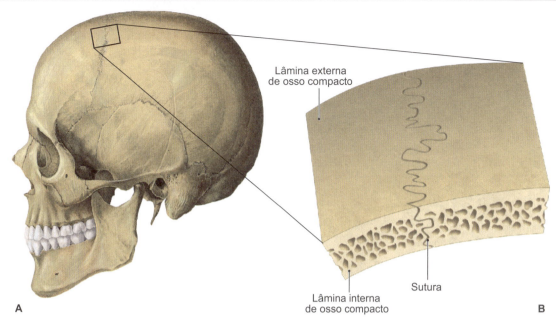

Figura 1.11 Articulação fibrosa.

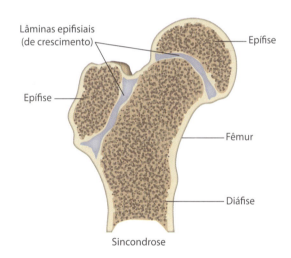

Figura 1.12 Articulações cartilagíneas.

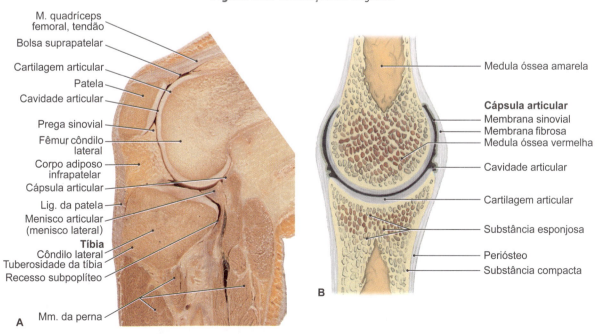

Figura 1.13 Estrutura geral de uma articulação sinovial.

IMPORTANTE

As articulações sinoviais possibilitam realizar movimentos em diferentes eixos do corpo humano, porém cada articulação tem sua limitação de acordo com a estrutura. Aparentemente a articulação entre as falanges distais não executa um amplo movimento, mas ela é uma articulação sinovial do tipo gínglimo, que realiza flexão e extensão da mesma maneira que a articulação umeroulnar no cotovelo.

SISTEMA MUSCULAR

Composto de células especializadas que formam fibras musculares e apresenta como característica principal a contratilidade, que lhe permite desenvolver tensão. Na Tabela 1.6, são apresentados os tipos de músculos.

Tabela 1.6 Tipos de músculos.

Músculo	Definição	Características principais
Esquelético	A maioria fixa-se ao esqueleto e a sua contração move os ossos	Voluntário e estriado
Visceral (também denominado "liso")	Encontrado nas paredes de órgãos ocos e tubulares como o estômago, intestinos e vasos sanguíneos	Involuntário e liso
Cardíaco	Tipo especializado de músculo que forma a parede do coração	Involuntário e estriado

Componentes do músculo

Visto em um corte, o músculo aparece formado por feixes cada vez menores de fibras musculares. Essas fibras musculares permanecem unidas por membranas de tecido conjuntivo conhecidas como "fáscias". Essas fáscias fixam-se diretamente no periósteo (membrana que reveste os ossos externamente) ou podem se juntar para formar o tendão. A fixação proximal é chamada "origem"; e a fixação distal é chamada "inserção". A porção entre a origem e a inserção é chamada "ventre" (porção carnosa).

SISTEMA RESPIRATÓRIO

CASO-CENÁRIO 2

J.M. tem duas filhas. Ambas têm rinite e ficam com o nariz congestionado sempre que o tempo está seco e/ou quando há poeira ou perfumes fortes. J.M., por outro lado, além da rinite, esporadicamente sofre com sinusite, que o deixa indisposto com cefaleia e congestão nasal. Na última crise de J.M., o médico do pronto atendimento solicitou uma tomografia computadorizada que demonstrou um pólipo no seio maxilar direito.

1. Qual região anatômica está comprometida na rinite?

2. Quais são os seios paranasais?

Estude, a seguir, o sistema respiratório e tente responder às perguntas referentes ao Caso-cenário 2.

É importante definir que o sistema respiratório é formado por nariz, cavidades nasais, faringe, laringe, traqueia e brônquios, que conduzem o ar até os pulmões e, então, para o meio externo. A partir dos pulmões, os brônquios ramificam-se em bronquíolos e levam o ar aos alvéolos, onde ocorre a troca gasosa (hematose). O sistema respiratório tem uma relação muito importante com o sistema cardiovascular no processo de hematose.

O nariz é uma estrutura cartilaginosa de formato piramidal localizada no centro da face. As aberturas anteriores do nariz são denominadas "narinas" e sua primeira porção é chamada "vestíbulo do nariz". As cavidades nasais estão localizadas paralelamente desde as narinas até a região da faringe. O nariz e as cavidades nasais têm uma parede mediana denominada "septo nasal", o qual é dividido em duas porções: a parte anterior formada pela cartilagem do septo; e a parte posterior formada pelo vômer e pela lâmina perpendicular do osso etmoide. As conchas nasais (superiores, médias e inferiores) localizadas na parede lateral aumentam a superfície dentro do nariz, e o epitélio da concha secreta muco. Os espaços abaixo das conchas recebem o nome de "meatos nasais" (superior, médio e inferior).

A faringe é uma estrutura muscular que se estende da base do crânio (cavidade nasal) até o esôfago e se comunica com a cavidade nasal por intermédio dos cóanos (aberturas nasais posteriores), com a orelha média por meio das tubas auditivas, com a laringe pelo ádito da laringe e com o esôfago. A faringe é dividida em três partes: nasal, oral e laríngea.

Os seios paranasais (Figura 1.14) são espaços que contêm ar e se comunicam com a cavidade nasal. Incluem seio maxilar, seio frontal, seio esfenoidal e as células etmoidais. O seio maxilar é par, localiza-se no corpo da maxila e se abre no meato nasal médio. O seio frontal situa-se sobre a órbita e se abre no meato nasal médio, podendo ser ímpar ou par, dependendo da pneumatização. O seio esfenoidal é ímpar, localiza-se no corpo do osso esfenoide e se abre no meato nasal superior. As células etmoidais localizam-se no osso etmoide, entre as paredes medial da órbita e lateral da cavidade do nariz, abrindo-se no meato nasal médio.

A laringe (Figura 1.15) é um órgão tubular que tem duas funções importantes: a condução do ar durante a respiração e a fonação. O esqueleto cartilagíneo da laringe é formado por três cartilagens pares (aritenóideas, cuneiformes e corniculadas) e três ímpares (tireóidea, cricóidea e epiglótica). Essas cartilagens estão unidas ao osso hioide, acima, e à traqueia, abaixo, por intermédio de ligamentos e músculos.

- **Cartilagem tireóidea:** é a maior das cartilagens, sendo formada por duas lâminas achatadas anteriormente, dando origem à proeminência laríngea
- **Cartilagem cricóidea:** tem formato anelar e liga-se à cartilagem tireóidea, acima, e à traqueia, abaixo
- **Cartilagem epiglótica:** está fixada na borda superior da cartilagem tireóidea. Sua porção superior, livre,

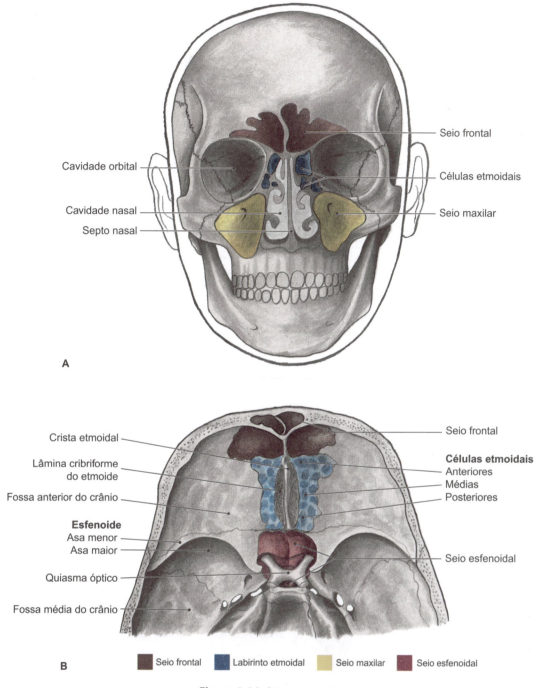

Figura 1.14 Seios paranasais.

projeta-se como uma aba atrás da base da língua. Durante a deglutição, a laringe é puxada para cima, e a cartilagem epiglótica age como tampa, desviando os sólidos e fluidos para longe do ádito da laringe em direção ao esôfago
- **Cartilagens aritenóideas**: têm a forma de uma pirâmide e estão ligadas à porção superior da cartilagem cricóidea
- **Cartilagens corniculadas**: são pequenos cones de tecido elástico, cada um articulando-se com o ápice de uma cartilagem aritenóidea
- **Cartilagens cuneiformes**: são pequenas e alongadas, situadas acima das cartilagens corniculadas.

A traqueia é um tubo de aproximadamente 2,5 cm de diâmetro e cerca de 11 cm de comprimento. Estende-se da laringe até a altura da 6ª vértebra torácica, na qual se divide em dois brônquios principais. Sua parte posterior entra em contato com a parede do esôfago. Em sua extensão, é rodeada por uma série de semianéis em forma de "C" chamados "cartilagens traqueais", que impedem o colabamento das paredes. O tecido conjuntivo denso denominado "ligamento anular", com fibras colágenas e elásticas, preenche os espaços entre as cartilagens traqueais. Durante seus movimentos, o epitélio ciliado da traqueia carrega partículas estranhas e secreção excessiva para fora, desde os pulmões até a faringe, onde são deglutidas ou eliminadas.

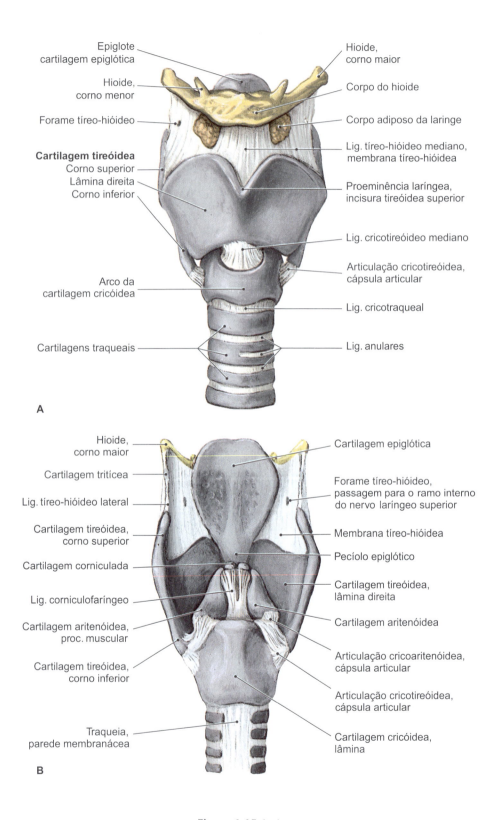

Figura 1.15 Laringe.

NA PRÁTICA

No momento em que a traqueia se divide para dar origem aos brônquios principais, externamente verificamos apenas uma divisão, denominada "bifurcação da traqueia", porém internamente há uma cartilagem em formato de "quilha" denominada "carina da traqueia". Essa referência é importante no procedimento de intubação orotraqueal, como limite para inserção do dispositivo. Se o tubo introduzido ultrapassar a carina, ocorre intubação seletiva e prejuízo na ventilação. Leia o artigo "Mudanças da distância entre a carina e o tubo orotraqueal durante cirurgia bariátrica aberta ou laparoscópica" para obter mais informações sobre o assunto no *link*: http://www.scielo.br/pdf/rba/v65n5/pt_1806-907X-rba-65-05-00353.pdf.

Os dois brônquios principais, cada um suprindo um pulmão, derivam da traqueia na altura da 6ª vértebra torácica. O brônquio direito é mais curto, tem maior calibre e seu trajeto é mais vertical; e o brônquio esquerdo é mais longo, menos calibroso e de trajeto mais horizontalizado. Cada brônquio principal divide-se em três brônquios lobares à direita e dois à esquerda. Esses brônquios subdividem-se em muitos brônquios segmentares, que continuam se dividindo, formando os bronquíolos. Novas divisões formarão os bronquíolos terminais, cada um dos quais dá origem a diversos bronquíolos respiratórios. Estes se subdividem em vários ductos alveolares que terminam nos alvéolos pulmonares. Diversos alvéolos abrem-se na câmara comum chamada "saco alveolar" (Figura 1.16).

Os pulmões têm formato semelhante a um cone, com seu ápice situado no espaço superior da cavidade torácica, atrás da clavícula. A base de cada pulmão (face diafragmática), larga e côncava, apoia-se sobre a superfície convexa do diafragma. A superfície medial de cada pulmão é côncava e encosta-se no mediastino (face mediastinal). O hilo do pulmão, fenda encontrada na face mediastinal, é o local por onde estruturas que formam a raiz do pulmão (brônquios, vasos e nervos) penetram nesse órgão. A face costal é arredondada, seguindo a curvatura das costelas. O pulmão esquerdo apresenta uma concavidade para o coração, chamada "impressão cardíaca". A fissura oblíqua e a fissura horizontal dividem o pulmão direito em lobos superior, médio e inferior. No pulmão esquerdo, há somente a fissura oblíqua, que o divide em lobo superior e lobo inferior (Figura 1.17).

Cada pulmão é envolvido por uma membrana serosa chamada "pleura". A pleura visceral reveste a superfície do pulmão. A pleura parietal está em contato com o diagrama e a superfície interna do tórax. Entre essas duas camadas, encontra-se a cavidade pleural, preenchida por líquido pleural.

SAIBA MAIS

O coração tem uma função importante na manutenção do equilíbrio dos fluidos de todo o corpo, por meio do bombeamento de sangue, incluindo o líquido pleural. Quando o coração apresenta algum mau funcionamento, é comum haver acúmulo do líquido pleural, o que altera o funcionamento dos pulmões por causa da redução do fluxo de oxigênio, resultando em dispneia (falta de ar). Esse quadro é conhecido como "edema pulmonar".

DICA DE MESTRE

No caminho percorrido pelo ar nas vias aéreas, pode haver confusão sobre em qual órgão o ar passa primeiro – faringe ou laringe. Uma dica para que isso não ocorra é lembrar a ordem alfabética, ou seja, o "F" (faringe) vem antes do "L" (laringe), assim, o ar entra primeiro pela faringe e passa depois pela laringe.

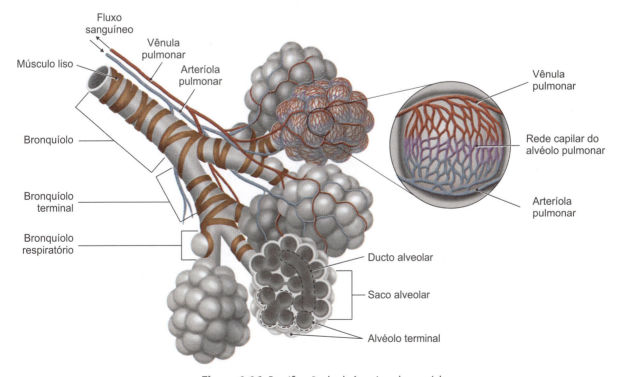

Figura 1.16 Ramificação dos brônquios e bronquíolos.

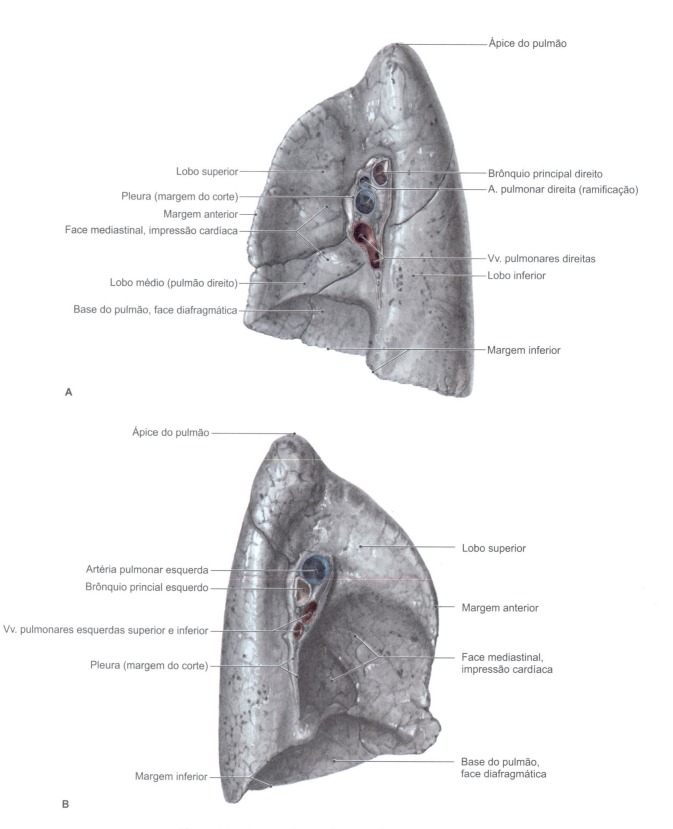

Figura 1.17 Anatomia de superfície dos pulmões (*continua*).

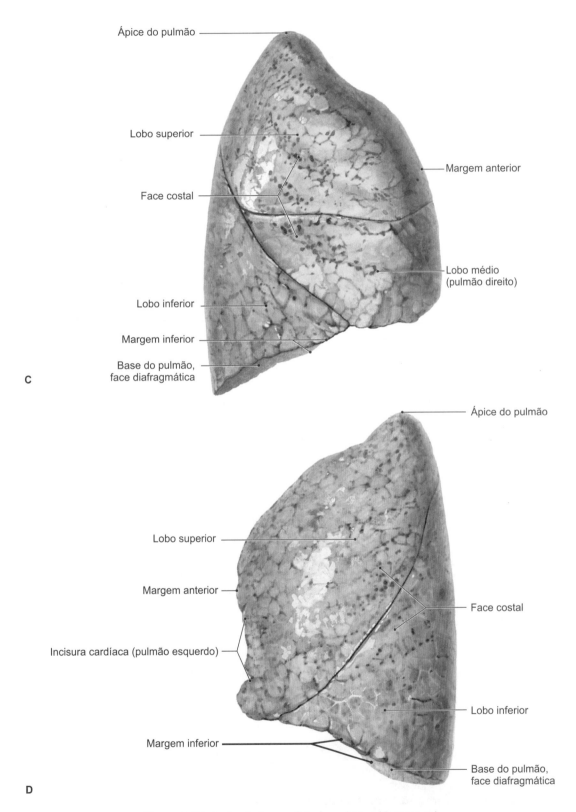

Figura 1.17 Anatomia de superfície dos pulmões. (*Continuação*)

Fisiologia do sistema respiratório

O sistema respiratório tem a função de captar o oxigênio da atmosfera para que, no sistema cardiovascular, possa ser distribuído aos tecidos. Para tanto, o sistema respiratório é formado por ductos, que se ramificam para que os gases sejam conduzidos até a estrutura que permite a troca desses gases, ou seja, o oxigênio captado do ar é lançado na circulação, ao mesmo tempo que o gás carbônico eliminado pelo organismo é expelido na atmosfera. Para auxiliar nesse processo, existe uma verdadeira bomba respiratória, que garante a parte mecânica da entrada e saída desses gases. Assim, o sistema respiratório pode ser dividido em: vias condutoras, área de troca gasosa e área mecânica.

A via condutora é formada por nariz, faringe, laringe, traqueia, brônquios e bronquíolos. Como o próprio nome diz, sua principal função é conduzir o oxigênio atmosférico para a circulação e o gás carbônico da circulação para a atmosfera. Outras funções, entretanto, são desempenhadas por essas estruturas. Por exemplo, o nariz garante a umidificação, o aquecimento e a filtração do ar inalado, filtrando toda partícula que possa ser prejudicial. A laringe tem as cordas vocais, que vibram com a passagem do ar, produzindo som em diferentes timbres. E assim, ao final da divisão dos bronquíolos, a árvore respiratória termina nos alvéolos, onde ocorrem as trocas gasosas.

Os alvéolos são estruturas saculares, cada um com aproximadamente 250 µm, justapostos uns aos outros, que preenchem todo o espaço pulmonar. As membranas dos alvéolos são extremamente finas, permitindo a eficiência da troca gasosa. Além disso, no seu interior existe um líquido surfactante que diminui a tensão superficial dos alvéolos, ou seja, quando o ar sai no seu interior, a existência desse líquido impede o colabamento das paredes dos alvéolos.

A troca dos gases oxigênio e carbônico ocorre por difusão através das paredes dos capilares e alveolares, que juntas formam a membrana respiratória. Tal membrana precisa ser muito fina para garantir a rápida difusão dos gases. Os pulmões têm cerca de 300 milhões de alvéolos, propiciando uma área de superfície em torno de 100 m^2 para troca gasosa. Entre as duas pleuras (visceral e parietal), existe um pequeno espaço chamado "cavidade pleural", que contém uma pequena quantidade de líquido lubrificante o qual é secretado pelas duas lâminas, com a finalidade de reduzir o atrito entre as pleuras, permitindo que elas deslizem facilmente uma sobre a outra durante a respiração. Além disso, o espaço intrapleural tem outra fundamental característica: a pressão é negativa, ou seja, é subatmosférica. Dessa maneira, exerce uma força contrária à atmosfera, permitindo, assim, a expansão dos pulmões.

NA PRÁTICA

 Quando as cavidades pleurais ficam cheias de ar, recebem o nome de "pneumotórax". Essa presença de ar na cavidade pleural pode ser decorrente de um trauma e sua principal consequência é que o pulmão deixe de inflar, prejudicando sua expansão. Uma vez que o ar tenha invadido o espaço pleural, a pressão intrapleural iguala-se à da atmosfera e, dessa maneira, a pessoa sentirá extrema dispneia (falta de ar), configurando uma situação que requer atendimento imediato.

Ventilação pulmonar

Renovação do ar contido nos pulmões de modo espontâneo e por ação dos músculos respiratórios, músculos intercostais e, sobretudo, do diafragma. Corresponde à entrada do ar (inspiração) e à saída do ar (expiração), e relaciona-se com a troca de gases entre a atmosfera e os espaços aéreos dos pulmões. Em média, um ser humano realiza por volta de 23 mil ciclos respiratórios por dia.

Para que isso ocorra, é necessário que, durante o tempo todo, ocorram movimentos que proporcionem insuflação e desinsuflação de todos ou quase todos os alvéolos. Isso provoca, no interior dos alvéolos, uma pressão ligeiramente, ora mais negativa, ora mais positiva do que a da atmosfera. Durante a inspiração, devido a uma pressão intra-alveolar de aproximadamente –3 mmHg em relação ao ar atmosférico, uma certa quantidade de ar é inalada pelo aparelho respiratório; durante a expiração, devido a uma pressão intra-alveolar de aproximadamente +3 mmHg do que a atmosférica, a mesma quantidade de ar é devolvida para a atmosfera. Para que possamos insuflar e desinsuflar nossos alvéolos, devemos inflar e desinflar nossos pulmões. Isso é possível com movimentos que aumentam e reduzem o volume no interior da caixa torácica. Podemos expandir o volume da caixa torácica com a elevação das costelas e a contração do diafragma. A inspiração é um processo ativo realizado principalmente pela contração do músculo diafragma, caracterizado pela entrada de ar nos pulmões. O diafragma é o principal músculo inspiratório, a sua contração provocará o seu achatamento, aumentando o diâmetro vertical da cavidade torácica, sendo responsável pelo movimento de aproximadamente 75% do ar que entra nos pulmões durante a inspiração normal ou também chamada "respiração em repouso".

Durante a situação de repouso, a expiração é um processo passivo, sem contração dos músculos expiratórios; ocorre devido à retração das fibras elásticas, quando os músculos da inspiração relaxam. Esses movimentos diminuem os diâmetros anteroposterior e lateral da cavidade torácica. Para retrairmos o volume da caixa torácica, fazemos exatamente o contrário: rebaixamos as costelas enquanto relaxamos o nosso diafragma (Figura 1.18).

- Músculos utilizados na inspiração:
    - Diafragma
    - Esternocleidomastóideo
    - Intercostais externos
    - Escalenos
    - Serráteis anteriores
- Músculos utilizados na expiração:
    - Intercostais internos
    - Reto abdomimal
    - Demais músculos localizados na parede anterior do abdome.

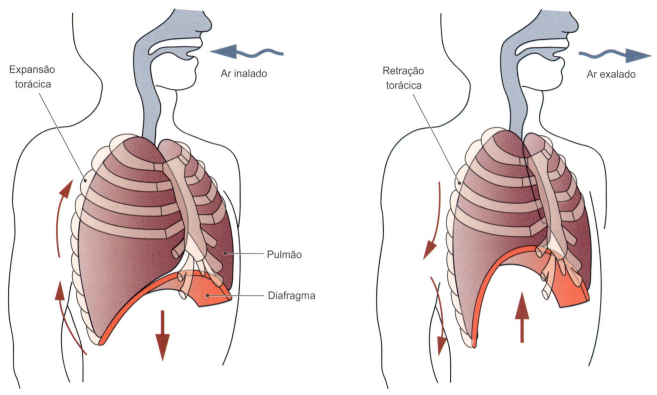

Figura 1.18 Movimentos do diafragma.

Tanto os pulmões como a parede torácica são estruturas elásticas. Os pulmões tendem sempre à distensão, enquanto a parede torácica tende sempre à retração.

Volumes pulmonares

Para entender como os pulmões conseguem expandir e retrair durante a ventilação pulmonar e como ocorrem algumas doenças do sistema respiratório, é importante compreender os conceitos sobre os volumes (Figura 1.19) e as capacidades pulmonares (Tabela 1.7), ou seja, os limites inspiratórios e expiratórios.

Com base nesses valores, é possível estimar as capacidades pulmonares, que correspondem à soma de dois ou mais volumes pulmonares (Tabela 1.8).

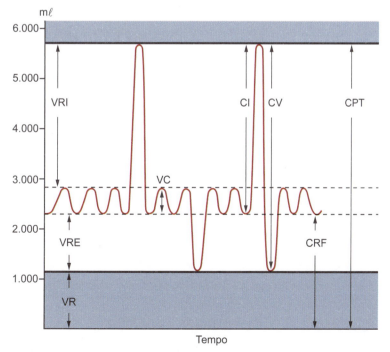

Figura 1.19 Volumes pulmonares.

Tabela 1.7 Tipos de volume pulmonar.

Tipo de volume	Definição	Capacidade (mℓ)
Volume corrente (VC)	Quantidade de ar que entra nos pulmões na inspiração ou a quantidade de ar que sai dos pulmões na expiração	Em média, 500
Volume de reserva inspiratório (VRI)	Quantidade de ar que pode ser inspirada sobre e além do volume corrente normal	Equivale a cerca de 2.500
Volume de reserva expiratório (VRE)	Quantidade extra de ar que pode ser expirado sobre e além do volume corrente normal	Equivale até 1.500
Volume residual (VR)	Quantidade de ar que ainda permanece nos pulmões após uma expiração forçada	Em torno de 1.500

DICA DE MESTRE

Após estudar os conceitos sobre volumes e capacidades pulmonares, reflita sobre os fatores que influenciam essas condições, com base na sua experiência pessoal.

Hematose

As trocas gasosas ou hematose podem ser divididas em hematose pulmonar e hematose tecidual. A hematose pulmonar corresponde à troca de gases entre os alvéolos e os capilares pulmonares, ou seja, o sangue recebe o oxigênio (que foi inspirado) e elimina o dióxido de carbono (que será expirado). A hematose tecidual corresponde à troca gasosa entre o sangue nos capilares sistêmicos e as células teciduais. O sangue fornece oxigênio aos tecidos e, em troca, recebe gás carbônico.

O fluxo de ar entre a atmosfera e os pulmões ocorre pela mesma razão, porque o sangue flui pelo corpo devido à existência de um gradiente de pressão (diferença). O ar entra nos pulmões quando a pressão dentro deles é menor do que a do ar na atmosfera. O ar sai dos pulmões quando a pressão em seu interior é maior do que a pressão na atmosfera.

Controle neural da respiração

Formado por um grupo de neurônios que estão divididos em três áreas localizadas no tronco encefálico, na região chamada "centro respiratório". São elas:

- Área de ritmicidade medular no bulbo
- Área pneumotáxica
- Área apnêustica.

A área de ritmicidade medular controla o ritmo básico da respiração, que normalmente é de 2 segundos de inspiração e 3 segundos de expiração. Dentro dela, existem neurônios inspiratórios e expiratórios, constituindo as áreas inspiratória e expiratória. Os impulsos nervosos gerados na área inspiratória estabelecem o ritmo básico da respiração; quando está ativa, essa área gera impulsos nervosos por aproximadamente 2 segundos, que se propagam para os músculos intercostais externos e o diafragma, através dos nervos frênicos. Quando os impulsos nervosos alcançam o diafragma e os músculos intercostais externos, estes se contraem e ocorre a inspiração. Ao fim dos 2 segundos, a área inspiratória fica inativa, e os impulsos nervosos cessam; o diafragma e os músculos intercostais externos relaxam por aproximadamente 3 segundos, permitindo a retração elástica dos pulmões e da parede torácica. Os neurônios da área expiratória ficam inativos na expiração normal, porém são ativados na expiração forçada, cujos impulsos nervosos provocam a contração dos músculos intercostais internos e abdominai, diminuindo o tamanho da cavidade torácica.

A área pneumotáxica transmite impulsos inibitórios à área inspiratória para desligá-la antes que os pulmões fiquem muito cheios de ar. Esses impulsos têm a finalidade de diminuir a duração da inspiração; enquanto a área pneumotáxica estiver mais ativa, a frequência da respiração será mais rápida.

A área apnêustica localiza-se na parte inferior da ponte e é responsável por enviar sinais para ativar e prolongar a inspiração, resultando em uma inspiração longa e intensa. Quando a área pneumotáxica está ativa, os sinais da área apnêustica são anulados.

Tabela 1.8 Capacidade pulmonar.

Tipo de capacidade	Definição	mℓ
Vital	Soma dos volumes corrente, de reserva inspiratório e de reserva expiratório	Equivale a aproximadamente 4.500
Inspiratória	Soma dos volumes corrente e de reserva inspiratório	Equivale a aproximadamente 2.000
Pulmonar total	Soma de todos os volumes, ou seja, volume corrente, volume de reserva inspiratório, volume de reserva expiratório e volume residual	Equivale a aproximadamente 6.000
Residual funcional	Soma dos volumes corrente e de reserva expiratório	Equivale a aproximadamente 3.000

SISTEMA CARDIOVASCULAR

> **CASO-CENÁRIO 3**
>
>
> Em exame de rotina, L.A.M foi diagnosticada com "sopro" no coração. O médico lhe explicou que esse é um nome comum para a anormalidade denominada "prolapso da valva mitral".
>
> 1. O que significa essa condição?
> 2. Qual a localização dessa valva?
> 3. Qual tipo de sangue passa por essa valva?
>
> Estude, a seguir, o sistema cardiovascular e tente responder às questões referentes ao Caso-cenário 3.

O sistema cardiovascular transporta oxigênio e nutrientes para todas as células do organismo e também desloca os produtos residuais do metabolismo celular, desde onde foram produzidos até os órgãos encarregados de eliminá-los. O coração bombeia sangue rico em oxigênio, proveniente dos pulmões, para o restante do corpo, através de uma rede de vasos denominados artérias e ramos de menor calibre – as arteríolas. O sangue retorna ao coração através de pequenos vasos, as vênulas, que desembocam em vasos maiores, as veias.

O coração é órgão muscular que funciona como bomba contrátil. Está situado na cavidade torácica, atrás do esterno, acima do diafragma e entre os pulmões, na região denominada mediastino. Tem um ápice, uma base e três faces: pulmonar esquerda, diafragmática e esternocostal. Suas paredes são constituídas por três camadas:

- **Endocárdio (interna)**: composto de tecido conjuntivo com uma camada superficial de células pavimentosas; suas dobras formam as valvas, e o revestimento interno do coração é constituído de endotélio, similar ao tecido que reveste todos os vasos do corpo
- **Miocárdio (média)**: constituído por músculo cardíaco revestido internamente pelo endocárdio, sendo a camada mais espessa do coração
- **Pericárdio (externa)**: formado por membrana serosa que se divide em pericárdio fibroso e pericárdio seroso (lâmina visceral e lâmina parietal).

O coração tem uma porção central, o esqueleto fibroso do coração, constituído por tecido conjuntivo denso, dividindo-o em quatro câmaras: duas superiores, os átrios, e duas inferiores, os ventrículos. O átrio direito comunica-se com o ventrículo direito pela valva atrioventricular direita (tricúspide), e o átrio esquerdo se comunica com o ventrículo esquerdo por meio da valva atrioventricular esquerda (bicúspide ou mitral). A veia cava superior e a veia cava inferior desembocam no átrio direito, trazendo sangue venoso de todo o corpo, exceto dos pulmões. O tronco pulmonar, ao sair do coração, divide-se em duas artérias pulmonares e conduz o sangue venoso (rico em gás carbônico) do ventrículo direito aos pulmões. O átrio esquerdo recebe as quatro veias pulmonares que trazem o sangue arterial (rico em oxigênio) dos pulmões. A artéria aorta sai do ventrículo esquerdo e leva sangue arterial para todo o corpo, exceto para os pulmões.

Nas Figuras 1.20 e 1.21, a estrutura do coração (anatomias interna e externa) é reproduzida.

O aparelho valvar está localizado em cada ventrículo e consiste em um anel fibroso em torno do óstio atrioventricular da valva, que tem cúspides inseridas no anel fibroso que circula o óstio, as cordas tendíneas e os músculos papilares. Os músculos papilares apresentam formato cônico e suas bases são implantadas na parede ventricular. Seus ápices são continuados por cordas tendíneas, que se inserem nas valvas atrioventriculares.

A valva atrioventricular direita tem três cúspides, por isso também é conhecida como "valva tricúspide". A valva atrioventricular esquerda tem duas cúspides, por isso é denominada "valva bicúspide". As valvas encontradas na artéria aorta e no tronco pulmonar têm três cúspides cada.

Circulação sistêmica. O sangue arterial sai do coração, chega até os tecidos do corpo e depois retorna ao coração como sangue venoso. O sangue arterial sai do ventrículo esquerdo pela artéria aorta, chega aos tecidos onde ocorrem trocas gasosas e depois retorna como sangue venoso ao átrio direito, pelas veias cava superior e inferior.

Circulação pulmonar. O sangue venoso sai do coração, chega até os pulmões e depois retorna ao coração como sangue arterial. O sangue venoso sai do ventrículo direito pelo tronco pulmonar, que se divide em artérias pulmonares direita e esquerda, chega aos pulmões, onde ocorrem trocas gasosas, e depois retorna como sangue arterial ao átrio esquerdo do coração, pelas veias pulmonares.

Na Figura 1.22, são apresentados os dois tipos de circulação do sistema cardiovascular.

Fisiologia cardiovascular

O adequado funcionamento do sistema cardiovascular é fundamental para o bom funcionamento das estruturas do organismo humano, ao suprir a demanda metabólica dos tecidos corporais, mediante o transporte de nutrientes, gases e metabólitos. Esse sistema é um circuito fechado, no qual o sangue percorre continuamente um trajeto dentro dos vários vasos e em um único sentido, sem a mistura do sangue arterial com o venoso.

O sistema sanguíneo tem três principais funções: transporte (nutrientes, gases, hormônios e metabólitos), regulação (temperatura, pH, entre outros fatores) e proteção (coagulação sanguínea e outros mediadores imunológicos).

Como mencionado anteriormente, o coração atua como uma bomba, sendo dividido em duas partes distintas: o coração direito, que bombeia o sangue venoso para os pulmões, e o coração esquerdo, que bombeia sangue arterial para os órgãos periféricos. Cada uma dessas partes é uma bomba pulsátil, dividida por duas câmaras compostas por um átrio e um ventrículo. As duas valvas

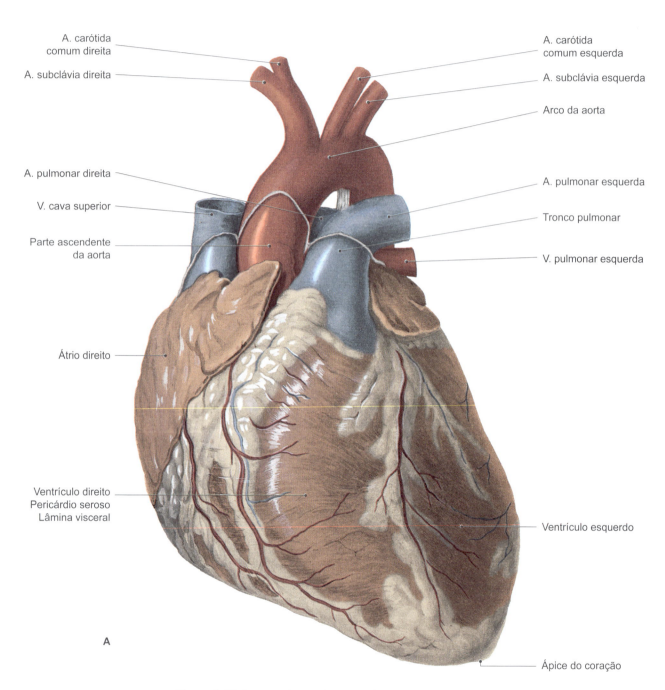

Figura 1.20 Estrutura do coração: características externas (*continua*).

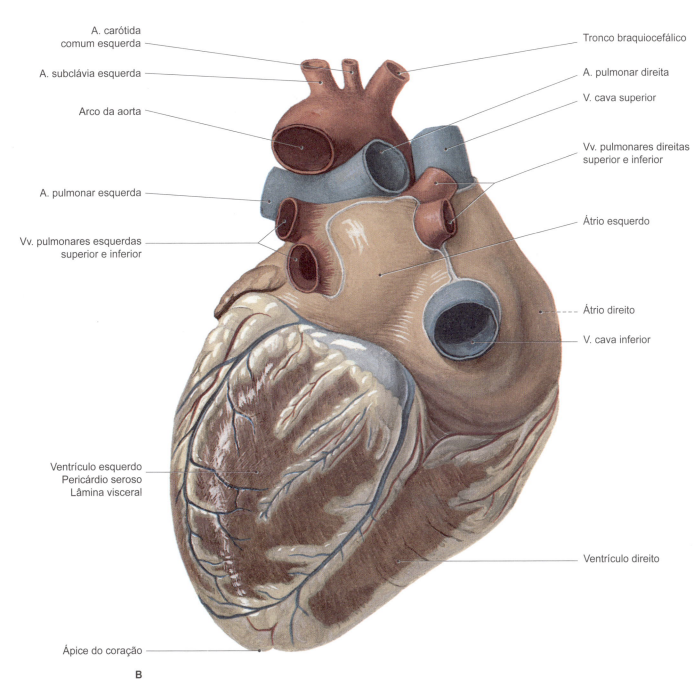

Figura 1.20 Estrutura do coração: características externas. (*Continuação*)

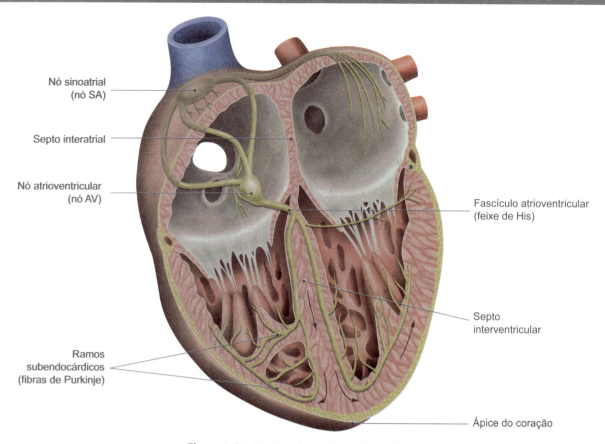

Figura 1.21 Estrutura do coração: anatomia interna.

atrioventriculares (tricúspide e mitral) impedem o refluxo de sangue dos ventrículos para os átrios. Existem também as duas valvas semilunares (aórtica e pulmonar), que impedem o refluxo de sangue das artérias para os ventrículos. A valva aórtica situa-se entre a artéria aorta e o ventrículo esquerdo, e a valva pulmonar localiza-se entre a artéria pulmonar e o ventrículo direito. As valvas têm a função de controlar o fluxo, evitando que o sangue retorne para a câmara anterior, seguindo fluxo único, sem comprometer a circulação. A abertura das valvas não é audível, mas seu fechamento sim, e por meio da ausculta por estetoscópio são identificadas as bulhas cardíacas.

No Capítulo 11, *Enfermagem na Saúde do Adulto*, serão abordadas as alterações do sistema cardiovascular, bem como os agravos relacionados ao coração.

O coração consegue realizar perfeitamente essa função de bomba porque tem quatro características fundamentais, descritas a seguir.

Automatismo. Capacidade de autoexcitação elétrica, desencadeando potenciais de ação espontaneamente, a serem propagados pelo sistema de condução. Esses potenciais são rítmicos e em intervalos fixos; por esse motivo, as células cardíacas que têm tal propriedade são chamadas "células marca-passo do coração". Essas células estão localizadas na parede posterolateral superior do átrio direito, imediatamente abaixo e lateralmente à abertura da veia cava superior, na região denominada "nó sinoatrial".

Condutibilidade. O estímulo gerado pelas células marca-passo é conduzido por uma via de condução elétrica, o sistema excitocondutor. Partindo do nó sinoatrial, o impulso atinge outro nó, denominado "atrioventricular", situado entre o átrio direito e o ventrículo direito, na parede que divide o coração nessas duas regiões. A partir do nó atrioventricular, originam-se feixes delgados de tecido muscular cardíaco ramificado, denominados "feixes de His ou feixes atrioventriculares". Finalmente, o feixe de His divide-se, formando as fibras de Purkinje, ou seja, o ramo direito vai estimular todo o ventrículo direito, e o ramo esquerdo vai estimular o ventrículo esquerdo. Toda essa sequência coordena as contrações atriais e ventriculares. Esse sistema tem uma propriedade especial: ser estimulado e propagar esse estímulo para outras regiões do coração (Figura 1.23).

Excitabilidade. O coração responde a estímulos próprios e a estímulos de origem não cardíaca. Nervos, alterações na concentração de gases, íons, temperatura, pH, hormônios, entre outros fatores, são exemplos de agentes que atuam na regulação do ritmo cardíaco. No que diz respeito ao sistema nervoso, a atividade cardíaca é controlada pelos nervos parassimpáticos (nervo vago), que exercem controle inibitório muito importante, e também, por estímulos simpáticos, que inervam o coração. Eles atuam ajustando as frequências cardíacas e a força de contração, de acordo com as necessidades orgânicas.

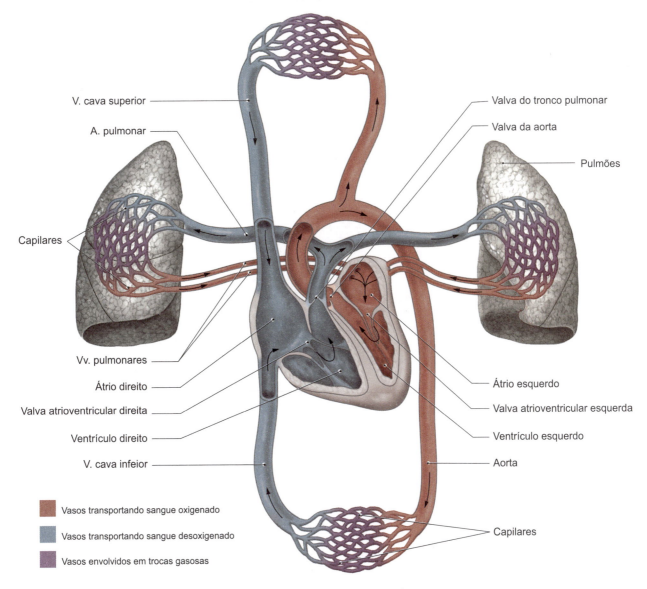

Figura 1.22 Circulações sistêmica e pulmonar.

Contratilidade. Frente aos estímulos adequados recebidos, o coração tem a capacidade de contrair e relaxar (pois o músculo cardíaco é constituído de fibras estriadas, embora de contração involuntária), enchendo-se de sangue e ejetando-o de maneira coordenada. A ocorrência desses eventos mecânicos constitui o ciclo cardíaco.

Ciclo cardíaco

Definido como o início de um batimento cardíaco até o começo do batimento cardíaco seguinte, é originado espontaneamente de um potencial de ação no nó sinoatrial, propagando esse estímulo para o restante do coração.

O ciclo cardíaco é dividido em dois períodos: o de relaxamento, denominado "diástole", quando ocorre o enchimento de sangue no coração; e o de contração, chamado "sístole", na qual ocorre o esvaziamento de sangue dentro do coração, porque ele foi ejetado. Durante todo o ciclo cardíaco, ocorrem alterações de pressão e volume.

O ciclo cardíaco é subdividido em quatro fases:
- **Fase I**: enchimento rápido e lento
- **Fase II**: contração isovolumétrica
- **Fase III**: ejeção rápida e lenta
- **Fase IV**: relaxamento isovolumétrico.

Em cada fase do ciclo cardíaco, você perceberá que o fator que provoca o término de uma fase é o mesmo que inicia a fase seguinte.

Fase I: enchimento rápido e lento

Sempre existe um volume de sangue dentro do coração, de aproximadamente 45 mℓ, residual do ciclo anterior. Durante a fase de enchimento rápido e lento, uma grande quantidade de sangue entrará, normalmente da veia pulmonar para o átrio esquerdo, mas não conseguirá fluir até o ventrículo esquerdo, pois a valva mitral estará fechada. Quando a valva se abrir, aproximadamente 2/3 de todo o volume de sangue entrarão no ventrículo esquerdo, sem

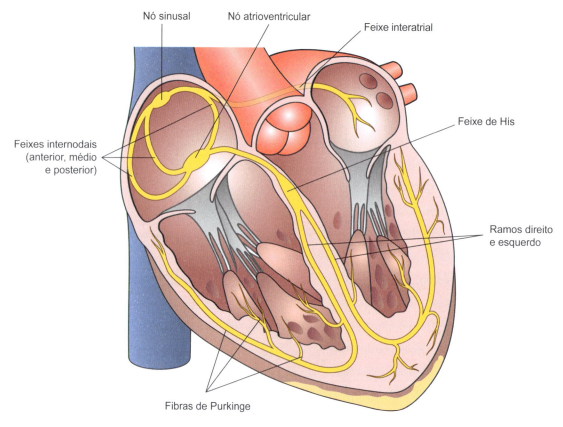

Figura 1.23 Sistema excitocondutor do coração.

que ocorra nenhuma contração, correspondendo ao chamado "enchimento rápido". O átrio esquerdo, então, se contrai, e o volume restante (1/3) se desloca para o ventrículo esquerdo; o volume total de sangue que entrou no ventrículo esquerdo durante os dois momentos dessa fase é de aproximadamente 70 mℓ.

Fase II: contração isovolumétrica
Nessa fase, não ocorre nenhuma alteração de volume, pois todas as valvas estão fechadas (atrioventriculares direita [D] e esquerda [E]), portanto os volumes inicial e final dessa fase são os mesmos. Para que a valva aórtica se abra, deve ocorrer uma alteração da pressão no interior do ventrículo esquerdo, portanto, para que posteriormente esse sangue seja ejetado para a circulação, a pressão precisa elevar-se, então a valva atrioventricular é aberta.

Fase III: ejeção rápida e lenta
Inicia-se após a abertura da valva aórtica. O sangue começa a ser ejetado: 70% de todo o volume são ejetados para a artéria aorta, correspondendo ao chamado "enchimento rápido"; em seguida, são ejetados os 30% restantes, correspondendo ao enchimento lento. Ao final da ejeção, a valva aórtica fecha-se, finalizando essa fase e iniciando a seguinte.

Fase IV: relaxamento isovolumétrico
É iniciada com o fechamento da valva aórtica, sem alteração de volume durante toda essa fase, mas com diminuições de pressão; quando próxima de 0 mmHg, a valva atrioventricular se abre, terminando essa fase e reiniciando a fase I do ciclo cardíaco seguinte.

> **DICA DE MESTRE**
>
> Com base nesses conceitos, é possível estabelecer as relações sobre os fundamentos da carga, pré-carga e pós-carga, e a importância desses conhecimentos na compreensão de agravos por mau funcionamento da bomba que desencadeiam doenças, como a insuficiência cardíaca e o edema pulmonar. Situações que poderão ser comuns durante seu estágio como Técnico de Enfermagem e ao longo de sua vida profissional.

Pressão arterial
O bombeamento pelos ventrículos faz com que o sangue entre nas artérias sob pressão. As paredes das artérias respondem a essa pressão, relaxando-se e distendendo-se para acomodar mais sangue. Se as artérias não se distenderem o suficiente para acomodar a quantidade de sangue que estão recebendo, a pressão em seu interior pode alcançar níveis perigosos, podendo ocorrer até ruptura de vasos. Por esse motivo, existem mecanismos valiosos de correção e manutenção da pressão arterial (PA). A PA é definida como a pressão exercida pelo sangue contra a parede das artérias,

sendo determinada diretamente por dois fatores físicos: o volume de sangue arterial e a complacência arterial. Esses fatores físicos são afetados por fatores fisiológicos: débito cardíaco, que é a relação da frequência cardíaca × volume de sangue ejetado a cada minuto, e resistência vascular periférica, ou seja, a força oposta exercida pelos vasos sanguíneos.

Mecanismos de controle da pressão arterial

Existem mecanismos que atuam no controle da pressão arterial a curto e longo prazos e serão descritos a seguir.

Regulação da pressão arterial a curto prazo

Os barorreceptores atuam na regulação da PA em curto prazo, controlando a PA de acordo com os limites fisiológicos, em períodos de segundos e minutos. A resposta rápida desse processo está relacionada com os mecanismos de retroalimentação do sistema nervoso autônomo. A maioria das fibras barorreceptoras localiza-se no arco aórtico e no seio carotídeo, tendo como principal função manter a PA estável, dentro de uma pequena faixa de variação, mesmo em situações nas quais o indivíduo está em repouso ou durante a realização de atividades do dia a dia, que são caracterizadas como atividades de pequenos esforços. A ativação ou a inibição do sistema nervoso autônomo ajustam a pressão por três mecanismos básicos: controle do tônus vasomotor (vasoconstrição ou vasodilatação) e aumento ou diminuição da força de contração, bem como da frequência cardíaca.

Os barorreceptores exercem importante função regulatória reflexa na frequência cardíaca, no débito cardíaco, na contratilidade miocárdica e na resistência vascular periférica, podendo alterar a distribuição regional do fluxo sanguíneo.

Regulação da pressão arterial a longo prazo

Realizada por um conjunto de mecanismos que ajustará rigorosamente a PA, no período de horas, dias e semanas. O mecanismo de regulação a longo prazo proporciona um controle bem mais completo em comparação à fase aguda. Esse mecanismo conta com a ação de hormônios, especialmente aqueles que controlam a volemia, portanto, regulam o sódio e a água nos rins. O principal deles é o sistema renina-angiotensina-aldosterona (SRAA), que atua no tônus vascular, estimula a produção de aldosterona, sabidamente um hormônio que promove a reabsorção de sódio no túbulo proximal, portanto altera a volemia.

IMPORTANTE

Conhecer os fundamentos sobre a regulação da pressão arterial apoiará o aprendizado sobre os procedimentos relacionados com a verificação dos sinais vitais e a aferição da pressão arterial, os parâmetros de normalidade e os fatores que alteram os níveis pressóricos.

SISTEMA LINFÁTICO

Está intimamente relacionado com o sistema cardiovascular, estrutural e funcionalmente. Uma rede de vasos linfáticos drena o excesso de líquido intersticial e o devolve à corrente sanguínea, pelo fluxo em um só sentido que se movimenta lentamente em direção da junção das veias subclávias com as jugulares. Além disso, o sistema linfático atua na absorção de gordura e na defesa do corpo contra microrganismos e outras substâncias estranhas (Figura 1.24).

Em resumo, o sistema linfático tem três funções principais:

- Transportar o excesso de líquido intersticial, que se formou inicialmente como filtrado do sangue
- Servir como rota através da qual gorduras absorvidas e algumas vitaminas são transportadas do intestino delgado para o sangue
- Proporcionar as defesas imunológicas contra doenças causadas por agentes infecciosos por meio de suas células (linfócitos).

A rede linfática de vasos começa com os capilares linfáticos. O líquido que circula no sistema linfático é denominado linfa. Da fusão dos capilares linfáticos, a linfa é carregada para os vasos linfáticos e, finalmente, para vasos maiores chamados "ductos linfáticos", que desembocam em um dos dois principais ductos: o torácico ou o linfático direito.

O ducto torácico é maior e drena a linfa proveniente de membros inferiores, abdome, região esquerda do tórax, membro superior esquerdo, lado esquerdo da cabeça e do pescoço, desembocando na junção das veias subclávia e jugular esquerdas. Na região abdominal, há uma dilatação do ducto torácico em formato de saco denominada "cisterna do quilo". O ducto linfático direito é menor e drena a linfa proveniente de membro superior direito, região torácica direita e lado direito da cabeça e do pescoço, abrindo-se na junção da veia subclávia com a jugular direita.

Órgãos linfoides

Tonsilas. Formam um anel protetor de tecidos linfáticos em torno das aberturas entre as cavidades nasal e oral e a faringe. São elas: tonsilas faríngea, palatinas e lingual.

Baço. Localiza-se no lado esquerdo da cavidade abdominal, auxilia na produção de linfócitos, filtração do sangue e destruição de hemácias velhas.

Timo. Situa-se na região anterior da cavidade torácica, profundamente ao manúbrio do esterno. Desempenha um papel importante no sistema imunológico.

Os elementos do sistema linfático são mostrados na Figura 1.24.

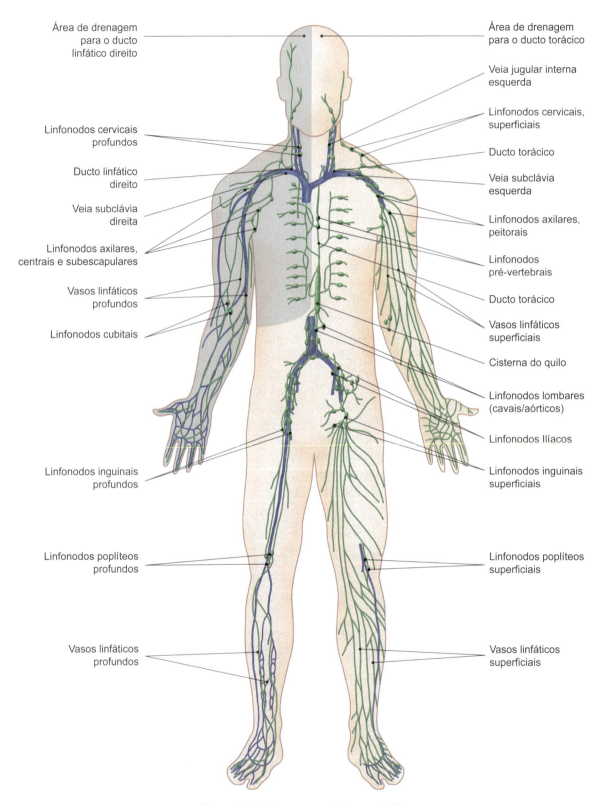

Figura 1.24 Componentes do sistema linfático.

SISTEMA DIGESTÓRIO

CASO-CENÁRIO 4

 M.O.C, sexo feminino, 51 anos, compareceu ao pronto-socorro queixando-se de intensa dor em cólica localizada no quadrante superior direito do abdome, com início após o almoço, no qual ingeriu grande quantidade de gordura. Relatou já ter apresentado esse quadro antes, mas nunca procurou avaliação médica. Ao ser submetida à ultrassonografia abdominal, foi diagnosticada com litíase biliar múltipla. A paciente foi encaminhada para cirurgia de colecistectomia logo após o diagnóstico.

Sabendo-se que a bile é armazenada na vesícula antes de seguir para o duodeno, responda:

1. Onde se localiza a vesícula biliar?

2. Quais são os ductos responsáveis pela condução da bile desde o fígado até o duodeno?

3. Quais as consequências da retirada da vesícula biliar?

Estude, a seguir, o sistema digestório e tente responder às questões referentes ao Caso-cenário 4.

O sistema digestório (Figura 1.25) é constituído por órgãos que formam um canal alimentar que se inicia na cavidade oral e segue por faringe, esôfago, estômago, intestino delgado e intestino grosso, na porção do reto, que se abre ao meio externo pelo canal anal. Os órgãos anexos incluem as glândulas salivares, o fígado e o pâncreas. São funções do sistema digestório: mastigação, deglutição, digestão, absorção dos alimentos e eliminação dos resíduos não aproveitados.

A cavidade oral (Figura 1.26) comunica-se anteriormente com o exterior, através da rima da boca (fenda limitada pelos lábios), e posteriormente com a parte oral da faringe. Está limitada lateralmente pelas bochechas, superiormente pelos palatos duro e mole; esse último é o teto da cavidade oral e a separa da cavidade nasal. Inferiormente, a cavidade é delimitada pelos músculos que formam o assoalho da boca. São estruturas salientes na cavidade oral: a língua, os dentes e as gengivas. O espaço limitado por lábios, bochechas e arcos dentais denomina-se "vestíbulo da boca".

A língua é um órgão muscular revestido por mucosa, que participa da mastigação, deglutição, gustação e fala. É dividida em corpo, anteriormente, e raiz, posteriormente. Sua face superior é denominada "dorso", onde se encontram as papilas linguais ou gustativas, responsáveis pela percepção de sabores (doce, salgado, amargo, azedo e *umami*). Na face inferior, na linha mediana, encontra-se o frênulo da língua, que se liga ao assoalho da cavidade oral.

Os dentes são estruturas rijas e esbranquiçadas que estão fixadas nos alvéolos dentais e nos ossos maxila e mandíbula. O ser humano adulto tem 32 dentes (8 incisivos, 4 caninos, 8 pré-molares e 12 molares).

As glândulas salivares (Figura 1.27) são responsáveis pela secreção de saliva. São classificadas em glândulas salivares menores e maiores (três pares), que são: parótidas, submandibulares e sublinguais. A glândula parótida é a maior, tem forma triangular e localiza-se anteriormente à orelha externa; o ducto parotídeo abre-se no vestíbulo da boca, na altura do segundo molar superior. A glândula submandibular situa-se medialmente ao ângulo da mandíbula, abaixo da glândula parótida. A glândula sublingual está localizada no assoalho da cavidade oral. Os ductos das glândulas submandibular e sublingual abrem-se no assoalho da cavidade oral.

A saliva tem papel importante na proteção da cavidade oral, na lubrificação dos alimentos (favorecendo a mastigação) e na digestão química dos amidos (iniciada na boca pela ação da enzima amilase salivar ou ptialina). Promove a cobertura de mucosas e dentes, controle do pH bucal e proteção contra formação de cáries. Por esse motivo, indivíduos que recebem radioterapia na região do pescoço requerem maior controle da saúde bucal e dos dentes, quando as glândulas salivares estão comprometidas ou são extirpadas.

A faringe é um tubo muscular que se estende desde a base do crânio (cavidade nasal) até o esôfago. Apresenta três partes: a parte nasal da faringe comunica-se com a cavidade nasal, por meio dos cóanos, e com a orelha média, pelas tubas auditivas; a parte oral da faringe comunica-se com a cavidade oral; e a parte laríngea da faringe comunica-se com a laringe e termina no esôfago.

O esôfago é um tubo muscular, com cerca de 25 cm de comprimento e 2,5 cm de diâmetro, que conecta a faringe ao estômago. Localiza-se atrás da traqueia e anteriormente à coluna vertebral, no mediastino, e atravessa o diafragma (hiato esofágico), terminando na cárdia, no início do estômago, na cavidade abdominal. Apresenta, portanto, as partes: cervical, torácica (a maior delas) e abdominal.

Sucedendo ao esôfago, o estômago (Figura 1.28) é o órgão mais dilatado do canal alimentar, prolongando-se pelo intestino delgado. Situa-se na cavidade abdominal, à esquerda do plano mediano, abaixo do diafragma. A abertura do esôfago no estômago é chamada "cárdia". O estômago tem três partes: fundo gástrico, corpo gástrico e parte pilórica. O fundo gástrico situa-se superiormente à junção esôfago-gástrica. O corpo gástrico, maior parte do órgão, é contínuo com a parte pilórica. A parte pilórica é a última, onde ocorre um estreitamento até chegar ao piloro. A curvatura menor do estômago está localizada à direita, e a curvatura maior (convexa) está localizada à esquerda. Por isso, recomenda-se o decúbito lateral esquerdo para evitar o retorno do conteúdo gástrico e o risco de broncoaspiração.

O intestino delgado, porção mais sinuosa do sistema digestório, é a continuação do estômago, que se estende até o intestino grosso. Sua função é absorver nutrientes. Esse órgão subdivide-se em duodeno, jejuno, íleo.

O duodeno (Figura 1.29) é o primeiro e menor segmento (30 cm aproximadamente) e apresenta quatro porções: superior, onde se destaca a ampola do duodeno; descendente, onde se encontra a papila maior do duodeno; horizontal e ascendente, essa última terminando na flexura duodenojejunal.

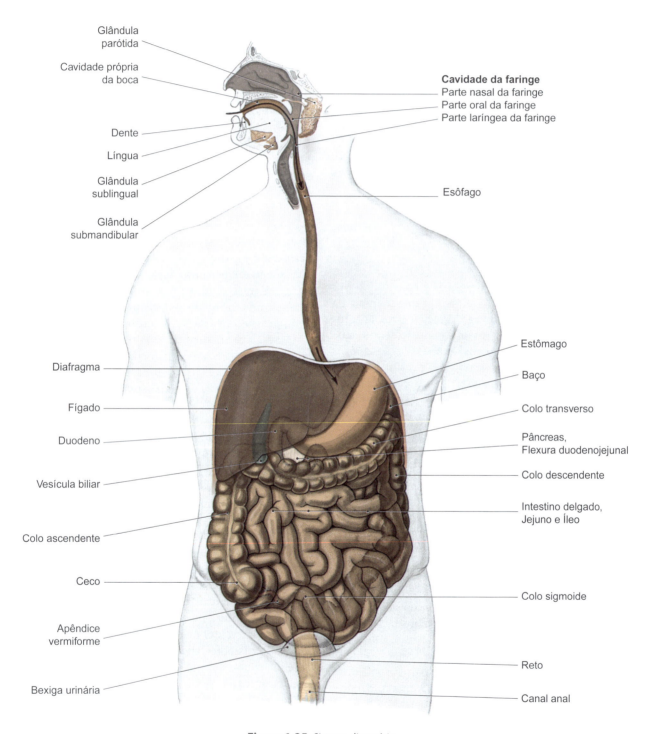

Figura 1.25 Sistema digestório.

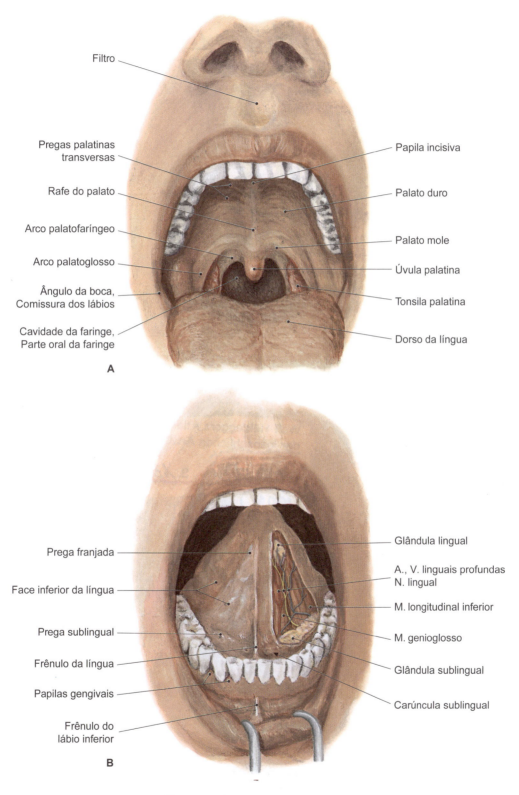

Figura 1.26 Estruturas da cavidade oral.

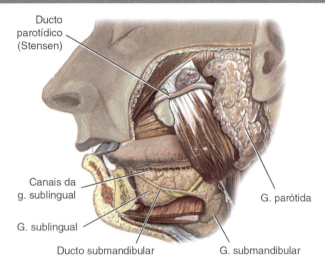

Figura 1.27 Glândulas salivares.

Jejuno e íleo (Figura 1.30) têm entre 4 e 5 m de comprimento. São porções mais móveis do intestino delgado, não apresentam limites fixos entre si, sendo descritos como um todo. O íleo inicia-se na flexura duodenojejunal e termina no intestino grosso, no óstio ileal. O jejuno e o íleo estão presos à parede posterior do abdome por uma prega peritoneal denominada "mesentério".

NA PRÁTICA

É difícil reconhecer macroscopicamente as diferenças entre as alças do jejuno e as alças do íleo, pois estas são muito mais histológicas do que anatômicas, portanto, o que consideramos na prática é que o jejuno se localiza mais no quadrante superior à esquerda e o íleo mais no quadrante inferior à direita. Internamente, o jejuno tem paredes mais espessas pela presença de pregas circulares proeminentes, e no íleo essas pregas são mais esparsas e atenuadas, características visíveis em radiografias contrastadas do abdome.

O intestino grosso (Figura 1.31) é a continuação do intestino delgado. Última porção do sistema digestório, inicia-se no ceco, comunicando-se com o exterior pelo canal anal. Apresenta maior calibre que o intestino delgado, sendo possível observar três estruturas importantes, ausentes no intestino delgado: dilatações limitadas por sulcos transversais, denominadas "saculações do colo", formações em fitas que são as tênias do colo, e acúmulos de gordura nas paredes denominados "apêndices adiposos". O intestino grosso divide-se em ceco, colo ascendente, colo transverso, colo descendente, colo sigmoide, reto e canal anal.

- **Ceco**: segmento inicial, situado à direita e inferiormente na cavidade abdominal que se prolonga como colo ascendente. O apêndice vermiforme é um tubo estreito, em fundo cego que se estende para baixo, a partir do ceco
- **Colo ascendente**: continuação do ceco, encontra-se preso à parede posterior do abdome à direita. Dobra-se para a esquerda (flexura direita do colo) sob o fígado para continuar no colo transverso
- **Colo transverso**: bastante móvel, estende-se da flexura direita do colo à flexura esquerda do colo, e termina com o início do colo descendente
- **Colo descendente**: também fixado à parede posterior do abdome, com início na flexura esquerda do colo, termina na altura da crista ilíaca, após um trajeto aproximadamente vertical
- **Colo sigmoide**: continuação do colo descendente, apresenta trajeto sinuoso, em direção ao plano mediano da pelve, onde é continuado pelo reto
- **Reto**: continua o colo sigmoide e sua parte final denomina-se "canal anal". O músculo esfíncter interno do ânus (involuntário) envolve intimamente o canal anal, e o músculo esfíncter externo do ânus (voluntário) encontra-se mais externamente.

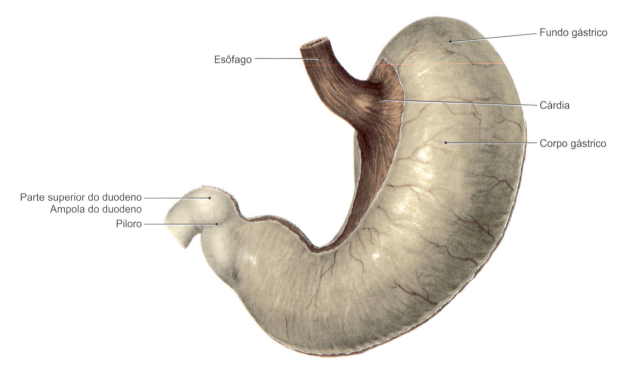

Figura 1.28 Anatomia externa e interna do estômago.

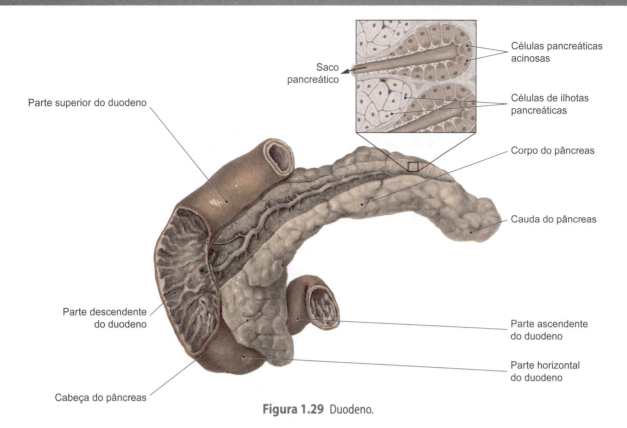

Figura 1.29 Duodeno.

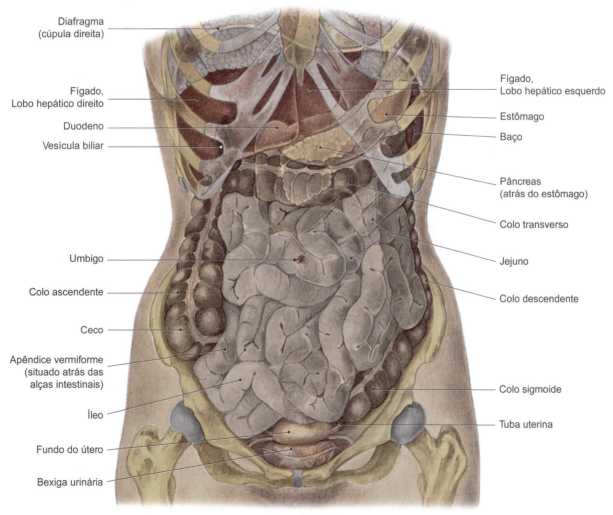

Figura 1.30 Jejuno e íleo.

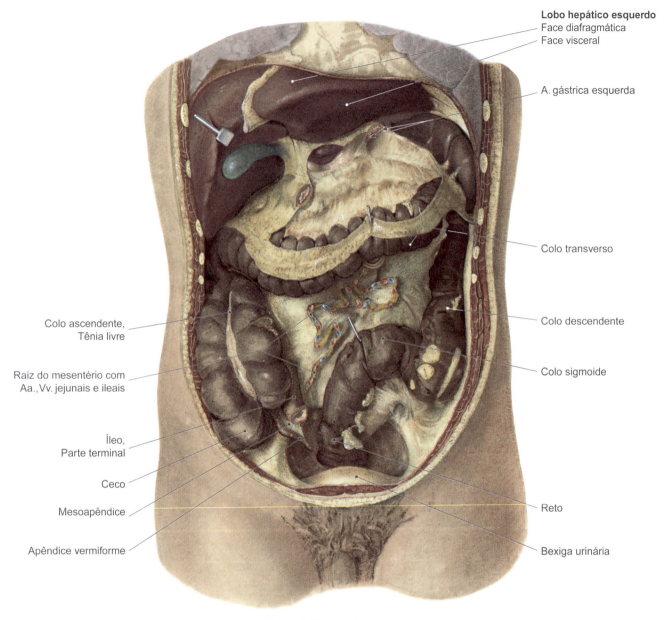

Figura 1.31 Intestino grosso.

O fígado é a glândula mais volumosa do sistema digestório, pesando cerca de 1,3 kg. Localiza-se imediatamente abaixo e à direita do diafragma, embora pequena parte também ocupe a metade esquerda do abdome. Apresenta duas faces: diafragmática, em contato com o diafragma, e visceral, em contato com as vísceras. Na face visceral, distinguem-se quatro lobos: lobo hepático direito, lobo hepático esquerdo, lobo quadrado e lobo caudado. Ainda nessa face, entre os lobos hepáticos direito e quadrado, situa-se a vesícula biliar, e entre os lobos hepáticos direito e caudado, há um sulco que aloja a veia cava inferior. Uma fenda entre esses quatro lobos denomina-se "porta do fígado", por onde passa a artéria hepática própria, a veia porta e o ducto hepático comum. Na face diafragmática, os lobos direito e esquerdo são separados por uma prega de peritônio, o ligamento falciforme (Figura 1.32).

> **NA PRÁTICA**
>
> Para a identificação dos lobos quadrado e caudado na face visceral do fígado, recomendamos que você observe a proximidade deles com as seguintes estruturas: veia cava inferior – ao lado do lobo caudado; vesícula biliar – ao lado do lobo quadrado.

A vesícula biliar é um pequeno saco na face visceral do fígado que armazena a bile produzida neste órgão. Os ductos biliares no interior do fígado drenam a bile para o exterior e, quando se unem, formam os ductos hepáticos direito e esquerdo, que se unem para formar o ducto hepático comum. O ducto hepático comum conflui com o ducto cístico (que drena a vesícula biliar), formando o ducto colédoco. Muito frequentemente, o

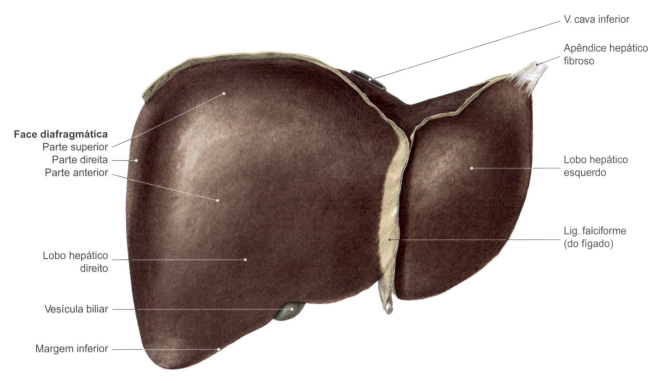

Figura 1.32 Superfície do fígado.

ducto colédoco junta-se com o ducto pancreático para formar a ampola hepatopancreática, que se abre na papila maior do duodeno.

> **IMPORTANTE**
> A ampola hepatopancreática é uma dilatação formada pela junção do ducto colédoco (que conduz a bile) ao ducto pancreático (que conduz suco pancreático) (Figura 1.33). Essa dilatação desemboca na papila maior do duodeno, localizada na parte descendente desse órgão. A obstrução da papila, causada por cálculos, estenose ou tumor, pode causar graves alterações de saúde.

O pâncreas situa-se transversalmente abaixo do estômago, encostado na parede posterior do abdome. A cabeça desse órgão está encostada no duodeno, seu corpo dirige-se para a esquerda e sua cauda fica próxima ao baço. Na visão posterior do pâncreas é possível observar artérias e veias importantes para irrigação do pâncreas e de outros órgãos. (Figura 1.34). Considerado uma glândula mista, a parte exócrina desse órgão secreta o suco pancreático, que contém enzimas digestivas. Esse suco é transportado ao duodeno pelo ducto pancreático. O pâncreas funciona também como glândula endócrina, secretando principalmente dois hormônios: insulina e glucagon.

Fisiologia do sistema digestório

O sistema digestório é responsável por obter dos alimentos as moléculas orgânicas, como carboidrato e lipídio, que fornecem a energia para a manutenção do organismo, e proteínas, que constituem o substrato para funções estruturais. Dessa maneira, todo o sistema está organizado para que os alimentos sejam digeridos, absorvidos e incorporados ao organismo. Como se trata de processo extremamente complexo, há a participação ativa de uma série de substâncias secretadas pelo próprio trato digestório, que atuam tanto na digestão como na absorção. Nada do que foi mencionado anteriormente aconteceria, se não houvesse um mecanismo rítmico e organizado que promovesse o deslocamento do que foi ingerido até a eliminação do que não foi incorporado ao organismo.

Assim, podemos dividir a atividade do sistema digestório em quatro etapas básicas: digestão, absorção, secreção e motilidade.

A parede do tubo digestivo apresenta, de dentro para fora, as seguintes camadas: mucosa, submucosa, muscular e serosa. A mucosa varia muito histologicamente ao longo desse tubo, conferindo-lhe a capacidade ora absortiva, ora secretória.

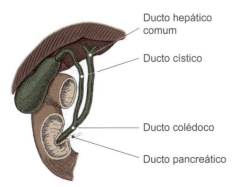

Figura 1.33 Ductos extra-hepáticos.

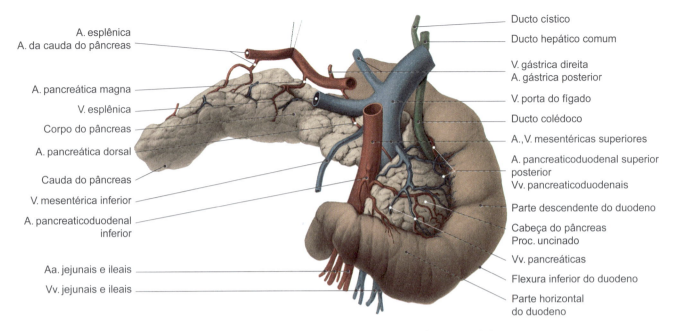

Figura 1.34 Relação do pâncreas com outros órgãos (vista posterior).

Na boca, observa-se tanto a digestão mecânica quanto a química. A mastigação processa de maneira mecânica os alimentos, tornando-os menores, facilitando assim a digestão e a ação da amilase salivar, enzima encontrada na saliva que degrada o carboidrato em maltose e dextrina. Uma vez mastigado, o bolo alimentar, já em pequenos pedaços e umedecido pela saliva, é propelido para o esôfago por um processo chamado "deglutição", que, embora seja um ato reflexo, tem na sua fase inicial um ato voluntário, quando a língua empurra o bolo alimentar para o esôfago. No esôfago, inicia-se a peristalse, que, graças à camada muscular disposta longitudinalmente, promove o deslocamento do bolo para o estômago.

No estômago, o alimento é misturado com todas as secreções gástricas. O pH é extremamente ácido (aproximadamente 2) para que haja ativação do pepsinogênio em pepsina, enzima responsável pela quebra de proteína em aminoácido. O responsável pela acidez estomacal é o ácido clorídrico (HCl) produzido ativamente pelas células parietais. Esse ácido é tão importante na fisiologia digestória, que existe uma série de outras substâncias que modulam a sua secreção (Tabela 1.9). No estômago, há um movimento peristáltico típico, denominado "fase de mistura", em que o bolo alimentar é revolvido e misturado com todas as secreções, favorecendo assim sua digestão química. Após ação enzimática e do ácido clorídrico, o bolo alimentar transforma-se em uma massa acidificada e semilíquida – o quimo. Passando por um esfíncter muscular – o piloro –, o quimo vai sendo lentamente liberado no intestino delgado, onde ocorrem as ações digestórias mais importantes. Esse esvaziamento gástrico é controlado de maneira rigorosa por uma série de sinalizadores que garantem que o quimo, ao chegar ao duodeno, esteja em alcalinização, ou seja, que a acidez esteja neutralizada para que não ocorra prejuízo da mucosa entérica e a absorção no duodeno possa ocorrer de maneira adequada.

Tabela 1.9 Produtos da secreção do estômago.

Células gástricas	Secreção
Parietal	Ácido clorídrico e fator intrínseco
Célula mucosa	Muco
Células principais	Pepsinogênio
Células pilóricas	Gastrina

No intestino delgado, além de iniciar sua ação digestória, o quimo mantém-se em processo de alcalinização, devido à ação do bicarbonato de sódio secretado continuamente pela parte exócrina do pâncreas. Vale destacar que o pâncreas assume papel importantíssimo na fase duodenal da digestão, ao secretar bicarbonato de sódio e várias enzimas que favorecem a digestão de proteínas, lipídios e carboidratos por meio do suco pancreático. As enzimas mais importantes do suco pancreático são:

- **Amilase:** digere carboidrato em maltose
- **Lipase:** digestão de triglicerídios em ácido graxo e glicerol
- **Tripsina:** digestão de proteínas em aminoácidos.

Vale reforçar que essas enzimas são secretadas na forma inativa e que a tripsina, secretada na forma de tripsinogênio e ativada no duodeno pela enteroquinase, é a grande responsável pela ativação de todas as outras enzimas.

Assim, o suco pancreático garante que ocorra a digestão dos três macronutrientes. Outra secreção que atua no duodeno é a bile, produzida no fígado e armazenada na vesícula biliar. O pH da bile oscila entre 8 e 8,5. Os sais biliares emulsificam gorduras, ou seja, fragmentam a molécula de gordura em várias microgotículas, facilitando a ação das enzimas e sua digestão.

No intestino, ocorre a produção de três hormônios essenciais ao processo digestivo: a secretina atua no pâncreas, estimulando a liberação de bicarbonato; a colecistoquinina promove a contração da vesícula biliar, liberando a bile; e a motilina, hormônio responsável por um padrão de peristalse, chamado "complexo motor migratório", observado em jejum, apresenta como função principal a limpeza do sistema digestório.

As contrações rítmicas e os movimentos peristálticos das paredes musculares movimentam o quimo e o misturam com todas as secreções, transformando-o em quilo.

A mucosa do intestino delgado é o local de absorção dos produtos finais da digestão, ou seja, onde os metabólitos atravessam a mucosa, entram na corrente sanguínea e são distribuídos a todas as células do corpo; no entanto, os quilomícrons, elementos sintetizados a partir dos ácidos graxos resultantes da digestão de lipídios, são absorvidos nos vasos linfáticos. A absorção de todos esses micronutrientes só é possível graças à mucosa preguada e às vilosidades intestinais (estas recobertas por microvilosidades), totalizando uma área absortiva superior a 150 m^2 (Figura 1.35).

Poucos nutrientes chegam ao ceco, pois já foram absorvidos no duodeno. O ceco recebe toda a água e os eletrólitos que serão absorvidos ao longo do intestino grosso. Glândulas da mucosa do intestino grosso secretam o muco que lubrifica esse conteúdo, facilitando seu trânsito. Após o processo de digestão e absorção, forma-se o bolo fecal, composto por fibras e bactérias, que se solidifica conforme a água é reabsorvida. Os movimentos de mistura e compactação fecal (haustrações) do cólon são lentos, para que haja reabsorção da água, e no sentido craniocaudal para que ocorra a expulsão das fezes, ato reflexo denominado "defecação" (Figura 1.36), que ocorre

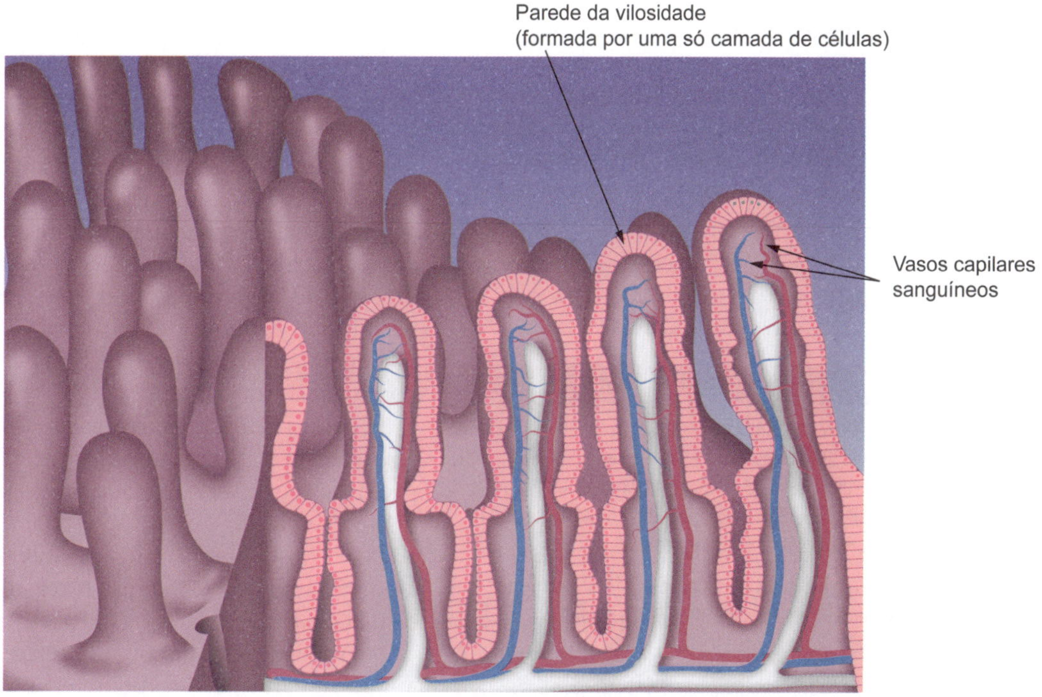

Figura 1.35 Vilosidade intestinal saudável.

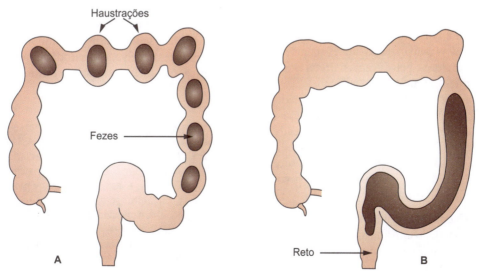

Figura 1.36 Movimentos do intestino grosso.

com auxílio das fibras parassimpáticas, ou seja, conforme as fezes vão se acumulando no reto, há um estímulo neural para que o esfíncter interno relaxe. Como o esfíncter externo do ânus é formado por musculatura estriada, após o relaxamento do esfíncter interno, passamos a ter controle voluntário do ato de defecar.

> **IMPORTANTE**
>
> Para indivíduos saudáveis, recomenda-se a ingesta de, pelo menos, 2 ℓ de água por dia, pois, além de hidratar, a água é essencial para o bom funcionamento do intestino, em especial, para evitar a constipação intestinal.

Sistema nervoso entérico

O sistema digestório tem um poderoso controle nervoso, denominado "sistema nervoso entérico" (SNE), que tem comportamento próprio em resposta a estímulos locais ou externos. Esse sistema nervoso, por muitos chamado "pequeno cérebro", é formado por mais de 100 milhões de neurônios e composto pelo plexo mioentérico, localizado entre as camadas musculares, e pelo plexo submucoso, que controla a motilidade gastrintestinal e as secreções, respectivamente.

SISTEMA URINÁRIO

> **CASO-CENÁRIO 5**
>
> D.M.G. comentou com os amigos que nas férias sofreu muito com um cálculo renal que se desenvolveu pelo acúmulo de cristais de cálcio. Esse cálculo, localizado no cálice renal menor, foi removido do corpo pelo fluxo natural da urina, mas, em certas situações, adere ao tecido renal ou localiza-se em áreas de difícil remoção.
>
> 1. Explique anatomicamente por quais estruturas esse cálculo seguiu ao ser expelido naturalmente, sem necessidade de intervenção cirúrgica.
>
> 2. Dessas estruturas, qual pertence também ao sistema genital masculino?
>
> Estude, a seguir, o sistema urinário e tente responder às questões referentes ao Caso-cenário 5.

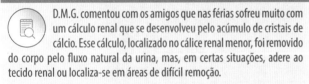

O sistema urinário é constituído pelos rins, que produzem a urina, e pelas vias urinárias: cálices renais menores, cálices renais maiores, pelves renais, ureteres, bexiga e uretra, que conduz a urina ao meio externo.

Os rins são órgãos em formato de feijão, situados na parede posterior da cavidade abdominal, um em cada lado da coluna vertebral. Na porção superior de cada um deles encontra-se a glândula suprarrenal. O rim direito está ligeiramente abaixo em relação ao rim esquerdo.

Os rins podem ser descritos a partir das suas estruturas externa e interna (Figura 1.37).

Estrutura externa. Cada rim tem a margem lateral convexa e a margem medial côncava. A margem medial apresenta uma fenda, o hilo renal, por onde entram as artérias renais e saem as veias renais e o ureter. O hilo renal se abre em um espaço no interior do rim denominado "seio renal", onde se localizam os vasos e a pelve renais.

Estrutura interna. Duas regiões podem ser observadas em cada rim – o córtex renal, na camada mais externa do rim; e a medula renal na camada mais interna, localizada abaixo do córtex. Essa região consiste em várias estruturas triangulares denominadas "pirâmides renais", além das colunas renais que se projetam para a medula renal. As pirâmides estão orientadas de maneira que suas bases, amplas, se encontram inferiormente ao córtex renal e seus ápices (papilas renais) seguem em direção aos cálices renais menores. As pirâmides são separadas entre si pelas colunas renais. Vários cálices renais menores unem-se para formar o cálice renal maior. Os cálices renais maiores se unem para formar a pelve renal, que é a extremidade superior dilatada do ureter. Como produto da filtração do sangue, a urina goteja através de pequenos poros existentes nas papilas e atinge os cálices renais menores, segue para os cálices renais maiores, a pelve renal até chegar aos ureteres, que a transportam para a bexiga.

Os ureteres são dois tubos que transportam a urina dos rins para a bexiga urinária. Cada ureter mede aproximadamente 25 a 30 cm e vai da pelve renal até a região posterior da bexiga urinária. É formado por três camadas: a interna (mucosa), a média (muscular) e a externa (fibrosa). O calibre do ureter é estreito, cerca de 5 mm, permitindo o frequente alojamento de cálculos. Anatomicamente são consideradas duas partes no ureter: a abdominal e a pélvica.

A bexiga urinária é um órgão muscular que atua como reservatório da urina continuamente produzida. Tem capacidade média de 400 a 500 mℓ, e o reflexo da micção é sentido quando esse órgão é preenchido com cerca de 150 mℓ. Na mulher, localiza-se anteriormente ao útero e à porção superior da vagina. A região posteroinferior da bexiga é o trígono da bexiga, a parte mais fixa, em forma de triângulo invertido, com os ureteres entrando em cada ângulo superior (óstios do ureter) e a uretra saindo pelo ângulo inferior (óstio interno da uretra) (Figura 1.38).

A uretra é um canal que sai da face inferior da bexiga e transporta urina para o meio externo. Na junção da uretra com a bexiga, está o músculo esfíncter interno da uretra (musculatura lisa). Quando a uretra atravessa o diafragma da pelve, é circundada por musculatura esquelética, que forma o músculo esfíncter externo da uretra (voluntário).

> **IMPORTANTE**
>
> Na mulher, a uretra mede aproximadamente 4 cm, abrindo-se no óstio interno da uretra, localizado entre o clitóris e o óstio da vagina. Ela é mais curta, retilínea e não tem divisões (Figura 1.39). No homem, a uretra possui cerca de 20 cm e dirige-se ao óstio externo da uretra, localizado na glande do pênis. É mais longa, sinuosa e dividida em 3 partes: prostática, membranácea e esponjosa (Figura 1.40). Esses fundamentos apoiam a aprendizagem e a aplicação em procedimentos relacionados ao cateterismo vesical.

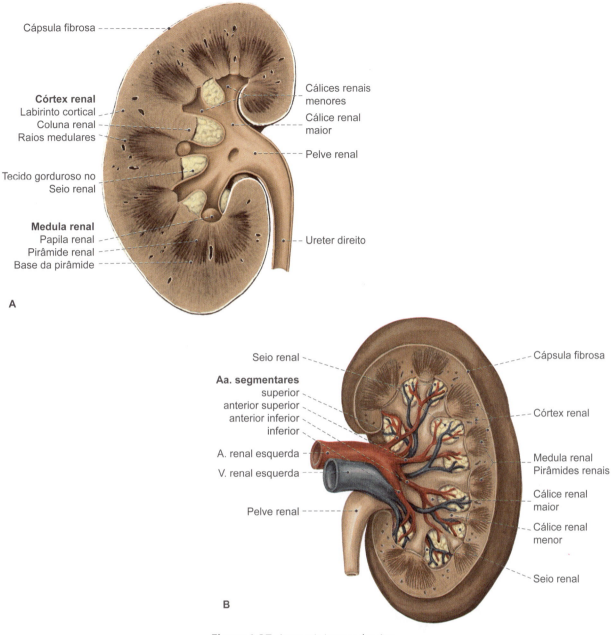

Figura 1.37 Anatomia interna dos rins.

Fisiologia renal

A função renal será abordada em duas dimensões principais: a função excretora, cujo principal objetivo é a eliminação de metabólitos do organismo; e a não excretora, em que se observam ações de regulação e de secreção de alguns hormônios. Na função excretora, os principais resíduos da metabolização de nutrientes a serem excretados pelos rins são: ureia (metabolização de proteínas), ácido úrico (metabolização de ácido nucleico), creatinina (metabolização da creatina muscular) e urobilina (metabolização da hemoglobina).

Uma vez compreendida a anatomia funcional do sistema urinário, partimos então para o entendimento da fisiologia renal, que, basicamente, está voltada para o funcionamento dos néfrons, a unidade funcional do rim.

Existem dois tipos funcionais de néfrons: os corticais, localizados no córtex renal (90% dos néfrons), e os justamedulares, localizados na medula renal (10% restantes).

No néfron cortical, são realizados os processos essenciais de filtração, reabsorção e secreção de substâncias. Antes de detalharmos tal processo, é necessário apresentar as partes que compõem o néfron. Ele é dividido em porção vascular ou circulatória, composta de arteríola aferente, glomérulo e arteríola eferente, e a porção tubular ou urinária, composta por túbulo contorcido proximal, alça de Henle, túbulo contorcido distal e ducto coletor (Figura 1.41).

O glomérulo é formado por capilares sanguíneos localizados dentro da cápsula de Bowman. A cápsula de Bowman circunda e envolve o espaço capsular onde se encontra o glomérulo, estrutura responsável pela

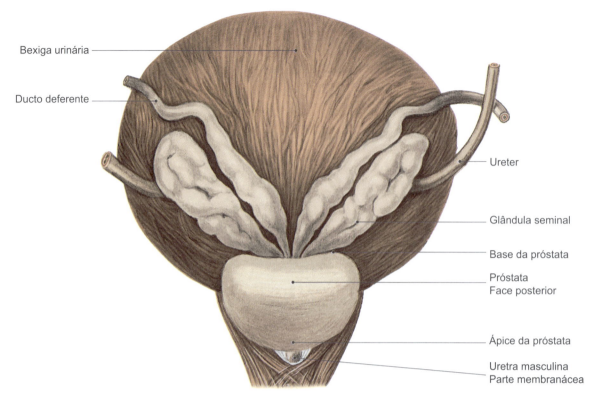

Figura 1.38 Ureter, bexiga e uretra no sexo masculino.

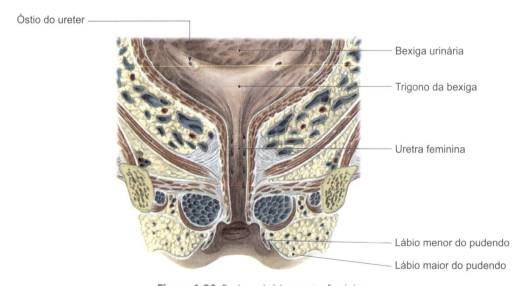

Figura 1.39 Bexiga urinária e uretra feminina.

filtração de sangue. O sangue, vindo da circulação sistêmica, chega pela arteríola aferente ao glomérulo, onde ocorre a filtração para o espaço capsular. Esse processo é chamado "filtração glomerular", em que o sangue é filtrado por um mecanismo dependente de pressão. Em média, 180 ℓ de filtrado glomerular são formados durante 24 horas. Proteínas e hemácias não são filtradas e retornam à circulação via arteríola eferente. O filtrado glomerular é conduzido através do túbulo contorcido proximal pela arteríola eferente, onde substâncias que são vitais ao organismo e, portanto, não devem ser eliminadas, como glicose, potássio, aminoácidos, bicarbonato, fosfato e água, são reabsorvidas. Substâncias tóxicas, como ureia, ácido úrico e creatinina, percorrem o trajeto tubular até serem eliminadas na urina. Existe também o processo de secreção tubular, no qual uma substância pode ser secretada diretamente para a luz tubular e eliminada na urina. A depuração renal, conhecida como "filtração", é um fenômeno em que a fração filtrada do plasma é transformada em filtrado glomerular e depois em urina; 99% do que é filtrado é reabsorvido nas diferentes porções do néfron.

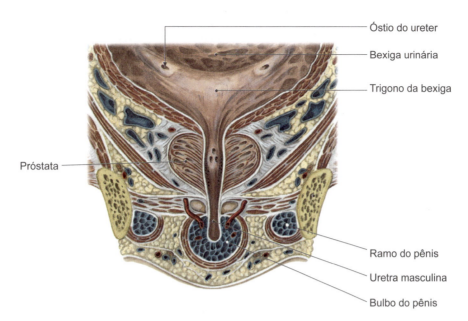

Figura 1.40 Bexiga urinária e uretra masculina.

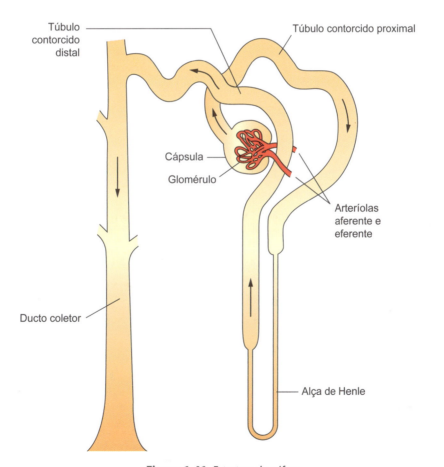

Figura 1.41 Estrutura do néfron.

Em relação à concentração plasmática, substâncias eliminadas pelos rins apresentam um *clearance* maior do que as não eliminadas. *Clearance* ou depuração plasmática é o volume plasmático de uma substância que foi removida em um determinado tempo. Por exemplo, sabemos que no indivíduo saudável o *clearance* da glicose é zero, já que nenhuma glicose é eliminada na urina. Uma maneira de medir a taxa de filtração glomerular (TFG) é analisar o quanto uma determinada substância não é reabsorvida nem filtrada por minuto. Sabendo das concentrações plasmática e urinária dessa substância, pode-se calcular a depuração ou o *clearance* renal.

Os néfrons justamedulares correspondem a aproximadamente 10% de todos os néfrons que temos. Importante salientar que esses néfrons apresentam duas características peculiares: são extremamente longos, em especial a alça de Henle, podendo chegar até a papila renal, e são acompanhados pelos vasos retos, em vez da rede peritubular.

Aos néfrons justamedulares deve-se a conquista da adaptação ao meio terrestre pelos animais, uma vez que permitiram a capacidade de retenção de água livre e eliminação de urina concentrada. Isso na verdade ilustra a principal função desse tipo de néfron, que é a regulação da osmolaridade. Como curiosidade, os camelos, para que fiquem dias sem beber água no deserto, apresentam mais néfrons justamedulares e com alça de Henle bem maior quando comparados aos seres humanos.

Para que o rim possa regular a osmolaridade e manipular a água livre, o pré-requisito básico é que a medula renal seja hipertônica, ou seja, com alta concentração de sódio. Quanto mais em direção à papila, mais concentrada é a medula. Desse modo, no ramo descendente da alça de Henle, a água é reabsorvida por osmose, fazendo com que o líquido tubular entre em equilíbrio com o do interstício, que é hipertônico. No ramo ascendente da alça de Henle, segmento espesso e impermeável à água, ocorre reabsorção de Na^+, K^+ e Cl^-, assim, o líquido tubular fica mais diluído, com diminuição progressiva da osmolaridade até o túbulo contornado distal (Figura 1.42). Como o fluxo do filtrado vai em um sentido e o fluxo do sódio em outro, isso produz o deslocamento do conteúdo dos dois tubos em sentidos opostos, originando concentrações de solutos progressivamente maiores. Esse sistema é conhecido como sistema multiplicador de contracorrente.

A manutenção da constância da osmolaridade plasmática e do equilíbrio hidroeletrolítico deve-se à regulação do volume extracelular e da natremia (quantidade de sódio), por meio da integração entre as ações do hormônio antidiurético (ADH), da aldosterona e o mecanismo da sede. Elevações mínimas da osmolaridade são percebidas imediatamente pelos osmorreceptores e mais tardiamente pelos barorreceptores, desencadeando um processo que resulta no estímulo da secreção do ADH e na ativação do mecanismo da sede. Fisiologicamente, variações de 2% na pressão osmótica (P osmótica) ativam neurônios

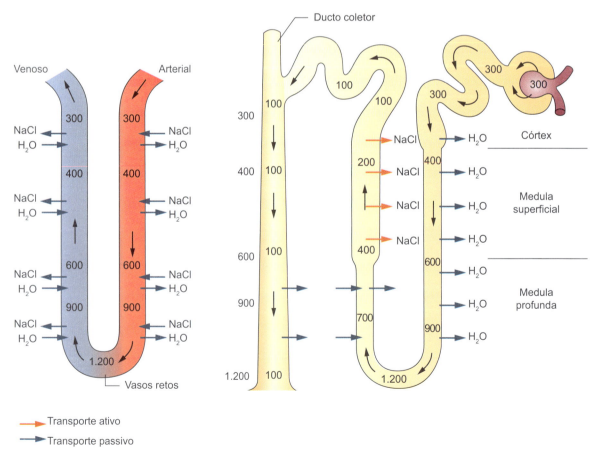

Figura 1.42 Osmolaridade na alça de Henle.

especializados e osmoticamente sensíveis (osmorreceptores), localizados no hipotálamo anterior, que estimulam a secreção do ADH, o qual aumenta a reabsorção de água nos túbulos coletores renais. Esse mecanismo também ativa o centro da sede aumentando a ingestão hídrica. Em contrapartida, sob condições fisiológicas, se a P osmótica diminuir para menos de 280 mOsm/kg, ocorre supressão da secreção do ADH, cujos níveis podem se tornar indetectáveis, propiciando aumento da excreção renal de água livre e surgimento de urina diluída.

Caso haja diminuição da osmolaridade, há estímulo para a produção de aldosterona, hormônio produzido pelo córtex das suprarrenais. Esse hormônio, por sua vez, age nos túbulos renais estimulando a reabsorção de sódio.

> **SAIBA MAIS**
>
> Para compreender melhor o sistema renina-angiotensina-aldosterona, assista ao vídeo disponível no *link*: https://www.youtube.com/watch?v=El2ewVSUKh4.

Função não excretora

Não se sabe até hoje quais as estruturas renais responsáveis pela função endócrina dos rins, mas pesquisadores consideram que a porção secretora se encontra principalmente no complexo justaglomerular, localizado no córtex renal.

Função endócrina

Secreção de renina. Essa substância é responsável pela ativação do sistema renina-angiotensina II por ação enzimática sobre a reação de transformação de angiotensinogênio em angiotensina I, que, por sua vez, se transforma em angiotensina II sob ação da enzima conversora de angiotensina (ECA) que também atua hidrolizando a bradicinina. A angiotensina II age modificando a ação renal da seguinte maneira:

- Maior ação de vasoconstrição das arteríolas eferentes no rim, aumentando a filtração glomerular
- Ação sobre as células mesangiais do glomérulo de forma a contraí-las, logo haverá diminuição da área de filtração glomerular, com consequente redução da TFG.

Secreção de 1,25-di-hidróxi-calciferol. Importante na absorção de cálcio no túbulo renal e no depósito de cálcio no osso.

Secreção de eritropoetina. Fator de crescimento com ação única e específica de estimular a medula óssea a produzir hemácias. Esse hormônio tem sua produção aumentada em condições de hipoxia.

Função homeostática

Manutenção de volume hídrico adequado (tonicidade). Ocorre em função da excreção de água e solutos, promovendo gradiente osmolar adequado entre os compartimentos intra e extracelulares.

Regulação da concentração de íons. Controle das concentrações de sódio, potássio, cloreto, bicarbonato, hidroxônio, magnésio e fosfato, devido à capacidade de excreção de água e solutos.

Manutenção do pH, contando também com o auxílio do pulmão. O controle do pH no sangue deve-se à capacidade do rim de secretar facilmente H^+ pelo ducto coletor e aumentar a reabsorção de HCO_3^-. Como os rins desempenham papel crucial no equilíbrio ácido-básico, é muito comum pacientes com insuficiência renal apresentarem acidose metabólica.

Micção

O funcionamento da bexiga é coordenado pelo sistema nervoso central (SNC), localizado na medula, na região da ponte e em centros superiores, por meio de ramificações neurológicas excitatórias e inibitórias que se dirigem aos órgãos do trato urinário inferior.

A urina entra nos ureteres pela pelve renal e é levada até a bexiga por movimentos de peristalse. A bexiga é inervada pelos nervos pélvicos, por ser um órgão constituído pelo músculo detrusor (músculo liso). O enchimento da bexiga ativa receptores sensoriais de estiramento, gerando um potencial de ação, que é transmitido para a região sacral da medula espinal. Os esfíncteres recebem inervação do sistema nervoso simpático (SNS) e parassimpático (SNP), liberando a adrenalina, também conhecida como "epinefrina" para conter o fluxo de urina. Como há predomínio de receptores α (α1), sua estimulação promove a contração da bexiga, aumentando a resistência. Por outro lado, o bloqueio do referido receptor tende a relaxar tais componentes, resultando em diminuição de resistência ao fluxo urinário. O esfíncter uretral externo (músculo estriado) e o esfíncter interno (musculatura lisa) controlam a micção ou ato de urinar. Assim, os músculos estriados são voluntários (dependem de nossa vontade para funcionar), sendo importantes para iniciar e interromper a micção. Os músculos lisos (involuntários) mantêm o tônus muscular, impedindo a perda urinária sem o controle consciente.

SISTEMA GENITAL MASCULINO

O sistema genital masculino tem como funções a produção de espermatozoides, seu armazenamento e condução, bem como a produção do hormônio testosterona. É constituído por órgãos externos (o escroto e o pênis) e internos (testículos, epidídimos, ductos deferentes, glândulas seminais, ductos ejaculatórios, próstata, glândulas bulbouretrais e as glândulas uretrais, que se encontram em grande número e são muito pequenas). A uretra masculina funciona como via espermática e via urinária.

Órgãos externos

Os órgãos externos são constituídos pelo escroto e pelo pênis. O escroto, uma bolsa situada posteriormente ao pênis, sustentada pelo púbis, é dividido por um septo em duas partes, cada uma com um testículo e um epidídimo.

O pênis (Figura 1.43) é o órgão erétil da cópula e apresenta duas partes: a raiz e o corpo. A raiz é a parte fixa e oculta, formada pelos ramos e pelo bulbo. Os ramos, inseridos um de cada lado do osso ísquio, prolongam-se para formar os corpos cavernosos. O bulbo, situado entre os dois ramos, não tem inserção óssea e constitui o corpo esponjoso, inferiormente aos dois corpos cavernosos.

O corpo do pênis é a parte externa, visível, constituída por dois corpos cavernosos, superiores, e um corpo esponjoso, inferior. O corpo esponjoso contém em seu interior a parte esponjosa da uretra, comum aos sistemas urinário e genital. Apesar de ser mais estreito do que os corpos cavernosos, sua extremidade anterior dilata-se para formar a glande do pênis, cuja margem mais saliente é a coroa da glande, onde se encontra o óstio externo da uretra. A pele que recobre a glande é denominada "prepúcio".

Órgãos internos

Dos órgãos internos que constituem o sistema genital masculino, os testículos são as gônadas masculinas situadas no escroto que produzem espermatozoides e a testosterona, hormônio sexual masculino responsável pelas características sexuais secundárias. Apresentam forma oval com cerca de 5 cm de comprimento, localizados no interior da cavidade abdominal no início da vida fetal. Por volta do 8º mês de gestação, descem para o escroto.

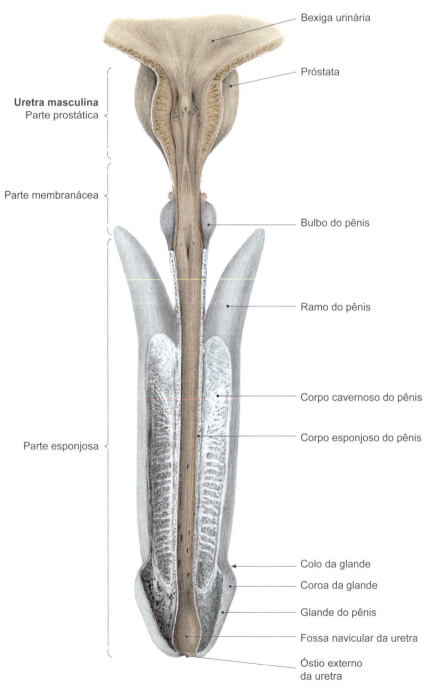

Figura 1.43 Pênis.

O epidídimo é o órgão onde os espermatozoides ficam armazenados. Localiza-se na porção posterior do testículo e estende-se inferiormente. Sua porção mais superior é a cabeça, continuada pelo corpo, e sua porção inferior é a cauda (Figura 1.44).

Cada ducto deferente é uma continuação do epidídimo, que apresenta uma camada mucosa interna, uma camada muscular média e uma camada fibrosa externa. Ascende ao longo da borda posterior do testículo para entrar no abdome pelo canal inguinal. Entre o testículo e o abdome, o ducto deferente situa-se dentro do funículo espermático, onde também podemos observar nervos e vasos. Já na cavidade abdominal, o ducto deferente passa por sobre a bexiga urinária, medialmente ao ureter, e segue em direção à glândula seminal.

As glândulas seminais são duas bolsas membranáceas que se localizam posteriormente à bexiga, próximo à sua base. Essas glândulas secretam um líquido espesso contendo nutrientes. Apresentam o ducto excretor, que se une ao ducto deferente para formar o ducto ejaculatório, que penetra na base da próstata e se abre na parte prostática da uretra.

A próstata apresenta o formato de uma castanha, localizada abaixo da bexiga, com a superfície superior em contato com esse órgão e seu ápice direcionado para baixo (ver Figura 1.38). Ela circunda a parte prostática da uretra e secreta um líquido fino, leitoso e alcalino que auxilia na manutenção dos espermatozoides.

As glândulas bulbouretrais apresentam tamanho semelhante a uma ervilha e localizam-se inferiormente à próstata sobre o diafragma da pelve; seus ductos abrem-se no início da parte esponjosa da uretra. A secreção produzida antecipa-se à ejaculação e lubrifica a uretra, preparando-a para a passagem do esperma.

As glândulas uretrais, numerosas e diminutas, abrem-se ao longo da parte esponjosa da uretra com função semelhante às glândulas bulbouretrais.

SISTEMA GENITAL FEMININO

Tem como funções a produção do oócito, a fecundação, a gestação e a produção de hormônios (estrogênio e progesterona). Os órgãos genitais femininos também são classificados em: internos (ovários, útero, tubas uterinas e vagina) e externos ou pudendo feminino (monte do púbis, lábios maiores do pudendo, lábios menores do pudendo, clitóris, bulbos do vestíbulo e glândulas vestibulares).

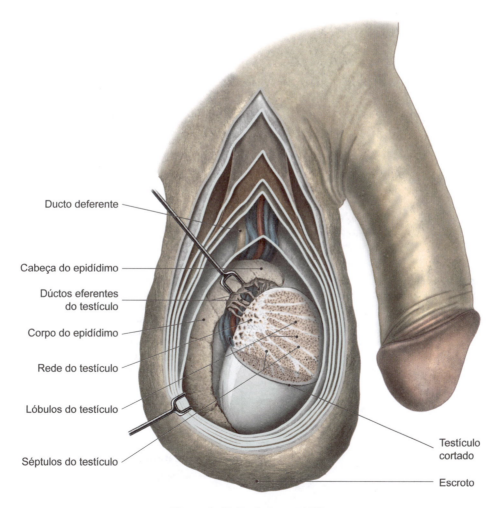

Figura 1.44 Testículos e epidídimo.

Órgãos internos

Com relação aos órgãos internos, os ovários são as gônadas femininas. Produzem os oócitos e os hormônios (estrogênio e progesterona), que influenciam no desenvolvimento das características sexuais secundárias. Cada ovário tem formato oval e é ligeiramente menor que o testículo. Durante seu desenvolvimento, os ovários descem até a pelve e ficam localizados junto à parede lateral, um de cada lado do útero.

Cada tuba uterina transporta o oócito em direção ao útero e os espermatozoides em sentido contrário. Ela se estende do útero em direção ao ovário, entre as camadas do ligamento largo. A porção medial da tuba uterina de calibre menor é chamada "istmo" e abre-se no útero. Ela se mostra expandida ao redor do ovário, região denominada "ampola" (onde geralmente ocorre a fecundação). A extremidade distal de cada tuba é chamada "infundíbulo", que apresenta projeções chamadas "fímbrias". Essa estrutura se abre na cavidade abdominopélvica, próxima ao ovário.

O útero é um órgão ímpar ligado às tubas uterinas, nos seus ângulos laterais superiores, e envolto pela vagina, inferiormente. Localiza-se na pelve, atrás da bexiga e à frente do colo sigmoide e do reto. A porção superior é chamada "fundo do útero" e prolonga-se inferiormente para formar o corpo do útero. Abaixo do corpo, o útero estreita-se, constituindo o istmo que se liga inferiormente à vagina, formando o colo do útero. A abertura do útero na vagina é chamada "óstio do útero". A parede do útero é formada por três camadas: externamente, a camada serosa é formada por peritônio e denomina-se "perimétrio"; abaixo da serosa, há uma espessa camada muscular chamada "miométrio"; e, revestindo a cavidade interna do útero, encontra-se o endométrio (Figura 1.45).

A vagina é o canal que se estende do colo do útero até o meio externo. A mucosa da vagina contém numerosas pregas transversais ou rugas vaginais. Na entrada do canal

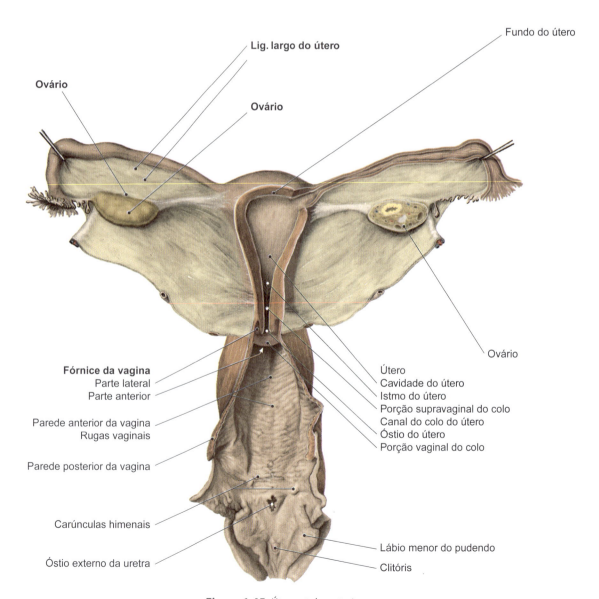

Figura 1.45 Útero e tubas uterinas.

vaginal, geralmente a mucosa forma uma prega vascular chamada "hímen". A extremidade superior da vagina envolve o colo do útero, formando o fórnice da vagina.

Órgãos externos (pudendo feminino)

O monte do púbis é uma saliência situada na parte anterior do pudendo, coberta por pelos. Os lábios maiores do pudendo são duas dobras de pele salientes que convergem para trás do monte do púbis e delimitam entre si a rima do pudendo. A superfície externa dos lábios maiores é pigmentada e coberta por pelos. A superfície interna é lisa, sem pelos. Enquanto os lábios menores do pudendo são formados por duas saliências menores localizadas medialmente aos lábios maiores, delimitam entre si o vestíbulo da vagina, espaço no qual se abrem os óstios da vagina, o óstio externo da uretra e os das glândulas vestibulares maiores.

O clitóris é uma pequena estrutura erétil, mediana e alongada, localizada na junção anterior dos lábios menores que corresponde aos corpos cavernosos do homem. A maior parte do corpo do clitóris está envolvida pelo prepúcio e sua porção livre é chamada "glande".

Detalhes do pudendo feminino são apresentados na Figura 1.46.

O bulbo do vestíbulo é outro órgão erétil da mulher, em par, que se localiza em torno do óstio da vagina e corresponde ao corpo esponjoso do pênis. As glândulas vestibulares maiores são pares e situam-se por trás do bulbo do vestíbulo, que lubrificam a parte inferior da vagina.

SISTEMA ENDÓCRINO

CASO-CENÁRIO 6

A.N.T., 13 anos, sentia muita sede, fome e fraqueza. Após realização de exames laboratoriais, verificou-se que os valores de glicemia encontrados no jejum estavam altos – acima de 126 mg/dℓ. Os valores normais de referência estão entre 70 e 99 mg/dℓ, o que exige a realização de exames mais específicos.

Por que a glicemia estava alta? Qual o possível diagnóstico?

Estude, a seguir, o sistema endócrino e tente responder às questões referentes ao Caso-cenário 6.

O sistema endócrino, assim como o sistema nervoso, tem importante função reguladora: o sistema endócrino controla as relações entre o meio interno, e o sistema nervoso controla as relações com o meio externo. O sistema endócrino atua secretando hormônios que, como mensageiros químicos, atuarão em células-alvo e receptores para regular as concentrações sanguíneas de nutrientes, eletrólitos e outras atividades homeostáticas. Os hormônios são liberados na circulação sanguínea, sendo assim transportados a uma certa distância das glândulas endócrinas que os secretaram.

De acordo com seu aspecto funcional, podemos dividi-lo em: sistema endócrino central e sistema endócrino periférico. O central é constituído pelo eixo hipotálamo-hipofisário. O hipotálamo é uma região do encéfalo que tem a função de regular processos metabólicos e atividades autônomas, sintetiza "neuro-hormônios"

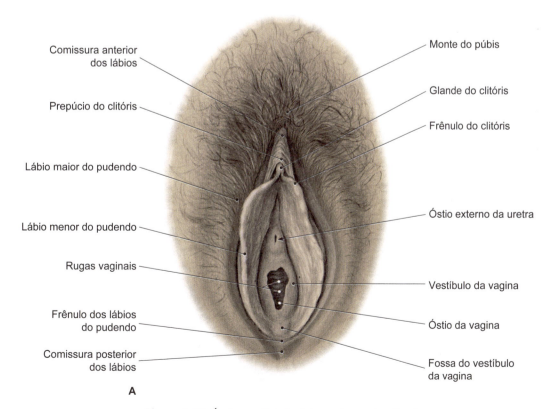

Figura 1.46 Órgãos genitais femininos externos. (*continua*)

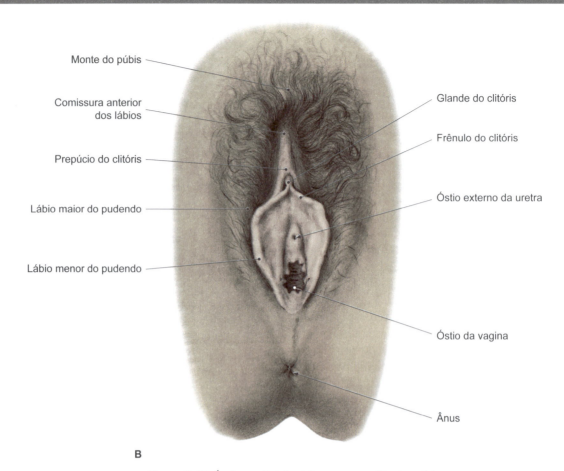

Figura 1.46 Órgãos genitais femininos externos. (*Continuação*)

que atuam no controle da secreção de hormônios da hipófise. Essa última, também conhecida como "pituitária", localiza-se na base do cérebro e é considerada a glândula mestra, uma vez que está envolvida na secreção de hormônios que controlam o funcionamento de outras glândulas, como tireoide, adrenal e gônadas (Tabela 1.10). Uma exceção é o hormônio do crescimento (GH), que é secretado sob estímulo hipotalâmico, mas não exerce ação diretamente em outra glândula. O GH, também conhecido como somatotrofina, atua nas epífises ósseas estimulando a mitose e o crescimento. Tem ação direta no fígado, na produção do hormônio IGF-1, também denominado fator de crescimento, semelhante à insulina tipo 1), que controla o próprio GH e colabora no crescimento ósseo e cartilaginoso. Além disso, intensa atividade anabólica é observada, com o aumento da síntese proteica.

Histologicamente, a hipófise é dividida em: neuro-hipófise, constituída por tecido neural; e adeno-hipófise, por tecido glandular. Toda a secreção da hipófise é controlada pelo hipotálamo, que estimula a síntese de hormônios da adeno-hipófise ou a liberação de hormônios da neuro-hipófise; ou seja, o hipotálamo secreta a ocitocina e o ADH, que são transportados para a neuro-hipófise, onde são armazenados. A ocitocina atua no útero estimulando contrações no momento do parto e facilita a secreção do leite durante a amamentação, e o ADH regula a PA por ter ação antidiurética nos túbulos renais.

O sistema endócrino periférico compreende as glândulas endócrinas periféricas, ou seja, tireoide, paratireoides, pâncreas endócrino, adrenais e gônadas. Algumas dessas glândulas são reguladas pelo eixo hipotálamo-hipofisário, outras não. De modo geral, as glândulas que fazem parte desse eixo controlam a secreção de seus hormônios por um mecanismo de *feedback*, ou seja, controlam sua atividade pelo seu produto final, segundo a própria produção hormonal.

Tabela 1.10 Hormônios da glândula hipófise e do hipotálamo.

Hormônios da hipófise anterior	Hormônios hipotalâmicos
Hormônio do crescimento (GH)	Hormônio liberador do hormônio de crescimento (GHRH)
Prolactina	Secreção inibida pela dopamina, fator inibidor de prolactina (PIF)
Hormônio foliculoestimulante (FSH)	Hormônio liberador de gonadotrofina (GnRH)
Hormônio luteinizante (LH)	Hormônio liberador de gonadotrofina (GnRH)
Hormônio estimulante da tireoide (TSH)	Hormônio liberador de tireotrofina (TRH)
Hormônio adrenocorticotrófico (ACTH)	Hormônio liberador de corticotrofina (CRH)

A glândula tireoide é uma das mais importantes na regulação do metabolismo do corpo. É formada por dois tipos celulares: as células foliculares e as do tipo C. As células foliculares produzem a tiroxina (T4) e tri-iodotironina (T3). Esses hormônios estimulam o metabolismo, afetam o aumento e a taxa funcional de vários sistemas do corpo. Uma função primordial do hormônio tireoidiano é elevar o consumo de oxigênio e a produção de calor nas células, a termogênese. O iodo é um componente essencial tanto da T3 quanto da T4. Esses hormônios são secretados sob estímulo do eixo hipotálamo-hipofisário, constituindo assim o eixo hipotálamo-hipofisário-tireoidiano. As células C da tireoide também produzem o hormônio calcitonina, que atua na homeostase do cálcio, impedindo a hipercalcemia, ou seja, excesso de cálcio no sangue, controlando a captação de cálcio pelas células e o aumento de sua deposição no osso.

O hormônio da paratireoide é conhecido como PTH ou paratormônio. Ele atua no aumento da concentração de cálcio no sangue, o oposto feito pela calcitonina. O PTH aumenta a absorção de vitamina D e de cálcio no intestino, sustentando a quantidade de cálcio no sangue e, dessa maneira, elevando suas concentrações séricas. As paratireoides não recebem qualquer comando da hipófise. É o próprio cálcio quem regula a secreção de PTH que atua diretamente no metabolismo ósseo e renal do cálcio. No osso, a transferência do cálcio se dá através da membrana, por aumento da atividade osteoclástica e inibição osteoblástica, liberando cálcio e fosfato.

As suprarrenais são glândulas endócrinas envolvidas por uma cápsula fibrosa localizada acima dos rins. O órgão é dividido nas camadas cortical e medular. A cortical, que é a parte mais externa da glândula, com coloração amarelada devido à quantidade de colesterol na estrutura, subdivide-se em:

- Zona glomerular, mais externa, e que sintetiza os mineralocorticoides, sendo a aldosterona o principal (ação comentada na fisiologia renal)
- Zona fasciculada, que produz os glicocorticoides, sendo o cortisol o principal
- Zona reticular, que produz os androgênios, porém com fraca atividade androgênica.

Todos os hormônios do córtex da suprarrenal são esteroidais, ou seja, derivam do colesterol circulante. O que determina a produção hormonal em determinada região é o aporte enzimático presente. Vale destacar que o estímulo hipotálamo-hipofisário é crucial para a secreção do cortisol.

A região medular é responsável pela síntese e liberação de adrenalina (epinefrina).

O cortisol e a adrenalina são hormônios envolvidos na resposta ao estresse. Estimulam ainda a conversão de proteínas e gorduras (lipídios) em glicose, ao mesmo tempo que diminuem a habilidade de captar glicose pelas células (ação hiperglicemiante), aumentando a utilização de gorduras. O objetivo da resposta ao estresse é mobilizar energia aos locais envolvidos nesse processo, como

dilatação pupilar, aumento do fluxo sanguíneo, taquicardia, aumento da PA e da frequência respiratória. Desse modo, contribui para a resposta de luta e fuga.

Como já discutido, o pâncreas é uma glândula mista, ou seja, tem a porção exócrina formada por ácinos, com secreção de substâncias envolvidas na atividade digestória, e a parte endócrina, com a produção de hormônios, pelas ilhotas de Langerhans. Existem quatro tipos de células nas ilhotas de Langerhans, classificadas de acordo com sua secreção:

- **Células alfa** (α): correspondem a 25% das ilhotas e secretam glucagon, que tem por função aumentar a glicose no sangue
- **Células beta** (β): correspondem a 60% das ilhotas e secretam a insulina, cuja função principal é reduzir a glicose no sangue
- **Células delta** (δ): correspondem de 5 a 10% das ilhotas e secretam a somatostatina, com a função de inibir o pâncreas endócrino
- **Células secretoras de polipeptídio pancreático (PP)**: correspondem a menos de 5% das ilhotas e secretam o polipeptídio pancreático, com a função de inibir o pâncreas exócrino.

De modo geral, a função endócrina pancreática, com a produção de insulina, glucagon e somatostatina, é regular o metabolismo energético do organismo.

Os hormônios envolvidos no metabolismo da glicose são o glucagon e a insulina.

Com relação ao glucagon, a sua função principal é aumentar a glicemia (níveis de glicose no sangue) durante o período do jejum, tendo efeito contrário aos da insulina. Para isso, o glucagon promove a quebra do glicogênio armazenado em células hepáticas, favorecendo o fluxo de glicose para o sangue. Também no fígado, o glucagon é o responsável pela gliconeogênese, ou seja, a produção de glicose, a partir de aminoácidos, e também é responsável pela cetogênese, que, a partir de ácido graxo, produz corpos cetônicos utilizados como combustível, especialmente pelo cérebro, em caso de jejum prolongado. Dessa maneira, o glucagon tem ação hiperglicemiante, contrária à da insulina, que aumenta a concentração de glicose no sangue. O glucagon age nas células beta (β) do pâncreas, ao estimular a produção e a secreção de insulina, garantindo atividade equilibrada de ambos os hormônios.

Após as refeições, as células β do pâncreas detectam o aumento da glicemia e respondem, liberando insulina armazenada e, por outro lado, produzindo hormônios em quantidades mais significativas. Depois de algumas horas após a ingestão de uma refeição, a glicemia começa a diminuir, em parte devido à ação da própria insulina, mas também devido à absorção de glicose pelo tubo digestivo. Assim, as células β do pâncreas deixam de ser estimuladas, reduzindo a liberação de insulina aos valores mínimos do estado de jejum. Esse transporte de glicose do sangue para as células só acontece porque existem os transportadores de glicose (GLUTs) e é fundamental para o metabolismo energético da célula. A expressão dos

GLUTs nos tecidos está ligada ao metabolismo, conforme a demanda, ou seja, de acordo com a quantidade de transportadores utilizada. Na fibra muscular, a insulina aumenta a captação de glicose e estimula a glicólise. No fígado, a insulina estimula a glicogênese, ao mesmo tempo que inibe glicogenólise e gliconeogênese. Desse modo, a insulina tem ações hipoglicemiantes.

Assim, a concentração de glicose no sangue e a secreção de insulina pelas células β do pâncreas são submetidas a um mesmo mecanismo de controle. Quando os valores de glicemia estão altos, as células β do pâncreas produzem mais insulina para o sangue, ocasionando menor concentração de glicose sanguínea. Ao contrário, quando a glicemia atinge valores mínimos, a produção e a secreção de insulina diminuem, com aumento de glucagon. No final, esse mecanismo de controle garante que a glicemia não ultrapasse valores limites, pois, se ficarem muito abaixo do limite, ocorre a crise hipoglicêmica. Em condições normais, em jejum, a concentração de glicose no sangue varia de 70 a 100 mg/dℓ.

Vale destacar que, com relação à regulação de sua função, o pâncreas endócrino não recebe controle hipofisário, realizando seu *feedback* diretamente com a glicose, como exposto anteriormente.

Os ovários e os testículos (gônadas sexuais) apresentam duas funções básicas: produção de gametas (oócito e espermatozoide, respectivamente) e a produção de hormônios que garantam as características sexuais, tanto em homens quanto em mulheres, viabilizando a cópula, a gestação, o parto e a amamentação. Ambas as funções são exercidas por uma atividade coordenada e orquestrada pelo eixo hipotálamo-hipofisário-gonadal. O hipotálamo secreta o hormônio liberador de gonadotrofina e, por sua vez, estimula a adeno-hipófise a produzir as gonadotrofinas, hormônio luteinizante (LH) e hormônio foliculoestimulante (FSH), que exercem atividade nos testículos e nos ovários, com ações específicas.

Todos os fenômenos fisiológicos que ocorrem no corpo da mulher são determinados pela trajetória biológica dos ovários ao longo da vida, pois são a fonte básica dos hormônios sexuais (o estrogênio e a progesterona). Esses hormônios são responsáveis pelo desenvolvimento e pela manutenção das características sexuais secundárias femininas (ou seja, o crescimento das mamas, o aparecimento dos ciclos menstruais, a pilificação de padrão feminino e a distribuição de gordura corporal típica). Os estrogênios são um grupo composto de diferentes hormônios denominados estradiol, estriol e estrona, mas com funções idênticas e estruturas químicas muito semelhantes. Por esse motivo, são considerados um único hormônio.

Estrogênio

Na puberdade, o estrogênio tem ação fundamental, pois induz a proliferação das células da musculatura lisa do útero, das glândulas mamárias, provoca o aumento da vagina, o alargamento dos quadris e, finalmente, distribui o tecido adiposo em áreas típicas, como quadris e coxas.

Esse hormônio também estimula o crescimento dos ossos logo após a puberdade, porém, promove rápida calcificação óssea. O estrogênio tem efeitos muito importantes no revestimento interno do útero, o endométrio, o que determina o ciclo menstrual.

Progesterona

Não tem função direta no desenvolvimento das características sexuais femininas. Está principalmente relacionada com a fecundação e o desenvolvimento embrionário adequado. Em geral, a progesterona aumenta o grau da atividade secretória das glândulas mamárias e, também, das células que revestem a parede uterina, acentuando o espessamento do endométrio e promovendo sua intensa vascularização. Finalmente, a progesterona inibe as contrações do útero e impede a expulsão do embrião implantado ou do feto em desenvolvimento.

O ciclo menstrual na mulher é determinado pela secreção alternada dos hormônios FSH e LH pela adeno-hipófise, e pela secreção dos estrogênios e progesterona pelos ovários. O ciclo de fenômenos que induz essa alternância é descrito a seguir.

No começo do ciclo menstrual, isto é, quando a menstruação se inicia, a adeno-hipófise secreta maiores quantidades de FSH e pequenas quantidades de LH. O FSH promove o crescimento de diversos folículos nos ovários, que, por sua vez, produzem estrogênio. O estrogênio em elevação estimula subitamente a liberação de LH. É nessa fase de aumento súbito de LH que há a ruptura de um dos folículos ovarianos, determinando a ovulação, por volta do 14º dia de um ciclo normal de 28 dias. Após a ovulação, há a formação do corpo lúteo que secreta quantidades elevadas de progesterona e quantidades consideráveis de estrogênio. Não havendo fecundação, ocorre a involução do corpo lúteo, e a concentração de progesterona diminui drasticamente; nesse momento a menstruação se inicia, provocada por esse súbito declínio hormonal. Nessa ocasião, a hipófise anterior, que estava inibida pelo estrogênio e pela progesterona, começa a secretar outra vez grandes quantidades de FSH, iniciando um novo ciclo. Esse processo continua durante toda a vida reprodutiva da mulher. Sendo assim, é fácil compreender por que, na ausência da menstruação, suspeita-se de possível gravidez e, também, na vigência de uma gestação, o motivo de a mulher não menstruar.

A alteração mais comum do funcionamento dos ovários é a menopausa, que é parte do processo normal de envelhecimento e consiste na parada da ovulação e na redução acentuada da produção de estrógeno e progesterona, o que normalmente ocorre por volta dos 50 anos e é acompanhado por uma série de sintomas físicos e psicológicos.

Com relação aos testículos, o FSH tem a função de estimular a espermatogênese (processo que dará origem à formação dos espermatozoides), e o LH, sintetizar e secretar a testosterona. Tanto o LH como o FSH são comandados pelo hipotálamo. Na fase embrionária, a testosterona é responsável pelas características sexuais primárias do feto (formação dos órgãos sexuais masculinos); já na puberdade, a testosterona, produzida ativamente pelos testículos, é responsável pelo aparecimento das características secundárias, como pelos corporais, barba, alteração do timbre da voz, aumento da massa muscular e todas as outras características típicas do sexo masculino. Além de características físicas, a testosterona é responsável por alterações comportamentais, como libido, humor e outras. A testosterona também tem função primordial na espermatogênese.

SISTEMA NERVOSO

> **CASO-CENÁRIO 7**
>
> D.A.N. estava atrasada com os afazeres domésticos e começou a fazer várias atividades ao mesmo tempo: passar a ferro uma camisa do marido, cozinhar o jantar e falar com sua mãe ao celular. Em momento de distração, D.A.N. encostou o antebraço no ferro quente e rapidamente teve o reflexo de puxar o braço para trás ao sentir dor.
>
> 1. Qual estrutura anatômica comanda esse tipo de resposta reflexa?
> 2. Quais as características desse tipo de resposta?
>
> Estude, a seguir, o sistema nervoso e tente responder às questões referentes ao Caso-cenário 7.

O conhecimento do ser humano e do seu meio ambiente é possível graças ao funcionamento integrado do sistema nervoso, composto de células altamente especializadas que apresentam características de excitabilidade e condutividade.

Para fins descritivos, o sistema nervoso é anatomicamente dividido em duas partes: o sistema nervoso central (SNC) e o sistema nervoso periférico (SNP).

O SNC inclui o encéfalo, que se divide em cérebro, cerebelo e tronco encefálico (mesencéfalo, ponte, bulbo), e a medula espinal, ambos localizados no crânio e no canal vertebral, respectivamente.

O SNP inclui 12 pares de nervos cranianos, 31 pares de nervos espinais, gânglios e terminações nervosas.

Das estruturas que compõem o SNC, a medula espinal é um cilindro de tecido nervoso contido no canal vertebral e envolvido por membranas conjuntivas que são as meninges.

A medula espinal estende-se desde o forame magno até o nível da 2ª vértebra lombar (onde se localiza o cone medular). O filamento terminal prolonga-se do cone medular pelo canal vertebral, fixando a medula espinal ao cóccix. O conjunto de raízes nervosas lombares e sacrais tem aparência de um rabo de cavalo, sendo por isso denominado "cauda equina". A extensão do tecido nervoso garante a percepção dos estímulos externos e a transmissão ao cérebro para interpretação, reconhecimento e resposta ao estímulo (Figuras 1.47 e 1.48).

> **IMPORTANTE**
>
> As meninges são membranas de tecido conjuntivo que revestem a parte central do sistema nervoso e são constituídas por 3 camadas: dura-máter (camada mais externa), aracnoide-máter (camada média) e pia-máter (camada mais interna). Entre a aracnoide e a pia-máter, encontramos o líquido cerebrospinal, também conhecido por "liquor".

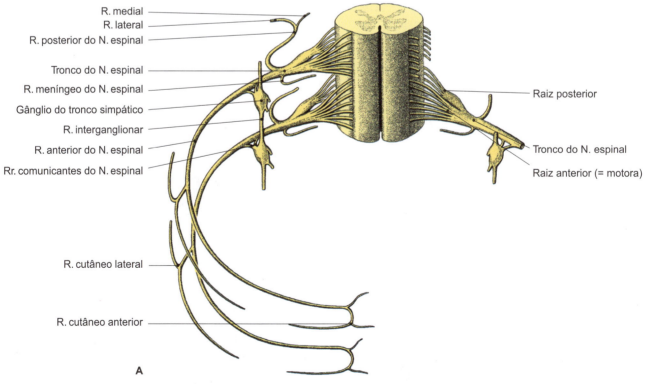

Figura 1.47 Anatomia macroscópica da medula (*continua*).

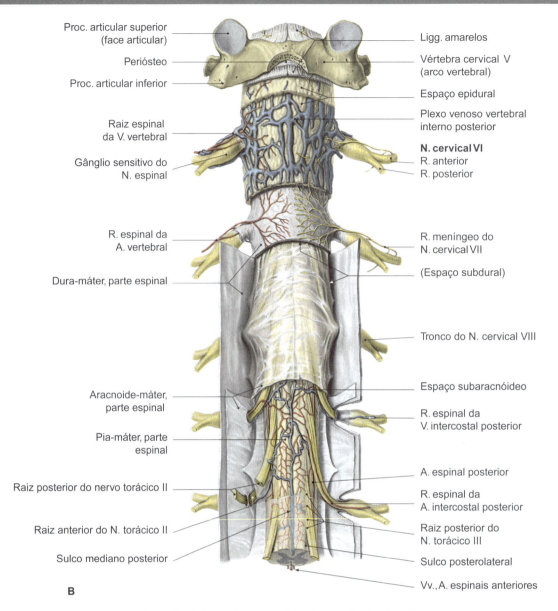

Figura 1.47 Anatomia macroscópica da medula. (*Continuação*)

O tronco encefálico (Figura 1.49) localiza-se anteriormente ao cerebelo e divide-se, do sentido inferior para o superior, em bulbo, ponte e mesencéfalo.

O bulbo é a continuação direta da medula espinal. Sobre a face ventral do bulbo, existem duas colunas extensas de fibras nervosas denominadas "pirâmides". Na porção caudal, ocorre o cruzamento de fibras que descem de áreas motoras do cérebro em direção à medula espinal denominado "decussação das pirâmides". Como consequência desse cruzamento, o hemisfério cerebral esquerdo controla a musculatura do lado direito do corpo, ocorrendo o inverso com o hemisfério cerebral esquerdo. Nas suas partes laterais, encontra-se uma grande massa de substância cinzenta: a oliva.

A ponte é a porção média do tronco encefálico e repousa sobre a parte basilar do osso occipital e o dorso da sela turca. Em sua superfície anterior, há numerosos feixes de fibras, que convergem de cada lado para formar os pedúnculos cerebelares médios. A ponte apresenta anteriormente um sulco vertical chamado "sulco basilar", no qual se aloja a artéria basilar que auxilia na irrigação do encéfalo.

O mesencéfalo (Figura 1.50) situa-se entre a ponte e o diencéfalo. É atravessado por um estreito canal, o aqueduto do mesencéfalo, que une o terceiro ao quarto ventrículos. A parte do mesencéfalo situada dorsalmente ao aqueduto é o teto do mesencéfalo, no qual ficam os colículos superiores e os inferiores. Ventralmente, encontram-se os dois pedúnculos cerebrais.

> **IMPORTANTE**
> A substância negra presente no interior do mesencéfalo apresenta pigmentação escura e contém neurônios que liberam dopamina. Esses neurônios atuam no controle da atividade motora e sua perda está associada à doença de Parkinson.

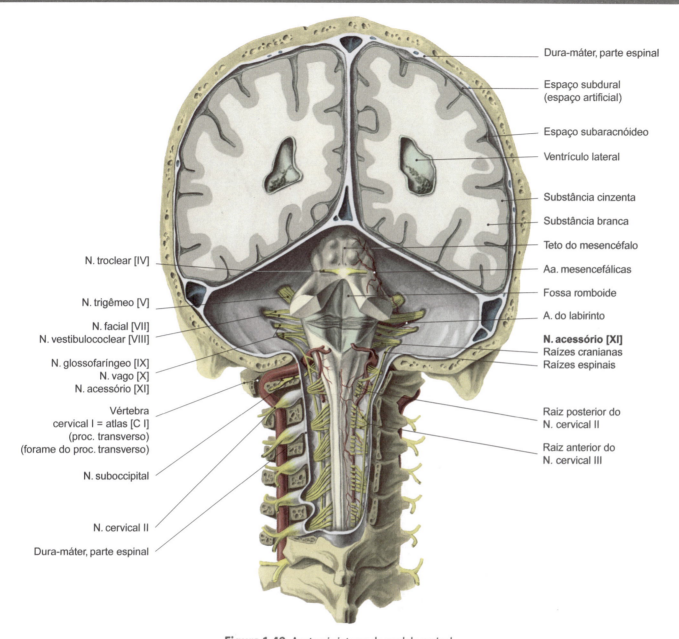

Figura 1.48 Anatomia interna da medula espinal.

O cerebelo (Figura 1.51) situa-se posteriormente ao tronco encefálico e inferiormente ao lobo occipital, do qual está separado por uma prega da dura-máter denominada "tentório do cerebelo". O cerebelo tem uma porção mediana, o verme do cerebelo, e duas massas laterais, que são os hemisférios cerebelares. Apresenta substância externa cinzenta, formando o córtex cerebelar e, internamente, a substância branca, constituindo o corpo medular do cerebelo.

O cérebro é a parte mais volumosa do encéfalo, apresentando coloração branca rosada, levemente acinzentada na superfície, que é irregular e percorrida por numerosos sulcos e fissuras, e pregueada por numerosos giros. Seu peso médio é de 1.200 g no homem e 1.000 g na mulher. Em uma fatia do cérebro, nota-se uma fina camada de substância cinzenta externamente – o córtex cerebral. Internamente ao córtex, existe substância branca. O cérebro é dividido em duas partes: diencéfalo e telencéfalo.

O diencéfalo contém vários centros funcionais para a integração de toda a informação que passa do tronco encefálico e da medula espinal para os hemisférios cerebrais, bem como para a integração das atividades motoras e viscerais. É subdividido em quatro partes.

Tálamo. Consiste em duas massas ovoides de substância cinzenta que formam as paredes laterais do terceiro ventrículo. A comunicação entre os dois tálamos é feita por meio da aderência intertalâmica. A porção posterior do tálamo recebe o nome de "pulvinar do tálamo" e a ela estão ligados os corpos geniculado medial e lateral. Separa-se do hipotálamo por meio do sulco hipotalâmico.

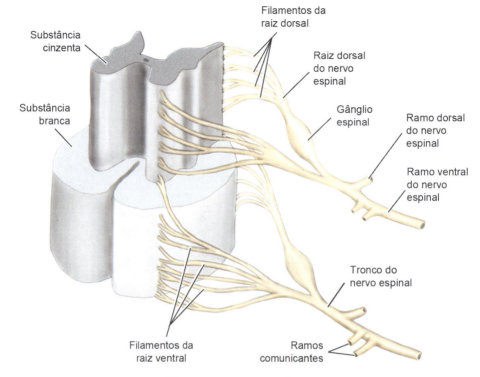

Figura 1.49 Tronco encefálico.

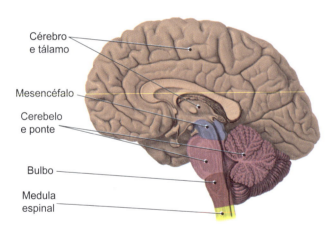

Figura 1.50 Mesencéfalo.

Hipotálamo. Situa-se abaixo do tálamo e nele se encontram os corpos mamilares (na fossa interpeduncular), o infundíbulo (que une o hipotálamo à hipófise) e o quiasma óptico (onde os nervos ópticos se cruzam). O hipotálamo tem funções de controle do sistema nervoso autônomo, regulação da temperatura corporal, bem como regulação do comportamento emocional, do sono, da vigília, da ingestão de água, da diurese e do sistema endócrino.

Epitálamo. Situa-se posteriormente ao tálamo, formado pela glândula pineal (com funções endócrinas) e pelo trígono das habênulas.

Subtálamo. Localiza-se abaixo do tálamo, sendo limitado lateralmente pela cápsula interna e medialmente pelo hipotálamo.

O telencéfalo compreende os dois hemisférios cerebrais: o direito e esquerdo. Cada hemisfério pode ser dividido em cinco lobos: frontal, parietal, temporal, occipital e insular (Figura 1.52).

A superfície do cérebro apresenta várias saliências arredondadas denominadas giros. Separando-se os giros, existem depressões: as mais profundas, denominadas "fissuras", e as mais rasas, "sulcos". O telencéfalo apresenta três faces: superolateral, inferior e medial.

A fissura longitudinal divide o telencéfalo em hemisférios direito e esquerdo. Na face superolateral, o sulco central separa os lobos frontal e parietal. Dois giros situam-se paralelamente ao sulco central: um anterior a ele, o giro pré-central; e outro posterior, o giro pós-central. Cada lobo temporal está separado das porções inferiores dos lobos frontal e parietal pelo sulco lateral. Três giros importantes são visíveis no lobo frontal: giro frontal superior, giro frontal médio e giro frontal inferior. O mesmo acontece com o lobo temporal, no qual se visualizam os giros temporais superior, médio e inferior.

> **IMPORTANTE**
>
> No giro frontal inferior, localiza-se uma área cortical denominada "área de Broca", considerada a área motora da fala; é ativa em mais de 95% dos indivíduos no hemisfério esquerdo do cérebro.
>
> No córtex do giro pré-central, localiza-se a área motora primária, e no córtex do giro pós-central, situa-se a área somatossensitiva primária. Essas duas regiões contêm a representação de todo o corpo como um "mapa". O mapa sensitivo somático é conhecido como "homúnculo sensitivo", e o mapa motor é conhecido como "homúnculo motor".

Na face medial, o lobo parietal separa-se do lobo occipital pelo sulco parieto-occipital. Outros giros, como o cúneo, o pré-cuneo e o giro do cíngulo, também são bem visualizados nessa face. Na face inferior, encontram-se os giros reto, para-hipocampal, occipitotemporal medial e unco (Figura 1.53).

Os núcleos da base são concentrados de substância cinzenta que se localizam na substância branca do telencéfalo. Os principais são: núcleo caudado, núcleo lentiforme (dividido em duas partes: putame e globo pálido), amígdala e claustro. Os núcleos da base estão envolvidos em funções motoras e límbicas.

Em vários cortes do encéfalo, aparecem quatro grandes cavidades cheias de líquido, chamadas "ventrículos", que serão descritas a seguir.

Dois ventrículos laterais. No interior de cada hemisfério cerebral, há um ventrículo lateral que apresenta sua porção maior localizada no lobo parietal. Extensões dessa porção, denominadas "cornos", projetam-se para o lobo frontal, o lobo occipital e lobo temporal. Os ventrículos laterais estão separados entre si por uma parede vertical delgada denominada "septo pelúcido". Cada ventrículo lateral comunica-se com o terceiro ventrículo por uma pequena abertura conhecida como "forame interventricular".

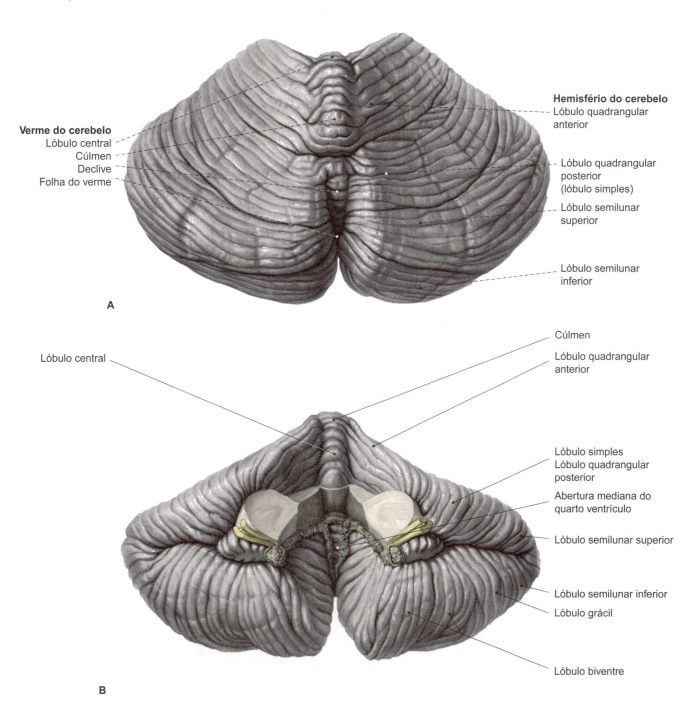

Figura 1.51 Cerebelo (*continua*).

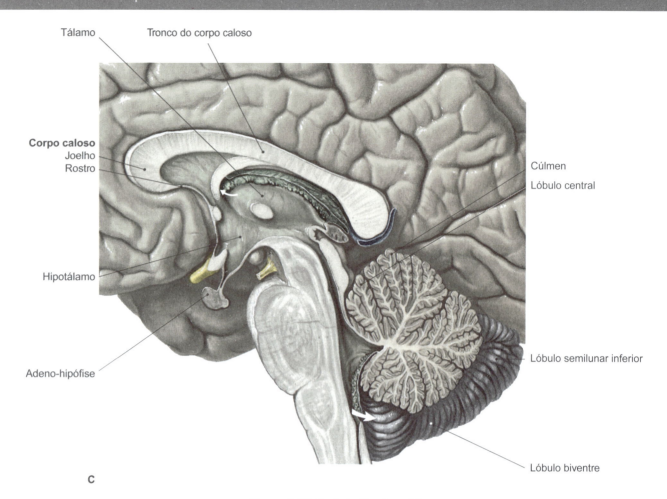

Figura 1.51 Cerebelo. (*Continuação*)

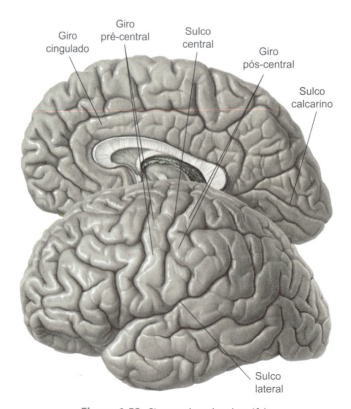

Figura 1.52 Giros e sulcos do telencéfalo.

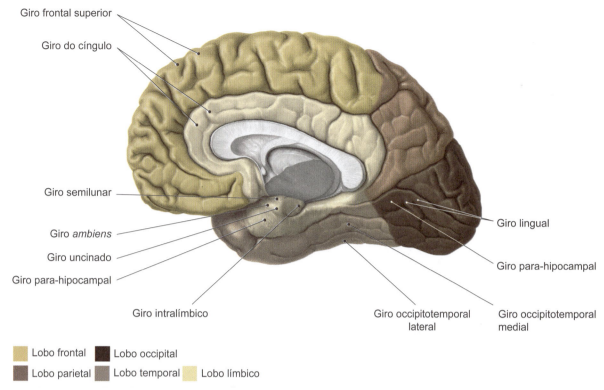

Figura 1.53 Corte mediano do cérebro.

Terceiro ventrículo. Situa-se na linha mediana do diencéfalo. Os tálamos direito e esquerdo formam a maior parte de suas paredes laterais. O terceiro ventrículo abre-se no quarto ventrículo pelo aqueduto do mesencéfalo.

Quarto ventrículo. Localiza-se na parte inferior do tronco encefálico, no espaço posterior à ponte e ao bulbo, mas anterior ao cerebelo. Ele tem duas aberturas laterais e uma abertura mediana. O quarto ventrículo comunica por essas aberturas com o espaço subaracnóideo, que envolve o encéfalo e a medula espinal. Inferiormente, o quarto ventrículo continua pelo estreito canal central, que se estende por toda a medula espinal.

O líquido cerebrospinal ou cefalorraquidiano é um fluido aquoso com uma composição similar à do plasma sanguíneo, encontrado no interior dos ventrículos cerebrais e no espaço subaracnóideo. É produzido a partir do sangue, pelos plexos coroides dos ventrículos, e exerce um papel de proteção do sistema nervoso.

Das estruturas que compõem o SNP, há os nervos e as terminações nervosas. Um nervo é composto por prolongamentos de vários neurônios unidos entre si por bainhas de tecido conjuntivo. Em sua porção distal, os nervos entram em contato com os órgãos periféricos por meio de terminações nervosas, que podem ser sensitivas ou motoras.

Os 12 pares de nervos cranianos têm origem no encéfalo. Os dois primeiros fazem conexão com o cérebro, e os demais, com o tronco encefálico. São numerados em algarismos romanos de acordo com sua origem, no sentido craniocaudal. Alguns nervos cranianos são mistos quanto à função, outros são exclusivamente sensitivos ou motores.

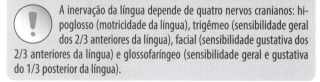

Os nervos espinais têm origem na medula espinal e são responsáveis pela inervação do tronco, dos membros e de parte da cabeça. São 31 pares que correspondem aos 31 segmentos medulares (Figura 1.54).

Cada nervo espinal é formado pela união das raízes anterior e posterior. Na raiz posterior, localiza-se o gânglio sensitivo do nervo espinal. Da união da raiz posterior (sensitiva) com a raiz anterior (motora), forma-se o tronco do nervo espinal, que funcionalmente é misto (sensitivo e motor).

O sistema nervoso autônomo é o componente eferente do sistema nervoso visceral e divide-se em simpático e parassimpático (Figura 1.55), de acordo com critérios anatômicos, farmacológicos e fisiológicos.

Como as ações dos dois sistemas são complexas, podendo o mesmo sistema ter ações diferentes nos vários órgãos, pretendemos na Tabela 1.11 apenas listar as ações de cada componente nos diversos órgãos.

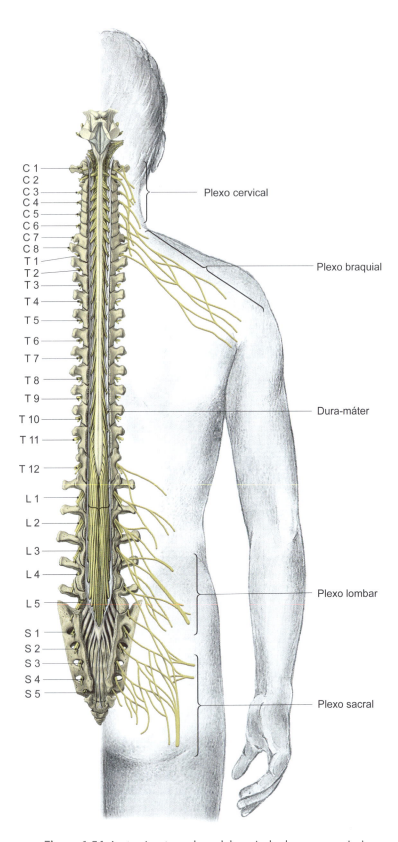

Figura 1.54 Anatomia externa da medula espinal e dos nervos espinais.

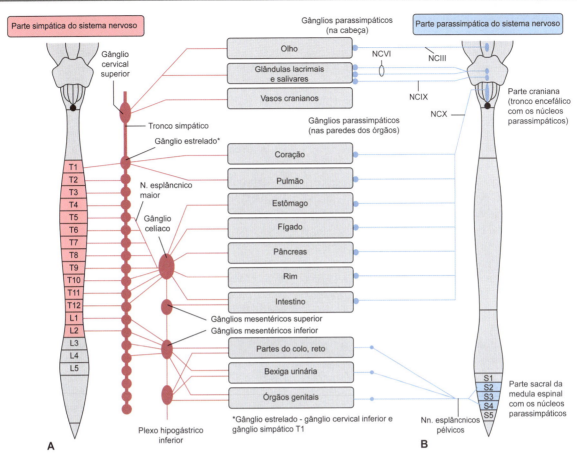

Figura 1.55 Divisão do sistema nervoso autônomo.

Tabela 1.11 Funções do sistema nervoso simpático e parassimpático em alguns órgãos.

Órgão	Simpático	Parassimpático
Íris	Dilatação da pupila (midríase)	Constrição da pupila (miose)
Glândulas salivares	Vasoconstrição, secreção viscosa e pouco abundante	Vasodilatação, secreção fluida e abundante
Coração	Aceleração do ritmo cardíaco (taquicardia)	Diminuição do ritmo cardíaco (bradicardia)
Brônquios	Dilatação	Constrição
Sistema digestório	Diminuição do peristaltismo e fechamento dos esfíncteres	Aumento do peristaltismo e abertura dos esfíncteres
Bexiga	Pouca ou nenhuma ação	Contração da parede, promovendo o esvaziamento
Genitais masculinos	Vasoconstrição, ejaculação	Vasodilatação, ereção
Vasos sanguíneos das extremidades e do tronco	Vasoconstrição	Vasodilatação

Fisiologia do sistema nervoso

Por meio de impulsos nervosos, o sistema nervoso regula várias funções orgânicas e permite a integração com o meio ambiente, recebendo e processando uma série de informações. De maneira anatomofuncional, é possível classificar as diferentes áreas do sistema nervoso, de acordo com suas principais funções.

O córtex cerebral é a uma das partes mais importantes do sistema nervoso. Nele chegam impulsos provenientes de todas as vias da sensibilidade que aí se tornam conscientes e são interpretados. Dele saem os impulsos nervosos que iniciam e comandam os movimentos voluntários e com ele estão relacionados os fenômenos psíquicos. As áreas de projeção recebem ou originam fibras relacionadas diretamente com a sensibilidade ou a motricidade. Lesões nessas áreas causam paralisias ou alterações na sensibilidade ou motricidade. Áreas sensitivas primárias:

- **Área somestésica ou área da sensibilidade somática geral**: localiza-se no giro pós-central e recebe informações vindas do tálamo a respeito de temperatura, dor, pressão, tato e propriocepção consciente da metade oposta do corpo
- **Área visual**: localizada nos lábios do sulco calcarino
- **Área auditiva**: situa-se no giro temporal transverso anterior. As áreas de associação estão relacionadas com funções psíquicas complexas
- **Área vestibular**: localiza-se no lobo parietal, em pequena região próxima ao território da área somestésica correspondente à face. Assim, essa área está mais relacionada com a projeção da sensibilidade proprioceptiva do que com a auditiva. Foi sugerido que a área vestibular do córtex seria importante para apreciação consciente da orientação no espaço
- **Área olfatória**: em seres humanos, ocupa uma pequena área situada na parte anterior do unco e do giro para-hipocampal. Certos casos de epilepsia local do unco causam alucinações olfatórias
- **Área gustativa**: situa-se na porção inferior do giro pós-central, próximo à ínsula, em região adjacente à parte da área somestésica correspondente à língua. Lesões nessas áreas provocam diminuição da gustação na metade oposta da língua.

A área motora primária ocupa a parte posterior do giro pós-central e suas principais conexões aferentes são com o tálamo (por meio do qual recebe informações do cerebelo), com as áreas somestésica, pré-motora e motora suplementar. Em humanos, origina as fibras responsáveis pela motricidade voluntária. A área motora suplementar funcionalmente relaciona-se com a concepção ou o planejamento de sequências complexas de movimentos, ativada com a área motora primária, quando esses movimentos são executados. A área pré-motora coloca o corpo em postura preparatória para os movimentos mais delicados. A área de Broca é responsável pela programação da atividade motora relacionada com a expressão da linguagem. Lesões nessa área resultam em afasias (distúrbios de linguagem expressiva).

Áreas de associação são aquelas que não se relacionam diretamente com a motricidade ou com a sensibilidade. Áreas de associação secundárias sensitivas recebem informações das áreas primárias correspondentes e repassam informações recebidas para outras áreas do cérebro. Lesões nessas áreas causam agnosias visuais, auditivas e somestésicas (incapacidade de reconhecer objetos por visão, som emitido ou tato, embora possam ser reconhecidos por outro sentido que não o afetado), e afasias (dificuldades de compreensão de sons de linguagem). As áreas de associação secundária motoras localizam-se adjacentes à área motora primária com as quais se relacionam. Lesões nessas áreas causam apraxia (incapacidade de executar determinados atos voluntários, sem que exista qualquer déficit motor). Nesse caso, a lesão está nas áreas corticais de associação relacionadas com o planejamento dos atos voluntários, e não na execução desses atos.

Área pré-frontal compreende a parte anterior não motora do lobo frontal que recebe fibras de todas as demais áreas de associação do córtex, ligando-se ainda ao sistema límbico. Lesões nessa área alteram as funções cognitivas normais, com perda de senso de responsabilidades sociais, perda de memória para fatos recentes, perda da capacidade de tomada de decisões, dificuldade na manutenção da atenção e perda do controle emocional.

A área temporoparietal permite a percepção espacial, de maneira que o indivíduo tenha visão das partes componentes do próprio corpo e dos objetos no espaço extrapessoal.

Áreas límbicas, como o giro do cíngulo, o giro para-hipocampal e o hipocampo, relacionam-se principalmente com a memória e o comportamento emocional. Lesões no giro do cíngulo causam a domesticação de animais selvagens; em humanos, a cingulectomia já foi empregada para tratar pacientes psicóticos agressivos e também melhora quadros de ansiedade e depressão. Lesões no hipocampo prejudicam a memória; pacientes com lesão nesta região podem tornar-se incapazes de aprender novos conhecimentos, não reconhecem pessoas da sua relação cotidiana, não memorizam os cômodos de uma nova casa, não se reconhem em fotos e, ao ler o mesmo jornal várias vezes, surpreendem-se sempre com a mesma notícia.

Tálamo

O tálamo funciona como um relé para as informações sensoriais que se dirigem para o córtex cerebral, provenientes das regiões mais caudais do sistema nervoso, mas outras funções também são exercidas por essa estrutura, como: regulação da emoção, modulação de informações motoras do globo pálido e cerebelo para o lobo frontal, e controle do sono e da vigília.

Os sistemas sensoriais e de percepção são fundamentais para a vida humana. O meio externo deve ser primeiramente percebido, para então ser interpretado, mediante diferentes receptores especializados. Um estímulo sendo captado por um receptor apresenta quatro atributos principais: intensidade, duração, localização e modalidade. O estímulo percebido ocasiona uma sensação, que pode ou não acarretar a percepção. Sensação é a capacidade de codificar certos aspectos da energia física e química, representando-os como impulsos nervosos capazes de serem "compreendidos" pelos neurônios. A percepção, por sua vez, pode ser compreendida como a capacidade que alguns animais apresentam de vincular os sentidos a outros aspectos da existência, como o comportamento, nos animais de modo geral, e o pensamento, no caso dos seres humanos. É o sistema nervoso, em particular as regiões neurais que compõem os sistemas sensoriais, o responsável por esse fenômeno de percepção do mundo.

Todo o sistema sensorial é composto por neurônios interligados, formando circuitos neurais que processam a informação vinda do ambiente. O ambiente, externo ou interno em relação ao organismo, é a origem dos estímulos sensoriais. Estes são captados por receptores sensoriais, como células especialmente adaptadas para captar a energia incidente. Como já mencionado, os receptores são específicos, isto é, especializados na detecção de certas formas de energia, por exemplo: energia mecânica (mecanorreceptores – pressão, tato), luminosa (fotorreceptores), térmica (termorreceptores), química (quimiorreceptores) e diversas outras formas de energia que põem em risco a integridade do tecido, causando a dor (terminações nervosas livres). Quando um estimulo é percebido pelo receptor, de maneira proporcional a seus parâmetros (intensidade), há a transdução da energia captada, formando um primeiro potencial, chamado "potencial gerador ou receptor". Ele se propaga ao longo da membrana e ativa outros canais iônicos que produzem potenciais de ação ou então provocam a liberação de neurotransmissores que ativam outras células nervosas da cadeia sensorial. Dessa maneira, seguem vias anatômicas específicas para que aquele estímulo seja identificado adequadamente na área cortical correspondente. Vale ressaltar que há proporcionalidade entre o estímulo e a resposta, o que significa que o potencial receptor realmente traduz as características principais do estímulo: sua intensidade e sua duração.

A amígdala ou o complexo amigdalar compreende uma região cerebral, originalmente identificada por Karl Friedrich Burdach, em 1819, que consiste em uma massa de substância cinzenta localizada profundamente no lobo temporal medial do encéfalo humano. Ela tem como papel central permitir que um organismo perceba estímulos ambientais de significância espécie-específico, sendo ativada em situações com significado emocional. Focos epilépticos nessa estrutura causam aumento da agressividade social, e a estimulação elétrica causa comportamento de fuga e defesa associadas à agressividade. A memória, a atenção, o medo, a ansiedade, as reações de defesa, comportamentos agressivos, maternal, sexual e do controle neuroendócrino estão de alguma maneira, direta ou indiretamente, relacionados ao funcionamento da amígdala.

O hipotálamo é uma estrutura constituída fundamentalmente por substância cinzenta agrupada em núcleos. Como quase todas as suas funções se relacionam com a homeostase, ele tem papel regulador sobre o sistema nervoso autônomo e o sistema endócrino, além de controlar vários processos motivacionais importantes para a sobrevivência do indivíduo e da espécie (fome, sede, sexo). Suas principais funções são: regulação da temperatura corporal, do comportamento emocional, do sono e da vigília, da ingesta de alimentos e água, da diurese, do sistema endócrino, bem como geração e regulação de ritmos circadianos.

A hipófise é dividida em adeno-hipófise e neuro-hipófise. Os neurônios do hipotálamo secretam hormônios que atuam no sistema porta-hipofisário, rede de vasos sanguíneos que conecta o hipotálamo à hipófise, e, uma vez na adeno-hipófise, essas substâncias estimularão ou inibirão a secreção de outros hormônios. Já a neuro-hipófise somente armazena e libera os neuro-hormônios produzidos no hipotálamo, como a vasopressina e a ocitocina.

Estruturas encefálicas relacionadas com a motricidade

Núcleos da base

Funcionalmente, podemos afirmar que as estruturas do corpo estriado participam da regulação do comportamento emocional pelas conexões com áreas corticais do sistema límbico, processam informações originadas em diversas áreas do córtex cerebral, influenciando a atividade motora somática (função importante no planejamento motor), podendo, ainda, influenciar áreas não motoras do córtex (área pré-frontal, por exemplo) ligadas exclusivamente a funções psíquicas.

Na doença de Alzheimer, a degeneração de neurônios nessa estrutura causa depleção de acetilcolina no córtex cerebral. Por meio de suas conexões com o sistema límbico e córtex cerebral, parece ter um importante papel relacionado com a memória e as funções cognitivas. A substância negra é formada, em sua maioria, por neurônios que utilizam a dopamina como neurotransmissor; tem importante conexão com o estriado. A degeneração de neurônios dopaminérgicos nessa área causa diminuição de dopamina no estriado, provocando graves perturbações motoras que caracterizam a síndrome de Parkinson.

Cerebelo

Fisiologicamente, difere do cérebro por funcionar sempre em nível involuntário e inconsciente, sendo sua função exclusivamente motora. Seus aspectos funcionais englobam a manutenção do equilíbrio e da postura, controle do tônus muscular e dos movimentos voluntários (planejamento do movimento e correção dos movimentos) e aprendizagem motora (ao executarmos várias vezes a mesma atividade motora, esta passa a ser cada vez mais rápida e eficiente). Os principais sintomas de lesões no cerebelo são a incoordenação dos movimentos (ataxia), manifestando-se principalmente nos membros (marcha atáxica) ou na articulação das palavras ("voz arrastada"), a perda do equilíbrio e a diminuição da musculatura esquelética (hipotonia).

Medula espinal – arco reflexo

Após determinada percepção sensorial, pode ocorrer a produção de um comportamento associado, o que chamaremos "arco reflexo". Examinaremos em termos gerais a produção de um comportamento conhecido como um reflexo simples de estiramento – o reflexo patelar. Esse tipo de reflexo constitui um grupo especial de reflexos denominados "espinais", ou seja, todo o comportamento é restrito a conexões com a medula e não chega ao encéfalo. São geralmente mediados por circuitos monossinápticos, nos quais os neurônios sensoriais estão diretamente conectados aos neurônios motores. Uma leve batida do tendão patelar, que liga o músculo quadríceps femoral à patela, produz um reflexo rápido de estiramento (como um chute), pela contração do músculo da coxa, o quadríceps femoral, e pelo relaxamento dos músculos flexores opostos da parte de trás da coxa. O reflexo patelar é um exemplo de sistema reflexo monossináptico, um comportamento simples controlado por conexões diretas entre os neurônios sensoriais e motores. Bater levemente na patela com um martelo de reflexo causa um puxão no tendão do quadríceps femoral. Quando o músculo é estirado, a informação a respeito dessa mudança no músculo é transmitida por neurônios aferentes (sensoriais) para o SNC. Na medula espinal, os neurônios sensoriais agem diretamente nos neurônios motores extensores que contraem o quadríceps. Essas ações combinam-se para produzir o comportamento reflexo.

Estruturas encefálicas relacionadas com a manutenção das funções vegetativas

Tronco encefálico

Bulbo

Apesar de ser uma parte relativamente pequena do SNC, é percorrido por grande número de tratos motores e sensitivos. Lesões nessa área causam dificuldades de deglutição, alterações na fonação e nos movimentos da língua. A lesão de determinadas fibras pode causar perda da sensibilidade do tronco e de membros. Sua formação reticular abriga os centros respiratório e vasomotor, importantes para o controle dos ritmos respiratório e cardíaco e da PA. Constitui-se, ainda, no centro do vômito.

Ponte

Assim como no bulbo, na ponte também existem núcleos de nervos cranianos, e lesões nesses núcleos envolvem alterações de sensibilidade da face, controle respiratório, motricidade da musculatura mastigadora ou mímica, tontura, bem como alterações do equilíbrio, associadas à paralisia ou à perda da sensibilidade motora de tronco e membros. Na transição entre o bulbo e a ponte, localiza-se o *locus coeruleus*, principal fonte de inervação noradrenérgica no SNC, com importante papel no controle emocional e no ciclo sono-vigília.

Mesencéfalo

Suas principais estruturas são: (1) substância cinzenta periaquedutal, cuja parte dorsal integra comportamentos defensivos envolvidos no medo e na ansiedade, e sua parte ventral, onde atuam mecanismos de controle da dor, circunda o aqueduto cerebral e, embora tenha uma estrutura bastante compacta, é considerada um núcleo da formação reticular; (2) colículos superiores, relacionados com órgãos da visão, e colículos inferiores, com órgãos da audição; (3) núcleo rubro que participa do controle da motricidade somática; (4) *locus coeruleus* apresenta células ricas em noradrenalina (norepinefrina); (6) área tegmentar ventral (situada na parte ventral do tegmento do mesencéfalo, medialmente à substância negra, contém neurônios ricos em dopamina).

RESUMO

Neste capítulo, você aprendeu que a Anatomia e a Fisiologia Humanas, em conjunto, têm um papel decisivo na atuação dos profissionais da área da Saúde, os quais precisam compreender a constituição do corpo humano e o funcionamento de seus sistemas.

Você também aprendeu as principais terminologias anatômicas, incluindo a posição anatômica e os termos de posição, e os seguintes sistemas:

- Sistema esquelético: composto de ossos de variados tipos e cartilagens, tem a função básica de proteger e sustentar os órgãos, dar forma ao corpo, atuar em postura, locomoção e movimentação, armazenar minerais e produzir células sanguíneas
- Sistema articular: inclui todas as articulações do corpo, as quais unem os ossos e as cartilagens, e permitem a movimentação do corpo
- Sistema muscular: reúne todos os músculos do corpo, que são classificados em esquelético, visceral e cardíaco
- Sistema respiratório: formado por várias estruturas responsáveis por levar o ar até os pulmões para a troca gasosa e pela disponibilização do oxigênio
- Sistema cardiovascular: responsável por transportar todo o oxigênio, disponibilizado pelo sistema respiratório, para todas as células do corpo com ajuda do coração e dos vasos sanguíneos
- Sistema linfático: intimamente ligado ao sistema cardiovascular, tanto estrutural quanto funcionalmente, porém com a função de drenar o excesso de líquido intersticial para a corrente sanguínea, servir de rota para que as gorduras e vitaminas sejam transportadas do intestino para o sangue e atuar na defesa contra algumas doenças infecciosas
- Sistema digestório: formado por órgãos e estruturas responsáveis pela captação e digestão dos alimentos, absorção dos nutrientes e excreção de resíduos
- Sistema urinário: responsável pelo equilíbrio dos líquidos e eletrólitos do corpo humano, e diretamente relacionado com a produção e a excreção de urina
- Sistemas genitais masculino e feminino: responsáveis pelas características sexuais e reprodutoras do ser humano
- Sistemas endócrino e nervoso: têm importante função reguladora, ou seja, controlam o funcionamento do corpo humano a partir do controle da produção hormonal.

BIBLIOGRAFIA

Gilroy AM, Macpherson BR, Ross LM. Atlas de Anatomia. 2. ed. Rio de Janeiro: Guanabara Koogan; 2014.

Guyton A, Hall J. Tratado de Fisiologia Médica. 13. ed. Elsevier; 2017.

International Farmers Aid Association (IFAA). Federative Committee on Anatomical Terminology. Terminologia anatômica. Tradução CTA-SBA. São Paulo: Manole; 2001.

Machado ABM. Neuroatonomia Funcional. São Paulo: Atheneu; 2014.

Marieb E. Anatomia Humana. São Paulo: Pearson Education do Brasil; 2014.

Martinez A. Neuroanatomia Essencial. Rio de Janeiro: Guanabara Koogan; 2014.

Moore K. Fundamentos de Anatomia Clínica. 4. ed. Rio de Janeiro: Guanabara Koogan; 2017.

Mourão CA, Abramov DM. Fisiologia Essencial. Rio de Janeiro: Guanabara Koogan; 2011.

Tortora GJ. Princípios de Anatomia e Fisiologia. 14. ed. Rio de Janeiro: Guanabara Koogan; 2016.

Zurron AP. Ciências Morfofuncionais do Sistema Endócrino e Renal. Londrina: Educacional S.A; 2015.

Exercícios de fixação

1. De acordo com as características da mastigação e a ação das glândulas salivares, analise as alternativas a seguir:

   I) A mastigação é um fator importante na digestão, por quebrar o alimento em partículas menores, favorecendo a ação da saliva e da deglutição.

   II) Após a mastigação, os movimentos da língua empurram o alimento para o esôfago.

   III) A mastigação é iniciada de forma involuntária, comandada pelo nervo trigêmeo.

   Está(ão) correta(s) a(s) afirmativa(s):
   a) I e II.
   b) II e III.
   c) I, II e III.
   d) Somente a alternativa I
   e) Somente a alternativa III.

2. Com relação ao peristaltismo, analise as seguintes assertivas:

   I) Esse movimento acontece somente nos intestinos delgado e grosso.

   II) É o movimento de contração involuntária do esôfago em onda progressiva para deslocar o bolo alimentar ao longo do trato.

   III) As ondas peristálticas são estímulos ou distensões das paredes, em que há a contração da musculatura circular, seguida da contração da camada longitudinal.

   IV) No esôfago, os movimentos peristálticos têm a função de conduzir o alimento da cavidade oral ao estômago, evitando o refluxo gastresofágico.

   Estão corretas as afirmativas:
   a) II, III e IV.
   b) I e III.
   c) I, II, III e IV.
   d) I, II e III.
   e) III e IV.

3. Sobre o fígado, que tem importante papel na digestão, é correto afirmar que:

   I) Anatomicamente o fígado se localiza na cavidade abdominal, na região do hipocôndrio direito, abaixo do músculo diafragma.

   II) O fígado se aproxima do estômago, estando acima do pâncreas e anterior à vesícula biliar.

   III) O fígado é um órgão repleto de sangue, irrigado pelas artérias hepáticas.

   IV) A vascularização é a principal via de comunicação do fígado com o corpo como um todo.

   V) Como o fígado é vascularizado, está distante da veia cava inferior e da veia porta.

   Está(ão) correta(s) a(s) afirmativa(s):
   a) I, II, III e IV.
   b) II e III.
   c) I, II e IV.
   d) I, III e IV.
   e) Somente a afirmativa III.

4. Sobre o pâncreas, que tem importante papel na digestão, analise as alternativas a seguir:

   I) Anatomicamente o pâncreas está localizado no abdome, posteriormente ao estômago e em associação ao duodeno.

   II) O pâncreas tem importantes funções bioquímicas – endócrina e exócrina.

   III) A função endócrina envolve enzimas e sucos digestivos que são secretados no intestino.

   IV) A função exócrina produz hormônios como insulina, glucagon e somatostatina que regulam o metabolismo energético do organismo.

   São corretas as seguintes afirmativas:
   a) I, II e III.
   b) II e III.
   c) I, II e IV.
   d) I, III e IV.
   e) I e II.

5. Sobre o sistema endócrino, analise as seguintes alternativas:

   I) É o conjunto de glândulas com atividade de produção de secreções, que são os hormônios.

   II) Os hormônios são substâncias químicas produzidas por células que, na corrente sanguínea, controlam a função de outras células.

   III) Os órgãos que têm sua função regulada pelos hormônios são chamados "órgãos-alvo".

   IV) A secreção hormonal, ao entrar na corrente sanguínea, é denominada "secreção endócrina".

   São corretas as seguintes afirmativas:
   a) I, II, III e IV.

b) II e III.

c) I, II e IV.

d) I, III e IV.

e) I, II e III.

6. Cada glândula suprarrenal é composta de regiões histologicamente distintas, recebendo inervações moduladoras do sistema nervoso. Ela é constituída pelo _____, que é a parte mais externa da glândula, responsável pela produção de _____; a porção mais interna, chamada _____, que produz a _____.

Com relação a essa afirmativa, os termos que corretamente complementam a frase são:

a) Córtex, aldosterona, medula, glicocorticoide.

b) Medula, cortisol, córtex, acetilcolina.

c) Córtex, cortisol, medula, adrenalina (epinefrina).

d) Córtex, insulina, medula, adrenalina (epinefrina).

e) Medula, acetilcolina, córtex, adrenalina (epinefrina).

7. Qual das alternativas a seguir sobre o número de nervos espinais é correta?

a) 8 pares de nervos cervicais, 12 pares de nervos torácicos, 4 pares de nervos lombares, 12 pares de nervos sacrais e 1 par de nervos lombares.

b) 8 pares de nervos cervicais, 12 pares de nervos torácicos, 5 pares de nervos lombares, 5 pares de nervos sacrais e 5 pares de nervos coccígeos.

c) 7 pares de nervos cervicais, 12 pares de nervos torácicos, 4 pares de nervos lombares, 5 pares de nervos sacrais e 1 par de nervos coccígeos.

d) 8 pares de nervos cervicais, 12 pares de nervos torácicos, 5 pares de nervos lombares, 5 pares de nervos sacrais e 1 par de nervos coccígeos.

e) 7 pares de nervos cervicais, 14 pares de nervos torácicos, 4 pares de nervos lombares, 5 pares de nervos sacrais e 1 par de nervos coccígeos.

8. Em quais das seguintes situações o componente simpático está envolvido?

a) Nas situações de aumento da atividade digestória.

b) Nas situações de luta ou fuga.

c) Nas situações de emergência ou de repouso.

d) Nas situações de repouso e de luta ou fuga.

e) Nas situações de repouso.

9. Qual é a função dos barorreceptores e seu período de atuação?

a) Regulação da pressão arterial a longo prazo e seu período de atuação é de minutos a horas.

b) Regulação da pressão arterial a curto prazo e seu período de atuação é de segundos a minutos.

c) Regulação da pressão arterial a médio prazo e seu período de atuação é de segundos a minutos.

d) Regulação da pressão arterial a médio prazo e seu período de atuação é de horas.

e) Regulação da pressão arterial a longo prazo e seu período de atuação é de horas.

10. Quais são os brônquios lobares originados pelo brônquio principal esquerdo?

a) Brônquios lobares superior, médio e inferior.

b) Brônquios lobares superior e inferior.

c) Brônquios lobares posterior, médio e inferior.

d) Brônquios lobares posterior e inferior.

e) Brônquios lobares médio e inferior.

11. Qual é a função do surfactante pulmonar?

a) Aumentar a tensão superficial do líquido que reveste os alvéolos, reduzindo a tendência dos alvéolos ao colapso.

b) Não se sabe ainda a sua função.

c) Impedir que as pleuras entrem em atrito.

d) Reduzir a tensão superficial do líquido que reveste os alvéolos, reduzindo a tendência dos alvéolos ao colapso.

e) Auxiliar nos movimentos inspiratório e expiratório.

12. Em um paciente com doença renal, sua taxa de filtração glomerular diminuiu 50%. Qual substância a seguir espera-se encontrar em maior concentração no plasma sanguíneo desse indivíduo?

a) Potássio.

b) Glicose.

c) Creatinina.

d) Sódio.

e) Água.

13. Sabe-se que a taxa de filtração glomerular de uma substância A foi de 120 mℓ/min e a taxa de depuração (clearance) foi de 60 mℓ/min. Com base nessas informações, podemos supor que a substância A sofreu:

a) Reabsorção e secreções tubulares.

b) Filtração glomerular e reabsorção tubular.

c) Filtração glomerular e secreção tubular.

d) Apenas filtração glomerular.

e) Filtração glomerular seguida de excreção.

14. Dentre os ossos mencionados a seguir, aquele que NÃO faz parte do esqueleto axial é:

a) Osso frontal.

b) Décima costela.

c) C1 (atlas).

d) Clavícula.

e) Esterno.

15. Das seguintes porções do duodeno, aquela que recebe as secreções dos ductos colédoco e pancreático é:
    a) Primeira porção – parte superior.
    b) Segunda porção – parte descendente.
    c) Terceira porção – parte horizontal.
    d) Quarta porção – parte ascendente.
    e) Quinta porção – parte transversa.

16. A pelve renal é formada pela união de quais estruturas?
    a) Cálices menores.
    b) Cálices maiores.
    c) Papilas renais.
    d) Colunas renais.
    e) Pirâmides renais.

17. No circuito completo do sistema cardiovascular do ser humano, o sangue passa, alternadamente, pela circulação sistêmica e pela circulação pulmonar. O sangue, bombeado para a circulação pulmonar pelo lado direito, retorna dos pulmões para o lado esquerdo do coração que o bombeia para a circulação sistêmica. O sangue proveniente da grande circulação (circulação sistêmica) chega ao átrio direito do coração por meio de que vasos?
    a) Veias pulmonares.
    b) Veias brônquicas.
    c) Veias cava superior e inferior.
    d) Aorta.
    e) Artéria pulmonar.

18. "Vias biliares" é o nome que se dá ao conjunto de condutos que conectam o fígado e a vesícula biliar ao duodeno. Sua função é conduzir a bile produzida no fígado, para seu armazenamento na vesícula biliar e posterior liberação no duodeno. A união do ducto cístico com o ducto hepático comum forma:
    a) O ducto vesical.
    b) O ducto colédoco.
    c) O ducto pancreático.
    d) A papila maior do duodeno.
    e) O ducto hepático direito.

19. A união do ducto deferente com o ducto excretor da glândula seminal formará:
    a) Epidídimo.
    b) Ducto ejaculatório.
    c) Ductos urinários.
    d) Óstios ejaculatórios.
    e) Uretra – parte prostática.

20. De acordo com a classificação dos músculos e ao analisarmos as suas funções, podemos afirmar que:
    a) Músculos estriados esqueléticos são responsáveis pelo movimento involuntário nas várias partes do corpo, por exemplo, bíceps braquial.
    b) Músculo estriado cardíaco é um músculo especializado na contração do coração, por exemplo, endocárdio, miocárdio e epicárdio.
    c) Músculo liso/visceral é encontrado nas paredes dos órgãos internos, como estômago, bexiga etc.
    d) Músculo liso/visceral forma a bainha que envolve os músculos estriados esqueléticos, possibilitando uma contração ótima em sentido único.
    e) Músculos estriados esqueléticos são responsáveis pelo movimento voluntário nas várias partes do corpo, por exemplo, membros superiores e coração.

FECHAMENTO DE CASO-CENÁRIO

Confira se você respondeu adequadamente às perguntas dos Casos-cenário.

CASO-CENÁRIO 1

1. F.N. fraturou dois ossos: rádio e ulna.
2. Esses ossos têm relação direta com a articulação do cotovelo, formada pelas articulações umerorradial, umeroulnar e radiulnar proximal.

CASO-CENÁRIO 2

1. As regiões comprometidas na rinite são o nariz e a cavidade nasal, que contém o septo nasal e as conchas nasais, com seus respectivos meatos nasais.
2. Os seios paranasais são o maxilar, o frontal, o esfenoidal e as células etmoidais.

CASO-CENÁRIO 3

1. O prolapso da valva mitral (valva atrioventricular esquerda) é um problema cardíaco, no qual a valva que separa as câmaras superior (átrio esquerdo) e inferior (ventrículo esquerdo) do coração não fecha corretamente. Desse modo, pequena quantidade de sangue pode retornar do átrio para o ventrículo esquerdo.

2. A valva atrioventricular esquerda (também chamada "bicúspide" ou "mitral") localiza-se entre o átrio e o ventrículo esquerdos.

3. O sangue que passa por essas câmaras é arterial, sendo ejetado do ventrículo esquerdo para a aorta.

CASO-CENÁRIO 4

1. A vesícula biliar é uma estrutura sacular localizada na face visceral do fígado e que armazena a bile.

2. Os ductos que conduzem a bile são: ductos hepáticos direito e esquerdo, ducto cístico e ducto colédoco.

3. Com a retirada da vesícula, a bile não será mais armazenada nela e, portanto, deixa de ser concentrada, podendo comprometer parcialmente a digestão de gordura.

CASO-CENÁRIO 5

1. O cálculo de D.M.G. localizado no cálice renal menor percorreu o seguinte trajeto: do cálice renal menor para a pelve renal, depois para o ureter, em seguida para bexiga urinária e, por fim, para a uretra, passando por suas três partes (prostática, membranácea e esponjosa).

2. Dessas estruturas, a uretra masculina pertence ao sistema urinário e ao sistema genital masculino.

CASO-CENÁRIO 6

A suspeita é de que A.N.T. seja diabético, uma vez que seus índices glicêmicos em jejum estão altos. Provavelmente há insuficiência na secreção de insulina, o que confirma a diabetes do tipo I. Com níveis baixos de insulina, o transporte da glicose do sangue para a célula fica comprometido.

CASO-CENÁRIO 7

1. A estrutura anatômica pertencente ao sistema nervoso central responsável pela resposta reflexa é a medula espinal.

2. O fenômeno observado é o arco reflexo, em que um estímulo sensorial, no caso o calor do ferro quente, aciona um interneurônio medular que, por sua vez, ativa um neurônio motor que leva à contração do braço, tirando-o da fonte de dor.

2 Parasitologia e Microbiologia

Luciana Pinto Sartori ■ Marjorie Mendes Marini

Objetivos de aprendizagem

✓ Compreender os fundamentos da Parasitologia Humana quanto à relação parasita-hospedeiro, à patogenia decorrente, às manifestações clínicas e às medidas de profilaxia, considerando a epidemiologia das doenças
✓ Identificar morfologicamente os parasitas de maior relevância médica, associando o seu ciclo de vida e o papel do vetor
✓ Conhecer as características essenciais dos três principais grupos microbianos – as bactérias, os fungos e os vírus –, identificando sua morfologia e seu metabolismo, assim como os mecanismos de transmissão e principais doenças causadas por eles.

INTRODUÇÃO À PARASITOLOGIA

Estudar e conhecer os parasitas e os principais grupos microbianos, seu mecanismo de transmissão de doenças, as manifestações clínicas das principais doenças, medidas de prevenção e tratamento essenciais para a prática do Técnico de Enfermagem.

Em todas as áreas de atuação, você, em algum momento da sua vida profissional, terá que utilizar os conhecimentos adquiridos nessa disciplina para prestar um cuidado, seja na forma de educação em Saúde, com orientações preventivas, no cuidado ao indivíduo enfermo ou durante sua recuperação.

Por isso, recomendamos que você esteja atento durante a sua leitura e, se necessário, procure fontes adicionais e confiáveis de conhecimento. Em caso de dúvidas, você pode esclarecê-las com o professor. Boa leitura!

CASO-CENÁRIO 1

M.P.S., 35 anos, divorciada, buscou atendimento na Unidade de Saúde e descreveu desconforto vulvovaginal, prurido e leucorreia. Após exame vaginal, foi constatada uma secreção verde-amarelada de forte odor, que foi coletada e mantida em solução salina para pesquisa histopatológica. Durante anamnese, a paciente descreveu episódios de febre, fraqueza e mal-estar, gripe forte e tosse na última semana. Também foi obtida uma amostra sanguínea para análise. Você saberia explicar a razão desses sintomas e qual(is) a(s) possível(is) doença(s) que acomete(m) o paciente, considerando-se os sintomas descritos?

Estude o conteúdo a seguir e tente responder à questão do Caso-cenário 1.

PARASITOLOGIA HUMANA

Conceitos básicos

Conhecer os princípios básicos da Parasitologia é importante em razão dos altos índices de mortalidade e morbidade no mundo decorrentes das infecções/infestações por parasitas. Entre os organismos parasitários mais comuns nos atendimentos de Enfermagem no Brasil estão os endoparasitas dos grupos dos protozoários (organismos unicelulares) do reino Protista, helmintos dos grupos nematelmintos (vermes cilíndricos, filo Nematoda), Platelmintos (vermes achatados, filo Platyhelminthes) e ectoparasitas artrópodes (filo Arthropoda).

Conhecer o ciclo biológico e os sintomas provocados pelos parasitas facilita o tratamento. Ao mesmo tempo, compreender o desenvolvimento de epidemias parasitárias é fundamental para adoção de profilaxia e tratamento dos pacientes.

Com conhecimento e treinamento, o Técnico de Enfermagem pode realizar uma intervenção segura e efetiva no contexto das doenças parasitárias, cuja transmissão, em geral, está diretamente associada a más condições sanitárias, desnutrição e baixa defesa imunológica. Conhecer a história do paciente e seu ambiente auxilia na descoberta de como se contraiu o parasita.

Como hospedeiro, o ser humano não apenas nutre o parasita como se torna seu hábitat, permitindo seu desenvolvimento e proliferação. Em alguns casos, o parasita também desenvolve parte do seu ciclo em outros organismos que pode se tornar a fonte da infecção, sendo, por isso, conhecido como "vetor". Essas interações são mostradas na Figura 2.1.

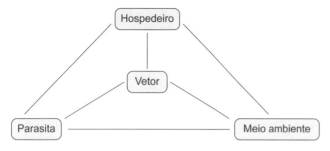

Figura 2.1 Fluxograma que relaciona o parasita, seu vetor (quando houver), o hospedeiro humano e o meio ambiente.

As condições precárias de muitas regiões do país favorecem a proliferação e a transmissão dos parasitas, que, em muitos casos, se beneficiam dos maus hábitos de higiene dos seres humanos para dispersar seus cistos, oocistos e ovos e alcançar maior número de infectados. Além do tratamento, a profilaxia é extremamente importante por auxiliar a impedir que o parasita se multiplique e seja transmitido, reduzindo assim o número de vítimas.

> **IMPORTANTE**
> Parasitismo é a relação que ocorre entre indivíduos de espécies diferentes e caracteriza-se por um contato íntimo e duradouro, sendo o "parasita" aquele que explora os recursos e o "hospedeiro" aquele que fornece o meio ecológico onde vive o parasita.

Alguns termos específicos da área de Parasitologia aparecem com frequência na literatura médica e merecem ser reconhecidos pelo Técnico de Enfermagem, compondo seu vocabulário técnico e facilitando a comunicação na área. Dentre eles, destacam-se:

- **Agente etiológico:** o causador/responsável pela origem da doença
- **Doença endêmica:** aquela cuja incidência (número de casos novos) permanece constante por vários anos, dando uma ideia de equilíbrio entre a população e a doença
- **Epidemia:** ocorrência, na mesma região, de casos que ultrapassam a incidência estatística comum de uma doença
- **Pandemia:** quando a epidemia se espalha por mais de uma região causando um número elevado de mortes
- **Infecção:** invasão do organismo por agentes patogênicos microscópicos, envolvendo penetração e/ou desenvolvimento do agente infeccioso no corpo do ser humano
- **Infestação:** invasão do organismo por agentes patogênicos macroscópicos, como o alojamento e o desenvolvimento de artrópodes na superfície do corpo do ser humano
- **Vetor:** organismo capaz de transmitir agentes infecciosos. O parasita pode ou não se desenvolver enquanto se encontra no vetor
- **Hospedeiro:** organismo que serve de hábitat para o outro que nele se instala, encontrando as condições de sobrevivência
- **Hospedeiro definitivo:** aquele que apresenta o parasita em fase de maturidade ou em fase de atividade sexual
- **Hospedeiro intermediário:** aquele que apresenta o parasita em fase larvária ou em fase assexuada
- **Profilaxia:** conjunto de medidas que visam a prevenção, erradicação ou controle das doenças.

Aspectos gerais da transmissão/infecção de parasitas

Os parasitas podem ser transmitidos aos hospedeiros ou infectá-los de diversas maneiras. Quando não existe gasto de energia por parte do parasita para a invasão, chamamos de "infecção ou infestação passiva". Exemplos de transmissão passiva ocorrem quando ovos ou cistos, que se encontram livres no ambiente, são ingeridos por acaso pelos seres humanos. Por outro lado, caso ocorra dispêndio energético para tal fim, o processo é chamado "infecção ou infestação ativa". Por exemplo, as larvas de algumas espécies de parasitas penetram ativamente a pele do futuro hospedeiro.

As vias de infestação/infecção ou porta de entrada também são variadas e dependem do ciclo de vida do parasita. Destacamos as vias oral, cutânea, mucosa, genital, dentre outras. Em conjunto com os tipos de infecção/infestação, há os seguintes exemplos:

- **Via passiva/oral:** *Ascaris lumbricoides* (verme causador da ascaridíase ou "lombriga")
- **Via passiva/cutânea:** *Plasmodium* spp. (protozoário causador da malária)
- **Vias ativa/cutânea e ativa/mucosa:** *Trypanosoma cruzi* (protozoário causador da doença de Chagas)
- **Via passiva/genital:** *Trichomonas vaginalis* (protozoário causador da tricomoníase).

Existem muitas outras vias possíveis, como: na gestação, a via transplacentária; na amamentação, a via transmamária; a transfusão sanguínea e o transplante de órgãos.

Mecanismos de agressão e resposta às parasitoses

Os organismos invasores, microscópicos ou não, agridem seu hospedeiro, cujo corpo reage pela ação de seu sistema imunológico. As patogenias e as manifestações clínicas associadas ao parasitismo referem-se ao conjunto de mecanismos lesionais decorrentes desse parasitismo, incluindo as agressões advindas da própria reação fisiológica do hospedeiro. Importante observar que existem fatores que afetam o sucesso do parasita, como a virulência (carga parasitária infectiva) e a suscetibilidade do hospedeiro quanto a suas condições nutricionais e de resistência imunológica ao parasita.

Os danos gerados pela agressão podem ser diretos, quando determinados pelas próprias substâncias secretadas pelo parasita, ou indiretos, acarretados pela reação do hospedeiro ao parasitismo. Esses danos são provenientes de diferentes tipos de ações do parasita, como:

- **Espoliativa:** o parasita absorve nutrientes, incluindo o sangue do hospedeiro, como no caso da ancilostomose (amarelão)

- **Tóxica:** o parasita produz enzimas ou metabólitos que são tóxicos e lesionam o hospedeiro
- **Mecânica:** impede o funcionamento adequado dos órgãos do hospedeiro (novelo de *Ascaris lumbricoides* causando constipação intestinal, novelo de filárias nos gânglios e vasos linfáticos causando elefantíase)
- **Traumática:** destruição de tecidos como, por exemplo, a migração do parasita de um lugar para outro, como o ectoparasita da sarna (*Sarcoptes scabiei*) na pele
- **Irritativa:** irritação local causada pelo parasita ao longo do tempo, como no caso da giardíase (*Giardia lamblia*)
- **Enzimática:** migração e destruição dos tecidos por onde esteve, como na dermatite cercariana (*Schistosoma mansoni*).

Sintomas, prevenção e profilaxia

As parasitoses são causadas por diferentes organismos que se instalam em diversas partes do corpo humano, porém, existem alguns sintomas clássicos que auxiliam a identificar a possível presença de parasitas, como: febre, dores abdominais, diarreia, gases, falta de apetite, perda de peso, náuseas e vômitos, tosse, anemia e até mesmo coceira anal. Outro sintoma conhecido nas zonas rurais é a vontade de comer itens inusitados como terra e tijolo, conhecida como "alotriofagia".

Evitar não só o contato com parasitas, mas seu desenvolvimento, reprodução e sucesso são medidas profiláticas. Entre elas, estão os desafios urbanos e sociais, como: melhoria nas condições de saneamento básico, tratamento e fornecimento de água potável, eliminação de focos de contaminação (lixo e esgoto a céu aberto, pois neles se desenvolvem larvas de mosquitos), coleta adequada de lixo e ações de educação em Saúde sobre prevenção e higiene pessoal e doméstica para a população.

Na lista de higiene pessoal, incluem-se hábitos simples como lavar bem as mãos com água e sabão antes das refeições e após usar o banheiro; manter as unhas aparadas; evitar colocar a mão na boca ou em mucosas, como nos olhos; andar calçado, especialmente em áreas sem esgoto encanado; evitar brejos e água parada.

Quanto à higiene doméstica, é necessário manter a casa e o terreno em volta sempre limpos, evitando moscas e mosquitos; manter cestos de lixo e caixas de água sempre tampados; cuidar da higiene dos próprios animais, controlando seus próprios parasitas e levando-os periodicamente ao veterinário.

Parasitas mais comuns de importância médica

Endoparasitas

São aqueles que utilizam células, tecidos e órgãos humanos para se desenvolver. Classificam-se em unicelulares, como os protozoários; e pluricelulares, como os helmintos ou vermes, que morfologicamente podem ser achatados ou cilíndricos.

Protozoários

Apresentam formas de vida com fase ativa, chamada "trofozoíta", e uma forma de resistência que são os "cistos ou oocistos" (no caso da toxoplasmose). As principais espécies de protozoários parasitas em humanos no Brasil atualmente são: *Giardia lamblia*; *Trichomonas vaginalis*; *Entamoeba histolytica*; *Trypanosoma cruzi*; *Leishmania* spp.; *Plasmodium* spp.; *Toxoplasma gondii*. A seguir, comentaremos aspectos da transmissão, sintomatologia e profilaxia de cada uma dessas espécies.

Giardíase

O agente etiológico da giardíase é *Giardia lamblia*, um parasita monoxeno (de ciclo biológico direto). A via de infecção normal para o ser humano é a ingestão de cistos, cujo desencistamento ocorre no meio ácido do estômago e é completado no duodeno e no jejuno, onde ocorre a colonização do parasita. Este se reproduz por divisão binária longitudinal. O ciclo se completa com o encistamento do parasita e a sua eliminação nas fezes. Quando o trânsito intestinal está acelerado, é possível achar trofozoítos nas fezes. A transmissão ocorre pela ingestão passiva de cistos: sejam os que estão na água sem tratamento ou fervura; em alimentos e verduras contaminados por moscas e baratas; por meio das próprias mãos contaminadas; em sexo anal com pessoa contaminada; por animais domésticos contaminados com *Giardia* de morfologia semelhante à que afeta os humanos (Figura 2.2). A infecção pode ser assintomática ou sintomática, dependendo da cepa e do número de cistos ingeridos. A forma aguda manifesta-se por diarreia do tipo aquosa, explosiva, de odor fétido, acompanhada de gases, com distensão e dores abdominais. A duração da forma aguda é relativamente breve (poucos dias) e os sintomas iniciais podem ser confundidos com outras causas. A profilaxia se dá pela higiene pessoal, proteção e higiene dos alimentos, tratamento e fervura da água, rápido diagnóstico e tratamento dos pacientes para evitar disseminação.

> **SAIBA MAIS**
>
> O ciclo de vida da *Giardia lamblia* é dividido em trofozoíto e cisto. O trofozoíto tem o formato de uma pera, apresenta dois núcleos, quatro pares de flagelos e um disco de sucção que auxilia a sua aderência à parede do intestino; ele não sobrevive no meio ambiente (Figura 2.3). O cisto é oval, com uma parede mais espessa, quatro núcleos e muitas fibras internas. Durante a ecistação ou desencistamento, cada cisto consegue gerar até dois trofozoítos.
>
> Para mais detalhes sobre a *Giardia*, assista ao vídeo (em inglês) disponível no *link*: https://www.youtube.com/watch?v=bGMor71WkFc.

Amebíase

Dentre as amebas, a espécie mais importante que habita o corpo humano e causa doença é a *Entamoeba histolytica*. Esses organismos apresentam duas formas: uma de resistência, que também é a forma infectante, chamada "cisto", que apresenta quatro núcleos; a segunda é a forma reprodutiva, ou trofozoítica, com um só núcleo, corpo disforme e emissão contínua de pseudópodos. A ameba é um parasita monoxeno, de ciclo biológico direto. A via de infecção normal para o ser humano é a ingestão dos

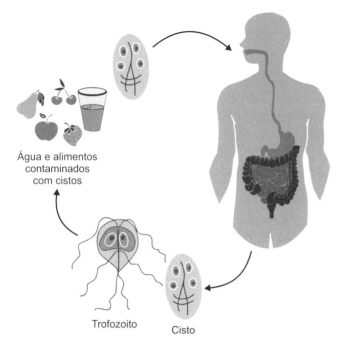

Figura 2.2 Ciclo de vida da giardíase.

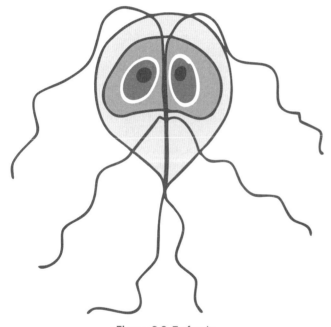

Figura 2.3 Trofozoíto.

cistos, que desencistam no meio ácido do estômago, e se completa no duodeno e no jejuno, onde ocorre a colonização do parasita e sua reprodução por divisão binária longitudinal. O ciclo se completa com o encistamento do parasita e a sua eliminação nas fezes. Quando o trânsito intestinal está acelerado, é possível encontrar trofozoítos nas fezes. A patogenia se dá pela invasão dos tecidos pelos trofozoítos invasivos (Figura 2.4). Há duas formas de manifestações clínicas.

Amebíase intestinal. Pode se manifestar como forma sintomática, causando colite não disentérica. É a forma clínica mais comum em Parasitologia, caracterizada por evacuação diarreica ou não, de 2 a 4 vezes por dia, com fezes moles ou pastosas. Raramente há febre. O que caracteriza essa forma é a alternância entre a manifestação clínica e os períodos silenciosos. Também pode causar colite disentérica, caracterizada por diarreia aguda, com 8 a 10 episódios ao dia, acompanhada de cólicas intestinais, com evacuações sanguinolentas e febre moderada.

Amebíase extraintestinal. Mais comum na região amazônica, ocorre quando há um desequilíbrio entre o parasita e o hospedeiro, permitindo a invasão do parasita à submucosa intestinal, podendo alcançar a corrente sanguínea. Causam abscessos hepáticos e suas manifestações clínicas são dor, febre e hepatomegalia, podendo causar abscessos nos pulmões e no cérebro. A profilaxia é a mesma da giardíase, associando higiene pessoal, dos alimentos, tratamento da água, rápido diagnóstico e tratamento para evitar disseminação.

Leishmaniose

Causada por diferentes espécies de protozoários do gênero *Leishmania* e transmitida pela picada de flebotomíneos (também conhecidos popularmente como "mosquito-palha" ou "birigui"). A leishmaniose apresenta três formas clínicas mais comuns:

- **Cutânea:** causa feridas na pele
- **Mucocutânea:** lesões podem levar à destruição parcial ou total das mucosas
- **Visceral:** também chamada "Calazar", caracterizada por surtos febris irregulares, substancial perda de peso, hepatosplenomegalia e anemia grave.

Os protozoários causadores da leishmaniose têm seu ciclo completado em dois hospedeiros, um vertebrado e um invertebrado (ciclo heteroxeno). Entre os hospedeiros vertebrados, inclui-se grande variedade de mamíferos: roedores, edentados (tatu, tamanduá, preguiça), marsupiais (gambá), canídeos (cães) e primatas, além do ser humano. Os hospedeiros invertebrados são pequenos insetos da ordem Diptera, gênero *Lutzomyia*, nas Américas, e gênero *Phlebotomus*, no Velho Mundo.

A *Leishmania* apresenta algumas formas durante o seu ciclo: amastigotas, com forma oval ou esférica, encontradas no hospedeiro vertebrado, no interior das células e sem flagelo livre; promastigotas, com formas alongadas e em cuja região anterior emerge um flagelo livre, sendo encontradas no tubo digestivo do inseto vetor. A infecção do vetor ocorre quando o inseto pica o vertebrado contaminado para seu repasto sanguíneo e ingere macrófagos contendo as formas amastigotas do parasita. Ao chegarem ao estômago do inseto, os macrófagos rompem-se, liberando as amastigotas. Estas sofrem uma divisão binária e se transformam rapidamente em promastigotas, que se multiplicam ainda no sangue ingerido. Quando sua membrana se rompe, as formas promastigotas ficam livres e reproduzem-se por divisão binária, podendo seguir dois caminhos, de acordo com a espécie do parasita. A *Leishmania braziliensis* migra para as regiões do piloro e do íleo. Nesses locais, elas se transformam de

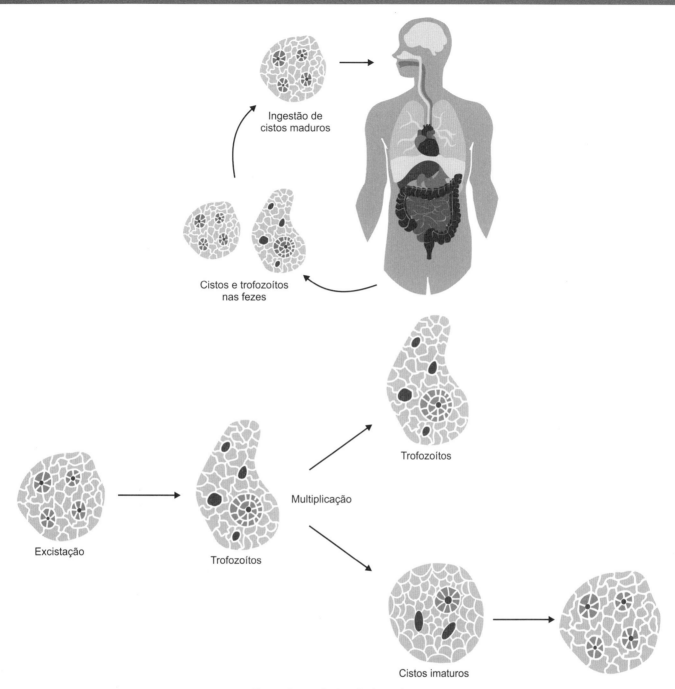

Figura 2.4 Ciclo de vida da amebíase.

promastigotas para paramastigotas, aderindo ao epitélio do intestino do inseto. Na Leishmania "mexicana" o mesmo ocorre, porém, a fixação das paramastigotas ocorre no estômago do inseto vetor. Novamente se transformam em promastigotas e migram para a região da faringe do inseto; nesse local se transformam mais uma vez em paramastigotas, e depois em pequenas promastigotas infectantes, altamente móveis, que se deslocam para o aparelho bucal do inseto. O inseto, na sua tentativa de ingestão de sangue, injeta as formas promastigotas no local da picada. Em até 8 horas os flagelados são interiorizados pelos macrófagos teciduais. Rapidamente as formas promastigotas se transformam em amastigotas, que são encontradas no sangue um dia após a fagocitose. As amastigotas resistem à ação microbicida dos macrófagos e multiplicam-se até ocupar todo o citoplasma. O macrófago rompe-se, liberando as amastigotas, que penetrarão em outros macrófagos, iniciando a reação inflamatória (Figura 2.5).

Sobre a epidemiologia da doença, a transmissão ao ser humano ocorre quando este adentra a mata para realizar suas atividades. Nesse caso, a doença transforma-se em uma zoonose (cujo ciclo envolve os animais e o ser humano), sendo comum em animais silvestres, mas principalmente em cães, para os quais há vacinas em desenvolvimento, mas com eficácia variável. Em geral, o ser humano pode ser considerado um hospedeiro eventual da

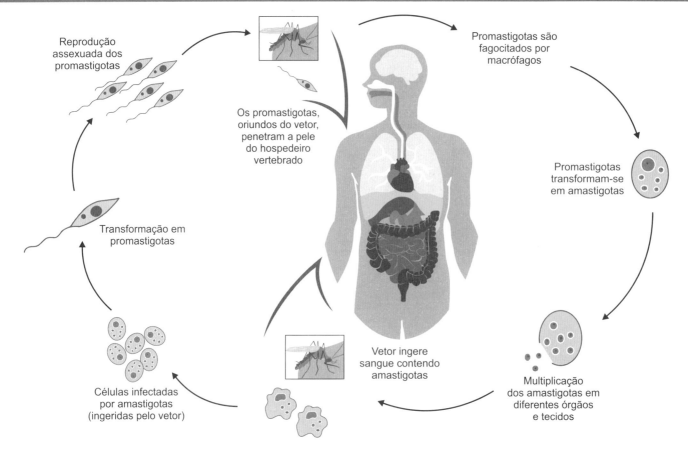

Figura 2.5 Ciclo da *Leishmania* sp. em humanos e no vetor invertebrado. (Adaptada de https://www.cdc.gov/parasites/leishmaniasis/biology.html.)

Leishmania. A profilaxia mais efetiva consiste em evitar as picadas de flebotomíneos, com medidas de proteção individual: uso de repelentes, telas de mosquiteiro de malha fina e vestuário apropriado.

> **IMPORTANTE**
>
> A *Leishmania infantum*, responsável pela leishmaniose visceral, é considerada endêmica em 20 dos 27 estados brasileiros. Por ano, são detectados 3.553 casos, dos quais 54% registrados na região Nordeste do Brasil, principalmente no estado do Ceará, que chegou a registrar 467 casos na última década, dos quais 38% desses casos foram registrados em Fortaleza. De todos os doadores de sangue do Ceará, 69% residem em Fortaleza, sendo assim, um estudo analisou os sangues doados no estado do Ceará. Das amostras analisadas, 17% estavam infectadas com leishmania. Esse resultado evidencia uma alta prevalência de infecção por *Leishmania* no sangue de doadores de Fortaleza.
>
> Fonte: Monteiro et al., 2016.

Tripanossomíase americana (doença de Chagas)

O agente etiológico da doença de Chagas é o *Trypanosoma cruzi*. Seu ciclo é heteroxênico, passando por fase de multiplicação intracelular no hospedeiro vertebrado e extracelular no inseto vetor (triatomíneos, conhecidos popularmente como "barbeiros"). O ciclo no hospedeiro vertebrado inicia-se com a infecção por formas tripomastigotas metacíclicas, que são eliminadas nas fezes e na urina dos barbeiros logo após o repasto sanguíneo. Essas formas penetram no local da picada, frequentemente quando a pessoa coça o local, e interagem com as células sanguíneas, ocorrendo a transformação dos tripomastigotas em amastigotas, que se multiplicam por divisão binária. Na corrente sanguínea, os tripomastigotas atingem outras células de qualquer outro tecido ou órgão para cumprir um novo ciclo celular ou são destruídos pelo sistema imune. Podem ainda ser ingeridos por triatomíneos (barbeiros), nos quais cumprirão seu ciclo extracelular. No hospedeiro invertebrado, os barbeiros infectam-se ao ingerir as formas tripomastigotas presentes na corrente circulatória do hospedeiro vertebrado durante a hematofagia. No estômago do inseto, transformam-se em epimastigotas que se reproduzem por divisão binária, sendo responsáveis pela manutenção da infecção no vetor. No reto, as epimastigotas diferenciam-se em tripomastigotas metacíclicas, infectantes para os vertebrados, que, como já mencionado, são eliminadas nas fezes ou na urina (Figura 2.6).

O mecanismo de transmissão mais comum envolve o depósito de fezes e urina contaminados do vetor, durante o repasto sanguíneo, que penetram no local da picada principalmente após o ato de coçar o local. Outras formas menos comuns envolvem: transfusão sanguínea, transmissão congênita, acidentes de laboratório, transmissão oral (p. ex., caldo de cana ou açaí processados

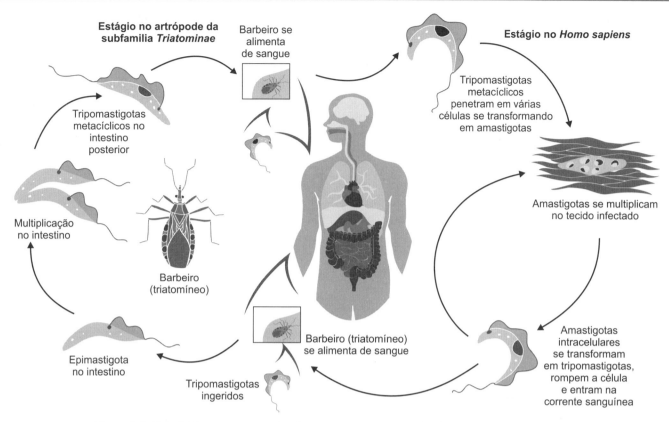

Figura 2.6 Ciclo do *Trypanosoma cruzi* em humanos e no vetor invertebrado. (Adaptada de Ferreira, 2015.)

com barbeiros contaminados) e transplantes de órgãos contaminados. A patogenia envolve uma fase aguda que pode ser sintomática ou assintomática, sendo a segunda mais frequente. Ambas estão relacionadas com o estado imunológico do paciente. A fase aguda se inicia com manifestações locais, quando o *Trypanosoma cruzi* penetra a conjuntiva (sinal de Romaña) ou a pele (chagoma de inoculação). As manifestações clínicas gerais são febre, edema localizado e generalizado, hepatosplenomegalia e, ocasionalmente, insuficiência cardíaca e perturbações neurológicas. A fase crônica é caracterizada pela ausência de sintomas e por positividade em exames parasitológicos ou sorológicos; cardiopatia chagásica crônica sintomática (insuficiência cardíaca, devido à diminuição da massa muscular, que se encontra muito destruída); arritmias cardíacas; megacólon, megaesôfago, megaduodeno e megabexiga, que não são provocados por obstrução. A profilaxia envolve a melhoria das habitações rurais, o combate ao barbeiro e a avaliação dos tecidos e órgãos a serem transfundidos ou doados.

Malária

Uma das doenças parasitárias de maior mortalidade nas regiões tropicais e subtropicais do mundo. No Brasil, é causada por três espécies de protozoários: *Plasmodium vivax*, causador da terçã benigna; *Plasmodium falciparum*, agente da terçã maligna; e *Plasmodium malariae*, causador da quartã benigna. Apresenta ciclo heteroxeno: o ser humano é o hospedeiro intermediário, e os mosquitos do gênero *Anopheles* são os definitivos. No ser humano, o protozoário parasita os hepatócitos (fase exoeritrocítica) e, posteriormente, as hemácias (fase eritrocítica), nas quais ocorre a reprodução assexuada do tipo esquizogonia, que se processa em intervalos regulares para cada espécie: 48 horas para *Plasmodium vivax*, 36 a 48 horas para *Plasmodium falciparum* e 72 horas para *Plasmodium malariae*. Durante a fase eritrocítica, alguns merozoítos penetram hemácias jovens (ainda na medula óssea) e diferenciam-se, formando os *gametócitos*. É o início da reprodução sexuada ou esporogonia, que se completará no mosquito. Os gametócitos aparecem na corrente sanguínea por 1 semana, depois do primeiro acesso febril; são mais numerosos na fase inicial da doença e o número de gametócitos femininos (*macrogametócitos*) é maior que de masculinos (*microgametócitos*). Ao exercer a hematofagia, a fêmea do mosquito *Anopheles* ingere as formas sanguíneas do parasita, mas apenas os gametócitos são capazes de evoluir no inseto. No estômago do mosquito, o gametócito feminino amadurece e transforma-se em um *macrogameta*. O gametócito masculino passa por um processo de exflagelação e dá origem a vários *microgametas*, os quais se movimentam ativamente atrás de um macrogameta, e um deles o penetra, formando o ovo ou zigoto. Aproximadamente 20 horas após o repasto sanguíneo, o ovo já está formado na luz do estômago do mosquito e começa a migração para encistar-se na parede do órgão. A fase móvel chama-se oocineto, e a fase encistada oocisto. Por um processo de esporogonia, formam-se no interior do oocisto milhares de esporozoítos, que rompem a parede da célula e invadem toda a cavidade geral do inseto, chegando às glândulas salivares. Quando o mosquito realiza um novo repasto sanguíneo, inocula saliva contendo esporozoítos que caem na corrente sanguínea e vão para o fígado, iniciando um novo ciclo (Figura 2.7). A transmissão ocorre pela inoculação de esporozoítos durante a picada de fêmeas de mosquitos do gênero *Anopheles*, insetos essencialmente silvestres, sendo a principal espécie transmissora da malária no Brasil o *Anopheles darlingi*. Estes mosquitos pertencem à família Culicidae, a mesma do mosquito da dengue (*Aedes aegypti*) e do pernilongo comum (*Culex quinquefasciatus*). A transmissão congênita, embora muito rara, pode também ocorrer. Outro mecanismo de transmissão possível é pelo sangue de doadores infectados, na fase crônica da doença e sem sintomatologia aparente. As três espécies de *Plasmodium* identificadas no Brasil apresentam patogenicidades diferentes: o *Plasmodium falciparum* é capaz de provocar a morte do indivíduo, enquanto as duas outras espécies dificilmente o fazem, apesar de provocarem acessos maláricos e anemia. O acesso malárico caracteriza-se por calafrio, calor e suor. Apesar da febre, o paciente começa a tremer de frio e procura deitar-se e aquecer-se com cobertores; cerca de 30 minutos depois, cessa a sensação de frio e inicia a sensação de calor intenso, quando a febre alcança 41°C, permanecendo assim por cerca de 2 horas. Como em todas as parasitoses, a profilaxia abrange o tratamento do paciente (eliminando a fonte de infecção ou reservatório), a proteção de pessoas sadias (quimioprofilaxia, instalação de telas em janelas, entre outras medidas); e o combate ao vetor (na fase larval ou adulta).

> **NA PRÁTICA**
>
>
>
> Como lidar com a malária? Em resumo, é importante:
> - Evitar a picada de mosquitos
> - Saber se está ou esteve em área de transmissão
> - Pensar na possibilidade de estar com malária, se apresentar febre
> - Saber onde buscar socorro médico para obter o diagnóstico e o tratamento, tanto em área endêmica quanto fora dela
> - Não se automedicar.
>
> Adaptado de Anvisa, Ministério da Saúde, 1997.

> **DICA DE MESTRE**
>
>
>
> A febre é um dos sinais mais clássicos da malária e, dependendo da espécie do parasita, aparecerá regularmente a cada 48 h (febre terçã) ou a cada 72 h (febre quartã).

(continua)

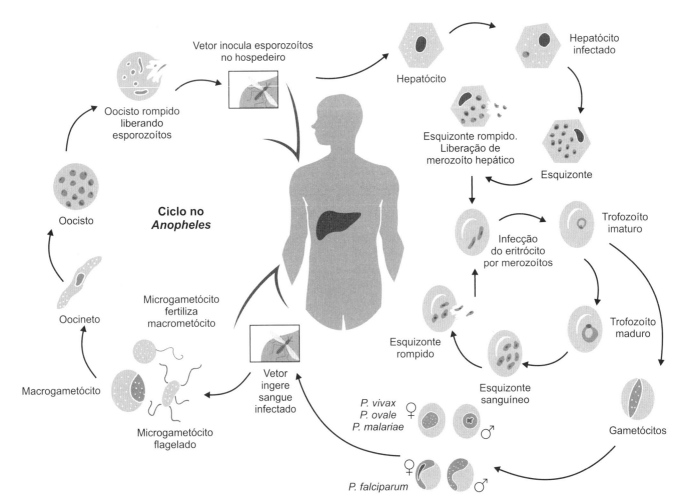

Figura 2.7 Ciclo de transmissão da malária.

> **DICA DE MESTRE** *(Continuação)*
>
> Muitas pesquisas são desenvolvidas com o objetivo de tratar os casos de malária ao redor do mundo, porém, as medidas preventivas ainda são consideradas as mais eficazes nesse combate. Nas regiões onde existem casos da doença, o combate ao mosquito transmissor é a melhor maneira de prevenção. Usar mosquiteiros durante o sono é a medida mais efetiva, já que a fêmea do mosquito tem o hábito de se alimentar durante a noite. Aplicar repelentes e pomadas pode ajudar a afastar o mosquito; manter a casa limpa, não acumular água em latas, potes, vasos de plantas e pneus e utilizar telas protetoras nas portas e janelas também são recomendações importantes.

Tricomoníase

O agente etiológico da tricomoníase em humanos é o *Trichomonas vaginalis* (Figura 2.8). Essa doença é considerada infecção sexualmente transmissível (IST) não viral mais comum no mundo (WHO, 2011). É um parasita de ciclo monoxeno e não apresenta forma cística, somente trofozoítica. Sua reprodução é por divisão binária longitudinal e muito eficiente.

Por ser uma IST, o local de infecção é o trato geniturinário do homem e da mulher. O homem é o vetor, e os tricomonas presentes na uretra são levados à vagina pelo esperma após a ejaculação. A tricomoníase neonatal em meninas é adquirida durante o parto. Na mulher, a patologia varia da forma assintomática ao estado agudo. A infecção vaginal provoca uma vaginite que se caracteriza por corrimento vaginal fluido abundante de cor amarelo-esverdeada, de odor fétido, mais comumente no período pós-menstrual. A mulher apresenta dor e dificuldade nas relações sexuais, desconforto nos genitais internos, dor ao urinar e frequência miccional aumentada.

No homem, a doença é comumente assintomática, mas, quando sintomática, apresenta-se como uma uretrite com fluxo leitoso ou purulento e uma leve sensação de prurido na uretra. Pela manhã, antes da passagem da urina, pode ser observado um corrimento claro, viscoso e pouco abundante, com desconforto para urinar (ardência miccional). A profilaxia envolve o uso de preservativos (camisinha) durante todo o intercurso sexual; ambos os parceiros devem ser tratados para prevenir a reinfecção (Figura 2.9).

Toxoplasmose

Muito associada aos gatos, que também são acometidos pela doença, cujo agente etiológico é o protozoário *Toxoplasma gondii*, de ampla distribuição geográfica e com alta prevalência sorológica. A toxoplasmose é uma zoonose e atinge quase todas as espécies de mamíferos e aves. Os felinos são os hospedeiros definitivos, e os outros animais (inclusive o ser humano) hospedeiros intermediários. O *Toxoplasma gondii* pode ser encontrado em vários tipos de tecidos e células nucleadas. Os taquizoítos são a forma móvel e de multiplicação rápida, encontrada na fase aguda da infecção. Os bradizoítos são encontrados nos tecidos (musculares esquelético e cardíaco, e nervoso), geralmente durante a fase crônica da infecção. A parede do cisto é resistente e elástica, isolando os bradizoítos da ação do sistema imune do hospedeiro. O oocisto é a forma de resistência que apresenta uma parede dupla bastante resistente às condições do meio ambiente. É produzido nas células intestinais dos felinos não imunes e eliminado ainda imaturo nas fezes. O ciclo tem duas fases: assexuada, nos tecidos de vários hospedeiros; e sexuada, nas células do epitélio intestinal dos gatos jovens. A fase assexuada começa com o hospedeiro ingerindo oocistos maduros ou tecidos contendo cistos com bradizoítos. O ser humano adquire a doença por ingestão de oocistos no ambiente, como caixas de areia, inclusive disseminados por moscas e baratas; por ingestão de cistos tissulares encontrados na carne crua ou malcozida, especialmente de porco e de carneiro. O congelamento e o cozimento adequados podem eliminar os cistos na carne (Figura 2.10). Cerca de 40% dos fetos podem adquirir a doença se a mãe estiver na fase aguda da doença durante a gestação (transmissão congênita ou transplacentária). Quanto à patogenia, a toxoplasmose congênita é a mais grave, podendo ser ainda mais agravada conforme o período da gestação em que a mãe apresenta a fase aguda da doença. Pode acometer região ganglionar, com febre alta. A manifestação ocular pode levar o paciente a cegueira total ou parcial, e a generalizada é mais comum em indivíduos imunodeficientes, provocando comprometimento meningoencefálico, miocárdico, pulmonar, ocular e digestivo. Tanto os gatos domésticos quantos os selvagens apresentam o ciclo sexuado, e esse protozoário é identificado em todos os países do mundo. A profilaxia da toxoplasmose abrange o cuidado e a higiene dos animais.

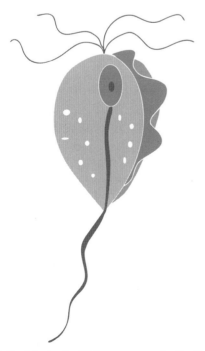

Figura 2.8 Morfologia de *Trichomonas vaginalis*. (Adaptada de Ferreira, 2015.)

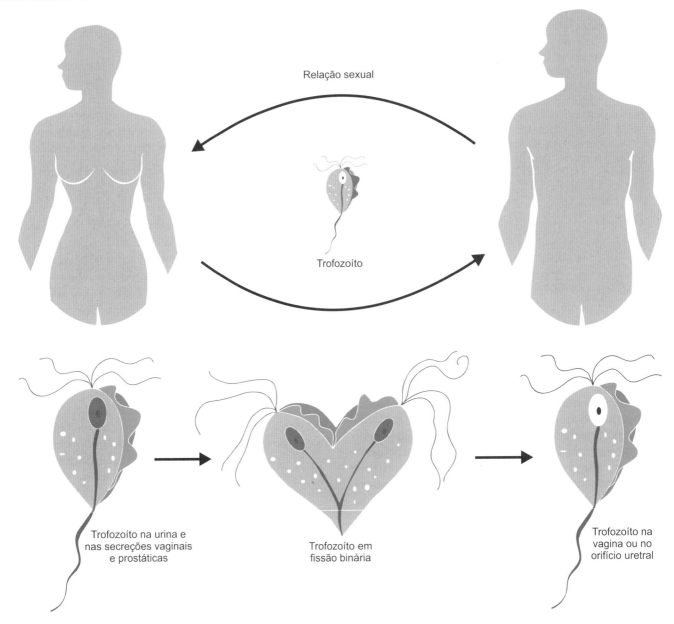

Figura 2.9 Ciclo de transmissão da tricomoníase.

SAIBA MAIS

Para o estudo mais aprofundado sobre toxoplasmose congênita, leia o estudo de caso clínico no *link*:

https://edisciplinas.usp.br/pluginfile.php/1656194/mod_resource/content/1/Caso%20clinico%20toxoplasmose%20cong%C3%AAnita.pdf.

Conheça também o trabalho sobre um surto de toxoplasmose aguda transmitida pela ingestão de carne crua de gado ovino, no *link*:

http://www.scielo.br/scielo.php?script=sci_arttext&pid=S0037-86821997000100005.

Helmintos platelmintos

São vermes morfologicamente achatados, cuja vida adulta é mantida no corpo do ser humano. Os principais parasitas platelmintos são: *Schistosoma mansoni, Taenia solium* e *Taenia saginata*.

Esquistossomose

O agente etiológico da esquistossomose é o *Schistosoma mansoni*, helminto da classe Trematoda e família Schistosomatidae, com sexos separados, habitante de vasos sanguíneos de mamíferos e aves. Causador da esquistossomose intestinal ou mansônica, comum na África, nas Antilhas e na América do Sul. No Brasil, a doença é conhecida popularmente como "xistose" ou "barriga d'água". O seu ciclo biológico é composto de diversas fases: ovo, miracídio, cercária e adultos (macho e fêmea). No sistema vascular do ser humano, os vermes adultos alcançam as veias mesentéricas e migram pela corrente circulatória; as fêmeas fazem a postura de cerca de 400 ovos por dia pelas fezes. Quando entram em contato com a água, os ovos presentes nas fezes liberam os miracídios, que nadam ativamente à procura de moluscos, que precisam ser especificamente do gênero *Biomphalaria*.

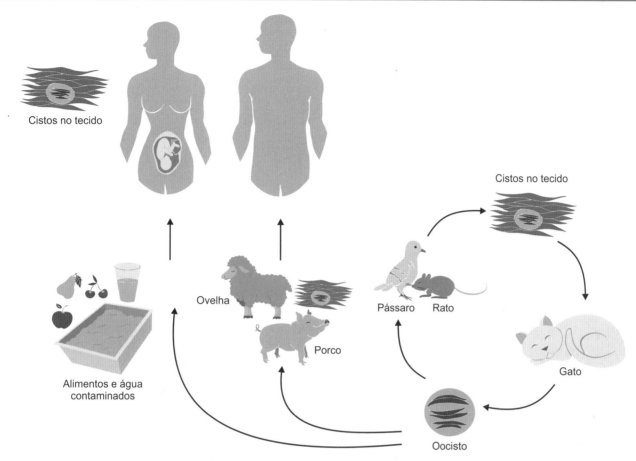

Figura 2.10 Ciclo de transmissão da toxoplasmose.

Dentro do molusco, os miracídios transformam-se na larva aquática cercária, a forma infectante de humanos, capaz de penetrar a pele dos indivíduos que entram nas lagoas. Após a penetração, as larvas resultantes, chamadas "esquistossômulos" são levadas passivamente pelo sistema circulatório até os pulmões e dali seguem para o sistema porta, no qual se tornam adultos. Em seguida, os casais migram para a veia mesentérica inferior, onde as fêmeas farão a oviposição (Figura 2.11).

A transmissão ocorre pela penetração ativa de cercárias na pele e mucosa, e a patogenia envolve o desenvolvimento da dermatite cercariana (causada pela penetração das cercárias). Os vermes adultos vivos espoliam o hospedeiro, absorvendo ferro e glicose. As lesões mais graves são as causadas pelos ovos que atingem o fígado, formando os granulomas, caracterizando a fase aguda, febril, acompanhada de sudorese, calafrios, emagrecimento, fenômenos alérgicos, diarreias, cólicas, tenesmo, hepatosplenomegalia discreta, linfadenia e leucocitose com eosinofilia. A obstrução da circulação porta pelos granulomas provoca uma alteração grave e típica: a hipertensão portal. Gradativamente, a hipertensão se agrava e causa alterações como esplenomegalia, varizes e ascite (barriga d'água). A profilaxia consiste no tratamento da população e em medidas de saneamento básico.

Teníase e cisticercose

Na doença chamada "teníase" ou "solitária", o ser humano é o hospedeiro definitivo de duas espécies de helmintos: *Taenia solium* e *Taenia saginata*, cujos hospedeiros intermediários são suínos e bovinos, respectivamente. No ser humano, o verme adulto é hermafrodita, desenvolve-se e reproduz-se no intestino. A cisticercose é doença provocada pela fase larval dessas espécies, conhecida como cisticerco, nos tecidos dos hospedeiros intermediários (suíno e bovino) e, ocasionalmente, no ser humano. Quanto à morfologia, esses vermes achatados têm corpo dividido em escólex (parte de fixação no corpo do hospedeiro), colo e estróbilo (formado pela união das proglotes ou anéis), podendo ter vários metros de comprimento (Figura 2.12).

O ciclo inclui eliminação das proglotes cheias de ovos no meio exterior nas fezes de indivíduos infectados. O hospedeiro intermediário (suínos e bovinos) ingere os ovos, e em seus tecidos musculares se desenvolve a fase de cisticerco. A infecção do ser humano por teníase ocorre pela ingestão de carne crua ou malcozida de porco ou boi, contendo cisticercos. Na cisticercose, a ingestão acidental de ovos viáveis especificamente da *Taenia solium* (Figura 2.13), que se desenvolvem em cisticercos, causa lesões graves, sobretudo musculares e neurais (neurocisticercose) no ser humano, mas podem atingir qualquer tecido do corpo. Como medidas de profilaxia, deve-se impedir o acesso dos animais às fezes humanas, tratar as pessoas e os animais, e não consumir carne crua ou malcozida.

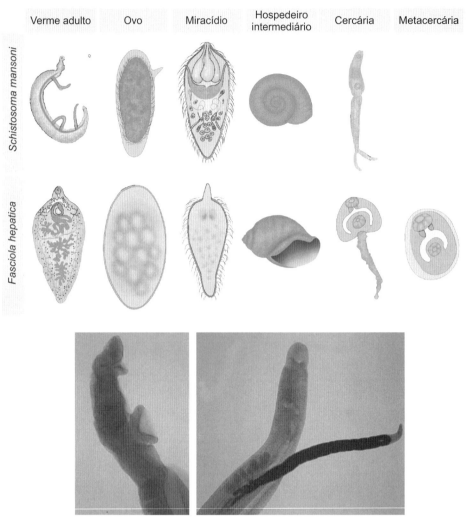

Figura 2.11 Estádios evolutivos e morfologia de *Schistosoma mansoni*. (Adaptada de Ferreira, 2015.)

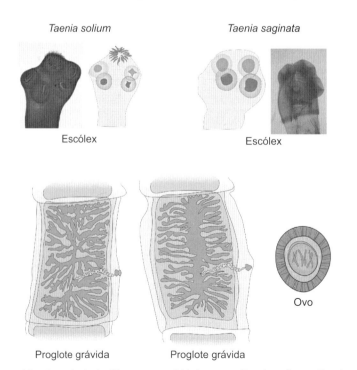

Figura 2.12 Representação esquemática das principais diferenças morfológicas entre *Taenia solium* e *Taenia saginata*. (Adaptada de Ferreira, 2015.)

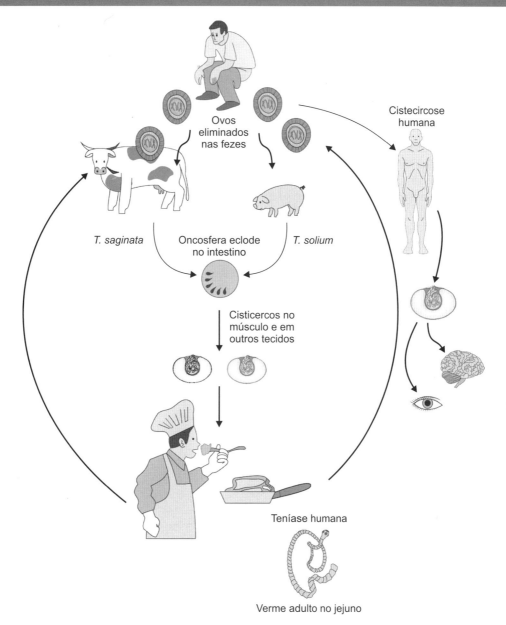

Figura 2.13 Ciclo de vida de *Taenia solium* (hospedeiro intermediário: porco) e *Taenia saginata* (hospedeiro intermediário: boi). (Adaptada de Ferreira, 2015.)

> **PARA REFLETIR**
>
> Em 2016, os principais meios de comunicação brasileiros noticiaram a morte de um ex-jogador de futebol de 41 anos após ingerir carne de porco contaminada com cisticerco, o que provocou neurocisticercose após acometimento do seu sistema nervoso central (SNC). No SNC, esse parasita provoca obstrução de alguns canais, o que provoca aumento do líquido cefalorraquidiano (hidrocefalia) e, consequentemente, elevação da pressão intracraniana, podendo levar a quadros graves e até a morte, como foi o caso do ex-jogador.

Helmintos nematelmintos

São vermes de corpo cilíndrico e com diferentes formas de transmissão, os principais são: *Ascaris lumbricoides*; *Enterobius vermicularis*; *Ancylostoma duodenale* e *Necator americanus*.

Ascaridíase

O agente etiológico da ascaridíase ou "lombriga" é o *Ascaris lumbricoides*, verminose mais comum em seres humanos. A morfologia do macho é menos robusta do que a da fêmea, que atinge cerca de 20 a 30 cm, tem cor leitosa e parte bucal composta de três fortes lábios. Ambos habitam o intestino delgado do ser humano com ciclo monoxênico. A contaminação ocorre após a ingestão dos ovos contendo a larva em estádio L3, que atravessam o trato digestivo e eclodem no intestino delgado. As larvas atravessam a parede do intestino, penetram os vasos linfáticos e as veias e invadem fígado, coração e pulmões. Cerca de 8 dias após a infecção, as larvas sofrem mudas para L4, rompem os capilares e entram nos alvéolos, nos quais sofrem mudas para L5. Subindo pela árvore brônquica e traqueia, as larvas chegam até a faringe, são expelidas na expectoração ou deglutidas, passam pelo estômago e fixam-se no intestino, onde adquirem a forma adulta. O ciclo com fase pulmonar é chamado "ciclo de Loss". A profilaxia inclui educação sanitária da população, construção de fossas sépticas, higiene pessoal e com os alimentos e tratamento em massa da população doente.

Enterobiose

Seu agente etiológico é o helminto *Enterobius vermicularis*, popularmente chamado "oxiúro". Na forma adulta, é branco e filiforme, e o macho é menor do que a fêmea. Habita a região cecal, mas a fêmea pode também ser encontrada na região perianal. Apresenta ciclo monoxênico, e os ovos liberados tornam-se infectantes em poucas horas, sendo ingeridos pelo hospedeiro. No intestino delgado, as larvas eclodem, fazem duas mudas no trajeto intestinal até o ceco, onde se tornam adultas e, 1 ou 2 meses depois, as fêmeas já são encontradas na região perianal. A transmissão mais comum ocorre por ingestão de ovos presentes em poeira, mãos ou alimentos contaminados. Também é relatada a autoinfecção externa, na qual a criança leva os ovos da região perianal à boca. Pode também ocorrer retroinfecção, quando as larvas eclodem na região perianal e migram para o ceco. A patogenia clássica envolve prurido anal, principalmente à noite, causando irritação e insônia. Dentre as medidas de profilaxia, incluem-se tratamento de todas as pessoas infectadas da família, corte rente das unhas para evitar o acúmulo de ovos e limpeza doméstica com uso de aspirador de pó.

Ancilostomose (amarelão)

Segunda verminose mais comum em humanos, tem como agentes etiológicos *Ancylostoma duodenale* e *Necator americanus*. Além da ancilostomose propriamente dita, algumas espécies dessa família, como o *Ancylostoma braziliensis*, podem causar a *larva migrans* cutânea, conhecida como "bicho geográfico". Dentre as diferenças morfológicas das duas espécies causadoras do amarelão, o *Ancylostoma duodenale* apresenta dentes na margem da boca, e o *Necator americanus* tem lâminas cortantes semilunares circundando a margem da boca (Figura 2.14).

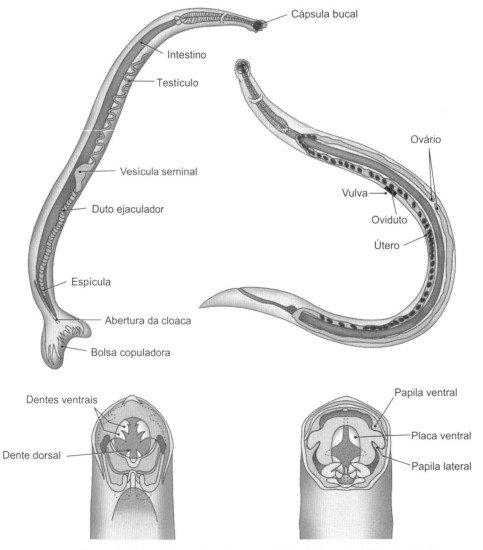

Figura 2.14 Morfologia de ancilóstomos adultos. (Adaptada de Ferreira, 2015.)

O ciclo dos ancilóstomos é direto, sem hospedeiros intermediários. Apresenta uma fase parasitária e uma fase larval de vida livre. As fêmeas liberam os ovos no ambiente por meio das fezes do hospedeiro. No meio externo, com umidade e temperatura elevada, desenvolve-se a larva de primeiro estádio (L1), que no ambiente passa a L2, que também sofre muda e se transforma em L3, dotada de esôfago filarioide, denominada "larva infectante". A infecção do ser humano ocorre quando L3 penetra ativamente através de pele e mucosas, ou passivamente por via oral, e posteriormente segue pela circulação, até o coração e os pulmões. Nessa fase, causam tosse, são deglutidas e vão para o intestino (em processo similar ao descrito para a lombriga), onde os adultos hematófagos realizam a cópula e começam a postura de ovos. A patogenia é decorrente da penetração das larvas na pele causando prurido, porém o parasitismo intestinal é a consequência característica da doença, promovendo sintomas como dor epigástrica, diminuição de apetite, indigestão, cólica, indisposição, náuseas, vômitos e até constipação intestinal. A anemia causada pela intensa hematofagia dos adultos é o principal sintoma da ancilostomose e está diretamente relacionada com o estado nutricional do paciente. Assim como nas helmintíases anteriormente descritas, a profilaxia da ancilostomose inclui melhoria das condições de saneamento e evitar andar descalço em solos contaminados com larvas provenientes das fezes.

Ectoparasitas

Alguns artrópodes alimentam-se de sangue e abrigam-se em pelos, cabelos e epiderme humana, tornando-se parasitas externos (ectoparasitas). Alguns transmitem doenças graves, e outros apenas causam coceira e incômodo, devendo todos ser eliminados do corpo e do ambiente. Dentre eles, os mais comuns a causar danos ao ser humano são os insetos e os aracnídeos. Dentre os insetos, destacam-se pulgas, bicho de pé, piolhos e chatos; já os principais aracnídeos são os ácaros e carrapatos.

Pulgas e bicho de pé. Organismos da ordem Siphonaptera; ambos os sexos são hematófagos. Na fase adulta, as pulgas são ectoparasitas de aves e mamíferos, e, do ponto de vista epidemiológico, os roedores são os hospedeiros mais importantes, pois são reservatórios de várias infecções graves, como peste negra (causada pela bactéria gram-negativa *Yersinia pestis*) e tifo murino. No caso da doença chamada "tungíase", popularmente conhecida como "bicho de pé", a causa é um tipo de pulga que penetra a pele dos hospedeiros, onde se alimenta e faz oviposição (*Tunga penetrans*); é comum em zonas rurais e áreas com suínos. Dentre as medidas de profilaxia, o uso de calçados é a mais eficiente. Espécies de pulgas como *Pulex irritans* são agentes espoliadores sanguíneos que provocam irritação da pele devido à picada, ocasionando dermatite e reações alérgicas de intensidade variada, afligindo também cães e gatos domésticos.

Piolhos e chatos. Dentre os insetos hematófagos causadores das pediculoses, a espécie *Pediculus capitis* é o clássico piolho da cabeça, a espécie *Pediculus humanus* é o piolho do corpo, e a espécie *Pthirus pubis* é popularmente conhecida como "chato", tendo preferência por pelos pubianos e, por isso, entra na lista de IST (fitirose). Todos apresentam uma fase de ovos, chamada "lêndea", que se mantém fixa aos cabelos e precisa ser removida com auxílio de pente fino ou xampu especial, com sucessivas lavagens. Além de prurido intenso, podem veicular o tifo exantemático e a febre das trincheiras, que não são comuns no Brasil.

Ácaros. No grupo dos aracnídeos, os organismos da ordem Acari podem causar problemas respiratórios e alérgicos pelo ácaro da poeira; criar túneis e galerias abaixo da epiderme por *Sarcoptes scabiei,* causador da sarna, que pode ser transmitida por simples contato.

Carrapatos. As espécies *Amblyomma cajennense*, conhecida popularmente como "carrapato-de-cavalo" ou "carrapato-estrela", e *Rhipicephalus sanguineus*, conhecida como "carrapato-vermelho-dos-cães", são muito importantes, pois além de hematófagas, são transmissoras da bactéria *Rickettsia rickettsii*, agente etiológico da febre maculosa, de alta mortalidade em humanos (em algumas regiões, acima de 50% das pessoas infectadas).

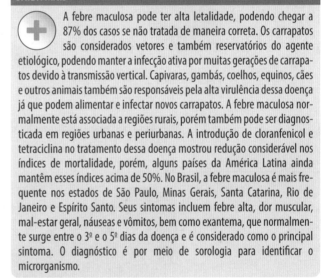

> **SAIBA MAIS**
>
> A febre maculosa pode ter alta letalidade, podendo chegar a 87% dos casos se não tratada de maneira correta. Os carrapatos são considerados vetores e também reservatórios do agente etiológico, podendo manter a infecção ativa por muitas gerações de carrapatos devido à transmissão vertical. Capivaras, gambás, coelhos, equinos, cães e outros animais também são responsáveis pela alta virulência dessa doença já que podem alimentar e infectar novos carrapatos. A febre maculosa normalmente está associada a regiões rurais, porém também pode ser diagnosticada em regiões urbanas e periurbanas. A introdução de cloranfenicol e tetraciclina no tratamento dessa doença mostrou redução considerável nos índices de mortalidade, porém, alguns países da América Latina ainda mantêm esses índices acima de 50%. No Brasil, a febre maculosa é mais frequente nos estados de São Paulo, Minas Gerais, Santa Catarina, Rio de Janeiro e Espírito Santo. Seus sintomas incluem febre alta, dor muscular, mal-estar geral, náuseas e vômitos, bem como exantema, que normalmente surge entre o 3º e o 5º dias da doença e é considerado como o principal sintoma. O diagnóstico é por meio de sorologia para identificar o microrganismo.

Fonte: Araújo et al., 2016.

INTRODUÇÃO À MICROBIOLOGIA

Você sabia que a vida no planeta Terra depende dos microrganismos? Eles são importantes à sobrevivência de animais e plantas, desde a reciclagem de nutrientes, produção de antibióticos, até a utilização na indústria de alimentos e combustíveis e na engenharia genética. Além do meio ambiente, os microrganismos são de grande importância para os seres humanos, pois fazem parte de sua microbiota, apesar de algumas bactérias, fungos e vírus serem causadores de infecções primárias e secundárias, afetando a saúde das pessoas. Um dos principais motivos para estudar esses microrganismos é entender como eles causam doenças e como controlá-las, mas essa não é uma tarefa fácil.

Alguns microrganismos podem causar várias doenças: por exemplo, a bactéria *Staphylococcus aureus* pode desencadear diferentes quadros clínicos, desde uma simples intoxicação alimentar até quadros graves, como endocardites, meningites e síndrome do choque tóxico. E esses mesmos quadros clínicos podem ser causados por outros microrganismos, como vírus ou fungos. O primeiro passo para entender como os microrganismos causam doenças e como podem ser combatidos é compreender sua estrutura e como eles funcionam, para buscar maneiras efetivas de controle.

Bactérias

Apresentam estrutura relativamente simples, são procariotos – organismos unicelulares, sem núcleo ou organelas revestidas por membranas. O tamanho da célula bacteriana varia entre 1 e 20 μm, podem apresentar formato variado, como esferas (cocos), bastões (bastonetes) e espirais, com diferentes arranjos espaciais (Figura 2.15).

A forma e o arranjo das células são de grande importância na identificação das bactérias. Outras características como propriedades metabólicas, crescimento, antigenicidade e testes moleculares também são utilizados para sua identificação. A célula bacteriana é dividida em três partes: estruturas internas à parede celular, parede celular e estruturas externas à parede celular (Figura 2.16).

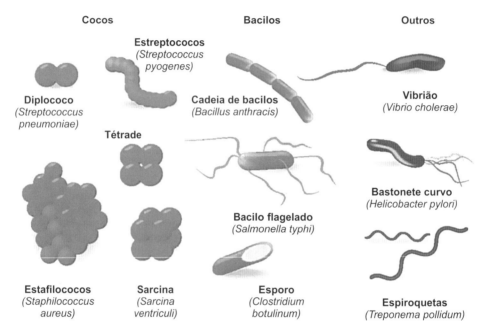

Figura 2.15 Morfologia bacteriana: diferentes formatos e arranjos bacterianos. (Adaptada de iStock: ©ttsz)

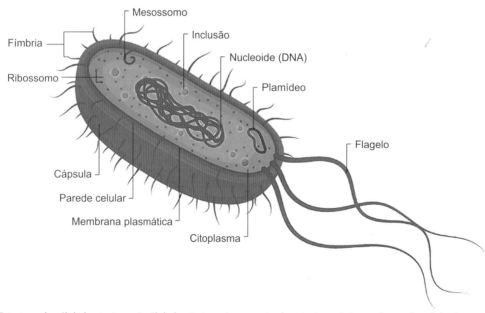

Figura 2.16 Estrutura da célula bacteriana. A célula bacteriana é composta de estruturas internas à parede celular (cromossomo, plasmídeos, ribossomos, citoplasma e membrana plasmática), de parede celular e de estruturas externas à parede celular (fímbrias ou pili, flagelo e cápsula). (Adaptada de iStock: ©Vitalii Dumma)

A parede celular bacteriana é complexa, e, conforme o tipo de estrutura, as bactérias são classificadas em gram-positivas e gram-negativas. As bactérias gram-positivas apresentam uma camada espessa de peptideoglicano, e as gram-negativas, uma fina camada de peptideoglicano, revestida por uma membrana externa (Figura 2.17).

A parede celular de bactérias gram-negativas é muito complexa, e a membrana externa é composta por lipopolissacarídio (LPS), uma endotoxina. Quando a bactéria gram-negativa morre, o LPS é liberado e, ao estimular o sistema imune, pode induzir febre ou sintomas mais graves como choque. Essa classificação se baseia na diferença entre esses grupos bacterianos frente à coloração diferencial de Gram, em que a bactéria gram-positiva se cora de roxo e a gram-negativa, de rosa.

> **SAIBA MAIS**
>
> O termo "Gram" surgiu em 1884 quando um pesquisador chamado Hans Cristian Joaquim Gram identificou que algumas bactérias mudavam de cor quando eram tratadas com diferentes corantes. Após essa observação, Hans passou a classificar como gram-positivas as bactérias que ficavam roxas e gram-negativas as que ficavam vermelhas.

Fonte: Ministério da Saúde, 1997.

As principais bactérias de importância médica encaixam-se nesses dois grupos: entre as gram-positivas, há os *Staphylococcus* spp., *Streptococcus* spp., *Enterococcus* spp., *Bacillus* spp. e *Clostridium* spp.; entre as gram-negativas estão enterobactérias, como *Escherichia coli, Salmonela* spp., *Shigella* spp. e *Yersinia* spp. Entretanto, algumas bactérias de importância médica na Saúde não se coram pelo método de Gram, como a *Mycobacterium tuberculosis* e a *Mycobacterium leprae*, causadoras da tuberculose e da hanseníase, respectivamente. As duas últimas bactérias mencionadas apresentam revestimento externo lipídico e são coradas por métodos álcool-acidorresistentes.

As estruturas externas à parede celular são de grande importância para as bactérias causarem doenças. Os flagelos são estruturas de locomoção, as fímbrias ou pili são estruturas de adesão e reconhecidas pelo sistema imune como antígenos. Já as cápsulas polissacarídicas são muito importantes para as bactérias sobreviverem nos seres humanos, pois inibem a fagocitose pelas células de defesa.

As estruturas internas à parede celular são responsáveis pelo funcionamento da célula bacteriana. Os ribossomos bacterianos apresentam uma estrutura diferente dos ribossomos humanos: enquanto as bactérias têm o ribossomo 70S, os seres humanos têm o ribossomo 80S. O cromossomo bacteriano é único e circular, e contém os genes essenciais para a bactéria. As bactérias têm pequenos DNA circulares, denominados plasmídios, responsáveis por carregar genes de resistência a antibióticos e genes de virulência. Os plasmídios podem ser transferidos de uma bactéria para outra, transmitindo resistência aos antibióticos e originando cepas multirresistentes. Ribossomos e parede celular são estruturas exclusivas bacterianas, por isso são utilizadas como alvos para os antibióticos. Assim, esses fármacos apresentam toxicidade seletiva, isto é, são tóxicos apenas para as bactérias e não para os seres humanos.

As bactérias gram-positivas pertencentes aos gêneros *Clostridium (Clostridium tetani* e *Clostridium botulinum)* e *Bacillus (Bacillus anthracis)* são formadoras de esporos. Quando as condições ambientais não estão favoráveis, como em situações de privação de nutrientes, as bactérias passam do estado vegetativo para um estado dormente – os esporos. Essa mudança de estado favorece a sobrevivência, pois esporos são resistentes a altas temperaturas e à baixa umidade, e para se considerar um ambiente estéril, devem-se considerar as condições mínimas para eliminar os esporos bacterianos.

Metabolismo e cultivo bacteriano

Para a bactéria se desenvolver, são necessários fonte de energia e componentes básicos para a produção de proteínas e outros compostos celulares. A maioria das espécies

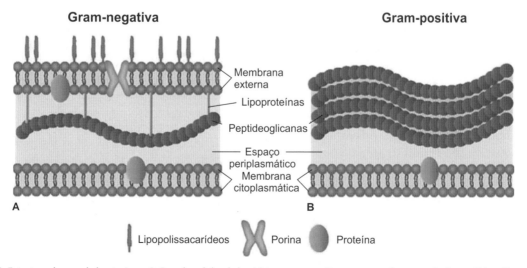

Figura 2.17 Estrutura da parede bacteriana. **A**. Parede celular da bactéria gram-negativa, com uma fina camada de peptideoglicano envolta por uma membrana externa. **B**. Parede celular da bactéria gram-positiva, com uma espessa camada de peptideoglicano. (Adaptada de iStock: ©ttsz)

bacterianas de interesse médico utiliza matéria orgânica captada no hospedeiro como fonte de energia. Outro fator essencial para o crescimento bacteriano é a concentração de oxigênio: para seres humanos esse gás é essencial à vida, porém pode ser tóxico para algumas bactérias. As bactérias anaeróbias estritas só são capazes de crescer na ausência de oxigênio. Já as bactérias aeróbias precisam de oxigênio para crescer, enquanto as anaeróbias facultativas podem crescer tanto na presença quanto na ausência de oxigênio.

As exigências nutricionais e os subprodutos do metabolismo microbiano são amplamente utilizados como métodos de diagnóstico, na identificação e na classificação das bactérias. Um exemplo é a pesquisa da enzima catalase, que converte o peróxido de hidrogênio em oxigênio e água. Assim, se ao adicionar o peróxido de hidrogênio na cultura bacteriana for observada a formação de bolhas, isso indica que a bactéria é catalase-positiva. Esse teste é amplamente empregado para diferenciar duas importantes bactérias patogênicas: *Staphylococcus* catalase-positivo e *Streptococcus* catalase-negativo.

O primeiro passo para identificar e estudar as bactérias é realizar o cultivo desses microrganismos em meios de cultura, os quais são divididos em quatro diferentes categorias: meios enriquecidos não seletivos, que permitem o crescimento da maioria dos organismos (p. ex., ágar-sangue, ágar-chocolate, ágar-Mueller-Hinton); meios seletivos, que permitem o crescimento de um grupo específico de bactérias; meios diferenciais, cuja adição de substâncias permite diferenciar bactérias relacionadas (p. ex., ágar-MacConkey, ágar-manitol); meios especializados, que permitem a detecção de bactérias específicas.

> **NA PRÁTICA**
>
> Aprender sobre a composição dos meios de cultura é importante, especialmente ao relacionarmos com exames de cultura de diferentes materiais. Exemplo: hemocultura, urocultura, coprocultura, cultura de secreção brônquica, de exsudato de lesão e outros fluidos.

Microbiota

Quando está no útero materno, o bebê encontra-se em ambiente estéril, sem nenhum microrganismo. Ao nascer e entrar em contato com microrganismos da mãe e do ambiente, o recém-nascido passa a ser colonizado. Esse conjunto de micróbios que colonizam uma pessoa é chamado "microbiota". Pele, narinas, cavidade nasal, trato respiratório superior, trato geniturinário inferior e intestino são colonizados pela microbiota. A relação entre o ser humano e sua microbiota comensal é uma simbiose: ambos são beneficiados. O ser humano fornece um ambiente estável para os microrganismos colonizarem, nutrientes e proteção, e os microrganismos auxiliam na digestão do alimento (produção de enzimas), produzem vitaminas e ácidos graxos de cadeia curta, estimulam o sistema imune e previnem a colonização por micróbios patogênicos.

Vários fatores podem influenciar na composição da microbiota do indivíduo: idade, dieta, higiene pessoal, hábitos de vida, uso de medicamentos (especialmente antibióticos). A alteração na microbiota do indivíduo é denominada "disbiose" e pode favorecer a ocorrência de algumas doenças inflamatórias do trato gastrintestinal, diabetes e obesidade. A maioria das bactérias da microbiota humana é inofensiva, entretanto outras podem causar doenças. Por exemplo, em uma parcela da população, as narinas são colonizadas com baixo número de *Staphylococcus aureus*. Em pessoas sadias, a presença dessa bactéria não causa mal algum, entretanto, em pessoas debilitadas, como pacientes hospitalizados, pode causar quadros graves como síndrome do choque tóxico, endocardites, pneumonias e acúmulo de pus em tecidos infectados.

O papel das bactérias nas doenças

Como mencionado, nem toda bactéria presente no corpo humano causará doença; pelo contrário, os seres humanos precisam da microbiota. As bactérias podem ser agrupadas em três grupos, de acordo com sua capacidade de causar doença: as bactérias não patogênicas – que não são capazes de causar doença; as bactérias patogênicas – que têm mecanismos de virulência que promovem seu crescimento no hospedeiro, causando dano a tecidos ou a funções de órgãos; e as bactérias oportunistas – que causam doenças em indivíduos com saúde debilitada (p. ex., imunossuprimidos, vítimas de queimaduras e pacientes com doença prévia).

A doença bacteriana ocorre quando há dano, perda de tecidos ou prejuízo na função de algum órgão. Essa perda de tecidos pode ser decorrente do crescimento da bactéria, liberando enzimas no local, ou da produção de toxinas que podem cair na corrente sanguínea, causando sintomas sistêmicos. As bactérias também podem causar doenças ao estimular uma resposta inflamatória exacerbada. Esses danos causados pelas bactérias determinarão os sinais e sintomas da doença, cuja gravidade dependerá do órgão afetado e da extensão do dano. A cepa da bactéria e o tamanho do inóculo também determinarão se a doença vai se manifestar e em qual gravidade. Vale ressaltar que cada espécie de bactéria tem seus fatores de virulência, tamanho de inóculo ideal e porta de entrada preferencial.

Para causar infecção, a bactéria deve ser capaz de penetrar no corpo humano, o que não é uma tarefa fácil, pois existem vários mecanismos de defesa e barreiras naturais para os microrganismos, já discutidos no início deste capítulo. A pele e as mucosas íntegras são excelentes barreiras contra as bactérias, mas lesões como úlceras, feridas ou cortes cirúrgicos podem servir como porta de entrada. As secreções humanas também são excelentes barreiras, por conter substâncias antibacterianas, como lisozimas e defensinas. Boca, nariz, trato respiratório, olhos e trato geniturinário são locais preferenciais de entrada das bactérias. Uma vez superadas as barreiras naturais, elas podem se disseminar pelos tecidos e pela corrente sanguínea para vários locais no corpo.

Mecanismos de patogenicidade bacteriana

Para as bactérias, o corpo humano é um ótimo ambiente para se desenvolverem, pois tem temperatura constante, umidade e nutrientes disponíveis. Para serem capazes de crescer nesse ambiente, entretanto, as bactérias precisam invadir, conseguir permanecer (aderir ou colonizar), captar os recursos disponíveis e escapar dos mecanismos efetores do sistema imunológico.

Bactérias diferentes são capazes de crescer em distintas partes do corpo, mas, independentemente do local colonizado, o primeiro passo para estabelecer a infecção é a adesão. A principal estrutura envolvida na aderência das bactérias são as fímbrias, que apresentam uma adesina. Uma vez aderidas, as bactérias começam a se multiplicar e colonizar o tecido. Outra maneira de permanecerem aderidas é pela formação de biofilmes. Quando começam a multiplicar, alguns tipos de bactérias secretam uma substância que as envolve, chamada "biofilme", e as protege do sistema imune e da ação de antibióticos (Figura 2.18). A placa dentária é um excelente exemplo de biofilme formado por bactérias.

> **NA PRÁTICA**
>
> Os biofilmes são um problema no ambiente hospitalar, principalmente quando se formam em equipamentos cirúrgicos, cateteres intravenosos e sondas, configurando importante fonte de infecções hospitalares. Para mais informações, leia o Capítulo 18, *Enfermagem em Central de Material e Esterilização*.

Após a colonização, as bactérias podem secretar diferentes enzimas, como lipases, DNAses, colagenases, quinases, lisinas, fibrinolisinas e hialuronidases, que agirão em um tecido diferente, causando sua destruição e lesões no local. O principal dano causado se deve à ação de suas toxinas. As toxinas bacterianas causam prejuízo direto ao tecido, morte de células ou destruição de proteínas específicas, provocando reações tóxicas no tecido-alvo. Outras toxinas, como o LPS ou os superantígenos, promovem a estimulação excessiva do sistema imune, causando sintomas no paciente.

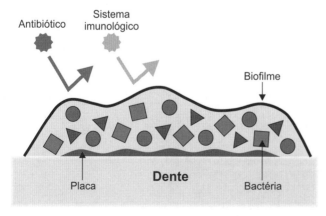

Figura 2.18 Biofilme bacteriano. (Adaptada de iStock: ©yomogi1)

Para causar doenças, muitas bactérias têm mecanismos de escape do sistema imunológico. A cápsula é uma forma de enganar o sistema imune, pois muitas vezes a bactéria não é reconhecida pelas células fagocíticas. O *Streptococcus pneumoniae* é um dos principais causadores de pneumonia grave, mas somente as cepas que contêm cápsula são capazes de causar a doença. Outras estratégias também são utilizadas pelas bactérias, como produzir enzimas que degradam componentes do sistema imune ou se esconder dentro das células do hospedeiro (bactérias intracelulares) (Tabela 2.1).

Tabela 2.1 Mecanismos de virulência das bactérias.

- Adesão
- Invasão
- Produção de ácidos e gases
- Produção de toxinas
- Produção de enzimas que degradam tecidos
- Escape do sistema imune
- Cápsula
- Resistência a antibióticos
- Crescimento intracelular.

Resistência aos antibióticos

Os antibióticos são a principal arma contra as bactérias. Desde a descoberta da penicilina por Alexander Fleming, em 1928, diversos medicamentos foram desenvolvidos e utilizados para tratamento de infecções. Contudo, as bactérias têm notável capacidade de desenvolver resistência aos antibióticos, pela troca de material genético, como já explicado. Dessa forma, é de grande importância que seja realizado o diagnóstico clínico correto, para se certificar de que a doença é causada por bactéria, caso contrário o antibiótico não terá efeito e ainda poderá contribuir para o aumento da resistência a esses fármacos.

> **SAIBA MAIS**
>
>
>
> Em situações específicas, as bactérias apresentam a capacidade de resistir a um antibiótico e, além de não morrerem, multiplicam-se mais rapidamente e geram outras bactérias também resistentes. As bactérias que adquirem resistências a muitos tipos diferentes de antibióticos recebem o nome popular de "superbactérias" ou "bactérias multirresistentes". Essa resistência é adquirida quando existe um uso indiscriminado de antibióticos ou quando o tratamento não é realizado de maneira correta com interrupção antes do prazo prescrito ou quando os horários previstos não são respeitados. A prevalência de bactérias multirresistentes é mais comum em hospitais, onde o uso de antibióticos é alto. Além disso, a transmissão dessas bactérias pode ser feita pelo contato das mãos, por esse motivo, a higienização das mãos é fundamental para evitar a contaminação cruzada.

Fonte: Aires, 2017.

Os antibióticos têm como alvo vias metabólicas das bactérias que não são encontradas em seres humanos, agindo assim apenas no alvo, sem afetar as células humanas, isto é, os antibióticos apresentam toxicidade seletiva. Apesar do grande número de medicamentos disponíveis, os antibióticos apresentam cinco mecanismos básicos de funcionamento: inibição da síntese de parede celular (p. ex., penicilinas, cefalosporinas e vancomicinas), inibição da síntese de proteínas (p. ex., aminoglicosídios e tetraciclinas), inibição da síntese de ácido nucleico (p. ex., quinolonas), dano à membrana plasmática (p. ex., polimixinas) e inibição de componentes essenciais (p. ex., sulfonamidas) (Figura 2.19).

Principais bactérias patogênicas para o ser humano

Sthaphylococcus aureus. Cocos gram-positivos que colonizam a pele e as mucosas humanas, e são capazes de crescer em altas temperaturas e concentrações de sal. Causam infecções supurativas, como impetigo, foliculites, furúnculos e carbúnculos, e infecções disseminadas como bacteriemia, endocardites, pneumonias, empiema, osteomielites. Também são responsáveis por infecções mediadas por toxinas, como intoxicações alimentares, síndrome do choque tóxico e síndrome da pele escaldada.

Streptococcus pyogenes. Cocos gram-positivos causadores de faringites, escarlatina, sinusite, erisipela, celulites, fasciite necrosante, bacteriemias e febre reumática.

Streptococcus agalactiae. Cocos gram-positivos encontrados em mulheres grávidas que podem ser transmitidos ao recém-nascido durante o parto. Causam doenças neonatais como bacteriemia, pneumonia e meningite.

Streptococcus pneumoniae. Cocos gram-positivos que causam doença em crianças, idosos e adultos que já têm doenças de base. Induzem infecções, como pneumonia, sinusite, otite média, meningite, bacteriemia, endocardites e artrite séptica.

Corynebacterium diphtheriae. Bacilos gram-positivos, disseminados por gotículas aspiradas por indivíduos não vacinados. Causam difteria respiratória e cutânea.

Listeria monocytogenes. Bacilos gram-positivos que afetam mulheres grávidas, recém-nascidos, idosos e pacientes imunossuprimidos que ingerem alimentos contaminados com a bactéria. Causam meningites com septicemia em recém-nascidos, bacteriemias ou doenças disseminadas em grávidas e indivíduos imunodeprimidos.

Mycobacterium leprae. Bacilos álcool-acidorresistentes, disseminam-se pelo contato direto com indivíduo infectado, causando a hanseníase.

Mycobacterium tuberculosis. Bacilos álcool-acidorresistentes, afetam indivíduos de todas as idades e pacientes positivos para o vírus da imunodeficiência humana (HIV) têm maior risco de ter a doença ativa. Causa tuberculose pulmonar e extrapulmonar.

> **NA PRÁTICA**
>
>
>
> A partir de 2018, a Fundação Oswaldo Cruz (Fiocruz) passou a oferecer um novo medicamento para o tratamento da tuberculose conhecido como "4 × 1". O medicamento recebeu esse nome porque reúne em um único comprimido os quatro princípios ativos indicados para o trabalho dessa doença (isoniazida, rifampicina, etambutol e pirazinamida). Até então, muitos pacientes abandonavam o tratamento devido ao excesso de comprimidos e do longo período de tratamento (6 meses). Com a distribuição do 4 × 1 pelo Sistema Único de Saúde, o governo estima aumentar a adesão dos pacientes e, consequentemente, reduzir os índices de transmissão.
>
> Fonte: Matos, 2018.

Neisseria gonorrhoeae. Cocos gram-negativos que causam gonorreia, doença sexualmente transmissível, cujos portadores são assintomáticos.

Neisseria meningitidis. Cocos gram-negativos causadores de meningite e bacteriemia, transmitidos por aerossol, mais comuns em crianças e jovens.

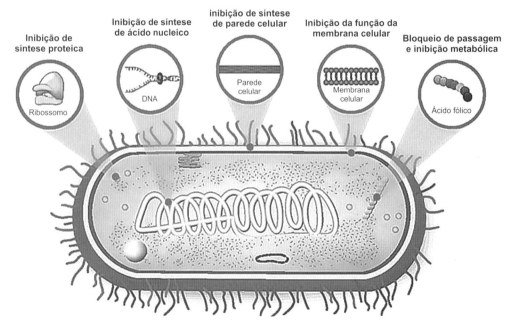

Figura 2.19 Mecanismos de ação dos antibióticos. (Adaptada de iStock: ©ttsz)

Bordetella pertussis. Bacilos gram-negativos transmitidos por aerossol e responsáveis pela coqueluche, doença grave em crianças.

Escherichia coli. Bacilos gram-negativos, dentre os quais há seis diferentes tipos de cepas patogênicas, acompanhados dos seguintes sintomas: *Escherichia coli* enteropatogênica (EPEC) – diarreia e vômitos; êntero-hemorrágica (EHEC) – diarreia aquosa com sangue; enterotoxigênica (ETEC) – diarreia aquosa; enteroagregativa – diarreia com muco; enteroinvasiva (EIEC) – diarreia aquosa e colite hemorrágica; e uropatogênica – cistite e pielonefrite.

Haemophilus influenzae. Bacilos gram-negativos transmitidos por aerossóis. As cepas com cápsula causam meningites e septicemias, e as cepas sem cápsulas estão associadas a otites médias, sinusite e bronquite.

Helicobacter pylori. Bacilos gram-negativos curvos, causadores de infecções comuns, especialmente em países em desenvolvimento, como gastrites, úlceras estomacais e adenocarcinoma gástrico.

Klebsiella pneumoniae. Bacilos gram-negativos associados a infecções hospitalares, incluindo algumas multirresistentes a antibióticos. Causam infecções do trato urinário e pneumonias.

Pseudomonas aeruginosa. Bacilos gram-negativos causadores de infecções hospitalares, algumas multirresistentes a antibióticos. Provocam infecções de pele e tecidos moles, especialmente em pacientes vítimas de queimaduras, e também infecções do trato urinário.

Salmonella entérica. Bacilos gram-negativos presentes em alimentos contaminados. Causam diarreia e febre entérica.

Shigella. Bacilos gram-negativos também presentes em alimentos e água contaminados. Causam disenteria bacilar.

Vibrio cholerae. Bacilos gram-negativos responsáveis por surtos em países em desenvolvimento. Causam diarreia aquosa grave (também denominada "cólera").

Clostridium botulinum. Bacilo gram-positivo anaeróbio formador de esporos, encontrado no ambiente e causador de botulismo.

Clostridium difficile. Bacilo gram-positivo anaeróbio formador de esporos. Coloniza trato gastrintestinal de humanos e provoca diarreia associada a uso de antibióticos.

Clostridium tetani. Bacilo gram-positivo anaeróbio formador de esporos. Encontrado no ambiente, é o microrganismo causador do tétano.

Treponema pallidum. Espiroqueta de transmissão sexual ou congênita e causadora das sífilis primária, secundária, terciária e congênita.

Vírus

São acelulares, portanto são parasitas intracelulares obrigatórios, isto é, dependem da maquinaria da célula para se replicarem. Dessa forma, apresentam tamanhos bastante reduzidos (18 a 300 nm) com uma estrutura bem simples. A partícula viral, ou vírion, é formada pelo seu genoma (ácido ribonucleico [RNA] ou ácido desoxirribonucleico [DNA]), envolto por uma camada de proteínas estruturais, o capsídio. Alguns vírus podem apresentar ainda um envelope, formado de membrana recoberta de glicoproteínas (Figura 2.20).

O tipo de material genético (DNA ou RNA), a estrutura dos capsídios (helicoidal, icosaedro ou complexo) e a presença ou ausência de envelope são informações utilizadas na classificação dos vírus. As etapas da replicação viral são as mesmas para todos: os vírus entrarão em uma célula do hospedeiro e a utilizarão como uma fábrica para a síntese de novas partículas virais. Como cada tipo de vírus infecta um tipo celular, então o primeiro passo é o vírus reconhecer a célula-alvo e aderir a ela (etapa 1 – adesão). A adesão do vírus à membrana da célula induz a internalização da partícula viral, que penetra na célula hospedeira (etapa 2 – penetração), onde ocorre a liberação do material genético do vírus (etapa 3 – desencapsidação). Uma vez dentro a célula hospedeira, o genoma do vírus passa a comandar a síntese de proteínas da célula para fazer a síntese das proteínas virais (etapa 4 – síntese). São sintetizadas novas moléculas do material genético e proteínas que formam o capsídio. Em seguida, as novas partículas virais são montadas (etapa 5 – montagem) e finalmente liberadas (etapa 6 – liberação). Muitas vezes, a liberação das partículas virais leva ao rompimento e à morte da célula hospedeira.

> **DICA DE MESTRE**
>
> Considerando que existem bactérias álcool-acido-resistentes, faça um resumo no seu caderno sobre as medidas profiláticas de infecções relacionadas com a assistência em Saúde e as recomendações na higiene das mãos, tendo em mente perguntas como: "Quando utilizar álcool em gel ou recorrer à higienização das mãos?"

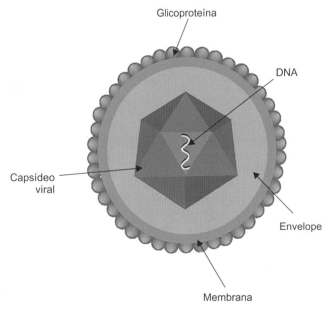

Figura 2.20 Estrutura de uma partícula viral. (Adaptada de iStock: ©Timoninalryna)

Os vírus provocam doenças quando conseguem atingir um tecido-alvo e, ao se replicarem, provocam a morte das células do tecido-alvo ou então induzem uma resposta imunológica inflamatória destrutiva. Assim, o tecido-alvo do vírus determinará os sintomas da doença. Por exemplo, como mencionado na primeira parte do próximo capítulo, o vírus do HIV se replica nos linfócitos T CD4+, causando a morte dessas células. Com um menor número de linfócitos T CD4+, o sistema imunológico do indivíduo fica debilitado e estimula o desenvolvimento da síndrome da imunodeficiência adquirida (AIDS).

A doença viral progride de modo bem definido. O primeiro passo é a entrada do vírus no organismo, seguido de um período de incubação, que pode variar muito, dependendo do vírus (de alguns dias até mesmo anos). Essa primeira etapa pode ser assintomática ou apresentar sintomas inespecíficos, como febre, dor no corpo e de cabeça. Em seguida, o vírus começa a se replicar no tecido-alvo, levando a sintomas característicos da doença e disseminando-se para outros hospedeiros. A doença pode ser então resolvida ou se tornar crônica ou persistente. A capacidade de o sistema imune controlar e eliminar o vírus determinará se a doença será aguda ou crônica, assim como a intensidade dos sintomas observados. A suscetibilidade de uma pessoa à doença viral será influenciada por seu estado imunológico, idade e saúde geral. A carga viral e a genética do vírus também influenciam na gravidade da doença.

Fungos

Grupo muito diverso de microrganismos que habitam vários ambientes e têm um papel de extrema importância na ciclagem de nutrientes na natureza. Os fungos são amplamente utilizados na indústria alimentícia e de bebidas, na produção de combustível e como alimento. São organismos eucariotos, com uma parede celular composta de glicanos e quitina, e uma membrana plasmática com ergosterol. Podem ser unicelulares (leveduras) ou multicelulares (filamentosos). As leveduras multiplicam-se por brotamento ou fissão binária. Os fungos filamentosos são formados por hifas (Figura 2.21) que podem ser septadas ou cenocíticas (sem septos) e apresentam crescimento apical (pelas extremidades) formando o micélio.

Os fungos filamentosos produzem conídios, que são estruturas de reprodução assexuada e podem ser facilmente dispersos pelo ar. Os fungos também se reproduzem de forma sexuada, produzindo esporos. Muitos fungos de importância médica são termodimórficos: a 25°C crescem na forma filamentosa (ambiente) e a 37°C crescem como leveduras (ser humano).

As infecções humanas causadas por fungos são denominadas micoses e são classificadas de acordo com os tecidos em que se desenvolvem. As micoses superficiais ficam restritas à superfície de pele e pelos, causando apenas danos estéticos ao hospedeiro. Pitiríase versicolor (*Malassezia* spp.), piedra negra (*Piedrae hortae*) e piedra branca (*Trichosporon* spp.) são alguns exemplos de micoses superficiais. As micoses cutâneas atingem a camada de queratina da pele, pelos e unhas e são causadas pelos fungos dermatófitos dos gêneros *Trichophyton*, *Epidermophyton* e *Microsporum*. As micoses subcutâneas envolvem camadas mais profundas da pele, frequentemente atingindo tecidos conjuntivo e muscular. Geralmente, como ocorre no caso do *Sporothrix* spp., os fungos são inoculados na pele por algum trauma e começam a se desenvolver formando úlceras. As micoses sistêmicas são causadas por fungos dimórficos, como *Paracoccidioides brasiliensis*, *Histoplasma capsulatum* e *Coccidioides immitis*. Estes fungos vivem no ambiente na forma

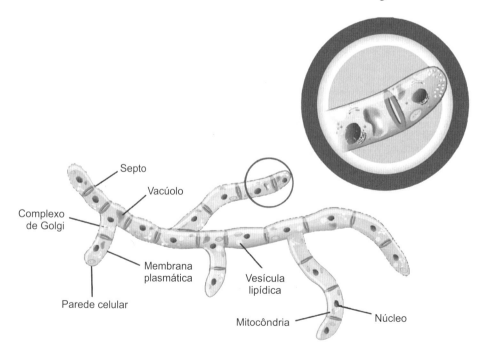

Figura 2.21 Fungo filamentoso septado. (Adaptada de iStock: ©ttsz)

filamentosa, produzindo conídios que são inalados pelo ser humano. Ao atingirem os pulmões, os conídios mudam para a forma de levedura e produzem uma infecção que pode se disseminar para outros órgãos. As micoses oportunistas englobam as infecções causadas por fungos que geralmente não são patogênicos, mas que podem causar infecções extremamente graves em pacientes imunossuprimidos. São fungos que habitam como comensais os seres humanos, como a *Candida albicans*, ou são amplamente encontrados na natureza, como o *Aspergillus fumigatus*, que em geral tem baixa virulência, mas em pacientes debilitados pode causar infecções extremamente graves, com alta taxa de morbidade e mortalidade.

RESUMO

Chegamos ao fim dos estudos voltados à Parasitologia e à Microbiologia, e você teve a oportunidade de conhecer um pouco mais sobre a relação parasita-hospedeiro, sua patogenia, manifestações clínicas relacionadas e medidas de prevenção, além de conhecer um pouco mais as bactérias, os vírus e os fungos.

Você reviu conceitos básicos, aspectos gerais da transmissão e infecção por parasitas, os principais mecanismos de agressão e resposta às parasitoses, os sintomas e métodos de prevenção.

Dentre os endoparasitas, receberam destaque as doenças causadas por: protozoários – giardíase, amebíase, leishmanioses, tripanossomíase americana, malária, tricomoníase e toxoplasmose; aquelas causadas por helmintos platelmintos – esquistossomose, teníase e cisticercose; as causadas por helmintos nematelmintos – ascaridíase, enterobiose e ancilostomose; e as doenças causadas por ectoparasitas – pulgas e bicho de pé, piolhos e chatos, ácaros e carrapatos.

Neste capítulo, você aprendeu sobre a morfologia e a estrutura das bactérias, e foram exemplificados os principais grupos de bactérias (gram-positivas e gram-negativas). Além disso, você aprendeu sobre microbiota e os mecanismos de patogenicidade. Além das bactérias, você também estudou sobre os vírus e os fungos.

Conhecer as principais doenças causadas pelos parasitas e microrganismos é de suma importância para a sua prática profissional como Técnico de Enfermagem, uma vez que os sinais de alerta e os cuidados específicos dependerão da característica de cada doença. Como membro da equipe de Saúde, o Técnico de Enfermagem deve manter-se atualizado e saber identificar precocemente as parasitoses para que a intervenção se inicie o mais rápido possível e o paciente se reestabeleça.

Agora que você conhece os fundamentos teóricos que regem a atuação do sistema imunológico e as principais doenças causadas por microrganismos e parasitas, fica mais fácil entender por que defeitos (herdados ou adquiridos) em algum dos seus componentes aumentam a susceptibilidade às infecções. Imunodeficiências em elementos da imunidade inata prejudicam o reconhecimento inicial dos patógenos e o início da inflamação, e as deficiências que afetam a atuação dos linfócitos limitam a capacidade humana de produzir uma resposta mais refinada contra esses patógenos. Como consequência, ocorre o aumento de infecções que, na maioria, seriam facilmente controladas pelo organismo, sendo fatais em alguns casos, mesmo com a disponibilidade de tratamento.

BIBLIOGRAFIA

Abbas AK, Lichtman AH, Pillai S. Imunologia Celular e Molecular. 8. ed. Rio de Janeiro: Elsevier; 2015.

Aires CAM. Resistência Bacteriana aos Antibióticos: o que Você Deve Saber e Como Prevenir. Rio de Janeiro: Fiocruz; 2017. Disponível em: http://www.fiocruz.br/ioc/media/resistencia_bacteriana_antibioticos_ioc_fiocruz.pdf. Acesso em: 05 ago. 2019.

Araújo RP, Navarro MBMA, Cardoso TAO. Febre maculosa no Brasil: estudo da mortalidade para a vigilância epidemiológica. Cad Saúde Colet. 2016;24(3):339-46.

Brasil. Ministério da Saúde. Programa Nacional de Doenças Sexualmente Transmissíveis e AIDS. Técnica de coloração de Gram. Brasília: Ministério da Saúde; 1997.

Ferreira MU. Parasitologia Contemporânea. Rio de Janeiro: Guanabara Koogan; 2015.

Gonçalves ET, Silva GGQ, Cordeiro DRF et al. Atuação do enfermeiro na prevenção de parasitoses. In: Anais da VII Mostra de Pesquisa em Ciência e Tecnologia DeVry Brasil. Anais [Internet]; Belém, Caruaru, Fortaleza, João Pessoa, Manaus, Recife, Salvador, São Luís, São Paulo, Teresina: DeVry Brasil; 2016. Disponível em: https://www.even3.com.br/anais/viimostradevry/29506-atuacao-do-enfermeiro-na-prevencao-de-parasitoses. Acesso em: 26 fev. 2020.

Maciel GP, Tasca T, De Carli GA. Aspectos clínicos, patogênese e diagnóstico de *Trichomonas vaginalis*. J Bras Patol Med Lab. 2004;40(3):152-60. Disponível em: http://www.scielo.br/scielo.php?script=sci_arttext&pid=S1676-24442004000300005&lng=en&nrm=iso. Acesso: 3 fev. 2019.

Madigan MT. Microbiologia de Brock. 14. ed. Porto Alegre: Artmed; 2016.

Matos, A. Fiocruz oferece novo medicamento contra tuberculose. Portal Fiocruz; 2018. Disponível em: https://portal.fiocruz.br/noticia/fiocruz-oferece-novo-medicamento-contra-tuberculose. Acesso em: 24 maio. 2023.

Monteiro D, Sousa AQ, Lima DM et al. *Leishmania infantum* infection in blood donors, Northeastern Brazil. Emerg Infect Dis. 2016;22(4):739-40.

Murray PR, Rosenthal KS, Pfaller MA. Microbiologia Médica. 8. ed. Rio de Janeiro: Elsevier; 2017.

Rey L. Bases da Parasitologia Médica. 3. ed. Rio de Janeiro: Guanabara Koogan; 2015.

Tortora GJ, Funke BR, Case CL. Microbiologia. 12. ed. Porto Alegre: Artmed; 2017.

Trabulsi LR. Microbiologia. 6. ed. São Paulo: Atheneu; 2015.

Vaz AJ, Martins JO, Takei K et al. Imunoensaios – fundamentos e aplicações. 2. ed. Rio de Janeiro: Guanabara Koogan; 2018.

World Health Organization (WHO). Prevalence and incidence of selected sexually transmitted infections, *Chlamydia trachomatis, Neisseria gonorrhoeae, syphilis* and *Trichomonas vaginalis*: methods and results used by WHO to generate 2005 estimates. Geneva, Switzerland: WHO, 2011. Disponível em: http://whqlibdoc.who.int/publications/2011/9789241502450_eng.pdf. Acesso em: 03 fev. 2019.

Exercícios de fixação

1. Dentre os organismos citados a seguir, assinale o único ectoparasita:
   a) Tênia.
   b) Carrapato.
   c) Vírus da gripe.
   d) Vírus da AIDS.
   e) Lombriga.

2. Com relação aos parasitas e às doenças que eles causam, pode-se afirmar que:
   I) A larva cercária do *Schistosoma mansoni* penetra a pele do ser humano, causando a esquistossomose.
   II) A teníase é uma doença que pode ser causada tanto pela *Taenia solium* como pela *Taenia saginata*.
   III) A cisticercose é a doença causada pela larva da *Taenia solium*.
   IV) A lombriga causa a ascaridíase, doença cujo agente etiológico é o *Ascaris lumbricoides*.
   V) A ancilostomíase ou amarelão é uma doença causada pelos helmintos *Necator americanus* e *Ancylostoma duodenale*.

   Estão corretas:
   a) Todas as opções.
   b) As afirmativas I, II, III e IV.
   c) As afirmativas I, II, IV e V.
   d) As afirmativas II, III e IV.
   e) As afirmativas I, III e V.

3. Observe as doenças listadas à esquerda e os nomes de agentes etiológicos, precedidos por letras à direita:
   I) Ascaridíase   A. *Taenia*
   II) Teníase   B. Lombriga
   III) Amarelão   C. *Schistosoma*
   IV) Esquistossomose   D. *Ancylostoma*

   Assinale a alternativa que associa corretamente cada doença ao seu respectivo agente causador.
   a) I – A; II – B; III – C; IV – D.
   b) I – A; II – B; III – D; IV – C.
   c) I – B; II – A; III – D; IV – C.
   d) I – B; II – A; III – C; IV – D.
   e) I – D; II – C; III – B; IV – A.

4. Uma mulher busca atendimento na Unidade de Saúde queixando-se de incômodo nas relações sexuais e relata trabalhar nas ruas nos últimos meses sem uso de preservativos. O médico solicita exames e coleta de amostras para analisar as possíveis infecções sexualmente transmissíveis (ISTs) que a paciente pode ter adquirido ao praticar sexo desprotegido. Após receber os resultados, o médico explica que a contaminação por vírus, bactéria, fungo e parasitas causou sífilis, candidíase, tricomoníase, gonorreia, fitirose e síndrome da imunodeficiência adquirida (AIDS). Quanto à classificação dos patógenos causadores dessas doenças, indique a alternativa correta:
   a) 2 tipos de parasitas, 1 tipo de bactéria, 2 tipos de fungos e 1 tipo de vírus.
   b) 1 tipo de parasita, 2 tipos de bactérias, 2 tipos de fungos e 1 tipo de vírus.
   c) 1 tipo de parasita, 2 tipos de bactérias, 1 tipo de fungo e 2 tipos de vírus.
   d) 2 tipos de parasitas, 2 tipos de bactérias, 1 tipo de fungo e 1 tipo de vírus.
   e) 2 tipos de parasitas, 1 tipo de bactéria, 1 tipo de fungo e 2 tipos de vírus.

5. Assinale verdadeiro (V) ou Falso (F) quanto às afirmações abaixo referentes a parasitoses:
   ( ) Parasitoses ou verminoses são as doenças mais comuns do mundo, segundo a Organização Mundial da Saúde (OMS).
   ( ) Os casos de parasitoses são mais frequentes em locais com falta de saneamento básico, inclusive nas grandes cidades.
   ( ) Os parasitas podem estar na água contaminada, nas verduras mal lavadas, nos alimentos crus e até nos animais de estimação.
   ( ) Parasitoses podem causar déficit de crescimento e dificuldade de aprendizado na escola, comprometendo o futuro de uma criança.
   ( ) Dentre seus principais sintomas, estão: dor de barriga, barriga inchada, enjoos, diarreia, perda de peso.

   Quanto às afirmativas:
   a) Todas são verdadeiras.
   b) Todas são falsas.
   c) Apenas a primeira é verdadeira.
   d) Duas são verdadeiras.
   e) Três são verdadeiras.

6. Dentre as manifestações clínicas a seguir, indique aquela que não faz parte dos sinais clássicos da inflamação:
   a) Dor.
   b) Edema ou inchaço.
   c) Rubor.
   d) Calor.
   e) Palidez.

7. Assinale a sentença correta:
   a) A função primordial do sistema imune é combater tumores.
   b) Os linfócitos T e B são células que fazem parte da imunidade inata.

c) As citocinas são moléculas de reconhecimento do sistema imune.

d) Os anticorpos são moléculas produzidas pelos linfócitos B, responsáveis pela imunidade adaptativa humoral.

e) As barreiras físicas, químicas e biológicas fazem parte da imunidade adaptativa e geram memória imunológica.

8. São características das bactérias gram-negativas:

a) Membrana citoplasmática com peptideoglicano, ácido teicoico e lipoproteínas.

b) Membrana externa rica em lipopolissacarídio e fina camada de peptideoglicano.

c) Parede celular com peptideoglicano e ácido teicoico.

d) Parede celular com peptideoglicano, ácido teicoico e lipopolissacarídeo.

e) Parede celular com espessa camada de peptideoglicano e lipopolissacarídeo.

9. Com relação aos fungos e agravos por eles causados, é correto afirmar que:

a) São procariotos.

b) Micoses são doenças causadas por vírus.

c) Apresentam parede celular formada por glicanos e quitina, e a membrana plasmática é rica em ergosterol.

d) Fungos dimórficos causam micoses superficiais.

e) Micoses superficiais são muito graves e requerem rápido atendimento médico.

f) São raramente utilizados na indústria de alimentos e de combustível.

10. Sobre vírus, assinale a alternativa correta:

a) São organismos acelulares.

b) Seu material genético é exclusivamente o ácido ribonucleico (RNA).

c) Síndrome da imunodeficiência adquirida (AIDS), raiva, tétano, coqueluche e sífilis são doenças causadas por vírus.

d) Todos os vírus têm envelope.

e) Os vírus produzem toxinas que causam doenças.

FECHAMENTO DE CASO-CENÁRIO

Confira se você respondeu adequadamente à pergunta do Caso-cenário.

CASO-CENÁRIO 1

Exames ginecológicos como Papanicolaou e coleta de secreção vaginal embebida em solução salina possibilitam a rápida identificação do protozoário causador da tricomoníase, *Trichomonas vaginalis*. Esta é considerada a IST não viral mais comum no mundo, segundo a Organização Mundial da Saúde (WHO, 2011). O ambiente vaginal é hostil para a maioria dos microrganismos, pois lactobacilos que colonizam essa região produzem ácido láctico que mantém o pH em torno de 4,5. Esse protozoário flagelado, no entanto, não só consegue modificar o pH vaginal como é capaz de evadir da resposta imune do hospedeiro. Apesar de não ulcerosa, essa infecção também aumenta o risco de transmissão do vírus da imunodeficiência humana (HIV), devido ao processo inflamatório que altera a estrutura do epitélio, além de provocar maior aporte de células de defesa para o local, como os linfócitos. A análise laboratorial é fundamental no diagnóstico, para o tratamento apropriado e o controle da propagação da infecção. Na terapia, além das medidas profiláticas das outras IST, como uso de preservativos, o metronidazol é o medicamento de escolha na tricomoníase (Maciel et al., 2004). Quando detectada a IST, é regra ampliar as análises e buscar outros agentes patogênicos, e a amostra sanguínea identificou o HIV e anticorpos.

3 Imunologia

Anderson Sá-Nunes

Objetivos de aprendizagem
✓ Conhecer os conceitos básicos do sistema imunológico: constituintes, origem, funções e mecanismos efetores
✓ Reconhecer quadros comuns de infecções microbianas e parasitárias, por meio de métodos imunodiagnósticos, que serão vivenciados na prática clínica desse futuro profissional da área da Saúde

INTRODUÇÃO

O sistema imunológico é descrito de maneira clássica como o responsável pela proteção contra agentes químicos, físicos e biológicos estranhos ao nosso corpo, de natureza infecciosa ou não infecciosa. A resposta imune é iniciada por produtos ou constituintes de bactérias, vírus, fungos, parasitas ou outra substância que o corpo entenda como estranho. Atualmente sabemos que, embora a defesa seja uma de suas principais funções, o papel fisiológico do sistema imunológico é muito mais amplo, englobando também o reparo tecidual, a tolerância, bem como o combate aos tumores. Todas essas atividades dependem de um processo chamado "reconhecimento", resultado da interação de receptores solúveis presentes nas células – que funcionam como sensores do microambiente ao seu redor – e de seus respectivos ligantes. Quando essa interação receptor-ligante ocorre, uma série de sinais moleculares é desencadeada levando à ativação de cascatas bioquímicas que culminam na produção de mediadores que regulam a atividade celular e de moléculas efetoras solúveis. O resultado dessas múltiplas interações leva, em geral, a um estado de imunidade ou de tolerância, mas, quando ocorrem de maneira desregulada, podem também causar reações de hipersensibilidade e de autoimunidade.

Didaticamente, a classificação mais empregada para descrever o sistema imune considera o tempo em que a resposta contra um agente agressor qualquer se inicia. Assim, a imunidade inata (ou natural, ou nativa) é responsável pelas respostas que ocorrem imediatamente ou logo nas primeiras horas/dias após o primeiro contato com um microrganismo, sendo mediada por células e moléculas que já estão prontas antes mesmo do reconhecimento do agente agressor ou que são produzidas rapidamente após esse contato. Por outro lado, a imunidade adaptativa (ou adquirida) é aquela que se estabelece após a imunidade inata e que, por isso, leva alguns dias para ocorrer, sendo seus mecanismos efetores mediados por células chamadas "linfócitos" e seus produtos. Em alguns casos, essas células e moléculas podem agir diretamente em um microrganismo extracelular ou sobre uma célula infectada por um microrganismo intracelular, e, em outros casos, atuam amplificando os mecanismos efetores já existentes da imunidade inata.

Ao longo deste capítulo, apresentaremos as células do sistema imune, e, em seguida, uma visão geral dos tipos de imunidade (inata e adaptativa), de modo que o Técnico de Enfermagem entenda os princípios básicos que regem as respostas imunológicas contra os mais variados patógenos e outros agentes agressores. Em seguida, discutiremos algumas aplicações clínicas desse conhecimento que ajudarão você a interpretar os resultados de exames imunológicos realizados na rotina laboratorial. Boa leitura!

CASO-CENÁRIO 1

N.A.S., 45 anos, divorciado, buscou atendimento em uma Unidade de Pronto Atendimento porque apresentava febre alta, tosse com catarro, dor no peito (angina) e falta de ar (dispneia). O exame de triagem confirmou febre de 39°C e hipoxia (saturação de oxigênio no sangue: 85%), e a radiografia torácica mostrou infiltrados difusos sugerindo um quadro de pneumonia aguda. O exame físico revelou alguns hematomas e pequenas lesões nos membros superiores, em variados graus de cicatrização, próximas às veias do antebraço. O médico plantonista fez algumas perguntas ao paciente para conhecer melhor o seu quadro e descobriu tratar-se de usuário de drogas ilícitas injetáveis, de orientação heterossexual, com vida noturna e sexual ativas e intensas. O paciente revelou também que nem sempre usava preservativo nas relações sexuais e que, algumas vezes, usou drogas com suas parceiras, compartilhando seringas. Finalmente, o paciente

(continua)

> **CASO-CENÁRIO 1 (Continuação)**
>
> informou que havia perdido peso nos últimos meses e apresentava episódios de infecções cada vez mais frequentes, o que atribuiu à vida movimentada que levava. O médico prescreveu antitérmico, antibiótico e corticoide para tratar a pneumonia e o encaminhou para realizar um teste de HIV (vírus da imunodeficiência humana) e outros exames complementares. Considerando seus conhecimentos e aqueles adquiridos neste capítulo, responda:
>
> 1. Quais informações apresentadas levaram o médico a suspeitar de infecção pelo HIV?
>
> 2. Caso o resultado do teste para HIV seja positivo, que tipo de exame complementar poderia ser solicitado para verificar o estado imunológico do paciente?
>
> 3. Dado o histórico recente de infecções relatado pelo paciente, o que se espera observar na contagem de suas células T CD4+ sanguíneas? Por que essas células são importantes para manter a imunocompetência do paciente?
>
> Estude o conteúdo a seguir e tente responder às perguntas referentes ao Caso-cenário 1.

detalhadamente mais adiante neste capítulo. O transplante de células-tronco-hematopoéticas (também chamado "transplante de medula óssea") é amplamente utilizado para o tratamento de tumores de células sanguíneas (leucemias) e também de deficiências hereditárias que afetam o sistema imunológico. Além disso, o entendimento da biologia das células-tronco hematopoéticas tem permitido seu uso em terapias celulares e medicina regenerativa, como o tratamento de condições clínicas que afetam alguns órgãos (p. ex., coração, cérebro, vasos sanguíneos, ossos e fígado, entre outros).

> **PARA REFLETIR**
>
> Considerando a complexidade do processo de transplante e doação de órgãos, o avanço da tecnologia contribui na atenção aos portadores de diferentes agravos. Converse com seus colegas e reflita: em quais condições as terapias celulares e o uso de células-tronco podem ser aplicadas? O que é necessário para o sucesso dessas terapêuticas? Os profissionais estão preparados para aplicá-las?

CÉLULAS DO SISTEMA IMUNE

Antes de descrevermos os mecanismos efetores da imunidade inata e da imunidade adaptativa, faremos um rápido resumo das principais células do sistema imune, partindo de sua produção na medula óssea, sua saída para o sangue e, finalmente, sua circulação no organismo e migração para os tecidos.

Durante o desenvolvimento embrionário, a produção das células do sangue (hematopoese ou hemopoese) ocorre, inicialmente, em anexos do saco vitelínico (fase mesoblástica) e, posteriormente, no fígado e no baço durante a fase hepatosplênica. Por volta da metade do período gestacional, a medula óssea inicia a produção do sangue (fase medular) e até o nascimento constitui-se no órgão exclusivo da hematopoese, exercendo essa função até o final da vida do indivíduo. Nos primeiros anos de vida, a medula de praticamente todos os ossos produz células sanguíneas. Mas, à medida que o indivíduo cresce, essa atividade se restringe apenas aos ossos chatos (p. ex., esterno, ossos do quadril) e a alguns ossos longos (p. ex., fêmur). As células-tronco hematopoéticas da medula óssea são autorrenováveis e multipotentes que darão origem a todas as células sanguíneas, inclusive aquelas relacionadas ao sistema imunológico. As células-tronco hematopoiéticas estão localizadas em sítios anatômicos da medula óssea associadas às células estromais, que não apresentam atividade hematopoética, mas fornecem os sinais contato-dependentes e químicos necessários para a proliferação e diferenciação das células-tronco hematopoéticas. Esses sinais químicos são fornecidos por fatores de crescimento chamados "citocinas", um grupo de moléculas solúveis responsáveis pela comunicação do sistema imune. Além da hematopoese, as citocinas também têm funções essenciais às respostas imunes inata e adaptativa, incluindo o processo inflamatório, que serão discutidas

De maneira resumida, as células-tronco hematopoéticas sofrem divisão assimétrica constante na medula óssea. Enquanto uma das células-filhas preserva as características de autorrenovação, a outra inicia um processo de diferenciação, sendo chamada nessa fase "progenitor hematopoético". Ao longo do seu desenvolvimento e por conta da ação das citocinas e de outros fatores de crescimento hematopoético, os progenitores derivados de cada célula-tronco diferenciam-se em precursores mieloides e precursores linfoides. Os precursores mieloides originarão monócitos, neutrófilos, eosinófilos, basófilos, eritrócitos (hemácias) e megacariócitos (cuja fragmentação originará as plaquetas). Os precursores linfoides originarão os linfócitos T e B, células *natural killers* (NKs) e, possivelmente, células dendríticas linfoides. Uma parte dessas células permanecerá na circulação, migrando para os tecidos apenas em situações de inflamação e/ou infecção. Outras células migrarão naturalmente para os tecidos, onde constituirão populações de células residentes, algumas das quais, como os macrófagos e as células dendríticas mieloides, são geradas a partir da diferenciação adicional dos monócitos nos tecidos. Outras, como os mastócitos e as células dendríticas linfoides, parecem ser geradas diretamente a partir dos precursores mieloide e linfoide, respectivamente, ainda pouco conhecidos. A Figura 3.1 mostra o mecanismo geral de hematopoese e as células sanguíneas produzidas ao final desse processo.

As células descritas anteriormente podem ser discriminadas por meio de sistemas automatizados ou por uma simples análise por microscopia óptica de esfregaços sanguíneos depositados em lâminas e avaliados com corantes hematológicos, um exame conhecido como "leucometria" ou "leucograma global e específico". Nesse exame, também é possível quantificar o total dessas células por mm^3 de sangue (Tabela 3.1).

Hematopoiese

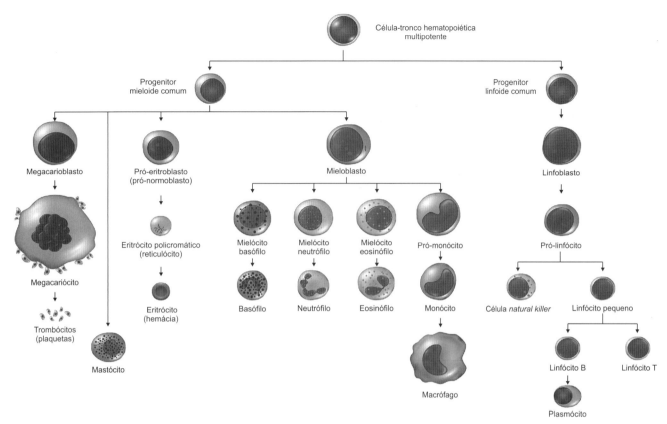

Figura 3.1 Esquema geral da hematopoese em seres humanos. (Adaptada de iStock: ©Rujirat Boonyong)

Tabela 3.1 Valores de referência de um leucograma típico em adultos de ambos os sexos.

Leucócitos	Células por mm³*	%
Global	3.500 a 10.500	100
Neutrófilos	1.700 a 7.000	45 a 70
Eosinófilos	50 a 500	1 a 5
Basófilos	0 a 300	0 a 1
Linfócitos	900 a 2.900	20 a 40
Monócitos	300 a 900	3 a 12

*Valores apresentados são aproximados e podem variar dependendo de método/técnica, etnia, idade e condição clínica do paciente.

NA PRÁTICA

Os leucogramas realizados na rotina dos laboratórios de análises clínicas incluem a descrição de alterações dos tipos celulares descritos na Tabela 3.1. Por exemplo, o aumento de um ou mais tipos de leucócitos circulantes (leucocitose) pode estar associado a quadros de infecções ou leucemias. A presença de formas jovens e não totalmente diferenciadas de neutrófilos (p. ex., bastonetes neutrófilos), também chamadas "desvio à esquerda", está associada a processos infecciosos. O aumento de eosinófilos na circulação (eosinofilia) está associado a quadros de infestações parasitárias ou de alergia. Embora a identificação de alterações quantitativas e/ou qualitativas apenas não seja por si só capaz de determinar um diagnóstico, costuma ser o ponto de partida para a solicitação de exames complementares mais específicos para que se tenha um diagnóstico preciso de determinadas condições clínicas de natureza infecciosa ou não infecciosa. As características morfológicas típicas de cada tipo celular usadas na identificação dessas células podem ser encontradas em livros-texto ou atlas de hematologia e não serão abordadas aqui por não ser o foco do estudo no momento.

No passado, a avaliação visual de células coradas com substâncias químicas (p. ex., hematoxilina e eosina) era o único método para identificar as células do sangue, o que limitava suas aplicações e cuja precisão dependia da experiência do profissional responsável pela análise. Atualmente existem equipamentos e ferramentas capazes de detectar marcadores chamados "grupamentos de diferenciação" (CD, do inglês *clusters of differentiation*), que são moléculas expressas na superfície de todas as células do organismo. A partir da combinação de diferentes CDs, é possível caracterizar em detalhes um tipo celular, seus subtipos ou subpopulações, o estágio de diferenciação e o grau de ativação celular. Um exemplo clínico dessa aplicação é a avaliação quantitativa de células chamadas linfócitos T CD4+ (abordadas em mais detalhes adiante neste capítulo), que são as principais células infectadas pelo vírus da imunodeficiência humana (HIV, do inglês *human immunodeficiency vírus*) e cuja quantidade no sangue é monitorada em pacientes soropositivos, servindo como parâmetro para definir a progressão da infecção e se o paciente está desenvolvendo a síndrome da imunodeficiência adquirida (AIDS, do inglês *acquired immunodeficiency syndrome*) ou se é apenas soropositivo.

> **SAIBA MAIS**
>
> Uma lista detalhada dos CD humanos atualmente conhecidos e seu papel pode ser conferida em apêndices dos principais livros de Imunologia.

Imunidade inata: origem

O organismo humano é constituído por uma série de barreiras físicas, químicas e biológicas que fazem parte da imunidade inata e que protegem o corpo do meio externo. Dentre elas, destacam-se as superfícies epiteliais e de mucosas, o fluxo de ar decorrente da respiração, tosse e espirro, o fluxo de fluidos que ocorre na lacrimação e na micção, as secreções corpóreas com enzimas e pH característicos, moléculas antimicrobianas e, finalmente, a microbiota presente em todas as superfícies do organismo. Cada um desses elementos tem papel especial na manutenção da homeostasia do organismo, mas nem sempre eles são suficientes para manter o organismo livre dos agentes agressores. Quando as barreiras iniciais são "quebradas" e o corpo é invadido por um microrganismo (patogênico ou não) ou outro tipo de agente agressor, o sistema imune inato reconhece tanto estruturas comuns e conservadas desses organismos quanto moléculas endógenas produzidas ou liberadas em decorrência dessa invasão. Assim, os padrões moleculares associados a patógenos (PAMPs, do inglês *pathogen-associated molecular patterns*) e os padrões moleculares associados ao dano/perigo (DAMPs, do inglês *damage-/danger-associated molecular patterns*) são diretamente reconhecidos pelos receptores de reconhecimento de padrões (PRRs, do inglês *pattern recognition receptors*), solúveis ou presentes na superfície e no citosol das células, e desencadeiam uma série de eventos da imunidade inata.

Como exemplos de PAMPs estão ácidos nucleicos, proteínas, lipídios e carboidratos exclusivos ou diferencialmente expressos por grupos de microrganismos que sinalizam sua presença. Os DAMPs podem ser produtos derivados do dano celular causado pela infecção ou decorrentes de lesões estéreis causadas por insuficiência de suprimento sanguíneo e por ação de agentes químicos e físicos, como toxinas, queimaduras, traumatismo, entre outros. Por sua vez, PRRs presentes no sangue, nos fluidos corporais e também associados às células (na sua superfície, em vesículas e no citoplasma) reconhecem esses PAMPs e DAMPs e promovem sua neutralização e remoção, seja por meio de sua captação por células conhecidas como "fagócitos" ou por ativação de mecanismos citotóxicos dependentes de outros tipos celulares e da ativação de cascatas bioquímicas. Como esse é um tema bastante amplo, mais detalhes sobre PAMP e DAMP, bem como seu reconhecimento por PRR, podem ser encontrados nos principais livros-texto de Imunologia e em artigos científicos sobre o tema.

Dentre as células do sistema imune que participam da imunidade inata, destacam-se as células de alarme, os fagócitos profissionais e as células citotóxicas.

Células de alarme. Residentes nos tecidos e capazes de reconhecer agentes agressores; em geral têm mediadores pré-formados ou produzidos logo após ativação, desencadeando a inflamação no local (descrita mais adiante). Exemplos: mastócitos, eosinófilos e macrófagos. Recentemente, um grupo de células capazes de secretar diferentes citocinas, coletivamente chamadas "células linfoides inatas" (ILCs, do inglês *innate lymphoid cells*), foi descrito e, possivelmente, se enquadra na categoria de células de alarme, embora a totalidade de suas funções ainda não esteja elucidada.

Fagócitos profissionais. Células cuja principal função é realizar o englobamento de microrganismos, partículas e outras substâncias pelo processo de fagocitose ou endocitose, levando a sua destruição. Podem ser células residentes nos tecidos (p. ex., macrófagos e células dendríticas) ou células recrutadas durante o processo inflamatório (p. ex., neutrófilos e macrófagos inflamatórios).

Células citotóxicas. Apresentam grânulos citotóxicos em seu citoplasma, sendo capazes de matar células infectadas por vírus ou aquelas que sofrem transformação maligna e podem originar tumores. As mais conhecidas são as células "matadoras naturais", também chamadas de células NK (do inglês *natural killer*).

Além dos componentes celulares, a imunidade inata também é constituída de mediadores solúveis. Por exemplo, o reconhecimento de agentes agressores pode desencadear a rápida produção e liberação de proteínas de fase aguda, citocinas inflamatórias, agentes quimiotáticos (substâncias que atraem células para o local onde são produzidas) e aminas vasoativas (substâncias que ativam o endotélio vascular), além da ativação de cascatas bioquímicas responsáveis pela coagulação sanguínea e pela ativação do sistema complemento, que promove lise direta de microrganismos, entre outras funções.

Uma vez ativada a imunidade inata, em decorrência de um agente infeccioso ou de lesão por agente físico, químico ou biológico, seus elementos iniciarão o processo inflamatório mencionado anteriormente. A inflamação é um processo que envolve alterações vasculares da microcirculação local (como a vasodilatação e o aumento da permeabilidade vascular), provocando extravasamento vascular e recrutamento de mais células a partir da circulação, associados ao influxo de moléculas efetoras que mediam as respostas iniciais contra esses agentes. Esse processo pode progredir para reações sistêmicas mais graves, mediadas pelos componentes celulares e solúveis descritos anteriormente, cujas consequências são representadas por cinco sinais clássicos: dor, calor (febre), rubor (vermelhidão), edema (inchaço) e perda da função.

Nesse microambiente, os elementos da imunidade inata atuam e "preparam o terreno" para a ativação da imunidade adaptativa, discutida a seguir.

> **NA PRÁTICA**
>
> Na sua prática diária, é importante saber identificar os cinco sinais clássicos da inflamação: dor, calor, rubor, edema e perda da função. Fique de olho.

Imunidade adaptativa: refinamento e memória das respostas imunes

Os microrganismos invasores dispõem de estratégias variadas de evasão das respostas imunológicas e, em muitas situações, as células e os fatores solúveis da imunidade inata não são eficientes em erradicá-los do nosso organismo. Durante os primeiros dias de infecção, enquanto os elementos da imunidade inata atuam para tentar controlar o crescimento e a disseminação dos microrganismos, as células da imunidade adaptativa estão sendo ativadas para que possam exercer plenamente suas funções efetoras tão logo estejam preparadas. Essas células são coletivamente chamadas "linfócitos" e serão responsáveis, direta ou indiretamente, pelos mecanismos efetores da imunidade adaptativa contra os diferentes agentes agressores. Há dois tipos principais de linfócitos, conhecidos como "linfócitos T" e "linfócitos B".

> **SAIBA MAIS**
>
> Os linfócitos T receberam esse nome após a descoberta de que o timo era o órgão responsável por seu amadurecimento e seleção ("T" de timo). Atualmente são conhecidos diversos subtipos de linfócitos T que em conjunto mediam a imunidade adaptativa celular, descrita em mais detalhes adiante. Da mesma maneira, os linfócitos B foram descritos após a observação de que galinhas cuja bursa de Fabricius havia sido removida não eram capazes de produzir anticorpos. A importância dos anticorpos como moléculas responsáveis pela imunidade adaptativa humoral já era conhecida, mas o papel dos linfócitos B na sua produção passou a ser reconhecido a partir desses estudos ("B" de bursa). A estrutura e a função dos anticorpos serão discutidas adiante. Os seres humanos não apresentam bursa de Fabricius e nossos linfócitos B são produzidos na medula óssea, local onde também amadurecem e são selecionados. Pelo fato de a medula óssea, a bursa de Fabricius e o timo serem os locais responsáveis pela produção e desenvolvimento dos linfócitos, esses órgãos são coletivamente chamados "órgãos linfoides primários" (ou centrais, ou geradores).

Os linfócitos têm receptores específicos e moléculas acessórias em sua superfície que permitem sua ativação e servem de marcadores dos diferentes tipos e subtipos dessas células. Esses receptores são capazes de reconhecer um número muito grande de substâncias microbianas e não microbianas chamadas coletivamente "antígenos". Por exemplo, os receptores de linfócitos T (TCRs, do inglês *T-cell receptors*) reconhecem peptídios derivados do processamento de proteínas extracelulares ou intracelulares, presentes tanto no organismo humano quanto provenientes de microrganismos e seus produtos. Esse processamento ocorre em células especializadas conhecidas como "células apresentadoras de antígenos" (APCs, do inglês *antigen-presenting cells*), capazes de capturar e degradar essas proteínas e apresentar os peptídios derivados em sua superfície ligados às moléculas do complexo principal de histocompatibilidade (MHC, do inglês *major histocompatibility complex*), também conhecidas como "antígenos leucocitários humanos" (HLAs, do inglês *human leukocyte antigens*). Existem três tipos de APC profissionais no organismo humano: células dendríticas, macrófagos e linfócitos B (outras células podem atuar como APC, mas não são consideradas profissionais por vários motivos). Em resumo, o linfócito T só pode ser ativado quando o seu TCR reconhece peptídios apresentados pelo MHC das APCs.

Por outro lado, os receptores dos linfócitos B (BCRs, do inglês *B-cell receptors*) são capazes de reconhecer diretamente antígenos de diferentes naturezas bioquímicas, como proteínas, carboidratos, lipídios e ácidos nucleicos, entre outros. Para o reconhecimento antigênico pelo BCR, não há necessidade de processamento e apresentação dos antígenos por MHC/HLA. O BCR é um anticorpo ligado à membrana dos linfócitos B que, após realizar a sinalização de ativação dessas células, passa a ser produzido e secretado em grandes quantidades e se liga aos antígenos presentes no ambiente extracelular. Esse conhecimento permitiu o desenvolvimento de terapias envolvendo anticorpos, que serão abordadas mais adiante.

Ao contrário das células da imunidade inata que expressam individualmente um grande número de PRR (sendo, portanto, capazes de reconhecer muitos PAMPs e DAMPs diferentes ao mesmo tempo), os linfócitos têm seus receptores distribuídos de maneira clonal. Isso significa que um linfócito apresenta milhares de receptores em sua superfície, mas, em uma célula individual (clone), todos esses receptores reconhecem o mesmo antígeno. Dessa maneira, apesar de um indivíduo possuir milhões de linfócitos em sua circulação, apenas poucos clones serão específicos para um dado antígeno. A soma de todos os antígenos capazes de serem reconhecidos pelos clones de linfócitos presentes em no corpo humano constituem o repertório imunológico de um indivíduo. Como consequência do pequeno número de clones específicos para cada antígeno, uma vez ativados, os linfócitos precisam entrar em um processo de expansão clonal para que seja atingido um número crítico de células efetoras capazes de lidar com cada antígeno. Como cada ciclo de divisão de um clone de linfócito ocorre em 8 a 12 horas, isso explica por que são necessários alguns dias até que se perceba a atuação da imunidade adaptativa em uma infecção. A grande vantagem da imunidade adaptativa, porém, está na geração da memória imunológica, ou seja, uma vez ativados, parte dos linfócitos se tornará células de memória e sobreviverá no organismo por meses ou anos, mesmo após a eliminação do patógeno. Em contatos posteriores com o mesmo agente agressor, essas células estarão presentes em maior número e serão ativadas mais rapidamente, de modo que boa parte dos patógenos somente causará doença na primeira vez em que entrar em contato com o organismo humano. Esse conhecimento é amplamente explorado no desenvolvimento das vacinas, que são preparações seguras, mas capazes de mimetizar uma infecção, levando ao desenvolvimento de respostas imunes e memória imunológica protetoras quando entramos em contato com o verdadeiro patógeno. Por esse motivo, a vacinação é uma maneira artificial de induzir imunidade ativa nos indivíduos.

A ativação dos linfócitos é um processo complexo e decorrente do reconhecimento de antígenos pelo TCR ou pelo BCR, desencadeando cascatas de sinalização intracelulares responsáveis pela transdução dos sinais de ativação. Conjuntamente, esses sinais induzem a ativação de proteinaquinases, fosforilação de substratos bioquímicos, aumento do cálcio citoplasmático e ativação de fatores de transcrição nucleares que levam à proliferação celular e à síntese de moléculas responsáveis pelos mecanismos efetores dos linfócitos T e B. Essas cascatas não serão abordadas neste livro, assim, caso você tenha interesse em obter mais detalhes sobre o assunto, a leitura de livros-texto de Imunologia é recomendada. Por outro lado, o conhecimento sobre os principais mecanismos efetores da imunidade adaptativa celular e humoral são importantes para a formação do Técnico de Enfermagem e serão descritos em mais detalhes a seguir.

Imunidade adaptativa celular

Inicia-se quando as APCs presentes no local de uma infecção, em geral células dendríticas imaturas do tecido, capturam microrganismos ou seus produtos, processando seus antígenos para apresentação pelas moléculas do MHC. Esse processo é acompanhado por uma alteração fenotípica das células dendríticas, chamada "maturação", que culmina com alterações morfológicas e fisiológicas, e sua migração para os linfonodos. Nos casos em que a infecção ocorre diretamente na circulação, os microrganismos e seus produtos serão drenados pelo baço. Linfonodos, baço e outros tecidos linfoides associados a mucosa, trato respiratório e intestino são coletivamente conhecidos como "órgãos linfoides periféricos" (ou secundários), e constituem os locais onde os linfócitos se acumulam durante sua recirculação no organismo e onde ocorre a ativação dessas células. Nesses tecidos e órgãos, as células dendríticas recém-chegadas e já amadurecidas expressam altos níveis de moléculas do MHC contendo fragmentos peptídicos derivados de proteínas antigênicas (microbianas ou não) que se ligam aos TCRs, configurando o primeiro sinal da ativação. As células dendríticas maduras também expressam moléculas coestimuladoras que, ao interagirem com seus respectivos ligantes nos linfócitos T, representarão o segundo sinal da ativação. Finalmente, a interação APCs/linfócitos T ocorre na presença de citocinas, que representam o terceiro sinal da ativação. Essas interações moleculares induzirão a proliferação dos linfócitos T e sua diferenciação em células efetoras.

Uma vez diferenciados, os linfócitos deixarão os órgãos/tecidos linfoides periféricos e migrarão para o local onde a infecção se estabeleceu, exercendo assim suas funções. As interações de APCs e linfócitos T são apresentadas na Figura 3.2.

Quando os antígenos processados pelas células dendríticas são de natureza exógena/extracelular (p. ex., capturados por fagocitose/endocitose), eles serão apresentados por moléculas do MHC de classe II, ativando linfócitos T que têm um correceptor chamado "CD4". Esses linfócitos T CD4+ também são conhecidos como "linfócitos T auxiliares" ou "linfócitos T *helper*" (Th). Durante a etapa final da ativação, os linfócitos T auxiliares se diferenciarão em células produtoras de citocinas, recebendo diferentes nomenclaturas de acordo com o perfil de citocinas produzido (p. ex., Th1, Th2, Th17, linfócitos T auxiliares foliculares [Tfh]). Por sua vez, as citocinas produzidas pelos linfócitos T ativarão células efetoras (p. ex., neutrófilos, eosinófilos, macrófagos e linfócitos B, entre outras) responsáveis por combate e erradicação do agente agressor em questão, que podem ser toxinas/venenos, bactérias, vírus, fungos, helmintos, protozoários etc. Durante esse processo também são gerados linfócitos T reguladores (Treg), cuja função é manter a tolerância e regular as respostas imunes, evitando que se tornem exacerbadas ou prejudiciais.

Por outro lado, quando os antígenos processados pelas células dendríticas são de natureza endógena/intracelular (p. ex., produtos de infecções virais ou de bactérias intracelulares), eles serão apresentados por moléculas do MHC de classe I, ativando linfócitos T que apresentam um correceptor chamado "CD8". Os linfócitos T CD8+ são então ativados e diferenciam-se em células efetoras conhecidas como "linfócitos T citotóxicos" ou "linfócitos T citolíticos" (Tc). Os linfócitos Tc são capazes de matar células infectadas por bactérias intracelulares ou vírus, por meio da exocitose dos seus grânulos citotóxicos ou da indução direta de apoptose nessas células.

NA PRÁTICA

Atualmente, é possível avaliar a quantidade e a função tanto dos linfócitos T CD4+ quanto dos linfócitos T CD8+, direta e indiretamente, como modo de monitorar a imunidade do paciente contra uma série de microrganismos. Essa avaliação é essencial no acompanhamento de condições crônicas, como a infecção pelo HIV, conhecido por infectar células CD4+. Uma pessoa saudável e soronegativa tem entre 600 e 1.200 células T CD4+/mm³ no sangue. Pacientes soropositivos perdem suas células T CD4+ à medida que a doença progride; em meses ou anos, a contagem pode ser menor que 200 células T CD4+/mm³ no sangue. Como consequência, manifestam-se infecções oportunistas, e, nessa fase, se diz que o paciente está desenvolvendo a AIDS. O tratamento atual envolve a administração de um coquetel antirretroviral capaz de manter a carga viral no sangue em níveis praticamente indetectáveis. Mesmo nesses casos de baixa carga viral, o uso do coquetel não pode ser suspenso, pois há reservatórios virais no organismo humano a partir dos quais o vírus pode voltar a se replicar caso o tratamento seja interrompido.

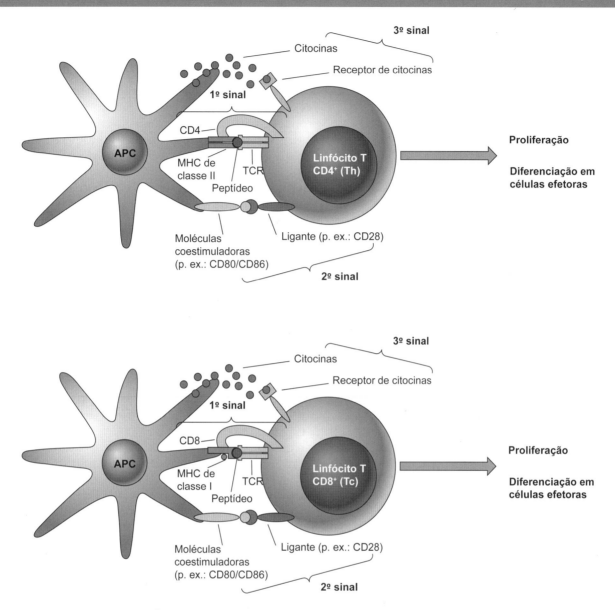

Figura 3.2 Sinais necessários para a ativação de linfócitos T CD4+ e CD8+.

Imunidade adaptativa humoral

A imunidade adaptativa humoral é representada pelos anticorpos, também chamados "imunoglobulinas" (Ig) ou "gamablobulinas", glicoproteínas produzidas pelos linfócitos B e capazes de reconhecer e se ligar a antígenos de diferentes naturezas bioquímicas (proteínas, carboidratos, lipídios, ácidos nucleicos, entre outras). Em linfócitos B maduros que ainda não estão ativados, os anticorpos estão presentes na superfície da membrana e atuam como BCRs dessas células. Assim que um agente agressor invade o nosso corpo, seus antígenos serão reconhecidos pelos BCRs de alguns clones de linfócitos B, e essa interação ativa as células induzindo sua proliferação (expansão clonal) e diferenciação em plasmócitos, células capazes de secretar grandes quantidades de anticorpos, que permanecerão circulando nos fluidos corporais (humores) por períodos variados, podendo ligar-se aos antígenos onde eles estiverem presentes. Essa ligação, conhecida como "reação antígeno-anticorpo", será essencial para eliminar o agente agressor de maneira direta (p. ex., neutralização de toxinas, bactérias, vírus etc.) ou indireta (p. ex., aumento da fagocitose, ativação de fagócitos e do sistema complemento), como descrito a seguir. Vale ressaltar que, em algumas situações, os linfócitos B podem ser ativados com a ajuda de linfócitos T auxiliares foliculares (Tfh), na chamada ativação T-dependente. Em outras situações, os linfócitos B podem ser ativados diretamente, sem a participação dos Tfhs (ativação T-independente). Os requisitos para cada tipo de ativação não serão abordados neste capítulo, mas dependem do tipo de linfócitos B em questão, da natureza do antígeno e de outros fatores do microambiente durante a ativação.

De maneira sucinta, o anticorpo é uma molécula constituída de duas cadeias maiores idênticas (cadeias pesadas) e duas cadeias menores também idênticas (cadeias leves). As cadeias pesadas estão ligadas entre si por pontes

SAIBA MAIS

Como vimos, os linfócitos B são células de defesa do nosso organismo que expressam anticorpos (BCRs) na superfície de suas membranas. Como já explicado, os linfócitos B apresentam anticorpos com diferentes especificidades em sua superfície, de maneira clonal, especializados em reconhecer antígenos provenientes de agentes invasores. O reconhecimento desses antígenos induz a ativação, a proliferação e a diferenciação dos linfócitos B. Além dos plasmócitos (células secretoras de anticorpos), parte dos linfócitos B ativados se diferencia em células B de memória, que têm a capacidade de sobreviver por longos períodos no organismo, tornando o corpo imunizado contra um dado agente agressor. Mais detalhes desses processos podem ser encontrados no vídeo disponível no *link*: https://www.youtube.com/watch?v=tYO5DIxmJ9Y.

dissulfeto, e cada cadeia pesada está ligada a uma cadeia leve também por pontes dissulfeto. Ambas as cadeias são constituídas de domínios (regiões com sequências de aminoácidos que se repetem ao longo da molécula): as cadeias pesadas têm quatro ou cinco domínios cada (um chamado "domínio variável" e os demais chamados "domínios constantes"), e as cadeias leves apresentam sempre dois domínios (um variável e um constante). Nas regiões onde cada cadeia leve está pareada à sua respectiva cadeia pesada, estão as porções que reconhecem o antígeno, chamadas, portanto, de "fragmentos de ligação ao antígeno" (Fab). Na extremidade de cada Fab, está a região de ligação ao antígeno, formada pelas regiões mais externas dos domínios variáveis das cadeias pesada e leve, onde a interação com o antígeno efetivamente ocorre. Por outro lado, a região em que as duas cadeias pesadas estão pareadas é responsável pelas funções efetoras do anticorpo e, por conta das suas características bioquímicas, é chamada "fragmento cristalizável" (Fc). A porção que separa o Fc dos dois Fab presentes em uma molécula monomérica de anticorpo é chamada "dobradiça" e confere flexibilidade à molécula, permitindo que um anticorpo monomérico se ligue a dois antígenos idênticos (um antígeno em cada Fab) em diferentes ângulos de ligação. Algumas classes de anticorpos podem formar dímeros, trímeros, pentâmeros e hexâmeros, de modo que podem ligar múltiplos antígenos idênticos ao mesmo tempo (quatro, seis, dez e doze, respectivamente). A estrutura básica de uma molécula de anticorpo monomérico está apresentada na Figura 3.3.

É importante ressaltar que "anticorpo" é uma nomenclatura genérica que representa um grupo de moléculas semelhantes, mas com algumas diferenças estruturais e funcionais. De acordo com essas características, os anticorpos são agrupados em isótipos ou classes que nos seres humanos são cinco: IgM, IgG, IgA, IgE e IgD. Em alguns casos, existem ainda subclasses (p. ex., IgG1, IgG2, IgG3, IgG4), mas essa categorização é utilizada apenas para fins de pesquisa científica ou de diagnósticos avançados, tendo pouco valor para o dia a dia da maior parte dos profissionais da Saúde.

Os anticorpos ligam-se aos antígenos de maneira não covalente e reversível, por meio de uma série de interações bioquímicas que incluem forças eletrostáticas, pontes de hidrogênio, forças de Van der Waals e interações hidrofóbicas. Em conjunto, essas forças definem a afinidade de um único sítio de ligação do anticorpo ao antígeno (Fab), e a força geral da ligação de todos os sítios é chamada "avidez" (como vimos, um anticorpo tem pelo menos dois sítios Fab de ligação ao antígeno). Essa ligação é forte o suficiente para garantir que, uma vez ligado, o

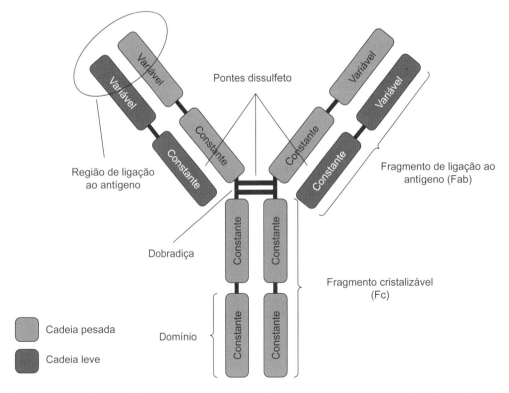

Figura 3.3 Estrutura esquemática simplificada de uma molécula de anticorpo, com suas cadeias, domínios, fragmentos e regiões funcionais.

anticorpo dificilmente se desligue do seu respectivo antígeno. Isso garante que suas funções efetoras possam ser exercidas, incluindo a neutralização de toxinas, vírus e bactérias, ativação do sistema complemento, citotoxicidade celular dependente de anticorpos e opsonização (facilitação da fagocitose).

Além de moléculas efetoras essenciais contra uma série de infecções, os anticorpos também são importantes para a avaliação da imunidade desenvolvida após uma vacinação e para o diagnóstico de uma série de doenças. Como estão presentes na circulação, a coleta de pequena quantidade de sangue do paciente possibilita avaliar, no soro ou no plasma, se ele já foi exposto a um determinado microrganismo. Em certos casos, é possível inclusive determinar se a condição clínica decorre de uma infecção aguda ou primária ou se já assumiu um caráter crônico ou de repetição, com base no isótipo/classe e no título do anticorpo (uma maneira indireta de avaliar a quantidade de anticorpos presentes para um dado antígeno). Por outro lado, a ausência de uma ou mais classes de anticorpos pode indicar imunodeficiência.

> ### SAIBA MAIS
>
> Os anticorpos estão entre as moléculas mais estudadas na Bioquímica, tanto do ponto de vista estrutural quanto do funcional. Esse conhecimento permitiu o desenvolvimento da soroterapia, uma maneira artificial de transferir imunidade passiva aos indivíduos, amplamente utilizada para o tratamento de picadas de animais peçonhentos como cobras, aranhas, escorpiões. Com o recente desenvolvimento da técnica de produção dos anticorpos monoclonais (anticorpos idênticos com especificidade única e conhecida, ou seja, o antígeno ao qual ele se liga é conhecido), foi possível o desenvolvimento dos chamados "imunobiológicos", moléculas capazes de modular o sistema imunológico e que são usadas no tratamento de diversas patologias de origem microbiana e também do câncer e de doenças autoimunes. Os imunobiológicos já são realidade para uma série de condições clínicas e estão entre os medicamentos de maior faturamento para as indústrias farmacêuticas, porém seu custo/preço ainda é alto, o que limita seu acesso para a maioria da população. Para conhecer mais detalhes e como são produzidos os imunobiológicos, acesse o vídeo disponível no *link*: https://www.youtube.com/watch?v=p0qR_Ex0F9 M.

Aspectos gerais de métodos imunodiagnósticos

Conhecendo os princípios que regem o sistema imunológico, as células e as moléculas envolvidas nas respostas imunes contra microrganismos e seus mecanismos efetores, cabe agora apresentar aplicações de como esse conhecimento pode ser usado no dia a dia do Técnico de Enfermagem. O desenvolvimento tecnológico tem permitido a criação de diversas técnicas envolvendo elementos do sistema imunológico, capazes de detectar microrganismos de maneira direta e indireta. Nesse sentido, o termo "imunodiagnóstico" é usado para descrever o diagnóstico laboratorial decorrente da avaliação de parâmetros imunológicos para uma dada condição ou quadro clínico obtido por meio de imunoensaios. A validação desses ensaios segue parâmetros de sensibilidade, especificidade, reprodutibilidade e estabilidade, entre outros, cujos conceitos estão estabelecidos em manuais e livros-texto de análises clínicas, sendo padronizados e normatizados por várias instituições nacionais e internacionais de referência. A qualidade das amostras obtidas, que representa uma etapa pré-analítica dos imunoensaios, também é essencial para a confiabilidade dos resultados. Nesse sentido, há um papel relevante do Técnico de Enfermagem, que deve se capacitar e atualizar quanto às normas e aos procedimentos a serem empregados para a coleta e o preparo das amostras, e quanto às instruções transmitidas ao paciente em cada caso, sempre em conformidade com os princípios gerais de biossegurança.

Neste livro, será impossível abordar detalhadamente todas as técnicas de imunodiagnóstico existentes, assim, citaremos os fundamentos gerais dessa área, que poderão ser complementados com leituras mais específicas sobre cada tema, de acordo com o seu interesse e a sua área de atuação profissional. Usaremos como exemplos os microrganismos e parasitas abordados no Capítulo 2, *Parasitologia e Microbiologia*, embora suas aplicações sejam muito mais amplas, como diagnósticos de alergias, tumores e doenças autoimunes.

Esfregaço sanguíneo

Embora exames automatizados e mais modernos estejam se tornando a rotina da prática laboratorial, o diagnóstico baseado em avaliações de esfregaço (ou distensão) sanguíneo ainda é bastante usado, principalmente em pesquisas de campo, situações em que é necessário avaliar rapidamente a condição de um paciente (epidemias) ou mesmo quando não há teste substituto para a avaliação em questão. O teste consiste na extensão de uma fina camada de sangue sobre uma lâmina de microscopia, que em seguida é corada para avaliação em microscópio óptico. Conforme visto, esse teste é capaz de fornecer informações sobre a diferenciação e a morfologia geral das células do sangue, e, com determinadas adaptações e corantes adequados, permite também observar a presença de parasitas e de alguns microrganismos no interior das células e fora delas. Parasitas causadores da malária (*Plasmodium* spp.), doença de Chagas (*Trypanosoma cruzi*), leishmaniose (*Leishmania* spp.) e filariose (*Wuchereria bancrofti*), entre outros, podem ser visualizados dessa maneira.

Testes cutâneos

Empregados quando se quer conhecer o grau de reatividade de um indivíduo a um dado antígeno ou patógeno. Para isso, é preciso conhecer antígenos ou preparações antigênicas capazes de estimular uma resposta imunológica na pele de um indivíduo, cuja reação pode ser mensurada de maneira a classificar sua intensidade. Essa informação, isoladamente, nem sempre é capaz de produzir um diagnóstico conclusivo, mas fornece evidências para complementar outros ensaios importantes para a avaliação clínica e tratamento do paciente. Os testes cutâneos baseiam-se nas reações de hipersensibilidade, que, como o próprio nome sugere, são respostas exacerbadas do nosso organismo contra um antígeno ou microrganismo específico ao qual o indivíduo foi previamente exposto. Algumas reações manifestam-se rapidamente (em poucos minutos), sendo por isso conhecidas como "hipersensibilidade imediata". Outras demoram um pouco mais para se manifestar, normalmente 2 a 3 dias, sendo conhecidas como "hipersensibilidade tardia" (ou retardada). Quando a reação é considerada positiva, diz-se que o paciente está sensibilizado para um dado antígeno.

Existem três tipos principais de testes cutâneos:

- *Prick test* (**por puntura**): um pequeno volume do alergênio é colocado sobre a pele e introduzido na epiderme por uma pequena puntura
- **Intradérmico:** o alergênio é inoculado diretamente na derme por meio de uma agulha bem fina
- *Patch test* (**epicutâneo de contato**): o alergênio é colocado em um adesivo e aderido à pele.

Os testes cutâneos de hipersensibilidade imediata são rotineiramente realizados no diagnóstico de alergias, reações que nosso organismo pode desenvolver contra antígenos ambientais presentes no ar e nos alimentos, assim como em fármacos (p. ex., anestésicos e antibióticos). Nessas situações, os antígenos são também chamados "alergênios", e os testes são realizados com extratos contendo os alergênios mais comuns (p. ex., pólen, pelos de animais, camarão, ácaros, baratas, mosquitos e outros artrópodes etc.) ou amostras de fármacos diluídos em soro fisiológico ou vaselina, embora seja cada vez mais comum o uso de alergênios sintéticos ou recombinantes (produzidos por biologia molecular). Além disso, também é inoculado um controle positivo (histamina), que será o parâmetro de comparação da reação desenvolvida pelo paciente. A avaliação de ambos os testes ocorre em aproximadamente 20 minutos, quando se desenvolve uma reação de pápula-eritema. A pápula pode ser delineada com uma caneta (opcional) e é medida com uma régua milimetrada, cujo diâmetro médio é registrado e comparado com o controle positivo. Resultados são considerados positivos para reações a partir de 3 mm, mas podem passar de 10 mm, dependendo do grau de sensibilização do paciente.

Os testes cutâneos de hipersensibilidade tardia ou retardada são utilizados com mais frequência para avaliar o grau de resposta contra antígenos de bactérias, fungos e protozoários. Nesses casos, extratos ou preparações antigênicas desses microrganismos são usadas, como toxoide tetânico, tuberculina, histoplasmina, paracoccidioidina e extrato de *Leishmania*, entre outros. Como os mecanismos envolvidos são distintos daqueles observados na hipersensibilidade imediata, os testes cutâneos de hipersensibilidade tardia devem ser avaliados após 48 a 72 horas da inoculação do antígeno. Na leitura do resultado, também se utiliza uma régua milimetrada, medindo-se o maior diâmetro transverso da enduração que se forma no local da inoculação do antígeno. Nesse caso, não se recomenda usar uma caneta para delimitar a enduração, para evitar imprecisão da leitura. A positividade varia de acordo com o antígeno em questão, mas, em geral,

respostas superiores a 4 mm são consideradas positivas. É importante ressaltar alguns cuidados na interpretação dos resultados da hipersensibilidade tardia. Um resultado positivo não significa que o indivíduo está doente, apenas confirma que seu sistema imunológico é capaz de responder àquele antígeno. Por outro lado, a ausência de uma resposta de hipersensibilidade tardia não significa que a pessoa nunca tenha tido contato com o microrganismo, apenas não é capaz de reagir contra o antígeno em decorrência de tolerância ou imunossupressão.

> **SAIBA MAIS**
>
> Neste capítulo, foram abordados apenas os aspectos gerais dos testes cutâneos. Os mecanismos imunológicos envolvidos em cada tipo de reação são complexos e poderão ser encontrados em livros-texto de Imunologia, Alergologia e Patologia. Mais detalhes sobre a aplicação de cada um dos testes cutâneos citados, assim como os de provocação nasal, oftálmica e oral, podem ser encontrados no "Manual de boas práticas – Procedimentos diagnóstico/tratamento em imunoalergologia", disponível no *link*: http://ordemdosmedicos.pt/wp-content/uploads/2017/09/Imuno_Manual_Boas_Praticas_2011_2012.pdf.

Método por detecção de antígenos e anticorpos

Os testes imunológicos mais utilizados para a pesquisa e o diagnóstico de doenças envolvem a detecção de antígenos bacterianos, fúngicos, virais e parasitários em amostras biológicas. Também é possível avaliar a presença de anticorpos séricos contra esses patógenos, embora, em alguns casos, a presença desses anticorpos não signifique que o paciente está doente ou infectado pelo microrganismo naquele exato momento, apenas que já teve contato anteriormente com o patógeno em questão. Nesses casos, exames complementares devem ser realizados para confirmar a presença ou não do patógeno. Dentre as técnicas imunológicas utilizadas em testes imunodiagnósticos que detectam antígenos de microrganismos ou anticorpos contra os mesmos, podemos destacar:

- Reações de aglutinação
- Reações de precipitação
- Reações de imunodifusão
- Radioimunoensaio
- Ensaio imunoenzimático (ELISA, do inglês *enzyme linked immuno sorbent assay*)
- Imunofluorescência
- Imunocitoquímica e imuno-histoquímica
- Ensaio imunocromatográfico
- *Western blotting*
- Citometria de fluxo.

RESUMO

Neste capítulo, você estudou os elementos celulares e moleculares que compõem o sistema imunológico, o processo de hematopoese e a avaliação dos tipos de células sanguíneas. Você também aprendeu as diferenças entre as respostas imunes inata e adaptativa e como cada uma atua durante a exposição a um agente agressor, as consequências da ativação dos linfócitos e seus principais mecanismos efetores na imunidade e também os aspectos gerais de imunodiagnóstico e os principais ensaios atualmente disponíveis.

Agora você sabe como as células do sistema imunológico são geradas, como os agentes agressores são reconhecidos e como as respostas imunes que irão combatê-los são iniciadas. Os fundamentos teóricos que regem a atuação do sistema imune são de grande relevância para você, como Técnico de Enfermagem, compreender como o sistema imune se organiza para combater as infecções que serão vivenciadas em sua prática clínica. Também é mais fácil compreender por que os defeitos em alguns componentes do sistema imune aumentam sua suscetibilidade às infecções, prejudicando a imunocompetência. Quando essas imunodeficiências são de origem hereditária, são chamadas "imunodeficiências primárias ou congênitas". Quando decorrem de condições ambientais, como desnutrição proteico-calórica, toxinas, estresse, tratamentos com fármacos imunossupressores, alguns tipos de infecções e desenvolvimento de certos tumores, são chamadas "imunodeficiências

secundárias ou adquiridas". De uma maneira ou de outra, as imunodeficiências em elementos da imunidade inata prejudicam o reconhecimento inicial dos patógenos e o desenvolvimento da inflamação, e as deficiências que afetam a função dos linfócitos limitam a capacidade de o corpo humano produzir uma resposta mais refinada contra esses patógenos. Como consequência, ocorre o aumento de infecções que poderiam ser facilmente controladas pelo organismo, mas que se tornam fatais em alguns casos, mesmo com a disponibilidade de tratamento.

BIBLIOGRAFIA

Abbas AK, Lichtman AH, Pillai S. Imunologia Básica – Funções e Distúrbios do Sistema Imunológico. 5. ed. Rio de Janeiro: Elsevier; 2017.

Abbas AK, Lichtman AH, Pillai S. Imunologia Celular e Molecular. 9. ed. Rio de Janeiro: Elsevier; 2019.

Calich V, Vaz C. Imunologia. 2. ed. São Paulo: Revinter; 2009.

Delves PJ, Martin SJ, Burton DR, Roitt IM. Fundamentos de Imunologia. 13. ed. Rio de Janeiro: Guanabara Koogan; 2018.

Murphy K. Imunobiologia de Janeway. 8. ed. Porto Alegre: Artmed; 2014.

Exercícios de fixação

1. Qual das células citadas a seguir é derivada de um progenitor linfoide?
   a) Macrófagos.
   b) Eosinófilos.
   c) Células NK.
   d) Mastócitos.
   e) Neutrófilos.

2. Em um indivíduo adulto saudável, qual a quantidade total de neutrófilos que se espera encontrar no sangue e o percentual de leucócitos que essas células representam em um leucograma?
   a) 1.700 a 7.000 células por mm^3 e 45 a 70%.
   b) 50 a 500 células por mm^3 e 1 a 5%.
   c) 0 a 300 células por mm^3 e 0 a 1%.
   d) 900 a 2.900 células por mm^3 e 20 a 40%.
   e) 300 a 900 células por mm^3 e 3 a 12%.

3. Dentre as manifestações clínicas citadas adiante, indique aquela que não faz parte dos sinais clássicos da inflamação:
   a) Dor.
   b) Edema ou inchaço.
   c) Rubor.
   d) Calor.
   e) Palidez.

4. Qual o significado da sigla PAMP?
   a) Células apresentadoras de antígeno.
   b) Padrões moleculares associados a patógenos.
   c) Complexo principal de histocompatibilidade.
   d) Receptor de linfócito T.
   e) Linfócitos T reguladores.

5. Qual das seguintes opções descreve uma célula apresentadora de antígeno profissional?
   a) Célula dendrítica.
   b) Linfócito T.
   c) Células NK.
   d) Neutrófilo.
   e) Eosinófilo.

6. Considere as seguintes estruturas:
   I) Cadeias pesadas
   II) Cadeias leves
   III) Fragmento de ligação ao antígeno
   IV) Fragmento cristalizável
   V) Dobradiça
   Assinale a alternativa que apresenta corretamente as estruturas de uma molécula.
   a) I, III e V.
   b) II e IV.
   c) I, II, III e IV.
   d) I e V.
   e) I, II, III IV e V.

7. Assinale a alternativa correta:
   a) Antígenos de natureza exógena/extracelular são apresentados aos linfócitos T por moléculas do MHC de classe I.

b) Antígenos de natureza endógena/intracelular são apresentados aos linfócitos T por moléculas do MHC de classe II.
c) Antígenos de natureza exógena/extracelular são apresentados aos linfócitos T por moléculas do MHC de classe II.
d) Antígenos de natureza exógena/extracelular são apresentados aos linfócitos B por moléculas do MHC de classe I.
e) Antígenos de natureza endógena/intracelular são apresentados aos linfócitos B por moléculas do MHC de classe II.

8. Assinale o marcador do grupamento de diferenciação (CD) utilizado pelo HIV para infectar nossas células:
a) CD1.
b) CD2.
c) CD3.
d) CD4.
e) CD5.

9. Dentre as opções seguintes, assinale aquela que não é uma técnica de imunodiagnóstico:
a) Esfregaço sanguíneo.
b) Testes cutâneos.
c) Citometria de fluxo.
d) ELISA.
e) Raios X.

FECHAMENTO DE CASO-CENÁRIO

Confira se você respondeu adequadamente às perguntas do Caso-cenário.

CASO-CENÁRIO 1

1. Apesar de atualmente não serem mais referidos a "grupos de risco", é evidente que existem "comportamentos de risco" que aumentam a chance de infecção pelo HIV, agente etiológico da síndrome da imunodeficiência adquirida, conhecida como "AIDS". Com base nas vias de infecção utilizadas pelo vírus, alguns fatores devem ser considerados pelo médico: (a) o uso de drogas ilícitas por via intravenosa, especialmente quando há compartilhamento de seringas; (b) prática de relações sexuais sem o uso de preservativos; (c) infecções recorrentes com perda ponderal, sem causa aparente. Outros fatores de risco de infecção pelo HIV não descritos neste capítulo são transfusão de hemoderivados contaminados, parto em mães infectadas e acidentes de trabalho envolvendo profissionais da Saúde (como o Técnico de Enfermagem) que manejam amostras contaminadas.

2. Muitos testes/exames podem ser realizados para mensurar direta ou indiretamente o estado imunológico de um indivíduo. No caso de um paciente soropositivo, certamente serão solicitados leucogramas de rotina para acompanhar a quantidade e o percentual de diferentes tipos celulares detectados no sangue ao longo da infecção. Também será realizada a fenotipagem de seus linfócitos T, caracterizando especialmente as populações de células T $CD4^+$ (auxiliares) e $CD8^+$ (citotóxicos). Isso porque o HIV infecta células expressando o marcador CD4, matando-as ao longo do tempo, e as células que manifestam o marcador CD8 são importantes para a resposta antiviral e podem estar elevadas em pacientes soropositivos. Assim, enquanto a proporção de células T $CD4^+$:$CD8^+$ é de aproximadamente 2:1 em indivíduos saudáveis, pode chegar a 1:2 em indivíduos soropositivos que não estejam em tratamento com o coquetel antirretroviral. Outros exames que avaliam a resposta imune celular, como os cutâneos *in vivo* (p. ex., o teste de tuberculina para resposta à tuberculose, teste de Montenegro para resposta à leishmaniose, entre outros) e ensaios *in vitro* (p. ex., proliferação, reação mista de leucócitos e produção de citocinas derivadas de células T), podem indicar como está a imunidade desse paciente aos microrganismos mais comuns e a alguns potencialmente oportunistas, em especial nos pacientes soropositivos que progridem para a síndrome da imunodeficiência adquirida (AIDS).

3. Além da avaliação da concentração de genomas de HIV no sangue (carga viral), outro parâmetro importante para acompanhar a evolução da infecção é a contagem absoluta das células T $CD4^+$ no sangue. Como explicado anteriormente, o HIV infecta células $CD4^+$ e, durante sua replicação, essas células morrem, ocasionando redução progressiva de sua quantidade. Em indivíduos saudáveis, esse número varia bastante, mas, na prática clínica, acredita-se que se a contagem de células T $CD4^+$ decaia para menos de $200/mm^3$ de sangue, certamente doenças oportunistas surgirão. Isso ocorre porque praticamente todas as respostas imunes necessitam da ajuda dos linfócitos T $CD4^+$ que, como se sabe, auxiliam na ativação de outros tipos celulares, aumentando a capacidade fagocítica de macrófagos e a produção de anticorpos, entre outras atividades. Em pacientes soropositivos, a redução desses linfócitos para níveis críticos torna-os imunodeficientes, promovendo o acesso das infecções que caracterizam a AIDS.

Citologia e Histologia

Luciana Pinto Sartori

> **Objetivos de aprendizagem**
> ✓ Compreender a constituição dos organismos a partir do seu elemento fundamental: a célula
> ✓ Associar a Histologia à Citologia, promovendo o estudo dos tecidos corporais conforme as características das células que os formam.

INTRODUÇÃO

Ao se trabalhar com a saúde das pessoas, é necessário olhar além do indivíduo e compreender o seu organismo, composto de órgãos que o formam graças aos tecidos que os constituem, sendo os tecidos formados por células específicas. O estudo das células se chama Citologia e o estudo dos tecidos formados por elas é denominado Histologia. Fala-se então dos níveis de organização dos seres vivos, e para compreendê-los é necessário conhecer as células, seus diversos tipos e sua composição.

Estudar Citologia e Histologia é fundamental para a sua prática como Técnico de Enfermagem, principalmente para compreender o processo de adoecimento, o tratamento e a recuperação do corpo humano. Por isso recomendamos que estude os tópicos a seguir e, caso tenha dúvida, converse com um professor. Boa leitura!

CASO-CENÁRIO 1

M. M., 82 anos, foi internada por insuficiência respiratória, apresentando lesão na pele, que está desidratada, fina e clara. A paciente descreve prurido na pele, e, por coçar as pernas com agressividade, as feridas já começaram a surgir. Sabe-se que ela ficará mais uns dias em observação e tratamento, portanto hospitalizada. Perguntas:

1. Quais camadas da pele estão lesionadas?
2. O que pode ser feito para evitar que essas lesões piorem?

Estude o conteúdo a seguir e tente responder às questões referentes ao Caso-cenário 1.

CÉLULAS

Como mencionado no Capítulo 2, *Parasitologia e Microbiologia*, com exceção dos vírus, que não são considerados seres vivos, todos os demais organismos apresentam como unidade fundamental a célula. Esses seres são separados em duas categorias: unicelulares (compostos por uma única célula) e pluri ou multicelulares (compostos por várias células). A Tabela 4.1 detalha os níveis de organização dos seres vivos, da menor estrutura para a maior, e sua inter-relação.

Ainda no Capítulo 2, são mencionados organismos unicelulares, como os protozoários, que podem ser muito eficientes em prejudicar o organismo humano, usando as células e as reservas energéticas do hospedeiro para sobreviver e se reproduzir.

Tabela 4.1 Níveis de organização dos seres vivos, da menor estrutura para a maior, e sua inter-relação.

Átomo	Menor parte de um elemento que mantém suas propriedades. Dos 109 conhecidos, 92 provêm da natureza e 17 são obtidos em laboratório
Molécula	Conjunto de átomos unidos por ligações químicas diferentes
Organela	Componente celular responsável por realizar determinadas funções essenciais à sobrevivência e ao equilíbrio do ambiente celular
Célula	Encontrada em todos os seres vivos, é constituída em geral por um sistema de membranas, um citoplasma rico em estruturas e um núcleo
Tecido	Conjunto de células com semelhanças morfofuncionais que interagem entre si e com outros tecidos
Órgão	Conjunto de tecidos organizados para executar determinadas funções importantes à sobrevivência e ao equilíbrio do ser vivo
Sistema	Conjunto de órgãos envolvidos na execução de tarefas específicas
Organismo	Qualquer ser vivo pluricelular capaz de realizar reações metabólicas para sua sobrevivência, crescimento e reprodução

Adaptada de Medrado, 2014.

Todos os animais são seres multicelulares, que, por meio de sua nutrição (que ocorre pela ingestão/absorção de moléculas orgânicas, como os ácidos nucleicos, as proteínas, os carboidratos e os lipídios), conseguem obter elementos que comporão quimicamente suas células.

> **IMPORTANTE**
>
> Citologia é a área da Biologia que estuda as células. Como sabemos, as células, ou a maioria delas, são estruturas que não conseguimos enxergar sem auxílio de instrumento óptico, por isso, os avanços nos estudos das células somente puderam ocorrer com o desenvolvimento do microscópio. Em 1665, Robert Hooke iniciou os estudos da Citologia a partir do estudo de uma fina camada de um tronco de árvore (cortiça vegetal!) com ajuda de um microscópio ainda bem precário, se comparado aos equipamentos atuais. Hooke visualizou inúmeras cavidades bem pequenas que passou a chamar "células". Apesar de essas estruturas não serem o que atualmente chamamos de célula, Hooke foi considerado o pai da Citologia por ter sido o primeiro cientista a analisar uma estrutura biológica. Apenas em 1674, Antony van Leeuwenhoek identificou seres unicelulares vivos em gotículas de água de uma lagoa. Nesse episódio, pode-se afirmar que Antony visualizou células (seres vivos). Com o avanço dos estudos em Citologia, surgiu a Teoria Celular, segundo a qual todo ser vivo é dotado de célula e toda célula provém de outra preexistente.
>
> Adaptado de Stoodi, 2023.

Após o desenvolvimento do microscópio, o estudo das células foi aprimorado e, atualmente, sabemos muito sobre sua morfologia, constituição química, distribuição e organização do material genético, meio de obtenção de energia e organelas. Com esse conhecimento, é possível identificar se uma célula tem seu material genético protegido por uma membrana ou não, e, dessa maneira, são diferenciadas duas categorias de células: as dos organismos chamados "procariontes" (*pro* significa "mais primitiva" ou "inicial", e essas células não apresentam um núcleo celular envolto por membrana – Figura 4.1); e os eucariontes (mais complexos, com núcleo bem definido separado pela membrana nuclear, ou carioteca) e, neste grupo, encontram-se as células vegetais e as células animais (Figura 4.2).

Relacionadas com o estudo das células estão as análises citológicas para prevenir doenças, como as do colo do útero ou as de pele, prevenindo e diagnosticando casos graves como os de câncer. Como mencionado, os conjuntos de células que compartilham as mesmas características morfo e fisiológicas formam os tecidos corporais, e estes são estudados na Histologia. Conforme suas especializações e funções, os tecidos são agrupados em: epitelial, conjuntivo, muscular e nervoso (Tabela 4.2).

O desenvolvimento tecnológico dos microscópios trouxe benefícios à Histologia, permitindo uma análise qualitativa dos tecidos e o conhecimento de seus detalhes. Para tanto, o tecido precisa ser coletado adequadamente (cortes histológicos), preparado em uma lâmina e corado, para que se obtenha contraste das partes de interesse do estudo (uso de substâncias como hematoxilina [ácido] e eosina [moléculas de natureza básica], comumente denominadas "HE" e descritas nas legendas das imagens das lâminas). Na Figura 4.3, é possível notar esquematicamente as diferenças propiciadas pelos corantes mencionados em uma lâmina pronta para análise.

Como mencionado na Tabela 4.2, o tecido epitelial tem como principal função o revestimento corporal, e chamamos "pele" o tegumento que recobre o corpo e age como a primeira barreira de proteção ao ambiente. A parte externa, conhecida como "epiderme", é avascularizada e apresenta uma característica adicional, representada pela *corneificação* (Figura 4.4), resultado do acúmulo de células epiteliais mortas. Quando um corte na pele é

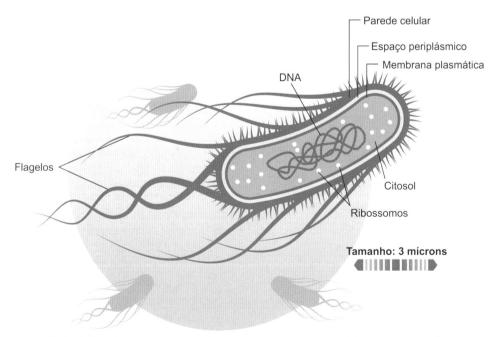

Figura 4.1 Ilustração de *Escherichia coli*, que mostra a membrana plasmática, o espaço periplasmático e a membrana externa da parede celular. O nucleoide aparece como uma região irregular de pouca eletrodensidade. O restante do protoplasma está ocupado por ribossomos. (Adaptada de iStock: ©VectorMine)

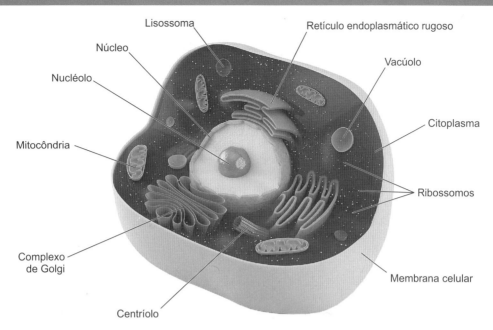

Figura 4.2 Esquema da célula eucarionte animal, com núcleo definido e separado por membrana. (Adaptada de iStock: ©eranicle)

Tabela 4.2 Tecidos do corpo, suas principais características histológicas e suas funções.

Tecido	Principais características histológicas	Principais funções
Epitelial	Células de diferentes formatos, muito próximas entre si (unidas por junções), que mantêm um distanciamento mínimo em virtude de reduzida quantidade de matriz extracelular	• Revestimento de superfícies: superfície externa do corpo, superfícies internas de cavidades e tubos ocos (ductos excretores, vasos sanguíneos, órgãos ocos) • Secreção exócrina e endócrina
Conjuntivo	Células de diferentes formatos, geralmente separadas por grande quantidade de matriz extracelular	• Sustentação de corpo, órgãos, vasos e nervos • Local de reação inflamatória e imunitária • Produção de células sanguíneas
Nervoso	Células dotadas de prolongamentos, algumas capazes de transmitir impulsos nervosos e outras com funções de suporte, separadas por reduzida quantidade de matriz extracelular	• Monitoramento de estímulos externos e internos • Integração de informações, coordenação e controle de muitas atividades do corpo (p. ex., atividades motoras e glandulares)
Muscular	Células alongadas, separadas por reduzida quantidade de matriz extracelular	• Movimento do corpo e de seus órgãos decorrente do encurtamento (contração) das células musculares

Adaptada de Abrahamsohn, 2016.

muito superficial e fere apenas a epiderme, não há sangramento, mas, se alcançar a camada da derme, a lesão é considerada mais complexa, e a cicatrização e a recuperação do tecido, um pouco mais delicadas.

O sistema tegumentar é composto por pele e anexos (pelos, unhas, glândulas sudoríparas, sebáceas e mamárias). A pele é considerada o maior órgão do corpo, formada por epiderme (parte epitelial) e derme (parte conjuntiva); nessa última, estão localizadas as terminações nervosas livres e corpúsculos (Meissner), que possibilitam a percepção de dor, temperatura, pressão e tato. As glândulas sebáceas situam-se na derme e seus ductos geralmente desembocam em um folículo piloso, os quais, em algumas regiões desembocam direto na superfície da pele, caracterizando-a como oleosa.

Muitas são as lesões corporais causadas por acidentes ou cirurgias e que precisam de cuidado, higiene e tratamento para uma boa recuperação devido à morte celular.

PARA REFLETIR

Reflita sobre as inúmeras situações que poderão interferir na integridade da pele de um paciente internado por longo período. Pense na quantidade de procedimentos e circunstâncias que podem lesionar a pele. O que você pode fazer para prevenir lesões na pele do paciente? Você considera as suas ações e o seu cuidado como Técnico de Enfermagem importantes para a recuperação e a manutenção da saúde do paciente?

Para um Técnico de Enfermagem, é fundamental conhecer a pele e suas camadas, tanto pelo tratamento de lesões na pele, muito comuns em ambientes hospitalares, quanto para a compreensão da aplicação de injeções e punções venosas, por exemplo (Figura 4.5). Os cuidados com a pele de um paciente acamado são delicados e importantes, devido às ulcerações constantes, e várias são as possíveis medidas preventivas que cuidadores, enfermeiros e técnicos podem adotar (Busanello et al., 2015; Mittag et al., 2017). Para mais informações sobre injeções e como aplicá-las, acesse o *link*: https://farmaciaestetica.com.br/conheca-os-tipos-de-injecoes-e-suas-formas-de-aplicacao/#.XHViDaJKjIU.

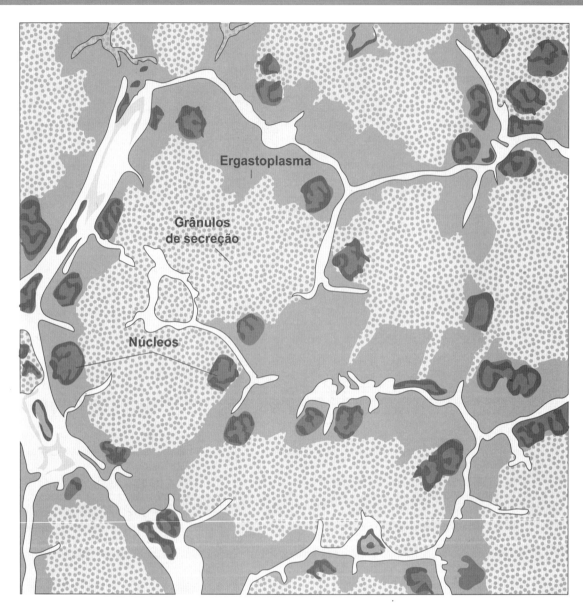

Figura 4.3 Secções de tecidos: *Núcleos*, basófilos, corados em cinza-escuro; *grânulos de secreção*, acidófilos, em pontilhado; *ergastoplasma*, na base de cada célula, coloração cinza-claro.

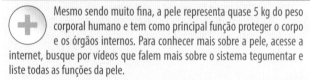

Mesmo sendo muito fina, a pele representa quase 5 kg do peso corporal humano e tem como principal função proteger o corpo e os órgãos internos. Para conhecer mais sobre a pele, acesse a internet, busque por vídeos que falem mais sobre o sistema tegumentar e liste todas as funções da pele.

Acesse o *link* e saiba mais a respeito da pele humana: https://www.youtube.com/watch?v=gYd0k37xD-Q.

Os tecidos irrigados, ou seja, vascularizados, passam por processos de reparação com maior facilidade, porém outros, como o cartilaginoso (que forma a parte macia das orelhas e a ponta do nariz), por exemplo, que são avascularizados, não têm uma cicatrização de qualidade, o que pode ocasionar graves consequências quando lesionados.

O processo de cicatrização consiste em uma cascata de eventos celulares e moleculares que interagem para que ocorra a repavimentação e a reconstituição do tecido lesionado. Trata-se de um processo dinâmico envolvendo fenômenos bioquímicos e fisiológicos que garantem a restauração tissular (Mandelbaum et al., 2003). No caso da cicatrização, as células mortas são substituídas por um distinto tecido fibroso que forma a cicatriz. Quando as células mortas são substituídas por outras do mesmo tecido, o processo é chamado de regeneração. Alguns tecidos apresentam boa cicatrização, como o epitelial, o hepático e o ósseo (Figura 4.6).

O epitélio regenera-se facilmente, devido à mitose (divisão celular) das suas células (Montanari, 2016). Muitos tecidos epiteliais exibem diferentes graus de renovação a partir de células-tronco, com potencial para repor células

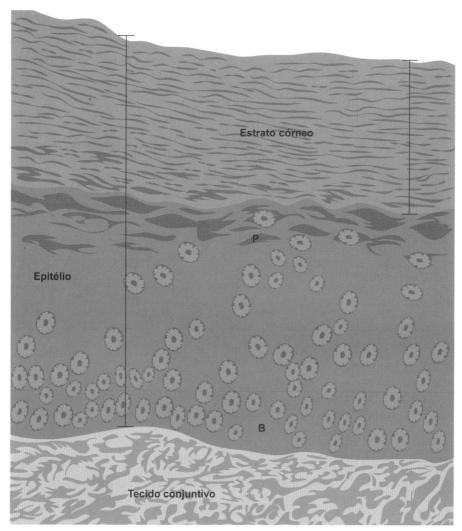

Figura 4.4 O epitélio estratificado pavimentoso corneificado ou queratinizado é composto de várias camadas de células. A camada basal (B), mais profunda e mais próxima do tecido conjuntivo, tem células poliédricas. Estas células migram para a superfície e tornam-se gradativamente pavimentosas (P). Na epiderme, esse tipo de epitélio apresenta uma camada adicional de células corneificadas (estrato córneo).

do tecido em que estão localizadas. Algumas das mais altas taxas de renovação celular de epitélios são observadas no intestino delgado e na pele. No revestimento epitelial da pele – a epiderme –, células novas são formadas constantemente para repor a perda de células continuamente descamadas na superfície da pele (Abrahamsohn, 2016), porém existem desenvolvimentos incomuns ou anormais das células, originando doenças graves como câncer e desenvolvimento de outros tipos de tumores. Existem grupos de agentes ambientais que, ao atuarem nas células, induzem mutações: os químicos, que são os mais difundidos; as radiações ionizantes, como a radiação ultravioleta (R-UV) da luz solar (raios Y e raios X); e até mesmo vírus capazes de introduzir segmentos de DNA externos nos genes (De Robertis, 2014).

A R-UV possibilita a síntese de vitamina D na pele humana; todavia, quando a exposição é elevada, pode causar danos à saúde, como queimaduras e, em situações de exposição por muitos anos, o câncer de pele. A R-UV é subdividida em três tipos: UVA (320 a 400 nm), UVB (280 a 320 nm) e UVC (100 a 280 nm). A vulnerabilidade da pele de um indivíduo depende de seus hábitos de exposição ao sol (período do dia ou do ano), do tempo dessa exposição acumulado ao longo da vida, de sua idade e condições de saúde (Oliveira, 2014).

> **NA PRÁTICA**
>
> A principal recomendação para proteger a pele contra a radiação ultravioleta é o uso diário do protetor solar com fator de proteção solar acima de 30 nas áreas expostas do corpo, mesmo em dias nublados ou chuvosos.
>
> A recuperação de tecidos pode envolver desde enxertia de pele ou de retalhos a matrizes dérmicas acelulares heterólogas, que, apesar de disponíveis no Brasil, apresentam um custo muito elevado. Esses biomateriais podem ser utilizados como coberturas do leito da ferida, substituindo a pele com suas funções, temporária ou definitivamente, recuperando suas características funcionais e estéticas, permitindo que as etapas do processo de reepitelização ocorram de maneira correta e concomitantemente à manutenção da membrana basal (Cruz, 2016).

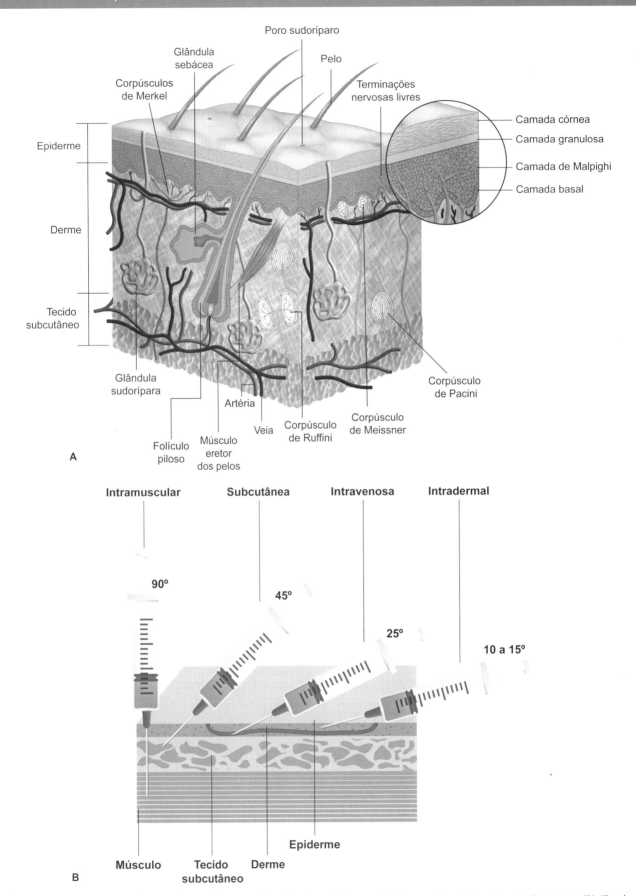

Figura 4.5 Pele e suas camadas – epiderme, derme e tecido subcutâneo (**A**) –, e a relação com o ângulo da aplicação de injeções (**B**). (**B**, adaptada de iStock: ©Paladjai)

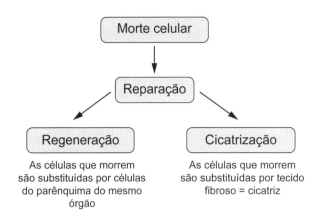

Figura 4.6 Esquema de reparação dos tecidos após morte celular. Têm grande capacidade de regeneração: epitélio, fígado e ossos.

> **IMPORTANTE**
> Pacientes acamados têm dificuldade de mudar de posição, e, por isso, algumas áreas do seu corpo, principalmente aquelas que ficam mais tempo apoiadas no colchão, podem ter redução da circulação sanguínea local e desenvolver lesões na pele chamadas "úlceras por pressão". Para evitar essas lesões, esteja atento e mude a posição do paciente no leito a cada 2 horas ou conforme prescrição do enfermeiro.

RESUMO

O desenvolvimento da microscopia foi fundamental para o conhecimento e a compreensão das células, que são a menor unidade da vida e constituem todos os seres vivos. Os tecidos têm suas funções de acordo com as características fisiológicas das células que os formam, e alguns podem se regenerar e cicatrizar. Muitos estudos atuais oferecem recuperação artificial de tecidos, em especial o epitélio externo, formados da pele, assim como muitas tecnologias visam proteger o corpo humano contra a exposição excessiva à luz solar e a outros tipos de emissões danosas. Os cuidados com a pele do paciente permitem que esse tecido protetor, quando sadio, cumpra sua função. Cabe ao profissional de Enfermagem esse olhar e cuidado, utilizando seu conhecimento teórico e prático para reduzir o tempo de internação e de recuperação do paciente.

BIBLIOGRAFIA

Abrahamsohn P. Histologia. Rio de Janeiro: Guanabara Koogan; 2016.

Aarestrup BJ. Histologia Essencial. Rio de Janeiro: Guanabara Koogan; 2012.

Busanello J, Pinto DM, Schons ES et al. Cuidados de enfermagem ao paciente adulto: prevenção de lesões cutaneomucosas e segurança do paciente. Rev Enferm UFSM. 2015;5(4):597-606.

Cruz LGB. Uso de matriz dérmica acelular heteróloga em cirurgia plástica reparadora. Rev Bras Cir Plast. 2016;31(1):88-94.

Fortes TML, Suffredini IB. Avaliação de pele em idoso: revisão da literatura. J Health Sci Inst. 2014;32(1):94-101.

Grden CRBlanski, Ivastcheschen T, Cabral LPA et al. Skin injuries in hospitalized elderly. Rev Estima. 2019;16.

Junqueira LCU, Carneiro J. Histologia Básica. 12. ed. Rio de Janeiro: Guanabara Koogan; 2013.

Mandelbaum SH, Di Santis ÉP, Mandelbaum MHS,. Cicatrization: current concepts and auxiliary resources-Part I. Anais Bras Dermatol. 2003;78(4):393-408.

Medrado L. Citologia e Histologia Humana: Fundamentos de Morfofisiologia Celular e Tecidual. São Paulo: Erica; 2014. 152 p.

Mittag BF, Krause TCC, Roehrs H et al. Cuidados com lesão de pele: ações da enfermagem. Rev Estima. 2017;15(1).

Montanari T. Histologia: texto, atlas e roteiro de aulas práticas. [recurso eletrônico]/ 3. ed. Porto Alegre: Edição do Autor; 2016. 229 p. Disponível em: http://www.ufrgs.br/livrodehisto/pdfs/livrodehisto.pdf. Acesso em: 12 abr. 2023.

Oliveira MMF. Radiação ultravioleta/índice ultravioleta e câncer de pele no Brasil: condições ambientais e vulnerabilidades sociais. Rev Bras Climatol. 2014;13.

Robertis EM. Biologia Celular e Molecular. Rio de Janeiro: Guanabara Koogan; 2014.

Stoodi. Introdução ao Estudo da Célula - Histórico do Estudo das Células. [Internet]. São Paulo: Stoodi Ensino e Treinamento a Distância; 2023. Disponível em: https://www.stoodi.com.br/materias/biologia/visao-geral-envoltorios-celulares-e-citoplasma/historico-do-estudo-das-celulas/. Acesso em: 29 mai. 2023

Exercícios de fixação

1. A membrana que, apesar de invisível ao microscópio óptico, está presente em todas as células é:
   a) Membrana plasmática.
   b) Membrana nuclear.
   c) Membrana vegetal.
   d) Membrana basal.
   e) Membrana linear.

2. A destruição da camada de ozônio é um problema muito preocupante, pois essa barreira tem um papel importante na absorção da radiação ultravioleta do Sol, que causa grandes danos aos humanos. Entre esses danos, podemos apontar:
   a) Câncer de pele.
   b) Envelhecimento precoce da pele.
   c) Redução da eficiência do sistema imunológico.
   d) Catarata.
   e) Todas as alternativas anteriores.

3. A respeito da pele, marque a alternativa que indica suas funções:
   a) Barreira protetora contra patógenos.
   b) Proteção contra a perda excessiva de água.
   c) Captação de estímulos de dor, tato e temperatura.
   d) Proteção contra atrito.
   e) Todas as alternativas anteriores.

4. Tecido de revestimento que além de função protetora também é secretor. Essa é a descrição do tecido:

a) Epitelial.
b) Conjuntivo.
c) Muscular estriado cardíaco.
d) Muscular não estriado.
e) Muscular estriado esquelético.

5. Em uma aula de Citologia, o estudante observa ao microscópio uma estrutura com região mais corada na lâmina, identificada pelo professor como núcleo. Apenas com essa informação, o aluno pode concluir que se trata de uma célula:

a) Procariótica de bactéria.
b) Procariótica de um animal.
c) Eucariótica de um animal.
d) Eucariótica de um vegetal.
e) De um ser eucarionte.

FECHAMENTO DE CASO-CENÁRIO

Confira se você respondeu adequadamente às perguntas do Caso-cenário.

CASO-CENÁRIO 1

1. Epiderme e derme.

2. Espera-se do profissional de Enfermagem a observação cuidadosa da pele do paciente idoso e o acompanhamento da melhora das feridas cutâneas apresentadas na data de sua internação, já que, por sua longa permanência acamado, a pele pode apresentar sinais de alerta, como vermelhidão, bolhas e desidratação. O cuidado com sua alimentação e hidratação deve ser concomitante ao tratamento das duas camadas da pele atingidas pela ação física da coceira: a epiderme e a derme, o que facilitou a invasão de bactérias e outros microrganismos. Os cuidados podem ser simples como ingesta hídrica, higiene pessoal (p. ex., corte das unhas etc.) e uso de ataduras (Fortes e Suffredini, 2014).

Parte 2

Bases para a Prática do Técnico de Enfermagem

5 Bases para a Prática do Técnico de Enfermagem

Claudete Aparecida Conz ■ Bruno Fernando Moneta Moraes ■ Juliana Takahashi ■ Lydiane R. Fabretti Streapco ■ João Paulo França Streapco

Objetivos de aprendizagem

- ✓ Conhecer os fundamentos da Ética e da Bioética, e sua relação com a prática de Enfermagem
- ✓ Entender o que é moral e responsabilidade, e suas influências na prática profissional
- ✓ Compreender os princípios que regem o Código de Ética de Enfermagem
- ✓ Conhecer a legislação profissional que fundamenta a atuação do Técnico de Enfermagem
- ✓ Entender as questões que envolvem eutanásia, distanásia, ortotanásia, mistanásia e cuidados paliativos
- ✓ Reconhecer o papel da comunicação no relacionamento interpessoal na prática da Enfermagem
- ✓ Apontar as dinâmicas que envolvem a humanização e as relações interpessoais do profissional com o paciente, com sua família, com a comunidade, com seus pares e consigo.

INTRODUÇÃO

Neste capítulo, serão abordados temas de extrema relevância para o exercício da profissão de Enfermagem. Falar de Ética, Bioética, relacionamento interpessoal e humanização não é uma tarefa fácil, pois, à primeira vista, esses parecem temas puramente teóricos, no entanto, no decorrer da leitura, você perceberá que são muito mais práticos do que se imagina e estão presentes em todas as nossas condutas e comportamento profissional. Como Técnico de Enfermagem, você estará o tempo todo se relacionando com pessoas – colegas de trabalho, pacientes, familiares e comunidade – e, por isso, seu comportamento deverá sempre estar pautado na ética profissional e na humanização do cuidado. Para que você possa compreender as bases fundamentais que apoiarão sua prática profissional, neste capítulo são abordados os seguintes assuntos:

- Ética
- Bioética
- Moral
- Responsabilidade
- Código de ética
- Eutanásia, distanásia, ortotanásia e mistanásia
- Cuidados paliativos
- Alta a pedido e evasão
- Relacionamento interpessoal
- Comunicação
- Humanização.

Sugerimos que você leia esses temas antes das aulas e tente compreender a importância de cada um deles na sua prática profissional. Caso tenha alguma dúvida, converse com um professor. Boa leitura!

CASO-CENÁRIO 1

Em um hospital geral municipal, com capacidade para 480 leitos, você é o Técnico de Enfermagem e está finalizando o seu plantão vespertino na Unidade de Clínica Médica. Sob sua responsabilidade, estão os seguintes pacientes:

- **Quarto 101, leito 1:** G.S.N, 36 anos, em tratamento médico por causa de uma pneumonia bacteriana secundária à síndrome da imunodeficiência adquirida (AIDS). Encontra-se estável, comunicativo, afebril, alimentando-se adequadamente, recebendo terapia intravenosa por cateter 22 no dorso da mão do membro superior direito. Durante o plantão, mencionou a você e ao enfermeiro que a família dele não sabe de sua doença primária
- **Quarto 101, leito 2:** V.D.L, 52 anos, em tratamento médico em razão de hemorragia digestiva alta causada por cirrose hepática. É etilista há 30 anos e não recebe visitas de familiares
- **Quarto 102, leito 1:** C.L.S, 78 anos, em cuidados paliativos por causa de um carcinoma intestinal e metástases múltiplas. Recebe oxigenoterapia, analgesia contínua por via intravenosa, alimentação por cateter nasoentérico e realiza a diurese por cateter vesical de demora. Seus filhos o acompanham

(continua)

> **CASO-CENÁRIO 1** *(Continuação)*
>
> - **Quarto 103, leito 1:** D.N.L, 22 anos, internação prolongada por sequelas de um trauma cranioencefálico, após "linchamento" devido à suspeita de pedofilia. Está com traqueostomia e recebe oxigenoterapia, apresenta acesso periférico em antebraço direito para administração de medicações intermitentes, diurese espontânea, lesões por pressão nas regiões sacral e trocantérica direita. Seus familiares não o acompanham; é escoltado pela polícia militar.
>
> Durante a mudança de plantão, que acontece na frente dos pacientes, uma colega que iniciou o trabalho na instituição recentemente demonstra um pouco de discriminação ao saber dos casos de G.S.N. e D. N. L. e começa a fazer perguntas excessivas, atrapalhando o *handover* e deixando de atentar para informações realmente relevantes à assistência, o que incomoda alguns familiares e outros membros da equipe.
>
> 1. Diante dessa situação, é possível pensar em implicações éticas e legais?
> 2. Seria possível passar essas informações para a colega recém-admitida em outro momento ou por outros meios que não o *handover*?
> 3. É possível identificar diferentes questões bioéticas em cada caso?
> 4. A postura da colega recém-admitida pode comprometer o relacionamento interpessoal na equipe?
>
> Estude o conteúdo a seguir e reveja todo o contexto teórico que envolve a ética e a bioética, assim como as questões referentes à comunicação e ao relacionamento interpessoal. Em seguida, tente responder às questões do Caso-cenário 1.

ÉTICA

As questões éticas estão presentes em todas as situações que envolvem as ações humanas, ações essas que podem ser consideradas corretas ou não. Nessa perspectiva, apresentamos alguns questionamentos para que você imagine uma situação real e tente responder se considera correto/ético ou não:

- Subornar um funcionário para acelerar o início de um tratamento quimioterápico para seu pai que está com câncer é um problema apenas ético?
- Roubar um alimento quando se está com fome é considerado uma atitude não ética?
- Em um país capitalista, o princípio do lucro deve estar sempre no centro das decisões?
- A lei é sempre justa ou em alguns momentos pode parecer injusta?
- Como funcionário de um hospital, não autorizar que um paciente receba uma visita porque ela chegou depois do horário estabelecido como norma pela instituição infringe questões éticas ou não?

O cumprimento de leis e normas deveria ser considerado comportamento ético, porém situações específicas podem nos fazer questionar se esse cumprimento seria mesmo uma conduta ética. Além disso, devemos considerar que os costumes e a cultura de uma sociedade podem interferir nas decisões éticas, e determinadas situações, como casamento homoafetivo, pena de morte, aborto e uso de drogas, que para alguns países, sociedades e pessoas são consideradas legais e éticas, para outros podem não ser.

Por isso, a Ética não pode ser tratada como uma simples listagem das convenções sociais. Comportamentos, sejam eles com base em convenções sociais, sejam com base em normas e leis, sempre poderão ser questionados por outras pessoas e e esses questionamentos têm relação profunda com a ética. Então, para se responder a essas questões à luz da ética é preciso conhecer os fundamentos, pautados no comportamento humano e na sua cultura, considerando as diferentes épocas da sociedade, com uma reflexão teórica que legitime a universalidade da Ética para aquela sociedade.

Todavia, a história mostra que questionar as leis, os valores e a cultura nem sempre foi bem aceito pelos detentores do poder e do controle social. Por exemplo, você já ouvir falar de Sócrates?

Sócrates, filósofo grego que viveu até o ano de 399 a.C., foi condenado a beber veneno após ter sido acusado de seduzir jovens, não honrar os deuses da cidade e desprezar as leis da *polis* (cidade-estado). Os diálogos de Sócrates ganharam repercussão, mesmo após sua morte, e muitos séculos depois foi intitulado "o fundador da moral", porque a sua ética não se baseava simplesmente nos costumes do povo e dos ancestrais, assim como nas leis exteriores, mas sim na convicção pessoal adquirida por meio de um processo de questionamento e reflexão na tentativa de compreender a justiça das leis.

Sócrates influenciou muitos outros filósofos e pensadores, incluindo Kant, filósofo alemão que tinha como base uma ética de validade universal, ou seja, a igualdade entre as pessoas e o conhecimento como possibilidade do agir livre, com dever e responsabilidade moral, com base em regras que norteassem o agir de todo e qualquer ser racional de modo igual. As teorias de Kant sobre a Ética embasaram a construção dos códigos de ética profissional, também conhecidos como "Código de Deontologia das Profissões", principalmente no que diz respeito aos deveres e obrigações.

Além de Sócrates, filósofos como Platão e Aristóteles também influenciaram o estudo da Ética com ideias sobre o agir humano. Para Platão, seguidor de Sócrates, a virtude, o bem e a felicidade estão entrelaçados, e, por isso, o filósofo organiza um quadro geral das diferentes virtudes, como: justiça; prudência ou sabedoria; fortaleza ou valor e temperança. Já para Aristóteles, seguidor de Platão, a Ética é marcada pelos fins que devem ser alcançados para que o ser humano atinja a felicidade. Para ele, cada pessoa tem o seu ser no viver, no sentir e na razão, e essa última é o que realmente caracteriza o sujeito, que não pode apenas viver, mas precisa viver racionalmente, isto é, de acordo com um pensamento racional, pois este é o elemento divino no ser humano e o seu bem mais precioso (Valls, 2013).

> **SAIBA MAIS**
>
> A Ética é algo que todo mundo sabe o que é, mas não consegue explicar quando alguém pergunta. Tradicionalmente é entendida como um estudo ou uma reflexão que aborda aspectos científicos, filosóficos e até mesmo teológicos sobre o modo humano de viver suas ações no cotidiano. Por esse motivo, também é denominada "ética" a própria vida humana que segue costumes sociais considerados corretos, ou seja, o comportamento individual no meio social, pautados em pressupostos universais (Valls, 2013).

Como você percebeu, nos tempos dos grandes filósofos, a justiça e todas as demais virtudes éticas estavam relacionadas ao universal (povo ou *polis*), ou seja, a Ética era considerada uma virtude política e social cujo lema máximo era o bem comum. Com o passar dos anos até os dias de hoje, parece que essas ideias foram mudando e, atualmente, muitas discussões éticas baseiam-se no individual, no privado, o que pode induzir cada indivíduo a praticar determinadas ações que visem apenas aos seus interesses, sem considerar o todo como sociedade em todas as dimensões: política, ambiental, educação, saúde, econômica, social e outras. Essa concepção pode ser a raiz dos problemas éticos da modernidade, por exemplo, como o questionamento relacionado com o suborno apresentado no início deste capítulo, o fato de ser para acelerar o tratamento de um parente que está doente faz a minha conduta ser considerada ética? Ou seja, uma decisão com base no individual pode ser "repensada"?

A Ética, porém, deve estar sempre ancorada em três aspectos, conforme mostra a Figura 5.1. Se todas as discussões éticas estiverem embasadas nesses três pilares, poderemos avaliar os comportamentos humanos de uma maneira mais global, sem conflitos e interesses puramente individuais.

> **IMPORTANTE**
>
> A história da Ética, desde os primórdios, passou por diversas vertentes conceituais. Esses conceitos acompanharam os costumes e valores da sociedade vigentes na época e foram influenciados pela igreja, ora com infoque mais religioso, ora com enfoque no comportamento humano. Essa dualidade contribuiu para o que a literatura descreveu como o buraco negro da Ética e a não resposta aos problemas da sociedade. Nesse sentido, a Bioética traz respostas para o que a Ética não conseguiu responder, principalmente, para questões mais complexas que envolvem a vida em todas as suas formas.

A Bioética é pautada em três princípios que têm como base o valor da vida humana. Esses princípios foram primeiramente propostos no Relatório Belmont, de 1978, para orientar as pesquisas com seres humanos, e, em 1979, Beauchamps e Childress, em sua obra *Principles of biomedical ethics*, estenderam sua utilização para a prática médica, ou seja, para todos aqueles que se ocupam da saúde das pessoas. Esses princípios serão descritos a seguir e é importante que você, futuro profissional da Saúde, tenha bem claros em sua mente os conceitos de cada princípio.

Beneficência/não maleficência. Primeiro princípio da Bioética que devemos considerar na nossa prática profissional (também conhecido como "benefício/não malefício". Beneficência significa "fazer o bem"; e não maleficência, "evitar o mal". Sempre que o profissional propuser um tratamento ou um cuidado ao paciente, ele deverá reconhecer a dignidade do ser humano, considerando-o em sua totalidade, visando oferecer o melhor tratamento/cuidado, tanto em relação à técnica quanto ao reconhecimento das necessidades físicas, psicológicas ou sociais do paciente.

- Por exemplo, durante a realização de curativo, você deve conversar antes com o paciente, saber se ele tem alguma queixa ou incômodo relacionado com a lesão. Além disso, o procedimento deve ser executado com base na ciência e nos conhecimentos técnicos adquiridos para realizar a técnica, evitando que uma má conduta piore a condição inicial do paciente e de sua lesão.

Autonomia. Segundo princípio que devemos utilizar como "ferramenta" para o enfrentamento de questões éticas. De acordo com esse princípio, as pessoas têm "liberdade de decisão" sobre sua vida. A autonomia é a capacidade de autodeterminação de uma pessoa, ou seja, o quanto ela pode gerenciar sua própria vontade, livre da influência de outras pessoas.

- Por exemplo, quando na rotina de uma enfermaria os pacientes devem tomar banho na parte da manhã, mas você respeita a vontade do paciente sob seus cuidados que prefere se banhar na parte da tarde.

Justiça. Terceiro princípio. Refere-se à igualdade de tratamento e à justa distribuição das verbas do Estado para a Saúde, a pesquisa etc. Costumamos acrescentar outro conceito ao de justiça: o de equidade, que significa dar a cada pessoa o que lhe é devido, segundo suas

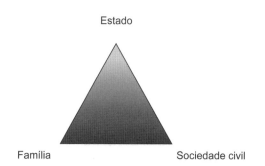

Figura 5.1 Aspectos fundamentais para a reflexão ética.

BIOÉTICA

Originou-se no começo da década de 1970, com a publicação de duas obras importantes do pesquisador e professor norte-americano da área de Oncologia, Van Rensselaer Potter. Se considerarmos a origem da palavra, "bio" significa vida, então "bioética" seria a ética da vida, por isso, essa é a ciência que tem como objetivo indicar os limites e as finalidades da intervenção do ser humano na vida de outra pessoa ou na própria, identificar os valores de referência racionalmente propostos e denunciar os riscos das possíveis aplicações (Leone et al., 2001).

Como a Bioética está relacionada com os limites da intervenção humana sobre a vida, logo, podemos afirmar que a Saúde é uma área do conhecimento humano com a qual a Bioética está diretamente relacionada, já que todas as ações em Saúde baseiam-se na intervenção do profissional sobre a vida de uma outra pessoa ou de uma comunidade. Além dos seres humanos, a Bioética também abrange questões relacionadas com a vida dos animais e todos os temas que dizem respeito a situações de vida e também de morte.

necessidades, ou seja, incorpora-se a ideia de que as pessoas são diferentes e, portanto, também são diferentes as suas necessidades.

- Por exemplo, na fila de espera para realização de vacina contra a gripe, você identifica uma senhora com mais de 90 anos e solicita aos demais profissionais envolvidos nessa coordenação que ela seja atendida com prioridade por você.

> **NA PRÁTICA**
>
> Bioética pode ser definida como um discurso político e acadêmico sobre o conflito moral em Saúde, isto é, os temas bioéticos são, por definição, questões nas quais não existe consenso moral. Os temas do aborto ou da eutanásia são alguns desses exemplos. Por esse motivo, a Bioética deve ser estudada articulada com os diversos saberes, como: Medicina, Educação, Direito, Sociologia, Economia, Teologia, Psicologia, entre outros (Leone et al., 2001).

Após essa breve introdução sobre Ética e Bioética, vamos aos conceitos propriamente ditos de ética, moral e justiça.

Ética é uma palavra de origem grega, relacionada com o termo *ethos*. Associa-se à ideia de caráter, designando os costumes e o modo de ser de uma pessoa, ou de um grupo de pessoas. A Ética também é uma área da filosofia que estuda a conduta humana (SB Coaching, 2018; Cortella e Barros Filho, 2014).

O dicionário Michaelis (2015) define ética como um termo que diz respeito à reflexão sobre toda a essência que permeia os princípios e valores que compõem a Moral, área que busca compreender o sentido da vida humana e as "raízes" do bem e do mal.

Naturalmente, porém, o conceito de ética não pode ser encarado de maneira tão simples. Nesse sentido, o estudo da Ética busca nortear os principais deveres do ser humano, considerando as bases que moldam o contexto social onde ele está inserido.

> **PARA REFLETIR**
>
> A partir das noções que envolvem o conceito da palavra "ética", é possível seguir para a próxima pergunta fundamental: o que você entende por ética? Reflita sobre o que você considera ético e não ético no seu cotidiano como cidadão.

Talvez o fator que torna essa área da filosofia tão abrangente seja justamente a compreensão de que, embora exista um conjunto de normas de boa convivência que regem a vida em sociedade, na prática há muitas sutilezas e interpretações acerca do que é ou não é ético. Por exemplo: você pode julgar que uma atitude é completamente antiética, mas a pessoa que a pratica compreende que não fez nada de errado, pois não compartilha dos mesmos princípios éticos que você. Considere, por exemplo, o tema "liberação da maconha", o que para muitos pode parecer não ter nada de errado, para outros pode representar uma questão ética muito séria.

Para compreender um pouco melhor a importância dos princípios éticos para a condução da vida em sociedade, experimente imaginar um cenário no qual não exista nenhuma noção de certo ou errado, moral ou imoral: pense em uma cidade ou um bairro onde tudo é permitido, onde todos podem fazer o que quiserem sem ser julgados ou censurados por outras pessoas.

> **IMPORTANTE**
>
> Geralmente a discussão sobre Ética vem à tona diante de grandes escândalos, quando há muito dinheiro envolvido em um roubo ou diante de um caso de má conduta impressionante. Ser ético ou não é uma decisão que se toma diariamente, nas pequenas ações do dia a dia, ou seja, a Ética é a base das escolhas, pautadas em valores, costumes e normas da sociedade onde vivemos.

MORAL

A complexidade na interpretação do que corresponde ou não a uma atitude ética tem muito a ver com a correlação de dois conceitos geralmente confundidos: ética e moral.

Moral é o conjunto de regras aplicadas no cotidiano e usadas continuamente por cada cidadão. Essas regras orientam cada indivíduo, norteando as suas ações e os seus julgamentos sobre o que é moral ou imoral, certo ou errado, bom ou mau. No sentido prático, a finalidade da Ética e da Moral é muito semelhante: ambas são responsáveis por construir as bases que guiarão a conduta do indivíduo, determinando seu caráter, altruísmo e virtudes, e ensinar a melhor maneira de agir e se comportar em sociedade.

Para Cortella e Barros Filho (2014), há uma diferença essencial entre os conceitos ética e moral. Os autores mencionam que a Ética diz respeito ao conjunto de valores e princípios a partir dos quais um indivíduo determina sua conduta social. Por exemplo: se os princípios éticos para a vida em sociedade estabelecem que roubar é errado, aqueles que os seguem, naturalmente, não roubarão; no entanto, isso é apenas em teoria. Em contraste, está a prática da conduta ética, e aí entra a Moral. O conceito de moral diz respeito à capacidade de exercer a ética na prática, na vida cotidiana, o que é mais difícil, pois uma pessoa pode afirmar que roubar é errado e que não faria isso em hipótese alguma, mas, ainda assim, ter essa atitude justificando não ter outra alternativa para comer, por exemplo. Nesse caso, quando a oportunidade surge, a ética é colocada de lado, e uma conduta moral diferente é exercida. Nesse ínterim, quando se age de maneira contrária aos princípios éticos da sociedade ou do meio em que se está inserido, a postura adotada é de uma pessoa antiética.

Resumindo: podemos afirmar que Ética relaciona-se com os conceitos que temos em mente, e Moral está relacionada com as atitudes que praticamos.

RESPONSABILIDADE

A ideia de responsabilidade civil está intimamente relacionada com a origem da palavra, do latim *respondere*;

decorre da necessidade de que alguém, que tenha violado regras sociais, responda por seus atos e sofra as consequências destes.

À medida que os profissionais de Enfermagem conquistam espaços e procuram assumir com responsabilidade e autonomia suas atribuições, acompanhando os avanços tecnológicos e progressos das ciências da Saúde, dúvidas são suscitadas a respeito da responsabilidade profissional em seus aspectos legais. A responsabilidade consiste no dever jurídico de responder pelos atos que violem direitos e reparar os danos causados. O termo "responsabilidade", porém, pode ser observado pelo aspecto da consciência individual, referente à transgressão de uma norma moral ou pela imposição legal, no caso da responsabilidade jurídica, presente somente quando houver prejuízos morais ou materiais (Winck e Brüggemann, 2010).

Um estudo realizado com o objetivo de descrever as ocorrências éticas de Enfermagem nos processos éticos julgados pelo Conselho Regional de Enfermagem de São Paulo (Coren/SP) mostrou que a categoria dos Auxiliares de Enfermagem (46,12% dos processos) foi a mais envolvida em ocorrências, com maior prevalência de iniciantes no exercício profissional e idade média de 36 anos. As ocorrências mais evidenciadas foram iatrogenias por: omissão (22,6%), erro na administração de medicamentos (22,1%) ou crimes ou contravenções penais (18%). Esses índices comprovam a importância de se identificar as características das ocorrências e dos profissionais envolvidos e, consequentemente, a necessidade de aprofundar a discussão sobre os problemas éticos na prática cotidiana da Enfermagem.

> **PARA REFLETIR**
>
> Você sabe o que é dolo e culpa? Quando um profissional pode ser considerado culpado por um ato? Os profissionais devem ser considerados culpados por todos os erros que cometem?

De acordo com Santos (2012), a ação ou conduta compreende qualquer comportamento humano, seja ele entendido como positivo ou negativo, podendo ser ainda doloso (quando o agente quer ou age de maneira intencional para produzir um resultado) ou culposo (quando o agente atua com negligência, imprudência ou imperícia).

Os médicos e os profissionais de Enfermagem que não agem com cautela ou não tomam as precauções necessárias para evitar que o paciente sofra alguma lesão agem de maneira culposa. Desse modo, diferente da conduta dolosa, o fato se inicia por ação ou omissão, em que o agente não tem intenção de praticar um crime, mas deixa de ser diligente e também não observa as normas legais, agindo com imprudência, negligência ou imperícia.

> **IMPORTANTE**
>
> A culpa consiste na ausência do dolo, ou seja, o autor produziu um dano, porém, sem a intenção prévia de prejudicar, apesar de ter havido negligência, imprudência ou imperícia, então, culpa pelo dano não tem relação com intenção de provocar o dano.

> **SAIBA MAIS**
>
> O artigo 18 do Código Penal reforça a ideia de dois tipos possíveis de crime: "Diz-se o crime: I- doloso quando o agente quis o resultado ou assumiu o risco de produzi-lo; II- culposo, quando o agente deu causa ao resultado por imprudência, negligência ou imperícia". No crime doloso, a vontade do agente é de produzir o resultado danoso ou, ao menos, ele assumiu o risco de essa possibilidade ocorrer (dolo eventual). Já no crime culposo, a vontade do agente não era de causar dano, mas isso ocorreu por imprudência, negligência ou imperícia.

> **IMPORTANTE**
>
> Indiscutivelmente, o paciente é o juiz da sua própria saúde e deve decidir sobre o interesse próprio de realizar ou não qualquer tratamento com base nos riscos e benefícios apresentados e ponderados por ele, exceto em situações de emergência em que há risco de morte. Diante dessa afirmativa, temos uma primeira lição: é imperativo que o paciente seja previamente esclarecido sobre sua patologia, os limites do tratamento proposto e as eventuais reações adversas, além das possíveis complicações. Todas as informações devem ser fornecidas em linguagem compreensível para cada paciente.

NEGLIGÊNCIA, IMPERÍCIA E IMPRUDÊNCIA

O Código Civil, em seu artigo 951, dispõe: "[...] no caso de indenização devida por aquele que, no exercício de atividade profissional, por negligência, imprudência ou imperícia, causar a morte do paciente, agravar-lhe o mal, causar-lhe lesão, ou inabilitá-lo para o trabalho". Com isso, a responsabilidade profissional é subjetiva, caso ocorra algum tipo de prejuízo ao paciente, exigindo-se a comprovação de que o profissional agiu culposamente e deu ensejo ao risco ou ao dano alegado pelo paciente ou responsável legal.

A ação ou omissão do profissional que resultar em dano ao paciente pode ser: intencional, ou seja, com desejo e previsão de resultado prejudicial, caracterizando o dolo; ou sem intenção, nos casos culposos. De qualquer modo, o profissional responde ética, civil e criminalmente pelos danos que sua conduta acarretar, como atos lesivos contra a vida, lesões corporais, periclitação da vida e da saúde, maus-tratos e abandono de incapaz. A caracterização da ação culposa se dá pela forma de atuação do profissional que provocar danos ao paciente, devendo ser evidenciado um dos elementos da culpa, ou seja negligência, imperícia ou imprudência (Winck e Brüggemann, 2010).

A negligência consiste na inação, inércia, passividade ou omissão, entendendo-se que é negligente quem, podendo ou devendo agir de determinado modo, por indolência ou preguiça mental, não age ou se comporta de modo diverso. A imperícia reveste-se da falta de conhecimento ou de preparo técnico ou habilidade para executar determinada atribuição. Trata-se, portanto, de uma atitude comissiva (de cometer ou agir) por parte do profissional, expondo o paciente a riscos e com a possibilidade de acometimento danoso a sua integridade física ou moral. Em contrapartida, a imprudência decorre da ação açodada, precipitada e sem a devida precaução. É imprudente quem expõe o paciente a riscos desnecessários ou quem não se esforça para minimizá-los (Freitas e Oguisso, 2003).

> **NA PRÁTICA**
>
>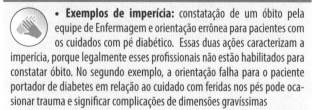
>
> - **Exemplos de imperícia:** constatação de um óbito pela equipe de Enfermagem e orientação errônea para pacientes com os cuidados com pé diabético. Essas duas ações caracterizam a imperícia, porque legalmente esses profissionais não estão habilitados para constatar óbito. No segundo exemplo, a orientação falha para o paciente portador de diabetes em relação ao cuidado com feridas nos pés pode ocasionar trauma e significar complicações de dimensões gravíssimas
> - **Exemplos de imprudência:** antecipar o horário de um medicamento, deixar de administrá-lo no horário correto ou, ainda, administrá-lo erroneamente. Comentários inadvertidos sobre prognósticos e/ou doenças, em corredores, são considerados imprudência
> - **Exemplos de negligência:** ausência de registro ou registro parcial das ações de Enfermagem. Higienização inadequada das mãos. Constatação de insuficiente documentação ou registro das experiências ocorridas no decorrer da jornada de trabalho configura negligência em sua prática profissional. A higienização das mãos deve ocorrer antes e após o contato com o paciente (antes de calçar as luvas e após retirá-las, entre um paciente e outro, entre um procedimento e outro, ou em ocasiões em que possa existir transferência de patógenos para paciente e/ou ambientes, entre procedimentos com o mesmo paciente e após o contato com sangue, líquido corporal, secreções, excreções e artigos ou equipamentos contaminados).

> **SAIBA MAIS**
>
>
>
> O profissional de Enfermagem pode ser responsabilizado por mais de uma ação culposa, ou seja, negligência e imperícia, por exemplo.

CÓDIGO DE ÉTICA

Sabe-se que outra aplicabilidade comum dos preceitos éticos ocorre a partir da elaboração dos códigos de ética, que são o conjunto de normas que regem a conduta de determinados grupos dentro de uma sociedade; esses códigos são comuns, principalmente, para embasar os direcionamentos profissionais de conduta nos mais variados campos de atuação, por isso, para cada profissão são criados códigos de ética distintos.

Os códigos de ética são criados com o objetivo de orientar a ação de determinados grupos de profissionais em contextos específicos, unificando a noção ética em torno de suas práticas, o que chamamos "ética profissional".

> **IMPORTANTE**
>
> A ética profissional está relacionada com os princípios que guiam a conduta de um indivíduo em seu trabalho. Ela se aplica tanto a colaboradores de uma organização, quanto a líderes, portanto, a ética sempre vai ter influência na vida pessoal e profissional de um indivíduo. Uma verdadeira liderança nunca deve perder de vista seus valores e deve implementá-los nas suas tomadas de decisões (SB Coaching, 2018).

A ética e a moral podem ser confundidas com lei, embora, com certa frequência, a lei tenha como base princípios éticos. A lei é tudo o que está descrito nos códigos e na legislação, de modo geral e específico. A lei é considerada um princípio, um preceito, uma norma criada para estabelecer as regras que devem ser seguidas, é um ordenamento.

Em todo país, sociedade ou comunidade, existem leis que devem ser cumpridas pelos indivíduos, além disso, como profissionais, também devemos seguir as leis relacionadas com o exercício da nossa profissão. Todas as profissões devem seguir leis específicas, sejam elas instituídas por conselhos de classe ou por órgãos no governo como, por exemplo, o Código de Defesa do Consumidor (CDC), que não é uma lei específica para os profissionais, mas deve ser seguida por eles na prestação de um serviço ou comercialização de produtos.

Com relação ao profissional de Enfermagem, serão descritas a seguir algumas legislações específicas da profissão, assim, você terá oportunidade de compreender melhor as suas responsabilidades e implicações legais sobre o seu exercício profissional cotidiano.

Código de Ética dos Profissionais de Enfermagem

A mais recente versão do Código de Ética dos Profissionais de Enfermagem (CEPE) foi publicada em 2017, por meio da Resolução nº 564 do Conselho Federal de Enfermagem (Cofen). No CEPE, são considerados os direitos, os deveres, as proibições e as infrações e penalidades a que estão sujeitos todos os profissionais de Enfermagem. Recomendamos que você leia esse Código na íntegra para entender melhor como atuar com segurança.

O Cofen é o órgão responsável pela elaboração e atualização de todas as leis que regem a atuação dos profissionais de Enfermagem, conforme a Lei nº 5.905/73. Por isso, se você quiser conhecer melhor as legislações, acesse o *site* do Cofen e clique em "Legislações".

Os artigos 103 a 113 do CEPE são dedicados às infrações e às penalidades, e os artigos 114 ao 119 referem-se à aplicação dessas penalidades. Como exemplos, serão transcritos apenas os seguintes:

> **Art. 104** Considera-se infração ética e disciplinar a ação, omissão ou conivência que implique em desobediência e/ou inobservância às disposições do Código de Ética dos Profissionais de Enfermagem, bem como a inobservância das normas do Sistema Cofen/Conselhos Regionais de Enfermagem.
>
> **Art. 105** O(a) Profissional de Enfermagem responde pela infração ética e/ou disciplinar, que cometer ou contribuir para sua prática, e, quando cometida(s) por outrem, dela(s) obtiver benefício.
>
> **Art. 106** A gravidade da infração é caracterizada por meio da análise do(s) fato(s), do(s) ato(s) praticado(s) ou ato(s) omissivo(s), e do(s) resultado(s) (Coren, 2017).

No CEPE, em "Responsabilidades e deveres", o art. 12 assegura "à pessoa, família e coletividade assistência de enfermagem livre de danos decorrentes de imperícia, negligência ou imprudência" (Coren, 2017).

> **SAIBA MAIS**
>
> Além da negligência, imprudência ou imperícia, já discutidas anteriormente, o profissional da Saúde também poderá responder por omissão de socorro. De acordo com o artigo 135 do Código Civil (Lei nº 10.406, de 10 de janeiro de 2002), a omissão de socorro caracteriza-se por "Deixar de prestar assistência, quando possível fazê-lo sem risco pessoal, à criança abandonada ou extraviada, ou à pessoa inválida ou ferida, ao desamparo ou em grave e iminente perigo; ou não pedir, nesses casos, o socorro da autoridade pública" e pode resultar em detenção ou multa.

> **IMPORTANTE**
>
> Negligência é a omissão, indolência, inércia e inobservância dos deveres; imprudência é a falta de cautela manifestada na conduta comissiva intempestiva e insensata; e a imperícia é a falta de observação das normas técnicas por despreparo ou falta de conhecimento.
>
> Esses conceitos são observados no CEPE e no Decreto nº 94.406/1987 que regulamenta a Lei nº 7.498, de 25 de junho de 1986, o qual dispõe sobre o exercício da Enfermagem, regulamentando a atuação e estabelecendo direitos e competências das diferentes categorias existentes na Enfermagem, além das penalidades a serem impostas aos infratores dos preceitos éticos determinados. Atualmente, a responsabilidade civil encontra-se regulada pelo Código Civil, pela Constituição Federal e pelo CDC, que obrigam a reparação mediante indenização, dos prejuízos causados pelo erro na assistência profissional. Além da responsabilização civil, o profissional poderá ser responsabilizado penalmente diante de uma conduta prevista como contrária à lei penal vigente (Winck e Brüggemann, 2010).
>
> De acordo com o Código Penal, Decreto-Lei nº 2.848, de 7 de dezembro de 1940 – artigo 129, as lesões corporais de natureza grave podem dividir-se em:
>
> "§1º Se resulta: I – Incapacidade para as ocupações habituais, por mais de trinta dias". Se, por motivo da lesão sofrida, a vítima precisar se afastar de suas atividades de vida diária, configura lesão corporal grave. "II – Perigo de vida". Como os profissionais da Saúde lidam diariamente com a vida dos pacientes, a chance de intercorrências em seu trabalho que represente risco à vida do paciente é grande. "III – Debilidade permanente de membro, sentido ou função". A debilidade pode ser tanto secundária a um ato cirúrgico quanto a um procedimento ambulatorial e, ainda, no préstimo dos primeiros socorros a paciente traumatizado ou politraumatizado. "IV – Aceleração de parto". A aceleração no processo de parto, sem que haja uma finalidade específica, pode acarretar pena de reclusão de 1 (um) até 5 (cinco) anos. "§2º Se resulta: I – Incapacidade permanente para o trabalho; II – enfermidade incurável; III – perda ou inutilização do membro, sentido ou função; IV – deformidade permanente; V – aborto".

Lei Geral de Proteção de Dados na Saúde e a segurança de dados dos pacientes

Discutindo ainda os deveres dos profissionais de Enfermagem, vamos abordar agora a Lei Geral de Proteção de Dados Pessoais (LGPD). Nossas informações pessoais vêm se tornando, na economia moderna, um bem precioso e, por isso, cobiçado por empresas que querem conhecer nossas preferências para oferecer produtos e serviços personalizados, mas se nossos dados são importantes, é preciso preservá-los contra o uso indevido por pessoas/empresas inescrupulosas.

Para regulamentar o processamento e o armazenamento dos dados pessoais no Brasil, em 2018 foi aprovada a Lei nº 13.709 – Lei Geral de Proteção de Dados Pessoais – que entrou em vigor a partir de 1º de agosto de 2020. A LGPD dispõe sobre o tratamento de dados pessoais, inclusive nos meios digitais, por pessoa natural ou pessoa jurídica de direito público ou privado, com o objetivo de proteger os direitos fundamentais de liberdade e de privacidade e o livre desenvolvimento da personalidade da pessoa natural. Garante ao cidadão o direito à privacidade e à proteção de seus dados pessoais por meio de regras e normas claras quanto ao uso dessas informações.

O que são dados pessoais? A LGPD define três tipos de dados:

- **Pessoais:** informações que permitem identificar, direta ou indiretamente, um indivíduo, tais como nome, registro geral (RG), cadastro de pessoa física (CPF), telefone, endereço, data de nascimento, prontuário de saúde, hábitos de consumo, localização por meio do sistema de posicionamento global (GPS, do inglês *Global Positioning System*), fotografia, endereço do dispositivo (IP, do inglês *Internet Protocol*) etc.
- **Anonimizados:** dados pessoais ou sensíveis que foram tratados para que as informações não possam ser vinculadas ao seu titular original. Quanto maior a quantidade de dados anonimizados, maior será a segurança do titular dos dados e da instituição
- **Sensíveis:** dados sobre crianças e adolescentes, origem racial ou étnica, convicções religiosas ou filosóficas, orientação política, questões genéticas, biométricas, sobre saúde e vida sexual, entre outras. Caracterizam informações que podem ser utilizadas para fins de discriminação e implicam riscos aos seus titulares.

O que significa tratamento de dados? É toda operação realizada com dados pessoais, como: coleta, produção, recepção, classificação, utilização, acesso, reprodução, transmissão, distribuição, processamento, arquivamento, armazenamento, eliminação, avaliação ou controle da informação, modificação, comunicação, transferência, difusão ou extração (Brasil, 2020).

> **NA PRÁTICA**
>
>
>
> Como você já deve ter observado, na área da Saúde lidamos basicamente com dados sensíveis. Isso representa uma enorme responsabilidade quanto à obrigação de protegermos esses dados. Veja como o profissional/a empresa podem fazer isso:
>
> - Informar o titular sobre a coleta de dados e obter o consentimento para coletar, tratar e armazenar os dados
> - Tratar os dados de acordo a finalidade informada ao titular
> - Limitar o tratamento dos dados ao estritamente necessário para atender às finalidades
> - Promover o livre acesso do titular aos seus dados pessoais
> - Manter os dados do titular exatos e atualizados
> - Oferecer informações claras e acessíveis ao titular dos dados sobre o tratamento dos dados e os responsáveis por este

(continua)

NA PRÁTICA (Continuação)

- Garantir a segurança e a proteção dos dados contra vazamentos, invasões, perda de dados etc.
- Prevenir danos ao titular e demais envolvidos
- Impedir o uso abusivo e/ou discriminatório dos dados sob sua responsabilidade
- Responder pelas falhas quanto à segurança dos dados
- Construir senhas fortes para acessar sistemas computacionais institucionais. Senhas fortes contêm letras maiúsculas e minúsculas, números (preferencialmente não sequenciais) e caracteres alfanuméricos
- Manter a confidencialidade de sua senha de acesso aos sistemas institucionais
- Configurar as permissões de acesso aos dados informatizados. Não é recomendável que todos os profissionais ligados ao cuidado, direta ou indiretamente, tenham acesso à totalidade dos dados dos pacientes
- Guardar e transportar com segurança prontuários tradicionais (no papel)
- Compreender a importância da execução do *log-out* em sistemas informatizados ao se afastar do computador durante o turno de trabalho
- Conhecer as práticas pessoais que expõem as instituições ao risco de ataques cibernéticos
- Realizar *backup* periódico dos documentos essenciais à prestação da assistência como forma de garantir a continuidade do cuidado caso haja sequestro dos dados por *hackers*, ou queda do sistema
- Conscientizar os profissionais acerca do descarte seguro de dados dos usuários (diferença entre enviar arquivo para lixeira e deletar completamente do sistema)
- Descartar de modo seguro papéis contendo dados pessoais de paciente (folhas contendo etiquetas de identificação do paciente, pulseiras de identificação etc.), preservando o sigilo dessas informações.

IMPORTANTE

Você já estudou sobre a obrigatoriedade e a importância de o profissional de Enfermagem guardar o sigilo profissional. É um dos deveres previstos em nosso Código de Ética. Guardar o sigilo significa não revelar dados e informações referentes a pessoas/instituições de que você tenha tomado conhecimento em função de seu exercício profissional.

Após a promulgação da LGPD, o sigilo profissional adquiriu um significado ampliado. Nesse cenário, é fundamental que, desde a sua formação, você aprenda a: proteger os dados sensíveis dos pacientes sob sua responsabilidade; respeitar o sigilo profissional e orientar o paciente sobre o tratamento dos dados de maneira clara e objetiva para obter o consentimento para o tratamento dos dados.

PARA REFLETIR

De posse das informações contidas nesse texto sobre as suas responsabilidades no exercício da profissão, durante o dia, enquanto está no ônibus, no metrô ou em alguma situação que lhe propicie refletir, pense em suas ações e nas ações dos colegas de trabalho e supervisores. Procure relembrar fatos do dia a dia e os relacione com a legislação vigente no nosso país.

SAIBA MAIS

É importante que o profissional de Enfermagem conheça, além do CEPE e da Lei do Exercício Profissional de Enfermagem (LEPE), as demais legislações que normatizam as ações da profissão. É recomendável que você acesse com regularidade o *site* do Cofen e do Coren de seu Estado para manter-se atualizado quanto à legislação profissional.

EUTANÁSIA, DISTANÁSIA, ORTOTANÁSIA E MISTANÁSIA

A eutanásia é o processo de morte do paciente com doença considerada incurável e sem possibilidade de vida digna, que ocorre por intervenção de terceiro, aliviando um sofrimento insuportável.

SAIBA MAIS

O termo "eutanásia" foi criado no século XVII, pelo filósofo inglês Francis Bacon, e deriva do grego *eu* (boa), *thanatos* (morte), podendo ser traduzido como "boa morte", "morte apropriada", morte piedosa, morte benéfica, fácil, crime caritativo, ou simplesmente direito de matar (Sá, 2005, p. 38).

A distanásia, também conhecida como "obstinação terapêutica" ou "futilidade médica", determina que tudo deve ser feito mesmo que cause sofrimento atroz ao paciente. Trata-se do prolongamento exagerado da morte de um paciente terminal ou tratamento inútil como manter o paciente em uma unidade de terapia intensiva (UTI), utilizando todo e qualquer meio para que ele permaneça vivo, mesmo não havendo possibilidade de restabelecimento. Por isso, a distanásia não visa prolongar a vida, mas, sim, o processo de morte, de maneira lenta e, com frequência, acompanhado de sofrimento, dor e agonia. A distanásia é sinônimo de tratamento fútil ou inútil, sem benefícios para a pessoa em sua fase terminal.

SAIBA MAIS

Quando há investimento na cura, mesmo diante de um caso irremediável, trata-se de agressão à dignidade dessa pessoa. As medidas avançadas e seus limites devem ser ponderados visando à beneficência para o paciente e não à ciência vista como um fim em si mesma.

O termo "ortotanásia" significa morte correta: *orto*: certo, *thanatos*: morte; ou seja, o não prolongamento artificial do processo de morte, além do que seria o processo natural, feito pelo médico.

Em 28 de novembro de 2006, o Conselho Federal de Medicina (CFM) publicou a Resolução nº 1.805/06, com base no art. 1º, inciso III, da Constituição Federal, que tem o princípio da dignidade da pessoa humana como um dos fundamentos da República Federativa do Brasil, o que permitiu ao CFM resolver que, na fase terminal de enfermidades graves e incuráveis, é permitido ao médico limitar ou suspender procedimentos e tratamentos que prolonguem a vida do paciente, garantindo-lhe os cuidados necessários para aliviar os sintomas que o fazem sofrer, na perspectiva de uma assistência integral, respeitada a vontade do paciente ou de seu representante legal (Brasil, 2006):

> [...] Art. 1º É permitido ao médico limitar ou suspender procedimentos e tratamentos que prolonguem a vida do doente em fase terminal, de enfermidade grave e incurável, respeitada a vontade da pessoa ou de seu representante legal.
>
> § 1º O médico tem a obrigação de esclarecer ao doente ou a seu representante legal as modalidades terapêuticas adequadas para cada situação.
>
> § 2º A decisão referida no caput deve ser fundamentada e registrada no prontuário.
>
> § 3º É assegurado ao doente ou a seu representante legal o direito de solicitar uma segunda opinião médica.
>
> Art. 2º O doente continuará a receber todos os cuidados necessários para aliviar os sintomas que levam ao sofrimento, assegurada a assistência integral, o conforto físico, psíquico, social e espiritual, inclusive assegurando-lhe o direito da alta hospitalar. [...]

SAIBA MAIS

Na época da sua publicação, o Ministério Público Federal (MPF) entrou com uma ação requerendo a suspensão da Resolução nº 1.805/06, pois a conduta estaria em desacordo com o Código Penal. Houve concessão de medida liminar, suspendendo-a, sob o argumento de que a ortotanásia não encontraria amparo na legislação. Em dezembro de 2010, nova decisão judicial derrubou a liminar suspensiva e essa Resolução voltou a ser aplicada (Brasil, 2013).

Mistanásia, por sua vez, é o termo que denomina a morte de milhares de pessoas "sem nenhuma assistência, deixadas à própria sorte, em lixões, embaixo de viadutos, pontes, ruas e, principalmente, nos hospitais com corredores lotados, com pacientes moribundos e abandonados pelo Estado e por todos" (Lavor, 2018).

Sobre a mistanásia, Leonard M. Martin afirma que três categorias diferentes podem ser consideradas. A primeira refere-se à quantidade de doentes que, por motivos políticos, sociais e econômicos, sequer chegam a ser pacientes, pois não conseguem ingressar no sistema de Saúde; a segunda reflete a realidade dos que, apesar de se tornarem pacientes, são vítimas de erro médico; e a terceira diz respeito aos pacientes que acabam sendo vítimas de más práticas por motivos econômicos, científicos ou sociopolíticos. Conheça mais os principais termos abordados neste capítulo, listados na Tabela 5.1.

CUIDADOS PALIATIVOS

Destinam-se a qualquer paciente seja qual for o estágio de sua doença grave. Esses cuidados não têm como objetivo curar o paciente, mas proporcionar conforto e condição digna para a morte. Na maioria das vezes, os cuidados paliativos são instituídos pelo mesmo grupo de profissionais da Saúde ou, então, o paciente pode ser transferido para uma unidade específica com profissionais especializados. As pessoas que recebem cuidados paliativos, também conhecidos como cuidados de *hospice*, não recebem tratamento curativo para sua doença de base.

IMPORTANTE

O *hospice* é considerado um modelo para cuidados compassivos com qualidade para pacientes que enfrentam uma doença limitante do tempo de vida (Coelho e Yankaskas, 2017). O termo *hospice* significa "abrigos que tinham a função de cuidar dos viajantes e peregrinos doentes". Essas instituições eram mantidas por religiosos cristãos sob uma perspectiva caridosa (Hermes e Lamarca, 2013).

Tabela 5.1 Principais termos estudados, definição e exemplos práticos.

Termo	Definição	Exemplos
Dolo	Ação ou conduta que viola a lei, por ação ou omissão, com pleno conhecimento da criminalidade do que se está fazendo, isto é, o agente causador assume o risco de produzir o resultado	Anotação dos valores de sinais vitais de um paciente sem que se tenha verdadeiramente verificado esses parâmetros; infusão de um medicamento sem a diluição padronizada, causando um dano à rede venosa do paciente
Culpa	Ação ou conduta que viola a lei, por ação ou omissão, causada por negligência, imperícia ou imprudência, sem o pleno conhecimento da criminalidade que se está fazendo, isto é, o agente causador não conhece o risco de produzir o resultado	Desintubação acidental de um paciente na UTI durante a mudança de decúbito
Imprudência	Falta de cuidado em um procedimento, não observando normas, protocolos, segurança, entre outros aspectos. Muitas vezes pode ser ocasionada pela intempestividade de uma ação	Disseminação de uma infecção em um setor devido à falta de precaução de contato com um único paciente infectado; infusão rápida de um medicamento que causa desconforto em demasia ao paciente, mesmo havendo um protocolo de segurança para isso
Imperícia	Despreparo, falta de conhecimento ou habilidade para realizar determinado procedimento	Esquecer-se de conectar os cabos do desfibrilador nos eletrodos do paciente durante uma cardioversão elétrica sincronizada e acreditar posteriormente que o aparelho não está funcionando Permitir que um circuito de hemodiálise contínua em UTI coagule porque o profissional não sabe lidar com os alarmes da máquina

(continua)

Tabela 5.1 Principais termos estudados, definição e exemplos práticos. (*Continuação*)

Termo	Definição	Exemplos
Negligência	Falta de ação, passividade ou omissão de uma conduta fundamental para o paciente, devido a desleixo, indiferença, preguiça ou descuido	Desconsiderar a queixa de cefaleia de um paciente no pronto-socorro, que resultou posteriormente em um quadro de AVE; perda de um cateter central por trombose do mesmo devido ao término de um soro, permitindo que o sangue refluísse para dentro do lúmen do cateter
Distanásia	Uso de procedimentos e tratamentos fúteis a um paciente que, evidentemente, não se beneficiará deles, mas que causa o prolongamento artificial de sua vida, prolongando o seu sofrimento	Encaminhar um paciente de 90 anos, com tumores metastáticos, para a UTI, colocá-lo em ventilação mecânica, administrar fármacos vasoativos, realizar hemodiálise etc.
Eutanásia	Provocar a morte do paciente, inclusive por desejo dele, quando não há possibilidade de cura ou reversão de um quadro clínico que causa intenso sofrimento. No Brasil, essa conduta é considerada crime	Desligar o aparelho de ventilação mecânica de um paciente oncológico em fase terminal, que estava há 20 dias na UTI, com lesões disseminadas e evidente sofrimento
Mistanásia	Morte de uma pessoa por negligência do sistema de Saúde ou das autoridades competentes	Óbito de paciente causado por choque séptico pelo fato de ter sido mantido no corredor de um hospital lotado, sem sequer ter sido diagnosticado
Ortotanásia	Promover o processo natural de morte, sem procedimentos artificiais fúteis, com dignidade, sem sofrimento ou dor	Manter o paciente terminal, sem possibilidade de reversão do quadro clínico, confortável, com medicações analgésicas e/ou sedativas, em companhia de sua família, na clínica

AVE: acidente vascular encefálico; UTI: Unidade de Terapia Intensiva.

O cuidado paliativo tem por objetivo melhorar a qualidade de vida dos pacientes que se encontram em fase terminal da doença, de modo a prevenir e aliviar o sofrimento por meio do tratamento da dor e de outros sintomas físicos, psicossociais e espirituais na visão da morte como um processo natural. A comunicação com a equipe de Saúde adquire importância maior, principalmente centrada na ideia de que o paciente é vulnerável e seu tempo limitado.

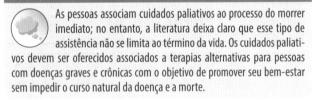

PARA REFLETIR

As pessoas associam cuidados paliativos ao processo do morrer imediato; no entanto, a literatura deixa claro que esse tipo de assistência não se limita ao término da vida. Os cuidados paliativos devem ser oferecidos associados a terapias alternativas para pessoas com doenças graves e crônicas com o objetivo de promover seu bem-estar sem impedir o curso natural da doença e a morte.

Uma das maneiras de proporcionar alívio ao paciente no serviço de emergência é a retirada de medidas invasivas e dolorosas. Algumas condutas destacadas a seguir podem ser adotadas com essa finalidade, mas é importante que você saiba que todas elas devem ser intensamente discutidas com a equipe multiprofissional e com o próprio paciente ou seus familiares; além disso, essas condutas visam melhorar o conforto do paciente e jamais piorar sua condição, expondo-o ao risco de ter sua morte acelerada. As condutas devem levar em consideração dois aspectos:

- **Preparo da equipe de profissionais de Saúde**: revisão detalhada dos procedimentos a serem realizados e certificação de que todas as ações promoverão benefício à dignidade do paciente

- **Preparo do paciente e da família**: melhorar a flexibilidade das visitas de familiares ao paciente, descontinuar os monitoramentos (p. ex., monitor cardíaco e oximetria de pulso), tratamentos e medicamentos desnecessários e assegurar que o paciente esteja calmo e sem dor.

As principais medidas são a extubação paliativa e a ordem de não reanimar.

Extubação paliativa. Realizada em pacientes cuja morte já é esperada. Ela é considerada parte da transição para atendimento que gere medidas de conforto para aquele paciente, já que se concluiu de antemão que a ventilação mecânica, alternativa mais agressiva, é incapaz de atender às metas esperadas, e o paciente não se beneficiaria de sua continuidade (Lage et al., 2019). De qualquer maneira, cabe à equipe avaliar se o paciente terá condições de manter o padrão respiratório confortável sem esforço adicional e desnecessário.

Ordem de não reanimar (ONR). Consiste na deliberação de não realizar tentativa de reanimação cardiopulmonar de pacientes em fase terminal de vida. Essa decisão depende de vários fatores e, para acontecer, dependerá da resolução conjunta de médicos e de familiar do paciente. Quase todos os médicos concordam em não reanimar o paciente que se encontra em fase terminal de doença progressiva, e ao familiar é solicitado um consentimento para que isso seja aplicado. Também é importante o registro da ONR em prontuário, sem algum tipo de risco de processo judicial, considerando-se também a decisão do médico da família, caso exista (Putzel et al., 2016).

Atualmente, a literatura tende a enfatizar mais o "morrer com dignidade" do que o prolongar inútil do sofrimento do paciente e de sua família com tratamentos improfícuos. Nesses casos, são priorizados os cuidados paliativos para dar mais qualidade ao tempo de vida que ainda resta, com medidas que promovam o conforto físico, emocional, social e espiritual e, com isso, reduzir os custos de tratamentos desnecessários (Lage et al., 2019).

> **PARA REFLETIR**
>
> Falar sobre a morte sempre foi um tema incômodo para muitas pessoas, tendo em vista os mistérios e tabus que envolvem o assunto, porém "o morrer" vem se transformando com o decorrer do tempo. Com as tecnologias cada vez mais avançadas é possível retardar, atenuar e diminuir a dor do indivíduo terminal, ou seja, a morte tem deixado de ser um episódio para se tornar um processo (Hermes e Lamarca, 2013).

ALTA A PEDIDO E EVASÃO

A alta médica hospitalar, como o próprio termo diz, é prerrogativa do médico, responsável direto pela internação, pelo acompanhamento e pela assistência do paciente, entretanto, o paciente possui liberdade e autonomia e pode requerer o abandono/a interrupção do tratamento hospitalar, exceto em casos de risco iminente à vida e à integridade física do paciente. Cabe ao médico informar ao paciente/responsável legal todos os riscos, sequelas e consequências, para que este consinta de maneira livre e esclarecida (Batista, 2018).

Na última década, a intensificação dos debates sobre os limites da autonomia do paciente é fato notório na sociedade brasileira, principalmente nos conselhos de medicina. Prova disso são os dispositivos do Código de Ética Médica (CEM), em vigor desde 2010, que deixa claro que o paciente deve ter sua autonomia preservada, inclusive em casos de doença terminal, desde que o médico cumpra o dever de informação ao qual é obrigado (Cano e Barbosa, 2016).

Nesse sentido, pode-se citar também a Resolução nº 1.995/2012 do CFM, que regulamenta o direito do paciente de deixar registradas suas diretivas antecipadas de vontade. Apesar dos avanços, são inúmeros os casos relacionados com a autonomia do paciente nos quais o médico não consegue determinar com um mínimo de segurança ético-jurídica a melhor tomada de decisão (CFM, 2012).

Por óbvio, existem situações particulares que só podem ser decididas diante do caso concreto, entretanto é desejável um mínimo de direcionamento na conduta, sob pena de inviabilizar a prática médica, haja vista as infindáveis possibilidades de responsabilização de hospital, médico e equipe nas esferas civil, penal e ética (Cano e Barbosa, 2016).

O livre-arbítrio é um pressuposto da autonomia da vontade do ser humano, em que a escolha faz parte da liberdade do indivíduo. O paciente tem livre escolha de permanecer internado ou não, desde que o médico tenha esclarecido todos os pontos de maneira minuciosa e mais detalhada possível, principalmente aqueles relacionados com as causas e consequências dessa recusa, para que sua escolha seja consciente, e para que o paciente assuma o resultado provável dessa opção.

> **IMPORTANTE**
>
> Se o paciente tem autossuficiência e discernimento para decidir e julgar o que melhor lhe convém, o poder do médico sobre ele é limitado, estando sujeito a aceitar o pedido e o desejo do paciente. Por outro lado, o médico deve oferecer toda a atenção ao paciente, cuidando das suas necessidades, colocando a serviço do paciente todo o seu conhecimento, sua disposição em compreender e ajudar.

De acordo com o art. 22 do CEM, é vedado ao médico deixar de obter consentimento do paciente ou de seu representante legal após esclarecê-lo sobre o procedimento a ser realizado, salvo em caso de risco iminente de morte. O Código Penal reforça esse pensamento quando em seu art. 146, §3º, inciso I, institui o tratamento à revelia do paciente em caso de risco. Desse modo, o livre-arbítrio do paciente que corre risco de morrer encontra-se limitado e atrelado ao julgamento médico, por força da norma vigente que não reconhece a autonomia da vontade quando trata do patrimônio da vida (Moreira e Teixeira, 2010).

Se não houver concordância de tratamento e/ou procedimento no debate com o paciente ou com seus familiares e o paciente estiver em risco de morte, o médico pode insistir na sua conduta perante o paciente ou familiares responsáveis; assim como o médico pode indicar outro profissional para dar continuidade ao tratamento, caso não queira ir contra seu pensamento e sua ética, sempre informando e detalhando a causa da sua negativa.

Do ponto de vista jurídico, a autonomia do paciente para a recusa de tratamento decorre do princípio da legalidade, configurado no parágrafo 2º do art. 153 da Constituição Federal, que dispõe: "Ninguém será obrigado a fazer ou deixar de fazer alguma coisa senão em virtude de lei". Isso significa que o paciente somente seria obrigado a submeter-se a um tratamento caso houvesse uma lei que assim o determinasse. No estado de São Paulo, o governador Mário Covas sancionou a lei que mais tarde levaria seu nome: a Lei Estadual nº 10.241/1999, que define os direitos dos usuários dos serviços de Saúde do Estado de São Paulo. Alguns incisos de seu artigo 2º estão intimamente relacionados com o assunto em pauta, em especial o VII, no qual são assegurados ao paciente os direitos de "consentir ou recusar, de forma livre, voluntária e esclarecida, com adequada informação, procedimentos diagnósticos ou terapêuticos a serem nele realizados" (Cano e Barbosa, 2016).

> **IMPORTANTE**
>
> A gravidade ou a iminência de perigo à vida condiciona a aceitação ou a recusa da alta a pedido. Assim, havendo iminente risco à vida do paciente, o médico deve recusar a "alta a pedido", continuando o tratamento e priorizando a vida sobre qualquer outro valor (Batista, 2018).

Com relação à evasão, a Portaria da Secretaria de Assistência à Saúde (SAS) nº 312/2002 padronizou alguns termos utilizados em hospitais do Sistema Único de

Saúde (SUS) para fins estatísticos e definiu "evasão" como a saída do paciente do hospital sem autorização ou comunicação da saída ao setor em que ele estava internado.

Apesar de a palavra ser comumente utilizada para saída voluntária do paciente, sem autorização médica do hospital, pressupondo uma internação, conforme definido na portaria anteriormente citada, pode-se estender seu conceito ao paciente que chega a uma Unidade de Saúde, seja ambulatorial ou de atenção básica, preenche uma ficha de atendimento, o que denota um contrato válido de prestação de serviços de Saúde, e retira-se desse local antes de atingir seu objetivo, antes que um profissional o atenda adequadamente e lhe conceda alta médica.

Ao admitir o paciente em suas instalações, o hospital assume a responsabilidade por sua integridade física e psicológica, devendo adotar medidas preventivas à evasão do mesmo, que é diferente da alta a pedido, quando o paciente decide interromper a internação e solicita sua liberação.

A questão ganha maior importância nos casos de evasão de paciente com risco de morte ou possibilidade de dano à sua saúde, devendo-se entender que a saída do enfermo nessas condições deverá ser caracterizada como evasão do paciente e de seus responsáveis do ambiente de atendimento. Sendo assim, pouco importa a condição clínica, todo paciente que esteja sob cuidados de uma instituição de Saúde torna-se de inteira responsabilidade desta e de seus respectivos profissionais (Britto, 2016).

SAIBA MAIS

A justiça brasileira tem condenado instituições hospitalares por danos de toda ordem causados aos pacientes em decorrência da inobservância dessa prerrogativa legal. Em caso de evasão, o hospital deverá comunicar o fato à família e à autoridade policial mais próxima, haja vista que o desaparecimento de qualquer paciente sem a notificação poderá gerar responsabilidade civil, em caso de dano ao paciente, configurando a *"culpa in vigilando"* (Moreira e Teixeira, 2010).

Diferente da alta a pedido, a evasão envolve a saída/fuga de pacientes durante o processo de atendimento ou internação. Nessas situações, devem ser registradas em prontuário todas as questões envolvendo o paciente e a evasão e deve ser avaliada a realização de boletim de ocorrência considerando-se todos os riscos, a vulnerabilidade e a capacidade de discernimento do paciente (Hospital Geral de Itapecerica da Serra, 2010).

RELACIONAMENTO INTERPESSOAL

O processo de trabalho em Enfermagem tem se mostrado cada vez mais complexo. Atualmente, é requerido do profissional dessa área grande *expertise* técnica e científica, pautada em diretrizes e normas que diferentes órgãos regulamentadores e sociedades propõem e atualizam periodicamente. Para tanto, o profissional Técnico de Enfermagem, de todas as categorias, ao se formar, assume compromisso permanente com o estudo continuado e a atualização.

Além da eficácia técnica e científica, são exigidas outras habilidades que perpassam pelas relações humanas, uma vez que o profissional de Enfermagem trabalha a todo momento com a necessidade de comunicar-se com outras pessoas: superiores hierárquicos, subordinados, colegas de profissão, profissionais de outras áreas, pacientes e familiares, entre outras. Saber se comunicar, na atualidade, é uma habilidade imprescindível para atuar em qualquer área, seja clínica ou administrativa.

Além disso, cabe ao profissional conhecer devidamente as leis e normas que regem o seu ofício, como o CEPE, já discutido neste capítulo, e a LEPE (7.498/86), que continua em vigor e é a norma magna dessa profissão no Brasil. Portanto, o conjunto de conhecimentos que torna a Enfermagem uma profissão e uma ciência vai muito além do saber técnico.

O ser humano, na sua complexidade individual, é um ser social por natureza, está inserido em um ambiente de coletividade e estabelece, em qualquer fase de sua vida, relações sociais, no entanto, considerando o fato de um indivíduo ter suas características próprias, como princípios, pensamentos e opiniões, as relações sociais podem, por vezes, trazer à tona conflitos, requerendo compreensão, empatia e tolerância entre as diferentes pessoas que compõem uma sociedade.

Transportando esses conceitos para o ambiente profissional, a equipe de Enfermagem depende primariamente de relações interpessoais, uma vez que os profissionais da Saúde interagem constantemente entre si, a fim de dispensar ao paciente uma atenção integral e de qualidade; ademais, a base dessa profissão é a relação e o cuidado com o outro, o paciente, e isso exige relacionamento intenso e frequente com todos os atores desse cenário. Em situações específicas, algumas relações podem ser conflituosas e deficientes, afetando diretamente a harmonia no trabalho, criando um ambiente tenso e que pode refletir diretamente na assistência prestada e na segurança do paciente (Cordero-Maldonado et al., 2019).

Para evitar que o paciente seja exposto desnecessariamente ao risco, as relações humanas na área de Enfermagem devem conter alguns elementos-chave. Entre eles, destacam-se o compartilhamento de informações e experiências, o respeito e a confiança mútua, valorização das ideias, habilidades e conhecimentos do outro, interação, solidariedade, estabelecimento de vínculos e, acima de tudo, comunicação (Broca e Ferreira, 2018; Santos et al., 2017).

Estudos na área de relacionamento interpessoal em Enfermagem apontam, ainda, para a necessidade de um olhar mais atento para as lideranças de equipe que atuam como agentes integradores da própria equipe e desta com outros profissionais. A liderança é considerada a habilidade de influenciar a equipe e os colegas para o seu comprometimento com os propósitos de uma organização, valorizando seus talentos. Sob essa ótica, a liderança não está necessariamente ligada a cargos, *status* ou privilégios, mas sim a um modelo a ser seguido pelos seus exemplos morais e éticos. Um bom líder, portanto, desempenha um papel integrador e exerce função positiva entre os liderados, independentemente do cargo ou da função que ocupe. Assim, não será raro ver, em um grupo de profissionais do mesmo nível hierárquico, um profissional assumir posição de liderança entre seus colegas (Santos et al., 2107).

Outros estudos ainda apontam as fragilidades e as fortalezas no relacionamento interpessoal da equipe de Enfermagem. Um estudo brasileiro apresenta de maneira objetiva o que os próprios profissionais acreditam ser os pontos positivos e aqueles que são passíveis de melhoria nessa relação (Araújo et al., 2016). Entre os itens que fortalecem a interação no âmbito da Enfermagem estão:

- O companheirismo entre os colegas de profissão
- A comunicação eficaz entre os membros da equipe multiprofissional
- A convivência e o respeito às diferenças
- A paciência com os demais colegas, sobretudo iniciantes
- A ajuda mútua e o coleguismo.

Essas características trazem solidez aos profissionais, além de manter todos motivados e seguros durante o processo de trabalho. Além disso, uma equipe coesa vincula-se muito mais facilmente à sua instituição de trabalho, facilita as relações hierárquicas e o enfrentamento de situações de estresse do cotidiano profissional.

Já quanto aos que podem fragilizar o relacionamento interpessoal na equipe de Enfermagem e que são passíveis de melhoria, podemos citar:

- Falta de comunicação entre os membros da equipe
- Relações conflituosas com pacientes e familiares
- Relações hierárquicas desgastadas ou abusivas
- Dificuldade no gerenciamento de pessoas.

Fragilidades na relação interpessoal podem desgastar rapidamente os profissionais da equipe, reduzindo o seu desempenho, trazendo ansiedade e sofrimento, além de poder comprometer a segurança do paciente. São observadas também fragilidades que podem, indiretamente, afetar o relacionamento interpessoal, contudo independem da equipe em si. São os fatores extrínsecos como estrutura da instituição, carência de recursos humanos e materiais, bem como a sobrecarga de trabalho (Cordero-Maldonado et al., 2019; Araújo et al., 2016).

COMUNICAÇÃO

Como já citado anteriormente, a comunicação efetiva é uma ferramenta extremamente benéfica e necessária para a relação interpessoal na área da Saúde. Do mesmo modo, a comunicação ineficaz pode fragilizar a equipe e colocar em risco a qualidade e a segurança da assistência prestada.

A comunicação pode ser definida como o processo de compreender, compartilhar mensagens enviadas e recebidas, e esse intercâmbio é capaz de influenciar o comportamento das pessoas envolvidas nele. Esse processo envolve: um emissor, que é a fonte da mensagem e quem a codifica; um receptor ou destinatário, para quem a mensagem é enviada, que a decodifica e que, possivelmente, deflagra uma resposta (*feedback*); e a mensagem, que é um código a ser compreendido, o produto que é transmitido, que pode ser um estímulo físico, verbal ou não verbal e escrito (Stefanelli, 1993).

No meio desse processo, podem ocorrer alguns ruídos que são elementos capazes de prejudicar o envio ou o entendimento da mensagem em um processo de comunicação, interpondo-se e, por vezes, alterando o teor da mensagem. "Ruídos" podem ser caracterizados como sons, déficits na atenção do receptor, distrações, desconforto físico ou psicológico, capacidade intelectual dos interlocutores ou ainda alterações no ambiente em que se dá a mensagem (Stefanelli, 1993).

A Figura 5.2 ilustra todos os elementos da comunicação e como eles se inter-relacionam.

A habilidade da comunicação é o principal modo de interação social, pois torna o ser humano capaz de compartilhar ou discutir ideias e informações, estabelecendo diálogos e visando ao bom entendimento entre pessoas. Existem diversas formas de comunicação, entre elas a verbal, por meio da linguagem escrita e falada, e a não verbal, por manifestações de comportamento não expressas por palavras (Quitério et al., 2016; Barbosa et al., 2016). É importante saber, porém, que, para interpretar uma mensagem, o receptor considera aspectos da comunicação verbal e não verbal do emissor.

Comunicar-se eficazmente no âmbito de qualquer área profissional é essencial, mas, na área de Saúde, essa habilidade ganha um potencial característico, uma vez que que pode impactar positiva ou negativamente na qualidade da assistência. Por exemplo, a comunicação em Saúde pode ser capaz de influenciar as decisões dos indivíduos e das comunidades sobre o cuidado com a própria saúde, ou ainda para prevenir doenças, sugerindo e recomendando mudanças comportamentais (Santos, 2017).

Pense, por exemplo, nas recomendações do governo para que a população mantenha distanciamento social, higienize frequentemente as mãos e utilize máscaras quando estiver na rua para conter uma pandemia. A maneira como um órgão governamental se comunica com a população pode influenciar mais ou menos a adesão dessas pessoas à prática dessas recomendações.

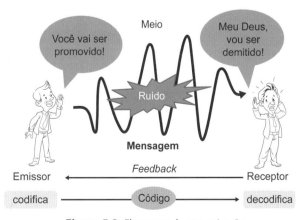

Figura 5.2 Elementos da comunicação.

Em uma instituição, não é possível a interação da equipe de Enfermagem sem uma comunicação eficaz. Ambas são inerentes ao cuidado e devem ser desenvolvidas para que este ocorra. Quando se compreende o processo comunicativo, seus elementos formadores e suas consequências, torna-se mais fácil o enfrentamento dos desafios da comunicação que surgem no trabalho (Broca, Ferreira, 2015).

No cotidiano da Enfermagem, os profissionais comunicam-se em todo o processo de trabalho, com pacientes, acompanhantes e familiares, com outros profissionais da Saúde e de outras áreas ao longo de seu plantão e, sobretudo, durante o compartilhamento de informações na passagem de plantão, também conhecido como *handover*. O processo de *handover* consiste transmitir adequadamente informações relevantes para a continuidade do cuidado ao paciente, como seu atual estado de saúde e as mudanças ocorridas ao longo do plantão que está sendo encerrado (Santos, 2017). Assim como no *handover*, a comunicação assertiva em todo o plantão, de maneira objetiva, direta e clara, torna-se um grande aliado para a segurança do paciente.

Na Tabela 5.2, são evidenciados os usos corriqueiros das habilidades de comunicação no processo de trabalho de Enfermagem, de acordo com Santos et al. (2019) e Grilo (2012).

Muitos estudos apontam que falhas corriqueiras de comunicação podem ter consequências desastrosas no processo de trabalho de Enfermagem, ocasionando erros e colocando a qualidade da assistência em risco. Dentre as principais falhas de comunicação verbal ou escrita nas unidades de trabalho da Enfermagem, podemos destacar:

- Informações ausentes ou incompletas sobre o paciente
- Dados apenas sobre intercorrências, sem considerar o contexto do paciente
- Anotações e evoluções de Enfermagem incompletas ou extremamente sucintas
- Pendências, exames e seus resultados não repassados para o plantão seguinte

Tabela 5.2 Habilidades de comunicação no processo de trabalho, sua finalidade e exemplos práticos.

Processo de trabalho	Tipos de comunicação	Finalidade	Exemplos
Handover (passagem do plantão)	Verbal e escrita	Compartilhamento de informações sobre as ocorrências do plantão que se encerrou, informações que serão relevantes no plantão que se inicia, o compartilhamento de informações entre um setor e outro na transferência de um paciente	*Handover* entre dois Técnicos de Enfermagem na transferência de um paciente da Clínica Médica para a UTI: "o acesso venoso é recente, sem sinais flogísticos e está com permeabilidade adequada"
Sistematização da assistência de Enfermagem e a anotação de Enfermagem	Escrita	Ferramenta gerencial da assistência de Enfermagem, pode ser compreendida como um documento que garante a comunicação permanente entre toda a equipe de Enfermagem	A checagem de um Técnico de Enfermagem para o item 13 da prescrição de Enfermagem: "Realizar o balanço hídrico durante 24 h"
Prescrição e documentos médicos	Escrita	Processos pelos quais o médico se comunica oficialmente com a equipe de Enfermagem sobre procedimentos, condutas, medicamentos e cuidados específicos a serem dispensados ao paciente	A checagem de um Técnico de Enfermagem para o item 9 da prescrição médica: "Captopril 50 mg, 1 comprimido VO, às 14 h"
Interação com o paciente ou comunicação terapêutica	Verbal, escrita	Informações e orientações na linguagem em que o paciente compreenda, escuta atenta e empática com relação aos anseios do paciente, orientações por escrito na alta hospitalar, entre outras	"Sr. João, vamos precisar coletar uma amostra de sangue para o hemograma. Vou verificar as veias do seu braço direito"
Interação com o paciente de forma não verbal ou comunicação terapêutica não verbal	Não verbal	Percepção de trejeitos e gestos do paciente que traduzem sentimentos, angústias, anseios, medos, dor, ansiedade, entre outros sinais que, não necessariamente, o paciente verbalize. Nesse item, pode-se citar também a comunicação alternativa com pacientes com traqueostomia, com déficits sensoriais, conversação em linguagem brasileira de sinais (LIBRAS) e com pacientes estrangeiros	Técnico de Enfermagem utilizando uma pequena lousa ou um alfabeto impresso para comunicar-se com um paciente traqueostomizado
Comunicação assertiva no plantão	Verbal	Comunicação verbal clara, direta, aberta, sincera, objetiva, transparente, respeitosa e efetiva para a transmissão de informações ao longo do plantão entre os membros da equipe. Consiste no diálogo profissional sobre assuntos referentes ao trabalho, sem distorções	Uma situação corriqueira em uma UTI: "Técnica de Enfermagem Maria, você poderia, por favor, verificar o alarme do monitor do paciente Jorge no leito 5?"

UTI: Unidade de Terapia Intensiva; VO: via oral. (Adaptada de Santos et al., 2019; Grilo, 2012.)

- Prescrições médicas ilegíveis
- Interrupções, atrasos na chegada, conversas paralelas, uso de celulares e tom baixo de voz durante o *handover* (Santos, 2017; Broca, Ferreira, 2015).

> **NA PRÁTICA**
>
> O processo de comunicação é essencial para garantir a qualidade da assistência, a segurança do paciente e a compreensão no processo de trabalho da equipe de Enfermagem. Uma das principais ferramentas de auxílio no cotidiano de qualquer contexto clínico, sendo fundamental que todos os trabalhadores da Saúde se apropriem e desenvolvam essa habilidade.

Comunicação não violenta

A comunicação é um conceito amplo, que perpassa gerações, classes sociais e cultura. Nesse sentido, cabe ressaltar a comunicação não violenta (CNV), que vem sendo discutida entre os diversos teóricos sobre o assunto, pois abarca os conflitos e as relações humanas.

A relação multiprofissional e até mesmo com o paciente que recebe o atendimento, muitas vezes, é conflitante no cotidiano. A teoria nem sempre reflete a prática, pois, no dia a dia, os relacionamentos desgastam-se naturalmente pela convivência com inúmeros problemas que precisam ser resolvidos. Por mais preparado e experiente que o profissional seja, há momentos em que a comunicação se torna mais fragilizada, pois a relação mútua é complexa, envolve muitas variáveis e contextos individuais e grupais, contribuindo para que haja agressões e ofensas, ou seja, uma comunicação violenta.

Gęsińska et al. (2020) relata que a convicção de que a longa experiência de trabalho com os pacientes é suficiente para aprender a se comunicar compreensivelmente e lidar com situações difíceis não é confirmada pela realidade.

Vivemos um tempo em que os conflitos têm aumentado exponencialmente. Tolerância, empatia, cuidados com o outro, respeito e acolhimento são expressões que parecem estar esquecidas em algum lugar do passado. As condições sociais, a busca constante pelo consumo e a necessidade de não demonstrar sentimentos de fraqueza, pois o que se espera são pessoas fortes e felizes o tempo todo, fortalecem o distanciamento, a competição não saudável, o egoísmo e, consequentemente, a comunicação frágil e abusiva. A humildade é um traço de caráter que está cada vez mais difícil de ser encontrado nas relações interpessoais e sociais, mas é uma forte ferramenta para construirmos pontes e possibilitar a ressignificação da CNV.

> **PARA REFLETIR**
>
> Quando você se propõe a ajudar uma pessoa, deve fazer com humildade, pois toda ajuda está baseada no servir e não no dominar. Se você não pode ser humilde para servir, não pode ajudar.

Gradalski et al. (2012) comenta que nossas palavras refletem nossos pensamentos, o que pensamos e como pensamos. Segundo o filósofo indiano Jiddu Krishnamurti, a prova da mais alta inteligência humana está na sua capacidade de se abster de julgamentos e preconceitos, todavia essa atitude e a ideia da não violência como uma prática profunda de vida é de difícil aplicação para a maioria de nós.

A CNV reconhece o livre-arbítrio e a escolha como necessidades essenciais de cada ser humano, e por isso esse modelo não se destina a ser utilizado para forçar, manipular, julgar e criticar. Para que a CNV seja implementada, é necessária a adoção de posturas imprescindíveis para a convivência social, como autoempatia, que permite ao sujeito discernir suas próprias emoções e sentimentos, especialmente útil quando o profissional se depara com uma situação estressante com fortes sentimentos, como raiva, impotência ou outro que ele não conhecera antes e não sabe como reagir (Gęsińska et al., 2020).

O conceito de Rosenberg (2021) (percussor da CNV) propõe a importância de se adquirir a habilidade de formular observações, abstendo-se de julgamento ou avaliação unipessoal sobre determinada situação. Em uma relação, é essencial que sejam estabelecidas atitudes solidárias que possibilitem a análise abrangente sobre o fato real e as ações próprias com a finalidade de entender a necessidade do outro a partir dos sentimentos expressados, como desânimo, incerteza, medo. Os sentimentos têm uma função informativa, o que facilita a identificação das necessidades.

Do ponto de vista da CNV, é extremamente importante ouvir tanto o paciente quanto a si mesmo. O pressuposto essencial, comum aos das terapias familiares sistêmicas, é que cada mensagem é expressão de alguma necessidade.

Quando tomamos conhecimento da humanidade que nos une e nos reconhecemos nesse contexto, a capacidade da compaixão nasce em nós. Muitas pessoas não conseguem expressar suas próprias necessidades e não estão prontas para entender as necessidades do outro, no entanto, todos podem aprender a identificar essas necessidades (próprias e do outro, inclusive distinguindo-as) e implementar estratégias para melhorar os relacionamentos e difundir a CNV (Gęsińska et al., 2020; Rosenberg, 2021).

> **PARA REFLETIR**
>
> Como você percebe a influência da comunicação não violenta para a prática dos atores envolvidos no contexto da Saúde?
>
> Na sua prática profissional, há alguma situação que você tenha presenciado em que a gestão do conflito foi feita de forma a fortalecer ou não a comunicação não violenta?

Telenfermagem

Ainda sobre a comunicação, não poderíamos deixar de falar sobre a telenfermagem. Você sabe o que é telenfermagem? Durante a pandemia por coronavírus (covid-19), as consultas e os atendimentos mediados por tecnologias de informação e comunicação (TIC) expandiram-se rapidamente, visando ao pronto atendimento e ao encaminhamento de pacientes com covid-19 a serviços de saúde em todo território nacional. O Cofen normatizou esse tipo de atendimento de maneira emergencial durante a pandemia e, após o decreto do término da emergência sanitária no Brasil, lançou a Resolução nº 696, de 17 de maio de 2022, normatizando a telenfermagem. No dia 27 de dezembro de 2022, foi aprovada a nova lei sobre telessaúde (Lei nº 14.510).

> **DICA DE MESTRE**
>
> Como a lei sobre telessaúde é relativamente nova, pesquise mais sobre ela na internet e faça sua leitura na íntegra, são apenas duas páginas.

> **SAIBA MAIS**
>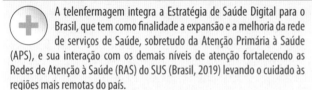
> A telenfermagem integra a Estratégia de Saúde Digital para o Brasil, que tem como finalidade a expansão e a melhoria da rede de serviços de Saúde, sobretudo da Atenção Primária à Saúde (APS), e sua interação com os demais níveis de atenção fortalecendo as Redes de Atenção à Saúde (RAS) do SUS (Brasil, 2019) levando o cuidado às regiões mais remotas do país.

Caracteriza-se pelo atendimento de pacientes por profissionais de Enfermagem, mediado por TIC, como: atendimento por telefone, chamadas de vídeo, aplicativos de mensagens e específicos de Saúde, dispositivos móveis, fax, internet etc.

> **PARA REFLETIR**
>
> Como você visualiza a sua atuação nesse cenário inovador e desafiante? Consegue vislumbrar uma nova modalidade de trabalho? Quais as suas percepções para esse futuro?

Atribuições dos profissionais de Enfermagem na telenfermagem

Consulta de Enfermagem mediada por TIC. Privativa do enfermeiro.

Interconsulta mediada por TIC. Avaliação conjunta entre enfermeiros ou entre enfermeiros e outros profissionais da Saúde com o paciente/usuário.

Consultoria de Enfermagem mediada por TIC. Enfermeiro entre pares e com outros profissionais da Saúde.

Monitoramento de Enfermagem mediado por TIC. Ações de contato ativo com usuário/paciente que prescinde de um contato prévio presencial ou mediado por TIC na modalidade síncrona, para vigilância em saúde. Pode ser realizado por Enfermeiro, Técnico e Auxiliar de Enfermagem, respeitando suas competências previstas na LEPE.

Educação em Saúde mediada por TIC. Pode ser realizada por Enfermeiro, Técnico e pelo Auxiliar de Enfermagem, respeitando suas competências previstas na LEPE.

Acolhimento da demanda espontânea mediada por TIC. Contato ativo iniciado pelo usuário/paciente na busca por acesso à saúde. Pode ser realizado por Enfermeiro, Técnico e pelo Auxiliar de Enfermagem, respeitando suas competências previstas na LEPE.

Para atuar em telenfermagem, o profissional precisa desenvolver as competências de comunicação e informação, relacionadas com o uso da informática na Saúde, de gestão da informação, de segurança das informações e de dados do paciente e o emprego ético dessas informações. É necessário, portanto, que você procure desenvolver essas competências já na sua formação inicial.

> **NA PRÁTICA**
>
> A comunicação clara e objetiva (efetiva) na telenfermagem é essencial para a garantia da segurança do paciente. O profissional precisa certificar-se de que o paciente compreendeu as orientações fornecidas para reduzir o risco de eventos adversos. Sugerimos que você faça uma pesquisa sobre as seguintes estratégias:
> - ***Teach-Back:*** para verificar a compreensão da mensagem pelo paciente
> - ***Show-me:*** para verificar se o paciente é capaz de seguir instruções específicas
> - ***Read back:*** técnica que consiste em escutar, anotar e ler em voz alta para o emissor.

HUMANIZAÇÃO

Nesta última parte do capítulo, considerando-se a importância desse assunto para a prática profissional, será apresentado um novo Caso-cenário que terá sua resolução comentada no fim do texto.

> **CASO-CENÁRIO 2**
>
> Imagine uma cena que acontece em uma enfermaria de atendimento a pacientes cirúrgicos, em um grande hospital de referência em São Paulo. A instituição é notoriamente premiada por suas práticas humanizadas em saúde.
>
> Naquela manhã, a equipe de Enfermagem dedica-se à rotina comum de manejos e registros, por entre chamados de pacientes e de seus familiares, muitas vezes com relatos de dor, desconforto, dúvidas e, também, com altas expectativas de bem-estar e de hotelaria.
>
> Em um determinado horário, após aguardar com certa ansiedade, as enfermarias recebem médicos da equipe em visitas rápidas que objetivam atualizar, junto às famílias, o boletim de saúde do paciente, responder a dúvidas, compartilhar resultados de exames, explicar as condutas.
>
> Eis que uma jovem analista de um setor administrativo, sobrecarregada com os diversos projetos que assessora em relação à gestão da qualidade, decide solucionar uma das pendências de sua lista de tarefas.
>
> Atendendo ao pedido do gestor de sua área e preocupada com os prazos, essa jovem se dirige a uma das enfermarias a fim de obter a assinatura de um paciente em um documento administrativo. Ela chega durante uma visita médica. Extremamente delicada e gentil, estende a prancheta ao paciente, explica o documento, solicita sua assinatura no documento e deixa o ambiente em menos de 4 minutos.
>
> *(continua)*

> **CASO-CENÁRIO 2 (*Continuação*)**
>
> Enquanto a jovem resolve outras pendências no mesmo andar, alguma comunicação acontece entre os membros da equipe e, poucos minutos depois, uma experiente chefe do setor aborda a jovem funcionária da área administrativa, bem em frente ao posto de Enfermagem.
>
> Seu tom é enérgico e julgador, e aparenta estar visivelmente irritada. Acusa-a de irresponsabilidade e a critica duramente por ter "invadido" o quarto do paciente no momento da visita médica, algo que, na sua compreensão, havia sido desrespeitoso e que teria incomodado a todos.
>
> A situação-problema apresentada é hipotética, possivelmente comum em espaços hospitalares e, por isso, contribui para o aprendizado deste capítulo, que trata dos desafios inerentes ao trabalho do profissional em Saúde.
>
> 1. Qual a conduta descrita na cena que ofereceria maior risco para a saúde do paciente? E para as práticas de humanização do hospital?
>
> 2. Seria possível extrair desse exemplo algum aprendizado e estabelecer normas e regras de conduta para evitar situações como a descrita?
>
> Estude o conteúdo a seguir e tente responder às perguntas referentes ao Caso-cenário 2.

Vivemos tempos em que a demanda pelo equilíbrio entre técnica e ética é constante, entre as regras institucionais e a flexibilização dos procedimentos, entre a valorização do protagonismo profissional cuidadoso e rigoroso frente aos procedimentos, o saber técnico estatístico e, ao mesmo tempo, a manutenção de um estado sensível e criativo, oferecendo o atendimento às singularidades.

O conjunto de conhecimentos, habilidades e atitudes para solucionar alguns desses desafios pode parecer de difícil consolidação, alcance e manutenção. Ainda que se reconheça a dificuldade prática de atingir tais ideais, não se pode negar que teoricamente sejam os mais importantes pilares da humanização, sobre os quais almejamos realmente organizar nossa prática profissional e que fazem parte da CNV.

Acerca dessas ambivalências e contradições e, por que não dizer, otimismo e desejo, é que este capítulo se dedica a discutir aspectos da subjetividade, dos relacionamentos intra e interpessoal, e da CNV como mecanismos fundamentais para uma prática profissional mais afinada com os propósitos de nossa época.

Em nosso contexto sociocultural, os profissionais da área da Saúde devem investir em sua capacitação continuada. Tendo como eixo norteador as diretrizes da Política Nacional de Humanização (PNH), por sua relevância e representatividade, somos convocados a corajosamente discutir as principais convergências entre o desenvolvimento profissional e a psicologia humana.

Conceito inspirador

Tente responder prontamente à seguinte pergunta: o que é humanização?

É se emocionar com as histórias e o sofrimento das pessoas?

É ter solidariedade e empatia e não poupar esforços para ajudar o outro?

É ir além do campo técnico de sua área de atuação e fazer a diferença na vida das pessoas atendidas?

É a capacidade de oferecer assistência a partir do treinamento e do aprimoramento de atitudes como respeito, paciência e gentileza?

É exercer a profissão com empatia e solidariedade?

É o conjunto de diretrizes que orientam as boas práticas do SUS no campo da gestão e da assistência?

As respostas obtidas a partir do senso comum podem envolver as regras de civilidade, da gentileza e boa educação e ainda variar em relação aos referenciais e aos pontos de vista de profissionais das demais áreas.

As respostas de profissionais das áreas do cuidado e da ajuda possivelmente abarcam a ideia de uma espécie de habilidade ou predisposição vocacional que envolve os que cuidam e são cuidados.

Para administradores, poderiam corresponder a uma visão da gestão de qualidade e do controle gerencial de processos voltados para a satisfação do paciente. Aspectos que podem ser percebidos em muitas instituições de Saúde da rede privada.

Para pedagogos, poderiam envolver a formação de jovens escolarizados em condição de assumir papéis sociais na vida adulta. Para alguns psicólogos, representariam a relação entre a singularidade e a vida em sociedade. Outros tantos exemplos podem ser apresentados.

De acordo com Caldas Aulete (2019), o verbete "humanizar" corresponde:

- Ao processo de se "tornar humano ou adquirir características humanas", como um animal que é humanizado enquanto personagem de um desenho
- A "tornar(-se) benevolente, agradável", por exemplo, a partir de medidas adotadas para humanizar o ambiente de trabalho nas empresas
- A "tornar(-se) civilizado, sociável, acessível", exemplo aplicados a seres humanos que por sua conduta devem ser trabalhados e reabilitados, a fim de reparar seus erros e serem recuperados para o convívio social.

Interessante observar que o vocábulo carrega em si, ao mesmo tempo, a possibilidade de ser e, também, de se tornar humano, a partir da junção de características naturais (dimensão biológica) e comportamentais, vinculadas ao esforço de conduta e de adaptação a normas e convenções para uma vida social mais harmoniosa. Reúne ainda os aspectos pessoal (ser) e ambiental (tornar mais agradável um determinado local).

A humanização na Saúde é um tema amplamente debatido e defendido, inspirando publicações, manuais e práticas. Para além de regras e técnicas, pode-se ainda ser considerado um campo do saber valioso na contemporaneidade, resgatando os valores humanistas pautados na dignidade do indivíduo e em sua natureza total.

Dadas as condições de vida e as características da sociedade na contemporaneidade, os anseios por práticas de humanização podem simbolizar um contraponto frente às desigualdades sociais, ao excesso de exposição a tecnologias e medicamentos, à competitividade no mercado de trabalho, entre outros tantos desafios. Busca atender às necessidades do cidadão em sua integralidade e considera a importância da subjetividade de todos os envolvidos.

SAIBA MAIS

Declaração Universal dos Direitos Humanos

Em seu preâmbulo, a Declaração Universal dos Direitos Humanos lembra que o desconhecimento e o desprezo dos direitos humanos conduziram a atos de barbárie que revoltam a consciência da humanidade e propõe o advento de um mundo em que os seres humanos sejam livres para falar e crer, libertos do terror e da miséria.

Por essa razão, ao longo de seus 30 artigos, essa Declaração proclama sua fé na dignidade e no valor da pessoa humana e em direitos que têm como ideais desenvolver o respeito a cada um desses artigos e às liberdades, promover seu reconhecimento e sua aplicação universal por meio do ensino e da educação, dentro dos países que assinaram essa carta.

Embora seja signatário da Declaração Universal dos Direitos Humanos desde sua criação, o Estado brasileiro só reconheceu sua importância e centralidade ao longo do processo de redemocratização do país, na década de 1980, contexto em que foi elaborada a atual Constituição Brasileira.

Naquele período, o debate acerca da humanização no atendimento populacional se estabeleceu e condicionou a maneira como os novos profissionais da área da Saúde passaram a atender os pacientes.

Rios (2009) considera que a origem do vocábulo "humanização" é incerta, mas a relaciona com os movimentos antimanicomiais da década de 1980 e feministas que trabalhavam em prol do parto humanizado. Para o autor, a humanização reconhece o campo das subjetividades como instância fundamental para a melhor compreensão dos problemas e para a busca de soluções compartilhadas:

"Participação, autonomia, responsabilidade e atitude solidária são valores que caracterizam esse modo de fazer saúde [...]. Sua essência é a aliança da competência técnica e tecnológica com a competência ética e relacional." (Rios, 2009, p.10)

O valor da PNH, sua força e representatividade, provém do fato de ser uma resposta aos anseios da população e dos profissionais da Saúde e dos avanços socioculturais. Suas diretrizes são arranjos de trabalho possíveis que reforçam as competências de um profissional de excelência.

Para além do atendimento aos pacientes, a humanização ressignifica o papel de atuação dos diversos profissionais da área da Saúde uma vez que propõe valorizar sua participação nas instâncias de decisão dentro das instituições de tratamento.

Conforme indicado no HumanizaSUS, no *site* do Ministério da Saúde (2013), constituem-se suas diretrizes:

- Acolhimento, ao reconhecer o outro com legitimidade em suas necessidades de saúde
- Gestão participativa, com a inclusão de novos sujeitos nas tomadas de decisões
- Ambiência, criação de ambientes saudáveis e acolhedores
- Clínica ampliada, que considera a singularidade do sujeito e a complexidade do processo saúde/doença
- Valorização do trabalhador, promovendo visibilidade aos trabalhadores da área da Saúde
- Defesa dos direitos dos usuários, garantindo que os direitos nos serviços de Saúde sejam assegurados por lei.

Para fins didáticos, elencamos três diretrizes que ilustram nossa discussão, pois são representativas dos principais aspectos discutidos até aqui: acolhimento, clínica ampliada, valorização do profissional.

Acolhimento. Na PNH, o acolhimento consiste na oferta de escuta qualificada que analisa a demanda, garantindo atenção integral, resolutiva e responsável por meio do acionamento/articulação das redes internas e redes externas. Os profissionais da Saúde devem desenvolver a escuta qualificada, que visa identificar a demanda para além da queixa visível ou verbalizada e escolher as tecnologias disponíveis mais adequadas. Nesse ponto, é possível ressaltar a importância do pensamento racional que analisa, busca recursos e faz o manejo técnico quando necessário.

Clínica ampliada e compartilhada. Refere-se à prática interdisciplinar com a proposta de entender o significado do adoecimento e tratar a doença considerando o contexto de vida e, a partir daí, propõe um modo mais individual de se propor saúde. Ampliar a clínica é aumentar a autonomia do usuário do serviço de Saúde, da família e da comunidade, enriquecer os diagnósticos, incluindo outras variáveis além do enfoque orgânico.

Valorização do trabalhador. Respeito e visibilidade à experiência dos trabalhadores, incluindo-os na tomada de decisão, apostando na sua capacidade de analisar, definir e qualificar os processos de trabalho. Viabilizar o diálogo, a intervenção e a análise sobre o que gera sofrimento e adoecimento, o que fortalece o grupo de trabalhadores e o que propicia os acordos de como agir no serviço de Saúde.

Reiteradamente abordamos a importância do resgate do aspecto humano do próprio profissional da Saúde que presta cuidados. O reconhecimento da totalidade da experiência do cuidar e também de nossos limites e contradições compõe parte da nossa experiência humana, e são exemplos de potenciais desconhecidos e negligenciados, muito necessários para o desenvolvimento das pessoas e dos grupos, pois proporcionam experiências para além do que desejamos ou planejamos pela racionalidade unilateral.

> **SAIBA MAIS**
>
> Um exemplo do aspecto contraditório que ao mesmo tempo enaltece e prejudica a formação de profissionais da Saúde pode ser mais bem compreendido no filme, lançado no fim da década de 1990, "Patch Adams, o Amor é Contagioso", estrelado por Robin Williams.
>
> Ainda que Patch fosse um excelente aluno, ele também era uma pessoa assolada por dúvidas, conflitos e pelo próprio medo de não conseguir viver em plenitude devido aos desafios de sua vida pessoal. O personagem Patch não era uma espécie de máquina infalível, mas alguém que, apesar das falhas, por meio de inteligência, dedicação, humanização e apoio de sua rede social, conseguia resultados muito além da média.
>
> O filme é inspirado na vida de Hunter Doherty "Patch" Adams, médico norte-americano, famoso por sua metodologia baseada na amorosidade no tratamento de enfermos. Formado pela Virginia Medical University, Hunter foi o fundador do Instituto Gesundheit, em 1971, e periodicamente vem ao Brasil para palestras sobre o tema da humanização em Saúde.

RESUMO

Neste capítulo, você conheceu vários termos e seus significados. Relembre os principais termos abordados:

- A Ética está presente em todas as ações humanas, e a Bioética indica os limites da intervenção do ser humano sobre a vida do outro ou a própria, sendo essa última pautada em três princípios: beneficência/não maleficência, autonomia e justiça
- Moral são as atitudes aplicadas no cotidiano e que norteiam as ações humanas, e responsabilidade é o fato de um indivíduo ter consciência e responder pelos seus atos
- Negligência consiste na falta de ação (omissão); imperícia diz respeito a ação sem conhecimento ou habilidade para tal; e imprudência é ação sem precaução.

Diante desses conceitos, você aprendeu que o conjunto de normas que regem determinados grupos na sociedade é chamado "código de ética" e que os profissionais de Enfermagem dispõem de um código de ético próprio.

Além disso, existem outras leis que regem as condutas dos profissionais, entre elas a LGPD sobre uma pessoa/paciente.

Entre os direitos dos pacientes, inclui-se também seu direito à morte com dignidade, por isso, você aprendeu sobre eutanásia (processo de morte quando o paciente apresenta um quadro considerado incurável e sem vida digna), distanásia (terapêutica empregada que impede o paciente de morrer, mas, ao mesmo tempo, provoca sofrimento atroz), ortotanásia (decisão de não prolongar a vida, possibilitando seu curso natural) e mistanásia (morte de milhares de pessoas sem a intervenção mínima necessária para tentar salvá-las).

Você também aprendeu sobre os cuidados paliativos que envolvem a morte digna para pacientes em qualquer estágio de doença grave.

Nas bases fundamentais para a prática profissional, também abordamos assuntos como relacionamento interpessoal e comunicação, fundamentais na prática do Técnico de Enfermagem, além da telenfermagem e da humanização do cuidado.

Esperamos que a leitura deste capítulo tenha despertado reflexões sobre a importância desse tema para a sua prática. Nós autores, desejamos que você seja um profissional responsável e que baseie suas condutas na ética profissional, seguindo seu código de ética e, acima de tudo, respeitando o paciente e seus familiares.

BIBLIOGRAFIA

Araújo MPS, Medeiros SM, Quental LLC. Relacionamento interpessoal da equipe de enfermagem: fragilidades e fortalezas. Rev Enferm UERJ. 2016;24(5):e7657. Disponível em: https://www.epublicacoes.uerj.br/index.php/enfermagemuerj/article/view/7657/20372 Acesso em: 27 out. 2019.

Barbosa IA, Silva KCCD, Silva VA et al. O processo de comunicação na telenfermagem: revisão integrativa. Rev Bras Enferm. 2016;69(4):765-72. Disponível em: https://www.scielo.br/j/reben/a/zXQjJc5 MnmNcdq3nfmkwx9N/?lang=pt. Acesso em: 02 ago. 2022

Batista LL, Zanella AKBB, Pessoa SMF et al. Alta a pedido: estudo sobre a percepção de pacientes e profissionais. Rev Bio. 2018;26(2):271-81. Disponível em: https://www.scielo.br/j/bioet/a/Q4JTzqgVPwkbCzmf4 Gfb3nF/?lang=pt. Acesso: 02 ago. 2022.

Benevides R, Passos E. Humanização na Saúde: um novo modismo? Interface Comunicação, Saúde, Educação. 2005;9(17):389-406. Disponível em: http://www.scielo.br/pdf/icse/v9n17/v9n17a14.pdf. Acesso em: 06 out. 2019.

Brasil. Conselho Federal de Enfermagem (Cofen). Resolução Cofen nº 696, de 17 de maio de 2022. Dispõe sobre a atuação da Enfermagem na Saúde Digital, normatizando a telenfermagem. Disponível em: https://static.poder360.com.br/2022/05/RESOLUC%CC%A7A%CC%83O-COFEN-696.23mai-2022.pdf. Acesso em: 27 out. 2019.

Brasil. Conselho Regional de Enfermagem (Coren). Anexo da resolução Cofen nº 0564/2017. Legislação dos profissionais de enfermagem. Brasília. Disponível em: https://www.coren-df.gov.br/site/wp-content/uploads/2019/09/projeto-codigo.pdf. Acesso em: 10 out. 2019.

Brasil. Constituição da República Federativa do Brasil. Constituição de 1988. Brasília, DF: Senado, 1988.

Brasil. Conselho Federal de Medicina (CFM). Resolução CFM nº 1.805/2006, de 28 de novembro de 2006, regulamenta que na fase terminal de enfermidades graves e incuráveis é permitido ao médico limitar e suspender procedimentos que prolonguem a vida do doente. Disponível em: https://sistemas.cfm.org.br/normas/visualizar/resolucoes/BR/2006/1805. Acesso em: 16 set. 2019.

Brasil. Decreto-Lei nº 2.848, de 07 de dezembro de 1940, art. 121 do Código Penal. Matar alguém. Brasília, DF, 1940. Disponível em: https://www2.camara.leg.br/legin/fed/declei/1940-1949/decreto-lei-2848-7-dezembro-1940-412868-publicacaooriginal-1-pe.html. Acesso em: 02 maio 2023.

Brasil. Decreto-Lei nº 2.848, de 07 de dezembro de 1940, art. 135 do Código Penal. Da omissão de socorro. Expor a vida ou a saúde de outrem a perigo direto e iminente. Brasília, DF, 1940. Disponível em: https://www2.camara.leg.br/legin/fed/declei/1940-1949/decreto-lei-2848-7-dezembro-1940-412868-publicacaooriginal-1-pe.html. Acesso em: 02 ago. 2022.

Brasil. Governo Digital. Governança de dados. Guia de boas práticas – Lei Geral de Proteção de Dados (LGPD). 2020. Disponível em: https://www.gov.br/governodigital/pt-br/governanca-de-dados/guia-de-boas-praticas-lei-geral-de-protecao-de-dados-lgpd. Acesso em: 27 out. 2019.

Brasil. Lei nº 10.406, de 10 de janeiro de 2002, arts. 186 e 187 do Código Civil. Dos atos ilícitos. Brasília, DF, 2002. Disponível em: http://www.lex.com.br/doc_53634_LEI_N_10406_DE_10_DE_JANEIRO_DE_2002.aspx. Acesso em: 27 out. 2019.

Brasil. Lei nº 10.406, de 10 de janeiro de 2002, arts. 264 e 265 do Código Civil. Das obrigações solidárias. Brasília, DF, 2002. Disponível em: http://www.lex.com.br/doc_53634_LEI_N_10406_DE_10_DE_JANEIRO_DE_2002.aspx. Acesso em: 27 out. 2019.

Brasil. Lei nº 8.078, de 11 de setembro de 1990. Dispõe sobre a proteção do consumidor e dá outras providências. Brasília, DF, 1990. Disponível em: https://www2.camara.leg.br/legin/fed/lei/1990/lei-8078-11-setembro-1990-365086-publicacaooriginal-1-pℓ.html. Acesso em: 28 set. 2019.

Brasil. Ministério da Saúde. Conselho Nacional de Saúde. Relatório Final. 11ª Conferência Nacional de Saúde. Brasília 15 a 19 de dezembro de 2000: o Brasil falando como quer ser tratado. Efetivando o SUS: acesso, qualidade e humanização na atenção à saúde com controle social. Brasília: Ministério da Saúde, 2001. 198 p. – (Série Histórica do CNS; n. 2) – (Série D. Reuniões e Conferências; n. 16). Disponível em: http://www.conselho.saude.gov.br/biblioteca/Relatorios/relatorio_11.pdf. Acesso em: 27 out. 2019.

Brasil. Ministério da Saúde. Glossário PNH. In: Política Nacional de Humanização (HumanizaSUS). Disponível em: http://www.saude.gov.br/acoes-e-programas/humanizasus/glossario-pnh. Acesso em: 23 out. 2019.

Brasil. Ministério da Saúde. Saúde Digital e Telessaúde. 2019. Disponível em: https://www.gov.br/saude/pt-br/assuntos/saude-digital/telessaude/telessaude. Acesso em: 17 maio 2022.

Brasil. Ministério Público do Estado de Goiás. Declaração Universal dos Direitos Humanos. Goiânia: Ministério Público do Estado de Goiás. Disponível em: <http://www.mp.go.gov.br/portalweb/hp/7/docs/declaracao_universal_dos_direitos_do_homem.pdf>. Acesso em: 27 out. 2019.

Britto CFS. Alta médica a pedido e evasão do paciente do hospital: implicações frente ao ECA e conduta a ser adotada com pacientes Testemunhas de Jeová. Disponível em: https://cristianobritto.jusbrasil.com.br/artigos/306149660/alta-medica-a-pedido-e-evasao-dopaciente-do-hospital-implicacoes-frente-ao-eca-e-conduta-a-ser-adotada-com-pacientestestemunhas-de-jeova. Acesso em: 19 jul. 2020.

Broca PV, Ferreira MA. A comunicação da equipe de enfermagem de uma enfermaria de clínica médica. Rev Bras Enferm. 2018;71(3):1012-9.

Broca PV, Ferreira MA. Processo de comunicação na equipe de enfermagem fundamentado no diálogo entre Berlo e King. Escola Anna Nery Rev Enferm. 2015;19(3):467-74.

Caldas Aulete. Dicionário on line. Rio de Janeiro: Lexikon Editora Digital; 2019. Disponível em http://www.aulete.com.br. Acesso em: 06 out. 2019.

Cano MV, Barbosa HF. Alta a pedido contraindicação médica sem iminente risco de morte. Rev Bio. 2016;24(1):147-55. Disponível em: https://www.scielo.br/j/bioet/a/JPGWxJL8 h3 d3SKGfMdkX-sKF/?lang=pt. Acesso em: 27 out. 2019.

Coelho CBT, Yankaskas JR. New concepts in palliative care in the intensive care unit. Rev Bras Ter Int. 2017;29(2):222-30. Disponível em: https://www.scielo.br/j/rbti/a/X4nn5V6xc6zVc3qh8SR-DXQk/?lang=en Acesso em: 02 ago. 2022.

Cordero-Maldonado E, Garcia-Domingues JA, Romero-Quechol GM et al. Dimensiones de la relación interpersonal del profesional de enfermería en una unidad de segundo nivel. Rev Enfermeria del Instituto Mexicano del Seguro Social. 2019;27(2):89-96.

Cortella MS, Barros Filho C. Ética e vergonha na cara! São Paulo: Papirus; 2014.

Elias N. O processo civilizador. Volumes I e II (1939). Rio de Janeiro: Zahar; 1993. 194 p.

Freitas GF, Oguisso T. Negligência: fator de risco no cuidar em centro cirúrgico. São Paulo: Sobecc; 2003.

Freud S. Considerações atuais sobre a guerra e a morte (1915). In: Introdução ao Narcisismo, Ensaios de Metapsicologia e Outros textos. São Paulo: Companhia das Letras; 2009. 217 p. (Obras Completas. Vol. 12).

Gęsińska H, Hołtyń B, Nowakowska-Arendt A et al. Non-violent communication as the language of life in a doctor–patient relationship. Palliative Med Pract. 2020;14(4):285-9.

Giordani AT. Humanização da Saúde e do Cuidado. São Caetano do Sul: Difusão Editora; 2008.

Gracia D. Pensar a Bioética. Metas e Desafios. São Paulo: Centro Universitário São Camilo: Loyola; 2010.

Gradalski T, Wesolek E, Kleja J. Terminal cancer patients' informed consent for palliative care admission and their quality of life. J Palliative Med. 2012;15(8):847. Disponível em: https://www.liebertpub.com/doi/full/10.1089/jpm.2012.0055. Acesso em: 27 out. 2019.

Grilo AM. Relevância da assertividade na comunicação profissional de saúde-paciente. Psicologia, Saúde & Doenças. 2012;13(2):283-97. Disponível em: https://www.redalyc.org/pdf/362/36225171011.pdf. Acesso em: 27 out. 2019.

Guggenbühl-Craig A. O Abuso do Poder na Psicoterapia e na Medicina, Serviço Social, Sacerdócio e Magistério. São Paulo: Paulus; 2004.

Hartmann N. A Filosofia do Idealismo Alemão. 2. ed. Tradução de José Gonçalves Belo. Lisboa: Fundação Calouste Gulbenkian; 1960.

Hermes HR, Lamarca ICA. Palliative care: an approach based on the professional health categories. Ciência & Saúde Coletiva. 2013; 18(9):2577-88.

Hobsbawn EJ. O breve século XX (1914 – 1991). In: A Era dos Extremos. São Paulo: Companhia das Letras; 1997. p. 29-222.

Hospital Geral de Itapecerica da Serra. Alta medica e alta a pedido. Itapecerica da Serra, 2010. Disponível em: http://www.hgis.org.br/Alta_medica_Alta_pedido.php. Acesso em: 28 out. 2019.

Kant I. Crítica da razão prática. Tradução e notas Valério Rohden. 4. ed. São Paulo: WMF Martins Fontes; 2016.

Lavor FP. Mistanásia: uma breve análise sobre a dignidade humana no Sistema Único de Saúde no Brasil. 2018. Disponível em: https://jus.com.br/artigos/68102/mistanasia-uma-breve-analise-sobre-a-dignidade-humana-no-sistema-unico-de-saude-no-brasil. Acesso em: 27 out. 2019.

Leone S, Privitera S, Cunha JT. (Coord.). Dicionário de Bioética. Aparecida: Editorial Perpétuo Socorro/Santuário; 2001.

Moreira APF, Teixeira PMC. Parecer CREMEC nº 34/2010: alta a pedido do paciente adulto. Fortaleza: Conselho Regional de Medicina do Ceará; 2010. p. 1-2. Disponível em: http://www.portalmedico.org.br/pareceres/crmce/pareceres/2010/34_2010.htm. Acesso em: 11 out. 2019.

Platão. A República. Tradução de Carlos Alberto Nunes. Curitiba: UFPR; 1976.

Pontes AC, Leitao IMTA, Ramos IC. Comunicação terapêutica em enfermagem: instrumento essencial do cuidado. Rev Bras Enferm. 2008;61(3):312-8.

Putzel EL, Hilleshein KD, Bonamigo EL. Ordem de não reanimar pacientes em fase terminal sob a perspectiva de médicos. Rev Bio. 2016;24(3):596-602. Disponível em: https://www.scielo.br/j/bioet/a/8 mY4vFgLnNhgYGgjtdjxzxz/?lang=pt. Acesso em: 27 out. 2019.

Quitério LM, Santos EV, Mahfuz RD et al. Eventos adversos por falhas de comunicação em unidades de terapia intensiva. Rev Espacios. 2016;37(30):19.

Rios IC. Caminhos da Humanização na Saúde. Prática e Humanização. São Paulo: Áurea Editora; 2009.

Rosenberg MB. Comunicação não Violenta. Técnicas para Aprimorar Relacionamentos Pessoais e Profissionais. Tradução de Mário Vilela. 5. ed. São Paulo: Ágora; 2021. 280 p.

Santos GRS. Comunicação na clínica do cuidado de enfermagem na terapia intensiva: o caso handover. 2017. Dissertação (Mestrado em Enfermagem) – Escola de Enfermagem Anna Nery. Rio de Janeiro: Universidade Federal do Rio de Janeiro, 2017.

Santos GRS, Barros FM, Broca PV et al. Ruídos na comunicação durante o handover da equipe de enfermagem da unidade de terapia intensiva. Texto & Contexto Enfermagem. 2019;28:e20180014. Disponível em: https://www.scielo.br/j/tce/a/dNyrVCsbfkb-LH5 pHfD3 MYkk/?lang=en. Acesso em: 02 ago. 2022.

Santos RA. A responsabilidade penal decorrente do erro médico. Monografia (Trabalho de Conclusão de Curso) - Faculdade de Direito do Norte Novo de Apucarana. Apucarana, 2012. Disponível em: https://facnopar.com.br/conteudo-arquivos/arquivo-2017-06-14-1497473835516.pdf. Acesso em: 21 set. 2019.

Santos ROJFL, Teixeira ER, Cursino EG. Estudo sobre as relações humanas interpessoais de trabalho entre os profissionais de enfermagem: revisão integrativa. Rev Enferm UERJ. 2017;25:e26393. Disponível em: http://docs.bvsalud.org/biblioref/2018/10/947777/26393-105532-1-pb.pdf. Acesso em: 27 out. 2019.

SB Coaching. O que é ética: significado, origem, códigos e importância. 29 de dezembro de 2019. Disponível em: https://www.sbcoaching.com.br/blog/etica/ Acesso em: 27 out. 2019.

Stefanelli MC. Conceitos básicos em comunicação. In: Comunicação com Paciente: Teoria e Ensino. 2. ed. São Paulo: Robe; 1993.

Valls ALM. O que é Ética. 31. ed. São Paulo: Brasiliense; 2013.

Winck DR, Brüggemann OM. Responsabilidade legal do enfermeiro em obstetrícia. Rev. Bras. Enferm. 2010;63(3).

Exercícios de fixação

Analise o caso a seguir e responda às questões 1 e 2.

Hospital é condenado por erro que deixou paciente em estado vegetativo

O juiz titular da 24ª Vara Cível de Brasília julgou procedente o pedido dos autores, condenou um hospital a indenizá-los pelos danos morais sofridos em razão das complicações de saúde que deixaram a vítima em estado vegetativo, causada por erro na prestação do serviço hospitalar, e fixou a indenização em R$ 400 mil para a vítima (que faleceu no curso do processo) e R$ 50 mil para cada um dos autores.

Os autores ajuizaram ação, na qual narraram que seu pai era portador de esclerose lateral amiotrófica (ELA), motivo pelo qual foi internado no estabelecimento do réu, no qual realizou procedimento de colocação de sonda no estômago. Após a cirurgia, o médico responsável prescreveu a aplicação de soro fisiológico a 0,9% por acesso intravenoso, mas a Técnica de Enfermagem de plantão teria aplicado soro glicosado a 50%. Segundo os autores, o Técnico de Enfermagem que substituiu a anterior, ao verificar o término da primeira bolsa de soro teria buscado uma segunda bolsa, conforme o que foi prescrito pelo médico, mas, ao perceber que o medicamento que acabara de ter sido administrado não era o prescrito, optou por aplicar outra bolsa do medicamento errado. Um dia após a cirurgia, o paciente teria começado a sofrer convulsões e deixou de responder aos estímulos, entrando em coma hiperglicêmico, que lhe causou hemorragia cerebral, tendo que permanecer na UTI por 30 dias, e o levou à condição de estado vegetativo. Exames realizados pelo médico de plantão teriam constatado que o paciente sofreu hiperglicemia grave, decorrente do erro na administração do soro, que, além de tudo, estaria vencido há 39 dias.

1. A Técnica de Enfermagem incorreu em qual erro previsto pelo Código de Ética de Enfermagem?
   a) Imperícia.
   b) Imprudência.
   c) Dolo.
   d) Omissão.
   e) Incapacidade.

2. Por qual motivo pode ser processada e condenada, de acordo como código de ética da profissão?
   a) Dolo, por imperícia (principal) e negligência (secundário).
   b) Dolo, por imprudência (principal) e negligência (secundário).
   c) Culpa, por imperícia (principal) e negligência (secundário).
   d) Culpa, por imprudência (principal) e negligência (secundário).
   e) Culpa, por imprudência (principal) e imperícia (secundário).

3. De acordo com as definições bioéticas, a manutenção de um paciente terminal vivo, com recursos artificiais fúteis, com os quais o paciente não se beneficia, mas há prolongamento de seu sofrimento, é chamada:
   a) Distanásia.
   b) Ortotanásia.
   c) Mistanásia.
   d) Eutanásia.
   e) Imprudência.

4. Conforme as definições mencionadas neste capítulo, definem-se cuidados paliativos como:
   a) Aqueles destinados a pacientes com doenças graves, sem possibilidades terapêuticas de cura.
   b) Aqueles destinados a pacientes exclusivamente com câncer, sem possibilidades terapêuticas de cura.
   c) Aqueles destinados a pacientes que apresentam por escrito a ordem de não reanimar, pois estão com doenças graves sem possibilidade terapêutica de cura.
   d) Aqueles direcionados a pacientes idosos com doenças crônicas, em qualquer estágio da doença, sem possibilidade terapêutica de cura.
   e) Aqueles direcionados aos pacientes que desejam interromper a própria vida com acompanhamento profissional.

5. Considere um paciente que deixa uma unidade hospitalar por livre e espontânea vontade, contudo sem fazer as devidas comunicações e documentações. Esse ato pode configurar-se como:
   a) Alta a pedido, e o hospital não tem qualquer responsabilidade sobre isso.
   b) Evasão, e o hospital responde pelo ocorrido.
   c) Evasão, e o hospital não tem qualquer responsabilidade sobre isso.
   d) Alta a pedido, e o hospital responde pelo ocorrido.
   e) Evasão, e o hospital pode solicitar reinternação imediata do paciente.

6. Definida como o processo de compreender, compartilhar, enviar e receber informações, envolvendo um emissor e um receptor. Estamos falando de:
   a) *Handover*.
   b) Bioética.
   c) *Feedback*.
   d) Comunicação.
   e) Aviso.

7. No relacionamento interpessoal de Enfermagem, a comunicação é fundamental para assegurar o bom andamento do plantão. As falhas de comunicação podem ser desastrosas e causar danos ao paciente. Dentre as alternativas a seguir, podemos considerar falhas de comunicação:
   a) Prescrições médicas inelegíveis.
   b) Informações incompletas ou negligenciadas durante o *handover*.
   c) Informações sucintas que não consideram o contexto do paciente naquele plantão.

   d) Passagem de plantão com interferências externas frequentes.
   e) Todas as alternativas anteriores.

8. A Bioética relaciona-se com os conflitos morais aos quais não há consenso na área da Saúde. Entre eles, destacam-se o aborto, a eutanásia, as pesquisas com embriões, entre outros. Esse conceito está pautado em três pilares, que são:
   a) Beneficência, ética e legislação.
   b) Ética, autonomia e justiça.
   c) Beneficência, autonomia e justiça.
   d) Ética, autonomia e legislação.
   e) Ética, beneficência e autonomia.

9. Ações como: esquecer o garrote no braço de uma criança; descuido de material coletado de paciente, quebra de material hospitalar, não atendimento às solicitações do paciente, não manter a vigilância necessária do paciente, causando-lhe danos, podem ser enquadradas em qual erro de Enfermagem?
   a) Imprudência.
   b) Maleficência.
   c) Imperícia.
   d) Negligência.
   e) Esquecimento.

10. Quem autoriza a realização de uma cirurgia sem as condições necessárias e preconizadas e compactuar com a realização de cirurgias em condições ambientais e/ou técnicas inadequadas e não seguras para o paciente comete qual infração ética?
    a) Negligência.
    b) Imprudência.
    c) Imperícia.
    d) Incapacidade.
    e) Homicídio.

FECHAMENTO DE CASO-CENÁRIO

Confira se você respondeu adequadamente às perguntas dos Casos-cenário.

CASO-CENÁRIO 1

1. O caso da colega recém-admitida com uma postura inadequada ao longo do *handover* representa inúmeras abordagens éticas e legais, conforme foi visto neste capítulo.

2. Primeiramente o comportamento curioso da colega durante a passagem de plantão pode deixar claro a sua falta de treinamento e a falta de familiaridade com os processos daquele setor, o que nos leva a pensar em imperícia. Ainda assim, os comentários podem demonstrar certo preconceito e despreparo ético. A colega deve ser orientada pelos colegas mais experientes sobre a correta conduta no *handover*.

3. Ainda que a colega realmente se interessasse profissionalmente pelos casos, questões mais profundas e detalhadas não podem ser fornecidas durante a passagem de plantão, devido ao dinamismo desse momento. Ela poderia obter outras informações completas no prontuário do paciente, pois este é o meio oficial de comunicação interdisciplinar.

4. Nesse caso, o comportamento da colega pode ser danoso para a equipe, uma vez que gera questionamentos entre equipe e familiares de pacientes e pode fazer desmoronar a confiança que estes depositam na Enfermagem. Diante disso, para que o relacionamento interpessoal mantenha-se adequado, a liderança da equipe deve propor treinamentos e reflexões a essa colega, no intuito de ajustar a sua conduta de trabalho.

CASO-CENÁRIO 2

 Voltemos à cena daquela equipe hospitalar, descrita no Caso-cenário 2, em que a jovem funcionária do setor administrativo que, mesmo dona de alta *performance* e conhecimento técnico, interrompeu uma consulta, e a chefe daquele setor procedeu a uma intervenção constrangedora.

Aparentemente havia boa vontade para atender da melhor maneira ao paciente; havia conhecimento técnico, porém, em alguma etapa da história, perdeu-se a excelência.

1. Após nossa jornada pelos meandros da humanização e de nossas reflexões acerca da natureza humana tanto quanto ao profissional da saúde, é mais fácil compreender como nossos anseios por excelência e práticas humanizadas podem ser contraditórios, inconstantes e processuais.

Comportamentos conscientes e inconscientes dinamizam-se em nossa subjetividade, e o convite que a Política Nacional de Humanização nos lança é justamente para que possamos desenvolver nossas práticas, divulgá-las e melhorá-las, construindo a humanização verdadeiramente humana, ou seja, não idealizada.

2. Em uma equipe cujo trabalho em grupo se fundamenta no apoio e não no ato de julgar, em que a junção de várias mentes pensantes e solidárias sejam mais colaborativas e menos competitivas, em que o anseio desesperado por cumprir prazos não recaia sobre uma pessoa e seja compartilhado, que o erro seja compreendido como consequência de um conjunto de fatores e não como falha de um indivíduo, provavelmente o desenrolar da cena poderia ser diferente, com melhoria do atendimento e das próprias condições de trabalho.

6 Segurança do Paciente

Ana Claudia Alcântara Garzin ■ Carla Maria Maluf Ferrari ■ Cláudia D'Arco ■ Rosana Pires Russo Bianco

> **Objetivos de aprendizagem**
> ✓ Conhecer sobre segurança do paciente
> ✓ Aprender os aspectos mais importantes que envolvem a segurança do paciente
> ✓ Aprender as ações do Técnico de Enfermagem importantes para a segurança do paciente.

INTRODUÇÃO

Você já deve ter assistido a reportagens de TV sobre pacientes que foram vítimas de erros ocorridos em instituições de Saúde, desde os mais leves até os que causam a morte de uma pessoa. Se esses relatos já são comuns em noticiários, imagine quantos erros podem acontecer no dia a dia de um hospital, problemas que o próprio paciente não considera erro (por ignorar sobre a questão), mas que mostram a falta de segurança de alguns serviços.

Se por um lado a consciência sobre a segurança do paciente já melhorou muito, por outro ainda faltam iniciativas básicas, como a higienização das mãos dos profissionais da Saúde antes de realizar algum procedimento ou a identificação adequada do paciente.

Pensando nisso, muitos pesquisadores se dedicam a estudar a segurança do paciente nos serviços de Saúde e a colocar em pauta a responsabilidade dos profissionais da Saúde. Como Técnico de Enfermagem ou estudante, pense e anote algumas ações que podem evitar erros e aumentar a segurança do paciente em um serviço de Saúde.

No fim deste capítulo, reveja as suas anotações e avalie mais algumas ações que podem ser incluídas com o objetivo de aumentar a segurança do paciente. Esse é um excelente exercício que você precisará fazer mentalmente no dia a dia para prevenir erros. Boa leitura!

SEGURANÇA EM SAÚDE

A preocupação com a segurança do paciente não é recente, visto que, ao longo da história da assistência à saúde, diversos estudiosos falaram ou atuaram no sentido principal de não causar danos aos pacientes.

Em março de 2000, o Institute of Medicine (IOM) publicou o livro *To Err is Human: building a safer healh system* ("Errar é humano: construindo um sistema de Saúde seguro") com um relatório que estimou a ocorrência de 44 a 98 mil mortes anuais nos EUA, causadas por eventos adversos decorrentes da prestação de cuidados de saúde. Ainda de acordo com esse relatório, cerca de 50% dessas mortes poderiam ser evitadas e, além disso, tais eventos adversos repercutiam em altos custos, decorrentes dos cuidados adicionais atrelados ao seu tratamento. Após essa publicação, muito se discutiu a respeito do que poderia ser feito para que essas mortes fossem evitadas, não só nos EUA, mas também ao redor do mundo (Trindade e Lage, 2014).

Essa constatação alertou os profissionais e gestores da Saúde, pacientes, organizações e dirigentes políticos para a dimensão do problema e dos seus custos sociais e econômicos, além do sofrimento de pacientes e familiares.

> **CASO-CENÁRIO 1**
>
> Uma paciente de 80 anos é internada em uma clínica médica de um hospital geral, devido à infecção urinária. Você é responsável pelo banho da paciente e observou que, após o procedimento, a identificação na pulseira dela não era legível. O que você faria diante dessa situação:
> 1. A identificação na pulseira pode ser substituída pela identificação no leito?
> 2. Quais os impactos da falta de identificação da paciente?
>
> Estude os tópicos a seguir sobre a segurança da paciente e tente responder às questões referentes ao Caso-cenário 1.

Como resultado desse relatório, o IOM passou a incorporar a segurança do paciente como um dos seis atributos relacionados com a qualidade em Saúde, conforme descrito na Tabela 6.1, que é definida como o grau com que os serviços de Saúde aumentam a chance de produzir os resultados desejados (Brasil, 2014).

Apesar dos avanços tecnológicos e científicos ocorridos nos últimos anos em Saúde, a segurança do paciente é diretamente influenciada pelas atividades dos profissionais dessa área que, quando resultam em iatrogenias, refletem na qualidade de vida dos pacientes, com consequências desagradáveis, não só para a pessoa envolvida, mas também para sua família, profissionais, organização hospitalar e sistema de Saúde como um todo (Miasso et al., 2006).

Os profissionais de Enfermagem são responsáveis por grande parte das ações assistenciais e, portanto, encontram-se em posição estratégica quando o objetivo é reduzir a possibilidade de incidentes que atingem o paciente. Além disso, esses profissionais podem detectar mais precocemente as complicações e realizar as condutas necessárias para minimizar os danos (Pedreira, 2009).

Recentemente, a pandemia de coronavírus (covid-19) trouxe impactos aos processos de segurança do paciente e da qualidade da assistência à Saúde em vários níveis dos sistemas de Saúde, tais como: os diagnósticos atrasados em decorrência das dificuldades na identificação de sinais e sintomas, piora rápida das condições clínicas em razão da relutância dos pacientes em procurar atendimento para problemas urgentes, erros assistenciais cometidos por profissionais inexperientes e falhas nas práticas de prevenção e controle de infecções nos ambientes de assistência à Saúde, o que reverberou na saúde e na segurança dos pacientes e dos próprios profissionais da Saúde (Wu et al., 2020).

Considerando a relevância da segurança do paciente na esfera mundial, a Organização Mundial da Saúde (OMS), em parceria com grupos de pacientes e gestores da Saúde, criou em 2004 a Aliança Mundial para Segurança do Paciente, uma iniciativa com a finalidade de compartilhar o conhecimento e as soluções até então encontradas, lançar programas e gerar alertas sobre aspectos sistêmicos e técnicos, bem como consequências do cuidado inseguro à saúde. Desde então, já foram lançados três desafios globais para a segurança do paciente:

- O primeiro desafio global, denominado "Cuidado limpo é cuidado mais seguro", foi lançado em 2005 e teve como um dos objetivos o aprimoramento das práticas de higienização das mãos, visando à prevenção de infecções
- O segundo desafio global, intitulado "Cirurgias seguras salvam vidas", foi lançado em 2007 e focou nos fundamentos e práticas seguras dos processos peroperatórios
- O terceiro desafio global, foi iniciado em 2017 e denominado "Medicação sem dano". Teve como principal desafio reduzir a frequência e o impacto de danos graves e evitáveis relacionados com o uso de medicamentos.

NA PRÁTICA

Durante a sua prática, seja como estudante, seja como profissional, tente lembrar quais ações vão ao encontro dos três desafios globais para a segurança do paciente instituídos pela OMS. Para te ajudar, pensamos em três ações simples – uma para cada desafio global: (1) uso de solução alcoólica para higienização das mãos; (2) uso e conferência de pulseira de identificação do paciente antes dos procedimentos; e (3) cálculo correto da dosagem prescrita de medicamento. Agora é sua vez, pense em outras três ações diferentes das citadas, uma para cada desafio global!

Ademais, a Aliança Mundial para Segurança do Paciente também propôs seis metas internacionais para a segurança do paciente, adotadas por instituições de Saúde do mundo inteiro, com o objetivo de promover melhorias relacionadas com a assistência à Saúde. São elas:

1. Identificar o paciente corretamente.
2. Melhorar a comunicação entre os profissionais da Saúde.
3. Melhorar a segurança na prescrição, no uso e na administração de medicamentos.
4. Assegurar cirurgia em local de intervenção, procedimento e paciente corretos.
5. Higienizar as mãos para evitar infecções.
6. Reduzir risco de quedas e úlceras (lesões) por pressão.

DICA DE MESTRE

Pense a respeito de cada uma das seis metas e tente propor uma ação/atividade que possa ser desenvolvida por você, como Técnico de Enfermagem, e que esteja diretamente relacionada com cada uma dessas metas. Assim você terá mais facilidade de entender a aplicação dessas metas na prática e memorizá-las.

Em 2009, diante de inúmeras divergências entre os principais conceitos relacionados com o tema, a OMS desenvolveu a Classificação Internacional de Segurança do Paciente, para contribuir com a uniformidade e o uso adequado de terminologias em todo o mundo. Algumas das principais terminologias e suas definições:

Tabela 6.1 Atributos da qualidade em Saúde.

Atributos	Definições
Segurança	Evitar lesões e danos aos pacientes decorrentes do cuidado
Efetividade	Cuidado baseado no conhecimento científico para benefício do paciente, evitando seu uso por aqueles que provavelmente não se beneficiarão
Cuidado centrado no paciente	Cuidado respeitoso e responsivo a preferências, necessidades e valores individuais dos pacientes que norteiam todas as decisões clínicas
Oportunidade	Redução do tempo de espera e de atrasos potencialmente danosos
Eficiência	Cuidado sem desperdício, incluindo aquele associado ao uso de equipamentos, suprimentos, ideias e energia
Equidade	Qualidade do cuidado que não varia em decorrência de características pessoais, como gênero, etnia, localização geográfica e condição socioeconômica

Adaptada de Chassin e Galvin, 1998.

- **Segurança do paciente:** reduzir o risco de danos associado ao cuidado a um mínimo aceitável
- **Dano:** comprometimento da estrutura ou função do corpo, incluindo doenças, lesões, sofrimento, morte etc., podendo ser físico, social ou psicológico
- **Risco:** probabilidade de um incidente ocorrer
- **Incidente:** evento que poderia ter resultado ou resultou em danos desnecessários ao paciente
- **Circunstância notificável:** incidente com potencial dano ou lesão
- *Near miss:* incidente que não atingiu o paciente
- **Incidente sem lesão:** incidente que atingiu o paciente, mas não causou danos
- **Evento adverso:** incidente que resulta em dano ao paciente
- **Violação:** divergência deliberada de um procedimento padrão ou regra. Apesar de intencional, raramente é maliciosa. Pode se tornar rotineira ou automática. Um exemplo de violação é a não adesão à higienização das mãos por profissionais de Saúde.

Em 2020, a OMS publicou o Plano de Ação Global de Segurança do Paciente 2021–2030 – Em Busca da Eliminação dos Danos Evitáveis nos Cuidados de Saúde, no qual a definição de segurança do paciente foi ampliada:

> [...] a segurança do paciente é um conjunto de atividades organizadas que cria culturas, processos, procedimentos, comportamentos, tecnologias e ambientes nos cuidados de saúde que de forma consistente e sustentável visa diminuir os riscos, reduzir a ocorrência de dano evitável, tornar o erro menos provável e reduzir seu impacto quando ocorrer (WHO, 2020).

No cenário nacional, podemos destacar o Programa Nacional de Segurança do Paciente (PNSP), instituído pela Portaria do Gabinete do Ministro (GM)/Ministério da Saúde (MS) nº 529, de 1º de abril de 2013, com o objetivo de promover e apoiar a implementação de iniciativas voltadas à segurança do paciente em diferentes áreas da atenção, organização e gestão de serviços de Saúde, por meio da implantação da Gestão de Risco e de Núcleos de Segurança do Paciente nos estabelecimentos de Saúde e de ações que visem contribuir para a qualificação do cuidado em saúde em todos os estabelecimentos de assistência à saúde do território nacional, envolvendo paciente e seus familiares, ampliando o acesso da sociedade às informações relativas à segurança do paciente, produzindo, sistematizando e difundindo conhecimentos sobre segurança do paciente, e fomentando a inclusão do tema segurança do paciente no ensino técnico e de graduação e na pós-graduação na área da Saúde.

> **IMPORTANTE**
>
> Agora você já sabe por que está estudando esse assunto durante o seu curso de formação em Técnico de Enfermagem. Isso mesmo! O Ministério da Saúde, por meio da Portaria GM/MS nº 529/2013, recomendou que a segurança do paciente seja difundida no ensino técnico, na graduação e na pós-graduação na área da Saúde. Essa iniciativa mostra que você é muito importante para que a segurança do paciente seja garantida nas instituições de Saúde.

PNSP preconiza a implantação de um conjunto de protocolos básicos, indicados a seguir, elaborados em conformidade com as definições da OMS, destinados à prevenção de eventos adversos, que devem ser gerenciados pelos Núcleos de Segurança do Paciente das instituições de Saúde.

- Identificação do paciente
- Higienização das mãos
- Cirurgia segura
- Segurança na prescrição, uso e administração de medicamentos
- Úlcera por pressão (Atenção: a expressão atualmente utilizada é "lesão por pressão" em substituição a "úlcera por pressão")
- Prevenção de quedas.

> **PARA REFLETIR**
>
>
>
> Os protocolos de segurança do paciente são utilizados como barreiras para evitar os erros, pois aprimoram a assistência, mantêm a uniformidade no cuidado e favorecem o uso de práticas baseadas em evidências, além de contribuírem com mais segurança para usuários e profissionais. A utilização desses protocolos, contudo, não anula a autonomia profissional. Então, reflita: o profissional sempre será responsável pelo que faz, utilizando o protocolo ou não? (Coren-SP, 2017).

Mais do que apenas conhecer os protocolos básicos para garantir a segurança do paciente, existe a necessidades de colocá-los em prática. Por esse motivo, listamos algumas recomendações da aplicação desses protocolos no dia a dia da Enfermagem.

Identificação do paciente

A identificação correta do paciente, esteja ele hospitalizado, em atendimento ambulatorial ou emergencial, garante que todo procedimento e tratamento destinado a ele seja assegurado sem a ocorrência de erros ou enganos que possam expô-lo a riscos. As principais ações que garantem a correta identificação do paciente envolvem:

- Usar pulseira de identificação com, pelo menos, duas informações do paciente
- Orientar e conscientizar paciente, família e cuidador sobre a importância da correta identificação do paciente
- Confirmar a identificação do paciente sempre antes de realizar qualquer procedimento ou cuidado.

Higienização das mãos

É indiscutivelmente a medida mais eficaz de prevenir e controlar as infecções e pode ser realizada friccionando as mãos com preparação alcoólica ou higienizando-as com água e sabonete, evitando a contaminação microbiana potencialmente prejudicial e proporcionando segurança para o atendimento ao paciente. Para a prevenção de infecções relacionadas com a assistência à saúde, portanto, os profissionais da Saúde devem, no mínimo, seguir os cinco momentos para a higienização das mãos explicitados na Figura 6.1.

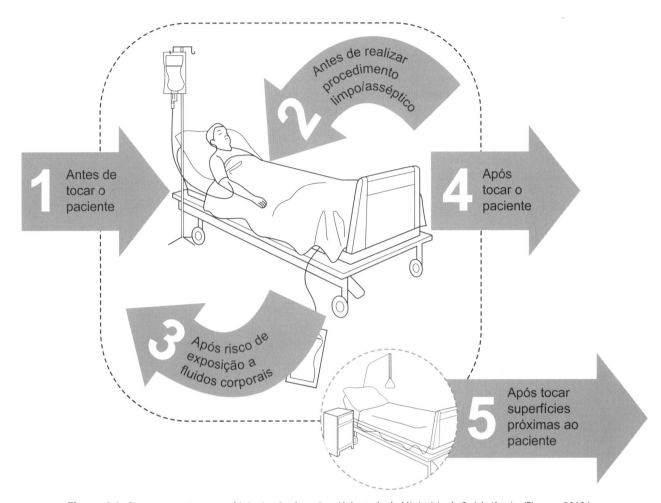

Figura 6.1 Cinco momentos para a higienização das mãos. (Adaptada de Ministério da Saúde/Anvisa/Fiocruz, 2013.)

> **SAIBA MAIS**
>
> Você sabia que o dia 5 de maio é considerado o Dia Mundial da Higienização das Mãos? Essa data foi criada pela Organização Mundial da Saúde (OMS) para promover e conscientizar as pessoas a respeito da importância de higienizar as mãos e é representada por duas mãos abertas com as palmas voltadas para a frente.
>
> Saiba mais em: https://www.gov.br/anvisa/pt-br/assuntos/noticias-anvisa/2021/higiene-das-maos-segundos-que-salvam-vidas.

Cirurgias seguras

A participação de todos os profissionais da Saúde é fundamental para a segurança do paciente cirúrgico, e a Enfermagem pode contribuir com ações muito relevantes, como:

- Garantir a identificação correta do paciente, assim como de suas amostras coletadas durante o procedimento cirúrgico
- Checar a marcação da lateralidade, quando aplicável, que deve ser realizada pela equipe cirúrgica antes de o paciente ser encaminhado ao centro cirúrgico
- Verificar se o "termo de consentimento" foi assinado pelo paciente ou familiar
- Garantir o posicionamento adequado para evitar lesões
- Aplicar a lista de verificação antes da indução anestésica, da incisão cirúrgica e da saída do paciente da sala de cirurgia, conforme mostrado na Figura 6.2.

Segurança na prescrição, no uso e na administração de medicamentos

A etapa de administração é a última barreira para evitar um erro de medicação derivado dos processos de prescrição e dispensação, aumentando, com isso, a responsabilidade do profissional de Enfermagem que administra os medicamentos. A equipe de Enfermagem tem seguido tradicionalmente os "cinco certos" na administração de medicamentos e, mais recentemente, foram introduzidos novos itens, aumentando-os para "nove certos":

- Paciente certo
- Medicamento certo
- Via certa
- Hora certa
- Dose certa
- Registro certo
- Ação certa
- Forma certa
- Resposta certa.

Lista de verificação de segurança cirúrgica (primeira edição)

Antes da indução anestésica ▶▶▶▶▶▶▶▶▶ **Antes da incisão cirúrgica** ▶▶▶▶▶▶▶▶▶ **Antes de o paciente sair da sala de operações**

Identificação

☐ Paciente confirmou
- Identidade
- Sítio cirúrgico
- Procedimento
- Consentimento

☐ Sítio demarcado/não se aplica

☐ Verificação de segurança anestésica concluída

☐ Oxímetro de pulso no paciente e em funcionamento

O paciente possui:

Alergia conhecida?
☐ Não
☐ Sim

Via aérea difícil/risco de aspiração?
☐ Não
☐ Sim, e equipamento/assistência disponível

Risco de perda sanguínea > 500 mℓ (7 mℓ/kg em crianças?)
☐ Não
☐ Sim, e equipamento/assistência disponível e planejamento para fluidos

Confirmação

☐ Confirmar que todos os membros da equipe se apresentam pelo nome e função

☐ Cirurgião, anestesiologista e a equipe de enfermagem confirmam verbalmente:
- Identificação do paciente
- Sítio cirúrgico
- Procedimento

Eventos críticos previstos
☐ Revisão do cirurgião:
Quais são as etapas críticas ou inesperadas, duração da operação, perda sanguínea prevista?
☐ Revisão da equipe de anestesiologia:
Há alguma preocupação específica em relação ao paciente?
☐ Revisão da equipe de enfermagem:
Os materiais necessários (p. ex., instrumentais, próteses) estão presentes e dentro do prazo de esterilização?
Incluindo resultados do indicador?
Há questões relacionadas a equipamentos ou quaisquer preocupações?

A profilaxia antimicrobiana foi realizada nos últimos 60 minutos?
☐ Sim
☐ Não se aplica

As imagens essenciais estão disponíveis?
☐ Sim
☐ Não se aplica

Registro

O profissional da equipe de enfermagem ou da equipe médica confirma verbalmente com a equipe:

☐ Registro completo do procedimento intraoperatório, incluindo procedimento executado

☐ Se as contagens de instrumentais cirúrgicos, compressas e agulhas estão corretas (ou não se aplicam)

☐ Como a amostra para anatomia patológica está identificada (incluindo o nome do paciente)

☐ Se há algum problema com equipamento para ser resolvido

☐ O cirurgião, o anestesiologista e a equipe de enfermagem revisam preocupações essenciais para a recuperação e o manejo do paciente (especificar critérios mínimos a serem observados, p. ex., dor)

Assinatura

Esta lista de verificação não tem a intenção de ser abrangente. Acréscimos e modificações para adaptação à prática local são recomendados.

Figura 6.2 Lista de verificação de segurança cirúrgica. (Adaptada de Ministério da Saúde/Anvisa/Fiocruz, 2013.)

Úlcera (lesão) por pressão

Resulta da combinação de fatores de riscos, principalmente, a idade avançada e a restrição ao leito. A manutenção da integridade da pele deve ser uma preocupação constante dos profissionais de Enfermagem, com aplicação de medidas de cuidado relativamente simples, como:

- Inspeção diária das condições da pele
- Higienização e hidratação da pele adequada
- Minimização da pressão nas proeminências ósseas, por meio de reposicionamento e mudança do decúbito frequente, e uso de dispositivos e de superfícies de apoio específicas que redistribuem a pressão que o corpo do paciente exerce sobre a pele e os tecidos subcutâneos, como colchões, almofadas e películas de proteção.

Prevenção de quedas

As quedas de pacientes contribuem para aumentar o tempo de permanência hospitalar e os custos assistenciais, além de gerar ansiedade na equipe de Saúde e insegurança no paciente e familiares. Trata-se, ainda, de um fenômeno que ocorre também na residência e que repercute em atendimentos de urgência pré-hospitalares e hospitalares.

Algumas ações simples do Técnico de Enfermagem podem contribuir para a redução das quedas nas instituições de Saúde. São elas:

- Identificação do paciente com risco de quedas, com a sinalização à beira do leito ou em pulseira
- Agendamento dos cuidados de higiene pessoal
- Atenção aos calçados utilizados pelos pacientes
- Orientação a pacientes e profissionais
- Manutenção de grades dos leitos elevadas
- Manutenção de campainha para acionamento da Enfermagem próxima ao paciente.

> **IMPORTANTE**
>
> Nunca deixe o paciente que permanece muito tempo acamado sozinho no banho de chuveiro, mesmo que ele diga que está se sentindo bem. Caso não tenha um acompanhante que fique com ele durante o banho e você queira manter a privacidade dele, disponibilize para o paciente cadeira de banho. Além disso, mesmo com acompanhante ou sozinho, mantenha uma cadeira de banho/rodas por perto, caso o paciente não se sinta bem.

RESUMO

Neste capítulo, você aprendeu a importância da segurança do paciente para a redução de erros causados nos serviços de Saúde e que instituições mundiais estão diretamente envolvidas nesse tema.

A Aliança Mundial para a Segurança do Paciente propôs seis metas internacionais para a segurança do paciente, que também fazem parte da atuação do Técnico de Enfermagem:

1. Identificar o paciente corretamente.
2. Melhorar a comunicação entre os profissionais de Saúde.
3. Aperfeiçoar a segurança na prescrição, no uso e na administração de medicamentos.
4. Assegurar cirurgia em local de intervenção, procedimento e paciente corretos.
5. Higienizar as mãos para evitar infecções.
6. Reduzir risco de quedas e úlceras por pressão (atualmente "lesões por pressão").

Além da implantação e do gerenciamento dos protocolos para segurança do paciente, é necessário investir no aperfeiçoamento contínuo dos profissionais da Saúde, no aprimoramento das tecnologias e na melhoria dos ambientes de trabalho para se alcançarem melhores resultados assistenciais em todos os níveis de atenção à saúde, além de sensibilizar os profissionais dessa área para atitudes e comportamentos seguros durante a sua prática profissional.

Assim, cada profissional de Enfermagem que conhece e aplica no seu dia a dia as boas práticas sugeridas e validadas nos protocolos para a segurança do paciente faz a diferença na vida dos pacientes e na qualidade da assistência prestada nas instituições de Saúde.

BIBLIOGRAFIA

Brasil. Ministério da Saúde. Documento de referência para o programa nacional de segurança do paciente. Brasília, 2014. 42 p. Disponível em: http://bvsms.saude.gov.br/bvs/publicacoes/documento_referencia_programa_nacional_seguranca.pdf. Acesso em: 28 abr. 2019.

Brasil. Ministério da Saúde. Fiocruz. Anexo 01: Protocolo para a prática de higiene das mãos em serviços de saúde. Brasília, 2013. 16 p. Disponível em: https://repositorio.observatoriodocuidado.fiocruz.br/handle/handle/1442. Acesso em: 31 maio 2023.

Brasil. Ministério da Saúde. Fiocruz. Anexo 03: Protocolo para cirurgia segura. Brasília, 2013. 16 p. Disponível em: https://www20.anvisa.gov.br/segurancadopaciente/index.php/publicacoes/category/cirurgias-seguras. Acesso em: 31 maio 2023.

Brasil. Ministério da Saúde. Fiocruz. Anexo 03: Protocolo de segurança na prescrição, uso e administração de medicamentos. Brasília; 2013. 46 p. Disponível em: https://repositorio.observatoriodocuidado.fiocruz.br/handle/handle/1650. Acesso em: 31 maio 2023.

Brasil. Ministério da Saúde. Fiocruz. Anexo 02: Protocolo para prevenção de úlcera por pressão. Brasília; 2013. 21 p. Disponível em: https://repositorio.observatoriodocuidado.fiocruz.br/handle/handle/1850. Acesso em: 31 maio 2023.

Brasil. Ministério da Saúde. Fiocruz. Anexo 01: Protocolo prevenção de quedas. Brasília; 2013. 21 p. Disponível em: https://repositorio.observatoriodocuidado.fiocruz.br/handle/handle/1439. Acesso em: 31 maio 2023.

Chassin MR, Galvin RW. The urgent need to improve health care quality. Institute of Medicine National Roundtable on Health Care Quality JAMA. 1998; 280(11):1000-5.

Conselho Regional de Enfermagem de São Paulo (COREN – SP). Guia para construção de protocolos assistenciais de enfermagem. São Paulo. 50 p. 2017.

Miasso AI, Silva AEBC, Cassiani SHB et al. O processo de preparo e administração de medicamentos: identificação de problemas para propor melhorias e prevenir erros de medicação. Rev Latino-Am Enferm. 2006;14(3):354-63.

Pedreira MLG. Enfermagem para segurança do paciente. In: Pedreira MLG, Harada MJCS. Enfermagem Dia a Dia: Segurança do Paciente. São Caetano do Sul: Yendis; 2009. p. 23-31.

Trindade L, Lage MJ. A perspectiva histórica e principais desenvolvimentos da segurança do paciente. In: Sousa P (Org.) Segurança do Paciente: Conhecendo os Riscos nas Organizações de Saúde. Rio de Janeiro: Fiocruz, 2014. p. 39-56.

World Health Organization: World Alliance for Patient Safety, Taxonomy: The Conceptual Framework for the International Classification for Patient Safety: final technical report. Genebra; 2009.

World Health Organization (WHO). Global Patient Safety Action Plan 2021–2030: Towards eliminating avoidable harm in health care. 2020. Disponível em: https://www.who.int/teams/integrated-health-services/patient-safety/policy/global-patient-safety-action-plan. Acesso em: 18 abr. 2023.

Wu AW, Sax H, Letaief M et al. COVID-19: The dark side and the sunny side for patient safety. J Patient Safety Risk Management. 2020;25(4):137-41.

Exercícios de fixação

1. Um determinado medicamento prescrito ao paciente foi preparado pelo Técnico de Enfermagem, entretanto, ao conferir a identificação do paciente (nome completo e data de nascimento) antes da administração, o técnico percebe que preparou o medicamento para o paciente errado, mas o erro foi detectado antes da administração do medicamento ao paciente. Considerando os conceitos de segurança do paciente, é correto afirmar que houve a ocorrência de:

   a) *Near miss.*
   b) Evento adverso.
   c) Incidente sem dano.
   d) Circunstância notificável.
   e) Violação.

2. O processo de identificação do paciente deve assegurar que o cuidado seja prestado à pessoa à qual se destina. Em relação ao protocolo de identificação do paciente, publicado a partir do Programa Nacional de Segurança do Paciente, analise se as afirmativas a seguir são verdadeiras ou falsas.

( ) O protocolo deverá ser aplicado em todos os ambientes de prestação do cuidado de saúde (p. ex., unidades de internação, ambulatório, salas de emergência, centro cirúrgico) em que sejam realizados procedimentos terapêuticos ou diagnósticos.

( ) A identificação do recém-nascido requer cuidados adicionais. A pulseira de identificação deve conter minimamente a informação do nome da mãe e o número do prontuário do recém-nascido, bem como outros dados padronizados pelo serviço de Saúde.

( ) O número do quarto/enfermaria/leito do paciente pode e deve ser usado como um identificador.

( ) Na pulseira de identificação, deve constar o nome completo do paciente, sem abreviaturas.

Assinale a alternativa correta:

a) V, F, V, F.
b) V, V, F, V.
c) F, V, F, V.
d) F, V, V, F.
e) V, F, F, V.

3. Considerando que o Programa Nacional de Segurança do Paciente adotou os conceitos definidos pela Classificação Internacional de Segurança do Paciente da Organização Mundial da Saúde, relacione as colunas I e II.

Coluna I	Coluna II
1. Incidente	( ) Redução do risco de danos desnecessários a um mínimo aceitável
2. Segurança do paciente	( ) Evento ou circunstância que poderia ter resultado ou resultou em dano desnecessário ao paciente
3. Violação	( ) Incidente que não afetou o paciente
4. *Near miss*	( ) Ato intencional, embora raramente malicioso, que pode se tornar rotineiro e sistemático em certos contextos

Assinale a sequência correta:

a) 2, 1, 4, 3.
b) 1, 4, 3, 2.
c) 2, 3, 1, 4.
d) 4, 3, 2, 1.
e) 3, 1, 4, 2.

4. O protocolo de segurança na prescrição, no uso e na administração de medicamentos (Brasil, 2013) descreve os nove certos e, apesar de não garantir que os erros de preparo e administração não ocorrerão, pode prevenir significativamente parte desses eventos, melhorando a segurança e a qualidade da assistência prestada ao paciente. Assinale a alternativa que descreve corretamente os nove certos na administração de medicamentos:

a) Paciente certo, medicamento certo, via certa, profissional certo, hora certa, dose certa, ação certa, forma certa e resposta certa.

b) Paciente certo, medicamento certo, via certa, hora certa, dose certa, treinamento certo, ação certa, forma certa e resposta certa.

c) Paciente certo, medicamento certo, via certa, hora certa, dose certa, registro certo, ação certa, forma certa e resposta certa.

d) Leito certo, medicamento certo, via certa, profissional certo, hora certa, dose certa, ação certa, forma certa e resposta certa.

e) Paciente certo, medicamento certo, via certa, hora certa, dose certa, ação certa, forma certa e resposta certa.

5. A higiene das mãos é indiscutivelmente a medida mais barata e eficaz de prevenir e controlar as infecções relacionadas à saúde (IRAS). Sobre esse assunto, analise as afirmativas a seguir:

I) A utilização de preparação alcoólica apropriada para as mãos, sob as formas de gel, solução e outras, pode substituir a higienização com água e sabonete quando as mãos não estiverem visivelmente sujas.

II) Depois da higienização das mãos com a preparação alcoólica, as mesmas devem secar naturalmente, sem o uso de papel-toalha.

III) Os cinco momentos para a higienização das mãos são: antes de tocar o paciente, antes de procedimentos, após o risco de exposição aos fluidos corporais, após tocar o paciente e após tocar as superfícies próximas ao paciente.

IV) Para garantir o correto procedimento de higienização das mãos e prevenção de IRAS, o profissional que atua no ambiente hospitalar deve lavar as mãos com água e sabão e, em seguida, usar solução alcoólica.

Assinale a alternativa correta:

a) I e IV.
b) I, II e IV.
c) I e III.
d) II e III.
e) I, II e III.

FECHAMENTO DE CASO-CENÁRIO

Confira se você respondeu adequadamente às perguntas do Caso-cenário.

CASO-CENÁRIO 1

 1. A pulseira é a medida mais segura para garantir a correta identificação do paciente, porque permanece o tempo todo fixada nele. A identificação do paciente no leito pode ser um recurso adicional de segurança, mas está suscetível a falhas, por exemplo se um paciente deitar no leito errado por engano.

2. No caso estudado, a solicitação de nova identificação deve ser encaminhada o mais breve possível, visto que, do contrário, poderá gerar vários problemas ao paciente, como: troca de medicamentos; realização de procedimentos inadequados, podendo ocasionar eventos adversos. O protocolo publicado pela Anvisa exige que todos os pacientes sejam identificados por, no mínimo, dois identificadores, por exemplo: nome completo e data de nascimento, antes de serem submetidos a qualquer procedimento, para prevenir a ocorrência de erros e enganos. No caso estudado, como Técnico de Enfermagem, você é responsável por garantir que a identificação do paciente seja realizada de maneira segura, ou seja, se a pulseira da paciente ficou ilegível após o banho, você deve providenciar nova pulseira como ação prioritária para garantir a segurança da paciente.

7 Biossegurança e Infecções Relacionadas à Saúde

Carla Maria Maluf Ferrari ▪ Rosana Pires Russo Bianco ▪ Cláudia D'Arco ▪
Acacia Maria L. de O. Devezas

Objetivos de aprendizagem

✓ Aprender sobre o conceito de infecção, sua classificação e quais medidas recomendadas em ambiente hospitalar
✓ Discutir as principais infecções hospitalares (IHs) e ações de prevenção que podem ser implementadas pela equipe de Enfermagem
✓ Discutir a importância do gerenciamento dos resíduos dos serviços de Saúde (RSS) para a preservação do meio ambiente e o controle das infecções hospitalares.

INTRODUÇÃO

As infecções relacionadas à saúde (IRAS), popularmente conhecidas como "infecção hospitalar", sempre foram motivo de grande preocupação por parte de profissionais da Saúde e estudiosos, e, com certeza, você já deve ter ouvido alguém contar a história de pessoas que tiveram infecção durante ou após uma internação. Inclusive, não é raro ouvirmos casos de pessoas que morreram após essas infecções.

Como profissional da Saúde, você deve estar atento aos cuidados que deve tomar para evitar expor o paciente ao risco de infecção, principalmente os mais vulneráveis, como aqueles em estado grave ou com baixa imunidade.

Ações simples como a higienização das mãos, amplamente divulgada, são de conhecimento geral. Além dessa, você saberia mencionar outras medidas que reduziriam os riscos de infecção?

Quando se reúne um conjunto de ações com o objetivo de prevenir, reduzir ou eliminar o risco de infecção, é possível obter um nível de segurança conhecido como "biossegurança".

Neste capítulo, você aprenderá sobre infecção hospitalar e biossegurança, além disso, conhecerá o seu papel como membro da equipe de Saúde na prevenção dessas infecções. Boa leitura!

CASO-CENÁRIO 1

Em relação à infecção hospitalar, como Técnico de Enfermagem, reflita o que pode ser considerado frente ao caso apresentado a seguir:

L.Z., 79 anos, admitido na clínica médica devido a uma insuficiência cardíaca descompensada. Ele é viúvo, morador de uma instituição de longa permanência para idosos (ILPI) há 8 meses. Sua filha decidiu institucionalizá-lo devido ao fato de o paciente apresentar dependência para o autocuidado, para tomar as medicações, fazer sua própria comida. Na admissão à instituição, além de exames de sangue e imagem realizados para tratamento da doença, também foi coletado material para exame de cultura, com *swab* anal, oral e axilar. O paciente manteve-se em isolamento até que os resultados das culturas ficassem prontos.

1. Por que esses exames de cultura foram coletados e o que eles pretendem identificar?

2. Além disso, por que o paciente foi mantido em isolamento até os resultados das culturas?

Estude o conteúdo a seguir e tente responder às questões referentes ao Caso-cenário 1.

HISTÓRIA DA INFECÇÃO RELACIONADA COM O SERVIÇO DE SAÚDE

Antes de prosseguirmos no caso, e enquanto você reflete sobre a situação proposta, faremos um breve histórico sobre a criação das comissões de infecção hospitalar.

Há muito tempo, a infecção hospitalar (IH) tem sido tema de debates e reflexões pelos profissionais da área da Saúde. O assunto é tão antigo quanto a história dos hospitais.

As primeiras descrições da existência de hospitais remontam a 325 d.C. Durante muitos séculos, os doentes eram internados sem separação nosológica, quando infectados conviviam nas mesmas enfermarias. As condições de higiene dos hospitais eram precárias, a origem da água era incerta, o preparo do alimento inadequado e, frequentemente, os leitos eram compartilhados por dois pacientes. A internação hospitalar restringia-se às populações de baixa renda, e aqueles que apresentavam melhor condição econômica eram tratados em seus domicílios, com mais conforto e menos risco de contaminação (Couto et al., 2009).

No início do século XIX, na Inglaterra foi estabelecido formalmente o isolamento de pacientes com algumas doenças, como a varicela. Em 1843, Oliver Wendel Holmes relacionou a infecção puerperal com os cuidados obstétricos realizados por médicos contaminados pela necropsia de puérperas que tinham morrido por infecções graves. Além de trazer evidências de que a febre puerperal era contagiosa, descreveu medidas para minimizar sua disseminação. Em 1847, Ignaz Semmelweis confirmou de maneira definitiva a hipótese de transmissão de doença intra-hospitalar. Ele constatou que a incidência de infecção puerperal era muito maior nas parturientes assistidas por médicos (10%) do que nas assistidas por parteiras e estudantes (3%), em um mesmo hospital de Viena. Em 15 de maio de 1847, Semmelweis introduziu a higienização das mãos com solução clorada antes dos procedimentos cirúrgicos e, consequentemente, foi possível detectar queda na incidência de infecção para 1,3% (Couto et al., 2009).

Em 1863, a enfermeira Florence Nightingale descreveu cuidados e estratégias relacionados aos pacientes com o objetivo de diminuir o risco de IH. Após análise das condições dos hospitais ingleses, incentivou mudanças nos cuidados, a fim de melhorar a segurança do paciente. Um exemplo disso foi quando chefiou as primeiras enfermeiras em hospitais de campanha, durante a Guerra da Crimeia, implantou mudanças simples na higiene e alimentação dos soldados, diminuindo significativamente o número de infecções e mortes (Couto et al., 2009).

No início do século XX, adotou-se gradativamente o princípio de que tudo o que tocar o campo cirúrgico deve ser estéril, assim rapidamente implementou-se o uso de luvas, avental, gorro, máscara e material cirúrgico estéril. Em 1929, Cuthbert Dukes descreveu as bases da origem e do diagnóstico da infecção relacionada à sondagem vesical e propôs a técnica de sistema de drenagem para minimizar o problema.

Na década de 1940, com a introdução dos antimicrobianos, o problema das infecções hospitalar e comunitária parecia definitivamente solucionado até que, em meados da década de 1950, os EUA foram assolados por uma pandemia de estafilococos que se mostraram cada vez mais resistentes aos antimicrobianos disponíveis na época. Naquele mesmo período, o Centro de Controle e Prevenção de Doenças (CDC) dos EUA criou uma divisão para auxiliar os hospitais americanos na investigação das epidemias. Foram discutidas as causas da transmissão das doenças infecciosas e definidas estratégias de prevenção centradas na higienização de mãos, porém, o avanço tecnológico influenciou a ocorrência de infecções oportunistas por bactérias gram-negativas e fungos. Em 1963, nos EUA, em conferência sobre infecções institucionais, foram discutidos métodos de vigilância epidemiológica e recomendada a instalação de sistemas de vigilância nos hospitais (Couto et al., 2009).

Em meados de 1990, na Terceira Conferência Internacional sobre IH, discutiram-se questões relacionadas com as bactérias multirresistentes, com os cuidados com os pacientes e os cuidados com métodos invasivos, delineando-se o novo papel do profissional de controle de IH e de todo o sistema de vigilância e prevenção da infecção. A IH passou a ser vista como um fenômeno epidemiológico de grande importância na qualidade da assistência médico-hospitalar.

No Brasil, em 1983, a Portaria nº 196 tornou obrigatória a implantação de Comissões de Controle de Infecção Hospitalar (CCIH), em todos os hospitais. Foram também criadas atribuições para essas Comissões, como vigilância epidemiológica com coleta passiva de dados e notificação feita por médico ou enfermeira, treinamento em serviço, elaboração de normas técnicas, isolamento de pacientes, controle do uso de antimicrobianos, normas de seleção de germicidas e preenchimento de relatórios.

Em 1987, foi criada uma Comissão Nacional de Controle de Infecção Hospitalar com representantes de vários estados brasileiros e, em 1988, o Ministério da Saúde publicou a Portaria nº 232, que criava o Programa Nacional de Controle de Infecção Hospitalar (PNCIH), que, em 1990, passou a ser chamar "Divisão Nacional de Controle de Infecção Hospitalar", responsável pelo treinamento de mais de 14 mil profissionais no curso de Introdução ao Controle de Infecção Hospitalar, ministrado em todo o país. Em 1992, o Ministério da Saúde publicou a Portaria nº 930, que criou o Programa de Controle de Infecção Hospitalar (PCIH), definido como o conjunto de ações sistemáticas que visam à redução máxima possível da incidência e gravidade das IH. Essa Portaria definiu a estrutura de funcionamento e áreas de competência, além de detalhar, em seus anexos, os conceitos e critérios para o diagnóstico de IH, a classificação das cirurgias quanto ao potencial de contaminação, a vigilância epidemiológica, bem como normas para limpeza, desinfecção, esterilização e antissepsia. Cada Estado brasileiro tem produzido ações específicas de maior ou menor magnitude para implementar ações de controle de IH.

A Lei nº 9.431, de 6 de janeiro de 1997, dispõe sobre a obrigatoriedade dos hospitais brasileiros em manter um programa de controle de infecção hospitalar, composto de um conjunto de ações desenvolvidas e deliberadas sistematicamente com o objetivo de reduzir a incidência e a gravidade das infecções hospitalares.

Em maio de 1998, o Ministério da Saúde publicou a Portaria nº 2.616, que passou a nortear todo o sistema nacional de controle de IH. Instituiu o programa de controle de IH a ser executado por uma Comissão de Controle de Infecção Hospitalar (CCIH) constituída de membros consultores e executores. Determina a carga horária dos membros executores levando em consideração o tamanho e a complexidade da instituição, além de descrever as formas de executar o controle de IH, contribuindo para a prevenção desse tipo de infecção no Brasil.

> **SAIBA MAIS**
>
> A Portaria nº 2.616, de 12 de maio de 1998, foi publicada pelo Ministério da Saúde com diretrizes e normas para prevenção e controle das infecções hospitalares. Nessa portaria, também são recomendadas as ações mínimas necessárias para redução da incidência de infecções hospitalares. Em seu anexo I, é possível conhecer um pouco mais o Programa de Controle de Infecções Hospitalares estabelecido pelo Ministério da Saúde.

CLASSIFICAÇÃO DAS INFECÇÕES

A Portaria nº 2.616/98 define que IH é aquela adquirida após a admissão do paciente e que se manifesta durante a internação ou após a alta, quando puder ser relacionada com a internação ou os procedimentos hospitalares. Essa Portaria também apresenta os seguintes critérios gerais que auxiliam na definição das infecções hospitalares:

- Infecção comunitária é aquela constatada ou em incubação no ato de admissão do paciente, desde que não relacionada com internação anterior no mesmo hospital, ou que tenha sido isolado um germe diferente, seguido do agravamento das condições clínicas do paciente
- Convenciona-se infecção hospitalar toda manifestação clínica de infecção que se apresentar a partir de 72 horas após a admissão do paciente quando se desconhecer o período de incubação do microrganismo e não houver evidência clínica e/ou dado laboratorial de infecção no momento da internação
- Também se manifesta antes de 72 horas da internação quando associada a procedimentos diagnósticos e/ou terapêuticos, realizados durante esse período
- As infecções nos recém-nascidos são hospitalares, com exceção das transmitidas pela via transplacentária e aquelas associadas à ruptura da bolsa amniótica superior a 24 horas
- Os pacientes provenientes de outro hospital que são internados com infecção são considerados portadores de infecção hospitalar do hospital de origem. Para o hospital onde interna, é considerada como infecção comunitária.

Com relação a pacientes oriundos de outras instituições de Saúde, existem algumas medidas recomendadas para evitar infecções entre instituições, no momento da internação:

> **SAIBA MAIS**
>
> Padoveze e Fortaleza (2014) destacam o impacto das doenças infecciosas desde os primórdios da existência humana e sua repercussão para a humanidade, enfatizando os fatores extrínsecos, como o grau de escolaridade e as condições econômica, habitacional e de saneamento básico, e relacionando-os com o desenvolvimento das infecções, principalmente aquelas de origem domiciliar (infecções comunitárias). Para essas infecções, os autores afirmam que a atenção primária desempenha papel fundamental em sua prevenção e controle, porém evidencia que a prática profissional esbarra na dificuldade de diferenciar o tipo de infecção, elencar os fatores de risco e as medidas efetivas para prevenir e controlar as infecções, o que se reflete diretamente na assistência prestada à população.

- **Medida 1:** informar à CCIH nome completo, idade, leito, diagnóstico, instituição de origem e resultados de culturas anteriores ou outras informações pertinentes
- **Medida 2:** colocar o paciente sob precauções de contato, preferencialmente em quarto privativo
- **Medida 3:** proceder à coleta das culturas de vigilância de todos os pacientes vindos de outra instituição de Saúde, como hospital, instituição de longa permanência (ILPI), *home care* etc. e também daqueles que tenham usado antibiótico nos últimos 6 meses
  - No paciente portador de dispositivos invasivos, como sonda vesical de demora, tubo orotraqueal e traqueostomia, também deverão ser coletadas culturas de vigilância desses dispositivos, com exceção de cateter venoso central sem sinal flogístico
  - *Swab* nasal (recomendado principalmente nas Unidades de Internação Pediátrica e Neonatal)
  - *Swab* retal (o laboratório deve ser informado do objetivo do exame, principalmente para identificação de enterococos resistentes à vancomicina [ERV], *Klebsiella pneumoniae carbapenemase* [KPC], *Pseudomonas* e *Acinetobacter* multirresistentes)
  - Aspirador traqueal se o paciente estiver intubado ou traqueostomizado
  - Cultura de secreção de lesão por pressão, de ferida cirúrgica e de outras lesões visíveis de pele
  - Hemocultura (se o paciente estiver séptico ou a critério médico)
  - Coleta de secreção de ferida operatória, caso o paciente apresente sinais de infecção em sítio cirúrgico
- **Medida 4:** a suspensão das precauções de contato deverá ser decidida após o resultado das culturas de vigilância, procedimento que deve ser decidido pela CCIH da instituição
- **Medida 5:** após os resultados das culturas de vigilância, manter precauções de contato do paciente até a alta se forem detectadas bactérias multirresistentes (Figura 7.1).

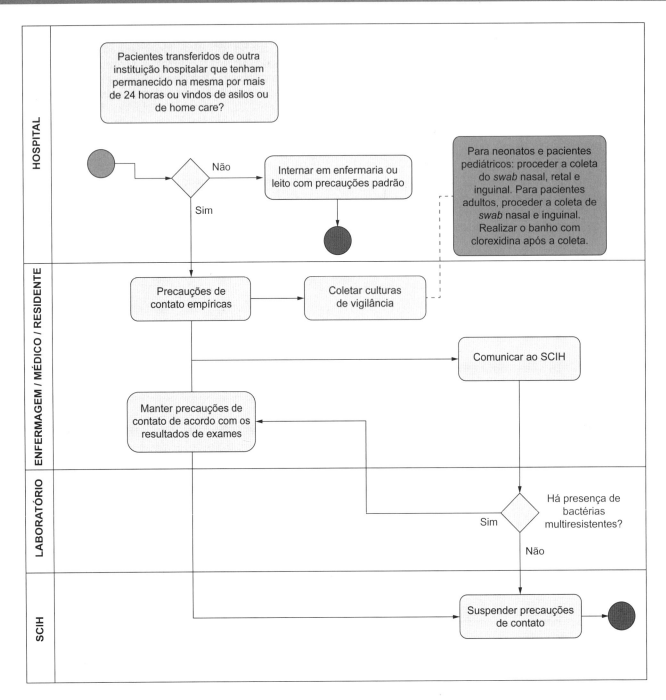

Figura 7.1 Fluxograma de atendimento de pacientes com suspeita de infecção/colonização por bactéria multirresistente. SCIH: Serviço de Controle de Infecção Hospitalar. (Adaptada de EBSERH, 2019.)

> **IMPORTANTE**
>
> No fim de 2001, a Agência Nacional de Vigilância Sanitária (Anvisa) disponibilizou uma proposta de legislação que define novos critérios para reprocessamento e reesterilização de materiais médico-hospitalares por meio de um regulamento que estabelece os produtos que serão de uso único (não poderão ser reutilizados) e aqueles que poderão ser reprocessados para reutilização.
>
> Os Centers for Disease Control and Prevention (CDC) atualizam periodicamente as diretrizes que se referem ao controle de infecção relacionada à assistência utilizadas como referência em hospitais do mundo todo.
>
> A Portaria nº 2.616, de 12 de maio de 1998, expede, na forma dos anexos I, II, III, IV e V, diretrizes e normas para a prevenção e o controle das infecções hospitalares e as ações mínimas necessárias que devem compor o Programa de Controle de Infecções Hospitalares (PCIH).

PRINCIPAIS INFECÇÕES RELACIONADAS À ASSISTÊNCIA À SAÚDE

O termo "infecção hospitalar" foi substituído por "infecções relacionadas à saúde" (IRAS), cuja aquisição está relacionada com um procedimento assistencial ou a internação do paciente. O European Centre for Disease Prevention and Control (ECDC, 2016) afirma que em torno de 30 a 40% das IRAS são preveníveis por meio do estabelecimento de programas de controle e higiene intensivos. Para o sucesso do controle das IRAS, o Técnico de Enfermagem é peça importante por ser fundamental em um dos quatro pilares estratégicos estabelecidos pela Anvisa (2013) para esse controle, visto que esse profissional está entre os mais envolvidos nos procedimentos assistenciais de saúde. Entre as principais IRAS estão: as pneumonias, as infecções de trato urinário (ITU), de corrente sanguínea e sítio cirúrgico.

Pneumonia relacionada com a assistência à saúde

Dados epidemiológicos sobre pneumonia relacionada com a assistência à saúde no Brasil não são precisos, e, desde 2017, esforços têm sido realizados para aperfeiçoamento desses dados. A pneumonia de origem aspirativa associada às microaspirações silenciosas está entre as principais pneumonias relacionadas com a assistência à saúde (Allen-Bridson et al., 2012).

Os pacientes de risco para esse tipo de pneumonia são aqueles que estão sob ventilação mecânica devido a: (1) diminuição de suas defesas; (2) risco elevado para inoculação, pelas vias respiratórias, de material contaminado; (3) presença de microrganismos agressivos e resistentes aos antimicrobianos existentes.

Diante do apresentado, medidas específicas são recomendadas para a prevenção de pneumonias relacionadas com a assistência à saúde de responsabilidade dos profissionais envolvidos na assistência, assim como medidas gerais de responsabilidade da instituição de Saúde, que, ao serem aplicadas em conjunto, possibilitam resultados melhores (Allen-Bridson et al., 2012).

As seguintes medidas fazem parte do pacote de medidas (*bundle*) para prevenção de pneumonia associada à ventilação mecânica desenvolvidas pelo Institute for Healthcare Improvement (IHI).

Manutenção de decúbito elevado entre 30 e 45º. Diminui a possibilidade de microbroncoaspiração, pois a presença do tubo orotraqueal provoca a colonização da orofaringe e do estômago, por impedir o mecanismo de defesa do trato respiratório superior, e promove o acúmulo de secreções, além de inibir o mecanismo de tosse.

Implantação de despertar diário. Tem se apresentado como medida de utilização de menores doses de sedativos e retirada precoce do tubo orotraqueal, com consequente diminuição das taxas de infecção respiratória. Para implantação dessa medida, é necessário o envolvimento de toda a equipe assistencial, principalmente do Técnico de Enfermagem, para, em virtude desse procedimento, não ocorrer aumento das taxas de extubação acidental.

Aspiração supraglótica rotineira. Para pacientes com previsão de ventilação mecânica por mais 48 horas.

Realização de higiene oral com antisséptico. Os cuidados bucais fazem parte das diretrizes recomendadas, sendo a higienização oral com uso de antissépticos um dos procedimentos que auxiliam na prevenção de infecção associada à ventilação mecânica (Anvisa, 2017).

> **NA PRÁTICA**
>
> Realizar higiene oral periódica reduzirá mecanicamente a colonização de microrganismos e sua associação a antisséptico potencializará a degradação e a diminuição da proliferação de microrganismos.

Outras medidas para controle de pneumonia relacionada com a assistência à saúde são executadas por enfermeiros e equipe médica, e o Técnico de Enfermagem não tem interferência sobre elas: dar preferência a utilização de ventilação não invasiva e uso criterioso de bloqueadores neuromusculares.

Troca de circuito do ventilador e umidificadores. Essa rotina deve ser definida pela CCIH e a troca está recomendada apenas se houver sujidade ou mau funcionamento do ventilador. O Técnico de Enfermagem deve estar atento para realizar a aspiração traqueal sempre que necessário e evitar que a secreção contamine o circuito; quando isso ocorrer, deve comunicar imediatamente o enfermeiro para que a troca do equipamento ocorra.

Troca do sistema de aspiração. Deve ser realizada a cada 72 horas quando houver sujidade e mau funcionamento.

Evitar extubação acidental. O Técnico de Enfermagem é peça fundamental nessa ação, pois é o profissional que está ao lado do paciente na maior parte do tempo, identificando o problema rapidamente e agindo diante de qualquer risco.

Pressão do *cuff* do tubo orotraqueal. Estar atento à pressão do *cuff* do tubo orotraqueal e, ao identificar aumento ou diminuição de pressão, solicitar verificação e ajuste da pressão pelo enfermeiro. Pressões altas do *cuff* provocam lesão da mucosa; e pressões baixas aumentam a possibilidade de microbroncoaspiração.

Infecção do trato urinário

A ITU é uma das mais prevalentes IRAS (entre 35 e 45%), porém de fácil prevenção, pois, na maioria das vezes, está relacionada com a cateterização vesical (um pequeno percentual não se associa a esse problema ou apresenta outras causas) (Chenoweth et al., 2014).

O tempo de permanência da cateterização vesical e o meio pelo qual ocorre a colonização e a infecção também estão diretamente relacionados com a ITU.

A contaminação ocorre de dois modos: intraluminal ou extraluminal, sendo a extraluminal a mais comum.

Devido à grande relação entre o cateterismo vesical e a ITU, a assistência de Enfermagem realizada por Técnicos de Enfermagem e Enfermeiros é essencial na prevenção dessas infecções (Chenoweth et al., 2014).

As principais ações para prevenção de ITU são descritas a seguir:

1. Utilizar cateter urinário apenas em situações precisas.
2. Retirada precoce e do cateter vesical.
3. Manter fixação segura do cateter vesical para que não ocorram tração e movimentação.
4. Manter sistema de drenagem fechado e estéril.
5. Trocar todo o sistema em caso de desconexão, vazamento ou quebra da técnica asséptica.
6. Coletar urina para cultura por meio da aspiração após desinfecção do local próprio para coleta na extensão do coletor de urina.
7. Evitar obstrução do fluxo de urina.
8. Esvaziar a bolsa coletora regularmente, evitando que ultrapasse 2/3 de seu volume, utilizando recipiente coletor individual e evitando contato do tubo de drenagem com o recipiente coletor.
9. Manter sempre a bolsa coletora abaixo do nível da bexiga.
10. Realizar a higienização do meato sempre que necessário.

As ações enumeradas acontecem naturalmente quando a equipe de Enfermagem, principalmente os Técnicos de Enfermagem, está envolvida nessa assistência, e, para isso, é necessário o treinamento periódico para sensibilização dos profissionais a respeito da importância de sua assistência.

Além do mais, a vigilância do processo, a educação permanente e o treinamento da equipe reforçam as medidas preventivas de ITU (Anvisa, 2017).

> **IMPORTANTE**
>
> (!) O cateterismo vesical é uma atividade privativa do Enfermeiro, mas a presença do Técnico de Enfermagem durante o procedimento promove maior segurança e redução dos riscos. A retirada da sonda poderá ser realizada pelo técnico sob supervisão e orientação prévia do Enfermeiro.

Infecções da corrente sanguínea

Podem ocorrer por quatro modos de colonização:

- **Contaminação extraluminal**: bactérias da pele alcançam a corrente sanguínea após formarem "biofilmes" na face externa do dispositivo (ocorrem nas primeiras 48 horas)
- **Contaminação intraluminal**: ocorre após 48 horas de instalação do cateter por aumento da manipulação do *hub*
- **Soluções contaminadas**: devido à adoção de práticas inadequadas de preparo e falhas ao seguir recomendações preconizadas de injeção segura

- **Disseminação hematogênica**: é rara e pode ocorrer em pacientes com infecção de corrente sanguínea de qualquer origem (Perin, 2016).

Na maioria dos mecanismos de contaminação, o Técnico de Enfermagem está envolvido e deve estar treinado para evitar a disseminação por qualquer dessas vias.

Medidas de prevenção para cateter venoso central
Durante a inserção do cateter

Quando da inserção do cateter, as seguintes medidas devem ser adotadas:

- Conferir lista de verificação de inserção de cateter venoso central, desenvolvida pela CCIH da instituição, para assegurar as práticas de prevenção de infecção primária da corrente sanguínea no momento da inserção do cateter
- Providenciar *kits* de inserção de cateter que contenham todos os insumos necessários para esse procedimento
- Higienizar as mãos antes e após inserção ou manejo do cateter
- Utilizar barreira máxima estéril no momento da inserção do cateter central
  - Campo estéril ampliado, de modo a cobrir o corpo todo do paciente
  - Todos os profissionais envolvidos na inserção devem usar gorro, máscara, avental estéril de manga longa, luvas estéreis e óculos de proteção
- Realizar a preparação da pele do paciente com solução alcóolica de gliconato de clorexidina > 0,5%
- Aguardar a secagem espontânea do antisséptico antes de proceder à punção
- Não realizar punção em veia femoral de rotina, pois a inserção nesse sítio está associada a maior risco de desenvolvimento de infecção.

Medidas para manutenção do cateter

Para manutenção do cateter, as seguintes medidas devem ser adotadas:

- Higienizar as mãos antes de manipular o cateter
- Usar gaze e fita adesiva estéril ou cobertura transparente semipermeável estéril para cobrir o sítio de inserção
- Realizar a troca da cobertura com gaze e fita adesiva estéril a cada 24 horas, ou a cada 7 dias se utilizar cobertura estéril transparente
- Substituir qualquer tipo de cobertura imediatamente, independentemente do prazo, se estiver suja, solta ou úmida
- Realizar desinfecção das conexões, conectores valvulados e *ports* de adição de medicamentos com solução antisséptica à base de álcool, com movimentos aplicados de forma a gerar fricção mecânica (de 5 a 15 segundos)
- Avaliar, no mínimo 1 vez/dia, o sítio de inserção dos cateteres centrais, por inspeção visual e palpação sobre o curativo intacto.

Avaliação da manutenção de cateteres

Após avaliação sobre a manutenção de cateteres, as seguintes medidas devem ser adotadas:

- Sugerir remoção de cateteres desnecessários
- Aconselhar troca de cateteres inseridos em situação de emergência ou sem a utilização de barreira máxima. Nesse caso, devem ser trocados para outro sítio assim que possível, não ultrapassando 48 horas
- Considerar diariamente a necessidade de manutenção do cateter e sugerir remoção daqueles desnecessários
- Não realizar troca pré-programada dos cateteres centrais, ou seja, não substituí-los exclusivamente em virtude de seu tempo de permanência.

Medidas de prevenção para cateter venoso periférico

A seguir, são listadas as medidas de prevenção para cateter venoso periférico:

- Utilizar cateter sobre agulha; selecionar o tamanho adequado do cateter de acordo com a veia selecionada
- Optar primeiramente por punção distal de veia do membro superior
- Não puncionar veias de membros inferiores
- Utilizar técnica asséptica e rigorosa
- Realizar fixação de modo a evitar a movimentação do cateter com curativo estéril
- Realizar troca do curativo e do acesso venoso a cada 72 horas, se necessário
- Evitar dispositivo como torneirinhas ou conectores de múltiplas vias e, quando necessário, limitar o número de dispositivos e vias
- Avaliar periodicamente (a cada 6 horas) o local da punção quanto à presença de flebite.
- Retirar dispositivo e proceder à nova punção se ocorrer flebite
- Trocar solução a cada 24 horas
- Trocar dispositivos a cada 72 horas.

Medidas de prevenção para infusão subcutânea contínua (hipodermóclise)

São elas:
- Realizar o procedimento com técnica asséptica
- Escolher o sítio de inserção para acesso subcutâneo com pele íntegra, distante de articulações, como: parte superior do braço, parede torácica subclavicular, abdome (pelo menos a 5 cm do umbigo), parte superior das costas, coxas
- Realizar a antissepsia da pele com solução alcoólica antisséptica
- Utilizar cobertura transparente semipermeável estéril sobre o local do sítio de acesso subcutâneo que permita avaliação contínua do local da inserção
- Alterar a cobertura transparente a cada troca de sítio e em caso de integridade comprometida
- Utilizar um dispositivo de infusão de pequeno calibre (24 a 27 G)
- Não usar dispositivo com asas e cânula metálica
- Realizar troca do local de acesso para administração de medicamentos a cada 7 dias
- Trocar o local do acesso subcutâneo utilizado para soluções de hidratação a cada 24 a 48 horas ou depois da infusão de 1,5 a 2 ℓ e conforme clinicamente indicado com base nos resultados da avaliação do sítio de inserção
- Avaliar o sítio do acesso subcutâneo e trocar o local quando houver eritema, edema, vazamento, sangramento, hematoma, queimadura, abscesso ou dor.

Infecções cirúrgicas

O crescente número de procedimentos cirúrgicos está relacionado com o aumento das doenças e os avanços tecnológicos, e o aperfeiçoamento das técnicas cirúrgicas. As infecções dos sítios cirúrgicos (ISCs) estão entre as complicações mais comuns relacionadas com procedimento cirúrgico e interferem na morbimortalidade dos pacientes (Anderson, 2011). Assim, é importante a implementação de medidas de prevenção dessas ISC, e o Técnico de Enfermagem desempenha papel importante nesse controle, pois o reconhecimento, o envolvimento e a responsabilidade nesse processo possibilitarão o sucesso no controle das ISCs (Anderson et al., 2014).

Medidas de prevenção da infecção do sítio cirúrgico

Antes e durante a cirurgia

As medidas de prevenção da ISC antes e durante a cirurgia são:

- Realizar antibioticoprofilaxia
  - Verificar a prescrição e, na ausência dela, questionar o motivo
  - Verificar tempo de administração por no máximo 24 horas
- Comunicar alterações de sinais vitais durante o período peroperatório, como temperatura e glicemia
- Realizar cuidados com a pele no pré-operatório quando prescritos
  - Evitar lesões na pele
- Orientar banho no pré-operatório (24 horas antes), lavagem de couro cabeludo, higiene oral, cuidados com unhas
- Orientar utilizar tolhas limpas e roupas limpas após o banho.
- Secar o couro cabeludo antes de ir ao centro cirúrgico.

Após a cirurgia

As medidas de prevenção da ISC após operação são:

- Realizar curativo com técnica asséptica
- Substituir curativo após 24 horas do ato cirúrgico. Antes disso, a troca somente será autorizada diante de sujidades no material
- Avaliar, na troca do curativo, presença de sinais flogísticos e comunicar ao enfermeiro ou ao médico

Nesse contexto, devemos ressaltar também o cenário pandêmico causado pelo novo coronavírus da síndrome respiratória aguda grave 2 (SARS-CoV-2), ou covid-19, que ainda tem desafiado os sistemas de Saúde a adaptar rotinas, procedimentos e estruturas para prevenção e enfrentamento dessa doença (Caixeta et al., 2021; Brasil, 2021). Por isso, algumas ações são extremamente importantes.

Avaliação e monitoramento. A avaliação do paciente na admissão e o monitoramento durante a internação (assim como a observação de acompanhantes e visitantes) quanto aos sintomas respiratórios relacionados com a covid-19, e seu contato com pacientes suspeitos ou confirmados para covid-19 nos últimos 14 dias, pode ser realizada por meio de *check-list* para triagem no primeiro local de contato com o hospital e monitoramento diário dos sintomas respiratórios, tanto em pacientes quanto em acompanhantes durante a internação.

Cuidados com as vias respiratórias. Deve-se reforçar a orientação das medidas de cuidados com as vias respiratórias e o uso correto de máscara de proteção (ajustada de modo a cobrir o nariz, a boca e o queixo) por pacientes, acompanhantes, trabalhadores e visitantes, quando houver sinais e sintomas gripais ou em situações clínicas que recomendem o uso de proteção, independentemente de já estarem vacinados contra a covid-19 (Caixeta et al., 2021; Brasil, 2021). Em casos em que houver a necessidade do uso de máscara, os pacientes podem removê-la quando estiverem em seus quartos individuais, mas devem ser orientados a colocá-la novamente quando saírem ou quando trabalhadores do serviço de Saúde entrarem no quarto para realização dos procedimentos. Durante as refeições, o paciente também poderá permanecer sem máscara.

Higienização das mãos. O hospital deve garantir estrutura adequada para higienização de mãos com água e sabonete líquido ou preparação alcoólica, assim como as orientações a todos aqueles que circularem no âmbito da instituição (Caixeta et al., 2021; Brasil, 2021; WHO, 2021). Devem ser monitorados com frequência o abastecimento dos insumos de higiene, funcionamento adequado dos dispensadores de álcool em gel, além do emprego de estratégias de comunicação visual para pacientes, acompanhantes e visitantes, orientando e encorajando medidas de higienização frequente das mãos com água e sabão ou álcool a 70%, além do uso de máscaras.

Protocolos. Devem ser disponibilizados pela instituição protocolos, fluxos, rotinas e procedimentos operacionais-padrão para identificação de casos, medidas de prevenção e controle de infecção, incluindo precauções e isolamentos necessários, e o uso correto de equipamentos de proteção individual (EPI). Os trabalhadores da Saúde devem ser orientados também quanto à conduta a ser realizada ao suspeitarem de covid-19 em um paciente, acompanhante, visitante ou outro trabalhador da equipe (Caixeta et al., 2021).

> **PARA REFLETIR**
>
>
> A pandemia da covid-19 nos deixou muitos aprendizados e mudanças em alguns comportamentos que jamais voltarão a ser como antes. Reflita sobre quais hábitos você mudou desde a pandemia, quais você eliminou e quais você mantém até hoje.

ORGANIZAÇÃO DA COMISSÃO DE CONTROLE DE INFECÇÃO HOSPITALAR

O conjunto de ações das comissões de infecção hospitalar é denominado "Programa de Controle de Infecções Hospitalares" (PCIH), desenvolvido e implantado sistematicamente, com objetivo de reduzir ao máximo a incidência e a gravidade das infecções no ambiente hospitalar. Para isso, o hospital deverá dispor de uma CCIH, que executará as ações do PCIH. Membros da CCIH deverão ser profissionais da área da Saúde, de nível superior, e nomeados formalmente como consultores e executores. O grau de complexidade de cuidados oferecidos pela instituição e o número de leitos determinarão o número de membros da CCIH, assim como sua jornada de trabalho.

O presidente ou coordenador da CCIH será qualquer um dos membros da mesma, indicado pela direção do hospital. Os membros consultores serão representantes dos serviços médico, de Enfermagem e de farmácia, do laboratório de microbiologia e da administração.

Os membros executores da CCIH representam a Comissão de Controle de Infecção Hospitalar e, portanto, são encarregados da execução das ações programadas de controle de infecção hospitalar Serão, no mínimo, 2 (dois) técnicos de nível superior da área da Saúde para cada 200 (duzentos) leitos ou fração desse número com carga horária diária, mínima, de 6 (seis) horas para o enfermeiro e 4 (quatro) horas para os demais profissionais. Um dos membros executores deve ser, preferencialmente, um enfermeiro. A carga horária diária, dos membros executores, deverá ser calculada proporcionalmente à quantidade de leitos. Nos hospitais com leitos destinados a pacientes em estado crítico, a CCIH deverá ser acrescida de outros profissionais de nível superior da área da Saúde. Aos membros executores terão acrescidas 2 (duas) horas semanais de trabalho para cada 10 (dez) leitos ou fração.

Competências da Comissão de Controle de Infecção Hospitalar

A CCIH do hospital deverá:

- Elaborar, implementar, manter e avaliar PCIH, adequado às características e às necessidades da instituição, que visem à prevenção e ao controle das infecções, contemplando, no mínimo, ações relacionadas com a implantação de um sistema de vigilância epidemiológica e a avaliação sistemática dos resultados, que deverão ser divulgados periodicamente à autoridade máxima da instituição e às chefias de todos os setores do hospital
- Elaborar, implementar e supervisionar normas e rotinas técnico-operacionais, garantindo a capacitação dos colaboradores
- Promover o uso racional de antimicrobianos, germicidas e materiais médico-hospitalares
- Investigar casos e surtos, sempre que indicado, e instituir medidas imediatas de controle

- Elaborar regimento interno para a CCIH, devendo, ainda, cooperar com a ação do órgão de gestão do SUS, notificar os casos diagnosticados ou suspeitos de outras doenças sob vigilância epidemiológica que são de notificação compulsória e notificar, ao Serviço de Vigilância Epidemiológica e Sanitária, os casos e surtos diagnosticados ou suspeitos de infecções associadas à utilização de insumos e/ou produtos industrializados
- Caberá à autoridade máxima do hospital constituir formalmente a CCIH, nomeando seus componentes, propiciando infraestrutura necessária à correta operacionalização dessa Comissão e aprovar e fazer respeitar o regimento interno da CCIH, entre outras atribuições.

Ações voltadas à prevenção e ao controle das infecções hospitalares certamente influenciarão diretamente na redução dos índices de morbidade e mortalidade dos pacientes e também na redução dos custos (Azambuja et al., 2004)

Nesse contexto, as ações de biossegurança aplicadas nos estabelecimentos que oferecem assistência à saúde, principalmente nos hospitais, realizadas por meio da adoção de normas e procedimentos seguros e adequados à manutenção da saúde dos pacientes, dos profissionais e dos visitantes certamente contribuirão para prevenção e controle das infecções hospitalares e devem estar presentes no cotidiano dos trabalhadores que prestam assistência aos pacientes. É importante enfatizar o uso adequado dos EPI, de forma combinada ou não, objetivando minimizar a disseminação de microrganismos e proteger áreas do corpo expostas a material infectante, reduzindo a exposição do profissional a sangue e fluidos corpóreos, minimizando os riscos de contaminação cruzada entre pacientes, ambiente e profissionais; o uso adequado das luvas sempre que houver possibilidade de contato com sangue, secreções e excreções, com mucosa ou pele não íntegra; uso de máscaras, gorros e óculos de proteção para realização de procedimentos com possibilidade de respingo de sangue ou outros fluidos corpóreos nas mucosas da boca, do nariz e dos olhos do profissional. Aventais são recomendados em procedimentos com possibilidade de contato com material biológico, incluindo superfícies contaminadas. As botas são indicadas para a proteção dos pés em locais úmidos ou com quantidade significativa de material infectante (Scheidt et al., 2006),

Ênfase constante deve ser atribuída à higienização simples ou asséptica das mãos, assim como o acompanhamento rigoroso dos procedimentos técnicos realizados na assistência e o descarte adequado dos materiais utilizados.

Durante a formação acadêmica, as medidas de prevenção das IRAS devem ser reiteradas. O processo de educação/formação deve estimular mudanças de comportamento, o qual deve passar a ser crítico e reflexivo acerca da prática diária (Giarola et al., 2012).

Havendo participação coletiva juntamente com a equipe de CCIH, além do cumprimento de ações de prevenção, certamente resultados expressivos no tocante às infecções hospitalares serão alcançados (Giarola et al., 2012).

RESÍDUOS DOS SERVIÇOS DE SAÚDE

A geração de resíduos pelas diversas atividades da população sempre foi um grande desafio a ser enfrentado pelas administrações municipais, principalmente nos grandes centros urbanos. À medida que ocorre o crescimento populacional, aumenta em quase 50% a produção de resíduos, além disso, aumenta a variedade de produtos com componentes e materiais de difícil degradação e maior toxicidade. O descarte inadequado de resíduos tem produzido efeitos ambientais capazes de colocar em risco os recursos naturais e a qualidade de vida da população (Anvisa, 2006; Erdtmann, 2004).

Em relação à produção de resíduos de serviços de Saúde (RSS), esse impacto é ainda maior porque envolve não só a produção de lixo comum, mas também a de resíduos contaminados e que necessitam de tratamento especial antes de chegarem ao seu destino final.

No Brasil, a Anvisa e o Conselho Nacional do Meio Ambiente (Conama) têm assumido o papel de orientar, definir regras e regular a conduta dos diferentes agentes, no que se refere à geração e ao manejo dos RSS, com o objetivo de preservar a saúde e o meio ambiente, garantindo a sua sustentabilidade. Desde o início da década de 1990, na publicação da Resolução Conama nº 005/1993, definiu-se a obrigatoriedade de os serviços de Saúde elaborarem um plano de gerenciamento de seus resíduos. Esse esforço se refletiu com as publicações da Resolução da Diretoria Colegiada (RDC) da Anvisa, nº 306/2004, e do Conama, nº 358/2005. Alguns anos mais tarde, com a evolução tecnológica e a entrada da Lei nº 12.305/2010, que instituiu a Política Nacional de Resíduos Sólidos (PNRS), verificou-se a necessidade de revisar a RDC nº 306/2004 e publicar nova normativa – RDC Anvisa nº 222/2018 – que contemplasse as novidades legislativas e tecnológicas.

A RDC nº 222/2018 baseou-se na RDC nº 306/2004 e na Resolução Conama nº 358/2005 e manteve a definição dos serviços geradores de RSS como:

> [...] todos os serviços relacionados com o atendimento à saúde humana ou animal, inclusive os serviços de assistência domiciliar e de trabalhos de campo; laboratórios analíticos de produtos para a saúde; necrotérios, funerárias e serviços que realizam atividades de embalsamamento, serviços de medicina legal, drogarias e farmácias inclusive as de manipulação; estabelecimentos de ensino e pesquisa na área da Saúde, centro de controle de zoonoses; distribuidores de produtos farmacêuticos, importadores, distribuidores produtores de materiais e controles para diagnóstico in vitro, Unidades Móveis de atendimento à saúde; serviços de acupuntura, serviços de tatuagem, dentre outros similares (Anvisa, 2006).

Além disso, de acordo com a nova RDC, a elaboração, a implantação e o desenvolvimento do Programa de Gerenciamento de Resíduos do Serviço de Saúde (PGRSS) devem envolver os setores de higienização e limpeza, a CCIH ou Comissões de Biossegurança e os Serviços de Engenharia de Segurança e Medicina no Trabalho (SESMT), nos locais em que houver obrigatoriedade de existência desses serviços, por meio de seus responsáveis, abrangendo todos aqueles que trabalham no estabelecimento, em consonância com as legislações de saúde, ambiente e de energia nuclear vigentes.

Os RSS ocupam um lugar de destaque, pois merecem atenção especial em todas as suas fases de manejo (segregação, condicionamento, armazenamento, coleta, transporte, tratamento e disposição final) em decorrência dos imediatos e graves riscos que podem oferecer, por apresentarem componentes químicos, biológicos e radioativos.

A Lei nº 12.305/2010 instituiu a PNRS, que dispõe sobre os princípios, objetivos e instrumentos, assim como as diretrizes relacionadas com a gestão integrada e o gerenciamento de resíduos sólidos, incluídos os perigosos, as responsabilidades dos geradores e do poder público, e os instrumentos econômicos aplicáveis. Pessoas físicas ou jurídicas, de direito público ou privado, responsáveis direta ou indiretamente pela geração de resíduos sólidos e aquelas que desenvolvam ações associadas à gestão integrada ou ao gerenciamento de resíduos sólidos estão sujeitas à determinação dessa lei, com exceção dos rejeitos radioativos, que são regulados por legislação específica.

Classificação dos resíduos dos serviços de Saúde

A RDC Anvisa nº 222/2018 e a Resolução Conama nº 358/2005 classificam os RSS segundo grupos distintos de risco que exigem formas de manejo específicas:

- **Grupo A:** resíduos com possíveis agentes biológicos que, por suas características, podem apresentar risco de infecção
- **Grupo B:** resíduos químicos
- **Grupo C:** rejeitos radioativos
- **Grupo D:** resíduos comuns
- **Grupo E:** materiais perfurocortantes.

A identificação dos RSS consiste em um conjunto de medidas que permite o reconhecimento dos resíduos contidos nos sacos e recipientes, fornecendo informações para o correto manejo dos RSS, incluindo os locais de armazenamento desses resíduos, de fácil visualização, de forma indelével, utilizando símbolos, cores e frases, além de outras exigências relacionadas com a identificação de conteúdo e os riscos específicos de cada grupo de resíduos (Figura 7.2).

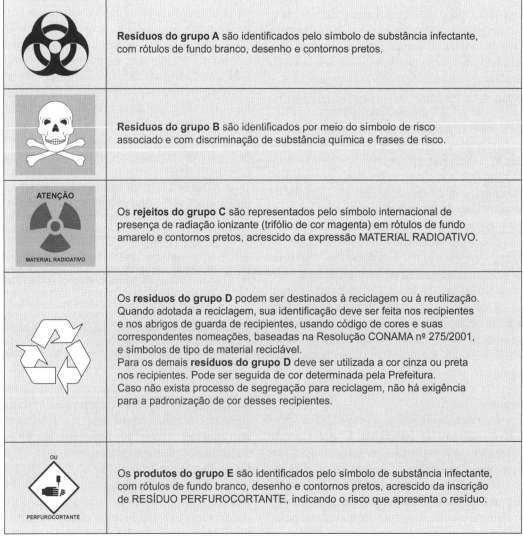

Figura 7.2 Símbolos padronizados para identificação do tipo de resíduo conforme grupo.

> **DICA DE MESTRE**
>
> O conhecimento dos grupos de resíduos e seus símbolos são frequentemente exigidos em provas de seleção e concursos públicos, por isso, mantenha essas figuras sempre na memória e as reveja sempre que possível. Você não vai querer perder uma vaga de emprego porque esqueceu os grupos de resíduos, não é mesmo?

O gerenciamento dos RSS se dá por um conjunto de procedimentos de gestão, planejados e implementados a partir de bases científicas e técnicas, normativas e legais, com o objetivo de minimizar a produção de resíduos e proporcionar aos resíduos gerados um encaminhamento seguro, eficiente, visando à proteção dos trabalhadores e à preservação da saúde pública, dos recursos naturais e do meio ambiente. O gerenciamento deve abranger todas as etapas de planejamento dos recursos físicos, dos recursos materiais e da capacitação dos recursos humanos envolvidos no manejo dos RSS. Todo gerador deve elaborar um PGRSS com base nas características dos resíduos gerados.

O PGRSS a ser elaborado deve ser compatível com as normas locais relativas a coleta, transporte e disposição final dos resíduos gerados nos serviços de Saúde, estabelecidas pelos órgãos locais responsáveis por essas etapas.

Manejo dos resíduos dos serviços de Saúde

É entendido como a ação de gerenciar os resíduos em seus aspectos intra e extraestabelecimento, desde sua geração até a disposição final, incluindo as etapas para soluções dos RSS, que seguem as recomendações da Resolução RDC nº 222, de 22 de março de 2018, do Ministério da Saúde, descritas a seguir.

Primeira etapa – segregação. Consiste na separação dos resíduos no momento e no local de sua geração, de acordo com as características físicas, químicas, biológicas, o seu estado físico e os riscos envolvidos.

Segunda etapa – acondicionamento. Consiste no ato de embalar os resíduos segregados, em sacos ou recipientes que evitem vazamentos e resistam às ações de punctura e ruptura. A capacidade dos recipientes de acondicionamento deve ser compatível com a geração diária de cada tipo de resíduo. Os resíduos sólidos devem ser acondicionados em saco constituído de material resistente a ruptura e vazamento, impermeável, com base na norma brasileira (NBR) 9.191/2000 da Associação Brasileira de Normas Técnicas (ABNT), respeitados os limites de peso de cada saco, sendo proibido o seu esvaziamento ou reaproveitamento. Os sacos devem estar contidos em recipientes de material lavável, resistente a punctura, ruptura e vazamento, com tampa provida de sistema de abertura sem contato manual, com cantos arredondados e ser resistentes ao tombamento. Os recipientes de acondicionamento existentes nas salas de cirurgia e nas salas de parto não necessitam de tampa para vedação. Os resíduos líquidos devem ser acondicionados em recipientes constituídos de material compatível com o líquido armazenado, resistentes, rígidos e estanques, com tampa rosqueada e vedante.

Terceira etapa – identificação. Conjunto de medidas que permite o reconhecimento dos resíduos contidos nos sacos e recipientes, fornecendo informações para o correto manejo dos RSS, conforme demonstrado anteriormente.

Quarta etapa – transporte interno. Consiste no traslado dos resíduos dos pontos de geração até local destinado ao armazenamento temporário ou armazenamento externo com a finalidade de apresentação para a coleta interna. Os horários não devem coincidir com a distribuição de roupas, alimentos ou medicamentos, períodos de visitas ou de maior fluxo de pessoas e atividades. Deve ser realizado separadamente de acordo com o grupo de resíduos e em recipientes específicos para cada grupo de resíduos (Figura 7.3).

Quinta etapa – disposição final. Consiste na disposição de resíduos no solo, previamente preparado para recebê-los, obedecendo a critérios técnicos de construção e operação, e com licenciamento ambiental de acordo com a Resolução Conama nº 237/97. As formas de disposição final dos RSS atualmente utilizadas são: aterro sanitário, aterro de resíduos perigosos classe I (para resíduos industriais), aterro controlado, lixão ou vazadouro e valas (Anvisa, 2018).

> **IMPORTANTE**
>
> Essas etapas fazem parte da resolução RDC nº 222, de 28 de março de 2018, que dispõe sobre o regulamento técnico para o gerenciamento de resíduos de serviços de Saúde, podendo ser acessado em: https://www20.anvisa.gov.br/segurancadopaciente/index.php/legislacao/item/resolucao-rdc-n-222-de-28-de-marco-de-2018-comentada, e também compõem o "Manual de Gerenciamento de Resíduos de Serviços de Saúde da Anvisa" (2018).

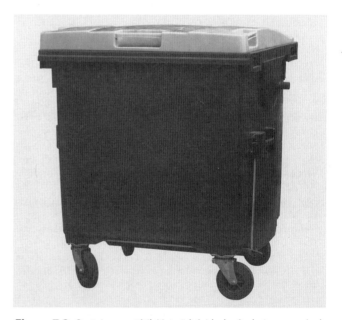

Figura 7.3 Container portátil. Material rígido, lavável e impermeável, com rodas revestidas com materiais que diminuem os ruídos; identificados com o símbolo correspondente ao risco do resíduo nele contido, de acordo com Regulamento Técnico; provido de tampa articulada ao próprio corpo do equipamento, cantos e bordas arredondadas. (Fonte: iStock: ©Iurii Garmash)

RESUMO

Neste capítulo, você conheceu um pouco da história da infecção relacionada à saúde (IRAS), o surgimento da Comissão de Controle de Infecção Hospitalar (CCIH) e algumas leis relacionadas a esse assunto.

Aprendeu que as infecções podem ser classificadas como comunitária e hospitalar e que as principais IRAS são: pneumonia, infecção do trato urinário, infecções da corrente sanguínea e infecções cirúrgicas. Por fim, conheceu um pouco sobre os resíduos sólidos de saúde (RSS), sua classificação e manejo.

A prevenção das IRAS é um desafio constante para todos os profissionais da Saúde, por isso, é de extrema importância que toda equipe se mantenha atualizada sobre os aspectos mais relevantes relacionados com as infecções, principalmente depois da covid-19. Os serviços de Saúde devem disponibilizar os protocolos e as medidas de prevenção, e toda equipe que presta assistência direta e segura ao paciente deve adotar essas medidas sistematicamente, com consciência, responsabilidade e profissionalismo.

BIBLIOGRAFIA

Allen-Bridson K, Morrel GC, Horan T. Surveillance of healthcare – associated infections. In: Mayhall CG. Hospital Epidemiology and Infection Control. 4. ed. Philadelphia: Lippincott Williams e Wilkins; 2012. p. 1329-43.

Anderson DJ, jPodgorny K Berríos-Torres SI, DW, DellingerEP Greene l et al. Strategies to prevent surgical site infections in acute care hospitals: 2014 update. Infect Control Hosp Epidemiol. 2014;35(6):605-27.

Anderson DJ. Surgical site infections. Infect Dis Clin North Am. 2011; 25(1):135-53.

Azambuja EP, Pires DP, Vaz MRD. Prevenção e controle da infecção hospitalar: as interfaces com o processo de formação do trabalhador. Texto Contexto Enferm. 2004;13:79-86.

Brasil. Agência Nacional de Vigilância Sanitária (Anvisa). Nota Técnica GVIMS/GGTES/ANVISA No07/2020. Orientações para a Prevenção da Transmissão de Covid-19 dentro dos Serviços de Saúde. Revisão 3 [Internet]. Anvisa; 2021. Disponível em: https://www.gov.br/anvisa/pt-br/centraisdeconteudo/publicacoes/servicosdesaude/notas-tecnicas/2020/nota-tecnica-gvims-ggtes-anvisa-no-07-2020. Acesso em: 31 jul. 2022.

Brasil. Agência Nacional de Vigilância Sanitária. Medidas de Prevenção de Infecção Relacionada à Assistência à Saúde. Brasília: Anvisa, 2017.

Brasil. Ministério da Saúde. Agência Nacional de Vigilância Sanitária. Manual de gerenciamento de resíduos de serviços de saúde/ Ministério da Saúde. Agência nacional de vigilância sanitária. Brasília: Ministério da Saúde; 2006.

Caixeta ABF, Oliveira ARRS, Guedes BM et al. Guia para retomada das atividades eletivas durante a pandemia da covid-19. Brasília, 2021. Disponível em https://www.gov.br/ebserh/pt-br/acesso-a-informacao/boletim-de-servico/sede/2021/anexos/guia_para_retomada_das_atividades_eletivas_durante_a_pandemia_da_covid_08-09-21_vf.pdf. Acesso em: 31 jul 2022.

Chenoweth CE, Gould CV, Saint S. Diagnosis, management, and prevention of catheter-associated urinary tract infections. Infect Dis Clin N Am. 2014;28:105-19.

Couto RC, Cardoso ERP, Pedrosa TMG. História do controle de infecção hospitalar. In: Couto RC, Pedrosa TMG, Cunha AFA et al. Infecção Hospitalar e Outras Complicações Não Infecciosas da Doença: Epidemiologia, Controle e Tratamento. Rio de Janeiro: Guanabara Koogan; 2017. P. 3-8.

Cruz RF, Santos KAF, Souza RD. Manual de procedimentos e condutas para prevenção das infecções relacionadas à assistência à saúde de 2017/2019. Juiz de Fora: Hospital Universitário da UFJF; 2017.

Empresa Brasileira de Serviços Hospitalares (Ebserh). Ministério da Educação. Medidas de Precaução para Prevenção de Infecção Hospitalar. Maceió: Ebserh; 2019. Disponível em: https://www.gov.br/ebserh/pt-br/hospitais-universitarios/regiao-nordeste/hupaa-ufal/acesso-a-informacao/protocolo/setor-de-vigilancia-em-saude-e-seguranca-do-paciente/006_pro__medida_de_precaucao_de_infeccao_hospitalar.pdf/view. Acesso em: 07 ago. 2023.

Erdtmann B K. Gerenciamento dos resíduos de serviço de saúde: biossegurança e o controle das infecções hospitalares. Texto Contexto Enferm. 2004;13:86-93.

European Centre for Disease Prevention and Control (ECDC). Point prevalence survey of health care associated infections and antimicrobial use in European acute care hospitals – protocol version 5.3. Stockholm: ECDC; 2016. Disponível em: https://www.ecdc.europa.eu/sites/default/files/media/en/publications/Publications/PPS-HAI-antimicrobial-use-EU-acute-care-hospitals-V5-3.pdf. Acesso em: 07 ago. 2023.

Giarola LB, Baratieri T, Costa AM et al. Infecção hospitalar na perspectiva dos profissionais de enfermagem: um estudo bibliográfico. Cogitare Enferm. 2012;17(1):151-7.

Padoveze MC, Fortaleza CMCB. Infecções relacionadas à assistência à saúde: desafios para a saúde pública no Brasil. Rev Saúde Pública. 2014;48(6):995-1001.

Pedrosa TMG, Couto RC, Carvalho EAA et al. Eficácia dos programas de controle de infecção hospitalar – impacto nos custos da assistência médica. In: Couto RC, Pedrosa TMG, Cunha AFA et al. Infecção Hospitalar e Outras Complicações Não Infecciosas da Doença: Epidemiologia, Controle e Tratamento. Rio de Janeiro: Guanabara Koogan; 2017. p. 31-42.

Perin DC, Erdmann AL, Higashi GDC et al. Evidências de cuidado para prevenção de infecção de corrente sanguínea relacionada a cateter venoso central: revisão sistemática. Rev Latino-Am Enferm. 2016;24:e2787.

Scheidt KLS, Rosa LRS, Lima EFA. As ações de biossegurança implementadas pelas comissões de controle de infecções hospitalares. Rev Enferm Uerj. 2006;14(3):372-7.

Sousa AF, Queiroz AA, Oliveira LB et al. Representações sociais da infecção comunitária por profissionais da atenção primária. Acta Pau Enferm. 2015.28(5):454-9.

World Health Organization (WHO). Infection prevention and control during health care when coronavirus disease (Covid-19) is suspected or confirmed [Internet]. 2021 [acesso 31 de julho de 2022]. Disponível em: https://www.who.int/publications/i/item/WHO-2019-nCoV-IPC-2021.1. Acesso em: 31 jul. 2022.

Exercícios de fixação

1. As infecções relacionadas com a assistência à saúde (IRAS), principalmente as adquiridas no ambiente hospitalar, estão entre as principais causas de morbidade e de mortalidade e, consequentemente, da elevação de custo para o tratamento do paciente. Parte considerável das infecções hospitalares pode ser evitada pela aplicação de medidas de prevenção (Cruz et al., 2017).

Remover sujidade, suor e oleosidade, bem como a flora microbiana transitória da camada mais superficial da pele, evitando infecção cruzada entre os pacientes, e entre eles e os profissionais da Saúde, são ações diretamente relacionadas com a higienização:

a) Cirúrgica.

b) Simples das mãos.

c) Asséptica.

d) Cauterizante.

e) Extra-asséptica.

2. É correto afirmar que a prevenção de infecções durante aplicação de injeção intramuscular envolve:

a) Segurar a seringa pela parte interna do êmbolo.

b) Apoiar a agulha na superfície da mesa para preparar a solução.

c) Manter a ampola aberta durante todo o momento do preparo.

d) Limpar o sítio de inserção da injeção no paciente, a partir do centro da região a ser aplicada para as bordas.

e) Inserção do bisel voltado para cima no momento da aplicação.

3. Em 1988, foi instituído, por meio de portaria do Ministério da Saúde, o Programa Nacional de Controle de Infecção Hospitalar. Desde 2011, esse Programa é gerenciado pela Agência Nacional de Vigilância Sanitária (Anvisa) por intermédio da Gerência de Vigilância e Monitoramento em Serviços de Saúde (GVIMS). Em relação ao controle da infecção hospitalar, analise as afirmativas a seguir:

I) O Programa de Controle de Infecções Hospitalares (PCIH) consiste em um conjunto de ações desenvolvidas, deliberada e sistematicamente, com vistas à redução máxima possível da incidência e da gravidade das infecções hospitalares.

II) Estão entre as responsabilidades da Comissão de Controle de Infecção Hospitalar (CCIH) elaborar, implementar, manter e avaliar programa de controle de infecção hospitalar (PCIH), adequado às características e às necessidades da instituição, contemplando, no mínimo, ações relacionadas com o uso racional de antimicrobianos, germicidas e materiais médico-hospitalares.

III) Infecção comunitária é aquela constatada, ou em incubação, no ato de admissão do paciente, desde que não relacionada com internação anterior no mesmo hospital.

Assinale a(s) alternativa(s) correta(s):

a) I e II.

b) II e III

c) I e III.

d) Apenas a afirmativa II está correta.

e) Apenas a afirmativa III está correta.

4. Partindo da premissa de que a higienização das mãos tem grande impacto na ação preventiva contra infecções relacionadas à saúde, analise as afirmativas a seguir:

I) A microbiota transitória, que coloniza os extratos córneos mais superficiais da pele, sobrevive por curto período e é passível de remoção pela higienização simples das mãos.

II) A microbiota residente é composta de elementos aderidos aos estratos mais profundos da camada córnea e é mais resistente à remoção apenas com água e sabonete.

III) A lavagem das mãos com água e sabão líquido deve ocorrer sempre que elas estiverem visivelmente sujas ou contaminadas por matéria orgânica.

IV) O álcool em gel para a higienização das mãos deve ser utilizado rotineiramente quando não houver sujidade visível nas mãos, respeitando a técnica e a duração de 40 a 60 segundos.

Assinale a(s) alternativa(s) correta(s):

a) I e II.

b) I, II e III.

c) I e IV.

d) III e IV.

e) II, III e IV.

5. As medidas de prevenção e controle das infecções relacionadas à saúde (IRAS) são imprescindíveis para o cuidado de Enfermagem. A Comissão de Controle de Infecção Hospitalar (CCIH) embasa as ações de prevenção nas unidades de Saúde.

De acordo com a CCIH:

a) O ambulatório é uma área de treinamento ou de educação continuada.

b) O *feedback* de indicadores não está incluído na metodologia de treinamento.

c) A higienização das mãos será realizada com o uso rotineiro de produto alcoólico, tendo as mãos sujeiras visíveis ou não.

d) Os serviços de Saúde do país devem todos disponibilizar preparação de água oxigenada a 10% para fricção antisséptica das mãos nos pontos de assistência e tratamento.

e) Os profissionais que atuam no controle das IRAS têm que desenvolver novas estratégias educacionais, de acordo com práticas baseadas em evidências.

6. Segundo as diretrizes e normas nacionais para prevenção e controle das infecções hospitalares, assinale a alternativa correta:
   a) A infecção em recém-nascido, por via transplacentária ou não, deve ser considerada como comunitária.
   b) Quando na mesma topografia em que foi diagnosticada infecção comunitária for isolado um germe diferente e em seguida ocorrer o agravamento das condições clínicas do paciente, o caso deverá ser considerado como infecção hospitalar.
   c) Infecções hospitalares são aquelas adquiridas 72 horas após a entrada do paciente em um hospital ou após a sua alta quando estiverem diretamente relacionadas com a internação ou com o procedimento hospitalar.
   d) Inexistem infecções hospitalares manifestadas antes de 72 horas de internação, salvo em recém-nascidos.
   e) Pacientes internados já com infecção, mesmo se provenientes de outro hospital, apresentam infecção comunitária.

7. Os membros da Comissão de Controle de Infecção Hospitalar (CCIH) serão de dois tipos: consultores e executores, responsáveis pela execução do Programa de Controle de Infecções Hospitalares (PCIH). Dentre os consultores que compõem a CCIH, são escolhidos aqueles que fazem parte de:
   a) Serviço médico, serviço de Enfermagem, serviço de Farmácia, laboratório de Microbiologia e a Administração.
   b) Serviço médico, serviço de Farmácia, laboratório de Microbiologia e associação de portadores de patologias.
   c) Serviço médico, serviço administrativo, serviço de Farmácia, laboratório de Microbiologia e Conselho de Saúde.
   d) Serviço médico, serviço de Enfermagem, serviço de Psicologia laboratório de Microbiologia e Coordenação de Vigilância em Saúde.
   e) Serviço médico, serviço de Enfermagem, serviço de Unidade de Terapia Intensiva e Emergência, laboratório de Microbiologia e Administração.

8. De acordo com a RDC Anvisa nº 306/2004, são definidos como geradores de RSS todos os "serviços relacionados com o atendimento à saúde humana ou animal, inclusive os serviços de assistência domiciliar". Para a aplicabilidade desse regulamento, os resíduos sólidos são classificados de acordo com cada grupo.

Sendo assim, os resíduos classificados como do Grupo C são os:
   a) Perfurocortantes.
   b) Químicos.
   c) Radioativos.
   d) Biológicos.
   e) Recicláveis.

9. Programa de Gerenciamento de Resíduos Sólidos de Saúde (PGRSS) é um documento descritivo das ações de um estabelecimento de Saúde relacionado com o manejo de resíduos por eles gerados. Sobre o PGRSS, analise as afirmativas a seguir colocando V (verdadeiro) e F (falso).
   ( ) A responsabilidade do gerador do resíduo sólido em saúde perdura mesmo após a disposição final do resíduo.
   ( ) As excretas de pacientes tratados com quimioterápicos antineoplásicos são classificadas como resíduos sólidos de saúde tipo B, devendo, portanto, receber tratamento prévio ao descarte, independentemente de existência de saneamento básico na região.
   ( ) Frascos de vacinas vazios e com expiração do prazo de validade não precisam ser submetidos a tratamento prévio ao descarte final.
   ( ) Os resíduos do Grupo D podem ser destinados à reciclagem ou à reutilização, quando adotadas as técnicas de identificação e descarte corretas.

Assinale a alternativa que contém a sequência correta:
   a) V, F, V, F.
   b) F, V, F, V.
   c) V, F, F, V.
   d) F, V, V, F.
   e) F, F, V, V.

10. Segundo a RDC nº 306, de 07 de dezembro de 2004, que estabeleceu a classificação dos resíduos sólidos em saúde no Brasil, com o Conselho Nacional do Meio Ambiente (Conama), relacione os grupos e os tipos de resíduo pertencentes a cada grupo:

1- Grupo A	( ) infectantes + perfurocortantes.
2- Grupo B	( ) rejeitos radioativos.
3- Grupo C	( ) resíduos infectantes.
4- Grupo D	( ) resíduos com risco químico.
5- Grupo E	( ) resíduos comuns.

Assinale a alternativa que mostra a correlação correta:
   a) 1, 2, 3, 4 e 5.
   b) 5, 3, 1, 2 e 4.
   c) 5, 2, 1, 3 e 4.
   d) 2, 5, 1, 3 e 5.
   e) 5, 1, 4, 2 e 3.

FECHAMENTO DE CASO-CENÁRIO

Confira se você respondeu adequadamente às perguntas
do Caso-cenário.

CASO-CENÁRIO 1

L.Z. foi admitido em uma clínica médica. Proveniente de uma instituição de longa permanência para idosos (ILPI), L.Z. permaneceu em isolamento até os resultados das culturas.

1. Com os resultados das culturas, identificam-se possíveis infecções e sua causa: se são comunitárias ou hospitalares. Se alguma das culturas de L.Z. forem positivas, ela será classificada como comunitária para o hospital da clínica médica em que L.Z. foi internado e hospitalar para a instituição de longa permanência na qual ele estava internado anteriormente.

2. Nesse contexto, o hospital que recebe o paciente que vem de outra instituição também deve manter uma rotina que permita, na internação do paciente, evitar e/ou controlar a disseminação dos microrganismos multirresistentes entre os outros pacientes internados.

Farmacologia Aplicada à Enfermagem

Dirce Laplaca Viana ▪ Luciane Vasconcelos Barreto de Carvalho

Objetivos de aprendizagem
- Aprender sobre os conceitos fundamentais da Farmacologia
- Aprender as principais vias de administração, a origem dos medicamentos, as formas farmacêuticas, as interações e reações farmacológicas
- Conhecer os principais aspectos relacionados com a administração segura de medicamentos
- Entender a ação dos medicamentos nos diversos sistemas.

INTRODUÇÃO

A Farmacologia é a ciência envolvida no estudo de substâncias químicas, fármacos e medicamentos, incluindo sua produção, composição, efeitos no organismo, riscos e benefícios relacionados com seu uso.

Na prática, a Farmacologia está relacionada com o ato de prescrever uma terapêutica medicamentosa a partir da seleção de um fármaco com o objetivo de prevenir, tratar ou amenizar um processo patológico, então, você poderia pensar: qual a importância dessa ciência para os profissionais de Enfermagem?

A resposta é simples, o ato de escolher e prescrever o fármaco em concentrações, via de administração e intervalo entre as doses adequados para se obter o efeito desejado não é suficiente para que a terapêutica ofereça o resultado esperado. Além de todos esses detalhes, cabe salientar a importância do preparo e da administração correta desses medicamentos, além da observação quanto à adesão do paciente ao tratamento e de possíveis interações e efeitos colaterais.

Nesse caso, as ações que envolvem o preparo e a administração dos medicamentos, incluindo o acompanhamento da terapêutica, estão entre as responsabilidades dos profissionais de Enfermagem. Por isso, vale destacar a importância de se conhecerem os fármacos, seus efeitos no organismo, os riscos e os benefícios relacionados com seu uso, principalmente porque o artigo 78 do Código de Ética dos Profissionais de Enfermagem (Resolução nº 564/2017) estabelece que é proibido a essa categoria "Administrar medicamentos sem conhecer indicação, ação da droga, via de administração e potenciais riscos, respeitados os graus de formação do profissional".

IMPORTANTE

 Além do Código de Ética dos Profissionais de Enfermagem, o Decreto nº 94.406/1987, que regulamenta a Lei nº 7.498, de 25 de junho de 1986, dispõe sobre o exercício da Enfermagem e destaca que, entre as atribuições do Auxiliar de Enfermagem, descritas no artigo 11, está a ação de ministrar medicamentos pelas vias oral e parenteral.

Inicialmente é importante salientar que, antes de estar disponível para os usuários, o fármaco deve passar por uma pesquisa clínica que inclui alguns testes de segurança, os quais são divididos em etapas:

- **Fase pré-clínica:** realização de testes *in vitro* em laboratório e, posteriormente, em animais com o objetivo de determinar eficácia, mecanismos de ação e parâmetros de segurança
- **Fase I:** realização de testes em alguns seres humanos saudáveis com o objetivo de determinar segurança preliminar
- **Fase II:** realização de testes em alguns seres humanos (em número maior que na Fase I) doentes com o objetivo de determinar a segurança e a relação dose-resposta
- **Fase III:** realização de testes em muitos seres humanos doentes com o objetivo de determinar ajustes de doses e observar efeitos colaterais e interações medicamentosas
- **Fase IV:** após disponibilização do fármaco à população, iniciam-se os testes de farmacovigilância para determinar indicações, restrições e precauções a longo prazo.

A seleção de pessoas para participação nas diferentes fases da pesquisa clínica deve respeitar critérios previamente estabelecidos para cada tipo específico de estudo.

No Brasil, é proibido o pagamento a pessoas para participarem desses estudos, sendo aceita somente a participação voluntária.

NA PRÁTICA

Matéria publicada em 2017 pela Agência Brasil trazia o seguinte título: "Anvisa aprova novo medicamento para tratar câncer de bexiga".

Um trecho da reportagem apresentava a seguinte informação:

> O medicamento já havia sido aprovado pela Anvisa para tratamento de cânceres de pele e de pulmão. A extensão para os casos de câncer de bexiga foi feita após resultados do estudo fase III, Keynote-045, com 542 pacientes submetidos ao tratamento com pembrolizumabe ou quimioterapia.

Fonte: https://agenciabrasil.ebc.com.br/geral/noticia/2017-11/anvisa-aprova-novo-medicamento-para-tratar-cancer-de-bexiga.

Agora que você já sabe quais são as suas responsabilidades durante o preparo e a administração dos medicamentos, e as fases de uma pesquisa clínica com medicamentos, relembre alguns conceitos fundamentais para que você conheça os principais aspectos que envolvem o estudo da Farmacologia. Boa leitura!

CASO-CENÁRIO 1

Você trabalha na enfermaria de um hospital geral e no plantão dessa manhã prestará assistência a J.N., de 85 anos, que foi internado por causa de uma crise de enxaqueca a esclarecer. J.N. é hipertenso (pressão arterial [PA] 190 × 110 mmHg) há cerca de 5 anos e toma diariamente furosemida 40 mg. Foi diagnosticado com hipotireoidismo desde a juventude, mas nunca deu atenção para esse problema. Refere fazer uso de 65 µg de levotiroxina sódica somente quando se lembra. Informou que a enxaqueca teve início súbito com alguns episódios de forte tontura e perda da consciência. Quando ingressou no hospital, relatou estar com uma dor leve na região da nuca e pediu para deixar o quarto mais escuro, visto que a claridade aumentava a intensidade da dor. No momento de conferir os dados de J.N., você percebeu que ele não estava com a pulseira de identificação, além disso, ao oferecer o omeprazol 20 mg, por via oral, prescrito para às 8h00, J.N. recusou, afirmando que a cápsula era muito grande e ele tinha dificuldade de engoli-la. Ele sugeriu que, já que estava com veia puncionada, o omeprazol poderia ser administrado por via intravenosa.

Diante do Caso-cenário, liste os cuidados de Enfermagem começando pelos mais importantes. Após a leitura do capítulo, retorne para essa lista e observe se você mudaria a ordem de alguma ação listada.

CONCEITOS FUNDAMENTAIS

A seguir, definiremos alguns termos e expressões bastante usados em Farmacologia:

- **Absorção**: representa a primeira etapa da farmacocinética e diz respeito ao "caminho" percorrido pelo fármaco desde o seu local de administração até a corrente sanguínea. Quando o medicamento é administrado diretamente na corrente sanguínea (por via intravenosa), ele não passa pelo processo de absorção
- **Distribuição**: representa o "caminho" que um fármaco faz da corrente sanguínea até o local-alvo a que se destina
- **Erro**: qualquer ação planejada e executada de maneira falha
- **Evento adverso**: dano (físico, mental e/ou social) causado ao paciente como resultado de um incidente ou erro
- **Excreção**: representa o processo de eliminação do fármaco pelo organismo
- **Incidente**: evento ou circunstância que pode resultar em dano ao paciente (incidente com dano) ou não (incidente sem dano)
- **Meia-vida**: tempo necessário para que 50% do fármaco seja excretado. Conhecer a meia-vida de um fármaco é imprescindível para a frequência das doses, por exemplo, a digoxina tem uma meia-vida de 36 horas, por isso, normalmente sua prescrição é de 1 vez/dia
- **Metabolismo**: representa o processo de transformação do fármaco para que ele seja excretado
- **Nome químico**: nome científico relacionado com o componente químico do fármaco; por exemplo, 4-hidroxiacetanilida, p-acetilaminofenol, N-acetil-p-aminofenol
- **Nome genérico**: nome oficial de um fármaco, de denominação comum e que pode substituir o nome químico; por exemplo, paracetamol
- **Nome comercial**: também chamado "nome fantasia, é a designação dada pela indústria que produz o medicamento. Normalmente o nome comercial é seguido pelo símbolo de marca registrada (®); por exemplo, Tylenol®
- **Reação adversa**: efeito indesejável de um fármaco no organismo
- **Receptor**: local específico na superfície de uma célula que se liga e interage com um fármaco

FARMACOCINÉTICA

Área da Farmácia relacionada com a concentração e o tempo que um fármaco leva para atingir o seu local de ação após ser administrado, ou seja, estuda o caminho percorrido pelo medicamento e os impactos gerados no organismo após sua administração.

Em linhas gerais, a Farmacocinética estuda os processos listados a seguir, os quais envolvem a biotransformação e a excreção de todos os fármacos e suas moléculas (Figura 8.1):

- **Absorção:** tem início no local da administração até a chegada do fármaco no plasma sanguíneo. Propriedades específicas de alguns fármacos, como lipossolubilidade, peso molecular e formato da molécula, podem determinar a velocidade da absorção (transporte e passagem pela membrana plasmática). Fatores como a via de administração e as condições específicas do organismo também podem interferir no processo de absorção
- **Distribuição:** o fármaco deixa o sangue e acessa os líquidos intersticial e intracelular de órgãos e tecidos. Algumas características como lipossolubilidade, polaridade, ionização ligação com proteínas plasmáticas ou teciduais também podem interferir no volume de distribuição do fármaco. Quando chega à corrente sanguínea, o fármaco pode permanecer livre ou ligar-se

à proteína, porém, somente os fármacos livres produzirão o efeito terapêutico. Os fármacos ligados às proteínas somente produzirão efeito terapêutico quando se desprenderem da proteína. Quanto maior suprimento sanguíneo, mais rapidamente o fármaco irá se distribuir como, por exemplo, coração, fígado e rins

- **Eliminação**
  - Biotransformação (metabolismo) – quando acessa alguns tecidos, como, por exemplo, o hepático, o fármaco pode ser transformado em metabólitos (forma inativa do fármaco); isso ocorre porque a lipossolubilidade que, até então, facilitava a absorção e distribuição do fármaco, nessa etapa se torna fator dificultador da sua metabolização, por isso, a transformação dos fármacos em metabólitos mais hidrofílicos torna-se imprescindível para sua total eliminação
  - Excreção – após ser inativado no fígado, o fármaco ou seus metabólitos são excretados do organismo principalmente pela urina, mas também podem ser eliminados por meio de fezes, bile, leite materno etc. Pacientes com função renal reduzida ou imatura, como as crianças, os idosos e os pacientes com doença renal, podem necessitar de ajuste na dose.

Para acessar o local de ação, as moléculas dos fármacos devem ultrapassar barreiras metabólicas e estruturais sem perder sua concentração mínima para gerar o efeito desejado (biodisponibilidade). As barreiras mais conhecidas são:

- **Hematencefálica:** um dos mecanismos de proteção do sistema nervoso central (SNC), essa barreira dificulta o acesso de alguns fármacos ao espaço extravascular do cérebro, porém alterações inflamatórias, isquemias, hipertensão arterial sistêmica (HAS) e soluções hipertônicas podem facilitar a passagem de algumas substâncias por ela. Além disso, a barreira hematencefálica apresenta maior fragilidade em crianças e idosos, o que também facilita o acesso de algumas substâncias ao SNC

- **Placentária:** a placenta é a principal via de comunicação entre o feto e sua mãe e, até certo ponto, tem a função de servir como barreira para algumas substâncias. Características como a lipossolubilidade e o baixo peso molecular, porém, tornam a placenta suscetível à passagem de alguns fármacos.

> **IMPORTANTE**
>
>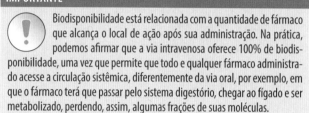
> Biodisponibilidade está relacionada com a quantidade de fármaco que alcança o local de ação após sua administração. Na prática, podemos afirmar que a via intravenosa oferece 100% de biodisponibilidade, uma vez que permite que todo e qualquer fármaco administrado acesse a circulação sistêmica, diferentemente da via oral, por exemplo, em que o fármaco terá que passar pelo sistema digestório, chegar ao fígado e ser metabolizado, perdendo, assim, algumas frações de suas moléculas.

FARMACODINÂMICA

Após passar pelos processos farmacocinéticos iniciais, o fármaco alcança o seu local de ação para exercer a função esperada. A Farmacodinâmica estuda exatamente esse período (efeito terapêutico e mecanismo de ação) e também engloba os efeitos colaterais que esse fármaco causará.

O efeito terapêutico ocorre quando a molécula do fármaco interage com a molécula-alvo (local-alvo) e modifica o seu funcionamento, porém, para que aconteça essa interação, alguns fatores são determinantes como, por exemplo, tipo de ligação e afinidade entre as moléculas, eficácia e efeito. Além disso, outros fatores, como a forma farmacêutica, a via de administração e as condições do indivíduo, também podem influenciar nessa interação.

> **NA PRÁTICA**
>
>
> O efeito terapêutico de um medicamento depende de três fatores: início da ação (tempo entre a administração do medicamento e o início do seu efeito), concentração máxima (ocorre quando a velocidade de absorção é igual à velocidade de eliminação) e duração da ação (tempo para que o fármaco produza um efeito terapêutico).

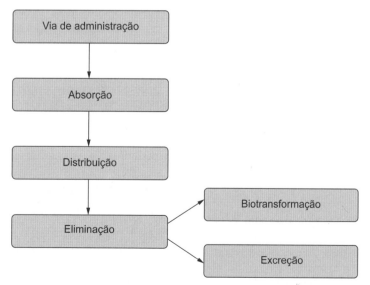

Figura 8.1 Esquema dos processos envolvidos na Farmacocinética.

FARMACOGENÔMICA

Estuda a variabilidade de respostas das pessoas aos medicamentos, ou seja, a interferência da genética de cada indivíduo na farmacodinâmica de um medicamento. Deve-se considerar o código genético de cada indivíduo no momento da prescrição e do uso de um medicamento. Diante disso, apesar de haver um padrão terapêutico para cada doença, a terapia farmacológica deve ser individualizada, possibilitando escolhas específicas com relação ao medicamento e à sua dose.

FARMACOVIGILÂNCIA

De acordo com a Agência Nacional de Vigilância Sanitária (Anvisa), Farmacovigilância é "a ciência e atividades relativas à identificação, avaliação, compreensão e prevenção de efeitos adversos ou quaisquer problemas relacionados ao uso de medicamentos". Assim, a Farmacovigilância está envolvida na identificação, na avaliação e no monitoramento de qualquer reação adversa decorrente do uso de um medicamento comercializado no território nacional. Desse modo, assegura-se que os benefícios sejam sempre maiores que os riscos causados pelo uso de determinados medicamentos.

Além das reações adversas, a Farmacovigilância também está envolvida com questões relacionadas aos eventos adversos, que incluem falta de efetividade terapêutica, erros de medicação, medicamentos usados para outros fins que não aqueles aprovados em registro, uso abusivo ou incorreto de medicamentos, intoxicações, interações entre medicamentos, com substâncias químicas, bebidas e alimentos.

Essas informações são obtidas a partir da notificação feita por diversos profissionais da Saúde, de acordo com um conjunto de regras, procedimentos e práticas preestabelecidas e que devem ser cumpridas para que as informações coletadas sejam verdadeiras e fidedignas.

> **SAIBA MAIS**
>
> No mundo, registram-se anualmente 42,7 milhões de eventos adversos, um problema de saúde pública reconhecido pela Organização Mundial da Saúde (OMS). Nos EUA, os eventos adversos causam 400 mil mortes por ano, ou 1.096 por dia, o que faz com que essa seja é a terceira causa de morte mais comum naquele país, atrás apenas de doenças cardiovasculares e do câncer (Couto et al., 2017).

Eventos adversos relacionados com medicações ocorrem frequentemente nos serviços de Saúde e, como informado anteriormente, muitas vezes a responsabilidade recai sobre a equipe de Enfermagem que, na maioria das vezes, está diretamente envolvida no preparo e na administração dos fármacos. No entanto, o evento adverso pode ocorrer por outros motivos: divergências no acondicionamento, dispensação pela farmácia e prescrição médica, o que, muitas vezes, não aparece em notificações. Observa-se, portanto, a importância do engajamento de todos os profissionais, pacientes e familiares envolvidos no ciclo do medicamento. Por isso, a comunicação efetiva entre os envolvidos, principalmente entre os setores da organização hospitalar, com destaque para a Farmácia e a equipe de Enfermagem, é fundamental.

Em resumo, um sistema de farmacovigilância deve ser capaz de identificar possíveis problemas relacionados com o uso de medicamentos de maneira efetiva e oportuna, a fim de prevenir ou minimizar eventuais danos à saúde dos indivíduos.

VIAS DE ADMINISTRAÇÃO

Para que o tratamento farmacológico cumpra os objetivos propostos, deve-se considerar a via de administração e analisar que, em algumas vias, os medicamentos deverão passar por determinadas superfícies e também pelas etapas da farmacocinética antes de chegarem ao seu local de ação. Para alguns medicamentos, existe mais de uma forma e, por isso, podem ser administrados pelas vias oral, intramuscular ou intravenosa, porém outros medicamentos só podem ser administrados por uma única via como, por exemplo, os antiácidos que devem ser administrados obrigatoriamente por via oral. De todo modo, existem variadas vias para administração de medicamento e, em linhas gerais, elas podem ser classificadas em duas grandes vias: a enteral e a parenteral.

> **IMPORTANTE**
>
> Dentre as muitas vias de administração de medicamentos, vale salientar que a intravenosa é a única que não envolve o processo de absorção, pois, nesse caso, o medicamento acessa diretamente a corrente sanguínea.

Vias enterais

Utilizam o sistema gastrintestinal como meio de absorção e incluem as vias:

- **Oral:** a mais utilizada, principalmente em ambientes extra-hospitalares, por ser considerada mais cômoda e conveniente, além de não necessitar de treinamento específico e possibilitar a automedicação. Outro ponto importante da via oral é a facilidade para tratamentos diários e em longo prazo, o que aumenta a possibilidade de adesão pelo paciente. Por outro lado, pacientes com dificuldade de deglutição ou com déficits cognitivos, idosos e lactentes podem ser fatores impeditivos para a escolha dessa via; além disso, as condições da mucosa gástrica, a presença de alimentos e o trânsito intestinal podem influenciar na absorção dos medicamentos

> **PARA REFLETIR**
>
> Foi prescrito ao J.N. (Caso-cenário 1) um medicamento VO, porém ele relata dificuldade de engolir a cápsula. Como visto, crianças e idosos podem mesmo apresentar tal dificuldade. Considerando que o medicamento prescrito (Omeprazol) também pode ser encontrado na apresentação pó liofilizado para solução injetável, você poderá conversar com o enfermeiro para que ele avalie a possibilidade de modificar a via de administração do Omeprazol e, assim, proporcionar mais conforto ao paciente.

- **Bucal:** a absorção por essa via ocorre por meio da cavidade oral e, devido à influência da saliva e à dificuldade dos pacientes em manter o medicamento em contato com a cavidade oral por tempo suficiente, é uma via pouco utilizada. Para situações que necessitem de efeitos locais, pode ser uma via muito eficaz
- **Sublingual:** a absorção nessa via se dá pela mucosa oral, região muito vascularizada e que, por isso, permite absorção e ação rápidas, alcançando rapidamente a corrente sanguínea na altura da veia cava superior. Nessa via especificamente, o fármaco não precisa acessar a região gástrica nem é metabolizado no fígado, porém, devido ao tamanho restrito da região sublingual, a absorção de alguns tipos de fármacos fica restrita; isso impede que essa via seja amplamente utilizada
- **Retal:** por ser uma região altamente vascularizada, sua absorção é muito rápida, porém, muitos fármacos administrados por essa via poderão atingir o fígado e perder sua eficácia. Indicada para indivíduos inconscientes e que apresentam condições específicas que impeçam a administração por outras vias. Essa via também pode ser muito importante para administrar fármacos com ação nas alças intestinais, como a glicerina, em casos de constipação intestinal. Padrão do trânsito intestinal e irritação na mucosa local também podem influenciar na ação de alguns fármacos, sendo, inclusive, motivo para contraindicação dessa via.

Na Tabela 8.1 são comentadas as vantagens e desvantagens das vias enterais.

Vias parenterais

Aquelas em que os medicamentos são administrados por meio de agulhas e seringas diretamente no sistema do paciente e, para isso, as soluções devem obedecer rigorosamente a algumas características:

- Ser estéreis (livres de microrganismos)
- Ser líquidas
- Apresentar pH compatível aos limites fisiológicos.

As seringas mais comuns apresentam capacidade de 1, 3, 5, 10 e 20 mℓ e são formadas por corpo, êmbolo e bico, conforme mostra a Figura 8.2.

Esteja atento porque cada seringa apresenta uma graduação diferente, conforme demonstrado na Tabela 8.2.

> **DICA DE MESTRE**
>
> Para alguns medicamentos que necessitam de doses muito pequenas, como é o caso da insulina, poderão ser usadas seringas de 1 mℓ do tipo "resíduo zero". Na Figura 8.3 são comparados os dois tipos de seringa. Na imagem A, existe um espaço onde fica represada uma parte do medicamento; e em B, esse espaço é preenchido pelo êmbolo.

As agulhas também têm tamanhos diferentes, e cada tamanho tem sua indicação específica (Tabela 8.3), mas todas elas são formadas por canhão, haste e bizel, conforme mostra a Figura 8.4.

Conhecer as diferentes vias parenterais e suas especificidades é essencial para administração segura do medicamento prescrito, sem expor o paciente a riscos e desconfortos desnecessários (Tabela 8.4). São elas:

Tabela 8.1 Vantagens e desvantagens da administração de medicamentos nas diferentes vias enterais.

Via	Vantagens	Desvantagens
Oral	Não necessita de treinamento específico, permite automedicação, pode ser utilizada fora do ambiente hospitalar e, na maioria das vezes, é de baixo custo	Depende da adesão e da colaboração do paciente. Ação lenta, pois depende do processo de absorção. Lactentes, idosos, pacientes inconscientes, com dificuldade de deglutição ou com déficits cognitivos podem ser fatores impeditivos para escolha dessa via
Bucal	Eficaz em situações que necessitam de efeito local	Sofre influência da saliva e sua eficácia depende do tempo de permanência na cavidade oral
Sublingual	Absorção e ação rápidas. Não passa pela região gástrica nem é metabolizada no fígado	Região sublingual restrita à absorção de alguns medicamentos devido à sua extensão
Retal	Rápida ação. Opção para pacientes inconscientes e em condições que dificultem a administração por outras vias	Alguns fármacos podem ser metabolizados pelo fígado e perder seu efeito. Padrão do trânsito intestinal e irritação na mucosa local podem dificultar a ação ou ser impeditivos para o uso dessa via

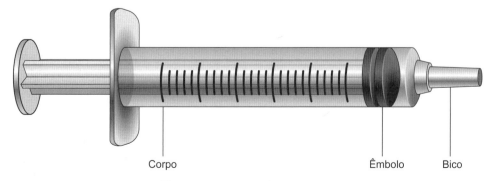

Figura 8.2 Estrutura de uma seringa.

Tabela 8.2 Graduação das seringas de acordo com sua capacidade.

Capacidade (ml)	Graduação (ml)	Imagem
1	0,1	
3	0,1	
5	0,2	
10	0,2	
20	1	

• **Via intradérmica:** o medicamento é introduzido na derme (pele) e, por ser esta uma região restrita a volumes, a capacidade máxima de aplicação é de 0,5 ml. Essa via é indicada para provas de sensibilidade e alergias, e também para administração da vacina contra tuberculose (BCG, bacilo Calmette-Guérin). Para testes de sensibilização, a região indicada é o antebraço, já que apresenta pouca pigmentação e quantidade mínima de pelos. Para a aplicação da vacina BCG, recomenda-se a aplicação do conteúdo na inserção inferior do deltoide direito

• **Via subcutânea:** o medicamento é introduzido no tecido subcutâneo (entre a pele e o músculo); essa via é considerada de média absorção, por isso, indicada para administração de insulina, alguns outros hormônios, anticoagulantes e vacinas. Apesar de suportar volumes maiores, recomenda-se administração de até 1 ml

• **Via intramuscular:** o medicamento é introduzido no músculo. Apesar de o corpo humano ter muitos músculos, apenas alguns são indicados para a administração de medicamentos: deltoide, ventroglúteo e vasto lateral. Cada músculo tem uma capacidade diferente de absorção de acordo com o seu tamanho e idade, condição muscular e nutricional do paciente, variando até 4 ml, por isso, você deve estar atento às diferentes condições antes de escolher o local de aplicação do medicamento e, em caso de dúvidas, consultar o enfermeiro

• **Via intravenosa:** o medicamento é introduzido na corrente sanguínea através da rede venosa. Existem duas grandes diferenças dessa via em relação às demais: a primeira diz respeito ao efeito, que por essa via é extremamente rápido; e a segunda refere-se à capacidade de infusão, pois essa via permite que volumes maiores que não poderiam ser infundidos nas demais vias sejam administrados.

SAIBA MAIS

A hipodermóclise é uma via segura para administração de fármacos na impossibilidade ou dificuldade de acesso por outra via. Sua indicação é variada e inclui situações como controle farmacológico dos sinais e sintomas inerentes ao processo de terminalidade, náuseas e/ou vômitos por períodos prolongados, obstrução intestinal, diarreia, desidratação, dor e distúrbios hidroeletrolíticos. Os pacientes oncológicos e idosos, pela dificuldade das vias de acesso, beneficiam-se dessa via. Vale ressaltar que seu volume e velocidade de infusão são limitados (até 1.500 ml/24 h por sítio de punção).

Além das vias de administração de medicamentos mencionadas anteriormente, é importante que você saiba que existem outras, que, apesar de serem menos comuns no dia a dia profissional, têm sua importância e especificidade. São elas:

• **Via intratecal:** o fármaco é introduzido no espaço intrarraquiadiano por meio de uma agulha específica, por exemplo, para raquianestesias, tratamento de meningites ou para alguns tipos específicos de câncer. Essa via deve ser acessada somente por médico treinado

• **Via respiratória:** o fármaco chega às vias respiratórias na forma gasosa ou disperso em nebulizações ou aerossóis. Em pacientes entubados, alguns medicamentos podem ser administrados pelo tubo traqueal para que sejam absorvidos na via respiratória. A administração de medicamentos pela via endotraqueal deve ser feita por médico, fisioterapeuta ou enfermeiro treinados

Capítulo 8 • Farmacologia Aplicada à Enfermagem 175

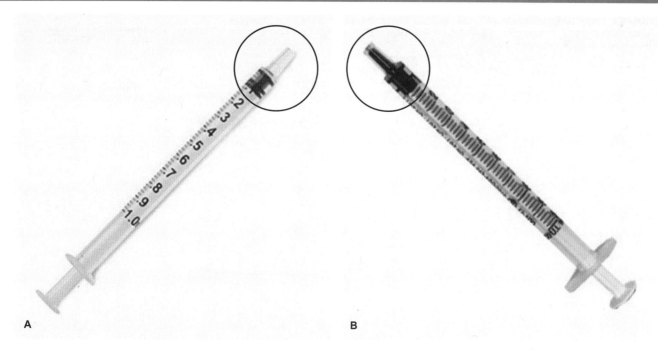

Figura 8.3 Seringas de 1 mℓ com espaço para resíduo (**A**) e sem espaço para resíduo (**B**).

Tabela 8.3 Diferentes tamanhos de agulha, sua indicação, imagem e cor do canhão.

Tamanho (mm)	Indicação	Imagem	Cor do canhão
13 × 0,45	Administração de medicamento pelas vias intradérmica e subcutânea. Conhecida também como agulha de insulina		Marrom
20 × 0,55	Administração de medicamentos pela via intramuscular em crianças		Violeta
25 × 0,7 ou 30 × 0,7	Administração de medicamento pelas vias intravenosa ou intramuscular em adulto magro		Preto

(*continua*)

Tabela 8.3 Diferentes tamanhos de agulha, sua indicação, imagem e cor do canhão. (*Continuação*)

Tamanho (mm)	Indicação	Imagem	Cor do canhão
25 × 0,8 ou 30 × 0,8	Administração de medicamento pela via intramuscular em adulto		Verde
40 × 0,12	Aspiração e preparação de medicamentos		Rosa

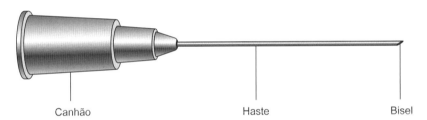

Figura 8.4 Estrutura de uma agulha.

Canhão — Haste — Bisel

Tabela 8.4 Vantagens e desvantagens da administração de medicamentos nas diferentes vias parenterais.

Via	Vantagens	Desvantagens
Intradérmica	Apresenta baixa absorção sistêmica das substâncias injetadas, por isso, é uma via muito utilizada para testes alérgicos e vacinas	Suporta um volume máximo de 0,5 mℓ
Subcutânea	Permite a autoaplicação e proporciona efeitos prolongados e constantes como no caso da aplicação de insulina de ação lenta. Alguns medicamentos podem ser implantados na região subcutânea para liberação gradativa e prolongada, como no caso de alguns contraceptivos. Minimiza os riscos de hemólise e trombose associados à via intravenosa	Pode causar irritação tissular e lipodistrofia em aplicações seguidas no mesmo local. Suporta um volume limitado de infusão
Intramuscular	Administração rápida e segura, com rápida ação. Soluções aquosas são absorvidas rapidamente, e soluções de depósito (oleosas, por exemplo) são absorvidas mais lentamente	Algumas soluções podem tornar a aplicação muito dolorida e desconfortável, além de poder causar abscessos e reações alérgicas. Suporta um volume limitado de infusão, que varia conforme o músculo de escolha. Existem contraindicações específicas para o público pediátrico. Essa via exige técnica e cuidados especiais
Intravenosa	Permite efeito rápido, porque acessa diretamente a corrente sanguínea. Elimina a fase da absorção e, por isso, não há alteração nas concentrações plasmáticas terapêuticas	Pode causar reações desfavoráveis e de difícil reversão, como o choque anafilático. Volumes maiores devem ser administrados lentamente para evitar extravasamento e flebite. Essa via exige técnica e cuidados especiais para evitar contaminação

- **Via cutânea:** o fármaco pode ser administrado sob a forma de adesivos, creme, gel ou solução, sendo aplicado sobre a pele normalmente quando se busca um efeito local. Indicado para o tratamento de problemas dermatológicos, dolorosos e inflamatórios locais, porém existem adesivos que têm ação sistêmica, como é o caso dos adesivos de nicotina, contraceptivos, nitroglicerinas e de opioides, muito utilizados atualmente
- **Via mucosa:** o fármaco é aplicado na mucosa, a qual apresenta absorção rápida e efeito sistêmico para algumas medicações. As mucosas mais comuns para administração de medicamentos são: conjuntiva, otológica, nasal, vaginal e retal.

ORIGEM DOS MEDICAMENTOS

Em geral, um medicamento pode ser obtido de duas maneiras: por extração dos compostos ativos de produtos naturais ou fabricação sintética em laboratórios. Atualmente, cerca de metade dos medicamentos disponíveis para o consumo da população é de origem natural, e a outra metade foi produzida a partir de compostos total ou parcialmente desenvolvidos em laboratório.

Será que existe alguma diferença no potencial de ação desses medicamentos? Na verdade, não, o potencial de ação não tem relação com a origem dos medicamentos, tanto a opção natural quanto a sintética apresentam vantagens e desvantagens. Além disso, vale ressaltar que, apesar de alguns medicamentos serem de origem natural, nos últimos duzentos anos, a indústria químico-farmacêutica modificou a estrutura química das moléculas encontradas na natureza e potencializou suas propriedades, sendo assim, praticamente todos os medicamentos que existem nos dias de hoje passaram por estudos e adaptações laboratoriais.

Em suma, os medicamentos podem ser classificados em diferentes categorias considerando sua origem. De acordo com a Anvisa, os medicamentos podem ser:

- **Naturais ou biológicos:** cujas propriedades e substâncias têm origem a partir de células vivas encontradas na natureza, podendo ser vegetais, animais ou minerais. Exemplos: paclitaxel (fármaco extraído da casca do teixo para tratamento do câncer), insulina (alguns tipos podem ser extraídos do pâncreas do boi ou do porco) e iodo (mineral que pode ser utilizado para suplementação em indivíduos com necessidades específicas)
- **Fitoterápicos:** medicamentos naturais que utilizam princípios ativos exclusivamente vegetais como matéria-prima
- **Sintéticos:** cujas propriedades derivam de manipulação química em laboratório de substâncias que não estão disponíveis na natureza
- **Semissintéticos:** cujas propriedades e substâncias têm origem na natureza, porém, necessitam de modificação em laboratório para sua utilização.

FORMAS FARMACÊUTICAS

Relacionam-se com as diferentes apresentações que um medicamento pode ter. As diferentes apresentações também definem as vias em que os medicamentos poderão ser administrados. De uma maneira geral, as formas farmacêuticas mais comuns são descritas na Tabela 8.5.

Tabela 8.5 Formas farmacêuticas mais comuns, conceito, tipos e exemplos.

Formas farmacêuticas mais comuns	Conceito	Tipos mais comuns	Exemplos
Cápsula	Forma farmacêutica sólida cujo princípio ativo está em um invólucro duro ou gelatinoso. Pode ser utilizada para as vias bucal, oral, brônquica, retal e vaginal	Amilácea – invólucro duro Gelatinosa dura – duas seções cilíndricas preenchidas pelo princípio ativo Gelatinosa mole – invólucro de gelatina normalmente preenchido por conteúdo líquido ou semissólido	Cápsula dura: Fonte: iStock:©Alfribeiro Gelatinosa mole: Fonte: iStock:©dangdumrong

(*continua*)

Tabela 8.5 Formas farmacêuticas mais comuns, conceito, tipos e exemplos. (*Continuação*)

Formas farmacêuticas mais comuns	Conceito	Tipos mais comuns	Exemplos
Comprimido	Forma farmacêutica sólida obtida pela compressão das partículas, contendo um ou mais princípios ativos. Pode apresentar vários tamanhos e cores	Efervescente – se dissolve ou dispersa em contato com a água Mastigável – indicado para ser mastigado (se o sabor for agradável) Multicamadas – composto de camadas de composição e velocidade de ação diferentes Orodispersível – em contato com a cavidade oral, se dispersa rapidamente Revestido – apresenta uma fina camada de revestimento para proteger o fármaco da umidade ou do ar, ou para reduzir odor e sabor desagradáveis Inalatório – para uso em inaladores especiais a fim de ser aspirado para a via respiratória Sublingual – em contato com a mucosa oral, se dispersa rapidamente	Comprimido efervescente: Fonte: iStock:©ThamKC Comprimido multicamadas: Fonte: iStock:©Goxi Comprimido revestido: Fonte: iStock:©CreaPictures
Creme	Forma farmacêutica de emulsão contendo um ou mais princípios ativos Utilizada para aplicar sobre a pele ou mucosas	Dermatológico – indicado para aplicação sobre a pele Oftálmico – emulsão estéril indicada para aplicação no olho Bucal – indicado para aplicação na cavidade oral e na gengiva Vaginal – indicado para aplicação na vagina com auxílio de um aplicador específico e descartável	Creme dermatológico: Fonte: iStock:©gzaleckas

(*continua*)

Tabela 8.5 Formas farmacêuticas mais comuns, conceito, tipos e exemplos. (*Continuação*)

Formas farmacêuticas mais comuns	Conceito	Tipos mais comuns	Exemplos
Pomada	Forma farmacêutica semissólida com um ou mais princípios ativos em baixas proporções em uma base não aquosa	Dermatológica – destinada à aplicação na pele Oftálmica – pomada estéril destinada à aplicação no olho	Pomada dermatológica: Fonte: iStock: ©artisteer
Emulsão líquida	Forma farmacêutica líquida contendo um ou mais princípios ativos	Aerossol – emulsão embalada sob pressão, normalmente indicada para aplicação sobre a pele ou por via nasal Injetável subcutânea – emulsão estéril destinada à aplicação no tecido subcutâneo com ajuda de seringa e agulha Injetável intramuscular – emulsão estéril destinada à aplicação no músculo com ajuda de seringa e agulha Injetável intramuscular/intravenosa – emulsão estéril destinada à aplicação parenteral no músculo ou na veia com ajuda de seringa e agulha Injetável intravenosa – emulsão estéril destinada à aplicação na veia com ajuda de seringa e agulha	Injetável intramuscular/intravenosa: Fonte: iStock: ©Kuzmik_A
Pó	Forma farmacêutica sólida contendo um ou mais princípios ativos secos e com tamanho reduzido	Aerossol – embalado sob pressão normalmente indicado para aplicação sobre a pele Pó liofilizado intramuscular/intravenoso – pó estéril destinado à adição de solvente específico para formação de solução que poderá ser aplicada no músculo ou na veia Pó liofilizado intramuscular – pó estéril destinado à adição de solvente específico para formação de solução a ser aplicada no músculo Pó liofilizado intravenoso – pó estéril destinado à adição de solvente específico para formação de solução a ser aplicada na veia	Pó liofilizado intramuscular/intravenoso: Fonte: iStock: ©khuntapol

Fonte: Anvisa, 2011.

INTERAÇÕES MEDICAMENTOSAS

Atualmente, devido à complexidade de algumas doenças, é muito comum que o paciente use vários medicamentos de maneira simultânea, principalmente se ele estiver hospitalizado. Por esse motivo, é muito importante que o Técnico de Enfermagem conheça as possíveis interações dos medicamentos para que possa evitar efeitos adversos indesejáveis.

Dentre as inúmeras categorias de fármacos existentes atualmente, algumas apresentam maiores possibilidades de interações, por isso, devem receber nossa especial atenção. São elas: anticoagulantes orais, antiarrítmicos, infecciosos, glicosídios cardíacos e hipoglicemiantes orais.

Vale ressaltar que nem sempre as interações medicamentosas são indesejáveis. Em algumas situações, dois medicamentos são prescritos no mesmo horário ou em uma ordem específica, para que seja obtido, por meio dessa interação, e o efeito esperado ou indicado para tratar o problema de saúde em questão.

A interação medicamentosa é definida como um fenômeno que ocorre quando os efeitos de um fármaco são alterados pela administração de um segundo fármaco.

PARA REFLETIR

Se, por um lado, a prescrição concomitante de vários medicamentos é muito criticada por expor o paciente ao risco de interações indesejadas, por outro, possibilitou o tratamento de doenças coexistentes, o controle de reações adversas indesejadas ou a potencialização do efeito de algum fármaco específico.

As interações medicamentosas são muito comuns em todos os serviços de Saúde, mas, em pacientes que apresentam doenças crônicas, essas interações são mais comuns. Um estudo publicado no Jornal Brasileiro de Psiquiatria mostrou que, nas 642 prescrições médicas avaliadas, foram encontradas 1.024 interações medicamentosas classificadas potencialmente como graves ou moderadas. De acordo com esse estudo, apesar de terem sido observadas associações positivas entre muitos fármacos prescritos, todos os profissionais de Saúde que compõem a equipe devem saber reconhecer as interações medicamentosas e os possíveis eventos adversos para que possam oferecer ao paciente um cuidado mais seguro e livre de riscos (Balen et al., 2017).

Além da relação entre dois ou mais medicamentos, a interação medicamentosa também está relacionada com a resposta farmacológica desencadeada pela combinação entre medicamentos e alimentos, medicamentos e substâncias químicas, como a bebida alcoólica, medicamentos e exames laboratoriais, entre outros. Embora existam muitas possibilidades de interação medicamentosa, de uma maneira geral, elas podem ser classificadas em:

- **Interações farmacêuticas ou incompatibilidades:** ocorrem fora do organismo, ou seja, quando uma solução entra em contato com outras soluções, solutos, diluentes ou com equipamentos envolvidos no preparo ou na administração como, por exemplo, seringa, agulhas e equipos plásticos
    - Exemplos – hidralazina (anti-hipertensivo) com o aço inox da agulha; anfotericina B (antifúngico) com glicose a 5%; fenobarbital (anticonvulsivante) com midazolam (benzodiazepínico). A Figura 8.5 mostra algumas incompatibilidades entre os medicamentos

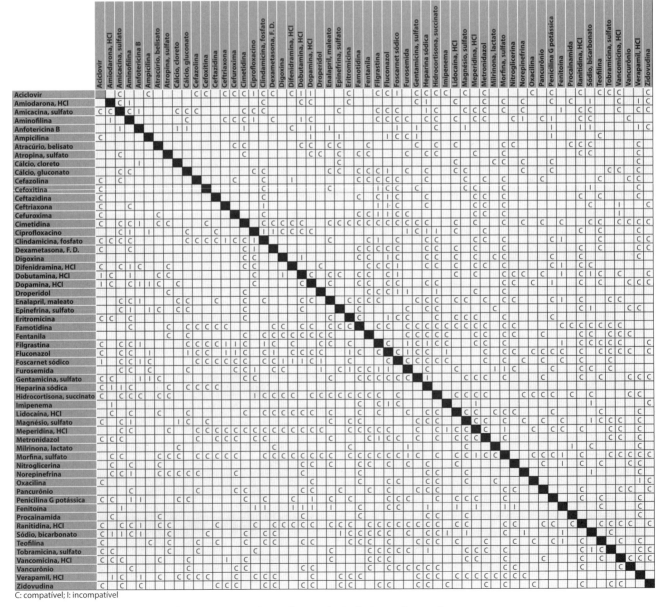

Figura 8.5 Mapa de visualização rápida das interações medicamentosas.

- Como evitar – solicitar orientações ao enfermeiro ou ao farmacêutico, não misturar os medicamentos durante a preparação, sempre que possível utilizar diferentes acessos para infusão ou administrar os fármacos isoladamente sempre "lavando" o acesso entre as aplicações
- **Interações farmacocinéticas:** ocorrem durante o trânsito do medicamento no organismo (absorção, distribuição, biotransformação, excreção e reabsorção). Para que o medicamento passe pela absorção adequadamente, alguns fatores orgânicos podem influenciar como, por exemplo, pH gástrico, presença de alimentos, trânsito intestinal, flora microbiana intestinal, entre outros. Os alimentos também interferem na absorção dos medicamentos, por isso, deve-se considerar se o medicamento tem a indicação de ser administrado em jejum ou depois de uma refeição

NA PRÁTICA

Captopril (anti-hipertensivo) e levotiroxina sódica (hipotireoidismo) são exemplos de medicamentos que devem ser ingeridos em jejum, e os anti-inflamatórios devem ser ingeridos com o estômago cheio para evitar irritação gástrica.

- Na distribuição, fatores relacionados com o organismo do paciente (idade, peso e condições patológicas) podem aumentar as possibilidades de interações. Na biotransformação, a atividade das enzimas que participam do processo de metabolização no organismo é fundamental para a duração da ação dos fármacos. A excreção e a reabsorção são influenciadas por pH da urina, fluxo renal e capacidade de funcionamento dos rins que devem estar equilibrados para que os fármacos sejam excretados adequadamente

PARA REFLETIR

Voltando ao caso de J.N. (Caso-cenário 1), por ter hipotireoidismo, ele deverá ingerir Levotiroxina sódica 65 mcg diariamente em jejum, por isso ele deve ser informado sobre a importância de ingestão diária e sempre em jejum.

- **Interações farmacodinâmicas:** relação de ação e efeito. As interações de ação são resultantes das ações dos fármacos envolvidos com o mesmo receptor ou enzima e podem ser potencializadas pelo estímulo da receptividade do seu receptor ou reduzidas pela competitividade sobre o mesmo receptor. As interações de efeito ocorrem em vias farmacológicas diferentes, o que pode ocasionar efeitos semelhantes, opostos ou tóxicos.

REAÇÕES FARMACOLÓGICAS NÃO ESPERADAS

Durante a terapia medicamentosa, os pacientes poderão apresentar reações farmacológicas não esperadas, como: reações adversas, reações alérgicas, choque anafilático, idiossincrasia, tolerância, efeito cumulativo e reações tóxicas.

- **Reações adversas:** efeitos indesejáveis e, apesar de serem conhecidas, são consideradas imprevisíveis. Podem ser leves, graves ou potencialmente fatais e poderão surgir após a primeira dose ou depois da administração de várias doses
- **Reações alérgicas:** hipersensibilidade a um medicamento que ocorre imediatamente após sua administração ou algum tempo depois. O organismo entende aquele fármaco como substância estranha e pode gerar sinais mais leves, como prurido, exantema e urticária, ou mais graves, como dificuldades para respirar, cianose, edema facial e alteração do nível de consciência, podendo, inclusive causar a morte
- **Choque anafilático:** reação alérgica grave e resulta em alterações respiratórias (tosse, sibilos, dispneia), cardiovasculares (hipotensão, taquicardia, parada cardíaca), gastrintestinais (náuseas, vômito, dor abdominal) e tegumentares (urticária, prurido, sudorese). Para evitar sua fatalidade, os sintomas devem ser tratados de maneira precoce com o objetivo de restaurar os sistemas acometidos. Administração de epinefrina por via subcutânea e infusão contínua intravenosa, reposição de volume e administração de anti-histamínicos e corticosteroides são os principais tratamentos indicados

IMPORTANTE

O edema de face é muito comum e, muitas vezes, pode acometer também a garganta, tornando-se muito perigoso, uma vez que o paciente pode evoluir para asfixia e morte, por isso, deve receber intervenção imediata. Esse tipo de reação alérgica também é conhecido como "angioedema".

- **Idiossincrasia:** reação incomum a um fármaco, diferente ou atípica; por exemplo, ao administrar um sedativo ao paciente, ele passa a apresentar agitação. As causas de reações idiossincráticas não estão muito claras, porém, acredita-se que haja relação com a farmacogenética
- **Tolerância:** resposta diminuída a um determinado fármaco, o que exige que a dose seja aumentada para se obter o efeito desejado e está, muitas vezes, associada aos quadros de dependência ou quando, de fato, a dose não está adequada. Medicamentos como os opioides e os ansiolíticos podem acarretar baixa tolerância em pacientes que os usam por longos períodos
- **Efeito cumulativo:** presente, em geral, em indivíduos que apresentam alterações hepáticas ou renais e, por isso, pode haver dificuldade na degradação e na excreção de alguns medicamentos, fazendo com que eles se acumulem no organismo e provoquem efeitos aumentados ou tóxicos. Pacientes com histórico de alterações hepáticas e renais devem receber doses reduzidas de alguns medicamentos, além de serem mais cuidadosamente monitorados

- **Reações tóxicas:** mais comuns quando as doses administradas são superiores às recomendadas ou as concentrações sanguíneas já estão acima do nível terapêutico. As reações tóxicas podem ser reversíveis ou causar lesões permanentes, por isso, o Técnico de Enfermagem deve monitorar pacientes mais sensíveis como, por exemplo, crianças, idosos e pacientes com problemas renais.

> **IMPORTANTE**
>
> (!) No dia a dia profissional, como Técnico de Enfermagem, você poderá vivenciar reações muito comuns e outras com menor frequência, por isso é importante que você conheça as reações mais comuns dos medicamentos e esteja atento a qualquer outro tipo de reação ou alteração não esperada para aquele fármaco. Fique de olho!

FATORES QUE INTERFEREM NA AÇÃO DOS MEDICAMENTOS

Além dos inúmeros fatores expostos anteriormente, os fármacos também podem sofrer outras interferências, que devem ser consideradas pelo médico quando da escolha do tratamento (Tabela 8.6). Esses fatores devem ser de conhecimento dos Técnicos de Enfermagem porque, em momento crucial, poderão auxiliar na mudança de conduta e como sinal de alerta.

ADMINISTRAÇÃO SEGURA DE MEDICAMENTOS

Nos últimos anos, a necessidade de aumentar a qualidade da segurança do paciente vem crescendo. Pesquisa realizada pelo Instituto de Estudos de Saúde Suplementar (IESS) mostra que, a cada 3 minutos, mais de dois brasileiros (2,47) morrem em um hospital público ou privado em decorrência de um "erro" ou de "evento adverso". Segundo o estudo, essas mortes estão associadas a erros de dosagem de medicamento ou de sua aplicação, uso incorreto de equipamentos, infecção hospitalar, erros cirúrgicos, entre outros.

O Instituto de Medicina (Institute of Medicine [IOM]) dos EUA publicou no ano 2000 o livro *Errar é Humano: construindo um sistema de saúde mais seguro*, no qual destacou a necessidade de trabalhar as questões relacionadas com a segurança do paciente, colocando esse assunto como uma importante prioridade para as autoridades de Saúde. Desde então, a pressão para aumentar a segurança do paciente tem crescido continuamente em todo o mundo.

Em 2004, a Organização Mundial da Saúde (OMS) criou a Aliança Mundial para a Segurança do Paciente para que fossem propostas soluções que visassem à segurança do paciente. Posteriormente, em parceria com a comissão internacional de acreditação Joint Commission, foram estabelecidas as seis Metas Internacionais para Segurança do Paciente, sendo a terceira meta diretamente relacionada com a melhoria da segurança dos medicamentos sob o intuito de reduzir os problemas relacionados com a sua administração.

No Brasil, em 1º de abril de 2013, o Ministério da Saúde (MS) criou o Programa Nacional de Segurança do Paciente (PNSP) e, em julho do mesmo ano, a Anvisa instituiu a Resolução da Diretoria Colegiada (RDC) nº 36, determinando que os serviços de Saúde desenvolvessem um Plano de Segurança do Paciente. Com essas iniciativas, o MS reforçou as metas internacionais de segurança do paciente conforme demonstrado na Figura 8.6. Além da meta 3, que está diretamente relacionada com a administração de medicamentos, as metas 1, 2 e 5 também têm relação com essa prática.

Desde então, muitos hospitais, instituições médicas e até sistemas de Saúde vêm se reorganizando para tornar o paciente/cliente protagonista em seu tratamento, visando assim à preservação de sua saúde, minimizando erros e tentando garantir a eficácia do tratamento.

Atualmente, a maior parte das demandas assistenciais que ocorrem nas instituições de Saúde está relacionada com o uso de medicamentos e, talvez por isso, os incidentes decorrentes dessa prática figuram entre os mais comuns nos serviços de Saúde. Os erros relacionados com a administração de medicamentos cometidos por profissionais de Enfermagem representam cerca de 20% dos processos éticos instaurados, dos quais mais de 50% envolvem Auxiliares e Técnicos de Enfermagem (Coren-SP, 2017).

Tabela 8.6 Fatores que interferem na ação do medicamento.

Fator	Definição
Doença preexistente	Doenças hepáticas e renais demandam ajustes consideráveis nas doses dos medicamentos, uma vez que afetam órgãos que participam da metabolização e da excreção de praticamente todos os fármacos
Idade	A dose dos medicamentos varia conforme idade do paciente; por exemplo, crianças e idosos deverão ter a dose ajustada devido à imaturidade ou à fragilidade de órgãos como fígado e rins. Além disso, as crianças habitualmente necessitam de doses diferentes conforme o peso corporal, que é habitualmente menor quando comparado ao dos adultos
Peso	A maioria dos medicamentos baseia a sua dose em um peso corporal de 75 kg, por isso, as doses para crianças ou pacientes com peso muito abaixo ou muito acima dessa referência deverão ser ajustadas
Sexo	Em geral, além de as mulheres serem menores que os homens, sua relação água-gordura corporal é diferente da relação nos homens, por isso a dose de alguns medicamentos deverá ser ajustada – normalmente para doses menores ou aumentado o intervalo entre as doses

Figura 8.6 Metas internacionais de segurança do paciente. (Fonte: Ministério da Saúde, em https://www.saude.gov.br/acoes-e-programas/programa-nacional-de-seguranca-do-paciente-pnsp/materiais-de-apoio.)

Sabe-se que o processo de administração de medicamentos envolve a participação de diversos profissionais (médico, farmacêutico, técnico em farmácia e enfermeiro), porém, na maioria das vezes, o Técnico de Enfermagem é o responsável direto pela execução dessa tarefa e, por isso, é sobre esse profissional que recaem muitas ações relacionadas com a segurança do paciente.

Caso a instituição não tenha o sistema de dose unitária, caberá ao Técnico de Enfermagem preparar e administrar o medicamento, e monitorar a resposta desejada e as possíveis reações adversas; nesse caso, sua atenção deverá ser redobrada e, em caso de dúvidas, deverá solicitar esclarecimento ao enfermeiro ou ao médico. Deve-se salientar que a administração de medicamentos é a última etapa de barreira para evitar um erro.

Assim, é imprescindível que o Técnico de Enfermagem tenha conhecimento suficiente para que suas ações sejam conscientes e seguras, e que sua atualização em procedimentos seja constante, esclarecendo dúvidas e incertezas.

Para que o medicamento seja administrado de maneira segura, ações de prevenção devem ser adotadas em todas as etapas do sistema de medicamentos que envolvem:

- **Identificação do paciente:** toda prescrição deve conter, no mínimo, nome completo (sem abreviações) e algum outro dado pessoal, como data de nascimento ou número de registro hospitalar. Todas as informações de identificação devem estar legíveis

> **PARA REFLETIR**
>
>
>
> No caso de J.N. (Caso-cenário 1), você percebeu que ele não portava a pulseira de identificação, uma ferramenta importante para identificação do paciente, então, você deve comunicar o enfermeiro da unidade e providenciar a colocação da pulseira para a segurança do paciente e também para que a administração dos medicamentos ocorra de maneira segura.
>
> Apesar de não ser tema desse capítulo, vale ressaltar que, pela idade do paciente, também estaria recomendada uma pulseira para "Risco de Queda".

> **NA PRÁTICA**
>
> Em situações de emergência em que não haja condições de obter o nome completo do paciente, recomenda-se que seja utilizado um registro de atendimento individual e que esse registro esteja fixado ao corpo do paciente com ajuda de uma pulseira de identificação, por exemplo.

- **Prescrição do medicamento:** diz respeito à escolha do fármaco, da dose e da via, bem como aos intervalos de administração e ao tempo de tratamento com base em todas as informações discutidas anteriormente, como a doença a ser tratada, o peso, a idade, doenças preexistente, uso de outros medicamentos, situações que impedem o uso de determinada via, entre outras. Normalmente o médico é o profissional responsável pela prescrição da terapêutica medicamentosa, mas, em situações específicas, o enfermeiro também poderá realizar a prescrição de medicamentos, e esta deve conter de maneira legível:
  - Identificação do prescritor com nome completo, registro profissional (manuscrito ou por carimbo) e assinatura
  - Identificação da instituição responsável pelo atendimento: contendo nome, endereço e telefone da instituição
  - Data da prescrição – imprescindível para conferir validade, para a correta dispensação e administração

> **NA PRÁTICA**
>
>
>
> A prescrição de medicamentos realizada por enfermeiros está assegurada pela Lei nº 7.498/1986, que regulamenta o exercício profissional de Enfermagem, e pelo Decreto nº 94.406/1987. É estabelecida como atividade do enfermeiro que atua em programas de saúde pública instituídos pelo Ministério da Saúde e como parte da rotina estabelecida pela instituição de Saúde. Com relação à Política Nacional de Atenção Básica, a Portaria nº 2.488/2011, do Ministério da Saúde, descreve como atribuições dos enfermeiros, "[...] solicitar exames complementares, prescrever medicações e encaminhar, quando necessário, usuários a outros serviços".

- **Dispensação:** diz respeito à separação do medicamento pela farmácia e ao envio para a unidade solicitante. A forma de dispensação pode variar de uma instituição para outra, porém, o MS e a Anvisa recomendam que seja utilizado o sistema de dose unitária, ou seja, dispensação em doses já prontas para serem administradas, embaladas e identificadas, sem a necessidade de serem diluídas, manipuladas, calculadas ou transferidas previamente pela equipe de Enfermagem
- **Preparo:** relaciona-se com o manejo do medicamento previamente à administração ao paciente, com adequação à dose prescrita, com uso de cálculos, diluições e materiais e equipamentos apropriados para sua correta administração
- **Administração:** diz respeito à aplicação do medicamento diretamente ao paciente, conforme via prescrita e respeitando os "nove certos" da administração segura, mostrados na Figura 8.7:

1. Paciente certo – conferir nome completo do paciente, solicitando que ele diga o seu próprio nome ou conferindo na pulseira de identificação. Além do nome, recomenda-se a confirmação de um segundo dado (data de nascimento ou registro hospitalar).
2. Medicamento certo – conferir nome correto da medicação com atenção aos medicamentos com nomes semelhantes (p. ex., **dopa**mina e **dobu**tamina; Clorpro**pamida** e Clorpro**mazina**; Vim**blast**ina e Vin**cris**tina).
3. Dose certa – conferir a dose prescrita com atenção especial à unidade (grama [g]; miligrama [mg]; micrograma [μg]).
4. Via certa – certificar-se da via indicada para administração do medicamento, com especial atenção para via intravenosa (IV) ou intramuscular (IM).

> **NA PRÁTICA**
> O ideal é que a prescrição adote EV para os casos de administração endovenosa, com o intuito de diferenciar a escrita das vias IV e IM.

5. Hora certa – respeitar rigorosamente a hora prevista para administração do medicamento e registrar quando houver necessidade de adiantar a administração ou em situações que ocasionaram seu atraso, com a devida justificativa.
6. Compatibilidade medicamentosa – no uso de outros medicamentos ou quando houver necessidade de diluir o medicamento, checar a compatibilidade entre medicamentos e soluções.
7. Orientação ao paciente – informar ao paciente ou acompanhante qual medicação será administrada, indicações, duração do tratamento e possíveis efeitos colaterais, além de esclarecer eventuais dúvidas.
8. Direito de recusar o medicamento – obter o consentimento do paciente ou acompanhante para a administração do medicamento e respeitar seu direito de recusa, registrando essa informação e notificando-a ao enfermeiro ou ao médico.
9. Anotação certa – além de checar a prescrição, devem-se registrar corretamente todo o processo de administração do medicamento e suas intercorrências.

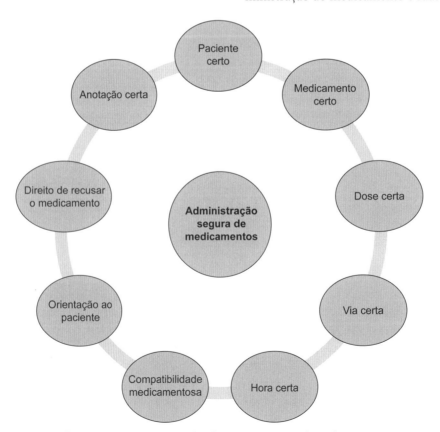

Figura 8.7 Os "nove certos" da administração segura de medicamentos.

AÇÃO DOS MEDICAMENTOS NO CORPO HUMANO

Fármacos que atuam no sistema nervoso central

O sistema nervoso é responsável por processar e controlar a maioria de nossas funções corporais, sejam elas conscientes, sejam inconscientes, e divide-se em sistema nervoso central (SNC), formado pelo encéfalo e pela medula espinal, e sistema nervoso periférico (SNP), composto de nervos cranianos e raquidianos. Neste capítulo, serão destacados os fármacos que atuam no SNC.

Existem tipos diferentes de medicamentos que atuam no SNC, incluindo anestésicos, anticonvulsivantes, antieméticos, antiparkinsonianos, estimulantes do SNC, relaxantes musculares, analgésicos narcóticos, analgésicos não narcóticos (como o paracetamol e os anti-inflamatórios não esteroides [AINEs]) e sedativos.

Anestésicos

Dividem-se em três grandes grupos:
- **Anestésicos locais tópicos:**
  - Ação – bloqueiam de modo reversível a transmissão do estímulo nervoso no local onde forem aplicados, sem ocasionarem alterações no nível de consciência. Os mais usados são do grupo das amidas: lidocaína (Xilocaína®), bupivacaína (Bupican Heavy®, Neocaína sem Vasoconstritor®) e prilocaína. A bupivacaína é altamente lipossolúvel e aproximadamente quatro vezes mais potente que a lidocaína
  - Indicações – anestesia local de superfície, bloqueio nervoso ou espinal. Também podem ser indicados para o tratamento de dor crônica
  - Reações adversas – raramente causam reações alérgicas, mas podem provocar agitação, inquietação, tremores, confusão mental, depressão respiratória, hipotensão arterial, bradicardia, vasodilatação e convulsão
  - Contraindicações – pacientes com histórico de hipersensibilidade ou com alteração no nível de consciência devem ter prescrição criteriosa e monitoramento rigoroso
  - Interações – uso de bloqueadores alfa-adrenérgicos pode causar hipotensão grave e taquicardia, uso de digitálicos pode causar arritmia, antidepressivos tricíclicos podem potencializar o efeito cardiovascular, betabloqueadores podem causar HAS e taquicardia, e cimetidina pode aumentar a toxicidade hepática
  - Cuidados de Enfermagem:
    - Atentar para a predisposição dos idosos à toxicidade sistêmica, sendo recomendado o uso sem vasoconstritor
    - Controlar a PA e a frequência cardíaca (FC) com maior frequência na primeira hora
    - Orientar quanto a redução da sensibilidade local e presença de dor
- **Anestésicos intravenosos:**
  - Ação – agem sobre uma variedade de receptores do SNC e SNP com o intuito de promover anestesia geral. Os anestésicos intravenosos mais conhecidos são: Diprivan® (propofol), Hypnomidate® (etomidato) e Ketamin® (cetamina)
  - Indicações – indução da anestesia (p. ex., Tiopental e Etomidato) e para a manutenção da anestesia (p. ex., Propofol, associados a relaxantes musculares e analgésicos). Além disso, são utilizados para induzir a anestesia e fornecer anestesia complementar ou permitir anestesia nos procedimentos operatórios rápidos
  - Reações adversas – taquicardia, HAS, hipertensão intracraniana, alucinações, delírios, confusão mental e dependência

> **NA PRÁTICA**
>
> O cantor pop Michael Jackson, mundialmente conhecido, morreu no dia 25 de junho de 2009 após ter recebido altas de doses de propofol. Segundo o médico que tratava o astro e o encontrou sem respirar, Michael Jackson estava tratando problemas de insônia e, por isso, recebia todas as noites 50 mg de propofol por via intravenosa. De acordo com o médico, a dose estava sendo reduzida gradativamente para evitar dependência.

  - Contraindicações – pacientes com histórico de hipersensibilidade e com alteração no nível de consciência devem ter prescrição criteriosa com monitoramento rigoroso. Gestantes e lactantes não devem fazer uso de anestésicos intravenosos
  - Interações – recomenda-se administração por via exclusiva para evitar incompatibilidade entre fármacos (ou seja, administrar o medicamento "sozinho")
  - Cuidados de Enfermagem:
    - Registrar sinais vitais, principalmente PA, FC, frequência respiratória (FR) e saturação de oxigênio
    - Comunicar sinais de hipotensão, bradicardia e dessaturação, além das alterações neurológicas e musculares
    - Orientar o paciente que a atenção estará reduzida algum tempo após a anestesia geral
    - Anotar e comunicar dor no local de infusão
    - Acompanhar sonolência, despertar, palavras incompreensíveis e agitação na sala de recuperação pós-anestésica.
    - Comunicar e anotar se houver náuseas e vômitos
- **Anestésicos gerais inalatórios:**
  - Ação – seu mecanismo de ação não é totalmente conhecido, mas acredita-se que ocorra amplificação dos efeitos do ácido gama-aminobutírico (GABA), um neurotransmissor inibitório, no SNC, resultando em ação anestésica geral. São exemplos: desflurano, isoflurano, halotano, enflurano e sevoflurano; como exemplo de gás, temos o óxido nitroso
  - Indicações – indução e manutenção da anestesia. Podem estar sob a forma de líquidos voláteis e gases. Os anestésicos inalatórios (gases ou líquidos voláteis) são usados para a manutenção da anestesia durante o processo cirúrgico

- Reações adversas – hipotensão, depressão cardior-respiratória dose-dependente, náuseas, vômitos, agitação, sonolência e calafrios
- Contraindicações – gestantes e lactantes não devem fazer uso de anestésicos inalatórios
- Interação – potencializa a ação de relaxantes musculares
- Cuidados de Enfermagem:
  - Registrar sinais vitais, principalmente PA, FC, FR e saturação de oxigênio
  - Comunicar sinais de hipotensão, bradicardia e dessaturação, além das alterações neurológicas e musculares
  - Informar ao paciente que sua atenção estará reduzida algum tempo após a anestesia geral
  - Anotar e comunicar dor no local de infusão
  - Acompanhar sonolência, despertar, palavras incompreensíveis e agitação na sala de recuperação pós-anestésica
  - Comunicar e anotar se houver náuseas e vômitos.

Analgésicos, antipiréticos e anti-inflamatórios não esteroides

Esses três grupos apresentam as seguintes características:

- **Ação:** agem no SNC, nas vias responsáveis pela sensação dolorosa
- **Indicações:** os analgésicos são indicados para o tratamento da dor leve ou moderada, aguda ou crônica, sem causar alteração da consciência, e os antipiréticos são indicados em quadros febris. Os AINEs são particularmente eficazes no tratamento da dor associada à inflamação e à lesão tecidual. Como anti-inflamatórios, têm sido empregados principalmente no tratamento de distúrbios musculoesqueléticos, como artrite reumatoide e osteoartrite
- **Reações adversas:** alguns AINEs podem causar irritação gástrica e alterar os níveis de plaquetas, provocando sangramentos/hemorragias; outros analgésicos e antipiréticos podem causar náuseas, vômito, dor abdominal, diarreia e *rash* cutâneo
- **Contraindicações:** geralmente são bem tolerados, mas pacientes com histórico de gastrite ou úlcera péptica devem usá-los com cautela
- **Interações:** aumentam o risco de alterações gastrintestinais quando associados ao consumo de álcool e corticosteroides, bem como de sangramentos quando associados a anticoagulantes orais
- **Cuidados de Enfermagem:**
  - Orientar o paciente sobre os possíveis efeitos colaterais
  - Aconselhar o paciente a não ingerir o medicamento com bebida alcoólica
  - Administrar o medicamento durante a refeição, a fim de evitar irritação gástrica (ibuprofeno e ácido acetilsalicílico [AAS])

- Não recomendar o uso de supositório em crianças < 3 anos (dipirona)
- Aplicar a escala de avaliação de dor conforme faixa etária antes e após administração do fármaco
- Orientar o paciente a ter cuidado ao dirigir ou executar tarefas que exijam atenção
- Anotar sinais vitais
- Comunicar se houver alteração de sinais vitais
- Supervisionar o uso do medicamento em idosos, os quais são mais propensos a reações adversas
- Atentar para interação medicamentosa.

Na Tabela 8.7, apresentamos a classificação dos principais analgésicos, antipiréticos e AINEs.

Tabela 8.7 Classificação dos principais analgésicos, antipiréticos e anti-inflamatórios não esteroides.

Grupo	Principais representantes
Derivados do ácido salicílico (salicilatos)	Ácido acetilsalicílico (Aspirina®), salicilato de sódio, salicilato de metila, diflunisal, flunfenisal, sulfassalazina, olsalazina
Derivados pirazolônicos	Dipirona (Novalgina®), fenilbutazona, apazona, sulfimpirazona
Derivados do para-aminofenol	Paracetamol, fenacetina (Tylenol®)
Derivados do ácido fenilacético	Diclofenaco de sódio (Cataflam®, Diclac®, Voltaren®)
Derivados do ácido propiônico	Ibuprofeno (Advil®), naproxeno, flurbiprofeno, cetoprofeno (Profenid®), fenoprofeno
Derivados do ácido enólico (oxicam)	Piroxicam, meloxicam, tenoxicam (Tilatil®), sudoxicam, isoxicam, ampiroxicam, droxicam, lornoxicam, cinoxicam
Derivado da sulfonanilida	Nimesulida (Scaflam®; Nisulid®)

Antiepilépticos/anticonvulsivantes

As principais características desses fármacos são:

- **Ação:** deprimem o SNC, atenuando ou abolindo as crises convulsivas. A ação dos antiepilépticos é classificada em:
  - Potencialização do GABA – benzodiazepínicos e fenobarbital (Gardenal®, Edhanol®)
  - Inibição dos canais de sódio – fenitoína (Hidantal®), carbamazepina (Tegretol®), ácido valproico (Depakene®) e lamotrigina
  - Inibição dos canais de cálcio – etossuximida e gabapentina
- **Indicações:** prevenção e combate a convulsões e epilepsias, que são descargas episódicas de alta frequência dos impulsos de um grupo de neurônios cerebrais, caracterizadas por breves ataques convulsivos, com perda da consciência, variando em frequência e gravidade. Também podem ser indicados nos quadros de dor neuropática, transtornos bipolares e transtornos de ansiedade
- **Reações adversas:** sonolência, fraqueza, tontura, cefaleia, distúrbios mentais e motores, náuseas e vômitos,

retenção hídrica e síndrome de abstinência estão entre as reações mais comuns
- **Contraindicações:** gestantes, lactantes e crianças somente devem fazer uso sob prescrição médica criteriosa
- **Interações:** antibióticos/antifúngicos, antidepressivos tricíclicos, salicilatos e cimetidina podem aumentar o efeito dos antiepilépticos. Os antiepilépticos podem diminuir a efetividade de contraceptivos orais e aumentar os níveis de glicemia em pacientes que fazem uso de medicamentos antidiabéticos
- **Cuidados de Enfermagem:**
  - Hidantal®:
    - Diluir a medicação, quando necessário, com água destilada ou solução fisiológica a 0,9%, pois ocorre rápida precipitação quando é utilizada solução glicosada
    - Atentar para a administração por via intramuscular, evitando escapes que podem acarretar necroses extensas devido ao pH elevado da solução
    - Lavar as extensões de infusão com soro fisiológico a 0,9% reduz risco de flebite e obstrução do acesso
    - Atentar para a precipitação do medicamento caso não seja refrigerado
    - Utilizar em até 1 hora após a diluição
    - Infundir em 20 a 30 minutos
  - Depakene®:
    - Administrar durante ou após as refeições
    - Orientar o paciente a engolir os comprimidos com um pouco de líquido; se necessário, os comprimidos podem ser quebrados ao meio, na linha marcada, e engolidos sem mastigar
    - Não mastigar, quebrar ou triturar os comprimidos de valproato
- **Cuidados gerais:**
  - Orientar o paciente que a descontinuação do medicamento não deve ser abrupta
  - Verificar sinais vitais
  - Comunicar se houver agitação ou sonolência
  - Orientar o paciente a não ingerir bebida alcoólica quando do uso do medicamento e ter cuidado ao executar tarefas que exijam atenção
  - Orientar o paciente sobre os efeitos colaterais
  - Orientar o paciente sobre a não recomendação da amamentação
  - Atentar para as interações medicamentosas.

Antiparkinsonianos

A doença de Parkinson é um distúrbio neurológico progressivo, degenerativo e sem cura que causa alterações progressivas dos movimentos, devido à degeneração dos neurônios dopaminérgicos da via nigroestriatal. Essa doença interfere nas mensagens transmitidas pelo SNC aos músculos esqueléticos por meio da parte somática do SNP que, por sua vez, dependem da dopamina e da acetilcolina para que a mensagem seja transmitida adequadamente. A doença de Parkinson é caracterizada clinicamente por: tremores em repouso, sendo inicialmente nas mãos e unilateralmente; rigidez muscular; e hipocinesia.

As principais características desses fármacos são:
- **Ação:** suplementação de dopamina no encéfalo ou bloqueio do excesso de acetilcolina. Dentre os fármacos utilizados no tratamento da doença de Parkinson a levodopa, que é a substância precursora da dopamina, é o principal fármaco. Os agonistas diretos de dopamina e os medicamentos que visam reduzir a estimulação colinérgica ou glutamatérgica a fim de manter o equilíbrio dos neurotransmissores excitatórios e inibitórios do SNC são:
  - Carbidopa + levodopa (Parkidopa®) e levodopa ou L dopa + benserazida (Prolopa®)
  - Biperideno: Cinetol® e Akineton®
  - Amantadina (Mantidan®)
  - Bromocriptina (Parlodel®)
  - Selegilina (Elepril®)
  - Pramipexol (Sifrol®)

> **SAIBA MAIS**
>
> Neurotransmissores são produtos químicos cerebrais que facilitam a comunicação entre as células cerebrais.

- **Indicações:** tratamento da doença de Parkinson e dos sintomas parkinsonianos extrapiramidais que podem ocorrer como consequência de trauma ou lesão neurológica, síndrome das pernas inquietas
- **Reações adversas:** boca seca, dificuldade de deglutição, anorexia, náuseas e vômitos, dor abdominal e constipação intestinal, cefaleia e tontura
- **Contraindicações:** pacientes com hipersensibilidade conhecida ao fármaco, pacientes com glaucoma, pacientes que fazem uso de antidepressivos ou opioides; gestantes ou lactantes devem ter prescrição cautelosa
- **Interações:** antiácidos podem aumentar o efeito da levodopa, antiepilépticos podem diminuir o efeito da levodopa, e antidepressivos podem aumentar o risco de HAS e discinesia
- **Cuidados de Enfermagem:**
  - Atentar para confusão mental, alucinações e ideias delirantes; agitação
  - Observar sonolência, tontura, tremor, visão turva
  - Anotar e comunicar se houver reações alérgicas e alteração de glicemia capilar (pacientes diabéticos)
  - Pesar em jejum
  - Anotar e comunicar se houver náuseas e vômitos ou inapetência e astenia
  - Verificar os sinais vitais com maior frequência
  - Atentar para padrão de sono
  - Prevenir queda (grades elevadas, acompanhar ao sanitário ou oferecer papagaio, comadre, manter acompanhante se possível)
  - No caso da levodopa e do sifrol, administrar medicamento em jejum.

Sedativos, tranquilizantes e hipnóticos

As principais características desses fármacos são:

- **Ação:** depressão do SNC, por aumento da atividade do GABA, uma substância química que inibe a atividade cerebral. Essa ação causa os efeitos de sonolência e relaxamento que tornam o medicamento eficaz para transtornos de ansiedade e sono. Sedativos e tranquilizantes são medicamentos que produzem efeito calmante e relaxante, e os hipnóticos induzem o sono, iniciando-o e mantendo-o

NA PRÁTICA

Se uma pessoa toma depressores do sistema nervoso central por longo prazo, ela pode precisar de doses maiores para alcançar os efeitos terapêuticos. O uso continuado também pode causar dependência e efeitos colaterais quando o medicamento é abruptamente reduzido ou interrompido. Em doses mais elevadas, alguns depressores do SNC podem se tornar anestésicos gerais.

- **Indicações:** esses fármacos podem retardar a atividade cerebral, o que os torna úteis no tratamento de ansiedade, síndrome do pânico, reações agudas ao estresse e transtornos do sono. Também são indicados nos quadros de convulsão ou crises convulsivas. Alguns exemplos de depressores do SNC agrupados por suas respectivas classes de medicamento constam na Tabela 8.8.

NA PRÁTICA

Antigamente os barbitúricos eram os medicamentos mais prescritos e consumidos por pacientes com insônia e ansiedade, porém a intensidade dos efeitos colaterais fez com que essa classe de medicamentos fosse gradativamente substituída por medicamentos benzodiazepínicos e não benzodiazepínicos. Atualmente, os barbitúricos são utilizados apenas em casos muito específicos.

- **Reações adversas:** tontura, sonolência, cefaleia e náuseas costumam ser mais comuns
- **Contraindicações:** pacientes que apresentam alteração no nível de consciência, com problemas respiratórios graves, usuários frequentes de álcool ou outras drogas ilícitas, gestantes e lactantes

Tabela 8.8 Classe de medicamentos depressores do SNC e seus principais representantes.

Classe de medicamentos depressores do SNC	Principais representantes
Benzodiazepínicos	Diazepam (Valium®), clonazepam (Rivotril®), alprazolam (Frontal®), bromazepam (Lexotan®), flunitrazepam (Rohypnol®), estazolam (Prosom®), midazolan (Dormonid®)
Não benzodiazepínicos – sedativos hipnóticos	Zolpidem (Ambien®), zopiclona (Imovane®), zaleplon (Sonata®)
Barbitúricos	Mefobarbital (Mebaral®), fenobarbital (Gardenal®, Luminal®), pentobarbital *sodium* (Nembutal®)

SNC: sistema nervoso central.

- **Interações:** antidepressivos, analgésicos opioides, cimetidina e álcool podem aumentar o efeito dos sedativos

IMPORTANTE

Os depressores do SNC não devem ser combinados com nenhuma medicação ou substância que cause sonolência, incluindo analgésicos, antialérgicos ou ingestão de álcool. Se combinados, podem alterar o padrão respiratório e cardíaco, o que pode ser fatal.

- **Cuidados de Enfermagem:**
  - Auxiliar o paciente na deambulação, evitando risco de queda
  - Por via oral, pode ser administrado com ou sem alimentos
  - Monitorar sinais vitais
  - Atenção à queda dos níveis de saturação de oxigênio e ocorrência de apneia
  - Orientar o paciente sobre os efeitos colaterais, como náuseas e vômito, na administração oral
  - Monitorar os pacientes idosos, que apresentam maior risco de intoxicação e efeitos colaterais, como distúrbio de comportamento, ataxia, tontura, que aumentam o risco de quedas e fraturas
  - Orientar o paciente a não dirigir nem operar máquinas pelo menos nas próximas 24 horas após o uso do fármaco e a não ingerir bebida alcoólica nem realizar mudanças posturais bruscas
  - Atentar para os sinais de abstinência (irritação, agitação) quando realizado o desmame do medicamento, que deve ser gradual.

Antidepressivos

As principais características desses fármacos são:

- **Ação:** epinefrina, dopamina, norepinefrina e serotonima são neurotransmissores monoaminérgicos, ou seja, então envolvidos na regulação de uma ampla gama de funções cerebrais, incluindo humor, atenção, processamento de recompensa, sono, apetite e cognição. Todos os fármacos que inibem a receptação dessas monoaminas, levando a uma concentração aumentada delas na fenda sináptica, têm mostrado ação efetiva contra quadros de depressão. É importante distinguir antidepressivos de psicoestimulantes. Esses últimos causam euforia superficial e temporária, agindo mais sobre o estado de vigilância, podendo aliviar sintomas de depressão leve ou moderada

IMPORTANTE

As consequências do uso abusivo de estimulantes do sistema nervoso central podem ser extremamente perigosas. Tomar altas doses desses medicamentos pode resultar em um batimento cardíaco irregular, alta temperatura corporal, insuficiência cardiovascular ou convulsões.

A classificação dos antidepressivos é apresentada na Tabela 8.9.

Tabela 8.9 Classificação dos antidepressivos.

Classificação dos antidepressivos	Principais representantes
Inibidores da monoamina oxidase, enzima mitocondrial responsável por inativar o excesso de neurotransmissores como a norepinefrina, dopamina e serotonina	Fenelzina (Parnate®), tranilcipromina, que não são seletivos para MAO-A/MAO-B; clorgilina e moclobemida (Aurorix®), que são MAO-A seletivos
Antidepressivos tricíclicos – inibidores não seletivos da captação de monoaminas	Imipramina e amitriptilina (Tryptanol®)
Inibidores seletivos da recaptação de serotonina	Fluoxetina (Prozac®), citalopran (Cipramil®), paroxetina (Azoprax®), sertralina (Zoloft®).
Inibidores não seletivos de norepinefrina e serotonina	Amitriptilina (Tryptanol®); nortriptilina (Pamelor®)
Outros inibidores não seletivos	Venlafaxina (Venlift®) e duloxetina: menos ações bloqueadoras de receptores e menos efeitos colaterais
Antidepressivos atípicos	Trazodona (Donaren®); mirtazapina (Remeron®); bupropiona (Welbutrin®)

- **Indicações:** episódios depressivos, depressão, transtornos de ansiedade, transtorno obsessivo compulsivo e bulimia nervosa
- **Reações adversas:** sonolência, tontura, cefaleia, insônia, tremor e fraqueza, boca seca, náuseas e constipação intestinal
- **Contraindicação:** gestantes não devem fazer uso de antidepressivos, exceto em situações específicas e prescrições criteriosas
- **Interações:** pacientes que usam fluoxetina não devem fazer uso de cisaprida, pimozida e carbamazepina. AINEs podem aumentar o risco de sangramento gastrintestinal e reduzir a eficiência do antidepressivo. Cimetidina pode aumentar os efeitos de boca seca e causar retenção urinária e visão turva
- **Cuidados de Enfermagem:**
  - Atentar para os efeitos colaterais
  - Observar diminuição da atenção
  - Verificar sinais vitais e PA
  - Anotar e comunicar se houver cefaleia, alucinações e hiperexcitabilidade.

Relaxantes musculares

As principais características desses fármacos são:

- **Ação:** os relaxantes musculares esqueléticos são medicamentos usados para relaxar e reduzir a tensão nos músculos. Alguns relaxantes atuam no cérebro ou na medula espinal bloqueando ou atenuando as vias nervosas excessivamente estimuladas, sendo chamados "relaxantes musculares de ação central", usados principalmente para aliviar os espasmos musculares dolorosos ou a espasticidade que ocorrem em distúrbios musculoesqueléticos e neuromusculares. São eles: carisoprodol (Mioflex®, Tandrilax®); ciclobenzaprina (Miosan®, Muscularé®); orfenadrina (Dorflex®, Fenaflex®); baclofeno (Baclon®, Lioresal®) e tizanidina (Relentus®, Zanaflex®, Sirdalud®). Os bloqueadores de ação periférica ou neuromusculares atuam na junção neuromuscular e são usados como auxiliares na anestesia geral, aliviando a espasticidade associada a uma variedade de condições. São classificados como relaxantes musculares de ação periférica o dantroleno (Dantrolen®) e os diferentes tipos de toxina botulínica

- **Indicações:** alívio da dor, relaxamento de alguns grupos musculares, entorse e distensão
- **Reações adversas:** entorpecimento, sonolência, sedação, letargia, constipação intestinal ou diarreia
- **Contraindicação:** pacientes com hipersensibilidade conhecida ao fármaco
- **Interação:** podem aumentar o efeito de depressores do SNC
- **Cuidados de Enfermagem:**
  - Monitorar sinais como fala arrastada, concentração diminuída, confusão, cefaleia, tontura e boca seca
  - Observar problemas com movimento e memória
  - Comunicar e anotar se houver náuseas e vômitos.

NA PRÁTICA

A dosagem de cada medicamento que age no sistema nervoso central dependerá dos sinais e sintomas apresentados pelo paciente/cliente, da tolerância medicamentosa, idade e peso. O médico deverá realizar uma análise de cada caso, visando à melhor terapêutica.

Fármacos que atuam no sistema cardiovascular

As doenças cardiovasculares são as principais responsáveis pelas mortes causadas por doenças crônicas não transmissíveis (DCNT) no mundo, e os adultos que vivem em países de baixa e média rendas, como o Brasil, têm o risco quase dobrado de morrer por DCNT do que aqueles que vivem em países ricos.

Das alterações cardiovasculares que levam à morte, destacam-se a HAS e os altos níveis de colesterol sanguíneo. Essas alterações podem ter origem genética, mas, na maioria dos casos, são reflexo de uma vida sem atividade física rotineira e de uma dieta com excesso de alimentos ultraprocessados, ricos em gorduras saturadas e açúcares.

IMPORTANTE

Vale lembrar que alguns medicamentos que atuam no sistema renal, como os diuréticos, também têm importante ação no sistema cardiovascular, pois retiram o excesso de líquido do corpo e, assim, reduzem a sobrecarga cardíaca e, por isso, são comumente utilizados para tratamento das alterações cardiovasculares. Esses medicamentos serão abordados mais adiante.

Os fármacos que atuam no sistema cardiovascular serão descritos a seguir.

Diuréticos

As principais características desses fármacos são:

- **Ações:** modificam a excreção ou a reabsorção de água e eletrólitos (sódio) pelos rins e reduzem a sobrecarga do coração e de todo o sistema cardiovascular. Esses fármacos são classificados em: diuréticos de alça, diuréticos osmóticos, diuréticos poupadores de potássio, tiazídicos e inibidores de anidrase carbônica. Para conhecer a ação de cada um deles, consulte o tópico mais à frente que aborda os fármacos que atuam no sistema renal
- **Indicações:** retenção de líquido associada à insuficiência cardíaca congestiva (ICC) e HAS, e remoção do excesso de líquido corporal para restabelecer o funcionamento do coração
- **Reações adversas:** tontura, vertigem, cefaleia, fadiga, hipotensão, desequilíbrio eletrolítico, cãibras
- **Contraindicações:** paciente com disfunção renal e/ou hepática, desequilíbrio hidroeletrolítico e ausência de diurese (anúria)
- **Interações:** o uso associado a fármacos anti-hipertensivos pode aumentar o risco de hipotensão, o uso de digitálicos pode aumentar o risco de arritmias
- **Cuidados de Enfermagem:**
  - Monitorar e anotar FC e PA
  - Observar e comunicar hipotensão arterial
  - Informar imediatamente ao médico ou ao enfermeiro caso o paciente relate tontura, dispneia ou mal-estar geral
  - Controlar micções.

Anti-hipertensivos

As principais características desses fármacos são:

- **Ação:** a maioria age dilatando as artérias (vasodilatação) e, com isso, aumentam o espaço para o sangue circular, diminuindo a pressão do sangue nas paredes das artérias. Além dos diuréticos (furosemida e hidroclorotiazida), outros fármacos também têm ação anti-hipertensiva, incluindo os antiadrenérgicos de ação central (clonidina, metildopa), os antiadrenérgicos de ação periférica (doxazosina, prazosina), os bloqueadores dos canais de cálcio (anlodipino, nifedipino, verapamil), os inibidores da enzima conversora de angiotensina (IECA – captopril, enalapril, lisinopril), os antagonistas dos receptores de angiotensina II (losartana) e os vasodilatadores (hidralazina e minoxidil)
- **Indicações:** redução da pressão arterial sistêmica, controle da arritmia e prevenção de angina
- **Reações adversas:** hipotensão, principalmente a postural, cefaleia, tontura e náuseas
- **Contraindicações:** hipotensão arterial e hipersensibilidade conhecida ao fármaco prescrito. Os IECA e os antagonistas dos receptores de angiotensina devem ser utilizados com extrema cautela em gestantes, sendo contraindicados durante o segundo e o terceiro trimestres de gestação

- **Interações:** podem ter seu efeito intensificado quando usados concomitantemente com outros anti-hipertensivos ou diuréticos e podem diminuir o efeito de alguns antidepressivos, anti-histamínicos (antialérgicos) e broncodilatadores
- **Cuidados de Enfermagem:**
  - Aferir e controlar a PA e a FC, e comunicar o enfermeiro ou o médico antes de administrar a medicação, caso identifique alteração nos sinais aferidos
  - Para mulheres em idade fértil, certificar-se de que não estejam grávidas antes de iniciar o tratamento. Reforçar a importância de utilizar métodos contraceptivos durante o tratamento e informar o profissional de Saúde responsável pelo acompanhamento do tratamento, caso a mulher tenha planos de engravidar
  - Acompanhar o paciente ao se levantar da cama, orientando-o a fazê-lo lentamente, a fim de evitar hipotensão postural.

Antilipemiantes

As principais características desses fármacos são:

- **Ação:** reduzem os níveis séricos de colesterol e triglicerídios e, como consequência, previnem eventos coronarianos e cardiovasculares. Classificados em estatinas (atorvastatina, fluvastatina, lovastatina, rosuvastatina, sinvastatina), inibidores da proproteína convertase subtilisina/kexina tipo 9 (PCSK9; evolocumabe, alirocumabe), resinas quelantes de ácidos biliares (colestipol, colestiramina) e niacina
- **Indicações:** pacientes com altos níveis de colesterol e triglicerídios, com ou sem risco de evoluírem para problemas coronarianos e/ou cardiovasculares mesmo após adequação de dieta, atividade física, entre outras mudanças comportamentais
- **Reações adversas:** cefaleia, tontura, insônia, dores abdominais, cólicas, constipação intestinal, náuseas e, principalmente elevação dos níveis de glicose sanguínea
- **Contraindicações:** pacientes com hipersensibilidade ao fármaco ou com distúrbios hepáticos, gravidez e lactação
- **Interações:** anticoagulantes e outros fármacos utilizadas no tratamento de distúrbios cardiovasculares
- **Cuidados de Enfermagem:**
  - Observar e comunicar queixas de constipação intestinal, náuseas ou tontura
  - Estimular a adoção de um estilo de vida mais saudável – alimentação menos industrializada, aumento no consumo de água, redução do tabagismo e do consumo de bebidas alcoólicas.

Glicosídios cardíacos (inotrópicos positivos)

As principais características desses fármacos são:

- **Ação:** aumentam a força de contração do coração, também chamada "efeito inotrópico positivo", e consequentemente ocorre diminuição dos batimentos cardíacos. A digoxina é o glicosídio cardíaco mais prescrito atualmente

- **Indicações:** ICC, quadros de taquicardia atrial paroxística e arritmias supraventriculares
- **Reações adversas:** náuseas, vômito, diarreia, vertigem, confusão mental, cefaleia e visão turva

> **IMPORTANTE**
> Os glicosídeos cardíacos podem facilmente causar toxicidade, por isso, antes de administrar digoxina, certifique-se de monitorar a frequência cardíaca do paciente e nunca administre o fármaco se constatar bradicardia.

- **Contraindicação:** pacientes com hipopotassemia (baixos níveis de potássio no sangue)
- **Interações:** pode haver interação com outros medicamentos que tratam a ICC, como espironolactona, verapamil e amiodarona
- **Cuidados de Enfermagem:**
    - Não administrar o medicamento por via intramuscular
    - Administrar o fármaco imediatamente após a diluição
    - Checar FC antes da administração do medicamento e, se possível manter paciente monitorado
    - Não administrar medicamento se o paciente apresentar bradicardia prévia e comunicar o ocorrido ao enfermeiro ou ao médico.

Antiarrítmicos

As principais características desses fármacos são:

- **Ação:** atuam na recuperação e na manutenção do ritmo do coração e são divididos em quatro classes:
    - Classe I – conhecidos como bloqueadores dos canais de sódio, atuam estabilizando as membranas ou anestesiando as células do miocárdio. É subdividida em Ia, por exemplo a disopiramida e a quinidina; Ib, por exemplo a lidocaína; e Ic, por exemplo a propafenona
    - Classe II – bloqueiam o estímulo causado pelos receptores betacardíacos responsáveis pelo aumento da FC; por exemplo, propranolol e acebutolol
    - Classe III – prolongam o potencial cardíaco. Bloqueiam os canais de potássio; por exemplo, a amiodarona e a ibutilida
    - Classe IV – bloqueiam os canais de cálcio e tornam mais lenta a condução dos nós sinoatrial e atrioventricular; por exemplo, verapamil
    - Classe V – fármacos que não se enquadram especificamente em nenhumas das classes anteriores como, por exemplo, digoxina, adenosina e sulfato de magnésio
- **Indicações:** taquicardia ventricular, extrassístoles atriais, taquicardia paroxística atrial e algumas taquicardias atriais
- **Reações adversas:** vertigem, fraqueza, sonolências e hipotensão são as principais reações adversas relacionadas a esses fármacos

- **Contraindicações:** hipersensibilidade conhecida a esses fármacos, gravidez e lactação
- **Interações:** disopiramida, quinidina e lidocaína
- **Cuidados de Enfermagem:**
    - Controlar PA, pulso e FR e, antes de administrar medicamento, comunicar ao médico ou ao enfermeiro casos de alterações
    - Observar condição geral do paciente, coloração da pele
    - Observar sinais de reações adversas.

Antianginosos e vasodilatadores

As principais características desses fármacos são:

- **Ações:** conhecidos como nitratos (nitroglicerina), esses fármacos relaxam a musculatura lisa dos vasos sanguíneos, aumentando o espaço interno das artérias e, consequentemente, o volume de sangue que flui dentro dos vasos. Os bloqueadores dos canais de cálcio (verapamil) reduzem o impulso do coração, reduzem a contração cardíaca e dilatam as artérias cardíacas
- **Indicações:** prevenir e aliviar a dor e as crises agudas de angina
- **Reações adversas:** cefaleia, tontura, fraqueza, hipotensão e rosto vermelho (rubor)
- **Contraindicações:** pacientes com hipersensibilidade conhecida aos fármacos, anemia, glaucoma (aumento da pressão ocular), hipotensão e histórico de infarto agudo do miocárdio (IAM). Os nitratos devem ser utilizados com cautela por pacientes com alterações hepáticas ou renais, histórico de traumatismo cranioencefálico grave e hipotireoidismo
- **Interações:** AAS, heparina e ingestão de bebida alcoólica
- **Cuidados de Enfermagem:**
    - Avaliar a dor, principalmente a angina
    - Obter histórico de alergia e uso de medicamentos.

Anticoagulantes, antiagregantes plaquetários e trombolíticos

As principais características desses fármacos são:

- **Ação:** os anticoagulantes previnem a formação e o aumento de um trombo; todos os anticoagulantes interferem nos fatores de coagulação do sangue. Os principais representantes desse grupo são: varfarinas e heparinas fracionadas e não fracionadas, inibidores diretos da trombina (IDTs). Os antiagregantes plaquetários impedem a formação de trombos no sistema arterial, e os trombolíticos dissolvem os coágulos sanguíneos

> **SAIBA MAIS**
>
> Os anticoagulantes não têm ação sobre trombos formados ou danos causados por eles, mas podem impedir a formação de coágulos e trombos adicionais.

- **Indicações:** prevenção e tratamento da trombose venosa profunda (TVS) e da embolia pulmonar (EP), no tratamento do IAM e na prevenção de trombos pós-cirurgias

- **Reações adversas:** ocorrência de sangramentos, equimoses, petéquias e hematomas, náuseas, vômitos, cólica abdominal, queda de cabelo e de pelo (alopecia)
- **Contraindicações:** pacientes com sangramento, HAS não controlada, doença renal ou hepática
- **Interações:** AAS e penicilinas
- **Cuidados de Enfermagem:**
  - Monitorar sinais de sangramento; não administrar o medicamento caso identifique sangramentos ativos
  - Monitorar sinais vitais e comunicar ao enfermeiro ou ao médico casos de alterações.

Cardiotônicos e inotrópicos

As principais características desses fármacos são:

- **Ação:** aumentam o débito cardíaco. Os principais representantes são: digoxina, ivabradina e milrinona
- **Indicações:** ICC e fibrilação atrial
- **Reações adversas:** arritmias, náuseas e anorexia
- **Contraindicações:** pacientes com intoxicação digitálica, insuficiência ventricular, miocardiopatia e taquicardia ventricular. Devem ser usados com cautela em pacientes com desequilíbrio hidroeletrolítico e distúrbios na tireoide
- **Interações:** hormônios tireoidianos, diuréticos e outros fármacos com ação no sistema cardiovascular
- **Cuidados de Enfermagem:**
  - Controlar PA e FC
  - Observar sinais de palidez, cianose e esforço ao respirar (dispneia) e comunicar sinais e sintomas ao médico ou ao enfermeiro.

Fármacos que atuam no sistema respiratório

O sistema respiratório é formado pelas vias respiratórias superiores e inferiores, pulmões e cavidade torácica. Esse sistema tem a troca gasosa como função principal, e qualquer alteração nele pode afetar o funcionamento do corpo todo, uma vez que todas as nossas células necessitam de oxigênio para sobreviver.

As principais alterações do sistema respiratório incluem rinite alérgica, tosse, resfriado, congestão, asma, enfisema e bronquite crônica. As três últimas acometem as vias respiratórias inferiores e são classificadas como doença pulmonar obstrutiva crônica (DPOC).

Os fármacos que atuam no sistema respiratório são: descongestionantes, anti-histamínicos, corticoides nasais, antitussígenos, expectorantes e mucolíticos, broncodilatadores e antiasmáticos.

Descongestionantes

As principais características desses fármacos são:

- **Ação:** promovem a vasoconstrição da mucosa com consequente redução do edema e da congestão, restabelecendo a perviedade nasal. Os principais representantes são: fenilefrina, pseudoefedrina (+ loratadina – Loranil-D®) e oximetazolina (Afrin®)
- **Indicações:** períodos críticos de congestão nasal, com efeito meramente sintomático e temporário e de congestão nasal nos casos de resfriado, rinite, sinusite e outras alergias respiratórias
- **Reações adversas:** descongestionantes tópicos podem causar apenas reações locais como ardência e ressecamento nasal; e os descongestionantes orais podem causar taquicardia, agitação, náuseas e vômitos
- **Contraindicações:** em recém-nascidos e lactentes, portadores de hipertireoidismo e de distúrbios cardiovasculares, e em pacientes que estejam usando inibidores da monoamina oxidase (IMAO)
- **Interações:** cefaleia intensa e HAS, se associados a IMAO, ou fármacos bloqueadores beta-adrenérgicos (utilizados nos tratamentos de doenças cardiovasculares)
- **Cuidados de Enfermagem:**
  - Verificar antecedentes cardíacos e de HAS
  - Atentar para sonolência e sudorese
  - Monitorar sinais vitais e comunicar ao médico se constatada hipotensão, bradicardia ou depressão respiratória.

Anti-histamínicos

As principais características desses fármacos são:

- **Ação:** bloqueiam a maioria dos efeitos da histamina, que é um importante mediador químico liberado em resposta a uma reação alérgica ou lesão tecidual. Está presente em altas concentrações no pulmão e na pele, e em concentrações particularmente elevadas no trato gastrintestinal.

Como exemplos do primeiro grupo temos a hidroxizina, a dexclorfeniramina e a prometazina; e, do segundo, a cetirizina, a fexofenadina, a loratadina, a epinastina, a levocetirizina, a rupatadina, a ebastina e a desloratadina

A principal diferença entre os medicamentos clássicos e os novos é a maior difusão através da barreira hematencefálica dos primeiros, provocando sonolência, o que pode dificultar a concentração e a execução de algumas tarefas que requeiram maior atenção, como dirigir e operar máquinas

> **SAIBA MAIS**
>
> Em doses altas, os anti-histamínicos clássicos podem causar depressão do SNC, por isso, alguns são utilizados para sedação. Alguns deles também podem ter efeitos adicionais antipruriginosos (contra coceiras) ou antieméticos (contra náuseas e vômitos).

- **Indicações:** alívio dos sintomas advindos de processos alérgicos (rinite alérgica, conjuntivite alérgica, reações alérgicas a medicamentos, sangue e plasma), adjuvantes nos tratamentos de choque anafilático e adjuvantes dos analgésicos
- **Reações adversas:** sonolência, sedação, ressecamento de boca, nariz e garganta
- **Contraindicações:** recém-nascidos, lactentes prematuros, durante gestação e lactação, ou pacientes que tenham sensibilidade conhecida a algum fármaco.

Pacientes que fazem uso de IMAO também não devem utilizar anti-histamínicos
- **Interações:** rifampicina pode reduzir a ação do anti-histamínico, IMAO e medicamentos depressores do SNC podem aumentar o efeito sedativo do anti-histamínico, betabloqueadores podem ter aumento dos efeitos cardiovasculares quando associados aos anti-histamínicos
- **Cuidados de Enfermagem:**
    - Anti-histamínicos de primeira geração – maleato de dexclorfeniramina (Polaramine®), prometazina (Fenergan®)
        - Administrar prometazina, preferencialmente pelas vias intramuscular e oral
        - Atentar para sonolência
        - Anotar aumentos de peso e apetite
    - Anti-histamínicos de segunda geração – cetirizina (Zyrtec®), loratadina (Claritin®)
        - Não recomendados para crianças menores 2 anos
        - Orientar o paciente sobre os riscos de dirigir veículos ou executar tarefas que exijam atenção
        - Observar excitação nas crianças de baixa idade e comunicar ao médico ou ao enfermeiro
        - Atentar para alterações comportamentais (ansiedade, nervosismo, hiperatividade, entre outras)
        - Orientar uso de gomas ou chicletes sem açúcar, devido à secura da boca
        - Observar se houver alteração da percepção visual e relatar ao médico ou ao enfermeiro
        - Verificar sinais vitais (FC, FR e PA)
    - Pesar em jejum.

Corticoides nasais

As principais características desses fármacos são:

- **Ação:** os glicocorticoides, também chamados "corticoides" ou "corticosteroides", são medicamentos poderosos, derivados do hormônio cortisol, produzido pela glândula suprarrenal. São usados na prática médica nas versões sintéticas, produzidas laboratorialmente, do hormônio natural cortisol. Existem várias formulações sintéticas de corticoides e as mais usadas são prednisona (Meticorten®), prednisolona (Predsim®), hidrocortisona (Solu-cortef®, Cortison®, Cortisonal®), dexametasona, metilprednisolona e beclometasona via inalatória (Clenil®, Miflasona®). Na asma, é muito comum a administração do corticoide inalatório. Na rinite e na sinusite, a via preferencial é a intranasal
- **Indicação:** eficácia no tratamento da rinossinusite (alérgica e não alérgica com eosinofilia), por conseguirem reduzir o processo inflamatório da mucosa e, consequentemente, da hiper-reatividade nasal
- **Reações adversas:** intimamente relacionadas com a dose e o tempo de uso. O uso contínuo de corticoides sistêmicos, normalmente por mais de 1 ano, com doses maiores que o equivalente a 10 mg de prednisona por dia, pode causar alterações oftalmológicas, como catarata e glaucoma
- **Contraindicações:** pacientes que apresentem sensibilidade ao fármaco; sua prescrição para gestantes e crianças deve ser cautelosa
- **Interação:** o uso de cimetidina pode reduzir a efetividade dos corticoides nasais
- **Cuidados de Enfermagem** (relacionados ao uso contínuo do medicamento):
    - Pesar em jejum
    - Registrar alteração de peso
    - Realizar teste de glicemia capilar e anotar o resultado
    - Comunicar ao médico ou ao enfermeiro se houver alteração dos níveis de glicose
    - Atentar para sintomas depressivos
    - Observar se o paciente apresenta alteração do sono
    - Mensurar edema.

Antitussígenos, expectorantes e mucolíticos

As principais características desses fármacos são:

- **Ação:** a maioria dos antitussígenos deprime o centro da tosse localizado no SNC; outros atuam diretamente na árvore traqueobrônquica. A tosse representa um mecanismo de defesa, pois evita o acúmulo de secreções nos brônquios. Por esse motivo, só deve ser combatida quando se torna excessiva. Os principais antitussígenos são: codeína (Belacodid®), clobutinol (Silomat®) e dropropizina (Vibral®). Os expectorantes fluidificam as secreções respiratórias e, por isso, facilitam sua excreção. A guaifenesina é um exemplo de expectorante. Os mucolíticos também reduzem a expessura do muco e a aderência das secreções, facilitando sua excreção e reduzindo a inflamação das vias respiratórias. Os principais mucolíticos são: acetilcisteína (Fluimucil®), ambroxol (Mucosolvan®) e carbocisteína (Mucolitic®)
- **Indicações:** os antitussígenos são indicados para o alívio da tosse improdutiva, os expectorantes como auxiliares na eliminação das secreções respiratórias, e os mucolíticos para o tratamento de complicações pulmonares associadas à fibrose cística, a doenças pulmonares agudas, a cirurgias e anestesias e outras complicações que resultem em excesso de muco

SAIBA MAIS

A acetilcisteína também pode ser utilizada em casos de intoxicação por paracetamol, podendo inclusive prevenir danos hepáticos causados pelo excesso desse fármaco.

- **Reações adversas:** apesar de incomuns, as principais reações podem ser tontura, vertigem e sonolência
- **Contraindicações:** pacientes com histórico de hipersensibilidade a algum desses fármacos; além disso, os antitussígenos de ação central são contraindicados para lactentes prematuros, e os mucolíticos não devem ser utilizados por pacientes com asma
- **Interações:** quando associados aos antitussígenos de ação central, outros medicamentos que deprimem o SNC e o consumo de álcool podem aumentar seu efeito sedativo

- **Cuidados de Enfermagem:**
  - Observar persistência dos sinais clínicos, como tosse seca e dificuldade de eliminar secreções brônquicas
  - Oferecer líquidos se não houver contraindicações
  - Monitorar outros desconfortos respiratórios
  - Observar quadros de alternação do nível de consciência e comunicar a ocorrência ao médico ou ao enfermeiro
  - Anotar aspecto e quantidade de secreção.

Broncodilatadores

As principais características desses fármacos são:

- **Ação**: produzem o relaxamento da musculatura brônquica, melhorando a função pulmonar pela dilatação das vias respiratórias, que constituem a base para a maioria dos distúrbios pulmonares crônicos. Os principais representantes são:
  - Agonistas dos receptores adrenérgicos β2 de ação curta – salbutamol (Aerolin®) e fenoterol (Berotec®)
  - Agonistas dos receptores adrenérgicos β2 de ação mais longa – formoterol (Foradil®) e salmeterol (Serevent®)
  - Derivados das xantinas (broncodilatadores de baixa potência e elevado risco de efeitos colaterais) – os mais conhecidos são a teofilina e a aminofilina
  - Anticolinérgicos – brometo de ipratrópio (Atrovent®), tiotrópio, aclidínio e glicopirrônio
- **Indicações:** broncospasmo causado pela asma, condição pulmonar comum provocada pela inflamação das vias respiratórias; DPOC, doença pulmonar geralmente causada pelo tabagismo que causa o bloqueio das vias respiratórias, embora possa ser parcialmente revertida com o tratamento; quadros de bronquite, enfisema e bronquiectasia
- **Reações adversas:** taquicardia, palpitações e arritmias, cefaleia, ansiedade, inquietação, irritabilidade e insônia
- **Contraindicações:** pacientes com hipersensibilidade a algum dos fármacos, que apresente arritmias cardíacas com elevação da FC
- **Interações**: podem aumentar os efeitos dos agentes adrenérgicos (utilizados no tratamento da hipotensão e do choque), bem como causar hipotensão quando associados aos fármacos tricíclicos (para tratamento da depressão). Quando do uso de teofilina, sua ação pode ser reduzida se associada ao uso de barbitúricos, hidantoínas, cetoconazol, rifampicina e nicotina
- **Cuidados de Enfermagem:**
  - Orientar o paciente sobre os efeitos colaterais
  - Atentar para o estado mental: agitação, ansiedade, nervosismo, cefaleia, convulsões e insônia
  - Observar se houver palpitações e arritmias
  - Controlar o medicamento – infusão intravenosa lenta; atenção às doses terapêuticas muito próximas das tóxicas
  - Anotar queixas gastrintestinais (pirose) e comunicar ao médico ou ao enfermeiro.
  - Atentar para o padrão de sono.

Antiasmáticos

As principais características desses fármacos são:

- **Ação:** reduzem a inflamação subjacente relacionada com a asma persistente. Os antiasmáticos podem ser corticosteroides inalados (beclometasona ou flunisolida) e estabilizadores de mastócitos (cromoglicado dissódico)
- **Indicações:** profilaxia ou tratamento da inflamação associada à asma crônica
- **Reações adversas:** apesar de incomuns, os fármacos administrados por inalação podem causar irritação na garganta, rouquidão, infecção na boca, na garganta e nas vias respiratórias superiores
- **Contraindicações:** pacientes com histórico de hipersensibilidade a algum dos fármacos, pacientes com broncospasmo agudo, quadros agudos de asma
- **Interações:** não há relato de interações significativas
- **Cuidados de Enfermagem:**
  - Observar persistência dos sintomas
  - Acompanhar piora do quadro inflamatório e comunicar o ocorrido ao médico ou ao enfermeiro
  - Monitorar piora do desconforto respiratório.

Fármacos que atuam no sistema gastrintestinal

O trato gastrintestinal superior é formado por boca, esôfago e estômago, e o trato gastrintestinal inferior é formado por intestino, reto e ânus. Esse sistema é constituído por um longo tubo através do qual os alimentos e líquidos entram e são processados e seus nutrientes absorvidos. A parte não aproveitada pelo corpo é eliminada desse tubo para o ambiente externo.

A boca é responsável pela captação de alimentos e líquidos e também pela fragmentação dos alimentos que são misturados com a saliva (primeira etapa do processo de digestão). O esôfago conecta a boca ao estômago. No estômago, o alimento é misturado com ácidos e enzimas que irão deixá-lo pronto para ser absorvido. O intestino delgado é responsável pela absorção de água e nutrientes contidos nos alimentos e nos líquidos ingeridos. Se por algum motivo o trânsito intestinal for rápido demais, a água e os nutrientes não serão absorvidos, resultando em um quadro denominado "diarreia". Por outro lado, se o trânsito intestinal for muito lento, a água será quase completamente absorvida, o que tornará as fezes mais secas, resultando em constipação intestinal.

Quando os ácidos presentes no estômago têm sua excreção alterada ou retornam para o esôfago, pode haver irritação ou lesão nos tecidos. Os fármacos que atuam no sistema gastrintestinal superior agem, principalmente, no controle da produção de ácidos do estômago e no tratamento de sintomas relacionados, como náuseas e vômitos.

O trânsito intestinal pode ser afetado por muitos fatores, incluindo patologias (doença de Crohn, retocolite ulcerativa e outras doenças intestinais inflamatórias), infecções ou alguns medicamentos. Os medicamentos que atuam no sistema gastrintestinal inferior agem, principalmente, tratando as doenças inflamatórias intestinais e os sintomas relacionados como, por exemplo, a dor, a diarreia ou a constipação intestinal e a distensão.

Antiácidos

As principais características desses fármacos são:

- **Ação:** neutralizam a ação dos ácidos gástricos e promovem redução dos sintomas como pirose e desconfortos. Dentre os antiácidos mais conhecidos estão hidróxidos de alumínio, carbonato de cálcio, sais de magnésio e bicarbonato de sódio
- **Indicações:** pirose, indigestão, azia, doença do refluxo gastresofágico (DRGE) e úlcera péptica

> **SAIBA MAIS**
>
> Alguns antiácidos também podem ser indicados para o tratamento de outros problemas. O carbonato de cálcio, por exemplo, é indicado para suplementação de cálcio em alguns casos de osteoporose, e o magnésio pode ser indicado para tratar a deficiência desse mineral em casos de desnutrição ou etilismo.

- **Reações adversas:** antiácidos com magnésio podem causar diarreia e hipermagnesemia (náuseas, vômito, hipotensão e alterações respiratórias), os que contêm alumínio e cálcio podem provocar constipação intestinal. Reações mais graves podem incluir alcalose metabólica, hiperacidez de rebote e alteração do nível de consciência
- **Contraindicações:** dor abdominal de causa desconhecida; pacientes hipertensos, com ICC ou com restrição de sódio não devem fazer uso de antiácidos que contenham sódio; e aqueles que apresentam cálculo renal ou hipercalcemia e insuficiência respiratória não devem utilizar antiácidos à base de cálcio. Durante a gravidez, devem ser usados somente sob prescrição médica rigorosa
- **Interações:** podem reduzir a ação da digoxina, isoniazida, fenitoína, clorpromazina, tetraciclina, dos corticosteroides e salicilatos
- **Cuidados de Enfermagem:**
  - Observar melhora ou persistência dos sintomas
  - Não administrar nenhum medicamento por via oral entre 1 e 2 horas depois da administração oral de antiácidos
  - Registrar aspectos das evacuações, visto que os antiácidos podem causar constipação intestinal ou diarreia.

Antissecretores

Reduzem a produção dos ácidos gástricos, agem como antagonistas da histamina H2, inibidores da bomba de prótons, inibidores da pepsina, prostaglandinas e bloqueadores colinérgicos.

Antagonistas da histamina H2

As principais características desses fármacos são:

- **Ação:** inibem a ação da histamina nas células do estômago com receptores H2 e reduzem a secreção de ácido gástrico, podendo ser administrados pelas vias oral, intramuscular e intravenosa. Os antagonistas de histamina H2 são os mais comumente utilizados porque atuam de maneira seletiva, ou seja, somente no estômago, e os mais conhecidos são ranitidina, cimetidina e famotidina
- **Indicações:** prevenção ou tratamento de pirose, indigestão, azia, DRGE e úlceras gástricas ou duodenais
- **Reações adversas:** apesar de serem raras, as principais reações incluem diarreia, tontura, sonolência e confusão mental. Podem causar bradicardia em infusões intravenosas rápidas
- **Contraindicações:** pacientes com problemas renais ou hepáticos, idosos, grávidas e lactantes devem utilizá-los com cautela e sob prescrição médica rigorosa
- **Interações:** podem ter ação diminuída quando administrados com antiácidos e metoclopramina, podem aumentar a ação da digoxina e de analgésicos opioides com risco para depressão respiratória, podem potencializar a ação de anticoagulantes orais
- **Cuidados de Enfermagem:** administrar por via intravenosa lentamente para evitar bradicardia; verificar se comprimidos podem ser triturados ou se cápsulas podem ser abertas antes da administração por sonda.

Inibidores da bomba de prótons

As principais características desses fármacos são:

- **Ação:** inibem a enzima gástrica hidrogênio-potássio adenosina trifosfatase (H^+/K^+ ATPase), responsável pela secreção do ácido clorídrico (principal ácido gástrico) pelas células do estômago, ou seja, esses fármacos bloqueiam a produção dos ácidos pela mucosa gástrica. Os inibidores da bomba de prótons mais conhecidos são o omeprazol e o pantoprazol
- **Indicações:** tratamento ou alívio dos sintomas associados às úlceras gástricas ou duodenais, principalmente àquelas relacionadas com a infecção pelo *H. pylori*, o DRGE e a esofagite. Também podem ser usados para prevenir sangramento em pacientes em uso de agentes antiplaquetários

> **SAIBA MAIS**
>
> As infecções gástricas causadas por *Helicobacter pylori* e úlcera péptica normalmente são tratadas com a associação de um inibidor de bomba de próton e dois antibióticos (claritromicina e amoxicilina), conhecida como "esquema tríplice".

- **Reações adversas:** as mais comuns incluem cefaleia, dor abdominal, náuseas e diarreia. Seu uso por tempo prolongado pode causar descalcificação óssea e, consequentemente, osteoporose ou fraturas de quadril, punho e coluna vertebral

> **PARA REFLETIR**
>
>
>
> J.N. (Caso-cenário 1) recebeu a prescrição de Omeprazol 20 mg para proteger sua mucosa gástrica e evitar desconforto abdominal, porém uma das reações adversas desse medicamento inclui a cefaleia, quadro que justificou sua internação. Dessa maneira, observe a evolução e persistência das dores de cabeça e, em caso de dúvida, converse com o enfermeiro ou médico da unidade.

- **Contraindicações:** em pacientes idosos ou com problemas hepáticos, devem ser usados com cautela. O omeprazol pode ser utilizado por gestantes, desde que sob prescrição médica rigorosa. Os demais inibidores da bomba de prótons são contraindicados a gestantes ou lactantes
- **Interações:** incompatíveis com vancomicina e midazolam; se administrados por via intravenosa, podem aumentar a ação de diazepam, fenitoína, anticoagulantes orais e varfarina.
- **Cuidados de Enfermagem:**
  - Observar o aparecimento de reações adversas e comunicá-lo ao enfermeiro ou ao médico
  - Monitorar o uso de medicamentos que possam provocar interações
  - Acompanhar desaparecimento dos sintomas e desconfortos.

Antieméticos

As principais características desses fármacos são:

- **Ação:** agem no SNC e SNP, nas áreas responsáveis pelas náuseas e pelo vômito, e também no estômago, reduzindo sua irritação e/ou sensibilidade. Os mais conhecidos são metoclopramida, dimenidrinato, difenidramina e ondansetrona

SAIBA MAIS

A metoclopramida também é indicada para acelerar o esvaziamento gástrico, ou seja, aumentar a produção das secreções digestivas e contrações gástricas.

- **Indicações:** prevenção ou tratamento de náuseas e vômitos de diversas causas como, por exemplo, hiperêmese gravídica, infecções bacterianas ou virais, procedimentos cirúrgicos, administração de agentes antineoplásicos e tratamento com radioterapia
- **Reação adversa:** sonolência é a mais comum
- **Contraindicação:** pacientes que apresentam depressão de SNC não devem fazer uso de antieméticos, além disso, as causas de náuseas e vômitos devem ser investigadas para que seja corretamente tratadas
- **Interações:** quando utilizados em associação a medicamentos depressores do SNC, podem potencializar o efeito sedativo; e antiácidos podem diminuir sua ação antiemética
- **Cuidados de Enfermagem:** documentar o número de vezes que o paciente referiu náuseas ou apresentou vômito, e a quantidade aproximada de líquido perdido. Vômitos intensos exigem atenção para sinais de desidratação ou desnutrição (PA baixa, palidez, apatia, pulso fino e FR alterada, perda de peso).

Antidiarreicos

As principais características desses fármacos são:

- **Ação:** reduzem o peristaltismo intestinal. O cloridrato de loperamida é o mais utilizado
- **Indicações:** diarreia aguda inespecífica e sem caráter infeccioso, diarreia crônica associada às doenças inflamatórias intestinais e nos casos de ileostomias e colostomias com perda excessiva de água e eletrólitos
- **Reações adversas:** anorexia, náuseas, vômitos, constipação intestinal, tontura, sonolência e cefaleia
- **Contraindicações:** quadros de diarreia infecciosa, principalmente aqueles causados por *E. coli*, *Salmonella* e *Shigella* spp., icterícia obstrutiva e crianças com idade inferior a 2 anos
- **Interações:** podem aumentar o risco de depressão do SNC, quando associados a anti-histamínicos, opioides, sedativos e hipnóticos; podem aumentar o risco de crise hipertensiva quando associados a antidepressivos IMAO.
- **Cuidados de Enfermagem:**
  - Comunicar ao enfermeiro ou ao médico se a diarreia persistir por mais de 2 dias
  - Atenção especial aos pacientes com problemas hepáticos
  - Grávidas e lactantes devem utilizar apenas sob prescrição médica rigorosa.

Antiflatulentos

As principais características desses fármacos são:

- **Ação:** auxiliam o corpo a liberar os gases por meio de eructação ou flato. Os medicamentos mais conhecidos são a simeticona e o carvão ativado
- **Indicações:** aliviar os sintomas dolorosos do acúmulo de gases no trato digestório, distensão por gases no pós-operatório, indigestão, úlcera péptica e diverticulite
- **Reações adversas:** não existem registros de reações adversas associadas ao uso desses medicamentos
- **Contraindicações:** pacientes com hipersensibilidade conhecida a esses medicamentos não devem fazer uso deles. Gestantes devem utilizá-los apenas sob prescrição médica criteriosa
- **Interação:** o carvão ativado pode reduzir o efeito de alguns medicamentos
- **Cuidados de Enfermagem:**
  - Monitorar alívio dos sintomas e da dor
  - Devem ser administrados preferencialmente depois de cada refeição e ao deitar.

Laxantes

As principais características desses fármacos são:

- **Ação:** os laxantes têm mecanismos diferentes de ação e podem agir acrescentando volume e água no conteúdo intestinal, estimulando o peristaltismo (p. ex., Psyllium), ou ainda lubrificando a parede intestinal e amolecendo as fezes (p. ex., óleo mineral), promovendo a retenção de água na massa fecal e amolecendo as fezes (p. ex., docusato), desidratando os tecidos locais e, consequentemente, aumentando o peristaltismo (p. ex., glicerina) ou aumentando o peristaltismo por ação direta no intestino (p. ex., sene)
- **Indicações:** alívio e prevenção da constipação intestinal

- **Reações adversas:** diarreia, desidratação, dor e desconforto abdominal, náuseas, vômitos, irritação perianal, flatulência e fraqueza.
- **Contraindicação:** pacientes que apresentam impactação fecal, obstrução intestinal, hepatite aguda, dor abdominal, náuseas ou vômito de causa desconhecida
- **Interação:** laxantes podem reduzir os efeitos de alguns medicamentos
- **Cuidados de Enfermagem:**
  - Observar presença ou persistência de constipação intestinal e comunicá-la ao médico ou ao enfermeiro
  - Comunicar reações adversas, principalmente hidratação, ao médico ou ao enfermeiro
  - Não administrar o carvão ativado 2 horas antes ou 1 hora depois da ingesta de outros medicamentos (o carvão ativado absorve outros fármacos no trato gastrintestinal)
  - Não administrar o medicamento em caso de queixa de dor abdominal, náuseas e vômitos.

Fármacos que atuam no sistema urinário

Rins, ureteres, bexiga e uretra formam o sistema urinário, que é responsável por regular os líquidos corporais, por isso, distúrbios que envolvem principalmente a homeostase de sódio e água devem agir nesse sistema; nesse caso, estão envolvidos os medicamentos diuréticos.

Cada segmento do néfron – túbulo contornado proximal (TCP), membro ascendente espesso da alça de Henle (TAH), túbulo contornado distal (TCD) e túbulo coletor cortical (TCC) – tem um mecanismo diferente para reabsorver sódio e outros íons. Os subgrupos dos diuréticos que excretam o sódio baseiam-se nesses locais e nos processos que ocorrem no néfron. Vários outros fármacos alteram a excreção de água. Os efeitos dos agentes diuréticos são previsíveis a partir do conhecimento da função do segmento do néfron em que atuam.

Como os mecanismos de reabsorção de sal e água diferem em cada um dos quatro principais segmentos tubulares, os diuréticos que atuam nesses segmentos têm mecanismos diferentes de ação. Os medicamentos mais comumente usados com finalidade diurética são os que agem predominantemente nos túbulos renais.

NA PRÁTICA

Fármacos que atuam nos rins têm importantes aplicações nos distúrbios renais, cardiovasculares e endócrinos.

Diuréticos

As principais características desses fármacos são:

- **Ações:** diminuem o volume circulante e a resistência periférica, facilitando a ejeção de sangue pelo coração (redução da pós-carga) e aumentando o débito cardíaco e a tolerância ao exercício; alteram a excreção ou a absorção de eletrólitos no rim; e mantêm o fluxo urinário; nesse caso, indica-se o uso de diuréticos osmóticos ou diuréticos de alça
- **Indicações:** HAS, ICC, na profilaxia da insuficiência renal e na redução de edemas pelo aumento excessivo de líquidos acumulados, sobretudo no espaço extracelular (intersticial)

Os diuréticos são classificados conforme apresentado na Tabela 8.10.

PARA REFLETIR

J.N. (Caso-cenário 1) é hipertenso e faz uso diário de furosemida 40 mg. Como você acabou de ver, apesar de a furosemida atuar no sistema urinário, ela é um diurético e, por isso, reduz o volume circulante e a resistência periférica e, com isso, auxilia na redução e no controle da pressão arterial.

NA PRÁTICA

A espironolactona inibe a secreção de testosterona e, por isso, pode ser utilizada na terapia hormonal de transgêneros em associação a hormônios femininos durante o processo de mudança do sexo masculino para o feminino.

Tabela 8.10 Classificação dos diuréticos.

Classificação dos diuréticos	Principais representantes
Diuréticos que atuam modificando a hemodinâmica renal	Teofilina (Teolong®, Aminofilina®), amina simpatomimética (Aramin®), dopamina (Revivan®)
Diuréticos que atuam no túbulo proximal (inibidores da anidrase carbônica)	Acetazolamida (Diamox®, Zolamox®), diclorfenamida
Diuréticos que atuam na alça de Henle (inibidores do cotransporte de Na-K-2Cl)	Furosemida (Lasix®); bumetanida; piretanida; torasemida, ácido etacrínico
Diuréticos tiazídicos (diuréticos que atuam no túbulo distal)	Derivados benzotiadiazínicos; clorotiazida; hidroclorotiazida (Hidroclorotiazina®; Clorana®)
Derivados heterocíclicos	Clortalidona (Clortalidona®; Higroton®), metolazona
Diuréticos osmóticos (atuam principalmente nos túbulos proximais)	Manitol, sorbitol
Diuréticos que atuam no ducto coletor cortical (antagonista da aldosterona, poupador de K)	Espironolactona (Aldactone®)
Bloqueadores dos canais de sódio	Amilorida triantereno (Amilorid®)

- **Reações adversas:** as mais comuns incluem alteração de eletrólicos (hipo ou hiperpotassemia, hipomagnesemia, hipocalcemia, hiponatremia), hipotensão, fraqueza, vertigem, cefaleia, hipovolemia e alcalose metabólica
- **Contraindicações:** pacientes que apresentam desequilíbrio nos níveis de eletrólitos séricos, principalmente sódio, potássio e cálcio, e aqueles com disfunção renal ou hepática grave
- **Interações:** os inibidores da anidrase carbônica podem diminuir o efeito da primidona; diuréticos de alça aumentam o risco de sangramento quando associados a anticoagulantes ou trombolíticos, elevam o risco de arritmias quando associados com digitálicos e têm seu efeito reduzido quando associados às hidantoínas, aos AINEs e aos salicilatos
- **Cuidados de Enfermagem:**
  - Anotar e comunicar alterações no padrão urinário
  - Anotar e comunicar alterações nos sinais vitais, principalmente PA e frequências cardíaca/de pulso, e comunicá-las ao médico ou ao enfermeiro
  - Comunicar o paciente sobre os possíveis efeitos colaterais
  - Registrar se houver cefaleia e comunicá-la ao médico ou ao enfermeiro
  - Observar regressão de edema
  - Atentar para sintomas como boca seca e sede
  - Cuidados com a dosagem.

Analgésicos urinários
- As principais características desses fármacos são:
- **Ação:** efeito analgésico tópico sobre o revestimento urinário e consequente alívio da dor nos casos de infecção do trato urinário (ITU). Os analgésicos urinários mais comuns são a fenazopiridina e o metenamina
- **Indicação:** dor ao urinar em decorrência de ITU
- **Reações adversas:** anorexia, náuseas, vômito e diarreia, dor abdominal, cefaleia e prurido

IMPORTANTE

O paciente deve ser informado de que esse tipo de medicamento pode colorir a urina em laranja escuro. Esse pigmento mancha as roupas íntimas, por isso, recomenda-se que o paciente use vestimentas íntimas de cor escura durante o tratamento.

- **Contraindicações:** paciente com hipersensibilidade ao fármaco, gestantes, lactantes e pacientes com comprometimento renal ou hepático. A prescrição deve ser cautelosa para pacientes alérgicos a corantes
- **Interações:** não existem relatos de interação com os analgésicos urinários.
- **Cuidados de Enfermagem:**
  - Observar persistência de dor ao urinar
  - Verificar ocorrência de reações adversas e comunicá-las ao médico ou ao enfermeiro
  - Se não houver contraindicação, estimular a ingestão de líquidos.

Fármacos que atuam no sistema endócrino

O sistema endócrino é composto pelas glândulas localizadas em várias partes do corpo com a função de produzir e regular a produção de hormônios que auxiliam nas mais diversas funções.

Conforme mostra a Figura 8.8, as glândulas que formam o sistema endócrino são: hipófise, tireoide e paratireoides, suprarrenais, pâncreas, testículos e ovários.

As alterações do sistema endócrino, normalmente, acarretam problemas crônicos de saúde por disfunção na produção dos hormônios, como o diabetes melito e o hipotireoidismo.

Fármacos antidiabéticos
Indicados quando há elevação no nível de glicose ou produção inadequada de insulina pelo pâncreas. Hipoglicemiantes orais e insulina são os representantes desse grupo de fármacos.

Hipoglicemiantes orais
As principais características desses fármacos são:
- **Ação:** reduzem os níveis de glicemia em pacientes com diabetes tipo 2 ou em quadro de pré-diabetes. A metformina é o fármaco mais conhecido dessa classe
- **Indicações:** pacientes com diabetes tipo 2 ou em quadro de pré-diabetes que não respondem bem às alterações no estilo de vida (dieta equilibrada e atividade física regular)
- **Reações adversas:** náuseas, vômito e diarreia
- **Contraindicações:** pacientes com alteração na função renal, gestantes e lactantes
- **Interação:** má absorção de vitamina B_{12}
- **Cuidados de Enfermagem:**
  - Controlar glicemia capilar conforme prescrição médica ou de Enfermagem
  - Em caso de sinais de hipoglicemia, comunicar ao médico ou ao enfermeiro antes da administração do medicamento
  - Administrar o medicamento preferencialmente junto com as refeições
  - Observar reações adversas e comunicá-las ao médico ou ao enfermeiro
    - Observar interação com outros medicamentos.

Insulina
As principais características desses fármacos são:
- **Ações:** ajudam as moléculas de glicose a penetrar nas células, estimulam a síntese de glicogênio pelo fígado e ajudam no controle dos níveis de glicose no organismo. Insulina regular, insulina humana recombinante (NPH) e lispro são as mais conhecidas
- **Indicações:** controle do diabetes tipo 1, em determinadas situações do diabetes tipo 2, no tratamento da cetoacidose diabética e em casos específicos de hipopotassemia
- **Reações adversas:** hipoglicemia e hiperglicemia

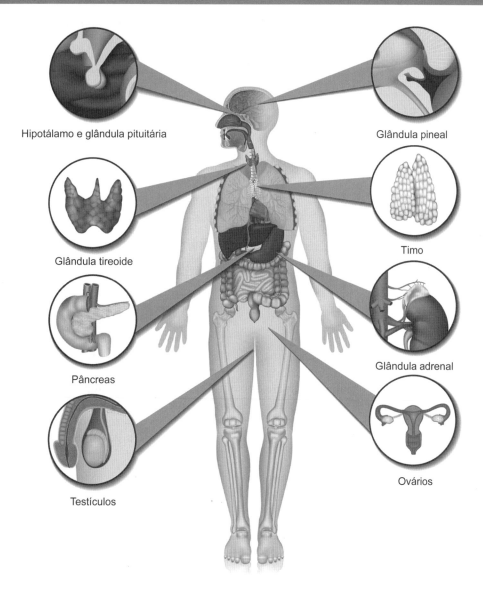

Figura 8.8 Sistema endócrino. (Fonte: iStock: ©medicalstocks)

- **Contraindicações:** pacientes que apresentam hipoglicemia, com alterações hepáticas ou renais
- **Interações:** contraceptivos orais, corticoides, diuréticos, antivirais, hormônios da tireoide e alguns outros medicamentos podem reduzir o efeito da insulina. Álcool, ansiolíticos e alguns anti-infecciosos podem aumentar o efeito da insulina
- **Cuidados de Enfermagem:**
  - Controlar glicemia capilar conforme prescrição médica ou de Enfermagem
  - Em caso de sinais de hipoglicemia, comunicar ao médico ou ao enfermeiro antes da administração
  - Para administração por via subcutânea, fazer rodízio dos locais de aplicação
  - Observar sinais e indicações de desconforto ou reações adversas e comunicá-los ao médico ou ao enfermeiro
  - Observar interação com outros medicamentos.

Fármacos tireoidianos e antitireoidianos

As principais características desses fármacos são:

- **Ação:** mantêm os níveis séricos dos hormônios tireoidianos, impedindo alterações no metabolismo. A levotiroxina é o fármaco indicado para o tratamento do hipotireoidismo, e o metimazol, para o tratamento do hipertireoidismo
- **Indicações:** tratamento do hipotireoidismo ou hipertireoidismo
- **Reação adversa**: relacionada apenas com a superdosagem
- **Contraindicação**: pacientes com histórico de hipersensibilidade
- **Interações**: podem diminuir a eficácia da digoxina, reduzir a ação de hipogliceminantes orais e insulina, aumentar o risco de sangramento com o uso de anticoagulantes orais, ter eficácia aumentada com o uso concomitante com alguns antidepressivos

- **Cuidados de Enfermagem:**
    - Administrar o medicamento sempre pela manhã em jejum
    - Observar interação com outros medicamentos.

FÁRMACOS UTILIZADOS PARA COMBATER INFECÇÕES

Os fármacos apresentados anteriormente estavam divididos de acordo com sua atuação nos sistemas do corpo humano, porém, neste tópico, foram separados os fármacos que atuam no combate a processos infecciosos e que, por isso, podem atuar no corpo como um todo, já que os microrganismos podem acessar qualquer sistema. Vale lembrar que nem todos os microrganismos são prejudiciais à saúde do ser humano, aliás, alguns são imprescindíveis para a sua saúde, porém, quando o sistema de defesa do corpo é invadido por algum microrganismo patogênico, começa a se desenvolver a doença.

Os microrganismos podem ser bactérias, vírus, fungos ou protozoários e invadem o corpo por meio de uma pequena lesão na pele, pela boca, pelas vias respiratórias ou pelo contato com a mucosa. Os agentes antimicrobianos entram em cena para destruir esses microrganismos ou inativá-los.

Antibacterianos

Diminuem a velocidade de multiplicação das bactérias (bacteriostáticos) ou destroem as bactérias (bactericidas). Os principais representantes são descritos a seguir.

> **NA PRÁTICA**
>
>
> Para escolher um antibacteriano específico para combater uma infecção, o médico pode solicitar uma cultura ou antibiograma (teste de sensibilidade), assim, é possível detectar o tipo de bactéria e a qual(is) antibacteriano(s) ela é sensível.

Sulfonamidas

As principais características desses fármacos são:

- **Ação:** antibacteriano bacteriostático normalmente utilizado em associação a outros fármacos para tratar infecções causadas por *Escherichia coli, Staphylococcus aureus* e espécies de *Klebsiella* e *Enterobacter*. A sulfadiazina e o sulfametizol são os mais conhecidos
- **Indicações:** ITU, otite média aguda e colite ulcerativa. A sulfadiazina de prata é um medicamento tópico indicado na prevenção e no tratamento de infecções em queimaduras
- **Reações adversas:** perda de apetite, náuseas, vômito, diarreia, dor abdominal e estomatite
- **Contraindicações:** pacientes com histórico de sensibilidade ao fármaco, crianças com idade inferior a 2 anos, gestantes e lactantes
- **Interações:** podem aumentar a ação de anticoagulantes, bem como a supressão de medula óssea quando utilizadas associadas à quimioterapia, e aumentar o nível sérico das hidantoínas
- **Cuidados de Enfermagem**:
    - Seguir rigorosamente os horários para administração do antibacteriano
    - Observar reações adversas e comunicá-las ao médico ou ao enfermeiro
    - Monitorar a redução dos sinais e sintomas do quadro de infecção.

Antibacterianos que interferem na parede celular da bactéria

As principais características desses fármacos são:

- **Ação:** interferem na estrutura da parede celular da bactéria e, por isso, ela morre (bactericida). As penicilinas, as cefalosporinas e os carbapenéns são os principais representantes dessa classe
- **Indicações:** as penicilinas são indicadas para ITU, sepse, meningite, infecções abdominais e infecções respiratórias. As cefalosporinas são indicadas para infecções respiratórias, otite média, infecções ósseas e articulares, infecções abdominais ou geniturinárias. Os carbapenéns são indicados para infecções abdominais e meningite bacteriana (meropeném) infecções graves, endocardite e sepse (imipeném) e infecções graves por microrganismos gram-positivos resistentes (vancomicina)
- **Reações adversas:** náuseas e vômitos, gastrite, estomatite, diarreia e dor abdominal, prurido, broncospasmo, hipotensão e angioedema. As penicilinas e cefalosporinas podem provocar reações alérgicas graves. Os carbapenéns podem causar abscesso ou flebite no local da administração
- **Contraindicações:** pacientes com histórico de sensibilidade/alergias, distúrbios renais, hemorrágicos, gravidez e lactação. Por ser ototóxica, a vancomicina deve ser administrada com cautela em pacientes com comprometimento auditivo
- **Interações:** as penicilinas podem reduzir a ação de contraceptivos orais, aumentar a ação de anticoagulantes e aumentar o risco de reação anafilática quando associadas a medicamentos para controle da PA. As cefalosporinas podem aumentar o risco de nefrotoxicidade quando associadas aos aminoglicosídios, elevam o risco de sangramento quando associadas a anticoagulantes orais e podem ter seus níveis aumentados quando associadas a alguns diuréticos. Os carbapenéns, principalmente a vancomicina, aumentam o risco de sangramento quando associados a anticoagulantes orais
- **Cuidados de Enfermagem:**
    - Monitorar sinais de reações adversas
    - Observar interação com outros medicamentos e comunicar enfermeiro ou o médico
    - Acompanhar melhora dos sinais e sintomas associados ao quadro infeccioso
    - Seguir rigorosamente os horários para administração do medicamento.

Antibacterianos que interferem na síntese proteica

As principais características desses fármacos são:

- **Ação:** interferem inibindo a síntese proteica das células bacterianas e, por isso, podem impedir a sua reprodução com ação bacteriostática ou bactericida. As tetraciclinas, os aminoglicosídios (amicacina, gentamicina, neomicina, tobramicina etc.), os macrolídios e as licosaminas são os principais representantes desse grupo
- **Indicações:** as tetraciclinas são indicadas no tratamento de infecções cutâneas e de tecidos moles, infecções uretrais, endocervicais e retais, e como adjuvantes no tratamento de infecções por *Helicobacter pylori*. Os aminoglicosídios são indicados para infecções causadas por microrganismos gram-negativos e podem reduzir as bactérias do trato gastrintestinal. Os macrolídios são indicados para infecções do trato respiratório e geniturinário. As lincosaminas estão indicadas no tratamento de infecções mais graves causadas por microrganismos gram-negativos e gram-positivos
- **Reações adversas:** náuseas e vômitos, diarreia, desconforto epigástrico, anorexia, estomatite e faringite. Os aminoglicosídios também podem causar nefrotoxicidade, ototoxicidade e neurotoxicidade
- **Contraindicações:** pacientes com histórico de hipersensibilidade, grávidas, lactantes e crianças. Os aminoglicosídios também são contraindicados para pacientes que apresentam perda auditiva preexistente ou alguma doença neurodegenerativa
- **Interações:** antiácidos contendo alumínio, zinco ou magnésio podem diminuir o efeito antibacteriano; pode haver aumento do risco de sangramento no uso de anticoagulantes orais; diminuem o efeito de contraceptivos orais, aumentam o risco de intoxicação digitálica no uso de digoxina e aumentam a ação do bloqueador neuromuscular (pancurônio). Os aminoglicosídios também podem aumentar o risco de nefrotoxicidade quando associados a cefalosporinas e o risco de ototoxicidade quando associados a diuréticos de alça
- **Cuidados de Enfermagem:**
  - Monitorar sinais de reações adversas
  - Observar interação com outros medicamentos e comunicá-la ao enfermeiro ou ao médico
  - Acompanhar melhora dos sinais e sintomas associados ao quadro infeccioso
  - Seguir rigorosamente os horários para administração do medicamento.

Antibacterianos que interferem na síntese de DNA/RNA

As principais características desses fármacos são:

- **Ação:** os antibacterianos desse grupo interferem na síntese de DNA/RNA da célula bacteriana, provocando sua morte (ação bactericida). As fluoroquinolonas (ciprofloxacino, levofloxacino e metronidazol) são os principais representantes desse grupo
- **Indicações:** infecções sexualmente transmissíveis, das vias respiratórias inferiores, do trato urinário, de pele, ossos e articulações, causadas por microrganismos gram-positivos e gram-negativos
- **Reações adversas** náuseas, vômitos, diarreia, desconforto abdominal e cefaleia
- **Contraindicações:** pacientes com histórico de hipersensibilidade, crianças e gestantes; pacientes com diabetes melito, alterações renais e idosos devem ter prescrição criteriosa
- **Interações:** aumenta o risco de sangramento no uso de anticoagulantes orais, o uso de antiácidos pode diminuir a ação antibacteriana e há maior probabilidade de crise convulsiva pelo uso concomitante com AINEs
- **Cuidados de Enfermagem:**
  - Monitorar sinais de reações adversas
  - Observar interação com outros medicamentos e comunicá-la ao enfermeiro ou ao médico
  - Acompanhar melhora dos sinais e sintomas associados ao quadro infeccioso
  - Seguir rigorosamente os horários para administração do medicamento.

Antivirais

Atualmente já foram identificados mais de 200 vírus capazes de causar doenças, e os medicamentos utilizados para o tratamento dessas doenças podem ser classificados como antivirais ou antirretrovirais.

Agentes antivirais

As principais características desses fármacos são:

- **Ação:** desativam a parte proteica do vírus, porém, muitos vírus podem se tornar resistentes a esse processo, e o antiviral perde a sua ação efetiva
- **Indicações:** infecções causadas por citomegalovírus, hepatites B e C, vírus da imunodeficiência humana (HIV), *influenza* A e B e vírus sincicial respiratório

> **NA PRÁTICA**
>
> Muitos antivirais não têm a capacidade de curar uma infecção, mas são capazes de transformar infecções antes consideradas fatais em quadros crônicos totalmente controláveis, como é o caso do HIV e da hepatite C.

- **Reações adversas:** náuseas, vômitos e diarreia
- **Contraindicações:** pacientes com histórico de hipersensibilidade/alergia. Gestantes, crianças e pacientes com histórico de doença renal, respiratória, alterações sanguíneas e neurológicas devem ter prescrição criteriosa de antivirais
- **Interações:** cimetidina e ibuprofeno podem aumentar o nível sérico de antivirais
- **Cuidados de Enfermagem:**
  - Monitorar sinais de reações adversas
  - Observar interação com outros medicamentos e comunicá-la ao enfermeiro ou ao médico
  - Acompanhar melhora dos sinais e sintomas associados ao quadro infeccioso
  - Seguir rigorosamente os horários para administração do medicamento.

Antirretrovirais

As principais características desses fármacos são:

- **Ação:** tratar infecções causadas por retrovírus. Diferentes dos vírus, os retrovírus contêm uma enzima chamada transcriptase reversa que ajuda o vírus a se reproduzir mais rápido e faz com que a doença evolua mais rapidamente, por isso, esses medicamentos atuam na interrupção da transcriptase reversa. Os principais representantes são abacavir, lamivudina, zidovudina, atazanavir, efavirenz e ritonavir
- **Indicações:** tratamento de hepatite B, síndrome da imunodeficiência adquirida (AIDS) e infecção pelo HIV
- **Reações adversas:** náuseas, vômito, diarreia e cefaleia
- **Contraindicações:** pacientes com histórico de hipersensibilidade/alergias; pacientes com diabetes melito, alteração hepática, hemofilia e grávidas devem ter prescrição criteriosa
- **Interações:** o uso de antifúngico pode elevar o nível sérico de antirretrovirais, opioides aumentam o risco de toxicidade do ritonavir e reduzem a efetividade dos contraceptivos orais
- **Cuidados de Enfermagem:**
  - Monitorar queixas relacionadas com o quadro infeccioso
  - Acompanhar pacientes em situações especiais
  - Observar e comunicar sinais de reações adversas
  - Observar interação com outros medicamentos e comunicá-la ao enfermeiro ou ao médico
  - Seguir rigorosamente o horário para administração dos medicamentos e comunicar enfermeiro ou médico imediatamente em caso de impossibilidades.

Antifúngicos

As infecções fúngicas podem ser mais superficiais, como as micoses de pele e unha, ou mais sistêmicas e graves, acometendo cérebro, pulmões e trato gastrintestinal.

As principais características desses fármacos são:

- **Ação:** agem destruindo os fungos (ação fungicida) ou retardando sua velocidade de multiplicação (ação fungistática). Anfotericina B, miconazol, nistatina e cetoconazol são exemplos de antifúngicos fungicidas, e o fluconazol é o principal representante com ação fungistática
- **Indicações:** prevenção ou tratamento das infecções fúngicas superficiais ou profundas e infecções sistêmicas
- **Reações adversas:** náuseas, vômito e diarreia, cefaleia, anorexia, mal-estar e dor abdominal
- **Contraindicações:** pacientes com histórico de hipersensibilidade, gestantes e lactantes
- **Interações:** uso concomitante com corticoides aumenta o risco de hipopotassemia grave, também aumenta o risco de toxicidade digitálica com o uso concomitante de digoxina, pacientes receptores de transplantes em uso de ciclosporina têm risco aumentado de nefrotoxicidade, pode aumentar o efeito de hipoglicemiantes

orais, reduzir a ação de sedativos barbitúricos e reduzir a efetividade de contraceptivos orais
- **Cuidados de Enfermagem:**
  - Observar e comunicar sinais de infecção
  - Monitorar pacientes em situações especiais
  - Observar e comunicar sinais de reações adversas
  - Observar interação com outros medicamentos e comunicar enfermeiro ou médico
  - Seguir rigorosamente o horário para administração dos medicamentos e comunicar enfermeiro ou médico imediatamente em caso de impossibilidades.

Antiparasitários

As infecções parasitárias são causadas por vermes parasitas helmintos ou protozoários e são mais comuns em países da África, Ásiá e América do Sul.

Fármacos anti-helmínticos

As principais características desses fármacos são:

- **Ação:** matam os parasitas. Albendazol e mebendazol são os principais representantes desse grupo
- **Indicações:** prevenção ou tratamento de doenças provocadas por helmintos do tipo oxiúros, ancilóstomos e tênias
- **Reações adversas:** náuseas, vômitos, dor abdominal e diarreia
- **Contraindicações:** pacientes com histórico de hipersensibilidade, gestantes, lactantes e pacientes com comprometimento renal ou hepático
- **Interações:** o uso de dexametasona ou cimetidina pode potencializar a ação do albendazol
- **Cuidados de Enfermagem:**
  - Observar e comunicar sinais de infecção
  - Monitorar pacientes em situações especiais
  - Observar e comunicar sinais de reações adversas
  - Observar interação com outros medicamentos e comunicar enfermeiro ou médico
  - Seguir rigorosamente o horário para administração dos medicamentos e comunicar enfermeiro ou médico imediatamente em caso de impossibilidades.

RESUMO

Neste capítulo, você aprendeu alguns conceitos fundamentais relacionados com a Farmacologia, incluindo a Farmacocinética, a Farmacodinâmica e a Farmacovigilância. Aprendeu sobre as principais vias de administração, a origem dos medicamentos e as formas farmacêuticas mais comuns. Além disso, estudou sobre as interações medicamentosas e as reações farmacológicas não esperadas, a ação dos medicamentos nos sistemas do corpo humano e o mecanismo de ação dos medicamentos que combatem infecções.

Apesar de ser um processo multidisciplinar, os profissionais de Enfermagem são essenciais na terapêutica medicamentosa, por sua atuação direta em preparar e administrar o medicamento de maneira segura e monitorar sua ação ou o advento de reações.

Atualmente, como toda a preocupação com a segurança do paciente, muitas atividades relacionadas com a administração de medicamentos foram reestruturadas, protocolizadas e seguem critérios rigorosos de execução. Mesmo assim, a equipe de Enfermagem deve ter conhecimento sobre Farmacologia e todas as outras áreas do conhecimento envolvidas nessa prática para que possam melhorar a qualidade da assistência prestada e garantir a efetiva segurança do paciente.

Sabendo que mais da metade das atividades desempenhadas em 1 dia de trabalho está relacionada com a terapêutica medicamentosa, você deve empenhar-se para conhecer os medicamentos, seus mecanismos de ação e eliminação, e os principais cuidados e pontos de atenção durante sua prática assistencial. Desse modo, teremos uma profissão mais valorizada e respeitada por todos: pacientes, familiares, outros profissionais, instituição de Saúde e sociedade.

BIBLIOGRAFIA

Associação Médica Brasileira. Associação Brasileira de Psiquiatria. Associação Brasileira de Neurologia. Abuso e Dependência de Benzodiazepínicos. São Paulo: AMB; 2008. Disponível em: https://diretrizes.amb.org.br/_DIRETRIZES/abuso_e_dependencia_de_benzodiazepinicos/files/assets/common/downloads/publication.pdf. Acesso em: 14 mar. 2019.

Balen E, Giordani F, Cano MFF et al. Interações Medicamentosas Potenciais entre Medicamentos Psicotrópicos Dispensados. J Bras Psiquiatr. 2017;66(3):172-2.

Brasil. Agência Nacional de Vigilância Sanitária (Anvisa). Assistência Segura: Uma Reflexão Teórica Aplicada à Prática. Série Segurança do Paciente e Qualidade em Serviços de Saúde. Módulo 1. Brasília: Anvisa; 2017.

Brasil. Agência Nacional de Vigilância Sanitária (Anvisa). Consulta Pública nº 50, de 28 de maio de 2011. Disponível: https://www.gov.br/anvisa/pt-br/centraisdeconteudo/publicacoes/medicamentos/publicacoes-sobre-medicamentos/vocabulario-controlado.pdf. Acesso em: 07 jun. 2023.

Brasil. Agência Nacional de Vigilância Sanitária (Anvisa). Investigação de Eventos Adversos em Serviços de Saúde. Série Segurança do Paciente e Qualidade em Serviços de Saúde. Módulo 5. Brasília: Anvisa; 2016.

Brasil. Agência Nacional de Vigilância Sanitária (Anvisa). Registro de Medicamentos [internet] s/d. Disponível em: https://consultas.anvisa.gov.br/#/medicamentos/. Acesso em: 20 mar. 2019.

Brasil. Conselho Regional de Enfermagem de São Paulo. Uso Seguro de Medicamentos: Guia para Preparo, Administração e Monitoramento. São Paulo: Coren-SP; 2017. Disponível em: https://portal.coren-sp.gov.br/sites/default/files/uso-seguro-medicamentos.pdf. Acesso em: 14 mar. 2019.

Brasil. Ministério da Saúde. Agência Nacional de Vigilância Sanitária. Protocolo de Segurança na Prescrição, Uso e Administração de Medicamentos. Anexo 3. Brasília: Ministério da Saúde, 2013. Disponível em: https://www.gov.br/anvisa/pt-br/centraisdeconteudo/publicacoes/servicosdesaude/publicacoes/protocolo-de-seguranca-na-prescricao-uso-e-administracao-de-medicamentos. Acesso em: 14 mar. 2019.

Brasil. Ministério da Saúde. Portaria nº 2.488, de 21 de Outubro de 2011. Aprova a Política Nacional de Atenção Básica, Estabelecendo a Revisão de Diretrizes e Normas para a Organização da Atenção Básica, para a Estratégia da Saúde da Família (ESF) e o Programa de Agentes Comunitários de Saúde (PACS). Disponível em: http://bvsms.saude.gov.br/bvs/saudelegis/gm/2011/prt2488_21_10_2011.html. Acesso em: 14 mar. 2019.

Couto RC, Pedrosa TMG, Roberto BAD et al. Anuário da Segurança Assistencial Hospitalar no Brasil. Belo Horizonte: IESS; 2017. Disponível em: https://www.yumpu.com/pt/document/view/59596129/anuario-atualizado-0612 pdf. Acesso em: 14 mar. 2019.

Diário do Nordeste. 20 nov. 2017. Disponível em: https://agenciabrasil.ebc.com.br/geral/noticia/2017-11/anvisa-aprova-novo-medicamento-para-tratar-cancer-de-bexiga. Acesso em: 31 jan. 2019.Ford SM. Farmacologia Clínica. Rio de Janeiro: Guanabara Koogan; 2019.

Fuchs FD, Wannmacher L. Farmacologia Clínica e Terapêutica. 5. ed. Rio de Janeiro: Guanabara Koogan; 2017.

Guareschi APDF, Carvalho LVB, Salati MI. Medicamentos em Enfermagem: Farmacologia e Administração. Rio de Janeiro: Guanabara Koogan; 2017. 224 p.

Katzung BG, Trevor AJ. Farmacologia Básica e Clínica. 13. ed. Porto Alegre: Artmed; 2017.

Nakajima Y, Mukai K, Takaoka K et al. Establishing a New Appropriate Intramuscular Injection Site in the Deltoid Muscle. Human Vac Immunother. 2017;13(9):2123-2129. Disponível em: https://www.ncbi.nlm.nih.gov/pmc/articles/PMC5612213/pdf/khvi-13-09-1334747.pdf. Acesso em: 14 mar 2019.

Reason J. Safety in the Operating Theatre – Part 2: Human Error and Organisational Failure. Qual Saf Health Care. 2005;14:56-61. Disponível em: https://qualitysafety.bmj.com/content/qhc/14/1/56.full.pdf. Acesso em: 14 mar 2019.

Sociedade Brasileira de Geriatria e Gerontologia. O Uso da SC em Geriatria e Cuidados Paliativos. Daniel Lima Azevedo (Org.). Rio de Janeiro: SBGG; 2016. 56 p.

Yellepeddi V. Farmacocinática. In: Whalen K, Finkel R, Panavelil TA. Farmacologia Ilustrada. 6. ed. Porto Alegre: Artmed; 2017. p. 1-24.

World Health Organization. The Importance of Pharmacovigilance: Safety Monitoring of Medicinal Products. Geneva: WHO Press; 2002. Disponível em: https://www.who.int/publications/i/item/10665-42493. Acesso em: 14 mar 2019.

Exercícios de fixação

1. As ações que envolvem o preparo e a administração dos medicamentos, incluindo o acompanhamento da terapêutica, estão entre as responsabilidades dos profissionais de Enfermagem. Com relação à administração de medicamento, o Código de Ética dos Profissionais de Enfermagem afirma que é proibido:

    a) Ao Auxiliar de Enfermagem administrar medicamentos por via parenteral.

    b) Administrar medicamentos sem conhecer indicação, ação, via de administração e potenciais riscos, respeitados os graus de formação profissional.

    c) Ao enfermeiro prescrever medicamentos que estejam estabelecidos em rotina aprovada em instituição de Saúde.

    d) Se recusar a executar prescrições e administrar medicamentos, principalmente em situações de emergência.

    e) Deixar de administrar medicamento mesmo em caso de recusa formal do paciente ou representante/responsável legal.

2. Para acessarem o local de ação, as moléculas dos fármacos devem passar por barreiras metabólicas e estruturais, sem perderem sua concentração mínima para produzir o efeito desejado. As duas barreiras metabólicas mais conhecidas são:
   a) Barreira celular e barreira placentária.
   b) Barreira genética e barreira hematencefálica.
   c) Barreira celular e barreira hematencefálica.
   d) Barreira placentária e barreira hematencefálica.
   e) Barreira celular e barreira genética.

3. Há muitas vias para administração de medicamentos e, em linhas gerais, elas podem ser classificadas em vias enterais e parenterais. As parenterais são as vias cujos medicamentos são administrados por meio de agulhas e seringas diretamente no sistema do paciente e, para isso, as soluções devem obedecer rigorosamente às seguintes características:
   I. Serem estéreis.
   II. Serem líquidas.
   III. Estarem dentro do prazo de validade.
   IV. Apresentarem pH compatível com os limites fisiológicos.
   As características que devem ser obedecidas rigorosamente para administração de soluções parenterais são:
   a) I, II e III.
   b) I, II e IV.
   c) I, III e IV.
   d) II, III e IV.
   e) I, II, III e IV.

4. Os fármacos podem sofrer interferência de inúmeros fatores e podem gerar intolerância, efeito cumulativo, reações tóxicas e idiossincrasia. Por esse motivo, o Técnico de Enfermagem deve estar atento a esses fatores, que incluem:
   I. Doença preexistente.
   II. Uso pregresso do medicamento prescrito.
   III. Idade.
   IV. Peso.
   V. Sexo.
   Os fatores que interferem na ação dos medicamentos estão corretamente indicados nas alternativas:
   a) I, II, III e IV.
   b) I, II, IV e V.
   c) I, III, IV e V.
   d) II, III, IV e V.
   e) I, II, III, IV e V.

5. Os anestésicos são medicamentos que atuam no sistema nervoso central e dividem-se em três grupos principais. Bupivacaína, propofol e halotano fazem parte desses grupos e são classificados, respectivamente, como:

a) Anestésico local, anestésico geral inalatório e anestésico intravenoso.
b) Anestésico geral inalatório, anestésico local e anestésico intravenoso.
c) Anestésico intravenoso, anestésico geral inalatório e anestésico local.
d) Anestésico geral inalatório, anestésico intravenoso e anestésico local.
e) Anestésico local, anestésico intravenoso e anestésico geral inalatório.

6. Os broncodilatadores são medicamentos que atuam no sistema respiratório e produzem o relaxamento da musculatura brônquica, melhorando a função pulmonar pela dilatação das vias respiratórias. Relacione a coluna da direita com a da esquerda conforme os principais representantes de cada categoria de broncodilatadores.

1. Agonistas dos receptores adrenérgicos β2 de ação curta	( ) Brometo de ipratrópio (Atrovent®)
2. Agonistas dos receptores adrenérgicos β2 de ação mais longa	( ) Aminofilina (Asmapen®)
3. Derivados de xantina	( ) Formoterol (Foradil®)
4. Anticolinérgicos	( ) Fenoterol (Berotec®)

a) 1, 2, 3 e 4.
b) 2, 3, 4 e 1.
c) 3, 4, 1 e 2.
d) 4, 1, 2 e 3.
e) 4, 3, 2 e 1.

7. Os medicamentos que neutralizam a ação dos ácidos gástricos e promovem redução dos sintomas como pirose e desconfortos são denominados:
a) Antissecretores.
b) Antiácidos.
c) Antieméticos.
d) Antidiarreicos.
e) Antiflatulentos.

8. Os antibacterianos são muito utilizados no dia a dia dos hospitais e podem agir reduzindo a velocidade de multiplicação das bactérias (ação bacteriostática) ou destruindo esses microrganismos (ação bactericida). As penicilinas são antibacterianos conhecidos na prática clínica por seu poder bactericida e agem:
a) Interferindo na parede celular da bactéria.
b) Interferindo na síntese proteica.
c) Interferindo na síntese de DNA/RNA.
d) Desativando a parte proteica do vírus.
e) Destruindo os parasitas causadores da doença.

9. Amicacina, gentamicina e neomicinas são exemplos de aminoglicosídios que fazem parte do grupo de antibacterianos que interferem na síntese proteica das bactérias. Além das reações adversas comuns provocadas pelos medicamentos desse grupo, eles também podem causar:
   I. Nefrotoxicidade.
   II. Hepatotoxicidade.
   III. Ototoxicidade.
   IV. Neurotoxicidade.
Estão corretamente citadas as reações adversas causadas pelos aminoglicosídios nas alternativas:
   a) I, II e III.
   b) II, III e IV.
   c) I, II e IV.
   d) I, III e IV.
   e) I, II, III e IV.

10. As infecções pelo vírus da imunodeficiência humana (HIV) são causadas por um tipo de retrovírus e, por isso, devem ser tratadas com antirretrovirais. Diferentemente dos vírus, os retrovírus contêm uma enzima que os ajuda a se reproduzir mais rapidamente, estimulando a evolução da doença. Essa enzima é denominada:
   a) Proteína C reativa.
   b) DNA.
   c) RNA.
   d) Riboflavina.
   e) Transcriptase reversa.

FECHAMENTO DE CASO-CENÁRIO

Confira se você respondeu adequadamente às perguntas do Caso-cenário.

CASO-CENÁRIO 1

Por ordem de prioridade, como Técnico de Enfermagem você deverá:
- Comunicar o enfermeiro sobre a ausência da pulseira de identificação e providenciar imediatamente a colocação de uma pulseira com a identificação correta
- Avaliar a dor que o paciente relata, registrando-a e comunicando-a ao enfermeiro
- Informar ao enfermeiro o motivo da recusa do medicamento pelo paciente e conversar sobre a possibilidade de substituição da via de administração.

O Técnico de Enfermagem desempenha importante função na administração de medicamentos. O caso de J.N. não pode ser considerado grave ou complexo, porém, o profissional deve estar atento aos detalhes dos relatos e monitorar as queixas do paciente para que ele perceba a importância de aderir corretamente aos medicamentos prescritos, tanto no período em que estiver hospitalizado quanto após a alta, considerando que alguns medicamentos são de uso contínuo.

O Técnico de Enfermagem tem papel fundamental na equipe de Saúde e deve compartilhar com o enfermeiro e com o médico as queixas de J.N., assim como suas impressões como profissional, para que possam ser propostas melhores alternativas para o sucesso do tratamento e alta no menor tempo possível.

9 Hematoterapia Aplicada à Enfermagem

Dirce Laplaca Viana ■ Luciane Vasconcelos Barreto de Carvalho

> **Objetivos de aprendizagem**
> ✓ Conhecer os aspectos fundamentais relacionados com a hemoterapia
> ✓ Apresentar as características dos diferentes tipos de hemocomponentes e hemoderivados, e suas funções
> ✓ Conhecer as atividades e responsabilidades da equipe de Enfermagem em hemoterapia
> ✓ Aprender sobre as principais reações transfusionais, suas características e os cuidados que devem ser empregados imediatamente.

INTRODUÇÃO

A atuação dos Enfermeiros e Técnicos de Enfermagem em hemoterapia é regulamentada pela Resolução do Conselho Federal de Enfermagem (Cofen) nº 0511/2016.

A hemoterapia consiste em utilizar o sangue, seus componentes ou derivados para tratamento de desordens e patologias que requeiram tais reposições, como hemorragias, queda no número de plaquetas (plaquetopenia) e anemia severa. As etapas da hemoterapia envolvem a coleta, o controle de qualidade, o armazenamento e a administração de hemoderivados e hemocomponentes.

Antes de compreendermos todas as etapas da hemoterapia, vamos entender como se dá o processamento do sangue e quais são seus componentes e derivados. O sangue total é aquele obtido do doador e, de acordo com o art. 11 da Resolução da Diretoria Colegiada (RDC) da Agência Nacional de Vigilância Sanitária (Anvisa) nº 24, de 24 de janeiro de 2002, "os serviços de hemoterapia devem processar 100% das bolsas de sangue total coletadas", ou seja, não é permitido transfundir uma bolsa de sague coletada diretamente do doador. Antes disso, ela deve passar por processos físicos e/ou químicos para que possa originar hemocomponentes ou hemoderivados. O sangue total (sangue humano) é composto por plasma, hemácias (glóbulos vermelhos), leucócitos (glóbulos brancos) e plaquetas.

Os hemocomponentes são obtidos a partir de processos físicos, como congelamento e centrifugação do sangue total, e também podem ser obtidos por meio de doação por aférese, ou seja, o sangue do doador passa por uma máquina coletora que é capaz de retirar plasma, plasma rico em plaquetas, glóbulos brancos e glóbulos vermehos. Os hemoderivados são aqueles obtidos após processos industriais, a partir do fracionamento do plasma sanguíneo.

A Figura 9.1 mostra esquematicamente quais hemocomponentes e hemoderivados são produzidos a partir do sangue total.

> **CASO-CENÁRIO 1**
>
>
> Você está de plantão na Unidade de Terapia Intensiva (UTI), e a enfermeira C.M. informa que a paciente P.A., de 19 anos, sob seus cuidados, deverá receber infusão de um hemocomponente. Ao checar a prescrição médica da paciente, você observa que estão prescritas quatro bolsas de concentrado de plaquetas. P.A. está tratando uma leucemia mieloide aguda (LMA) e precisou ser internada na UTI por apresentar um quadro crítico de plaquetopenia (abaixo de 50.000 μℓ) após o último ciclo de quimioterapia. Seu tratamento teve início há 6 meses, ela está no quarto ciclo de quimioterapia e tem histórico de múltiplas transfusões. Quais são os cuidados que você deve ter antes de buscar os concentrados de plaquetas no banco de sangue?
>
> Estude os tópicos a seguir sobre o tema e tente responder à questão referente ao Caso-cenário 1.

HEMOCOMPONENTES E HEMODERIVADOS

Os elementos do sangue obtidos por meio de processos físicos são:

- **Concentrado de hemácias:** após a centrifugação, o sangue total divide-se em duas partes: o plasma e o concentrado de hemácias; este deve ser mantido em temperatura de 2 a 6°C com validade de até 42 dias. Esse hemocomponente é indicado em casos de anemia

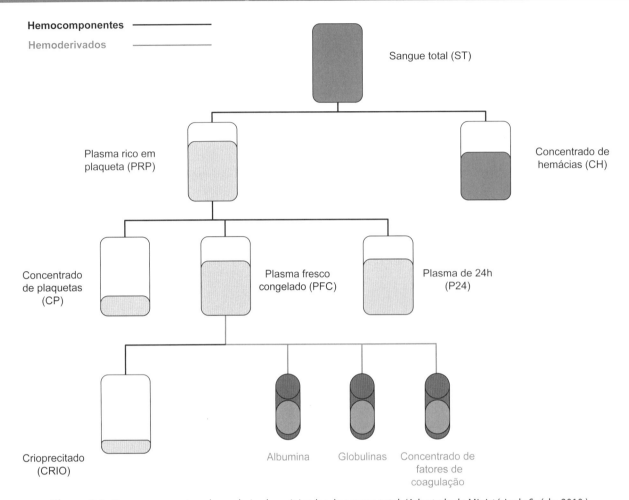

Figura 9.1 Hemocomponentes e hemoderivados originados do sangue total. (Adaptada de Ministério da Saúde, 2010.)

grave e quadros de hemorragias agudas com perda de mais de 25% do volume corpóreo total. A infusão em adultos deve ocorrer entre 1 e 2 horas, e em crianças não deve exceder 30 mℓ/kg/hora

IMPORTANTE

 A contagem normal de plaquetas no sangue é de 150.000 até 350.000 μℓ. As plaquetas são essenciais no processo de coagulação do sangue, por isso, níveis muito abaixo do normal podem expor o paciente a risco de sangramentos espontâneos.

SAIBA MAIS

 O volume de sangue normal equivale a aproximadamente 8% do peso corporal, ou seja, um adulto com aproximadamente 60 kg terá 4,8 ℓ de sangue circulante.

- **Concentrado de plaquetas:** pode ser obtido a partir da centrifugação do sangue total (50 a 60 mℓ de volume) ou por meio de doação por aférese (200 a 300 mℓ de volume). No método de centrifugação, o sangue total resulta em concentrado de hemácias e plasma rico em plaquetas. Esse segundo componente é centrifugado novamente para se conseguir o concentrado de plaquetas. Esse hemocomponente é indicado para os casos em que o nível de plaqueta sanguínea está abaixo do normal – plaquetopenia ou trombocitopenia (habitualmente abaixo de 20.000 μℓ em adultos e 5.000 μℓ em crianças)
- **Plasma fresco congelado:** obtido a partir da centrifugação do sangue total e de nova centrifugação do plasma rico em plaquetas ou por meio de doação por aférese. Após obtenção desse hemocomponente, ocorre o seu congelamento (–25°C) por até 8 horas, mas pode ser mantido congelado por até 12 meses. Em temperaturas abaixo de –25°C, o plasma fresco congelado apresenta eficácia garantida em até 24 meses, pois fatores de coagulação, albumina, imunoglobulinas e outros elementos são preservados com o congelamento. Esse hemocomponente é indicado para pacientes com distúrbios de coagulação causados por deficiência dos fatores de coagulação ou aqueles causados por uso de anticoagulantes orais
- **Plasma de 24 horas:** hemocomponente centrifugado de 8 a 24 horas após a coleta e congelado a –25°C. Diferente do plasma fresco congelado, o plasma de 24 horas apresenta redução em alguns fatores de coagulação como, por exemplo, o V e o VIII

> **DICA DE MESTRE**
>
> A coagulação ocorre por meio de inúmeras reações químicas que transformam as pós-enzimas em enzimas. Essas pós-enzimas e enzimas também são conhecidas como "fatores de coagulação", que são numerados em algarismos romanos, do I ao XIII, conforme ordem de descoberta. O fator VI não existe, porque, na época em que foi descoberto, acreditou-se que era um fator novo, porém estudos posteriores mostraram que se tratava de uma modificação do fator V e, por isso, o fator VI foi desconsiderado. Então, fique ligado em perguntas sobre os fatores de coagulação.

- **Crioprecipitado:** hemocomponente que contém fibrinogênio, fibronectina e alguns fatores de coagulação. Obtido a partir do descongelamento de uma unidade de plasma fresco congelado. Indicado para repor fibrinogênio em pacientes que apresentam hemorragias ou deficiências congênitas ou adquiridas e aqueles com deficiência do fator XIII (quando não se dispuser de hemoderivado desse fator), hipofibrinogênio congênito ou adquirido, ou disfibrinogênio
- **Albumina:** hemoderivado obtido a partir do plasma de doador único ou de vários. Devido ao seu alto custo, a albumina tem indicações limitadas para o tratamento do choque hemorrágico, queimaduras de áreas corporais acima de 50%, cirurgia cardíaca e transplantes de fígado. Recomenda-se que o tempo de infusão não ultrapasse 4 horas, tanto para a solução a 5% (administrada pura) quanto para a solução a 25%, que deverá ser diluída com solução NaCl 0,9%
- **Concentrado de fatores de coagulação:** os mais conhecidos atualmente são os concentrados de fatores VII, VIII e IX, todos indicados para pacientes que apresentam deficiência desses fatores específicos, como nos casos de pacientes com hemofilia, devendo ser administrados por via intravenosa para tratamento profilático, sob demanda ou peroperatório.

> **NA PRÁTICA**
>
> Pessoas com hemofilia apresentam baixa atividade de alguns fatores de coagulação, principalmente do fator VIII ou do IX, e por esse motivo apresentam deficiência na formação de coágulos, aumentando a dificuldade de reversão de um sangramento. Pessoas com hemofilia podem apresentar sangramentos espontâneos que resultam em morte, por isso, esses pacientes devem fazer tratamento profilático ou sob demanda em sua própria residência (autoinfusão). Esses pacientes (ou seu responsável) recebem capacitação por profissional habilitado e passam a manter algumas doses domiciliares que poderão ser autoinfundidas.

PROCESSO TRANSFUSIONAL

Antes de se administrar um hemocomponente, algumas etapas prévias deverão ser seguidas, como:

1. Conferir se solicitação de hemotransfusão foi preenchida corretamente, carimbada e assinada pelo médico.
2. Verificar prescrição médica, correta identificação do paciente e se há amostra de sangue coletada válida, ou seja, coletada há menos de 72 horas
   a) Se o paciente não tiver amostra válida: providenciar coleta.
   b) Se o paciente apresentar amostra válida: encaminhar solicitação de hemotransfusão para o banco de sangue.
3. Após disponibilização do hemocomponente pelo banco de sangue, verificar sinais vitais do paciente (temperatura, frequência respiratória, pulso e pressão arterial) e se existe acesso venoso exclusivo e seguro para infusão
   a) Se houver alteração, comunicar ao enfermeiro ou ao médico.
   b) Se não houver alteração, conferir prescrição médica: tipo e quantidade de hemocomponente, e se há medicação pré-transfusional; se houver, administrá-la.

> **NA PRÁTICA**
>
> O uso de medicação pré-transfusional previne quadros de urticária e reações transfusionais febris não hemolíticas. Normalmente é indicado o uso de um antipirético e um anti-histamínico como, por exemplo, o paracetamol e a difenidramina. Atualmente, os pacientes que mais recebem medicação pré-transfusional são aqueles em tratamento oncológico, devido à sua sensibilidade imunológica.

4. Com a(s) bolsa(s) do hemocomponente em mãos, checar nome completo do paciente, registro hospitalar, número da(s) bolsa(s) e tipagem sanguínea. Preencher o verso da etiqueta da bolsa com os dados de identificação do receptor, data, assinatura e identificação profissional. Recomenda-se que essa etapa seja realizada por dois profissionais: o responsável pela transfusão e um enfermeiro.

> **NA PRÁTICA**
>
> Os hemocomponentes estão prontos para infusão e deverão permanecer, no máximo, até 30 minutos em temperatura ambiente antes de se iniciar a transfusão. O aquecimento do hemocomponente apresenta indicações precisas, por esse motivo, só deve ser feito no banco de sangue. O plasma e as plaquetas deverão ser degelados na agência transfusional.

5. Conectar bolsa do hemocomponente em equipo próprio e preencher todo o equipo.
6. Conferir pulseira de identificação do paciente com o próprio paciente ou com acompanhante.
7. Orientar paciente/acompanhante sobre as possíveis reações e seus sinais de alerta, e obter consentimento para infusão.
8. Checar e registrar a permeabilidade do acesso. Iniciar infusão por acesso exclusivo e manter monitoramento rigoroso nos primeiros 10 min de infusão. Estar alerta para aumento da temperatura, tremores, palidez, taquicardia, dor local, cianose e queixas do paciente
   a) No caso de reação, interrompa a infusão, comunique imediatamente o enfermeiro ou médico e monitore sinais vitais. Caso seja indicada a suspensão

da transfusão, desconecte a bolsa e salinize o acesso venoso. A bolsa, ainda conectada ao equipo, deve ser encaminhada para o banco de sangue com o relatório médico da reação e condutas.
9. Checar prescrição médica, anotar o número de registro da bolsa, volume total aproximado e horário de início da infusão. Realizar anotação de enfermagem.
10. No fim da infusão, desconectar o equipo e salinizar o acesso venoso. Manter o paciente em decúbito elevado, monitorando-o por uma hora.

HEMOVIGILÂNCIA

Conjunto de procedimentos de vigilância que abrange todo o ciclo do sangue, com o objetivo de obter e disponibilizar informações sobre os eventos adversos ocorridos nas suas diferentes etapas para prevenir sua ocorrência ou recorrência, melhorar a qualidade dos processos e produtos e aumentar a segurança do doador e do receptor.

A partir de março de 2015, com as novas diretrizes propostas no Marco Conceitual e Operacional de Hemovigilância, eventos adversos do ciclo do sangue, entre eles os quase erros, os incidentes e as reações transfusionais, devem ser notificados no sistema informatizado.

ALGUNS CONCEITOS IMPORTANTES

Os seguintes vocábulos e expressões são muito usados e, portanto, imprescindíveis para compreensão desse tema:

- **Ciclo do sangue**: processo que engloba todos os procedimentos técnicos referentes às etapas de captação, seleção e qualificação do doador; processamento, armazenamento, transporte e distribuição dos hemocomponentes; procedimentos pré-transfusionais e ato transfusional (Anvisa, 2015)
- **Hemoterapia:** emprego terapêutico do sangue, que pode ser transfundido como sangue total ou como um de seus componentes e derivados (hemoderivados)
- **Hemocomponentes**: derivados sanguíneos obtidos por meio de processos físicos (concentrado de hemácias, plasma fresco congelado, concentrado de plaquetas e crioprecipitado)
- **Hemoderivados:** derivados sanguíneos fabricados por meio da industrialização do plasma (albumina, imunoglobulinas e fatores da coagulação [fatores VII, VIII, IX, além dos complexos protrombínicos])
- **Termo de consentimento livre e esclarecido**: documento que expressa a anuência do candidato à doação de sangue, livre de dependência, subordinação ou intimidação, após explicação completa e pormenorizada sobre a natureza da doação, seus objetivos, métodos, utilização prevista, potenciais riscos e o incômodo que esta possa acarretar, autorizando sua participação voluntária na doação e a destinação do sangue doado
- **Termo de consentimento informado**: documento que permite que o paciente possa tomar decisões sobre os tratamentos e procedimentos propostos a ele. Após receber informações pertinentes, o paciente ou seu responsável assinará o documento, consentindo ao profissional da Saúde a realização de determinado procedimento diagnóstico ou terapêutico
- **Transfusão**: transferência de sangue ou de hemocomponente de um indivíduo denominado "doador" a outro denominado "receptor"
  - **Transfusão intrauterina**: transfusão efetuada no concepto na fase intrauterina
  - **Transfusão de substituição ou exsanguineotransfusão**: substituição do sangue de um paciente, por remoções e reposições parciais e sucessivas, por sangue e/ou componentes
- **Aférese**: termo derivado de uma palavra grega que significa "separar ou retirar". O procedimento de aférese consiste em retirada do sangue total do indivíduo (nesse caso, o doador), separação dos componentes sanguíneos por meio de centrifugação ou filtração, retenção do componente desejado em uma bolsa e retorno dos demais componentes do sangue para o doador. Tudo isso é feito concomitantemente.

EQUIPE DE ENFERMAGEM EM HEMOTERAPIA

Formada por Enfermeiros e Técnicos de Enfermagem, e suas atribuições estão dispostas em conformidade com a legislação específica – a Lei nº 7.498, de 25 de junho de 1986, e o Decreto nº 94.406, de 8 de junho de 1987, que regulamenta o exercício da Enfermagem no país. Além disso, a Resolução Cofen nº 0511, de 31 de março de 2016, aprovou a norma técnica que dispõe sobre a atuação de Enfermeiros e Técnicos de Enfermagem em hemoterapia.

Com base nas legislações vigentes, os Técnicos de Enfermagem participam da atenção de Enfermagem em hemoterapia, naquilo que lhes couber, ou por delegação, sob a supervisão e orientação do Enfermeiro.

> **IMPORTANTE**
>
> Por ser considerada uma terapia de alta complexidade, é vedada aos Auxiliares de Enfermagem a execução de ações relacionadas com a hemoterapia. Eles poderão, no entanto, executar cuidados de higiene e conforto ao paciente.

Normas gerais para Técnicos de Enfermagem na captação do sangue

Como abordado anteriormente, a captação de sangue ocorre de duas formas: a coleta de sangue total e a realizada por aférese. De acordo com o anexo da Resolução Cofen nº 0511/2016:

> Compete ao Técnico de Enfermagem:
> 1. Participar de treinamento, conforme programas estabelecidos, garantindo a capacitação e atualização referente às boas práticas em hemoterapia;
> 2. Promover cuidados gerais ao paciente de acordo com a prescrição de Enfermagem ou protocolo pré-estabelecido;

3. Realizar os procedimentos prescritos ou de protocolo pré-estabelecido, com utilização de técnica asséptica;

4. Promover atenciosa identificação da bolsa e dos tubos com as amostras de sangue simultaneamente;

5. Comunicar ao Enfermeiro qualquer intercorrência advinda dos procedimentos hemoterápicos;

6. Proceder o registro das ações efetuadas, no prontuário/ficha do doador, de forma clara, precisa e pontual.

Normas gerais aos Técnicos de Enfermagem na hemotransfusão

Com relação às ações do Técnico de Enfermagem, o anexo da Resolução Cofen nº 0511/2016 estabelece:

> Compete ao Técnico de Enfermagem:
>
> 1. Cumprir a prescrição efetuada pelo Enfermeiro;
>
> 2. Aferir sinais vitais no pré, intra e pós-procedimento transfusional;
>
> 3. Observar e comunicar ao Enfermeiro qualquer intercorrência;
>
> 4. Monitorar rigorosamente o gotejamento do sangue ou hemoderivado;
>
> 5. Proceder ao registro das ações efetuadas, no prontuário do paciente, de forma clara, precisa e pontual;
>
> 6. Participar de treinamentos e programas de educação permanente.

NORMAS GERAIS NA HEMOTRANSFUSÃO

Toda transfusão deve ser solicitada por um médico e realizada por profissional da Saúde habilitado e capacitado, sob supervisão médica.

Toda bolsa de sangue total coletada, desde que tecnicamente satisfatória, pode ser processada para a obtenção de hemocomponentes eritrocitários, plasmáticos e/ou plaquetários.

As requisições de transfusões devem ser feitas em formulário padronizado, contendo, no mínimo, as seguintes informações: nome completo do receptor, sem abreviaturas; nome da mãe, se possível; sexo, data de nascimento e peso (quando indicado); número do prontuário ou registro do receptor; identificação do serviço de Saúde, localização intra-hospitalar e número do leito, no caso de receptor internado; diagnóstico e indicação da transfusão; resultados dos testes laboratoriais que justifiquem a indicação do hemocomponente; hemocomponente solicitado, com identificação de volume ou quantidade; antecedentes transfusionais e gestacionais e de reações à transfusão.

O serviço de hemoterapia não deve aceitar requisições incompletas, rasuradas ou ilegíveis.

De acordo com o art. 129 da RDC nº 57, de 16 de dezembro de 2010, o serviço de hemoterapia deve realizar testes imuno-hematológicos pré-transfusionais segundo os critérios estabelecidos pelo Ministério da Saúde.

> §1º São testes imuno-hematológicos pré-transfusionais obrigatórios para transfusão de hemocomponentes eritrocitários e granulócitos:
>
> I – retipagem ABO do sangue do doador;
>
> II – retipagem Rh(D) do sangue do doador classificado como Rh(D) negativo, não sendo necessária a repetição de pesquisa de D "fraco";
>
> III – tipagem ABO (direta e reversa), determinação do fator Rh(D), incluindo pesquisa de D "fraco" e pesquisa de anticorpos irregulares (PAI) no sangue do receptor; e

> IV – prova de compatibilidade, entre as hemácias do doador e o soro ou plasma do receptor.
>
> §2º São testes imuno-hematológicos pré-transfusionais obrigatórios para transfusão de hemocomponentes plaquetários:
>
> I – tipagem ABO (direta e reversa) no sangue do receptor; e
>
> II – determinação do fator RhD e pesquisa de anticorpos irregulares (PAI) no sangue do receptor.
>
> §3º São testes imuno-hematológicos pré-transfusionais obrigatórios para transfusão de hemocomponentes plasmáticos e crioprecipitado:
>
> I – tipagem ABO (direta e reversa) no sangue do receptor; e
>
> II – determinação do fator RhD no sangue do receptor.

O sistema brasileiro de sangue e hemoderivados é considerado seguro, porém, apesar de incorporar novas testagens, os métodos utilizados podem não ser o padrão-ouro reconhecido mundialmente (p. ex., o teste para hepatite C utilizado não detecta o vírus mais precocemente).

Desde 2000, as discussões sobre hemovigilância vêm se intensificando no Brasil. Em 2003, a legislação brasileira tornou obrigatória a notificação das soroconversões de doadores (momento em que o vírus da imunodeficiência humana [HIV] passa a ser detectável por testes convencionais) e também a ocorrência de erros ocorridos nos procedimentos de classificação de pacientes e doadores, bem como nos testes de compatibilidade e nas transfusões em si (trocas de sangue, por exemplo).

Uma pequena parte das infecções por HIV nos países em desenvolvimento, incluindo o Brasil, são atribuídas ao uso de sangue não testado (inseguro). Os riscos de transmissão com sangue inseguro relacionam-se com a contaminação por hepatite tipos B e C, sífilis, malária, doença de Chagas e febre do Nilo Ocidental.

REAÇÕES TRANSFUSIONAIS

Agravos que podem ocorrer durante ou após a transfusão de sangue e de seus componentes, sendo os sinais e sintomas percebidos desde o início ou até 3 semanas após o procedimento. Durante o período da transfusão, recomenda-se que o paciente seja observado e monitorado para identificação precoce de possíveis reações. A detecção de alterações durante a infusão exige que o profissional tenha conhecimento e segurança suficientes para identificar o tipo de reação e tomar as medidas corretas para evitar que o paciente sofra efeitos desagradáveis e até letais.

As reações transfusionais que ocorrem durante a transfusão ou até 24 horas depois são classificadas como imediatas; e aquelas que ocorrem após 24 horas da transfusão são classificadas como reações transfusionais tardias. Na Tabela 9.1, serão detalhadas as reações transfusionais imediatas e tardias mais comuns.

Algumas reações podem ser evitadas com a administração de antitérmicos ou antialérgicos minutos antes do início da transfusão. Vale salientar que pacientes politranfundidos ou aqueles imunodeprimidos têm maior chance de apresentar reações e, por isso, merecem atenção especial antes, durante a após o procedimento.

Tabela 9.1 Reações transfusionais imediatas e tardias mais comuns.

Reações transfusionais imediatas			
Tipo	Definição	Sinais e sintomas	Condutas
(1) Reação hemolítica aguda	Ocorre hemólise por incompatibilidade ABO e sua gravidade está relacionada com a quantidade de hemácias infundidas e o tipo de intervenção	Dor abdominal, no tórax, no local de infusão, febre, calafrios e agitação	Interromper a infusão, checar informações da bolsa e do paciente e comunicar o ocorrido ao enfermeiro e/ou ao médico
(2) Reação febril não hemolítica	Reação comum, principalmente na infusão de concentrado de plaquetas. Os anticorpos do paciente reagem aos leucócitos do doador	Aumento da temperatura corporal, calafrios, tremores e frio. Os sinais e sintomas tendem a cessar 2 a 3 horas após a interrupção da infusão (autolimitada)	Interromper a infusão, aplicar solução fisiológica, comunicar o ocorrido ao enfermeiro e/ou ao médico, administrar antitérmico e manter paciente monitorado
(3) Reação alérgica	Hipersensibilidade ao hemocomponente, devido à ação de anticorpos	Urticária, eritema local, *rash* cutâneo, tosse e rouquidão, de intensidade leve a grave (anafilaxia)	Interromper a infusão e comunicar ocorrido ao enfermeiro e/ou ao médico imediatamente
(4) Reação anafilática	Ocorre devido à formação do complexo antígeno-anticorpo, o que causa reação anafilática	Tosse, broncospasmo, alteração no padrão respiratório e no nível de consciência, taquicardia, arritmia, vômito, diarreia e choque	Interromper a infusão, manter o paciente em posição Trendelenburg e comunicar o ocorrido ao enfermeiro e/ou ao médico
(5) Sobrecarga volêmica	Ocorre quando o organismo do paciente não consegue absorver bem o volume infundido. Pode ser causada pela infusão rápida demais em crianças, idosos e pacientes com insuficiência cardíaca congestiva	Alterações no padrão respiratório, desconforto, cefaleia, agitação	Interromper a infusão do hemocomponente e de outros volumes (se possível), oferecer oxigênio, manter paciente em decúbito elevado e comunicar o ocorrido ao enfermeiro e/ou ao médico
(6) Reação por contaminação bacteriana	Bactéria detectada na bolsa. Considerada uma das reações mais graves; responsável por até 20% das mortes	Febre, calafrios, tremores, hipotensão, náuseas, vômito e choque durante o procedimento ou imediatamente depois dele	Interromper imediatamente a infusão, comunicar imediatamente o ocorrido ao médico e/ou ao enfermeiro, coletar amostra de sangue do paciente e da bolsa e encaminhá-la para análise e seguir orientações médicas
(7) Lesão pulmonar aguda relacionada com a transfusão	Lesão pulmonar aguda relacionada com a transfusão, porém, de causa incerta	Dispneia, hipoxia e insuficiência respiratória grave durante a transfusão ou até 6 h após o procedimento	Interromper imediatamente a infusão, comunicar imediatamente o ocorrido ao médico e/ou ao enfermeiro e oferecer suporte clínico e respiratório, conforme prescrição médica e de Enfermagem
(8) Reação hipotensiva	Queda isolada dos níveis pressóricos durante a transfusão ou após seu térmico	Queda de pelo menos 10 mmHg na pressão arterial (sistólica e diastólica)	Interromper imediatamente a infusão, colocar paciente em posição de Trendelenburg, comunicar o ocorrido ao médico e/ou ao enfermeiro imediatamente e seguir orientações médicas

Fonte: Anvisa, 2007.

PARA REFLETIR

Como você pôde perceber, a hemotransfusão é muito útil para o tratamento de inúmeros problemas e pode salvar a vida de muitos pacientes, porém, também pode expô-lo a muitos riscos decorrentes de reações próprias dessa terapêutica; por esse motivo, é muito importante monitorar e comunicar as reações ao enfermeiro ou ao médico todas as vezes que você as identificar.

A Hemovigilância é área específica responsável pelo monitoramento das reações e também de outros eventos adversos que possam ocorrer em todo o ciclo do sangue. A partir desse monitoramento, a Hemovigilância também pode recomendar ações para prevenir tais problemas. Além das reações próprias da exposição ao sangue e seus derivados, alguns eventos adversos relacionados com o ciclo do sangue podem ocorrer e, para evitá-los, todos os profissionais da Saúde devem estar cientes de quais são os eventos adversos relacionados ao ciclo do sangue.

Entre os eventos adversos do ciclo do sangue incluem-se:

- **Incidentes transfusionais:** ocorrem durante o procedimento ou após a transfusão ou a doação. Compreendem os desvios dos procedimentos operacionais ou das políticas de segurança do indivíduo no estabelecimento de Saúde, levando a transfusões ou doações inadequadas que podem ou não causar reações adversas. No caso da transfusão, ocorre quando um indivíduo recebe um componente sanguíneo que não preenche todos os requisitos para uma transfusão que lhe seja adequada ou que tenha sido prescrita para outra pessoa. Os incidentes podem ser classificados em dois tipos: os que causaram reações adversas e aqueles que não as provocaram

- **Quase erro:** desvio de um procedimento-padrão ou de uma política detectado antes do início da transfusão ou da doação, que poderia ter resultado em transfusão errada, reação transfusional ou reação à doação.

Os incidentes graves que não provocaram reação adversa serão notificados no sistema informatizado da vigilância sanitária, em ficha específica elaborada e divulgada pelo Sistema Nacional de Vigilância Sanitária (SNVS) (Tabela 9.2).

Os quase erros graves, ou seja, aqueles com caráter repetitivo, inusitado ou para os quais já haviam sido promovidas ações preventivas e corretivas, serão notificados no sistema informatizado da vigilância sanitária, em ficha específica criada e divulgada pelo SNVS. O serviço de hemoterapia será também comunicado para revisar ou adotar ações corretivas ou preventivas adequadas a cada caso.

> **SAIBA MAIS**
>
> Para conhecer mais a respeito das boas práticas no ciclo do sangue, acesse a RDC nº 34, de 11 de junho de 2014, a qual consta na internet. Nessa Resolução, você terá acesso à definição dos principais termos, critérios para os doadores de sangue total e por aférese, terapia transfusional e eventos adversos ao ciclo de sangue, entre outros assuntos correlacionados.
>
> Fonte: Anvisa, 2014.

RESUMO

Neste capítulo, você aprendeu a importância da hemoterapia para o tratamento de algumas condições específicas e conheceu os tipos de hemocomponentes: concentrado de hemácias, concentrado de plaquetas, plasma fresco congelado, plasma de 24 horas, crioprecipitado, albumina e concentrados de fatores de coagulação.

Além disso, conheceu todo o processo transfusional e os cuidados que você, como Técnico de Enfermagem, deve ter, além das atribuições de toda a equipe de Enfermagem. Aprendeu também sobre a importância da Hemovigilância e as normas gerais da hemotransfusão, bem como sobre as principais reações transfusionais: hemolítica aguda, febril não hemolítica, alérgica, anafilática, sobrecarga volêmica, reação por contaminação bacteriana, lesão pulmonar aguda relacionada com a transfusão e reação hipotensiva, incluindo os principais sinais e sintomas e os cuidados que devem ser adotados.

A hemoterapia é uma terapêutica muito utilizada no ambiente hospitalar e sua prática está em constante aperfeiçoamento, por isso, o profissional que lida com qualquer uma das fases dessa técnica deve estar atento às diretrizes e aos protocolos institucionais, além de atualizar-se constantemente a respeito de novas práticas e condutas relacionadas com a hemoterapia.

Além de sua importância para o tratamento de muitas doenças, conhecer as questões éticas que envolvem essa prática também é fundamental para que o profissional aja com respaldo e segurança, oferecendo aos pacientes e à sua família uma assistência livre de riscos.

Tabela 9.2 Orientações para registro, comunicação e notificação dos eventos adversos do ciclo do sangue.

Ações	Registro	Comunicação	Notificação		
O quê	Todos os eventos	Eventos adversos graves: incidentes além de quase erros repetitivos, inusitados e para os quais já tenham sido adotadas medidas preventivas e corretivas	Incidente com reação adversa	Incidente sem reação adversa	Quase erros graves
			Todos	Repetitivos, inusitados e para os quais já tenham sido adotadas medidas preventivas e corretivas	Repetitivos, inusitados e para os quais já tenham sido adotadas medidas preventivas e corretivas
A quem	Registrados internos	À autoridade sanitária competente ao servidor produtor	SNVS	SNVS	SNVS
Quando	Quando detectado	Nas primeiras 72 h da ocorrência	No prazo da notificação da reação transfusional	Em até 60 dias	Em até 60 dias
Como	Definido internamente – modelo proposto	Fax, telefone, meio eletrônico	No ato da notificação da reação transfusional	Em ficha específica do sistema informatizado do SNVS	Em ficha específica do sistema informatizado do SNVS

SNVS: Sistema Nacional de Vigilância Sanitária. (Fonte: Anvisa, 2015.)

BIBLIOGRAFIA

Brasil. Agência Nacional de Vigilância Sanitária (Anvisa). Hemovigilância: Manual Técnico para Investigação das Reações Transfusionais Imediatas e Tardias Não Infecciosas. Brasil: Anvisa; 2007. Disponível em: http://www.cvs.saude.sp.gov.br/zip/manual_tecnico_hemovigilancia_08112007.pdf. Acesso em: 12 jun. 2019.

Brasil. Agência Nacional de Vigilância Sanitária. Marco Conceitual e Operacional de Hemovigilância: Guia para Hemovigilância no Brasil. Brasília: Anvisa; 2015.

Brasil. Conselho Federal de Enfermagem (Cofen). Resolução nº 0511, de 31 de março de 2016. Aprova a Norma Técnica que Dispõe Sobre a Atuação de Enfermeiros e Técnicos de Enfermagem em Hemoterapia. Brasília: Cofen; 2016.

Brasil. Ministério da Saúde. Secretaria de Atenção à Saúde. Departamento de Atenção Especializada. Guia para Uso de Hemocomponentes. Brasília: Ministério da Saúde; 2010. Disponível em: http://bvsms.saude.gov.br/bvs/publicacoes/guia_uso_hemocomponentes.pdf. Acesso em: 12 fev. 2019.

Brasil. Ministério da Saúde. Secretaria de Vigilância Sanitária. Resolução da Diretoria Colegiada da Anvisa – RDC nº 34, de 11 de junho de 2014 –, que Dispõe sobre as Boas Práticas no Ciclo do Sangue. Disponível em: http://portal.anvisa.gov.br/documents/10181/2867975/RDC_34_2014_COMP.pdf/283ª192e-eee8-42 cc-8 f06-b5e5597b16bd?version=1.0. Acesso em: 14 mar. 2019.

Mattia D, Andrade SR. Cuidados de Enfermagem na Transfusão de Sangue: Um Instrumento para Monitorização do Paciente. Texto Contexto Enferm. 2016;25(2):e2600015.

Souza GF. Instrumento de Boas Práticas de Enfermagem em Hemoterapia na Unidade de Terapia Intensiva: Uma Construção Coletiva. Florianópolis: Universidade Federal de Santa Catarina, 2012. Disponível em: http://geass.paginas.ufsc.br/files/2013/03/Instrumento-de-boas-pr%C3%A1ticas-de-enfermagem-em-hemoterapia-na-Unidade-de-Terapia-Intensiva-uma-constru%C3%A7%-C3%A3o-coletiva.pdf. Acesso: 12 jun 2019.

Exercícios de fixação

1. Correlacione a coluna da direita com a da esquerda de acordo com a indicação de cada hemocomponente.

I.	Concentrado de hemácias	( )	Indicado em casos de trombocitopenia e naqueles em que o paciente está exposto ao risco de sangramentos espontâneos.
II.	Concentrado de plaquetas	( )	Indicado em casos de anemia grave e quadros de hemorragias agudas com perda de mais de 25% do volume corpóreo total.
III.	Plasma fresco congelado	( )	Indicado para repor fibrinogênio em pacientes que apresentam hemorragias ou deficiências congênitas ou adquiridas e pacientes com deficiência do fator de coagulação XIII.
IV.	Crioprecipitado	( )	Indicado para pacientes com distúrbios de coagulação causados por deficiência dos fatores de coagulação ou por uso de anticoagulantes orais.

Assinale a alternativa que indica a correlação correta entre o hemocomponente e a sua indicação de uso:
a) I, II, III e IV.
b) IV, III, II e I.
c) I, III, II e IV.
d) II, I, IV e III.
e) III, I, II e IV.

2. Os hemoderivados são aqueles produtos obtidos após processos industriais a partir do fracionamento do plasma sanguíneo. São exemplos de hemoderivados:
a) Plasma rico em plaquetas, globulinas e albumina.
b) Sangue total, plasma de 24 horas e crioprecipitado.
c) Albumina, globulinas e fatores de coagulação.
d) Criopeciptado, albumina e globulinas.
e) Plasma de 24 horas, globulinas e fatores de coagulação.

3. Os hemocomponentes são obtidos a partir de processos físicos, como congelamento e centrifugação do sangue total e também por meio de doação por aférese. São exemplos de hemocomponentes:
a) Plasma rico em plaquetas, concentrado de hemácias e albumina.
b) Concentrado de hemácias, crioprecipitado e fatores de coagulação.
c) Concentrado de plaquetas, plasma fresco congelado e globulinas.
d) Plasma de 24 horas, crioprecipitado e fatores de coagulação.
e) Plasma fresco congelado, plasma de 24 horas e crioprecipitado.

4. Pessoas com hemofilia apresentam baixa atividade de alguns fatores de coagulação, principalmente do VIII ou do IX e, por esse motivo, apresentam deficiência na formação de coágulos, o que aumenta a dificuldade de reversão de um sangramento. Pessoas com hemofilia podem apresentar sangramentos espontâneos que causam a morte, por isso, devem fazer tratamento profilático ou sob demanda em sua própria residência (autoinfusão) com doses periódicas de:
a) Concentrado de fatores de coagulação.
b) Concentrado de plaquetas.
c) Concentrado de hemácias.
d) Crioprecipitado.
e) Albumina.

5. O processo transfusional de hemocomponentes deve incluir cuidados antes da transfusão para garantir segurança ao paciente e a todo o processo. Avalie as afirmativas a seguir sobre as etapas que antecedem a transfusão.
I) Com a(s) bolsa(s) do hemocomponente em mãos, devem-se checar nome completo do paciente, registro hospitalar, números da(s) bolsa(s) e tipagem sanguínea.
II) Caso o hemocomponente esteja gelado, recomenda-se aquecê-lo em banho-maria por 15 minutos.
III) Conferir se solicitação de hemotransfusão foi preenchida corretamente, carimbada e assinada pelo médico.
IV) Após disponibilização do hemocomponente pelo banco de sangue, verificar sinais vitais do

Capítulo 9 • Hematoterapia Aplicada à Enfermagem

paciente e se existe acesso venoso exclusivo e seguro para infusão.

V) Conferir prescrição médica, correta identificação do paciente e se o paciente apresenta amostra de sangue coletada há menos de 72 horas.

Estão corretas as etapas pré-transfusionais descritas nas alternativas:

a) I, II, III e IV.
b) II, III, IV e V.
c) I, III, IV e V.
d) I, II, IV e V.
e) I, II, III, IV e V.

6. De acordo com a Resolução do Conselho Federal de Enfermagem (Cofen) nº 0511/2016, a hemoterapia pode ser realizada por delegação, supervisão ou orientação do enfermeiro por quais profissionais de Enfermagem?

a) Somente Enfermeiros.
b) Somente Técnicos de Enfermagem.
c) Somente Auxiliares de Enfermagem.
d) Somente Técnicos e Auxiliares de Enfermagem.
e) Somente Enfermeiros e Técnicos de Enfermagem.

7. As reações transfusionais são agravos que podem ocorrer durante a transfusão de sangue e de seus componentes ou depois dela, sendo os sinais e sintomas percebidos desde o início até 3 semanas após o procedimento. Para cada tipo de reação, existem cuidados específicos, porém, a primeira ação que se deve ter quando uma reação transfusional ocorre é:

a) Comunicar o médico e/ou enfermeiro.
b) Interromper a infusão.
c) Garrotear o membro para impedir entrada do hemocomponente.
d) Coletar amostra de sangue do paciente.
e) Monitorar o paciente para confirmar o tipo de reação.

8. Dentre as reações transfusionais mais comuns, destaca-se a reação anafilática, que ocorre devido à formação do complexo antígeno-anticorpo. As principais manifestações da reação anafilática são:

I) Tosse, broncospasmo e alteração no padrão respiratório.
II) Alteração no nível de consciência.
III) Urticária, eritema local e *rash* cutâneo.
IV) Taquicardia e arritmia cardíaca.
V) Vômito e diarreia.

Estão corretas as alternativas:

a) I, II, III e IV.
b) II, III, IV e V.
c) I, II, IV e V.
d) I, III, IV e V.
e) I, II, III, IV e V.

9. Com relação à ocorrência de reações transfusionais, sabe-se que algumas delas podem ser evitadas com a administração de antitérmicos ou antialérgicos como, por exemplo, o paracetamol e a difenidramina. Pacientes que apresentam maior risco de reações transfusionais e, por isso, poderão necessitar de medicamento pré-transfusional são:

a) Politransfundidos e imunodeprimidos.
b) Crianças e idosos.
c) Crianças e gestantes.
d) Imunodeprimidos e idosos.
e) Politranfundidos e gestantes.

10. Os eventos adversos do ciclo de sangue, aqueles que ocorrem durante ou após a transfusão ou doação e que compreendem os desvios dos procedimentos operacionais ou das políticas de segurança do indivíduo no estabelecimento de Saúde, levando a transfusões ou doações inadequadas, são denominados:

a) Quase erros.
b) Reações transfusionais.
c) Incidentes.
d) Reações hemolíticas agudas.
e) Inadimplências.

FECHAMENTO DE CASO-CENÁRIO

Confira se você respondeu adequadamente às perguntas do Caso-cenário.

CASO-CENÁRIO 1

No caso da P.A., como ela está em tratamento oncológico e apresenta história de transfusões prévias, você deve checar se na prescrição há alguma medicação pré-transfusional e, se houver dúvida, deve confirmar a informação com o enfermeiro ou médico de plantão.

Antes de administrar um hemocomponente, algumas etapas prévias deverão ser seguidas. A seguir serão apresentadas as principais etapas do processo transfusional:

1. Conferir se a solicitação de hemotransfusão foi preenchida corretamente, carimbada e assinada pelo médico.

2. Conferir prescrição médica, correta identificação do paciente e se o paciente tem amostra de sangue coletada válida, ou seja, coletada a menos de 72 horas.

(continua)

CASO-CENÁRIO 1 (*Continuação*)

a) Se não tiver amostra válida: providenciar coleta.

b) Se apresentar amostra válida: encaminhar solicitação de hemotransfusão para o banco de sangue.

3. Após disponibilização do hemocomponente pelo banco de sangue, verificar sinais vitais do paciente (temperatura, frequência respiratória, pulso e pressão arterial) e se existe um acesso venoso exclusivo e seguro para infusão.

c) Se houver alteração, comunicar ao enfermeiro ou ao médico.

d) Se não houver alteração, conferir prescrição médica: tipo e quantidade de hemocomponente e se há medicação pré-transfusional; se houver, administrá-la.

Pacientes oncológicos recebem infusão de hemocomponentes com alguma frequência, devido aos efeitos do tratamento ou ao próprio percurso da doença; além disso, são pacientes considerados imunodeprimidos. Essas situações devem despertar a atenção do Técnico de Enfermagem e nos casos de prescrição de infusão de sangue e seus derivados. Pacientes como a P.A. requerem maior atenção durante todo o período transfusional, desde os preparos pré-transfusionais, devido ao risco aumentado de apresentarem reações.

Em situações específicas, pacientes oncológicos podem necessitar de avaliação prévia pelo médico ou enfermeiro para que a hemotransfusão seja iniciada. Cabe ao Técnico de Enfermagem permanecer alerta para que, em casos de reação transfusional, saiba exatamente como proceder.

10 Fundamentos de Enfermagem

Denise Almeida ■ Débora Rodrigues Vaz

Objetivos de aprendizagem

✓ Identificar o papel do Técnico de Enfermagem na sistematização da assistência de Enfermagem
✓ Conhecer os passos para a realização dos procedimentos de Enfermagem
✓ Identificar os princípios de segurança na realização de procedimentos de Enfermagem
✓ Conhecer a legislação vigente referente aos procedimentos de Enfermagem.

INTRODUÇÃO

Caro estudante, seja bem-vindo ao capítulo que contempla os procedimentos de Enfermagem envolvidos na assistência ao paciente em serviços de Saúde.

Tudo em nossa vida, para dar certo e sair do jeito que gostaríamos, necessita de planejamento. No estudo não é diferente, especialmente se você estuda e trabalha. Sugerimos a você que dedique pelo menos 1 hora do seu dia para estudo. Esse será seu plano de estudo. Acredite, isso vai proporcionar muitos benefícios à sua formação e irá ajudá-lo a conseguir o emprego dos seus sonhos. Programe-se e seja persistente! Seja realista ao definir seu plano. Não adianta definir 2 horas de estudo, se você não dispõe desse tempo. Como elaborar um plano de estudo?

Apresentamos a Tabela 10.1 como uma sugestão bem simples.

Faça anotações, esquemas e resumos do conteúdo estudado e armazene-os na nuvem (em um provedor da internet). Assim, em qualquer momento e lugar você poderá acessá-los.

Se você é do tipo que se distrai fácil ao estudar, sugerimos a técnica de estudo "Pomodoro". Acesse o endereço http://mel-meow.com/uma-longa-noite-aprendendo/ para descobrir o que é e como colocar essa técnica em prática. Essa técnica vai ajudá-lo também a desenvolver a concentração, indispensável para a realização segura dos procedimentos de Enfermagem.

Nada de procrastinação! Não sabe o que é isso? Descubra acessando o *link* sugerido! Boa leitura!

CASO-CENÁRIO 1

Você, Técnico de Enfermagem recém-formado, trabalha em uma Unidade de Internação de clínica médica de um hospital geral. Nessa unidade, internam-se pacientes clínicos, e entre eles encontra-se o J.A., de 70 anos, negro, casado e aposentado. Ele tem 1,60 m de altura e pesa 90 kg. É hipertenso, diabético e está internado para controlar sua glicemia e cuidar de uma ferida em seu pé esquerdo. É tímido e apresenta bastante dificuldade em se relacionar com o paciente que divide a enfermaria de dois leitos com ele. Aceita muito bem a dieta oferecida pelo hospital, mas sente muita falta do pão francês que costuma comer todos os dias em sua casa. Sua esposa traz sempre alimentos que ele insiste em guardar no parapeito da janela. Sua urina está dentro dos padrões normais e refere que evacuava todos os dias pela manhã, mas, desde que foi internado, tem apresentado bastante dificuldade de utilizar o banheiro com outros pacientes, totalizando 10 dias que não evacua. Se comunica bem com a Enfermagem, mas expressa demasiadamente sua ansiedade pela alta. A prescrição apresenta dieta hipossódica e para diabetes. Entre os medicamentos prescritos incluem-se anti-hipertensivo, insulina de horário e, se necessário, conforme glicemia, curativo.

Você consegue mensurar a quantidade de atividades, cuidados e condutas envolvidas na assistência que deverá prestar a esse paciente? Você precisará seguir uma série de ações que vão desde o planejamento dos cuidados prestados até sua efetiva realização.

Para isso, você precisará retomar e integrar todo o conhecimento adquirido no curso, certo? Relacioná-lo com as patologias e as necessidades de saúde de J.A. E é isso que pretendemos aqui: apresentar o conteúdo referente aos procedimentos de Enfermagem relacionando-o com as reais necessidades do paciente. Preparado? Então vamos em frente! Começaremos abordando a sistematização da assistência de Enfermagem, uma metodologia de organização do trabalho de Enfermagem.

Tabela 10.1 Exemplo de plano de estudo.

Data	Início	Término	Assunto	Check
12/05	21:00	22:00	Administração de medicação IM	✔

IM: via intramuscular.

SISTEMATIZAÇÃO DA ASSISTÊNCIA DE ENFERMAGEM

Para que você entenda a sistematização da assistência em Enfermagem (SAE), que tal começarmos pelo significado da palavra sistematizar? Seria "organizar", "estabelecer um sistema" para que o trabalho atinja com qualidade os objetivos planejados.

Então, podemos afirmar que a SAE organiza o trabalho de Enfermagem quanto a:

- Método (modo de fazer o trabalho que deve ter como base uma teoria de Enfermagem)
- Pessoal (dimensionamento do quadro de pessoal da Enfermagem, escalas de trabalho, de folgas, férias etc.)
- Instrumentos (protocolos, manuais, normas, procedimentos operacionais padrão [POP]).

Possibilita ainda a operacionalização do processo de Enfermagem (PE), que é a "ferramenta metodológica que orienta o cuidado profissional de Enfermagem e a documentação da prática profissional" (Barros et al., 2015), promovendo o cuidado seguro com base em evidências científicas. O PE se organiza em cinco etapas inter-relacionadas que são apresentadas na Figura 10.1

Você deve estar pensando: o que isso tem a ver com o Técnico de Enfermagem? O técnico é membro da equipe de Enfermagem, então sua participação no PE é fundamental!

Qual a fundamentação legal para a atuação do Técnico de Enfermagem no PE?

Segundo o art. 5º da Resolução do Conselho Federal de Enfermagem (Cofen) nº 358/2009, o Técnico e o Auxiliar de Enfermagem participam da execução do PE naquilo que lhes couber, sob a supervisão e orientação do enfermeiro.

Na Tabela 10.2, você verá em cada uma das etapas o seu papel.

A leitura atenta da Tabela 10.2 deixa claro qual é o papel do Técnico de Enfermagem no PE: sob a supervisão do enfermeiro, o Técnico de Enfermagem executa a prescrição de Enfermagem, participa das discussões sobre o cuidado embasando-se em seu conhecimento e também contribui para o cuidado com as informações relacionadas com aquilo que observou e coletou de informações junto ao paciente, familiares/acompanhantes e equipe multiprofissional durante a prestação da assistência e contribui ainda para o gerenciamento dos recursos necessários ao cuidado.

Quando falamos em executar a prescrição de Enfermagem não estamos nos referindo a um processo automático, despido de reflexão. Você precisa usar seu conhecimento para avaliar o paciente durante o procedimento, perceber a necessidade de mudanças no plano de cuidados e dialogar com o enfermeiro auxiliando-o no planejamento do cuidado.

A execução da prescrição de Enfermagem requer a utilização de alguns instrumentos básicos para o cuidado e a realização de procedimentos de Enfermagem – os próximos assuntos a serem abordados.

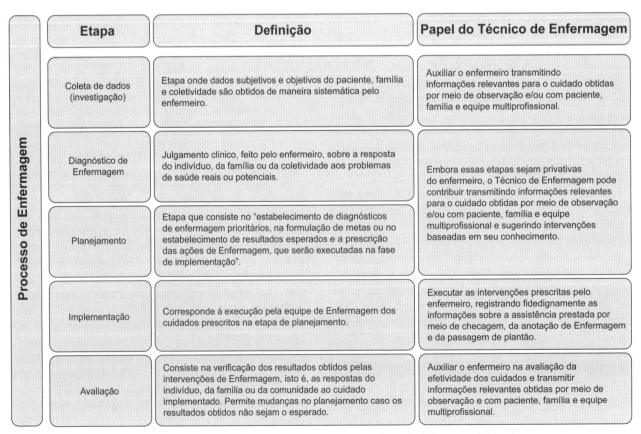

Figura 10.1 Etapas do processo de Enfermagem. (Adaptada de Barros et al., 2015.)

Tabela 10.2 Etapas do processo de Enfermagem, suas definições e o papel do Técnico de Enfermagem.

Etapa	Definição	Papel do Técnico de Enfermagem
Coleta de dados (investigação)	Etapa em que dados subjetivos e objetivos de paciente, família e coletividade são obtidos de maneira sistemática pelo enfermeiro	Auxiliar o enfermeiro, transmitindo informações relevantes para o cuidado, obtidas por meio de observação e/ou com paciente, família e equipe multiprofissional
Diagnóstico de Enfermagem	Julgamento clínico feito pelo enfermeiro, sobre a resposta do indivíduo, da família ou da coletividade aos problemas de saúde reais ou potenciais	Embora essas etapas sejam privativas do enfermeiro, o Técnico de Enfermagem pode contribuir transmitindo informações relevantes para o cuidado, obtidas por meio da observação e/ou com paciente, família e equipe multiprofissional, e sugerindo intervenções com base em seu conhecimento
Planejamento	Etapa que consiste no "estabelecimento de diagnósticos de Enfermagem prioritários a formulação de metas ou estabelecimento de resultados esperados, e a prescrição de ações de Enfermagem, que serão executadas na fase de implementação"	
Implementação	Corresponde à execução, pela equipe de Enfermagem, dos cuidados prescritos na etapa de planejamento	Executar as intervenções prescritas pelo enfermeiro, registrando fidedignamente as informações sobre a assistência prestada por meio de checagem, da anotação de Enfermagem e passagem de plantão
Avaliação	Consiste na verificação dos resultados obtidos nas intervenções de Enfermagem, isto é, nas respostas do indivíduo, da família ou da comunidade ao cuidado implementado. Possibilita mudanças no planejamento, caso os resultados obtidos não sejam os esperados	Auxiliar o enfermeiro na avaliação da efetividade dos cuidados e transmitir informações relevantes por meio de observação e com o paciente, família e equipe multiprofissional

Fonte: Barros et al., 2015.

SAIBA MAIS

Enfermagem baseada em evidências

A Enfermagem teve por algum tempo sua prática do cuidado alicerçada no conhecimento empírico, com base somente na observação, no senso comum e na experiência, ou seja, cuidados ministrados sem comprovação científica de seus resultados. Atualmente exige-se do enfermeiro que as intervenções por ele prescritas sejam também embasadas em resultados de pesquisas que comprovem a efetividade desses cuidados, tornando-os mais confiáveis e seguros para o paciente. As intervenções de Enfermagem com efetividade comprovada por meio de pesquisas conduzidas com rigor metodológico são as chamadas "evidências" (Pedreira, 2009).

OBSERVAÇÃO EM ENFERMAGEM

Você está saindo de casa para a escola. Ao chegar à rua, olha para o céu e vê que ele está cinzento, com nuvens pesadas. Imediatamente você retorna a sua casa e pega um guarda-chuva antes de dirigir-se novamente à escola.

O que te fez voltar para apanhar o guarda-chuva? Sua observação dos sinais de chuva captados pelos seus sentidos aliada ao seu conhecimento sobre os sinais indicativos de possível chuva?

Observar é isso! Usar nossos sentidos (visão, audição, tato, olfação e gustação) para obter informações, analisá-las e tomar decisões sobre uma determinada situação. No exemplo mencionado, você usou sua visão para perceber os sinais indicativos de chuva – céu cinzento, nuvens pesadas –, e os julgou com base no conhecimento da experiência, do senso comum – vai chover –, para assim tomar uma decisão – voltar e apanhar o guarda-chuva.

Na Enfermagem, a observação é usada para a apreensão de características ou informações sobre paciente, acompanhantes, familiares, ambiente onde o cuidado é prestado, os profissionais que integram o cuidado etc.

As informações resultantes da observação são analisadas com base na experiência do profissional e no conhecimento científico disponível, para a tomada de decisão quanto aos problemas encontrados e às intervenções de Enfermagem cabíveis a cada caso.

Vamos usar outro exemplo: J.A., como você leu no Caso-cenário 1, tem uma ferida no pé esquerdo. Que sentidos você usaria na observação dessa ferida?

- **Visão:** para ver a profundidade da ferida, se está seca ou se tem exsudato, se o local apresenta vermelhidão, se o paciente apresenta expressão facial de dor
- **Tato:** sentir a temperatura no local próximo à ferida
- **Audição:** se o paciente geme quando levanta ou abaixa esse pé, para ouvir as informações fornecidas pelo paciente
- **Olfação:** para sentir se a ferida exala algum odor.

Todas as informações coletadas pelos seus sentidos, combinadas ao seu conhecimento sobre feridas, vão permitir que você compreenda a gravidade da ferida e forneça ao enfermeiro as informações essenciais para a tomada de decisão conjunta sobre o melhor cuidado nesse caso. Além disso, dia após dia, esses mesmos sentidos o ajudarão a perceber se a ferida de J.A. está piorando ou melhorando e sinalizar ao enfermeiro. Como você pode ver, a observação é essencial para o profissional de Enfermagem e para o paciente.

A observação do profissional pode sofrer influência de alguns fatores, como:

- Luminosidade (tanto a escassez de luz quanto o excesso podem interferir na percepção de detalhes)
- Posicionamento do observador em relação ao alvo da observação
- Experiência prévia e conhecimento do profissional para facilitar a análise e a busca por informações relevantes
- Acuidade dos órgãos do sentido do profissional

- Percepção do observador no sentido de olhar para realmente ver
- Tempo disponível para a observação
- Sistematização da observação (planejar e organizar a observação ajuda a apreensão de detalhes e desdobramento de informações tornando-a mais completa)
- Uso combinado de diferentes sentidos para maior apreensão de detalhes
- Responsabilidade e comprometimento do profissional com a atividade de observação.

NA PRÁTICA

Para melhorar a capacidade de observação, é preciso praticá-la. Por isso, a partir de hoje, procure desenvolver sua observação: no caminho de casa, no transporte, na sala de aula e nos estágios, observe as pessoas, como estão vestidas, seu estado de higiene, sua posição corporal, suas expressões faciais. Exercite também a auto-observação para desenvolver a habilidade de autoavaliação.

Florence Nightingale já considerava a observação fundamental para o exercício da Enfermagem, afirmando que a lição mais importante, na prática, que pode ser dada aos enfermeiros é ensinar-lhes o que observar, como observar, quais os sintomas que indicam uma melhora e quais os que indicam o inverso, os que são importantes, os que são a evidência de negligência e de que tipo de negligência (Nightingale, 1989).

A observação requer ainda do profissional a descrição clara do que observou, com dados relevantes para o cuidado. No exercício da profissão, o Técnico de Enfermagem descreve o conteúdo de suas observações especialmente nas anotações de Enfermagem e na passagem de plantão, nossos próximos assuntos.

REGISTROS DE ENFERMAGEM

Você sabia que os registros de Enfermagem representam cerca de 50% das informações inerentes ao cuidado registradas no prontuário do paciente? E que esses registros têm papel fundamental na segurança do paciente? Você sabia que os seus registros também podem ser usados em um futuro processo judicial?

Veja a enorme responsabilidade dos profissionais de Enfermagem em relação a esses registros essenciais ao cuidado, desde que retratem cuidadosa e fielmente a realidade.

IMPORTANTE

O Coren-SP define prontuário como "Acervo documental padronizado, organizado e conciso, referente ao registro dos cuidados prestados ao paciente por todos os profissionais envolvidos na assistência", conforme link: https://portal.coren-sp.gov.br/wp-content/uploads/2022/09/anotacao-de-enfermagem.pdf. Para o Conselho Federal de Medicina (CFM), segundo a Resolução CFM nº 1.638, de 10 de julho de 2002, prontuário é o "documento único constituído de um conjunto de informações, sinais e imagens registradas, geradas a partir de fatos, acontecimentos e situações sobre a saúde do paciente e a assistência a ele prestada, de caráter legal, sigiloso e científico, que possibilita a comunicação entre os membros da equipe multiprofissional e a continuidade da assistência prestada ao indivíduo".

SAIBA MAIS

O prontuário eletrônico de paciente (PEP) é um sistema informatizado de registro das ações dos profissionais de Saúde no cuidado aos pacientes que vem ganhando cada vez mais espaço nas instituições de Saúde. O PEP permite a guarda e o manuseio dos documentos relacionados com o atendimento prestado ao paciente em sistemas digitalizados. Otimiza o acesso às informações relacionadas com o estado de saúde do paciente, integra informações de diferentes setores, profissionais e níveis de atendimento ao paciente, substitui os registros feitos em papel, otimizando o espaço de guarda para esses documentos, minimiza problemas relacionados com a legibilidade das anotações, possibilita uma visão mais ampla do estado clínico do paciente e potencializa a segurança do paciente, entre outras utilidades. O PEP também apresenta algumas desvantagens, especialmente pela falta de ética e cuidado dos profissionais, como divulgação de dados não autorizados pelo paciente. Fragilidades no sistema de segurança também podem expor as instituições ao sequestro de dados por *hackers*. Devemos lembrar o caráter sigiloso das informações contidas no prontuário, por isso, é vital adotarmos alguns cuidados para proteção das informações sobre o paciente:

- Minimize a tela do computador ao atender a familiares, acompanhantes e profissionais que não estejam autorizados a acessar o prontuário
- Faça *log-off* sempre que se afastar do computador
- Construa uma senha de acesso pessoal forte (combine números, letras maiúscula e minúscula, símbolos, espaço); por exemplo, aMOchOcOIATE#45
- Nunca compartilhe sua senha
- Participe dos treinamentos sobre o uso correto do PEP
- Seja cauteloso ao navegar pela internet em seu local de trabalho, tanto pelo computador quanto pelo seu celular conectado à rede *wi-fi* do serviço de Saúde, pois você pode expor o servidor à invasão sem perceber
- Evite efetuar *downloads* não autorizados pelo serviço de Saúde
- Não abra *e-mails* e arquivos de origem desconhecida.

Finalidade dos registros

Os registros de Enfermagem servem para/como:

- **Partilha de informações:** estabelece uma efetiva comunicação com todos os profissionais envolvidos na assistência ao paciente
- **Garantia de qualidade:** é possível avaliar a qualidade da assistência
- **Relatório permanente:** por ser um registro escrito, com ordem cronológica dos cuidados prestados ao paciente da admissão a alta ou óbito
- **Evidência legal:** os registros são considerados documento legal no âmbito ético, legal, administrativo, cível e criminal. Cada profissional que deixa seu registro no prontuário de um paciente é legalmente responsável pela informação ali prestada
- **Ensino e pesquisa:** os registros do paciente contêm um grande número de informações e podem constituir uma fonte alternativa de dados para pesquisas, visando à melhoria do cuidado, e para ensinar as futuras gerações de profissionais com base na realidade
- **Auditoria:** os registros são analisados pelas fontes pagadoras para o pagamento das contas hospitalares. Registros inadequados podem resultar na suspensão ou

no cancelamento do pagamento dos gastos com a internação, as chamadas "glosas", ocasionando prejuízo ao serviço de Saúde.

Enfim, os registros evidenciam o trabalho da equipe de Enfermagem, ou seja, nossas ações e empenho na busca pela qualidade da assistência e segurança do paciente valorizam e dão visibilidade à nossa profissão, bem como promovem o seu desenvolvimento.

Os registros mostram o que a Enfermagem faz! Por outro lado, a falta do registro ou registros incompletos mostram a fragilidade da equipe de Enfermagem e do cuidado por ela prestado. Por isso, a valorização do trabalho da Enfermagem também está relacionada com os registros feitos durante o cuidado prestado.

> **IMPORTANTE**
> Os Técnicos de Enfermagem têm papel fundamental nos registros sob a forma de anotação de Enfermagem.

Anotação de Enfermagem

A anotação de Enfermagem nada mais é que o registro dos cuidados prestados pela equipe de Enfermagem em colaboração com outros profissionais.

Por que a anotação é importante?

Você certamente já sabe a resposta, mas não custa enfatizá-la, não é mesmo?

Por meio da anotação, é possível garantir a continuidade da assistência de Enfermagem nas 24 horas, melhorando a segurança do paciente. A anotação permite a comunicação entre os membros da equipe de Enfermagem responsável pelo cuidado e também com os demais profissionais que integram a equipe multiprofissional.

O que deve ser anotado?

Devem ser anotadas todas as informações relativas aos cuidados prescritos pelo enfermeiro e pelo médico, executados por enfermeiros, Técnicos e Auxiliares de Enfermagem: realização de banho no leito, glicemia capilar, valores obtidos na verificação dos sinais vitais, intercorrências com o paciente, não realização de um cuidado prescrito e justificativa, orientações fornecidas aos pacientes e acompanhantes, sinais e sintomas observados pelo profissional ou relatados pelo paciente, respostas do paciente às intervenções de Enfermagem etc.

São consideradas anotação de Enfermagem:

- **Sinais gráficos (/, 0, √):** usados para checar cuidados prestados ou sinalizar aqueles que não foram realizados
- **Registros gráficos:** representação utilizada para anotar sinais vitais, por exemplo
- **Registros descritivos:** "08:00 realizo tricotomia em região axilar e com tricotomizador elétrico. Apresenta pele íntegra no local. Eduardo Gomes – Coren-AP-123.321-TE"

> **IMPORTANTE**
> A simples checagem no prontuário por meio de símbolos (/, 0, √) para sinalizar se um cuidado foi ou não ministrado não cumpre os requisitos legais de validação de um documento. Por isso, é necessária a complementação do registro com a descrição escrita (ou digitada) do cuidado.

> **SAIBA MAIS**
> Como você viu, a anotação de Enfermagem tem valor legal. Mas, qual é a fundamentação para isso?
> A fundamentação é encontrada nas legislações a seguir:
> - **Constituição Federal:** artigo 5º, inciso X
> - **Decreto nº 94.406/87:** regulamenta a Lei nº 7.498/86 – Lei do Exercício Profissional de Enfermagem
> - **Resolução Cofen nº 564/2017:** Código de Ética dos Profissionais de Enfermagem (CEPE): artigos 35 a 38
> - **Resolução Cofen nº 429/12**
> - **Código de Processo Civil:** artigos 368, 386, 371 e 372
> - **Código Civil Brasileiro:** artigos 186, 927 e 951
> - **Código Penal:** artigo 18
> - **Código de Defesa do Consumidor:** artigos 6º e 43
> - **Carta dos Direitos dos Usuários da Saúde:** artigo 3º.
>
> Acesse esses documentos pela internet e leia com atenção cada artigo citado. Faça um estudo de cada lei e anote as partes mais importantes, de maneira resumida e com suas próprias palavras. Depois, converse com o professor sobre suas dúvidas e as esclareça. Se necessário, peça exemplos práticos para que você compreenda melhor.

Regras a serem cumpridas na anotação de Enfermagem

A anotação deve:

- Ser precedida de data e hora
- Respeitar a ordem cronológica
- Conter a assinatura e carimbo de identificação do profissional (nome completo do profissional ou nome social registrado, sigla Coren com a respectiva Unidade da Federação sede do Conselho, número de inscrição e categoria profissional, esses últimos separados por hífen). Em caso de prontuário eletrônico as assinaturas devem ser certificadas, conforme a legislação vigente

NOME COMPLETO
COREN-RJ-000.000-TE

- Ser efetuada imediatamente após a prestação do cuidado, orientação efetuada ou informação obtida
- Ser escrita com caneta na cor de tinta padronizada pelo serviço de Saúde
- Priorizar a descrição de características (coloração, forma) e utilização de unidades de medida (cm, mm, mℓ, mg, g)
- Conter apenas abreviaturas previstas em literatura e padronizadas pelo serviço de Saúde
- Ser legível, completa, objetiva, concisa e clara

- Conter terminologias científicas para expressar os achados encontrados
- Ser isenta de erros gramaticais.

Pelo caráter legal do prontuário, são proibidos:
- Rasuras (rabiscos ou uso de corretivos), entrelinhas, linhas ou espaços em branco
- Uso de termos imprecisos (bem, mal, muito, pouco, bastante etc.).

Você verá na prática como fazer a anotação de Enfermagem em cada procedimento de Enfermagem que estudaremos mais à frente.

> **PARA REFLETIR**
>
>
> Como anda sua escrita? Você escreve com nenhum erro, poucos erros ou muitos erros de português? Tem facilidade para se expressar escrevendo? Tem dificuldade na escrita? O que tem feito para melhorar?

> **IMPORTANTE**
>
> A anotação de Enfermagem vincula-se à 2ª Meta Internacional de Segurança do Paciente: melhorar a comunicação efetiva entre os profissionais da Saúde. Ver Figura 8.6.

> **SAIBA MAIS**
>
>
> Entre no *site* do Instituto Brasileiro de Segurança do Paciente (IBSP; www.segurancadopaciente.com.br), escreva "comunicação" na chave de busca, e você terá acesso a diversos artigos que abordam a importância da comunicação de qualidade para a segurança do paciente. Recomendamos que você leia o artigo "Comunicação entre médicos e enfermagem: o problema da omissão" para que se informe sobre as principais falhas de comunicação entre médicos e equipe de Enfermagem.

> **DICA DE MESTRE**
>
>
> Você pode usar a tecnologia para melhorar sua anotação e, principalmente, ajudá-lo a identificar as informações relevantes a serem anotadas (essa, sem dúvida, é uma grande dificuldade para todos). Busque pequenos casos na internet para realizar uma anotação fictícia; se não encontrar nenhuma ocorrência, peça ajuda ao professor. Depois de finalizar a anotação, mostre ao professor e peça para ele apontar os pontos de melhoria. Nas anotações seguintes, tente corrigir os pontos que o professor destacou.

Passagem de plantão

Como você viu, a continuidade da assistência de Enfermagem nas 24 horas é fundamental para a segurança do paciente. A passagem de plantão é uma prática que, se realizada adequadamente, promove a continuidade da assistência e auxilia na organização do cuidado. Assim como a anotação de Enfermagem, a passagem de plantão também se vincula à 2ª Meta Internacional de Segurança do Paciente – Melhorar a comunicação efetiva entre os profissionais de Saúde.

O que é a passagem de plantão?

É uma prática que consiste na transmissão sistematizada de informações importantes e pendências relacionadas com o cuidado prestado pelos profissionais de um turno aos do turno seguinte. Significa também a transferência de responsabilidade do cuidado de um profissional para outro.

As informações podem ser transmitidas verbalmente, por escrito, com ajuda de tecnologia ou utilizando-se uma combinação desses recursos. A transmissão pode ser feita em local próprio ou à beira-leito. Geralmente, a passagem de plantão se inicia 10 minutos antes do final de um turno e se encerra até 10 minutos após o início do próximo.

Você sabe quais informações devem ser transmitidas na passagem de plantão?

Não existe um consenso entre os profissionais e cada unidade de Saúde estabelece sua rotina de passagem de plantão, mas, de uma maneira geral, as informações a serem transmitidas são:

- Nome do paciente
- Quarto e leito
- Diagnósticos
- Motivo da internação
- Exames realizados e pendentes
- Procedimento cirúrgico realizado ou pendente
- Cuidados não realizados e o motivo da não realização
- Cancelamento de procedimentos agendados
- Se o paciente está em preparo para algum exame/procedimento médico
- Registro de soros, drenos, sondas etc.
- Intercorrências durante o plantão, medidas adotadas e resultados obtidos.

Na passagem de plantão, também são elencadas pendências em relação a materiais e equipamentos indispensáveis ao cuidado.

Como garantir uma passagem de plantão efetiva?

- Utilização de comunicação clara, concisa, completa e uniforme
- Realizar o fechamento prévio do plantão no prontuário, observando e registrando as pendências
- Conferir se todos os cuidados prescritos e realizados estão checados
- Conferir se os cuidados não realizados estão acompanhados de justificativa
- Local adequado para a passagem de plantão – deve permitir que os profissionais permaneçam sentados e não sofram interrupções, exceto se a passagem de plantão for à beira-leito
- A passagem de plantão deve ser coordenada por um enfermeiro
- Utilizar *checklist* de acordo com o modelo de passagem de plantão adotado na unidade de Saúde
- Designar um profissional para o atendimento de campainhas, telefone, durante a passagem de plantão
- Estabelecer um tempo determinado para a passagem de plantão

- Utilizar documentos do prontuário do paciente na passagem de plantão (prescrição médica e prescrição de Enfermagem etc.).

O que pode interferir na efetividade da passagem de plantão?

- Interrupções (telefone, campainhas, outros profissionais)
- Atrasos na chegada dos profissionais que vão assumir o plantão (veja como a pontualidade é importante)
- Passagem de plantão longa sem um planejamento prévio
- Falta de concentração e atenção dos profissionais
- Conversas paralelas durante a passagem de plantão
- Não valorização e compreensão da importância da passagem de plantão pelos profissionais
- Espaço físico inadequado à realização da passagem de plantão
- Ruídos ambientais
- Realizar outra atividade durante a passagem de plantão (atender celular, mexer em bolsas, preparar medicamentos etc.)
- Registros incompletos no prontuário (anotação e checagem dos cuidados)
- Deficiência na habilidade de comunicação dos profissionais
- Relacionamento interpessoal entre os membros da equipe.

Você percebeu como a passagem de plantão é importante e complexa? As instituições de Saúde que investem na melhoria da qualidade precisam dedicar especial atenção à passagem de plantão como estratégia para melhorar a segurança do paciente. E você, como futuro profissional, prepare-se desde já para realizar essa atividade com excelência!

Você já ouviu falar em transição do cuidado?

São os momentos de transferência de pacientes e as ações que objetivam assegurar a coordenação e a continuidade da assistência. A transição acontece:

- Quando o paciente é transferido entre diferentes setores em uma mesma unidade de Saúde
- Quando muda a equipe que atende o paciente
- Quando entra um novo profissional na equipe que atende ao paciente

- Quando o paciente recebe alta do serviço e continuará o tratamento em casa ou em outro serviço de Saúde
- Quando, na atenção básica, o paciente muda de endereço e passa a ser atendido em outra Unidade Básica de Saúde (UBS) ou por outra equipe da Saúde da Família.

O momento da transição é vital para a segurança do paciente, pois a omissão de informações e/ou a passagem de dados irrelevantes podem comprometer a continuidade do cuidado, a recuperação do paciente e até mesmo causar eventos adversos.

Você, como membro da equipe, poderá acompanhar momentos de transição de cuidados e, algumas vezes, será o responsável pela passagem de informações ao acompanhar o paciente quando este for transferido de unidade, encaminhado ao centro cirúrgico ou a algum setor para realização de exames, por isso sua passagem de plantão precisa ter qualidade (clara, concisa e completa). Um método que pode te ajudar a realizar uma transição de cuidados com qualidade é o SBAR (situação, breve história, avaliação, recomendação). A Tabela 10.3 exemplifica como esse método pode ajudar na transição de cuidados.

O que pode acontecer quando a passagem de plantão não é efetiva?

- Atrasos nos diagnósticos
- A não realização de algum procedimento ou cuidado
- Atividades desnecessárias (exames e procedimentos adicionais)
- Comunicação redundante
- Elevação de custos e do tempo de internação
- Insatisfação do paciente e da família
- Risco de a maior parte das informações passadas não estarem registradas no prontuário.

Para evitar problemas para você e para os pacientes sob seus cuidados, pratique a passagem de plantão durante os estágios. Se necessário, elabore um roteiro para a passagem de plantão nos estágios iniciais e se autoavalie quanto à qualidade e à relevância das informações que está passando.

Para tornar a passagem de plantão mais segura, você também pode utilizar a ferramenta SBAR, que reduz as chances de erros e omissões durante a passagem de plantão.

Tabela 10.3 Método SBAR na transição do cuidado.

O quê	Como	Exemplo
S (situação)	Frase concisa sobre o problema	"Olá, dr. XXX. Aqui é a enfermeira YYY. Estou acompanhando o paciente ZZZ, que relatou dor torácica de forte intensidade há 2 minutos, acompanhada de dispneia e sudorese"
B (breve história)	Detalhes e contexto pertinentes ao problema	"Homem de 68 anos, com história prévia de doença cardíaca, realizou uma colectomia ontem, sem complicações"
A (avaliação)	Análise e opções consideradas	"Solicitei um eletrocardiograma ontem. Minha preocupação é que ele esteja sofrendo um infarto ou uma embolia pulmonar"
R (recomendação)	Ação recomendada	"É muito importante que o senhor venha imediatamente"

Adaptada de IBSP, 2019.

PARA REFLETIR

Como futuro profissional, qual sua responsabilidade na passagem de plantão? Como é sua comunicação? Leia com atenção o artigo do Código de Ética dos Profissionais de Enfermagem (Capítulo II – "Dos deveres") e reflita sobre como a passagem de plantão se enquadra nele.

É dever do profissional:

"Art. 38 Prestar informações escritas e/ou verbais, completas e fidedignas, necessárias à continuidade da assistência e segurança do paciente."

IMPORTANTE

A passagem de plantão requer dos profissionais uma postura ética. Atenção especial deve ser dada à passagem de plantão feita verbalmente, especialmente no posto de Enfermagem, para evitar que pessoas desautorizadas tenham acesso a informações sobre o paciente, violando o sigilo profissional e a Lei Geral de Proteção de Dados (LGPD). O ideal é que a passagem de plantão seja realizada em ambiente protegido.

DICA DE MESTRE

Vamos dar início agora aos procedimentos de Enfermagem. Quanta responsabilidade, não é mesmo? Por isso estamos aqui para compartilhar nossa experiência! Vamos falar de uma estratégia que irá ajudar você a compreender melhor cada procedimento e a executá-lo com segurança. Essa estratégia tem por objetivo facilitar a compreensão dos princípios de segurança para o paciente, profissional e meio ambiente. Envolve também a relação desses princípios com a Lei do Exercício Profissional, o Código de Ética dos Profissionais de Enfermagem (CEPE) e demais legislações. Vamos lá:

1. No dia anterior à aula, procure saber qual procedimento será estudado e os objetivos da aula. Pesquise informações sobre o procedimento na internet e assista a alguns vídeos.
2. Pesquise na Lei do Exercício Profissional se o procedimento a ser aprendido é da competência do Auxiliar, do Técnico de Enfermagem e/ou enfermeiro (essa pesquisa também deve ser feita no dia anterior à aula).
3. Procure identificar os princípios que garantam a segurança do profissional, do paciente e do meio ambiente, os artigos do CEPE e demais legislações relacionadas com o procedimento a ser realizado. Esses princípios podem ser elaborados como *checklist*.
4. Reflita por que esses princípios garantem a segurança do profissional, do paciente e do meio ambiente.
5. Durante a execução do procedimento no laboratório, enquanto um colega realiza o procedimento, você pode conferir se os princípios foram respeitados conforme o *checklist*. Quando você realizar o procedimento, tente se lembrar dos princípios e execute-os também.
6. Sempre que necessário, peça ajuda ao professor.

Essa estratégia faz com que você mobilize todos os conhecimentos interdisciplinares estudados, ajuda você a identificar suas próprias dificuldades, inicia a construção da cultura da segurança no cuidado e autocuidado, te capacita para a autoavaliação de seu desempenho, tornando você menos dependente do professor.

Pela internet, acesse artigos e informações que poderão ser úteis durante as suas aulas. Sugerimos esses dois documentos:

(continua)

DICA DE MESTRE (Continuação)

- O artigo "A construção da cultura da segurança na formação dos profissionais de enfermagem", publicado na página 38 da *Enfermagem Revista*, edição 23, out-nov-dez de 2018, publicação do Coren-São Paulo. Disponível na íntegra em: https://portal.coren-sp.gov.br/wp-content/uploads/2018/12/revista_coren_sp_dezembro_ed_23_2018.pdf
- A publicação do Coren-São Paulo sobre a construção da cultura de segurança na formação dos profissionais de Enfermagem. Disponível na íntegra em: https://www.coren-sp.gov.br/artigo-seguranca-formacao/, com exemplos de princípios de segurança para o profissional, para o paciente e para o meio ambiente.

Que tal darmos início aos procedimentos de Enfermagem? Vamos começar pelo procedimento mais simples e certamente um dos mais importantes para o paciente, para o profissional e para os serviços de Saúde.

IMPORTANTE

Antes de realizar qualquer procedimento, pense:

- Esse procedimento é competência do Técnico de Enfermagem? A resposta você encontra na Lei do Exercício Profissional e nas demais legislações do Cofen e do Coren de seu Estado
- Tenho conhecimento e habilidade para realizar o procedimento de maneira a garantir a minha segurança, a do paciente e a do meio ambiente?
- Sei quais artigos do Código de Ética dos Profissionais de Enfermagem (CEPE) estão relacionados com o procedimento que vou realizar? Se não souber, informe-se antes de iniciar sua prática.

IMPORTANTE

O modo de realizar cada procedimento não é único. Cada serviço de Saúde estabelece procedimentos operacionais padrão (POP) e protocolos que se adequam à realidade da instituição e ao perfil do público que atende. Por isso, o ideal é que você compreenda os princípios de segurança envolvidos em cada um. Assim, você não terá dificuldade para se adaptar às particularidades de cada serviço, promovendo a sua segurança e a do paciente. Muitas vezes você precisará adequar os passos do procedimento aos materiais disponíveis, e isso pode ser feito respeitando-se os princípios de segurança. Na realização dos procedimentos que serão descritos à frente, você poderá substituir, por exemplo, a higienização antisséptica das mãos pela fricção antisséptica. Decorar os passos dos procedimentos sem entender o porquê deles, com certeza, ocasionará riscos a você e ao paciente.

HIGIENIZAÇÃO DAS MÃOS

PARA REFLETIR

Em que situações você lava suas mãos em um dia normal, de rotina? Por que você lava? E nos serviços de Saúde, devemos "lavar" as mãos? Por quê?

Começamos esse assunto com um lembrete: é dever do profissional de Enfermagem "[...] prestar assistência de enfermagem livre de danos decorrentes de imperícia, negligência ou imprudência" (Código de Ética dos Profissionais de Enfermagem – Resolução Cofen 564/2017, artigo 45).

Com base nesse artigo, podemos afirmar seguramente que higienizar as mãos é dever do profissional de Enfermagem/Saúde.

A pele de nossas mãos serve como reservatório para diversos microrganismos que podem ser transmitidos ao paciente por contato direto (pele/pele) e/ou indireto (pele/superfícies contaminadas) e provocar infecções. Você já deve ter ouvido que muitas doenças podem ser evitadas pela higienização das mãos. Pense em algumas doenças que você conhece e que podem ser prevenidas quando se higienizam as mãos.

Para prevenir as infecções relacionadas à saúde (IRAS), uma das principais medidas também é a higienização das mãos.

A higienização engloba:
- Higiene simples (água e sabonete)
- Higiene antisséptica (água e sabonete antisséptico)
- Fricção antisséptica (solução alcoólica)
- Antissepsia cirúrgica.

Indicações

Higiene simples

- Quando as mãos estiverem visivelmente sujas ou contaminadas com sangue e outros fluidos corporais
- Ao iniciar e terminar o turno de trabalho
- Antes e depois de usar o banheiro
- Antes e depois das refeições
- Antes do preparo de alimentos
- Antes do preparo e manipulação de medicamentos
- Antes e após contato com paciente colonizado ou infectado por *C. difficile*
- Após várias aplicações consecutivas de produto alcoólico
- Nas situações em que a higienização com preparações à base de álcool não é indicada.

Higiene antisséptica e fricção antisséptica (quando as mãos não estiverem visivelmente sujas)

- Antes de contato com o paciente
- Após contato com o paciente
- Antes de realizar procedimentos assistenciais e manipular dispositivos invasivos
- Antes de calçar luvas para inserção de dispositivos invasivos que não requeiram preparo cirúrgico
- Após risco de exposição a fluidos corporais
- Ao mudar de um sítio corporal contaminado para outro, limpo, durante o cuidado ao paciente
- Após contato com objetos inanimados e superfícies imediatamente próximas ao paciente
- Antes e após remoção de luvas.

A Organização Mundial da Saúde preconiza a higienização das mãos em cinco momentos essenciais. Para saber mais, ver Figura 6.1.

Como deve ser realizada a técnica de higienização e fricção das mãos? Para saber, ver Figura 10.2.

O material necessário inclui:
- Pia
- Sabão antisséptico
- Papel-toalha
- Álcool em gel a 70%.

Alguns cuidados com as mãos:
- Mantenha suas unhas limpas e curtas
- Não use unhas postiças quando entrar em contato direto com os pacientes
- Retire o esmalte desgastado e esfolado das unhas
- Não utilize anéis, relógio, pulseiras e outros adornos quando assistir o paciente
- Aplique creme hidratante nas mãos (uso individual), diariamente, para evitar ressecamento na pele
- Evite as seguintes ações: usar simultaneamente sabonete e produtos alcoólicos, higienizar as mãos com água quente, calçar luvas com as mãos molhadas, higienizar as mãos além das recomendações indicadas e usar luvas fora das recomendações.

> **SAIBA MAIS**
>
>
> Assista ao vídeo "Higienização das mãos", disponível em: https://www.youtube.com/watch?list=UU-r-_zbyTeZnx7p9Z0c_Kxg&time_continue=5&v=S44nIXtdpVg.
>
> Conheça o Manual da Agência Nacional de Vigilância Sanitária (Anvisa) "Segurança do Paciente: Higienização das Mãos", disponível para *download* em: https://www20.anvisa.gov.br/segurancadopaciente/index.php/publicacoes/item/seguranca-do-paciente-higienizacao-das-maos.

> **DICA DE MESTRE**
>
>
> Busque na internet o poema "Meu Destino" de Cora Coralina e leia-o. Reflita sobre ele e tente estabelecer uma relação entre o poema e a higienização das mãos. Para se inspirar, assista ao vídeo "Hand hygiene dance – WHO/HUG, Geneva, disponível em: https://www.youtube.com/watch?time_continue=33&v=0ªt_jtzJCDM.
>
> Existem muitos outros vídeos legais também. Você gosta de postar dancinha nas redes sociais? O que acha de postar algo sobre a higienização das mãos?

CALÇAR E RETIRAR LUVAS DE PROCEDIMENTO

O uso de luvas de procedimento consiste em medida de proteção pessoal para os profissionais e confere também proteção ao paciente. São luvas descartáveis, não estéreis, de látex, borracha nitrílica ou vinílica. Consideradas equipamento de proteção individual (EPI), devem ser utilizadas quando houver risco de contato com sangue, líquidos corporais, secreções e excreções, mucosas e pele não íntegra e durante as precauções de contato e situações de surto.

Algumas práticas consideradas seguras sobre o uso da luva:

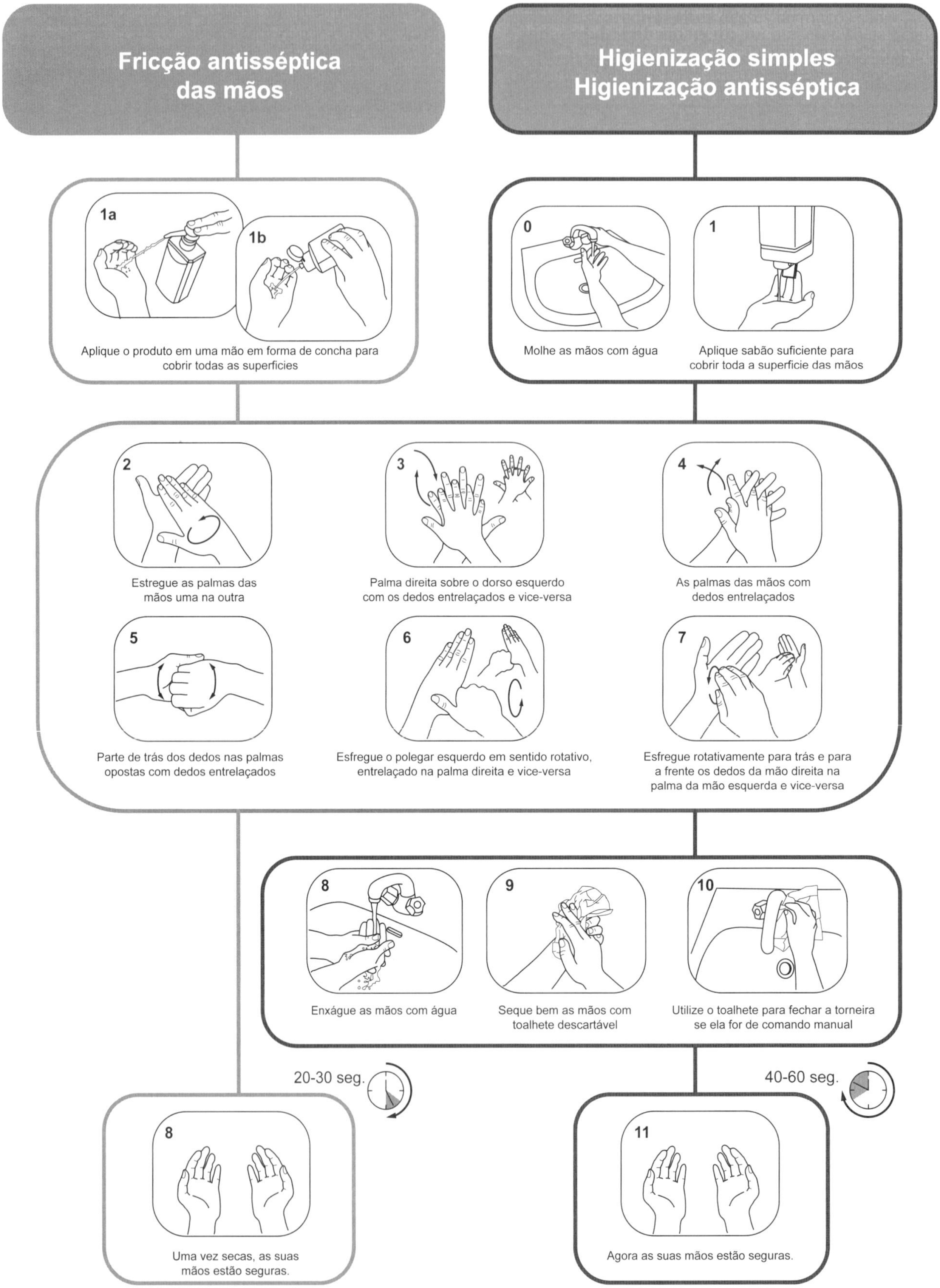

Fricção antisséptica das mãos

1a / 1b Aplique o produto em uma mão em forma de concha para cobrir todas as superfícies

2 Estregue as palmas das mãos uma na outra

3 Palma direita sobre o dorso esquerdo com os dedos entrelaçados e vice-versa

4 As palmas das mãos com dedos entrelaçados

5 Parte de trás dos dedos nas palmas opostas com dedos entrelaçados

6 Esfregue o polegar esquerdo em sentido rotativo, entrelaçado na palma direita e vice-versa

7 Esfregue rotativamente para trás e para a frente os dedos da mão direita na palma da mão esquerda e vice-versa

8 Uma vez secas, as suas mãos estão seguras.

20-30 seg.

Higienização simples / Higienização antisséptica

0 Molhe as mãos com água

1 Aplique sabão suficiente para cobrir toda a superfície das mãos

8 Enxágue as mãos com água

9 Seque bem as mãos com toalhete descartável

10 Utilize o toalhete para fechar a torneira se ela for de comando manual

11 Agora as suas mãos estão seguras.

40-60 seg.

Figura 10.2 Técnica de higienização e fricção das mãos. (Adaptada de Brasil, 2020.)

- Procure selecionar o tamanho de luva que melhor se adeque ao tamanho de suas mãos. Essas luvas geralmente vêm nos tamanhos P, M e G
- Higienize suas mãos antes de calçar as luvas e após retirá-las
- Troque de luvas quando: estiverem sujas, ao mudar de paciente, ao mudar de um sítio anatômico contaminado para outro não contaminado no mesmo paciente
- Retire as luvas imediatamente após o término dos procedimentos
- Não toque em superfícies do ambiente com as mãos enluvadas (p. ex., maçaneta da porta)
- Despreze as luvas em lixo para infectantes após o uso. O reprocessamento não é recomendado
- Não manuseie itens pessoais com as mãos enluvadas
- Caso apresente alergia ao látex, use luvas de vinil
- Use luvas por curtos períodos de tempo
- Certifique-se de que suas mãos estejam limpas e secas antes de calçar as luvas
- Certifique-se de que as luvas estejam íntegras, limpas e secas internamente
- Mantenha as luvas guardadas em sua embalagem original.
Para calçar as luvas de procedimento:
- Higienize as mãos e espere a secagem completa das mesmas
- Retire uma luva da caixa segurando-a na área do punho
- Deslize suavemente os dedos da mão dominante para o interior da luva
- Ajuste a luva aos dedos puxando-a suavemente pela área do punho
- Retire a segunda luva da caixa com a mão enluvada segurando-a na área do punho
- Deslize suavemente os dedos da mão não dominante para o interior da luva
- Ajuste a luva aos dedos, puxando-a suavemente pela área do punho.
Para retirar as luvas de procedimento (Figura 10.3):
- Retire a luva da mão dominante, segurando-a pela superfície externa na região do punho com a mão não dominante
- Estique a luva, puxando-a para baixo. A luva sai invertida durante esse movimento
- Coloque os dedos da mão dominante (já sem luva) na parte interna da luva da mão não dominante
- Estique e puxe a luva para baixo, envolvendo a primeira luva na palma da mão
- Despreze as luvas no recipiente para lixo infectante
- Higienize as mãos.

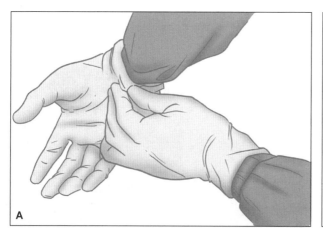
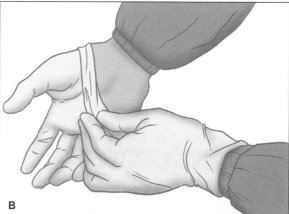
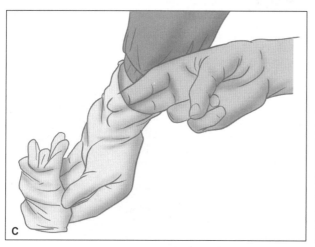
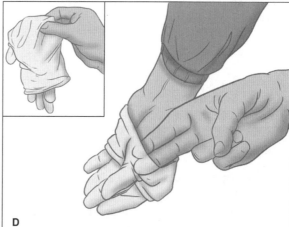

Figura 10.3 Etapas para retirada das luvas de procedimento.

AMBIENTE DO CUIDADO

No início do capítulo, você conheceu o J.A., paciente que está sob seus cuidados. Você se lembra em que Unidade de Internação ele está? Ele está em quarto ou enfermaria?

Vamos falar agora sobre Unidade de Internação e de paciente e como o cuidado de Enfermagem se insere nesses ambientes.

Unidade de Internação

Corresponde ao conjunto de elementos destinados à acomodação e à prestação do cuidado aos pacientes internados. Sua estrutura varia de acordo com o serviço de Saúde. Em geral, é composta por posto de Enfermagem, sala de Enfermagem, sala de utilidades/equipamentos, copa, banheiros, sala para depósito de lixo, sala para materiais de limpeza, rouparia, quartos e/ou enfermarias. A unidade deve conter todo o material necessário para o adequado atendimento ao paciente.

Conforme o serviço de Saúde, pode ter diferentes classificações, conforme mostra a Figura 10.4.

Unidade do paciente

Espaço físico e mobiliário destinados à acomodação do paciente no ambiente hospitalar e onde ele permanece a maior parte do tempo durante a internação (Figura 10.5). Em geral, é composta por:

- Cama
- Mesa de cabeceira
- Mesa de refeições
- Cadeira e/ou poltrona
- Escadinha
- Campainha
- Painel de gases
- Banheiro.

IMPORTANTE

Para garantir a segurança do paciente, especial atenção deve ser dada à manutenção preventiva das instalações elétricas, hidráulicas, campainha, painel de gases e aspiração, assim como à disposição dos móveis, de modo a evitar tropeços e quedas. O mobiliário também deve ter seu estado de conservação avaliado para solicitação de consertos ou mesmo substituição. Você, futuro técnico, deve auxiliar o enfermeiro na tarefa de identificação de móveis e equipamentos que necessitem de manutenção.

A unidade do paciente pode estar localizada em um quarto individualizado ou em enfermaria, composta por duas ou mais unidades. J.A., paciente sob seus cuidados, está internado em uma enfermaria de duas unidades/leitos.

Higiene do ambiente

Consiste na remoção de sujidades de superfícies, materiais e equipamentos, com o uso de agentes químicos e ação mecânica. Tem por objetivos reduzir a carga microbiana e a possibilidade de transmissão de patógenos por fontes inanimadas, mantendo o ambiente agradável para o paciente e seu acompanhante. A higiene do ambiente pode ser realizada por meio de limpeza concorrente e limpeza terminal.

Limpeza concorrente

Limpeza diária para remoção de sujidades nas superfícies horizontais de mobiliário e equipamentos da unidade durante o período de internação do paciente. Pode ser realizada pela Enfermagem e/ou por equipe especializada. Engloba a limpeza de colchão, mesa de cabeceira, mesa de refeição, cadeira, escadinha, painel de gases e parapeito de janelas, com pano úmido ou solução padronizada pelo serviço.

IMPORTANTE

Na limpeza concorrente, devemos ter atenção aos pertences do paciente. Antes de tocar neles ou mudá-los de lugar, devemos solicitar o consentimento do paciente. Lembre-se, a unidade é o espaço pessoal do paciente durante o período de internação.

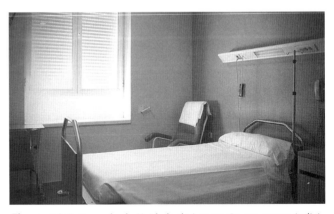

Figura 10.5 Exemplo de Unidade de Internação em quarto individualizado. (Fonte: iStock: ©ABBPhoto)

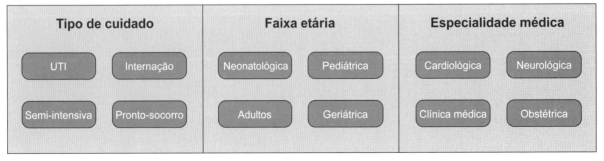

Figura 10.4 Diferentes classificações das Unidades de Internação.

Limpeza terminal

Realizada em superfícies horizontais e verticais, incluindo todo o mobiliário, quando o leito é desocupado devido a transferência do paciente, alta ou óbito. Também é realizada em caso de internação prolongada. Pode ser feita pela equipe de Enfermagem ou equipe de higienização hospitalar (atualmente, muitas instituições de Saúde têm contratado serviços especializados para realização da higiene do ambiente).

Para realizar a limpeza concorrente ou a terminal, você empregará conhecimentos adquiridos nos Capítulos 2, 6 e 7 sobre Parasitologia e Microbiologia; segurança do paciente e biossegurança; e infecções relacionadas à saúde.

Vamos ao procedimento?

Material

- Carrinho ou bandeja para apoiar os materiais
- Bacia para água
- Solução desinfetante
- Panos de limpeza
- Luvas de procedimento
- Balde
- *Hamper*
- Jarro, se necessário.

Pontos de atenção

- Realizar a limpeza com luvas de procedimento, trocando-as sempre que necessário
- Empregar movimentos amplos e em um único sentido
- Limpar do local mais limpo para o mais contaminado
- Colocar superfície limpa sobre superfície limpa
- Utilizar solução padronizada pelo serviço de Saúde
- Trocar a água, sempre que necessário
- O procedimento de limpeza deve ser realizado primeiro com água e a solução recomendada pelo serviço de Saúde. Depois disso, remover a solução com água e secar a superfície.

Procedimento

- Higienizar as mãos
- Reunir o material e dirigir-se à unidade
- Abrir as janelas
- Calçar as luvas de procedimento
- Soltar a roupa de cama colocando-a no *hamper*
- Retirar os objetos da mesa de cabeceira e encaminhá-los aos locais apropriados (se houver paciente no leito, solicitar seu consentimento para isso)
- Posicionar a cama de modo a obter espaço suficiente para a realização da limpeza e travar as rodas
- Colocar a bacia com água e o frasco de solução para a limpeza sobre a mesa de cabeceira
- Limpar o suporte de soro, a campainha e o painel de gases
- Limpar a mesa de cabeceira por dentro e por fora
- Limpar o lado exposto do travesseiro e colocar o lado limpo sobre a mesa de cabeceira. Em seguida, limpar o outro lado
- Limpar as partes superior e lateral do colchão no sentido da cabeceira para os pés
- Colocar o colchão sobre os pés da cama, expondo a metade superior do estrado
- Limpar a cabeceira da cama e a parte superior do estrado
- Elevar o estrado da cama e proceder à limpeza da parte inferior
- Virar o colchão verticalmente. Apoiar a parte limpa na cabeceira
- Limpar a parte superior do estrado
- Elevar o estrado dos pés da cama e proceder à limpeza da parte inferior do mesmo
- Deslizar o colchão para a posição normal
- Limpar a face inferior do colchão
- Limpar as laterais da cama, os pés e as manivelas
- Forrar a escadinha com papel-toalha e colocar sobre ela a bacia
- Limpar a cadeira
- Recompor a unidade
- Lavar e guardar os materiais
- Descartar corretamente os resíduos gerados
- Retirar as luvas de procedimento
- Higienizar as mãos.

> **IMPORTANTE**
>
> Se o quarto for enfermaria com dois ou mais leitos, explicar aos pacientes o procedimento e tomar o cuidado de não os incomodar durante a limpeza. Dependendo do tamanho do quarto, você precisará usar uma técnica diferente para a limpeza do colchão e do estrado da cama:
>
> - Dobrar o colchão ao meio e deixá-lo na metade inferior da cama, descobrindo a metade superior do estrado
> - Limpar a cabeceira, o estrado e a metade superior do colchão que estiver exposta, acionar a manivela e limpar debaixo do estrado
> - Esticar o colchão novamente sobre a cama e dobrá-lo no sentido oposto ao realizado anteriormente, deixando a metade inferior do estrado exposta
> - Limpar o estrado e a outra metade do colchão que estiver exposta, acionar e limpar as manivelas e depois debaixo do estrado
> - Retornar o colchão à sua posição original
> - Limpar a face superior do colchão.

Arrumação de cama

Agora que você já realizou a limpeza terminal, é hora de arrumar a cama.

Você sabia que existem três tipos de arrumação de cama e cada um tem sua finalidade específica?

- Cama aberta (ocupada por um paciente)
- Cama fechada (leito desocupado)
- Cama de operado (para receber paciente que retorna do centro cirúrgico).

Princípios

- A troca da roupa de cama deve ser feita sempre que necessário
- Antes de arrumar a cama, certifique-se da finalidade da arrumação
- Observe o estado de conservação do colchão e do travesseiro, e providencie a troca, se necessário

- Não sacudir as roupas de cama
- Não deixar que as roupas de cama toquem o chão
- Manter a roupa de cama esticada sem dobras ou pregas.

Cama aberta

Materiais
- 2 lençóis
- 1 cobertor (se necessário)
- 1 fronha
- 1 colcha
- Camisola ou pijama
- 1 toalha de banho
- 1 toalha de rosto.

Procedimento
Realizado após a limpeza da unidade.

Para pacientes que podem deambular
- Higienizar as mãos
- Dobrar as roupas que serão reutilizadas e colocá-las sobre uma superfície limpa
- Colocar a roupa limpa no encosto da cadeira (fronha, lençol de cima, lençol de baixo)
- Colocar a dobra central do lençol de baixo no meio da cama e esticar o lençol por cima do colchão
- Esticar bem o lençol, sem alisá-lo com as mãos
- Prender o lençol de baixo na cabeceira da cama
- Repetir o procedimento nos pés da cama
- Enfiar as extremidades laterais do lençol sob o colchão fazendo uma prega do tipo envelope nos cantos
- Colocar a dobra central do lençol de cima no meio da cama e esticar o lençol
- Colocar a dobra da colcha no meio da cama e esticá-la
- Dobrar o lençol de baixo e a colcha sob os pés da cama fazendo uma prega tipo envelope somente nos cantos dos pés
- Fazer uma dobra transversal no lençol e na colcha (no lado por onde o paciente senta na cama para se deitar) ou manter o lençol e a colcha dobrados de modo que facilite o acesso do paciente, conforme mostra a Figura 10.6.
- Colocar o travesseiro com a fronha
- Deixar toalhas na cabeceira da cama ou no banheiro
- Deixar camisola/pijama aos pés da cama
- Reorganizar a unidade
- Descartar corretamente os resíduos gerados
- Higienizar as mãos.

> **IMPORTANTE**
>
> Em algumas instituições de Saúde, pode ser necessário usar o lençol móvel. Esse auxilia na mobilização do paciente e/ou nas eliminações urinária e intestinal ou drenagens de qualquer natureza. O móvel pode ser um lençol comum ou um especialmente fabricado para esse uso, geralmente de material impermeável.

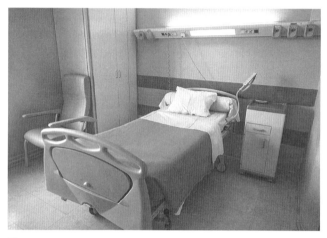

Figura 10.7 Lençol móvel com impermeável. (Fonte: iStock: ©cyril martin)

Cama fechada
Você deve seguir os mesmos passos descritos no procedimento para cama aberta, sem fazer a dobra transversal no lençol e na colcha.

Cama de operado
A diferença está na dobra do lençol de cima e da colcha:

- Abrir o lençol de cima sem prender nos pés da cama
- Repetir o passo anterior com a colcha
- Fazer uma prega triangular unindo a parte superior à inferior do lençol
- Fazer dobras do tipo sanfona no sentido longitudinal em direção à lateral oposta ao lado da entrada do paciente.

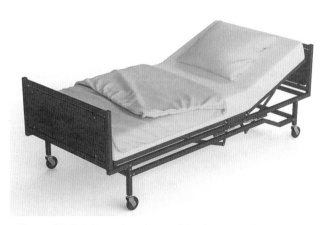

Figura 10.6 Dobra no lençol e na colcha. (Fonte: iStock: ©Wirestock)

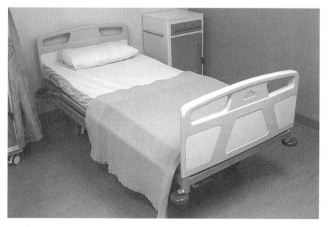

Figura 10.8 Cama fechada. (Fonte: iStock: ©Wavebreakmedia)

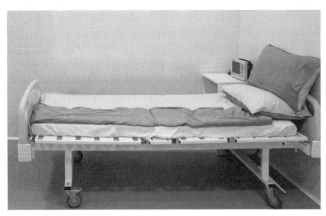

Figura 10.9 Cama de operado. (Adaptada de iStock: ©ml-photo)

> **IMPORTANTE**
> Cuide de sua postura corporal ao realizar a limpeza de unidade e a arrumação da cama, para evitar problemas de coluna no futuro. Utilize os princípios de ergonomia em todos os procedimentos que realizar.

Agora chegou o momento mais esperado! Vamos aprender a realizar os procedimentos com o paciente!

Embora esse momento seja muito esperado, a aprendizagem dos procedimentos em laboratório e nos estágios pode representar para você e seus colegas um fator gerador de grande estresse e ansiedade. Em primeiro lugar, porque o cuidado envolve a responsabilidade sobre a vida do outro. Não podemos errar, isso é fato! Em segundo lugar, porque nem sempre o estudante valoriza e aproveita as aulas de laboratório da maneira que deveria e muitas vezes só se dá conta disso quando inicia seu estágio.

A ética profissional começa a se consolidar aqui e por isso o futuro Técnico de Enfermagem precisa dedicar-se integralmente à aprendizagem no laboratório para que nos estágios saiba executar todos os procedimentos sem causar riscos ao paciente. A postura ética no laboratório é demonstrada pela atitude de seriedade, comprometimento, preocupação, solidariedade, respeito pelos colegas e professor, e zelo pelos materiais e equipamentos.

Outro fator importante que pode ocasionar constrangimento, nervosismo e insegurança na realização dos procedimentos é o fato de lidar, em maior ou menor grau, com o corpo do paciente. Quando expomos e tocamos o corpo do paciente para realizar o cuidado, estamos invadindo sua privacidade, especialmente quando não solicitamos seu consentimento para isso, provocando no paciente um grande constrangimento. O futuro Técnico de Enfermagem aprende a respeitar a privacidade e a dignidade do paciente ao cuidar do "manequim" como se este realmente fosse um ser humano. Por isso, execute os procedimentos com atenção, respeitando os princípios éticos e de segurança. Procure também avaliar seu desempenho, identifique pontos de melhoria e estabeleça um plano de ação para isso. Não fique dependente da avaliação do professor, ele não estará ao seu lado quando você começar a trabalhar!

Vamos aos procedimentos?

ADMISSÃO DO PACIENTE

Corresponde à entrada do paciente no serviço de Saúde para tratamento clínico, cirúrgico e/ou realização de procedimentos especiais, como uma sessão de quimioterapia.

Após passar pela recepção, efetuados os procedimentos de internação, o paciente recebe a pulseira de identificação e é encaminhado à Unidade de Internação ou de procedimentos especiais.

Em outras situações, o paciente poderá vir de outras unidades, como pronto-socorro, centro cirúrgico ou Unidade de Terapia Intensiva.

Ao dar entrada na Unidade de Internação, o paciente será recebido por um profissional de Enfermagem (enfermeiro, técnico ou auxiliar) que o conduzirá até o leito que irá ocupar no período de internação.

Trata-se de um momento de tensão e ansiedade para paciente e familiares, por isso eles devem ser acolhidos com cordialidade e atenção. Uma primeira impressão positiva pode determinar a confiança na equipe de Saúde e na sua recuperação.

Procedimento (as ações variam conforme a instituição)

- Apresentar-se ao paciente
- Conferir os dados de identificação na pulseira e no prontuário do paciente
- Conduzir o paciente ao leito, oferecendo a ajuda necessária, caso ele deseje se deitar
- Se o leito estiver localizado em enfermaria, apresentar o paciente aos demais pacientes
- Mostrar as dependências físicas da unidade (posto de Enfermagem, banheiro, campainha, guarda-roupas etc.)
- Orientar paciente e familiares sobre rotinas do serviço de Saúde – horário de visita, horário das refeições, visita médica, horário de funcionamento de serviços terceirizados de alimentação, sala de recreação etc.
- Fornecer roupa do hospital, se necessário
- Orientar o paciente a não se ausentar da unidade sem avisar a equipe de Enfermagem
- Entregar os pertences de valor do paciente aos familiares
- Comunicar a admissão ao enfermeiro
- Caso o paciente já tenha vindo com prescrição médica, iniciar os cuidados para seu cumprimento
- Verificar na prescrição se há solicitação de jejum ou cuidados especiais
- Solicitar dieta, medicamentos na farmácia etc.
- Registrar o procedimento conforme orientação institucional
- Dependendo da orientação institucional, você poderá verificar os sinais vitais e as medidas antropométricas.

A partir da admissão e ao longo da internação, a equipe de Enfermagem deve identificar as necessidades de educação em saúde do paciente e dar início ao plano de educação do paciente/familiares para a alta.

O que registrar na anotação de Enfermagem?

- Data e hora da admissão
- Procedência do paciente
- Condições de chegada (deambulando, em maca, cadeira de rodas etc.)
- Nível de consciência (lucidez/orientação)
- Presença de acompanhante ou responsável
- Condições de higiene
- Lesões prévias e sua localização – feridas cortocontusas, hematoma, úlceras de pressão ou crônicas, entre outras
- Descrever deficiências, se houver
- Uso de próteses ou órteses
- Motivo da internação
- Procedimentos/cuidados realizados, conforme prescrição ou rotina institucional
- Valores e pertences entregues aos familiares ou encaminhados ao serviço de guarda
- Orientações prestadas
- Nome completo, Coren-Unidade da Federação e categoria do profissional.

NA PRÁTICA

Observe um modelo de anotação: "Admitido para tratamento cirúrgico cardiológico, procedente de sua residência, acompanhado pela esposa e por funcionário da recepção, portando a pulseira de identificação. Orientado, calmo, eupneico, apresenta equimose em membro superior direito (MSD), escoriações em membro inferior direito (MID), edema em membros inferiores (MMII). Sua esposa informa que há cerca de 3 meses ele vem apresentando fraqueza, falta de apetite, falta de ar aos esforços, sendo diagnosticado um problema na válvula mitral. Refere hepatite há 10 anos (não sabe o tipo) e apendicectomia há 3 anos. Informa alergia à penicilina e à dipirona. Refere diurese presente e evacuação ausente há 2 dias. Informa hipertensão arterial sistêmica (HAS). Faz uso de: lasix 40 mg, 1 comprimido/dia; e digoxina 0,25 mg, 1 comprimido/dia. Boa aceitação alimentar, com restrição de sal. Informa sono tranquilo, boas condições de higiene. Orientado quanto às rotinas da unidade. Katia de Oliveira, Coren-MG-123.321-TE."

IDENTIFICAÇÃO DO PACIENTE

Primeira meta internacional de segurança do paciente, a identificação correta é o processo pelo qual se garante que os cuidados sejam prestados aos pacientes aos quais se destinam. Sem a identificação correta, não há como garantir a segurança do paciente e prevenir a ocorrência de erros e eventos adversos.

As falhas na identificação podem ocorrer na admissão do paciente pela recepção (erros de digitação, na data de nascimento, nomes estrangeiros escritos erroneamente, entre outras); na execução dos procedimentos médicos e de Enfermagem; na identificação dos documentos que compõem o prontuário. Enfim, os erros de identificação podem ocorrer em qualquer momento do cuidado, por isso é fundamental que cada profissional identifique corretamente o paciente antes da realização de procedimentos.

A utilização de pulseira de identificação é considerada uma das estratégias mais seguras para a prevenção de eventos adversos relacionados com a identificação do paciente. A pulseira contém dados como nome completo, data de nascimento, idade, número de registro de internação, nome da mãe do paciente, número do quarto e leito, código de barras, entre outros.

Para garantir a segurança do paciente antes de qualquer procedimento, você deve confirmar dois dados de identificação da pulseira (qualificadores) com o paciente/acompanhante. As ações de confirmação possíveis são:

- Solicitar ao paciente permissão para ver a pulseira de identificação
- Perguntar o nome do paciente: "qual o nome completo do(a) senhor(a)?"
- Conferir a informação dada pelo paciente, comparando-a com a identificação na pulseira
- Perguntar para o paciente: "qual o nome de sua mãe?"
- Conferir a informação dada pelo paciente, comparando-a à informação da pulseira
- Somente realizar o procedimento se os dois indicadores estiverem concordantes.

Cada serviço estabelece em protocolo ou POP os qualificadores que devem ser checados na identificação do paciente. Procure se informar sobre isso.

Cuidados para a correta a identificação de pacientes

- Checar se todos os pacientes estão com a pulseira de identificação
- Providenciar, o mais prontamente possível, pulseira para os pacientes que não as portarem
- Verificar a legibilidade dos dados de identificação da pulseira dos pacientes. Dados apagados ou borrados podem induzir erros de identificação
- Cumprir o protocolo de identificação do paciente antes de realizar qualquer cuidado de Enfermagem
- Manter todos os documentos que compõem o prontuário do paciente identificados corretamente
- Solicitar aos pacientes/acompanhantes que comuniquem a ausência da pulseira de identificação
- Confirmar com acompanhantes os dados de identificação no caso de pacientes que não têm condições de participar das ações de identificação (inconscientes, pediátricos, confusos, portadores de demência etc.). Essa observação deve ser registrada no prontuário do paciente
- Participar de treinamentos que envolvam o protocolo de identificação de pacientes
- Observar a integridade da pele no local onde a pulseira foi colocada
- Educar paciente e acompanhante para a importância da identificação correta
- Realizar os passos para a identificação correta mesmo para aqueles pacientes que estão sob seus cuidados em internação prolongada.

CUIDADOS DE HIGIENE

Higiene oral

Finalidades
- Medida de conforto para o paciente
- Prevenção de infecção nos sistemas digestório e respiratório
- Remoção de resíduos alimentares
- Prevenção da halitose
- Auxiliar a manutenção da integridade da mucosa oral.

> **IMPORTANTE**
>
> - A higiene oral deve ser realizada pela manhã, após as refeições, e à noite
> - Higienizar a prótese dentária ao realizar a higiene oral
>
> - Se o paciente não estiver usando a prótese dentária, a mesma deverá ser retirada, identificada e guardada conforme a orientação institucional.

Material
- Luvas de procedimento
- Cuba-rim
- Escova dental macia
- Creme dental ou solução antisséptica
- Fio dental
- Copo com água
- Toalha
- Bacia
- Jarro
- Sabonete.

Procedimento
- Higienizar as mãos
- Identificar o paciente conforme protocolo institucional
- Identificar-se ao paciente
- Orientar paciente/acompanhante sobre a execução do procedimento e solicitar seu consentimento
- Calçar as luvas de procedimento
- Colocar o material sobre o criado-mudo
- Colocar o paciente em posição de Fowler
- Proteger o tórax do paciente com uma toalha
- Oferecer o fio dental
- Colocar o creme dental na escova e oferecer água para o paciente umedecer a boca
- Solicitar ao paciente que realize a escovação
- Oferecer água para o enxágue da boca
- Colocar a cuba-rim próxima ao paciente para que ele solte a água
- Orientá-lo a enxaguar e enxugar a escova
- Retirar a cuba-rim
- Oferecer água na bacia e sabonete para o paciente lavar o rosto e as mãos
- Deixar o paciente confortável e o ambiente organizado
- Descartar corretamente os resíduos gerados
- Retirar e desprezar as luvas de procedimento
- Higienizar as mãos
- Registrar procedimento conforme orientação institucional.

Quando o paciente consciente estiver impedido de fazer sua higiene oral
- Higienizar as mãos
- Identificar o paciente conforme protocolo institucional
- Identificar-se ao paciente
- Orientar e solicitar o consentimento do paciente/acompanhante para a execução do procedimento
- Colocar o material sobre o criado-mudo
- Calçar as luvas de procedimento
- Umedecer a mucosa oral do paciente com água
- Escovar os dentes, palato, bochechas e língua do paciente, realizando movimentos circulares delicados
- Oferecer água para o enxágue
- Colocar a cuba-rim próxima do maxilar para coletar a água do enxágue
- Secar o rosto do paciente
- Deixar o paciente confortável e o ambiente organizado
- Descartar corretamente os resíduos gerados
- Retirar e desprezar as luvas de procedimento
- Higienizar as mãos
- Registrar procedimento conforme orientação institucional.

Para pacientes inconscientes
- Higienizar as mãos
- Identificar o paciente conforme protocolo institucional
- Identificar-se ao acompanhante
- Orientar e solicitar o consentimento do acompanhante para a execução do procedimento
- Utilizar os EPIs necessários (luvas, óculos e máscara)
- Colocar o paciente em decúbito a 30°
- Proteger o tórax do paciente com a toalha de rosto
- Realizar a escovação dos dentes com a solução antisséptica prescrita
- Delicadamente passar o fio dental entre os dentes
- Realizar a limpeza de palato, gengivas e língua com movimentos circulares, utilizando haste própria
- Aspirar o conteúdo com a sonda de aspiração conectada ao sistema fechado de aspiração
- Umedecer os lábios do paciente com soro fisiológico ou produto indicado
- Deixar o paciente confortável e o ambiente organizado
- Retirar os EPIs
- Descartar corretamente os resíduos gerados
- Higienizar as mãos
- Registrar procedimento conforme orientação institucional.

Próteses dentárias
Caso o paciente não tenha condições de higienizar a prótese dentária, a Enfermagem deve fazê-lo, por meio dos passos:

- Higienizar as mãos
- Calçar as luvas de procedimento
- Retirar a prótese com auxílio de uma gaze
- Escovar a prótese na pia do banheiro com água fria e creme dental
- Recolocar a prótese
- Retirar as luvas de procedimento
- Higienizar as mãos.

IMPORTANTE

Lembre-se de verificar a integridade de cavidade oral, gengivas e lábios, bem como observar se há cáries e sangramento durante a realização do cuidado.

SAIBA MAIS

Na internet, estão disponíveis vídeos de demonstração desse procedimento, busque em plataformas de vídeo por "higiene oral do paciente inconsciente".

O que registrar na anotação de Enfermagem?

- Data e hora do procedimento
- Presença de prótese total/parcial
- Condições de realização da higiene (realizada pelo paciente ou pelo profissional)
- Sinais e sintomas observados quanto à integridade de cavidade oral, gengivas, lábios e dentes
- Intercorrências e providências adotadas
- Nome completo, Coren-Unidade da Federação e categoria do profissional.

NA PRÁTICA

Anotação: 07h30 – realizada higiene oral com creme dental e escova própria, apresenta língua saburrosa e cárie dentária no primeiro molar D inferior. Carlos Sampaio – Coren-AM-199.822-TE.

Terminologia

- **Halitose:** mau hálito
- **Saburra:** crosta esbranquiçada sobre a parte superior da língua.

Higiene corporal

Finalidades

- Proporcionar conforto e bem-estar
- Remover sujidade da pele minimizando odores desagradáveis
- Estimular a circulação sanguínea
- Remover células mortas e controlar a flora bacteriana da pele.

Banho de aspersão

Banho de chuveiro.

IMPORTANTE

Lembre-se de:
- Verificar na prescrição de Enfermagem se o paciente foi registrado com "risco para queda"
- Não deixar o paciente que apresenta risco de queda sozinho no banheiro
- Solicitar ajuda para transferir o paciente da cama para a cadeira de banho e vice-versa
- Solicitar que um profissional da equipe realize a limpeza concorrente e arrume o leito do paciente durante o banho
- Realizar a desinfecção da cadeira de banho antes e depois do banho.

Materiais

- Luvas de procedimento
- *Hamper*
- Xampu e condicionador
- Toalha de banho
- Luvas de banho
- Sabonete
- Camisola ou pijama
- Cadeira de banho
- Material de higiene oral.

Procedimento

- Reunir o material
- Higienizar as mãos
- Identificar o paciente conforme protocolo institucional
- Identificar-se ao paciente
- Orientar e solicitar o consentimento do paciente/acompanhante para a execução do procedimento
- Verificar se o banheiro está limpo
- Manter portas e janelas fechadas
- Calçar as luvas de procedimento
- Transferir o paciente para a cadeira de banho e encaminhá-lo ao banheiro
- Proporcionar privacidade para que o paciente faça suas eliminações urinária e fecal
- Auxiliar o paciente na retirada das roupas
- Ligar o chuveiro, certificando-se da temperatura da água
- Posicionar a cadeira de banho no box
- Se o paciente tiver condições, deixá-lo tomar banho sozinho, observando-o
- Auxiliar o paciente a se enxugar e se vestir
- Posicionar o paciente próximo ao lavatório para a realização da higiene oral
- Encaminhar o paciente ao quarto
- Transferir o paciente para o leito, deixando-o confortável
- Desprezar as toalhas no *hamper*
- Entregar para o acompanhante as roupas pessoais do paciente
- Descartar corretamente os resíduos gerados
- Retirar as luvas
- Higienizar as mãos
- Solicitar a limpeza do banheiro
- Registrar procedimento conforme orientação institucional.

Banho no leito

Realizado em pacientes acamados.

Materiais

- 2 bacias
- Jarro com água morna
- Sabonete do paciente ou da instituição (preferencialmente líquido)
- Biombo
- *Hamper*
- Comadre
- Luvas de banho
- Luvas de procedimento

> **IMPORTANTE**
> - Sempre que possível, considerar a preferência do paciente quanto ao horário do banho
> - Manter a privacidade do paciente durante o banho (ver Código de Ética dos Profissionais de Enfermagem [CEPE])
> - Realizar movimentos firmes e delicados
> - Mudar a água sempre que necessário, mantendo-a em temperatura adequada
> - Aparar unhas e pelos sempre que necessário
> - Executar o banho no leito antes de procedimentos como exames e curativos
> - Solicitar a ajuda do paciente nas mudanças de decúbito durante o banho sempre que possível
> - Utilizar sabonete em pequena quantidade (resíduo de sabonete propicia o ressecamento da pele, o que favorece o surgimento da lesão por pressão [LP])
> - Checar a integridade do colchão antes do banho no leito, trocando-o, se necessário.

- Toalhas de banho e de rosto
- Roupa de cama
- Camisola ou pijama
- Pente ou escova
- Solução hidratante.

Procedimento
- Reunir o material
- Higienizar as mãos
- Identificar o paciente conforme protocolo institucional
- Identificar-se ao paciente
- Orientar e solicitar o consentimento do paciente/acompanhante para a execução do procedimento
- Fechar portas e janelas
- Proteger o leito com biombo, se necessário
- Colocar a roupa de cama limpa, no espaldar de uma cadeira, na seguinte ordem: fronha, colcha, cobertor, lençol de cima e lençol de baixo
- Calçar as luvas de procedimento
- Soltar (desprender) a roupa de cama
- Retirar a colcha, cobertor e fronha desprezando-os no *hamper*
- Deixar o travesseiro na cadeira
- Despejar água morna nas bacias (uma para ensaboar e outra para enxaguar)
- Calçar as luvas de banho sobre as luvas de procedimento
- Colocar uma toalha sobre o tórax do paciente, lavar e enxugar o rosto, orelhas e pescoço
- Retirar a camisola ou pijama, cobrindo o tórax com uma toalha
- Manter o lençol na região pubiana e pernas
- Lavar, enxaguar e secar da mão para a axila do paciente, repetindo a ação no outro membro
- Lavar, enxaguar e secar o tórax e o abdome, deixando-os cobertos com toalha seca
- Lavar, enxaguar e secar os membros inferiores do tornozelo até a raiz da coxa
- Lavar, enxaguar e secar os pés do paciente
- Realizar a higiene íntima do paciente utilizando uma comadre
- Com o auxílio de outro profissional, posicionar o paciente em decúbito lateral, elevando a grade da cama deste lado
- Colocar a toalha seca sob as costas e as nádegas do paciente
- Lavar, enxaguar e secar suas costas e nádegas
- Retirar luvas de banho
- Empurrar o lençol sujo na direção do paciente
- Limpar a cama conforme orientação institucional
- Colocar o lençol de baixo limpo sobre a cama
- Mudar o paciente para decúbito lateral do lado oposto, elevando a grade da cama deste lado
- Retirar o lençol sujo
- Limpar a cama e esticar o lençol limpo
- Realizar massagem de conforto na região dorsal com hidratante prescrito
- Posicionar o paciente em decúbito dorsal, passar hidratante e vestir camisola ou pijama nele
- Colocar o lençol de cima, colcha, cobertor e travesseiro
- Pentear os cabelos do paciente
- Elevar as grades do leito
- Deixar o paciente confortável e o ambiente organizado
- Descartar corretamente os resíduos gerados
- Retirar as luvas
- Higienizar as mãos
- Registrar procedimento conforme orientação institucional.

Terminologia
- **Deambular:** andar, caminhar
- **Hiperemia:** vermelhidão
- **Repouso absoluto:** o paciente fica restrito ao leito
- **Repouso relativo:** o paciente pode deambular até o banheiro e fazer as refeições à mesa.

O que registrar na anotação de Enfermagem?
- Data e hora do procedimento
- Tipo de banho (aspersão ou leito)
- Tolerância e resistência do paciente
- Capacidade de realizar autocuidado
- Alterações de pele, alergia ao sabão, hiperemia nas proeminências ósseas
- Realização de massagem de conforto, movimentação das articulações, aplicação de solução para prevenção de lesão por pressão
- Intercorrências e providências adotadas
- Nome completo, Coren-Unidade da Federação e categoria do profissional.

> **NA PRÁTICA**
> Anotação: 08h00 – realizados banho no leito, higiene íntima e massagem de conforto em região dorsal com solução hidratante. Paciente colaborativo, consegue movimentar-se na cama e realizou a própria higiene do rosto e íntima. Apresenta hiperemia na região interna das coxas, o que foi comunicado ao enfermeiro Paulo. Aplicado creme hidratante à base de retinol. Fernanda Viana – Coren-RS-432.234-TE.

Higiene do couro cabeludo

Material
- Xampu e condicionador do paciente
- Plástico para forrar o travesseiro
- Jarro
- Bacia
- Toalha
- Impermeável
- 2 bolas de algodão para proteção do ouvido.

Procedimento
- Reunir o material
- Higienizar as mãos
- Identificar o paciente conforme protocolo institucional
- Identificar-se ao paciente
- Orientar e solicitar o consentimento do paciente/acompanhante para a execução do procedimento
- Fechar portas e janelas
- Colocar o travesseiro sob os ombros do paciente, forrando-o com a toalha de banho e a seguir com o plástico
- Forrar a cama com um impermeável e o lençol
- Proteger as orelhas com as bolas de algodão
- Colocar a bacia sob a cabeça do paciente
- Derramar a água morna, delicadamente, sobre a cabeça e os cabelos do paciente
- Passar o xampu, massageando o couro cabeludo e, em seguida, o condicionador
- Enxaguar os cabelos
- Passar o condicionador nas pontas do cabelo, se necessário
- Enxaguar os cabelos
- Remover o excesso de água dos cabelos com a toalha
- Retirar o lençol, o impermeável e o plástico do travesseiro
- Deitar a cabeça do paciente sobre o travesseiro, forrando-o com a toalha
- Pentear os cabelos do paciente
- Descartar corretamente os resíduos gerados
- Retirar as luvas
- Higienizar as mãos
- Registrar procedimento conforme orientação institucional.

Terminologia
- **Pediculose:** infestação do couro cabeludo por piolhos
- **Alopecia:** perda rápida e repentina de cabelos do couro cabeludo ou de qualquer outra região do corpo
- **Escoriação:** lesão superficial da pele ou mucosa
- **Caspa:** escama do couro cabeludo (termo popular).

O que registrar na anotação de Enfermagem?
- Data e hora do procedimento
- Condições do couro cabeludo e dos cabelos
- Solução/tratamento utilizados
- Intercorrências e providências adotadas
- Nome completo, Coren e categoria do profissional.

NA PRÁTICA
Anotação: 08h00 – realizada higiene do couro cabeludo com xampu e condicionador. Apresenta caspa em grande quantidade. Fernanda Viana – Coren-RS-432.234-TE.

SAIBA MAIS
Já existem no mercado toucas com xampu e condicionador para higiene dos cabelos sem enxágue (a seco). Proporcionam conforto e não molham o leito. Também podemos encontrar *kits* para banho no leito que contêm materiais específicos para uso em pacientes acamados. Faça uma busca na internet e veja como esses materiais são interessantes e práticos.

Higiene íntima
Feminina
Materiais
- Luvas de procedimento
- Compressas
- Toalha e impermeável
- Sabonete
- Comadre
- Jarro com água
- Bolas de algodão
- Biombos.

Procedimento
- Reunir o material
- Higicnizar as mãos
- Identificar a paciente conforme protocolo institucional
- Identificar-se à paciente
- Orientar e solicitar o consentimento da paciente/acompanhante para a execução do procedimento
- Colocar biombo, se necessário, para garantir a privacidade da paciente
- Calçar as luvas de procedimento
- Posicionar a paciente em decúbito dorsal, com as pernas fletidas e afastadas
- Colocar o impermeável forrado com uma toalha sob os quadris da paciente
- Colocar a comadre
- Irrigar a região íntima com água
- Aplicar sabonete na região do monte de Vênus e nos grandes lábios
- Aplicar sabonete com as bolas de algodão nos pequenos lábios e na região interna destes com movimentos unidirecionais para baixo
- Enxaguar a região até completa remoção do sabonete
- Posicionar lateralmente a paciente para higienizar a região anal e as nádegas
- Lavar, enxaguar e secar a região anal e as nádegas
- Retirar a comadre e o impermeável
- Deixar a paciente confortável
- Descartar corretamente os resíduos gerados

- Retirar as luvas
- Higienizar as mãos
- Registrar procedimento conforme orientação institucional.

Masculina

Materiais
- Luvas de procedimento
- Compressas
- Toalha e impermeável
- Sabonete
- Comadre
- Jarro com água
- Biombo.

Procedimento
- Reunir o material
- Higienizar as mãos
- Identificar o paciente conforme protocolo institucional
- Identificar-se ao paciente
- Orientar e solicitar o consentimento do paciente/acompanhante para a execução do procedimento
- Colocar biombo, se necessário, para garantir a privacidade do paciente
- Calçar as luvas de procedimento
- Posicionar o paciente em decúbito dorsal horizontal com as pernas afastadas
- Colocar o impermeável forrado com uma toalha sob os quadris do paciente
- Colocar a comadre
- Irrigar a região íntima com água
- Iniciar a higiene por óstio da uretra, glande e corpo do pênis, com auxílio da compressa, e em movimentos suaves
- Lavar e enxaguar a bolsa escrotal
- Posicionar lateralmente o paciente para higienizar a região anal e as nádegas
- Lavar, enxaguar e secar a região anal e as nádegas
- Retirar a comadre e o impermeável
- Deixar o paciente confortável
- Descartar corretamente os resíduos gerados
- Retirar as luvas
- Higienizar as mãos
- Registrar procedimento conforme orientação institucional.

> **IMPORTANTE**
>
>
>
> - O prepúcio deve ser retraído para exposição e limpeza da glande sempre que possível, especialmente em pacientes com sonda vesical
> - Durante a higiene íntima, como reação fisiológica ao toque, o paciente pode entrar em ereção. Nesse caso, é necessário que o profissional aja com ética, evite comentários depreciativos e comunique ao paciente que vai interromper o procedimento até a retomada do estado não erétil. Caso o paciente queira se justificar ou conversar sobre o ocorrido, diga-lhe que entende seu constrangimento, mas que se trata de reação fisiológica.

O que registrar na anotação de Enfermagem?
- Data e hora do procedimento
- Motivo da higiene íntima (caso ela não seja parte do banho de leito)
- Aspecto do aparelho genital
- Presença de secreção, edema, hiperemia, lesões, formações verrucosas
- Intercorrências e providências adotadas
- Nome completo, Coren e categoria do profissional.

> **NA PRÁTICA**
>
>
>
> Anotação: 09h00 – realizada higiene íntima com água e sabonete líquido. Jorge Gonçalves – COREN-RJ-123.123-TE.

> **PARA REFLETIR**
>
>
>
> Caro estudante, continuando nossa jornada de aprendizagem, vamos falar sobre lesão por pressão (LP). O que vem à sua mente ao ler a expressão "lesão por pressão"? Continue seus estudos para compreender o que é uma LP e, principalmente, por que nós, profissionais de Enfermagem, como parte da equipe multiprofissional temos um papel fundamental na prevenção dessas lesões.
>
> Antes de iniciar o estudo desse tema, é aconselhável que você retome o conteúdo sobre Anatomia e Fisiologia da pele no Capítulo 1, *Anatomia e Fisiologia Humanas*.

LESÃO POR PRESSÃO

Esse tema vincula-se à **6ª** Meta da Política Nacional de Segurança do Paciente – reduzir o risco de quedas e lesão por pressão.

A LP, que aparece após a admissão do indivíduo no serviço de Saúde, é reconhecida com um "evento adverso potencialmente evitável" e também considerada um indicador da qualidade dos cuidados prestados ao paciente.

Definição

De acordo com o National Pressure Ulcer Advisory Panel (NPUAP®), lesão por pressão:

- É um dano localizado na pele e/ou tecidos moles subjacentes
- Geralmente se localiza em proeminência óssea ou relacionada com o uso de dispositivo médico ou outro artefato
- Pode se apresentar em pele íntegra ou como úlcera aberta e pode ser dolorosa
- Ocorre como resultado da pressão intensa e/ou prolongada em combinação com o cisalhamento.

A tolerância do tecido mole à pressão e ao cisalhamento pode também ser afetada por microclima, nutrição, perfusão, comorbidades e pela condição clínica do paciente.

Fisiopatologia das lesões por pressão

Na Figura 10.10, é demonstrada a fisiopatologia da LP, e na Tabela 10.4 são listados os fatores que a ocasionam.

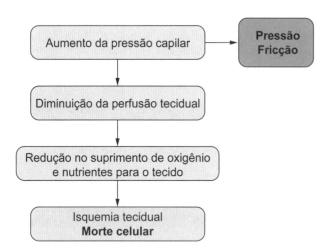

Figura 10.10 Fisiopatologia da lesão por pressão.

Tabela 10.4 Fatores que causam a lesão por pressão.

Pressão	Força contínua, demasiada ou frequente em uma região do corpo interferindo no suprimento sanguíneo da área
Fricção	Resultado do atrito entre a pele e uma superfície áspera, provocando a remoção das células epiteliais e causando abrasões e lesões semelhantes a queimaduras de segundo grau
Cisalhamento	Forças que provocam o deslizamento entre as camadas da pele, resultando na oclusão dos capilares e na redução do suprimento sanguíneo para essa área, causando isquemia local e morte celular
Microclima	Refere-se à umidade e à temperatura da pele

NA PRÁTICA

Compreendendo o efeito da pressão e do atrito na pele

Pressão

Faça um teste simples: com seu polegar, aperte com força um ponto da pele de sua mão. Aguarde um momento e observe como a coloração da pele muda. Agora solte o polegar e observe que a pele retorna à coloração normal. Ao exercer pressão sobre sua pele, você diminuiu o suprimento sanguíneo e, consequentemente, o oxigênio, nutrientes e demais compostos que chegam ao local por meio da corrente sanguínea. Ao retirar a pressão, o sangue voltou a circular normalmente e por isso a coloração da pele também voltou ao normal. Esse é o efeito da pressão prolongada na pele do paciente.

Fricção

Provavelmente você já deve ter comprado um sapato que "fez bolha" em um ou ambos os pés. A bolha foi formada pelo atrito entre a superfície do sapato e sua pele. Doeu? Agora imagine esse processo no paciente!

Fatores de risco para o desenvolvimento da lesão por pressão

Além da falta de movimentação do paciente no leito, existem outros fatores de risco para o desenvolvimento das lesões por pressão, como: hipertensão arterial sistêmica, diabetes, inconsciência, imobilização, perda de sensibilidade, de função motora e de continência urinária ou fecal, edema, espasmos musculares, deficiências nutricionais, anemias, índice de massa corporal muito alto ou muito baixo, doenças cardiovasculares, doença arterial periférica, imunodeficiência, uso de corticosteroide, tabagismo, idade avançada.

Classificação das lesões por pressão

Na Tabela 10.5, consta a classificação das lesões por pressão.

Tabela 10.5 Classificação das lesões por pressão.

Lesão por pressão	Descrição	Lesão da pele
Estágio 1 – pele íntegra com eritema que não embranquece	Pele íntegra com área localizada de eritema que não embranquece e que pode parecer diferente em pele de cor escura	

(continua)

Tabela 10.5 Classificação das lesões por pressão. (*Continuação*)

Lesão por pressão	Descrição	Lesão da pele
Estágio 2 – perda de espessura parcial da pele com exposição da derme	O leito da ferida é viável, de coloração rosa ou vermelha, úmido e também pode apresentar-se como bolha intacta com exsudato seroso ou rompida	
Estágio 3 – perda da pele em sua espessura total	Perda da pele em sua espessura total na qual a gordura é visível e, frequentemente, tecido de granulação e epíbole (lesão com bordas enroladas) estão presentes. Esfacelo e/ou escara pode estar visível	
Estágio 4 – perda de espessura total da pele e perda tissular	Caracteriza-se por exposição ou palpação direta de fáscia, músculo, tendão, ligamento, cartilagem ou osso. Esfacelo e/ou escara pode estar visível. Epíbole (lesão com bordas enroladas), descolamento e/ou túneis ocorrem frequentemente	
Estágio não classificável – perda da pele em sua espessura total e perda tissular não visível	A extensão do dano não pode ser confirmada porque está encoberta por esfacelo ou escara. Na remoção destes, ficarão aparentes lesões por pressão em estágio 3 ou 4. Escara estável (*i. e.*, seca, aderente, sem eritema ou flutuação) em membro isquêmico ou no calcâneo não deve ser removida	

(continua)

Tabela 10.5 Classificação das lesões por pressão. (*Continuação*)

Lesão por pressão	Descrição	Lesão da pele
Tissular profunda – descoloração vermelho-escura, marrom ou púrpura, persistente, e que não embranquece	Pele intacta ou não, com área localizada e persistente de descoloração vermelho-escura, marrom ou púrpura que não embranquece, ou separação epidérmica que mostra lesão com leito escurecido ou bolha com exsudato sanguinolento	

Definições adicionais

Lesão por pressão relacionada com dispositivo médico

Essa terminologia descreve a etiologia da lesão. A lesão por pressão relacionada com dispositivo médico resulta do uso de dispositivos criados e aplicados para fins diagnósticos e terapêuticos. A LP resultante geralmente apresenta o padrão ou forma do dispositivo. Essa lesão deve ser categorizada usando o sistema de classificação de LPs.

A Figura 10.11 apresenta alguns exemplos de dispositivos.

Lesão por pressão em membranas mucosas

A lesão por pressão em membranas mucosas é encontrada quando há histórico de uso de dispositivos médicos no local do dano. Devido à anatomia do tecido, essas lesões não podem ser categorizadas.

Principais locais de risco para desenvolvimento de lesões por pressão

A Figura 10.12 mostra as principais regiões de risco para desenvolvimento dessas lesões.

Como prevenir a ocorrência de lesões por pressão

O primeiro passo para a prevenção é a avaliação de risco para LP. Na avaliação, realizada pelo enfermeiro, utiliza-se uma escala preditiva (Escala de Braden – mais usada no Brasil) com o objetivo de identificar os pacientes que apresentam maior risco de desenvolver uma LP. Essa avaliação deve ser realizada assim que o paciente é admitido. Embora a aplicação da Escala de Braden (Tabela 10.6) seja competência do enfermeiro, é importante que você entenda o que é avaliado e a importância de se executar corretamente o plano de cuidados prescrito.

Por meio da Escala de Braden, são analisados seis fatores de risco principais no paciente: percepção sensorial, umidade, atividade, mobilidade, nutrição e fricção e cisalhamento. A soma total dos pontos atribuídos aos fatores analisados resultará em um número entre 6 e 23, que indicará o risco e as intervenções preventivas necessárias envolvendo a equipe multiprofissional. Quanto menor a pontuação, maior o risco para desenvolvimento de LP.

Por isso, você e seus colegas de equipe devem executar cuidadosamente a prescrição do enfermeiro e dos demais profissionais da equipe multiprofissional, além de sempre

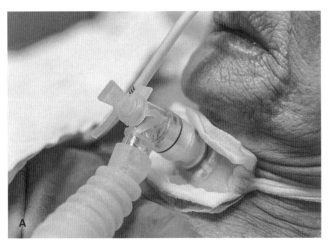
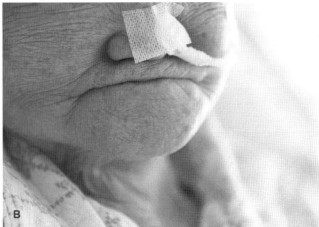

Figura 10.11 A. Traqueostomia. **B.** Fixação de sonda nasoenteral. (Fonte: iStock: **A**, ©PongMoji; **B**, ©okugawa)

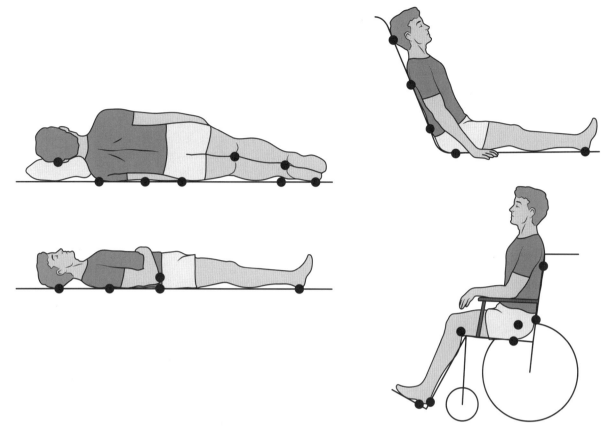

Figura 10.12 Regiões de risco para lesões por pressão.

Tabela 10.6 Escala de Braden simplificada.

Fatores de risco	Pontuação			
	1	2	3	4
Percepção sensorial	Totalmente limitado	Muito limitado	Levemente limitado	Nenhuma limitação
Umidade	Completamente molhado	Muito molhado	Ocasionalmente molhado	Raramente molhado
Atividade	Acamado	Confinado à cadeira	Deambula ocasionalmente	Deambula frequentemente
Mobilidade	Total	Bastante limitada	Levemente limitada	Não apresenta limitações
Nutrição	Muito pobre	Provavelmente inadequada	Adequada	Excelente
Fricção e cisalhamento	Problema	Problema em potencial	Nenhum problema	–

observar a mobilidade do paciente no leito ou o uso de dispositivos que possam causar lesões na pele.

Descreveremos alguns cuidados essenciais para a prevenção das LP, mas lembre-se de dialogar com o enfermeiro sobre os cuidados individualizados mais pertinentes, de acordo com o protocolo institucional e o risco que cada paciente apresenta:

- Manter a pele do paciente sempre limpa e seca
- Durante o banho, utilizar água morna e sabonete com pH parecido com o da pele. Atenção especial deve ser dada ao banho no leito – usar sabonete em pequena quantidade para facilitar a remoção total do mesmo no enxágue
- Aplicar o agente hidratante prescrito em áreas ressecadas e em pacientes com pele seca, realizando movimentos circulares suaves
- Não massagear a pele em proeminências ósseas ou áreas hiperemiadas ou com risco para desenvolvimento de LP (risco para lesão tecidual)
- Manter atenção especial em pacientes que apresentam incontinência urinária e/ou fecal, drenos e feridas com exsudatos, sudorese excessiva e edemas
  - Nesses casos, utilizar produtos de barreira, quando prescritos
- Utilizar fralda somente se necessário
- Não utilizar dispositivos de aquecimento (bolsas, almofadas térmicas etc.) diretamente sobre a pele
- Manter pacientes acamados com cabeceira elevada a 30° (evita o deslizamento do paciente no leito)
- Não arrastar o paciente no leito na mudança de decúbito e na transferência de superfície. Utilizar dispositivos de auxílio como *transfer*, guincho, elevadores, balanças acopladas ao leito, trapézio, lençol móvel etc.

- Lembre-se que saber manusear esses dispositivos é fundamental para garantia da segurança do paciente
- Observar as condições da pele durante a higiene do paciente e relatar os achados ao enfermeiro
- Utilizar dispositivos de proteção prescritos, especialmente em locais sujeitos a fricção e cisalhamento e em proeminências ósseas (colchão perfilado "tipo caixa de ovo", colchão d'água, travesseiros, coxins, rolo de espuma etc.)
- Realizar a mudança de decúbito conforme prescrição
- Nas mudanças de decúbito, checar se o paciente não está posicionado sobre sonda, drenos, cateteres e outros dispositivos
- Manter os lençóis limpos e esticados, certificando-se de que nenhum objeto foi esquecido sob o paciente
- Estimular, auxiliar e supervisionar a aceitação da dieta e a hidratação
- Estimular a deambulação assim que possível
- Orientar paciente e acompanhantes sobre medidas preventivas
- Atentar-se aos resultados do indicador de lesão por pressão em sua unidade.

É fundamental o registro descritivo da LP no prontuário do paciente. Um fator importante a ser considerado em pacientes portadores de LP é a dor: lembre-se de avaliar a dor e oferecer o tratamento prescrito, observando os resultados obtidos. Qualquer dúvida com relação à correta descrição da LP deve ser solucionada com o enfermeiro. Algumas instituições contam com equipe específica para avaliação e acompanhamento de feridas que poderá ser acionada.

Todos os cuidados preventivos adotados devem ser checados e registrados no prontuário do paciente.

PARA REFLETIR

Por que a equipe de Enfermagem tem um papel fundamental na prevenção da lesão por pressão? Porque grande parte dos cuidados preventivos é de responsabilidade desses profissionais, pois eles passam mais tempo no cuidado direto ao paciente. São também o elo entre a equipe multiprofissional e o paciente e seus familiares.

SAIBA MAIS

Leia o artigo "O que a Enfermagem pode fazer para evitar lesão por pressão?" disponível no *site* do Instituto Brasileiro de Segurança do Paciente:

https://www.segurancadopaciente.com.br/seguranca-e-gestao/o-que-a-enfermagem-pode-fazer-para-evitar-lesao-por-pressao/.

Indicador de lesão por pressão: medida quantitativa da incidência de LP em pacientes. Permite monitorar a incidência de LP, avaliar a qualidade dos cuidados prestados e auxiliar na implantação de medidas preventivas.

MOBILIZAÇÃO CORPORAL DO PACIENTE

Algumas patologias/cirurgias prejudicam a mobilidade do paciente e, por vezes, este fica acamado por períodos prolongados. Por exemplo, os estados comatosos, os traumatismos raquimedulares, os traumatismos cranioencefálicos e os pós-operatórios de grandes cirurgias são condições que podem comprometer a mobilidade e/ou manter o paciente no leito.

Essa condição de longa permanência no leito predispõe o paciente ao aparecimento de várias complicações clínicas, entre elas o surgimento das LPs.

Como medida preventiva e de conforto, a equipe de Enfermagem deve utilizar a mobilização do paciente no leito ou a mudança de decúbito a cada 2 horas ou conforme prescrição de Enfermagem e/ou protocolo institucional.

Quais os benefícios da mudança de decúbito? Promover o conforto do paciente ao aliviar a pressão em determinadas regiões do corpo, manter o alinhamento anatômico do mesmo, manter a integridade da pele, prevenir atrofias e contraturas, distribuir de maneira uniforme o peso corporal e facilitar a circulação.

IMPORTANTE

- Manter o alinhamento correto do corpo do paciente
- Utilizar travesseiros, almofadas e coxins para melhorar o conforto e facilitar o alinhamento corporal
- Realizar a mudança de decúbito conforme protocolo institucional e prescrição de Enfermagem
- Tomar cuidado com dispositivos, como drenos, sondas, equipos etc., nas mudanças de decúbito
- Manter roupas de cama limpas e esticadas
- Evitar a realização de movimentos bruscos que podem desencadear alterações hemodinâmicas, como hipotensão postural, e alterações respiratórias.

Materiais

- Luvas de procedimento (avaliar a necessidade)
- Travesseiros
- Almofadas
- Coxins.

Procedimento

- Observar a prescrição de Enfermagem
- Reunir o material necessário
- Higienizar as mãos
- Identificar-se ao paciente
- Identificar o paciente conforme protocolo institucional
- Orientar e solicitar o consentimento do paciente/acompanhante para a execução do procedimento
- Calçar as luvas de procedimento, se necessário
- Realizar a mudança de decúbito
- Retirar as luvas
- Higienizar as mãos
- Registrar o procedimento conforme orientação institucional.

Posições mais utilizadas

- Decúbito dorsal horizontal
- Decúbito lateral direito e esquerdo
- Posição de Fowler
- Posição sentada.

Decúbito dorsal horizontal

Proceder aos seguintes passos (Figura 10.13):

1. Colocar travesseiro sob a cabeça e o pescoço.
2. Colocar uma almofada sob as panturrilhas, deixando os calcanhares livres.
3. Colocar suporte na região plantar para os pés ficarem alinhados.
4. Apoiar os braços sobre travesseiros com os cotovelos ligeiramente fletidos.

Decúbito lateral direito ou esquerdo

Proceder aos seguintes passos (Figura 10.14):

1. Colocar travesseiro sob a cabeça e o pescoço do paciente
2. Colocar travesseiro ou coxim apoiando as costas e o braço do paciente
3. Manter almofada/coxim em locais de proeminências ósseas, protegendo-as de atrito
4. Esteja atento à pressão exercida na região trocanteriana.

Posição de Fowler

Paciente em decúbito dorsal com a cabeceira elevada a 30° (prevenção de LP) e membros inferiores esticados ou ligeiramente fletidos.

Proceder aos seguintes passos (Figura 10.15):

1. Colocar travesseiro sob a cabeça e o pescoço do paciente.
2. Colocar uma almofada sob as panturrilhas, deixando os calcanhares livres.
3. Colocar suporte na região plantar para os pés ficarem alinhados.
4. Apoiar os braços sobre travesseiros com os cotovelos ligeiramente fletidos.

Posição sentada

Após forrar a poltrona com lençol e sentar o paciente, proceder aos seguintes passos (Figura 10.16):

1. Colocar travesseiro sob a cabeça e o pescoço do paciente.
2. Colocar coxim em região lombar.
3. Apoiar os braços do paciente.

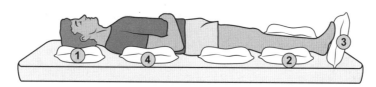

Figura 10.13 Procedimentos para posicionamento em decúbito dorsal horizontal.

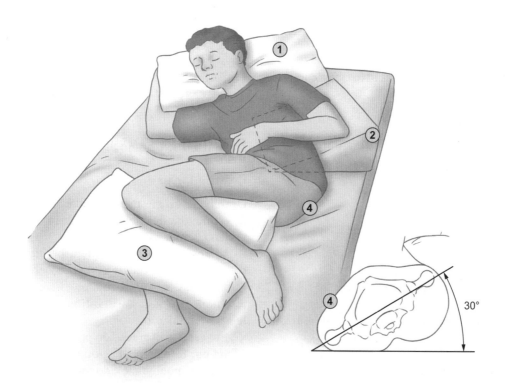

Figura 10.14 Procedimentos para posicionamento em decúbito lateral direito ou esquerdo.

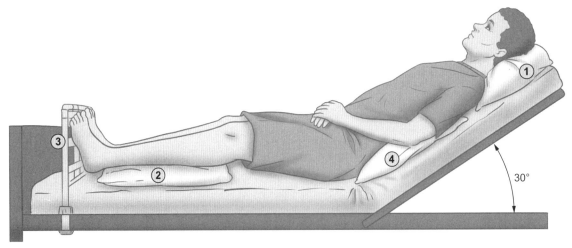

Figura 10.15 Procedimentos para realização da posição de Fowler.

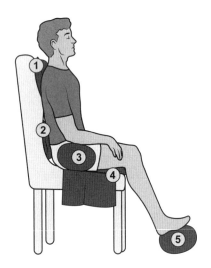

Figura 10.16 Procedimentos para realização da posição sentada.

4. Apoiar a região posterior da coxa para evitar compressão poplítea, se necessário.
5. Manter os pés apoiados com auxílio de um banquinho.

O que registrar na anotação de Enfermagem?
- Data e hora do procedimento
- Decúbito em que o paciente foi colocado
- Medidas de proteção adotadas
- Intercorrências e providências adotadas
- Nome completo, Coren-Unidade da Federação e categoria do profissional.

NA PRÁTICA

 Anotação: 12h00 – realizada mudança de decúbito lateral direito para esquerdo. Colocados coxins para proteção nas regiões dos joelhos e maleolares. Paulo Soares – Coren-DF-123.321-TE.

Complicações na mobilização e no posicionamento inadequado do paciente
- Quedas
- Contraturas
- Dor
- Lesão de nervos (sensoriais/motores) que podem levar ao comprometimento funcional do membro
- Rigidez em articulações
- Tromboembolismo.

IMPORTANTE

 Na mudança de decúbito:
- Manter a privacidade do paciente durante o procedimento
- O número de profissionais para a realização do procedimento deve estar de acordo com o peso e o tipo de paciente (garantia de segurança para paciente e profissionais)
- Utilizar mecânica corporal correta
- Observar o conforto do paciente no novo decúbito
- Caso o paciente esteja no leito, elevar as grades de proteção ao término do procedimento
- A comunicação efetiva na hora da mudança de decúbito é essencial para realização do procedimento de maneira segura. O recomendado é que haja um líder que coordene a execução e a sincronia dos movimentos.

ESTÍMULO À DEAMBULAÇÃO E AO AUTOCUIDADO

Deambulação

Deambular é o mesmo que andar, então, quando falamos de estímulo à deambulação, referimo-nos a estimular o paciente a andar, caminhar.

Vimos anteriormente que a permanência prolongada no leito pode causar complicações cardiovasculares, respiratórias, osteomusculares, dermatológicas etc. Por esse motivo, é necessário estimular e auxiliar o paciente na deambulação.

Em geral, a liberação do paciente para a deambulação é feita por fisioterapeuta e/ou médico após avaliação minuciosa da mobilidade e do tônus muscular do paciente.

Procedimento
- Confirmar no prontuário se o paciente está liberado para a deambulação

NA PRÁTICA

O momento da retirada do paciente do leito/poltrona e o início da deambulação trazem risco de queda para o paciente? Sim, qualquer mudança postural, brusca ou não, pode provocar alterações fisiológicas que favoreçam a queda. A falta de coordenação entre as ações dos profissionais durante o procedimento também aumenta o risco de queda.

IMPORTANTE

- Avalie a necessidade de ajuda para realizar esse procedimento
- Avalie o calçado que o paciente usará para deambular. Sapatos com solado antiderrapante e bem ajustados aos pés são mais seguros que chinelos
- Observe se o comprimento do pijama/camisola não oferece risco de tropeços
- Esteja atento aos dispositivos como sondas, drenos, suporte de soro durante a deambulação
- Se o paciente apresentar algum déficit motor, permaneça do lado deficiente para auxiliá-lo na deambulação
- Observe se o chão está seco e o ambiente livre de obstáculos à deambulação
- Permaneça junto ao paciente durante a deambulação
- Conforme progresso alcançado, estimule o paciente a levantar-se espontaneamente e à deambulação independente
- Oriente paciente/acompanhante quanto às técnicas seguras para a deambulação
- Cuide de sua mecânica corporal ao auxiliar o paciente nesse processo
- Caso seja a primeira deambulação do paciente após algum período acamado, deixe que ele permaneça um tempo sentado antes de se levantar e que ele fique uns instantes em pé antes de começar a deambular.

- Higienizar as mãos
- Identificar-se ao paciente
- Identificar o paciente conforme protocolo institucional
- Observar atentamente as condições clínicas do paciente antes de levantá-lo
- Orientar e solicitar o consentimento do paciente/acompanhante para a execução do procedimento.
- Calçar as luvas de procedimento, se necessário
- Colocar o leito na altura apropriada
- Levantar o paciente em etapas – primeiro eleve a cabeceira de sua cama, depois coloque o paciente sentado na beira do leito, na sequência deixe que ele se levante e permaneça nessa posição próximo ao leito. Observar se o paciente está clinicamente bem e se tem condições de se manter em pé. Caso esteja em condições, iniciar a deambulação conforme a tolerância do paciente
- Monitorar o paciente durante a deambulação
- Respeitar as limitações do paciente
- Deixar o paciente confortável e seguro após a deambulação
- Descartar corretamente os resíduos gerados
- Retirar as luvas
- Higienizar as mãos
- Registrar o procedimento conforme orientação institucional.

O que registrar na anotação de Enfermagem?

- Data e hora do procedimento
- Procedimentos de segurança adotados
- Registrar necessidade de auxílio para a deambulação (de muleta, bengala ou andador)
- Registrar anormalidades da marcha
- Relatar postura do paciente ao deambular
- Anotar as queixas do paciente
- Registrar as intercorrências e providências adotadas
- Nome completo, Coren-Unidade da Federação e categoria do profissional.

NA PRÁTICA

Anotação: 14h00 – deambulou pelo corredor por 10 minutos com a ajuda de sua esposa. Rafael dos Santos – Coren-CE-123.321-TE.

Autocuidado

Para Orem (1991), autocuidado é o desempenho ou a prática de atividades que os indivíduos realizam em seu benefício para manter a vida, a saúde e o bem-estar. Assim, podemos afirmar que o estímulo para o autocuidado é fundamental para que o paciente aprenda a buscar uma vida saudável, que vai desde a adesão ao tratamento prescrito até a mudança em seu estilo de vida.

Durante o período de internação, é importante avaliar o grau de dependência do paciente quanto a cuidados de Enfermagem e estimulá-lo a se tornar o mais independente possível. Isso significa identificar o que ele pode fazer sozinho e o que pode fazer com a supervisão do profissional de Enfermagem.

Por exemplo, identificar os pacientes que podem fazer a própria mobilização no leito, os que têm condições de fazer a higiene íntima durante o banho no leito, os que podem se alimentar sem ajuda etc.

Converse com o enfermeiro para que juntos planejem a melhor maneira de estimular a independência do paciente sem colocá-lo em situação de risco.

Vale lembrar que estimular não é obrigar, precisamos incluir o paciente nessas decisões, fortalecer sua autoestima e não o julgar quando não se sentir capaz de assumir o cuidado de si.

Para além da hospitalização, precisamos focar nos cuidados que terão continuidade na alta, por exemplo com colostomias, sondas e drenos, curativos, entre outros recursos, e ensinar o paciente/acompanhante a realizar os cuidados e buscar ajuda em sua rede de apoio e no sistema de Saúde. Educar o paciente para a saúde é dever de todos os profissionais envolvidos com o cuidado.

CONTENÇÃO

Trata-se de uma medida terapêutica que visa limitar os movimentos do paciente em casos de agitação, quando ele oferece perigo para si, para terceiros ou para o patrimônio.

Tipos de contenção

- **Verbal:** uso da comunicação terapêutica para acalmar e impor os limites ao paciente
- **Espacial:** restringir o espaço físico do paciente para minimização de fatores ambientais que podem levar o paciente à agitação
- **Química:** utilização de medicamentos para reduzir o grau de agitação e de agressividade do paciente
- **Física:** imobilização do paciente por várias pessoas
- **Mecânica:** uso de faixas de couro ou tecido, em diferentes pontos e que manterão o paciente fixo no leito.

> **SAIBA MAIS**
>
>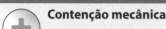
>
> **Contenção mecânica**
>
> Medida normatizada pela Resolução Cofen nº 427/2012. Nessa Resolução, você verá que os profissionais de Enfermagem somente podem empregar a contenção sob supervisão direta do enfermeiro, salvo em situações de urgência e emergência. Além disso, a contenção mecânica somente deverá ser empregada quando for o único meio disponível para evitar o dano ao próprio paciente, a terceiros ou ao patrimônio.
>
> Recomendamos que você consulte na internet a Resolução Cofen nº 427/2012 e leia as recomendações detalhadas para o emprego da contenção mecânica de pacientes.

Finalidades

- Evitar danos à integridade física do paciente, dos profissionais e ao patrimônio
- Minimizar o risco de queda do leito
- Evitar a retirada acidental de dispositivos biomédicos indicados no tratamento, como sondas, drenos e cateteres.

> **IMPORTANTE**
>
>
>
> - Orientar o familiar sobre a finalidade da contenção mecânica
> - Orientar, assim que possível, o paciente sobre a finalidade da contenção mecânica
> - A contenção no leito só deve ser aplicada quando for o último meio disponível para proteger o paciente
> - Monitorar nível de consciência, sinais vitais, condições de pele e circulação nos locais e membros contidos do paciente, conforme protocolo institucional
> - Observar e comunicar ao enfermeiro a presença de palidez cutânea, hiperemia, lesão cutânea, cianose, edema, extremidades frias e alterações de sensibilidade nos locais contidos
> - Manter o paciente em decúbito a 30° (prevenção de lesões por pressão)
> - Manter o paciente em contenção próximo ao posto de Enfermagem para facilitar sua observação
> - Proporcionar os cuidados de Enfermagem ao paciente em contenção.

Materiais

- Lençol
- Ataduras de crepe
- Compressas não estéreis ou algodão ortopédico
- Luvas de procedimento.

Procedimento

- Solicitar a presença do enfermeiro
- Higienizar as mãos
- Calçar as luvas de procedimento, se necessário
- Aplicar a contenção
- Deixar o paciente confortável e seguro
- Descartar corretamente os resíduos gerados
- Retirar as luvas
- Higienizar as mãos
- Registrar o procedimento conforme orientação institucional.

Contenção de tronco

Passar o lençol torcido (formato de corda) por costas, axilas e ombros como alças de mochila e amarrá-lo ao estrado da cama (Figura 10.17).

Contenção de membros inferiores e quadril

- Dobrar dois lençóis na diagonal
- Colocar uma faixa sobre um dos joelhos e passá-la por baixo do joelho oposto
- Repetir o procedimento com o outro joelho
- Unir as extremidades das faixas, enrolando uma na outra até apertar ligeiramente os joelhos
- Prender as extremidades das faixas enroladas nas grades laterais fixas da cama (Figura 10.18)
- Para o quadril, utilizar o mesmo procedimento.

Contenção de tornozelos e punhos

- Enrolar a compressa ou o algodão ortopédico ao redor do punho ou do tornozelo
- Envolver a compressa/algodão com a atadura de crepe, mantendo uma extremidade fixa e na outra extremidade dar 3 a 4 voltas ao redor da compressa
- Juntar as extremidades da atadura com um nó fixo, mantendo o membro em extensão

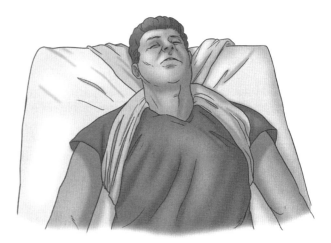

Figura 10.17 Contenção de tronco.

Capítulo 10 • Fundamentos de Enfermagem   247

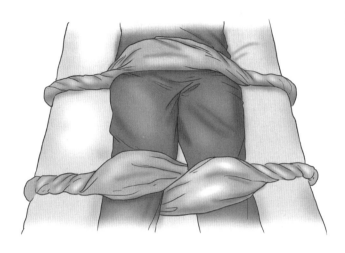

Figura 10.18 Contenção de membros inferiores e quadril.

- Deixar um espaço de mais ou menos dois dedos entre o nó e o membro para evitar a interrupção da circulação
- Fixar as extremidades da atadura na lateral da cama
- Nos tornozelos, podem-se cruzar as extremidades das faixas como na contenção dos joelhos (Figura 10.19).

Terminologia
- **Palidez cutânea:** tom esbranquiçado da pele
- **Cianose:** coloração azul-arroxeada de pele, leito ungueal e mucosas
- **Hematoma:** coleção de sangue em um tecido ou órgão
- **Equimose:** rompimento de capilares com extravasamento de sangue causando mancha arroxeada (não há elevação na pele)
- **Edema:** acúmulo de líquidos no espaço intersticial.

O que registrar na anotação de Enfermagem?
- Data e hora do procedimento
- Motivo da contenção
- Tipo
- Queixas
- Intercorrências e providências adotadas
- Nome completo, Coren e categoria do profissional.

> **NA PRÁTICA**
>
> Anotação: 10h00 – apresenta agitação na recuperação anestésica. Após avaliação do enfermeiro, aplicada restrição mecânica em tronco, membros superiores (MMSS) e MMII, conforme prescrição do Dr. Gilmar. Apresenta escoriação na região maleolar esquerda, o que foi comunicado ao enfermeiro Luís. Jorge Gomes – COREN-SC-123.321-TE.

TRANSPORTE DE PACIENTE EM AMBIENTE INTERNO NO SERVIÇO DE SAÚDE

Para a garantia da segurança do paciente e a prevenção de eventos adversos, o Cofen, por meio da Resolução nº 588/2018, normatizou a atuação da equipe de Enfermagem no processo de transporte de pacientes em ambiente interno dos serviços de Saúde.

Finalidades do transporte
- Encaminhar paciente para realização de procedimentos fora de sua unidade
- Transferir o paciente para outra unidade.

Algumas considerações
- Conforme o art. 3º dessa Resolução, o transporte do paciente hospitalizado faz parte das competências da equipe de Enfermagem. Os serviços de Saúde têm o dever de assegurar as condições necessárias para a atuação dos profissionais de Enfermagem
- Não compete aos profissionais de Enfermagem, no entanto, a condução do meio (maca ou cadeira de rodas) em que o paciente está sendo transportado
- A determinação do número e da categoria de profissionais envolvidos no transporte é feita conforme o nível de complexidade da assistência requerida.

Como o Técnico de Enfermagem participa do processo de transporte?

Antes do transporte
Cabe ao Técnico de Enfermagem auxiliar o enfermeiro a:
- Conferir o local e o motivo da transferência

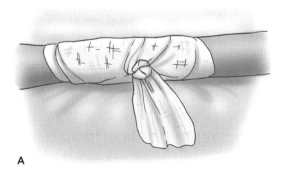 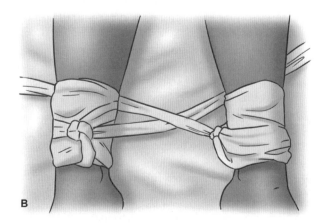

Figura 10.19 Contenção de punhos (**A**) e tornozelos (**B**).

- Avaliar as condições clínicas do paciente
- Preparar os materiais necessários ao transporte
- Organizar o prontuário
- Planejar a passagem de plantão
- Escolher a rota mais fácil e curta
- Verificar a necessidade de reserva de elevadores.

Durante o transporte
- Prestar assistência de Enfermagem durante o transporte do paciente, considerando a legislação em vigor e o processo de assistência de Enfermagem previstos pelo enfermeiro
- Atuar na prevenção de possíveis instabilidades e complicações no estado geral do paciente
- Comunicar ao enfermeiro toda e qualquer intercorrência ou complicação ocorrida durante o transporte, assim como proceder com o registro no prontuário.

Após o transporte
- Monitorar o paciente para identificar prontamente instabilidades hemodinâmicas.

O processo de transporte do paciente envolve a mobilização do paciente para o meio de transporte, nosso próximo assunto.

Mobilização do paciente para o transporte

Materiais
- Cadeira de rodas
- Maca
- Prancha de transferência
- Luvas de procedimento (avaliar a necessidade)
- Lençol.

Pontos de atenção
- Avalie a necessidade de agasalhar o paciente para o transporte
- Manter a privacidade do paciente durante o procedimento
- Manter o alinhamento correto do corpo do paciente durante a transferência
- Tomar cuidado com dispositivos biomédicos, como drenos, sondas e equipos, para evitar retirada ou desconexão acidental
- Evitar a realização de movimentos bruscos
- Utilizar medidas de proteção (grades, cintos de segurança e outras) para garantir a segurança do paciente
- Eleger um dos profissionais envolvidos para liderar a mobilização
- Zelar pelo prontuário do paciente para evitar perda, adulteração e acesso por pessoas não autorizadas.

Mobilização cama/maca (vice-versa)
- Reunir o material
- Solicitar o auxílio de outro profissional
- Higienizar as mãos
- Identificar-se ao paciente

- Identificar o paciente conforme protocolo institucional
- Observar atentamente as condições clínicas do paciente antes de levantá-lo
- Orientar e solicitar o consentimento do paciente/acompanhante para a execução do procedimento
- Calçar as luvas
- Aproximar a maca do leito
- Nivelar a altura da maca com o leito e travar as rodas de ambos
- Virar o paciente com auxílio do lençol e inserir a prancha sob o paciente
- Deixar o paciente em decúbito dorsal sobre a prancha
- Transferir o paciente para a maca, puxando suavemente o lençol
- Virar o paciente e retirar a prancha
- Cobrir o paciente com lençol e, se necessário, cobertor
- Transportar o paciente confortável e seguro
- Descartar corretamente os resíduos gerados
- Retirar as luvas
- Higienizar as mãos
- Registrar o procedimento conforme orientação institucional.

> **IMPORTANTE**
>
> No lugar da prancha de transferência, pode ser utilizado um lençol sob o paciente, porém essa prática exige maior esforço físico dos profissionais e expõe o paciente a riscos de evento adverso. Os profissionais devem segurar o lençol o mais próximo possível do corpo do paciente. Um dos profissionais deve apoiar a cabeça do paciente. Após o comando do líder, o grupo de profissionais ergue o lençol e puxa-o em direção à maca. A integridade e resistência do lençol devem ser previamente avaliadas, considerando-se o peso do paciente.

> **SAIBA MAIS**
>
> Você pode conhecer alguns tipos de prancha de transferência, se acessar algum *site* de vídeo e buscar por "prancha de transferência de pacientes". Também recomendamos que você leia o artigo "Transporte de pacientes intra-hospitalar: riscos e prevenção de eventos adversos", publicado no *site* do Instituto Brasileiro de Segurança do Paciente (IBSP), disponível na íntegra em https://www.segurancadopaciente.com.br/qualidade-assist/transporte-de-pacientes-intra-hospitalar-riscos-e-prevencao-de-eventos-adversos/.
>
> Ainda no *site* do IBSP, é possível ter acesso a um protocolo assistencial de transporte intra-hospitalar desenvolvido pelo Hospital das Clínicas da Universidade Federal do Triângulo Mineiro. Ao ler esse documento, tenha especial atenção às atribuições e às responsabilidades do Técnico de Enfermagem durante o transporte do paciente. Esse protocolo está disponível na íntegra em: https://www.segurancadopaciente.com.br/wp-content/uploads/2019/03/Protocolo-assistencial-transporte-intrahospitalarHC-UFTM.pdf.

Mobilização cama/cadeira de rodas (vice-versa)
- Reunir o material
- Solicitar o auxílio de outro profissional
- Higienizar as mãos
- Identificar-se ao paciente

- Identificar o paciente conforme protocolo institucional
- Observar atentamente as condições clínicas do paciente antes de levantá-lo
- Orientar e solicitar o consentimento do paciente/acompanhante para a execução do procedimento
- Calçar as luvas
- Posicionar a cadeira paralelamente à cama
- Travar as rodas da cama e da cadeira
- Sentar o paciente com os membros inferiores para fora da cama
- Abraçar o paciente passando seus braços por baixo dos braços dele
- Levante o paciente girando seu corpo em direção à cadeira, soltando-o lentamente no assento
- Ajustar o posicionamento do paciente
- Colocar os pés do paciente no apoio da cadeira
- Transportar o paciente confortavelmente e em segurança
- Descartar corretamente os resíduos gerados
- Retirar as luvas
- Higienizar as mãos
- Registrar o procedimento conforme orientação institucional.

IMPORTANTE

Para pacientes obesos ou com déficit de mobilidade:
- Abraçar o paciente pelo dorso
- Solicitar aos profissionais presentes que apoiem e carreguem os membros inferiores do paciente
- Ao comando do líder, o grupo de profissionais deve levantar o paciente em um movimento único, colocando-o na cadeira.

Para essa transferência, também pode ser utilizado o guincho ou elevador de transferência. Faça uma busca na internet para conhecer esse equipamento.

O que registrar na anotação de Enfermagem?

- Data e horário
- Motivo do transporte
- Setor de destino e forma de transporte (maca ou cadeira de rodas)
- Procedimentos e cuidados realizados para o transporte
- Condições clínicas do paciente
- Intercorrências e medidas adotadas
- Nome completo, Coren e categoria do profissional.

NA PRÁTICA

Anotações:
- 10h30 – paciente encaminhado para setor de ultrassonografia em cadeira de rodas acompanhado pelos auxiliares de transporte e de Enfermagem. José Farias – Coren-PR-123.321-TE
- 11h50 – paciente retornou do setor de ultrassonografia em cadeira de rodas acompanhado pelo auxiliar de transporte e Auxiliar de Enfermagem. José Farias – Coren-PR-123.321-TE.

Terminologia

- **Lipotimia:** desmaio ligeiro com perda dos sentidos
- **Paraplegia:** paralisia dos membros inferiores
- **Tetraplegia/quadriplegia:** paralisia dos membros superiores, tronco e membros inferiores
- **Vertigem:** sensação de que as coisas em volta estão se movimentando.

PREVENÇÃO DE QUEDAS

Você sabia que a queda é a segunda causa de morte acidental ou não intencional no mundo? E que ela é um evento prevenível? Então vamos ver o que nos cabe para prevenir esses eventos!

Queda é o deslocamento não intencional do corpo para um nível inferior à posição inicial, com incapacidade de correção em tempo hábil, provocado por circunstâncias multifatoriais, que comprometem a estabilidade, resultando ou não em dano.

Você sabe quais situações no hospital são consideradas como quedas?

- Quando encontramos o paciente no chão
- Quando o paciente se desequilibra, mas é amparado antes que atinja o chão.

A queda pode ser da própria altura, da maca/cama ou de assentos (cadeira de rodas, poltronas, cadeiras, cadeira higiênica, banheira, trocador de fraldas, bebê conforto, berço etc.) e de vasos sanitários. Por ser um evento prevenível, a queda tem implicações ético-legais tanto para os profissionais quanto para o serviço de Saúde onde há a ocorrência.

A prevenção de quedas corresponde à 6ª Meta de Segurança do Paciente e inicia-se com a avaliação diária do paciente, desde sua admissão até a alta, para identificar o grau de risco para queda e implementar as medidas preventivas. Essa avaliação é feita pelo enfermeiro, porém a adoção das medidas preventivas é dever de todos os profissionais, do paciente e de seus acompanhantes. As escalas preditivas utilizadas com mais frequência são: *Morse Fall Scale*, *St Thomas Risk Assessment Tool in Falling Elderly Inpatients* (STRATIFY) e *Johns Hopkins Fall Risk Assessment Tool*.

Mediante a aplicação da escala pelo enfermeiro, o paciente será avaliado como alto, moderado ou baixo grau de risco para queda, e as intervenções serão prescritas de acordo com o grau identificado, ou podem constar em protocolo institucional. Citaremos algumas medidas de proteção ao paciente, mas lembre-se de consultar o protocolo institucional e a prescrição de Enfermagem:

- Participar de treinamentos que têm como foco a prevenção de queda
- Manter a campainha ao alcance do paciente e orientá-lo quanto ao uso
- Atender prontamente o paciente ao ser solicitado

- Manter ao alcance do paciente os pertences e objetos mais utilizados
- Manter a área de circulação do paciente livre de obstáculos
- Manter a cama na altura adequada ao paciente e com as rodas travadas
- Manter as grades de proteção elevadas
- Orientar o paciente e seus acompanhantes a solicitar a Enfermagem sempre que necessário
- Manter a luz de cabeceira acesa durante a noite
- Identificar os pacientes com a pulseira de identificação do risco de queda
- Implementar os cuidados prescritos pelo enfermeiro
- Auxiliar o enfermeiro na orientação de pacientes e acompanhantes sobre os riscos identificados e as medidas de prevenção necessárias
- Comunicar o enfermeiro sempre que identificar mudanças no quadro clínico do paciente que possam alterar o risco de quedas
- Adotar as medidas de segurança adequadas ao transportar os pacientes no serviço de Saúde
- Realizar rondas noturnas periódicas
- Evitar deixar o paciente sozinho no banheiro
- Manter em local estratégico e de fácil visibilidade na unidade do paciente *folder* com orientações para prevenção de quedas
- Notificar a ocorrência de queda conforme protocolo institucional
- Manter vigilância em pacientes sem acompanhantes
- Alocar os equipamentos/dispositivos de maneira a facilitar a movimentação do paciente no leito ou a sua saída
- Orientar pacientes e acompanhantes sobre a importância do uso de calçados e vestuário apropriados
- Orientar pacientes e acompanhantes quanto ao uso de medicações que aumentam o risco de quedas.

> **SAIBA MAIS**
>
> Assista ao vídeo "Como prevenir quedas no ambiente hospitalar", disponível em: https://www.youtube.com/watch?v=-igc77 frMuE.
>
> Um artigo publicado em 2018, na *Revista Brasileira de Enfermagem*, descreveu a elaboração de um dispositivo para prevenção de quedas de idosos durante o uso do vaso sanitário. O dispositivo foi denominado "abraço seguro" e tratava-se de uma barra articulada instalada junto ao vaso sanitário. Para conhecer melhor essa iniciativa, acesse um *site* de busca na internet e procure pelo artigo disponível na íntegra intitulado "Abraço seguro: inovação tecnológica para segurança de idosos no uso do sanitário" (Fonte: http://www.scielo.br/scielo.php?script=sci_arttext&pid=S0034-71672018001202833&lng=pt&nrm=iso&tlng=pt).

Fatores de risco para a queda

Na Tabela 10.7, são mencionados os principais fatores de risco para a queda.

APLICAÇÃO TERAPÊUTICA DE CALOR OU FRIO

Emprego de calor

O calor provoca a vasodilatação periférica, melhorando a irrigação sanguínea local e a nutrição dos tecidos.

Indicações
- Aliviar a dor por diminuição da condução nervosa
- Melhorar oxigenação e nutrição dos tecidos
- Facilitar a supuração
- Amolecer crostas e fluidificar exsudatos em feridas
- Aliviar espasmos musculares
- Auxiliar na regressão de processos inflamatórios
- Auxiliar a eliminação de resíduos metabólicos
- Diminuir a rigidez de articulações.

Contraindicações
- Lesões abertas
- Luxações ou torções
- Problemas vasculares de membros inferiores
- Pacientes portadores de diabetes, hemofilia ou hanseníase
- Pacientes com déficit sensorial
- Dor sem diagnóstico da causa.

Tipos de aplicações
- **Calor seco:** bolsa de água quente, bolsa térmica elétrica, raios infravermelhos e ultravioleta, ondas curtas, diatermia (ondas curtas e ultrassom)
- **Calor úmido:** compressas de água quente, inalação de vapores, banhos e imersão.

Bolsa de água quente
Materiais
- Bolsa de água quente
- Toalha de rosto ou fronha
- Luva de procedimento, se indicado.

Procedimento
- Checar na prescrição o local e o tempo da aplicação
- Reunir o material
- Checar a integridade da bolsa
- Colocar água na bolsa conforme especificações do fabricante
- Retirar o ar da bolsa, colocando-a sobre uma superfície plana
- Fechar, enxugar e verificar vazamentos na bolsa
- Envolver a bolsa com a toalha de rosto ou fronha
- Higienizar as mãos
- Identificar-se ao paciente
- Identificar o paciente conforme protocolo institucional
- Orientar e solicitar o consentimento do paciente/acompanhante para a execução do procedimento.
- Aplicar a bolsa no local indicado
- Avaliar as condições da pele durante a aplicação do calor
- Retirar a bolsa deixando o local coberto e o paciente confortável
- Esvaziar e pendurar a bolsa com o gargalo para baixo para secar

Tabela 10.7 Fatores de risco para a queda.

Vinculados ao indivíduo	Vinculados ao ambiente físico
• Faixa etária: crianças < 5 anos e idosos > 65 anos • História recente de queda • Funcionalidade: redução da mobilidade, dificuldade no desenvolvimento das atividades da vida diária, necessidade de dispositivo de auxílio à marcha, fraqueza muscular, problemas articulares e deformidades nos membros inferiores • Condições de saúde e doenças crônicas: obesidade mórbida, acidente vascular encefálico prévio, hipotensão postural, tontura, baixo índice de massa corporal, anemias, insônia, incontinência ou urgência miccional, artrite, osteoporose, alterações metabólicas, demência, confusão mental e alterações do equilíbrio • Uso de medicamentos: benzodiazepínicos, antiarrítmicos, anti-histamínicos, antipsicóticos, antidepressivos, digoxina, diuréticos, laxativos, relaxantes musculares, vasodilatadores, hipoglicemiantes orais, insulina, polifarmácia (uso de 4 ou mais medicações) • Comprometimento sensorial: alterações de visão, audição ou tato	• Piso desnivelado • Mobiliário, cabos elétricos e extensões posicionados incorretamente • Piso molhado, superfície escorregadia, ausência de equipamentos de proteção como corrimão, assento e barras de segurança em banheiros, campainha fora do alcance do paciente • Altura inadequada de cama, poltrona e cadeira • Inadequação de recursos humanos • Iluminação inadequada.

- Descartar corretamente os resíduos gerados
- Higienizar as mãos
- Registrar o procedimento conforme orientação institucional.

Compressa quente

Materiais
- Compressas
- Bacia
- Toalha de banho
- Impermeável
- Luvas de procedimento.

Procedimento
- Checar na prescrição o local e o tempo da aplicação
- Reunir o material
- Higienizar as mãos
- Identificar-se ao paciente
- Identificar o paciente conforme protocolo institucional
- Orientar e solicitar o consentimento do paciente/acompanhante para a execução do procedimento
- Proteger o leito com impermeável e toalha de banho
- Calçar as luvas de procedimento, se indicado
- Colocar água quente em uma bacia
- Molhar e torcer a compressa e fazer aplicações durante 20 a 30 minutos ou conforme prescrito
- Trocar a compressa sempre que esfriar
- Monitorar o local da aplicação para evitar queimaduras
- Retirar as compressas, secar o local e deixar o paciente confortável
- Descartar corretamente os resíduos gerados
- Retirar as luvas
- Higienizar as mãos
- Registrar o procedimento conforme orientação institucional.

Emprego de frio

O frio atua promovendo a vasoconstrição, o que leva à diminuição na oxigenação e na nutrição dos tecidos.

Indicações
- Aliviar a dor
- Diminuir a temperatura corporal
- Controlar sangramentos
- Diminuir edema tecidual
- Regredir hematomas e soromas até as primeiras 24 horas
- Contusão e entorses nas primeiras 24 horas.

Contraindicações
- Insuficiência cardiovascular
- Pacientes com pele sensível como idosos e crianças
- Pacientes com déficit sensorial/neuropatias
- Diabetes
- Feridas abertas.

Tipos de aplicação
- **Frio seco:** bolsa, capacete e colar de gelo, bolsa de gel gelada
- **Frio úmido:** compressa gelada.

Bolsa de gelo

Materiais
- Bolsa de gelo
- Toalha de rosto ou fronha
- Luva de procedimento, se indicado.

Procedimento
- Checar na prescrição o local e o tempo da aplicação
- Reunir o material
- Checar a integridade da bolsa
- Colocar gelo picado na bolsa conforme especificações do fabricante
- Fechar, enxugar e verificar vazamentos na bolsa
- Envolver a bolsa com a toalha de rosto ou fronha
- Higienizar as mãos
- Identificar-se ao paciente
- Identificar o paciente conforme protocolo institucional
- Orientar e solicitar o consentimento do paciente/acompanhante para a execução do procedimento

- Aplicar a bolsa de gelo no local indicado (não exceder 20 minutos)
- Avaliar as condições da pele durante a aplicação da bolsa (observar dormência e cianose local)
- Interromper o procedimento e comunicar ao enfermeiro, caso o paciente refira desconforto intenso
- Retirar a bolsa deixando o paciente confortável
- Esvaziar e pendurar a bolsa com o gargalo para baixo para secar
- Descartar corretamente os resíduos gerados
- Higienizar as mãos
- Registrar o procedimento conforme orientação institucional.

Compressa fria

Materiais
- Compressas
- Bacia
- Toalha de banho
- Impermeável
- Luvas de procedimento, se indicado.

Procedimento
- Checar na prescrição o local e o tempo da aplicação
- Reunir o material
- Higienizar as mãos
- Identificar-se ao paciente
- Identificar o paciente conforme protocolo institucional
- Orientar e solicitar o consentimento do paciente/acompanhante para a execução do procedimento.
- Proteger o leito com impermeável e toalha de banho
- Calçar as luvas de procedimento, se indicado
- Colocar água fria/gelada em uma bacia
- Molhar e torcer a compressa e fazer aplicações
- Trocar a compressa a cada 3 minutos
- Monitorar o local da aplicação
- Retirar as compressas, secar o local e deixar o paciente confortável
- Descartar corretamente os resíduos gerados
- Retirar as luvas
- Higienizar as mãos
- Registrar o procedimento conforme orientação institucional.

Complicações
- Queimaduras
- Isquemia no local da aplicação
- Necrose tecidual por exposição prolongada ao agente térmico.

O que registrar na anotação de Enfermagem?
- Tipo de terapêutica térmica adotada
- Motivo da aplicação
- Data e horário
- Condições da pele
- Intercorrências e medidas adotadas
- Nome completo, Coren e categoria do profissional.

NA PRÁTICA

Anotação: 09h00 – aplicada bolsa de água quente em tornozelo esquerdo. Pele íntegra. Paciente não apresentou queixas durante o procedimento. Natália Moraes – Coren-MA-123.321-TE.

ALIMENTAÇÃO E NUTRIÇÃO

Antes de iniciar este tópico, é fundamental que você retome as informações sobre o sistema digestório no Capítulo 1, *Anatomia e Fisiologia Humanas*.

Sabemos que a alimentação e a nutrição são essenciais a todos nós. Hipócrates, considerado o pai da medicina, já postulava "Que seu remédio seja seu alimento, e que seu alimento seja seu remédio". Nos períodos de adoecimento, a alimentação é fundamental para oferecer ao organismo os nutrientes necessários para a recuperação do estado nutricional dos pacientes. O regime alimentar adequado às condições clínicas do paciente, prescrito pelo médico, é chamado "dieta". Esta pode ser oferecida ao paciente pelas vias oral, enteral e parenteral.

Nutrição por via oral

Indicada para pacientes conscientes que têm a deglutição preservada.

Essas dietas podem ser classificadas quanto a sua consistência e composição em:

- **Dieta geral:** para pacientes que não precisam de modificações terapêuticas. Inclui todos os alimentos de uma dieta saudável em quantidades adequadas de nutrientes e calorias
- **Dieta oral modificada quanto à consistência:**
  - Dieta branda – para pacientes com problemas mecânicos de ingestão e digestão, para alguns pós-operatórios e para transição para dieta geral. Evitam-se alimentos crus e contém pouco resíduo
  - Dieta pastosa – indicada para pacientes com problemas de mastigação e deglutição, alguns pós-operatórios e problemas neurológicos. A consistência da dieta pode variar de acordo com a necessidade do paciente em semipastosa e pastosa. Pobre em resíduos e os alimentos são liquidificados
  - Dieta líquida – indicada para pacientes com problemas de mastigação e deglutição, algumas doenças do sistema digestório, preparo para exames e cirurgias e alguns pós-operatórios. A consistência é líquida e o alimento se liquefaz na boca facilitando sua absorção
- **Dietas modificadas quanto à composição:**
  - Glicídios (relacionada com a quantidade de carboidratos) – normoglicídica, hiperglicídica ou hipoglicídica
  - Proteínas (relacionada com a quantidade de proteínas) – normoproteica, hiperproteica ou hipoproteica
  - Lipídios (relacionada com a quantidade de gordura) – normolipídica, hiperlipídica ou hipolipídica

Algumas dietas também podem ser modificadas quanto à quantidade de eletrólitos, vitaminas, fibras etc.

> **NA PRÁTICA**
>
>
> Durante os estágios, procure ler o prontuário dos pacientes e relacionar o tipo de dieta ao estado clínico e nutricional deles. Essa é a melhor maneira para compreender a indicação e características das dietas.

Cuidados de Enfermagem nas dietas orais

Durante as refeições, o quarto do paciente deve estar ventilado, sossegado e organizado. O paciente não deve ser interrompido durante as refeições para a realização de procedimentos de Enfermagem.

Para pacientes capazes de autocuidado
- Verificar se a dieta corresponde ao prescrito
- Orientar o paciente sobre a higienização das mãos
- Estimular a aceitação da dieta, caso necessário
- Orientar o paciente a mastigar bem os alimentos
- Orientar a realização da higiene oral
- Registrar a aceitação da dieta.

Para pacientes parcialmente dependentes
- Higienizar as mãos
- Identificar-se ao paciente
- Identificar o paciente conforme protocolo institucional
- Orientar e solicitar o consentimento do paciente/acompanhante para a execução do procedimento
- Verificar se a dieta corresponde ao prescrito
- Colocar o paciente em posição de Fowler
- Oferecer material para a higiene das mãos
- Colocar a mesa de refeição próxima ao leito
- Dispor a bandeja, prato, talheres, copo, guardanapo e sobremesa na mesa ao alcance do paciente
- Observar se o paciente é capaz de se alimentar sem ajuda
- Estimular a aceitação da dieta, caso necessário
- Após a refeição, retirar a bandeja e mesa
- Oferecer material para higiene oral e das mãos
- Deixar o paciente confortável
- Descartar corretamente os resíduos gerados
- Higienizar as mãos
- Registrar a aceitação da dieta conforme orientação institucional.

Para pacientes dependentes
- Higienizar as mãos
- Identificar-se ao paciente
- Identificar o paciente conforme protocolo institucional
- Orientar e solicitar o consentimento do paciente/acompanhante para a execução do procedimento
- Verificar se a dieta corresponde ao prescrito
- Colocar a dieta na mesa de refeição próxima ao leito
- Colocar o paciente em posição de Fowler
- Deixar que o paciente veja e escolha os alimentos de acordo com sua preferência
- Oferecer a dieta em pequenas porções, dando tempo ao paciente para mastigar adequadamente os alimentos
- Estimular a aceitação da dieta, caso necessário
- Após a refeição, realizar a higiene oral do paciente
- Deixar o paciente confortável
- Descartar corretamente os resíduos gerados
- Higienizar as mãos
- Registrar a aceitação da dieta conforme orientação institucional.

Terminologia
- **Anorexia:** perda do apetite, aversão aos alimentos
- **Inapetência:** diminuição do apetite.

O que registrar na anotação de Enfermagem?
- Data e hora do procedimento
- Aceitação da dieta – total, parcial ou recusa (no caso dos dois últimos, justificar)
- Necessidade de auxílio
- Queixas
- Intercorrências e providências adotadas
- Nome completo, Coren e categoria do profissional.

> **NA PRÁTICA**
>
>
> Anotações:
> - 07h30 – o paciente aceita o desjejum parcial, recusou a fruta informando estar satisfeito. Pedro Souza-Coren-CE-123.321-TE
> - 12h00 – o paciente aceita parcialmente o almoço. Refere não gostar de carne de frango. Pedro Souza-Coren-CE-123.321-TE.

Suplementos nutricionais orais

Os suplementos nutricionais orais (SNO) são reparações industrializadas sob a forma líquida ou em pó para diluição que visam à adequação do aporte nutricional para pacientes que se alimentam por via oral (VO), mas não conseguem suprir suas necessidades nutricionais. A composição nutricional das preparações é variada, por isso a necessidade de ser prescrita por profissional médico ou nutricionista.

O que compete ao Técnico de Enfermagem na suplementação oral?

- Comunicar ao enfermeiro ocorrências quanto à aceitação/recusa da dieta e/ou suplemento
- Estimular a ingestão da dieta e/ou suplemento ofertado
- Estimular e/ou efetuar a higiene oral após a ingestão
- Proceder ao registro das ações efetuadas de forma clara, precisa e pontual no prontuário do paciente.

Terapia nutricional enteral

Dieta administrada por meio de uma sonda localizada no estômago, duodeno ou jejuno. Para pacientes em regime prolongado de nutrição enteral, pode ser utilizada uma ostomia. É indicada quando a alimentação por via oral não atende à necessidade nutricional do paciente. Em geral, são preparações industrializadas em pó, para ser diluído, ou líquidas.

Para a segurança do paciente, é necessário que os cuidados com a terapia nutricional parenteral (TNP) constem em protocolo institucional ou em documento emitido pela equipe multiprofissional de terapia nutricional (EMTN), grupo constituído de pelo menos um profissional médico, farmacêutico, enfermeiro e nutricionista, habilitados e com treinamento específico para a prática da terapia nutricional (Resolução da Diretoria Colegiada [RDC], Anvisa (MS), nº 63, de 6 de julho de 2000).

O profissional responsável pela passagem da sonda nasoenteral (SNE) e pela autorização para o início desse tipo de dieta é o médico ou enfermeiro. A administração da dieta enteral é competência do enfermeiro e do Técnico de Enfermagem.

Tipos de sondas

- **Sonda de Levine:** composta de material plástico ou borracha. Devido à rigidez do material, pode provocar irritação e inflamação das mucosas e lesão nas asas do nariz, por isso, é indicada para uso em períodos de tempo menores. Oferece maior risco de broncoaspiração
- **Sonda de poliuretano ou silicone:** mais flexível, causa menos danos às mucosas e ao nariz, e pode permanecer mais tempo sem necessidade de troca.

Administração de dieta enteral por método gravitacional

Materiais

- Frasco contendo a dieta
- Frasco com água filtrada
- Equipos exclusivos para dieta
- 1 seringa de 20 ml
- 1 copo
- Luvas de procedimento.

Procedimento

- Reunir o material
- Conferir os dados de identificação do frasco com os dados do paciente e a prescrição médica quanto à dieta prescrita, o tipo e o volume a ser administrado
- Checar temperatura, volume, aspecto e prazo de validade da dieta
- Identificar-se ao paciente
- Identificar o paciente conforme protocolo institucional
- Orientar e solicitar o consentimento do paciente/acompanhante para a execução do procedimento
- Colocar o paciente em decúbito elevado (30 a 45°)
- Higienizar as mãos
- Calçar as luvas de procedimento
- Verificar o posicionamento da sonda
- Verificar o refluxo: aspirar o conteúdo gástrico com a seringa colocando-o no copo)
- Retornar esse conteúdo pela sonda (checar na prescrição o volume de refluxo a partir do qual se deve aguardar para instalar a dieta)
- Lavar a sonda injetando 20 ml de água filtrada
- Introduzir os equipos nos frascos de dieta e água, retirando o ar da extensão
- Agitar levemente e pendurar os frascos no suporte de soro

- Conectar o equipo da dieta à sonda
- Controlar rigorosamente a velocidade de infusão de acordo com o tempo de administração
- Observar queixas do paciente durante a infusão da dieta
- Após o término da dieta, desconectar o equipo e proteger sua extremidade
- Lavar a sonda com 20 ml de água filtrada
- Conectar o equipo da água à sonda e administrar a quantidade prescrita
- Desconectar o equipo e proteger sua extremidade
- Manter a sonda fechada
- Descartar corretamente os resíduos gerados
- Retirar as luvas
- Higienizar as mãos
- Registrar o procedimento conforme orientação institucional.

Administração de dieta enteral por meio de bomba de infusão

Após seguir os passos do procedimento anteriormente descrito até a verificação do refluxo e a lavagem da sonda com água filtrada:

- Instalar os equipos adequados no frasco de dieta e água
- Conectar o equipo à bomba de infusão
- Programar a bomba de infusão de acordo com a prescrição
- Conectar o equipo da dieta à sonda e iniciar a administração
- Supervisionar o funcionamento da bomba
- Observar respostas do paciente à dieta
- Após o término da dieta, desconectar o equipo e proteger sua extremidade
- Lavar a sonda com 20 ml de água filtrada
- Conectar o equipo da água à bomba e administrar a quantidade prescrita
- Desconectar o equipo e proteger sua extremidade
- Manter a sonda fechada
- Descartar corretamente os resíduos gerados
- Retirar as luvas
- Higienizar as mãos
- Registrar o procedimento conforme orientação institucional
- Ao instalar a dieta, tomar cuidado para não tracionar a sonda
- Trocar a fixação da sonda conforme orientação institucional ou sempre que apresentar risco de soltar
- Limpar a pele do nariz com água e sabão, secar e colocar a nova fixação
- Cuidar para que a sonda não tracione a narina nem exerça pressão na asa do nariz
- Monitorar as condições da pele e mudar periodicamente a fixação da sonda para evitar lesão de pele e mucosa nasal
- Antes de administrar medicamentos pela sonda, verifique a possibilidade de interação entre o medicamento e o material da sonda

- Após administrar medicamentos pela sonda, e entre cada medicação, fazer a lavagem com 20 ml de água filtrada
- Caso haja obstrução da sonda, injetar lentamente 20 ml de água morna, tomando o cuidado de não exercer pressão muito forte para evitar rompimento da sonda
- Realizar higiene oral no paciente, mantendo mucosa oral e lábios umidificados e hidratados
- Fazer a limpeza da fossa nasal onde a sonda está inserida para evitar formação de crostas
- Realizar o controle de glicemia prescrito
- Observar e anotar aspecto das evacuações
- No método gravitacional, controlar rigorosamente o gotejamento (infusão rápida da dieta provoca diarreia, dor abdominal e flatulência)
- A troca dos equipos para a administração da dieta enteral deve ser realizada conforme protocolo institucional
- Realizar controle do peso e volume de diurese do paciente conforme prescrição
- Realização da primeira dieta após a passagem da sonda – verificar se foi realizada radiografia para determinar a posição da sonda e se há liberação médica/do enfermeiro para sua realização.

Complicações da nutrição enteral
- **Mecânicas – relacionadas com a sonda:**
  - Obstrução
  - Retirada ou migração acidental da sonda
  - Lesão e necrose da asa do nariz e infecções na mucosa nasal
  - Infecções em orelhas e seios nasais
  - Esofagite, ulceração de esôfago
- **Metabólicas – relacionadas com a dieta e os desequilíbrios hidroeletrolíticos:**
  - Hiper ou hipoglicemia
  - Diarreia, flatulência e distensão abdominal
  - Hiper-hidratação ou desidratação
  - Náuseas e vômitos
- **Pulmonar:**
  - Broncoaspiração (entrada da dieta nas vias aéreas inferiores)
- **Intestinal:**
  - Gastroenterocolite (contaminação da dieta por microrganismos).

O que registrar na anotação de Enfermagem?
- Data do procedimento
- Hora de início e término
- Aspecto e condições da sonda
- Volume do refluxo
- Intercorrências e providências adotadas
- Queixas
- Limpeza da sonda e volume de água utilizada
- Nome completo, Coren e categoria do profissional.

Terapia nutricional parenteral
Consiste na administração endovenosa de substâncias nutritivas, como glicose, proteínas, gorduras, água, eletrólitos,

NA PRÁTICA

Anotações:
- 08h00 – verificado refluxo de 10 ml pela sonda nasoenteral, devolvido conteúdo, limpeza da sonda com 20 ml de água. Instalada dieta enteral 150 ml a 30 gt/min. Ana Góes-Coren-SP-123.321-TE
- 09h00 – término da dieta enteral sem intercorrências. Limpeza da sonda com 20 ml de água. Infusão de 50 ml de água. Ana Góes-Coren-SP-123.321-TE.

vitaminas e minerais, visando proporcionar ao paciente o balanço nutricional adequado às suas necessidades.

Para a segurança do paciente, é necessário que os cuidados com TNP constem em protocolo institucional ou em documento emitido pela EMTN, grupo constituído de pelo menos um profissional médico, farmacêutico, enfermeiro e nutricionista, habilitados e com treinamento específico para a prática da terapia nutricional (RDC nº 63, de 6 de julho de 2000).

Pode ser administrada por vias:

- **Periférica:** indicada para soluções com osmolaridade até 700 mOsm/ℓ
- **Central (preferencial):** indicada para soluções que têm osmolaridade maior que 700 mOsm/ℓ. Utiliza-se veia central de grosso calibre e alto fluxo sanguíneo, como veias subclávias e jugulares.

Indicações
- Impossibilidade de utilização do trato digestório para a nutrição do paciente
- Condições clínicas que exigem maior demanda e controle de nutrientes
- Em casos de patologias do sistema digestório, como fístula gastrintestinal, pancreatite, obstruções, câncer, doença de Crohn, entre outras.

IMPORTANTE

- A via para a administração da terapia nutricional parenteral (TNP) deve ser *exclusiva* para esse fim, portanto fique atento quanto ao local e à via de administração de medicamentos endovenosos para prevenir eventos adversos
- Para administração segura dessa via, são fundamentais o conhecimento dos princípios de assepsia e o controle rigoroso da infusão do volume prescrito.

Segundo a Resolução Cofen nº 0453/2014, que aprova a norma técnica que dispõe sobre a atuação da equipe de Enfermagem em terapia nutricional, compete ao Técnico de Enfermagem:

a) Participar de treinamento, conforme programas estabelecidos, garantindo a capacitação e atualização referente às boas práticas da terapia nutricional
b) Promover cuidados gerais ao paciente de acordo com a prescrição de Enfermagem ou protocolo pré-estabelecido

c) Comunicar ao enfermeiro qualquer intercorrência advinda da TNP
d) Proceder ao registro das ações efetuadas, no prontuário do paciente, de forma clara, precisa e pontual.

Fique atento ao protocolo institucional, à prescrição de Enfermagem e aos sinais e sintomas de complicações para comunicar prontamente ao enfermeiro.

Complicações na nutrição parenteral

- **Mecânicas:** associadas ao cateter, desde a sua passagem até a manutenção (p. ex., pneumotórax, hemotórax e lesão de traqueia, migração do cateter em direção encefálica)
- **Infecciosas:** relacionadas com a contaminação do cateter ou da solução
- **Metabólicas:** hiper ou hipoglicemia, insuficiência de ácidos graxos essenciais e alterações hepáticas, distúrbios hidroeletrolíticos.

> **DICA DE MESTRE**
>
>
> Procure conhecer a legislação pertinente às terapias enteral e parenteral para se conscientizar sobre a importância do tema e entender que os cuidados são estabelecidos após estudos e pesquisas. Leia as seguintes legislações:
> - Portaria do Ministério da Saúde (MS)/SNVS nº 272, de 8 abril de 1998
> - RDC nº 63, de 6 de julho de 2000
> - RDC nº 45, de 12 de março de 2003
> - RDC nº 21, de 13 de maio de 2015
> - RDC nº 22, de 13 de maio de 2015
> - RDC nº 160, de 6 de junho de 2017.

MENSURAÇÃO DA GLICEMIA CAPILAR

- Detectar precocemente alterações na glicemia que possam colocar o paciente em risco
- Minimizar a necessidade de exames laboratoriais para controle da glicemia
- Esse procedimento também pode ser chamado "dextro".

Materiais

- Algodão
- Álcool a 70%
- Glicosímetro
- Lanceta
- Tira reagente
- Luvas de procedimento.

Procedimento

- Reunir o material
- Higienizar as mãos
- Identificar-se ao paciente
- Identificar o paciente conforme protocolo institucional
- Orientar e solicitar o consentimento do paciente/acompanhante para a execução do procedimento
- Calçar as luvas
- Ligar o glicosímetro
- Colocar a tira reagente no glicosímetro no local indicado e conferir o código de segurança do aparelho com o da fita reagente
- Selecionar o dedo e realizar a antissepsia. Esperar o álcool secar
- Com o dedo voltado para baixo, fazer uma leve pressão
- Posicionar e disparar o lancetador na face lateral da falange distal (não perfurar a polpa digital)
- Depositar a gota de sangue na tira reagente preenchendo a área indicada
- Afastar o glicosímetro e aguardar o resultado
- Comprimir o local perfurado no dedo do paciente com algodão seco
- Proceder à leitura do valor indicado no glicosímetro
- Retirar a fita reagente do glicosímetro e desligá-lo
- Desprezar corretamente os resíduos gerados
- Retirar as luvas
- Higienizar as mãos
- Registrar o procedimento conforme orientação institucional
- Comunicar ao enfermeiro qualquer alteração no valor obtido.

O que registrar na anotação de Enfermagem?

- Data e hora da realização do exame
- Condição do paciente (jejum, alimentado)
- Local da perfuração
- Valores da glicemia capilar (mg/dℓ)
- Intercorrências e providências adotadas
- Orientações efetuadas
- Nome completo, Coren e categoria do profissional.

> **NA PRÁTICA**
>
>
> Anotações: 08h00 – realizado controle de glicemia capilar de jejum em indicador D = 90 mg/dℓ. Julia Costa-Coren-SE-123.321-TE
>
> **Valores referência de glicemia (Sociedade Brasileira de Diabetes):**
> - Em jejum: menor que 100 mg/dℓ
> - Pós-prandial: menor que 140 mg/dℓ.

Terminologia

- **Hipoglicemia:** níveis de glicose no sangue abaixo dos níveis normais
- **Hiperglicemia:** níveis de glicose no sangue acima dos níveis normais.

OXIGENOTERAPIA E CUIDADOS COM AS VIAS AÉREAS

Como você viu no Capítulo 1, *Anatomia e Fisiologia Humanas*, o oxigênio é essencial ao funcionamento de nosso organismo. As reações químicas necessárias à manutenção da vida dependem do oxigênio (O_2) que chega às células, graças ao trabalho conjunto dos sistemas cardiovascular, respiratório e nervoso central, entre outros. Na composição do ar atmosférico, encontramos cerca de 21% de oxigênio, que para pessoas saudáveis é suficiente para suprir a demanda. Quando a oferta de oxigênio ao organismo se encontra prejudicada, é necessário supri-la por meio de oxigenoterapia e manutenção da permeabilidade das vias aéreas. A oferta de O_2 por via inalatória visa melhorar a concentração desse gás nos tecidos. O oxigênio pode ser ofertado por meio de cateter nasal, nebulização e inaloterapia. Juntamente com o oxigênio podem ser administrados medicamentos.

Oferta de oxigênio por cateter nasal

A Figura 10.20 mostra o cateter nasal.

Materiais
- Cateter nasal
- Extensão de borracha e intermediário
- Umidificador
- Soro fisiológico (SF) a 0,9% ou água destilada, se necessário
- Fluxômetro
- Régua de gases (material permanente da unidade).

Procedimento
- Reunir o material
- Higienizar as mãos
- Identificar-se ao paciente
- Identificar o paciente conforme protocolo institucional
- Orientar e solicitar o consentimento do paciente/acompanhante para a execução do procedimento
- Posicionar adequadamente o paciente
- Testar o funcionamento do fluxômetro
- Preencher o umidificador com SF ou água destilada até o nível indicado pelo fabricante, se necessário
- Conectar o umidificador ao fluxômetro
- Conectar a extremidade distal do cateter nasal ao intermediário da extensão
- Abrir a válvula do fluxômetro e regular o fluxo de O_2 conforme prescrição
- Adaptar o cateter ao rosto e às narinas do paciente
- Controlar o tempo de administração conforme prescrição
- Deixar o paciente confortável e a unidade organizada
- Desprezar corretamente os resíduos gerados
- Higienizar as mãos
- Registrar o procedimento conforme orientação institucional.

> **IMPORTANTE**
>
> - Trocar cateter, extensão, umidificador e solução conforme protocolo institucional
> - Higienizar as narinas do paciente 1 vez/dia, e sempre que necessário
> - Inspecionar as narinas em busca de lesões
> - Observar condições do fluxômetro e funcionamento da régua de gases para detecção de vazamentos (o oxigênio é um gás de alto custo e, além disso, inflamável)
> - Identificar os materiais utilizados com data, horário e identificação de paciente e profissional
> - Orientar paciente e acompanhante a não usarem fonte de calor próximo à régua de oxigênio e ao equipamento de oxigenoterapia (risco de fogo e explosão)
> - Oferecer lenços de papel para conter secreção expelida
> - Observar e comunicar alterações do padrão e frequência respiratória (FR), perfusão periférica, alterações de sinais vitais e do nível de consciência e comunicar ao enfermeiro ou ao médico.

Oferta de oxigênio/medicamentos por inaloterapia

Indicada para administração de medicamentos e fluidificação das secreções brônquicas (Figura 10.21).

Materiais
- Fluxômetro
- Inalador com máscara
- Medicamentos prescritos
- SF a 0,9% ou água destilada
- Seringa e agulha
- Toalha de rosto.

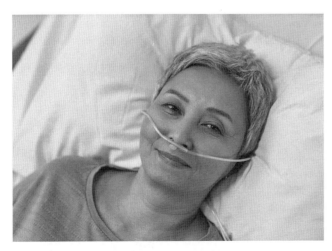

Figura 10.20 Cateter nasal. (Fonte: iStock: ©SeventyFour)

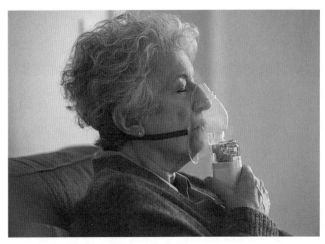

Figura 10.21 Inaloterapia. (Fonte: iStock: ©Ridofranz)

Procedimento

- Reunir o material
- Higienizar as mãos
- Identificar-se ao paciente
- Identificar o paciente conforme protocolo institucional
- Orientar e solicitar o consentimento do paciente/acompanhante para a execução do procedimento
- Testar o funcionamento do fluxômetro
- Identificar o inalador com nome, quarto e leito do paciente
- Posicionar adequadamente o paciente
- Proteger o tórax do paciente com a tolha de rosto
- Preparar o inalador com a solução e a medicação prescrita, utilizando agulha e seringa, se necessário
- Regular o fluxo de oxigênio e observar a saída da névoa
- Entregar o inalador ao paciente, orientando-o sobre o uso
- Registrar o início da inalação e retornar ao quarto para desligá-la ao término do tempo prescrito
- Deixar o paciente confortável e a unidade organizada
- Desprezar corretamente os resíduos gerados
- Higienizar as mãos
- Registrar o procedimento conforme orientação institucional.

> **IMPORTANTE**
>
> - Observar as reações do paciente à terapia
> - Se possível, manter o paciente em decúbito elevado para otimizar os efeitos da terapia
> - A troca do inalador deve seguir a orientação institucional
> - Na administração de medicamentos broncodilatadores, deve-se manter vigilância à frequência cardíaca (FC) do paciente.

Oferta de oxigênio por nebulização

A Figura 10.22 mostra um dispositivo de nebulização.

Materiais

- Fluxômetro
- Frasco de nebulização
- Máscara com traqueia
- Água estéril ou SF a 0,9%.

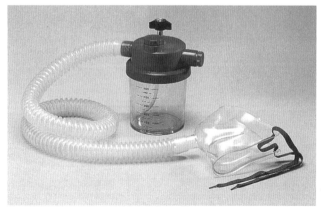

Figura 10.22 Dispositivo de nebulização. (Fonte: J.G. Moriya®)

Procedimento

- Reunir o material
- Higienizar as mãos
- Identificar-se ao paciente
- Identificar o paciente conforme protocolo institucional
- Orientar e solicitar o consentimento do paciente/acompanhante para a execução do procedimento
- Posicionar adequadamente o paciente
- Testar o funcionamento do fluxômetro
- Identificar o frasco de nebulização com informações sobre quarto, leito, nome do paciente, solução, data e hora
- Colocar a solução no frasco de nebulização de acordo com a prescrição médica e especificação do fabricante
- Adaptar o nebulizador ao fluxômetro
- Adaptar a máscara à traqueia e esta ao nebulizador
- Regular o fluxo de oxigênio conforme prescrição e observar se há névoa
- Adaptar a máscara ao rosto do paciente
- Manter a nebulização conforme prescrição
- Deixar o paciente confortável e a unidade organizada
- Desprezar corretamente os resíduos gerados
- Higienizar as mãos
- Registrar o procedimento conforme orientação institucional.

> **IMPORTANTE**
>
> - Realizar a troca do material conforme orientação institucional
> - Quando a água do nebulizador estiver abaixo do nível mínimo indicado pelo fabricante, desprezar a água restante. Para reposição, usar um frasco novo de água estéril
> - Para pacientes intubados ou traqueostomizados, utilizar a máscara adequada
> - Caso haja acúmulo de água na traqueia e em sua extensão, deve-se desprezá-la e nunca retornar a água para o frasco de nebulização.

O que registrar na anotação de Enfermagem?

- Data e hora da realização do procedimento
- Queixas do paciente
- Anormalidades no padrão respiratório do paciente
- Alteração no nível de consciência e estado mental do paciente
- Alteração na coloração da pele e mucosas
- Intercorrências e providências adotadas
- Nome completo, Coren e categoria do profissional.

> **NA PRÁTICA**
>
> Anotações:
> - 09h00 – realizada inalação conforme item 5 da prescrição médica com fluxo de O_2 a 5 ℓ/min. Elaine Gutierrez-Coren-PE-123.321-TE
> - 09h15 – término da inalação. O paciente apresenta tosse seca. Elaine Gutierrez-Coren-PE-123.321-TE.

> **SAIBA MAIS**
>
> O mercado oferece outros dispositivos de oxigenoterapia, com os quais você terá contato durante o período de estágio ou no seu trabalho. A montagem e a instalação desses dispositivos, assim como o fluxo de oxigênio, podem variar de acordo com as indicações de cada fabricante, por isso, sempre que tiver contato com um dispositivo de oxigenoterapia novo, peça orientação do seu professor ou do enfermeiro.

Manutenção da permeabilidade das vias aéreas

Vimos como ofertar oxigênio ao paciente, mas, para a efetividade da oxigenoterapia, é necessário garantir a permeabilidade das vias aéreas. Esta pode ser mantida por meio de aspiração das secreções.

Antes de iniciarmos o assunto, vamos falar da Resolução Cofen nº 0557/2017. Veja a importância de conhecermos a legislação para o exercício da profissão. É nessa Resolução que a função do Técnico de Enfermagem está definida, lembrando que não podemos executar procedimentos fora do âmbito de nossa atuação. Segundo essa Resolução:

Art. 2º Os pacientes graves, submetidos a intubação orotraqueal ou traqueostomia, em unidades de emergência, de internação intensiva, semi-intensivas ou intermediárias, ou demais unidades da assistência, deverão ter suas vias aéreas privativamente aspiradas por profissional enfermeiro, conforme dispõe a Lei do Exercício Profissional da Enfermagem.

Art. 3º Os pacientes atendidos em Unidades de Emergência, Salas de Estabilização de Emergência, ou demais unidades da assistência, considerados graves, mesmo que não estando em respiração artificial, deverão ser aspirados pelo profissional enfermeiro, exceto em situação de emergência, conforme dispõe a Lei do Exercício Profissional de Enfermagem e Código de Ética do Profissional de Enfermagem – CEPE.

Art. 4º – Pacientes considerados não graves poderão ser aspirados por Técnico de Enfermagem mediante a avaliação e prescrição do enfermeiro como parte do Processo de Enfermagem (em unidades de repouso/observação e de internação e em atendimento domiciliar).

Art. 5º – Pacientes crônicos, em uso de traqueostomia de longa permanência ou definitiva em ambiente hospitalar, de forma ambulatorial ou atendimento domiciliar podem ser aspirados pelo Técnico de Enfermagem mediante a avaliação e prescrição do enfermeiro como parte do Processo de Enfermagem.

Art. 6º – Nas hipóteses dos artigos 4º e 5º desta Resolução, deverá ser instituído protocolo institucional prevendo a observação de sinais e sintomas do padrão respiratório durante o procedimento, para comunicação imediata ao enfermeiro.

Aspiração das cavidades oral e nasal

Materiais

- EPIs (avental, óculos, máscara, luvas de procedimento)
- Frasco de aspiração
- SF a 0,9% ou água destilada
- Cateter de aspiração estéril
- Luva estéril
- Gaze estéril
- Lubrificante hidrossolúvel para aspiração nasofaríngea
- Oxímetro
- Vacuômetro ou aspirador.

Procedimento

- Confirmar o procedimento na prescrição de Enfermagem
- Reunir o material

- Higienizar as mãos
- Identificar-se ao paciente
- Identificar o paciente conforme protocolo institucional
- Orientar e solicitar o consentimento do paciente/acompanhante para a execução do procedimento
- Posicionar o paciente em posição semi-Fowler com o tórax protegido por toalha
- Se disponível, colocar oxímetro de pulso para monitorar o paciente durante o procedimento
- Adaptar o vacuômetro ou o aspirador ao frasco coletor
- Colocar os EPIs
- Abrir com técnica asséptica o cateter estéril pela extremidade da válvula de sucção e conectá-lo à extensão do aspirador. Manter o restante do cateter protegido dentro da embalagem
- Calçar as luvas de procedimento
- Ligar e testar o aspirador
- Calçar a luva estéril na mão dominante
- Lubrificar a ponta do cateter com lubrificante hidrossolúvel com auxílio da gaze
- Introduzir o cateter clampeado em uma das narinas, solicitando ao paciente para inspirar profundamente
- Soltar o clampeamento e aspirar retirando o cateter com movimento circular. Durante a retirada do cateter, a aspiração deve ser intermitente
- Repetir o procedimento na outra narina
- Permitir que o paciente descanse e repetir a aspiração, se necessário
- Aspirar a cavidade oral executando o mesmo procedimento utilizado na cavidade nasal
- Lavar a extensão do aspirador com água destilada e desprezar o cateter
- Retirar os EPIs
- Deixar o paciente confortável e a unidade organizada
- Desprezar corretamente os resíduos gerados
- Higienizar as mãos
- Registrar o procedimento conforme orientação institucional
- Monitorar o paciente quanto a sinais e sintomas de complicações.

Aspiração da cânula de traqueostomia

Materiais

- EPIs (avental, máscara e óculos)
- Frasco de aspiração
- Luvas de procedimento
- Luvas estéreis
- SF a 0,9%
- Gaze estéril
- Cateter de aspiração estéril
- Oxímetro
- Aspirador.

Procedimento

- Confirmar o procedimento na prescrição de Enfermagem
- Reunir o material
- Higienizar as mãos

- Identificar-se ao paciente
- Identificar o paciente conforme protocolo institucional
- Orientar e solicitar o consentimento do paciente/acompanhante para a execução do procedimento
- Posicionar o paciente em posição semi-Fowler ou decúbito sentado
- Se possível, colocar oxímetro de pulso para monitorar o paciente durante o procedimento
- Adaptar o aspirador ao frasco coletor
- Colocar os EPIs
- Abrir com técnica asséptica o cateter estéril pela porção distal (que dá acesso à válvula de sucção) e conectar à extensão do aspirador, mantendo o restante do cateter protegido pela embalagem
- Calçar a luva estéril na mão dominante
- Ligar o aspirador com a mão não dominante
- Retirar o cateter da embalagem sem contaminá-lo (mão dominante)
- Solicitar ao paciente que faça uma inspiração profunda
- Introduzir o cateter clampeado na cânula (percorrer a extensão da cânula e parar quando sentir resistência), soltar o clampeamento e aspirar retirando o cateter com movimento circular. Durante a retirada do cateter, a aspiração deve ser intermitente
- Permitir que o paciente descanse; repetir a aspiração, se necessário
- Lavar a extensão do aspirador com água destilada, desprezar o cateter e a luva estéril
- Retirar os EPIs
- Deixar o paciente confortável e a unidade organizada
- Desprezar corretamente os resíduos gerados
- Higienizar as mãos
- Registrar o procedimento conforme orientação institucional
- Monitorar o paciente quanto a sinais e sintomas de complicações.

IMPORTANTE

- Observar alterações do padrão e da frequência respiratória, perfusão periférica, alterações de sinais vitais e de rebaixamento do nível de consciência e comunicá-las ao enfermeiro ou ao médico
- Monitorar a saturação de oxigênio (O$_2$) durante o procedimento
- Cada aspiração não deve ultrapassar 15 s
- Entre duas aspirações, pode-se usar gaze estéril para limpar o cateter de aspiração
- Caso necessário, aspirar o nariz e a boca do paciente após o término da aspiração da cânula
- Se necessário, durante o procedimento aspirar água destilada estéril, para limpeza do cateter
- Se o paciente estiver recebendo dieta enteral, esta deve ser pausada.

Complicações na aspiração

- Traumatismos na mucosa traqueal, laringospasmos, aspiração de conteúdo gástrico, hipoxemia, alterações na pressão parcial de gás carbônico, broncoconstrição, atelectasias, pneumotórax, infecções pulmonares, HAS, arritmias cardíacas, parada cardiorrespiratória e ansiedade.

O que registrar na anotação de Enfermagem?

- Data e hora do procedimento
- Motivo
- Característica e quantidade de secreção aspirada
- Intercorrências e providências adotadas
- Nome completo, Coren e categoria do profissional.

NA PRÁTICA

- Anotação: 14h00 – aspirada cânula de traqueostomia com cateter nº 8. Presença de secreção fluida clara em média quantidade. Gustavo Oliveira-Coren-MS-123.321-TE.

POSIÇÕES DO PACIENTE PARA PROCEDIMENTOS DIAGNÓSTICOS

Para a realização de alguns procedimentos médicos e de Enfermagem, é necessário que o paciente assuma ou seja colocado em posições específicas. São elas:

- **Decúbito dorsal horizontal:** paciente deitado de costas, pernas ligeiramente fletidas, braços estendidos ao longo do corpo. Usado para banho no leito, exames da cabeça, tórax, mama e abdome
- **Decúbito ventral:** paciente deitado com o abdome voltado para o leito. Colocar um coxim sob seus pés. Usado para exames da coluna vertebral. Essa posição também poderá ser utilizada na Unidade de Terapia Intensiva (UTI) em pacientes graves sob ventilação mecânica. Nesses casos, ela é denominada "posição prona" e tem indicações específicas
- **Decúbito lateral esquerdo ou direito:** paciente sobre o lado esquerdo ou direito, pernas ligeiramente fletidas. Para manter o conforto, utilizar coxim ou travesseiro protegendo as saliências ósseas. É usado para mudança de decúbito
- **Trendelenburg:** paciente em decúbito dorsal horizontal com o corpo em um plano inclinado onde a cabeça fique mais baixa em relação ao corpo (Figura 10.23). Usada para cirurgias da região pélvica, estado de choque, tromboflebites
- **Sims:** paciente em decúbito lateral esquerdo com a cabeça apoiada no travesseiro, corpo ligeiramente inclinado para a frente, perna esquerda estendida e a direita flexionada. O braço esquerdo esticado para trás e o direito em posição confortável (Figura 10.24). Indicada para os exames vaginais, retais, clister e lavagem intestinal.
- **Genupeitoral:** paciente ajoelhado sobre a cama, joelhos afastados, pernas estendidas e tórax apoiado sobre a cama, cabeça lateralizada, apoiada sobre os braços (Figura 10.25). O indivíduo é coberto com um lençol grande. É indicada para exames vaginais e retais
- **Ginecológica:** paciente em decúbito dorsal horizontal, pernas flexionadas sobre as coxas, plantas dos pés apoiadas sobre o colchão, com os joelhos afastados (Figura 10.26). É usada para exames e tratamentos vaginais, do reto e área perineal

- **Proclive:** paciente em decúbito dorsal horizontal com a cabeça e o tronco elevados em relação ao corpo (Figura 10.27). Usada para cirurgias da cavidade abdominal superior e para cirurgia de cabeça e pescoço
- **Semi-Rose:** paciente em decúbito dorsal horizontal com cabeceira abaixada a 10° (Figura 10.28). Leva a hiperextensão média do pescoço.

É usada para intubação orotraqueal e higienização do couro cabeludo
- **Litotômica:** paciente em decúbito dorsal, cabeça e ombros ligeiramente elevados, coxas afastadas e flexionadas sobre o abdome, pernas sobre as coxas com auxílio de perneiras (Figura 10.29). Indicada para cirurgias ou exames de períneo, reto, vagina e bexiga.

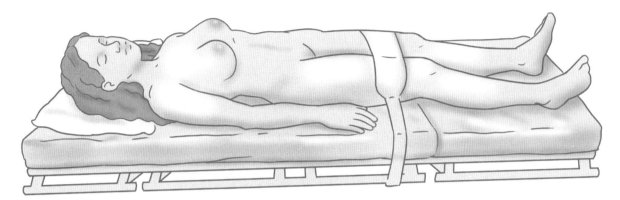

Figura 10.23 Posição de Trendelenburg.

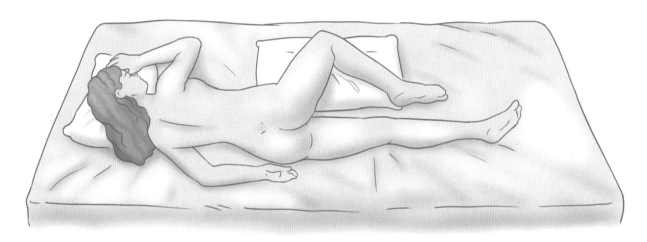

Figura 10.24 Posição de Sims.

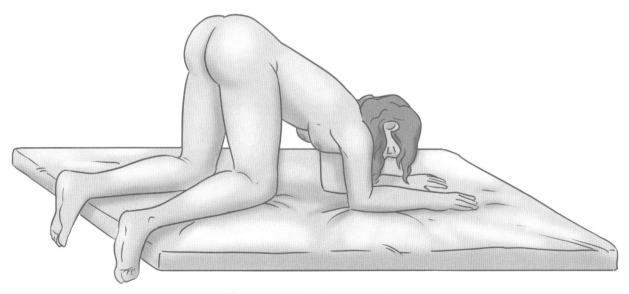

Figura 10.25 Posição genupeitoral.

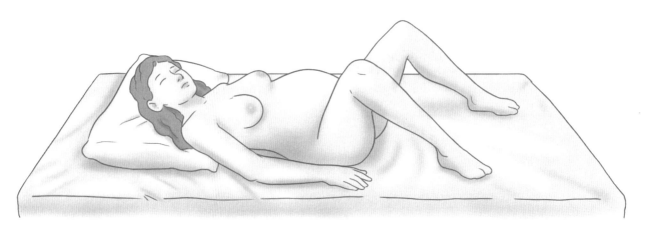

Figura 10.26 Posição ginecológica.

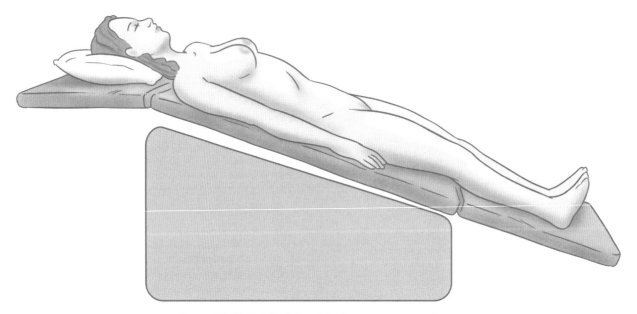

Figura 10.27 Posição de Trendelenburg reversa ou proclive.

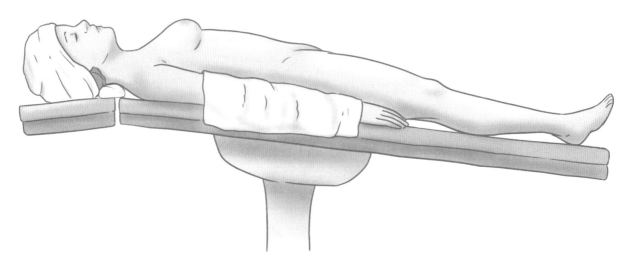

Figura 10.28 Posição semi-Rose.

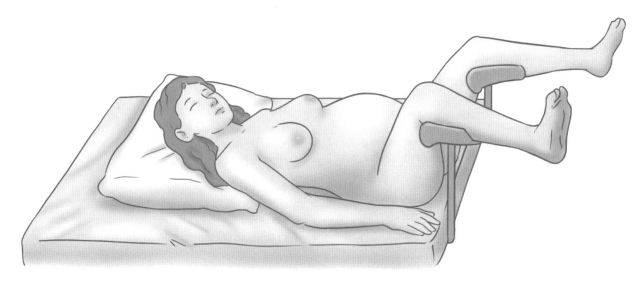

Figura 10.29 Posição litotômica.

COLETA DE AMOSTRAS PARA EXAMES LABORATORIAIS

Os exames laboratoriais são essenciais para o diagnóstico médico e de Enfermagem, e para o acompanhamento do estado clínico do paciente e da evolução da doença.

Os exames mais comumente solicitados são:

- **Glicemia:** dosagem de glicose no sangue
- **Hemograma completo:** contagem de células sanguíneas
- **Dosagem de eletrólitos:** dosagem dos principais eletrólitos do organismo (Na, K$^+$ etc.)
- **Colesterol:** dosagem de lipídios no sangue
- **Proctoparasitológico:** pesquisa de parasitas nas fezes
- **Urina tipo 1:** pesquisa de alterações na urina
- **Cultura:** pesquisa de microrganismos em sangue, fezes, urina, escarro e outras secreções.

Proctoparasitológico

Materiais
- Recipiente fornecido por laboratório ou farmácia
- Espátula
- Comadre
- Luvas de procedimento.

Procedimento
- Reunir o material
- Identificar o recipiente usando rótulo apropriado, preenchido corretamente
- Higienizar as mãos
- Identificar-se ao paciente
- Identificar o paciente conforme protocolo institucional
- Orientar e solicitar o consentimento do paciente/acompanhante para o procedimento
- Entregar os materiais e o recipiente ao paciente
- Orientar o paciente a evacuar na comadre e, com ajuda da espátula, coletar três porções das fezes em partes diferentes da mesma amostra, colocando-as no recipiente identificado
- Calçar as luvas
- Receber a amostra e proceder conforme POP do serviço
- Esvaziar e fazer a desinfecção da comadre
- Secar e guardar a comadre em local apropriado
- Retirar as luvas
- Higienizar as mãos
- Descartar corretamente os resíduos gerados
- Registrar o procedimento conforme orientação institucional.

Cultura de fezes

- O procedimento segue os mesmos passos da coleta de amostra para o exame proctoparasitológico. A diferença está na comadre, na espátula e no recipiente, que devem ser estéreis para esse exame. A amostra deve ser prontamente encaminhada ao laboratório.

Urina

Urina tipo 1
Materiais
- Recipiente fornecido por laboratório ou farmácia
- Rótulo de identificação
- Solicitação do exame
- Toalha
- Luvas de procedimento.

Procedimento
- Verificar a solicitação do exame
- Reunir o material
- Identificar o recipiente usando rótulo apropriado, preenchido corretamente
- Higienizar as mãos
- Identificar-se ao paciente
- Identificar o paciente conforme protocolo institucional

- Orientar e solicitar o consentimento do paciente/acompanhante para o procedimento
- Entregar os materiais e o recipiente ao paciente
- Calçar as luvas de procedimento
- Recolher a amostra, conferir a identificação e encaminhar ao laboratório conforme orientação institucional
- Retirar as luvas
- Higienizar as mãos
- Descartar corretamente os resíduos gerados
- Registrar o procedimento conforme orientação institucional.

Para mulheres
- Orientar a paciente a: higienizar as mãos; fazer a higiene íntima com água e sabão, enxaguando bem a região íntima; secar a região com toalha limpa de frente para trás; sentar-se no vaso sanitário, mantendo os pequenos lábios afastados; desprezar o primeiro jato de urina no vaso; sem interromper a micção, colocar o recipiente na direção do jato urinário e coletar de 20 a 50 mℓ de urina; fechar o recipiente e entregar à Enfermagem.

Para homens
- Orientar o paciente a: higienizar as mãos; fazer a higiene íntima com água e sabão tracionando o prepúcio para expor a glande, enxaguando bem a região; secar a região com toalha limpa, mantendo o prepúcio retraído; desprezar o primeiro jato de urina no vaso; sem interromper a micção, colocar o recipiente na direção do jato urinário e coletar de 20 a 50 mℓ de urina; fechar o recipiente e entregar à Enfermagem.

IMPORTANTE
- Em pacientes dependentes, a higiene íntima deve ser feita pelo profissional de Enfermagem e a coleta da amostra pode ser realizada por meio de cateterismo vesical
- A coleta deve ser feita preferencialmente pela manhã. Em outros horários, solicitar ao paciente que permaneça por cerca de 2 horas sem urinar antes da coleta.

Urocultura
Para identificar a presença de microrganismos e infecção no trato urinário.

Materiais
- Recipiente fornecido por laboratório ou farmácia
- Rótulo de identificação
- Solicitação do exame
- Luvas de procedimento
- Solução antisséptica
- Gazes estéreis.

Procedimento
- O procedimento segue os mesmos passos da coleta de urina, diferindo em: a higiene íntima, que deve ser realizada com solução antisséptica, o recipiente para a coleta deve ser estéril e a secagem da região deve ser feita com gazes estéreis
- O paciente deve ser orientado a não contaminar a parte interna do recipiente e da tampa
- Após a coleta, a amostra deve ser imediatamente encaminhada ao laboratório.

Coleta de urina 24 horas
Materiais
- Frasco para coleta
- Rótulo de identificação preenchido corretamente
- Luvas de procedimento.

Procedimento
- Verificar a solicitação do exame
- Reunir o material
- Identificar o frasco usando rótulo apropriado, preenchido corretamente (nome do paciente, número do leito, número do registro, data, hora, identificação do material)
- Higienizar as mãos
- Identificar-se ao paciente
- Identificar o paciente conforme protocolo institucional
- Orientar e solicitar o consentimento do paciente/acompanhante para o procedimento
- Entregar o frasco ao paciente
- Orientar ao paciente que esvazie a bexiga pela manhã, desprezando a primeira urina
- Registrar no rótulo e no prontuário o horário de início da coleta
- Orientar o paciente para, após o horário de início, coletar no frasco toda a urina durante 24 horas
- Orientar o paciente a coletar a última amostra no dia seguinte, no mesmo horário em que iniciou a primeira amostra
- Calçar as luvas de procedimento
- Mensurar o peso e a estatura do paciente e anotar os valores no rótulo do frasco
- Recolher a amostra, conferir a identificação no frasco e encaminhá-la ao laboratório conforme orientação institucional
- Retirar as luvas
- Higienizar as mãos
- Descartar corretamente os resíduos gerados
- Registrar o procedimento conforme orientação institucional.

IMPORTANTE
- Manter o frasco protegido da luz direta durante a coleta, se possível refrigerado
- Se houver perda de urina, desprezar todo o volume coletado e reiniciar a coleta em novo frasco
- Caso necessário, oferecer a comadre ou o papagaio ao paciente para facilitar a coleta da urina.

Escarro
Utilizado para pesquisa do Bacilo de Koch para diagnóstico de tuberculose, infecções em vias aéreas e pesquisa de células cancerosas.

Materiais
- Recipiente estéril fornecido pelo laboratório
- Solicitação do exame
- Água estéril, se necessário
- Luvas de procedimento.

Procedimento
- Verificar a solicitação do exame
- Reunir o material
- Identificar o recipiente usando rótulo apropriado, preenchido corretamente
- Higienizar as mãos
- Identificar-se ao paciente
- Identificar o paciente conforme protocolo institucional
- Orientar e solicitar o consentimento do paciente/acompanhante para o procedimento
- Identificar o recipiente de coleta com nome do paciente, número do leito, número do registro, data, hora, identificação do material
- Entregar o recipiente ao paciente
- Orientar o paciente sobre a coleta: lavar a boca com água, inspirar profundamente, tossir com força e expectorar dentro de recipiente e fechá-lo
- Calçar as luvas de procedimento
- Recolher a amostra, examinar para certificar-se de que há escarro, e não saliva
- Fechar o recipiente e encaminhá-lo imediatamente para o laboratório
- Retirar as luvas
- Higienizar as mãos
- Descartar corretamente os resíduos gerados
- Registrar o procedimento conforme orientação institucional.

IMPORTANTE

- O escarro deve ser coletado preferencialmente pela manhã
- Se a amostra for para cultura, orientar o paciente a escovar os dentes e lavar a boca com água estéril, e só depois disso efetuar a coleta. Orientar o paciente a não contaminar a parte interna do recipiente e tampa
- Caso haja saliva na amostra, esta deve ser desprezada e colhida nova amostra.

O que registrar na anotação de Enfermagem?
- Data e hora da coleta de material
- Jejum do paciente, quando necessário
- Tipo de material coletado
- Aspecto do material coletado
- Intercorrência durante a coleta e providências adotadas
- Queixas do paciente
- Nome completo, Coren e categoria do profissional.

CONTROLE DE DIURESE

Materiais
- Comadre ou papagaio
- Cálice graduado
- EPIs (óculos, máscara e luvas de procedimento)
- Etiqueta de identificação.

Procedimento
- Verificar na prescrição de Enfermagem os horários para registro da diurese
- Reunir o material
- Identificar o frasco graduado e a comadre/papagaio com a etiqueta de identificação do paciente
- Higienizar as mãos
- Identificar-se ao paciente
- Identificar o paciente conforme protocolo institucional
- Orientar e solicitar o consentimento do paciente/acompanhante para o procedimento
- Orientar o paciente a urinar na comadre ou no papagaio e transferir a urina no frasco graduado.

No horário prescrito:
- Colocar os EPIs
- Dirigir-se ao banheiro e checar o volume de urina contido no frasco graduado, observando o aspecto da urina
- Desprezar a urina no vaso sanitário e acionar a descarga, utilizando papel higiênico
- Lavar o frasco graduado
- Retirar os EPIs
- Higienizar as mãos
- Descartar corretamente os resíduos gerados
- Reorientar o paciente a continuar transferindo a urina para o frasco graduado
- Registrar o volume mensurado e o procedimento conforme orientação institucional.

NA PRÁTICA

Anotação: 07h00 – coletados 50 mℓ de diurese para exame de urina I, coloração amarelo-claro. Encaminhada amostra devidamente identificada ao laboratório. Leonardo Freire-Coren-MT-123.321-TE.

Para pacientes em uso de sonda vesical
- Acrescentar ao material álcool a 70% e gaze não estéril
- Repetir os passos do procedimento anterior até a orientação do procedimento e solicitação do consentimento do paciente/acompanhante
- Colocar a máscara e os óculos de proteção
- Abrir o pacote de gazes, mantendo-as dentro da embalagem
- Colocar o álcool a 70% nas gazes
- Calçar as luvas de procedimento
- Fechar o clampe da extensão da bolsa coletora
- Posicionar o cálice graduado próximo à bolsa coletora
- Abrir a válvula de drenagem da bolsa coletora e despejar a urina no cálice
- Fechar a válvula e realizar a desinfecção da saída de urina da mesma com as gazes embebidas em álcool a 70%
- Mensurar o volume obtido
- Desprezar toda a urina no vaso sanitário e acionar a descarga utilizando papel higiênico

- Lavar o cálice graduado conforme orientação institucional
- Retirar os EPIs
- Higienizar as mãos
- Descartar corretamente os resíduos gerados
- Reorientar o paciente a armazenar a urina
- Registrar o volume mensurado e o procedimento conforme orientação institucional.

A Figura 10.30 mostra uma bolsa coletora de sonda vesical de demora.

> **IMPORTANTE**
> Em geral, o plantão noturno faz a somatória do volume total de urina nas 24 horas.

Terminologia

- **Micção:** ato de urinar
- **Diurese:** volume urinário em 24 horas
- **Anúria:** ausência ou diminuição do volume urinário até 50 mℓ/dia
- **Oligúria:** diminuição do volume urinário abaixo de 500 mℓ/dia
- **Poliúria:** volume urinário acima de 3.000 mℓ/dia
- **Polaciúria:** aumento no número de micções sem elevação do volume urinário
- **Nictúria:** micções frequentes noturnas
- **Disúria:** dor, queimação, ardor ou desconforto durante ou após a micção
- **Hematúria:** presença de sangue na urina (micro ou macroscópica)
- **Piúria:** urina turva devido ao aumento de leucócitos
- **Colúria:** presença de pigmentos biliares na urina
- **Incontinência urinária:** eliminação involuntária de urina.

GLICOSÚRIA E CETONÚRIA

Glicosúria é a presença de glicose na urina, indicando uma hiperglicemia, e cetonúria é a presença de corpos cetônicos na urina, que aparecem quando o diabetes tipo 1 está descontrolado, nos casos de jejum prolongado e hipoglicemia severa.

Por meio de teste com fitas reagentes, é possível estimar a concentração tanto da glicose quanto dos corpos cetônicos. Os resultados auxiliam no monitoramento da doença.

Materiais

- Fita reagente
- Frasco ou copo descartável
- Luvas de procedimento.

Procedimento

- Reunir o material
- Higienizar as mãos
- Identificar-se ao paciente
- Identificar o paciente conforme protocolo institucional
- Orientar e solicitar o consentimento do paciente/acompanhante para o procedimento
- Oferecer o recipiente para o paciente urinar
- Calçar a luva de procedimento
- Assim que o paciente urinar, retirar uma fita reagente do frasco e mergulhá-la em urina na área indicada pelo fabricante
- Esperar o tempo indicado pelo fabricante
- Comparar a cor da fita com a tabela de cores indicadas no frasco (Figura 10.31)
- Descartar os resíduos gerados conforme orientação institucional
- Retirar as luvas de procedimento
- Higienizar as mãos
- Registrar o procedimento conforme orientação institucional.

> **IMPORTANTE**
> - Esteja atento ao prazo de validade das fitas
> - Proteja o frasco da luz solar e do calor
> - Mantenha o frasco com as tiras reagentes bem fechado.

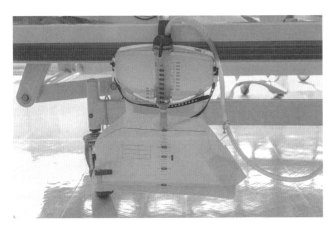

Figura 10.30 Bolsa coletora da sonda vesical de demora. (Fonte: iStock: ©Mathisa_s)

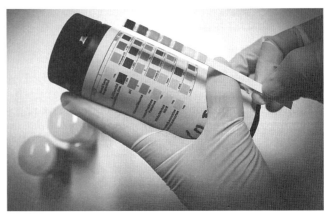

Figura 10.31 Comparar a cor da fita reagente com a tabela de cores do frasco. (Fonte: iStock: ©someone25)

RESTRIÇÃO HÍDRICA

Em algumas patologias, é necessário o controle da quantidade de líquidos ingeridos pelo paciente, como na insuficiência cardíaca congestiva (ICC) e na insuficiência renal. Assim que prescrita a restrição hídrica pelo médico, cabe à Enfermagem orientar e providenciar o material para o paciente realizar o controle hídrico.

Materiais
- Copo graduado
- Impresso institucional para registro do controle hídrico
- Etiqueta de identificação do paciente.

Procedimento
- Reunir o material
- Higienizar as mãos
- Identificar-se ao paciente
- Identificar o paciente conforme protocolo institucional
- Orientar e solicitar o consentimento do paciente/acompanhante para o procedimento
- Identificar o impresso para controle hídrico com a etiqueta de identificação
- Colocar a etiqueta de identificação no copo graduado
- Orientar o paciente/acompanhante a mensurar todo líquido que ingerir utilizando o copo graduado: água, café, leite, sopa, gelatina etc.
- Anotar esses valores no impresso próprio
- Ao final de cada plantão, o profissional de Enfermagem deve fazer a somatória dos líquidos ingeridos e anotar o valor obtido no prontuário.

> **IMPORTANTE**
> - O paciente deve ser pesado diariamente em jejum. Um aumento súbito no peso pode significar retenção de líquidos
> - Geralmente, é prescrito o controle de diurese para o paciente em restrição hídrica
> - Se o paciente estiver impossibilitado de realizar o controle, a Enfermagem deve fazê-lo
> - Todo líquido utilizado na administração de medicamentos por via oral deve ser computado.

Para ajudar o paciente a manter sua ingestão hídrica de acordo com o prescrito, orientá-lo a evitar: a exposição ao sol, alimentos muito condimentados, alimentos que contenham muita água, alimentos doces, bebidas alcoólicas, sopas ralas, alimentos processados e ultraprocessados, temperos industrializados, refrigerantes, sucos, alimentos salgados e uso do saleiro à mesa.

Para o controle da sede: distribuir os líquidos ao longo do dia, oferecer líquidos em pequenas quantidades, em temperaturas frias/geladas, orientar o paciente a fazer bochechos com água sem engolir, a manter suas atividades diárias e procurar distrair-se, a ingerir frutas cítricas para reduzir a sede, a chupar pequenos cubos de gelo e a aromatizar a água com hortelã.

Terminologia
- **Polidipsia:** sede excessiva.

SINAIS VITAIS

Antes de iniciar o estudo dos sinais vitais, relembre a anatomia e a fisiologia dos sistemas cardiovascular, respiratório, nervoso central e tegumentar (ver Capítulo 1, *Anatomia e Fisiologia Humanas*).

O controle dos sinais vitais consiste na verificação dos seguintes dados do paciente:

- Temperatura (T)
- Pulso (P)
- Respiração (R)
- Pressão arterial (PA)
- Dor.

Esses dados auxiliam no acompanhamento da evolução clínica do paciente, no diagnóstico e no tratamento por meio dos valores registrados. Auxilia ainda na detecção precoce de alterações clínicas e na avaliação de intervenções implementadas.

Cada serviço de Saúde estabelece seu procedimento padrão para a verificação dos sinais vitais, mas, em geral, é realizada na admissão do paciente, a cada 6 ou 12 horas, conforme padrão da unidade, na transferência de setor, nos encaminhamentos para exames e procedimentos cirúrgicos, a critério médico e/ou do enfermeiro e em caso de intercorrências.

Materiais
- Bandeja
- 1 termômetro
- 1 esfigmomanômetro (aneroide ou digital)
- 1 estetoscópio
- 1 relógio ou cronômetro
- Algodão seco
- Algodão com álcool a 70% ou *swab*.

Temperatura

Consiste no balanço entre a produção de calor pelo corpo e a sua perda.

Locais de verificação e variações
- **Axilar (mais comum):** 35,5 a 37°C
- **Bucal:** 0,4°C > que a axilar
- **Retal:** 0,6°C > que a axilar.

> **NA PRÁTICA**
> Atualmente também são comuns os termômetros de infravermelho, que necessitam apenas ser aproximados do paciente para que a temperatura seja verificada (Figura 10.32). Para esses equipamentos, considere a mesma referência da temperatura axilar.

> **IMPORTANTE**
> Evitar a verificação da temperatura após o banho.

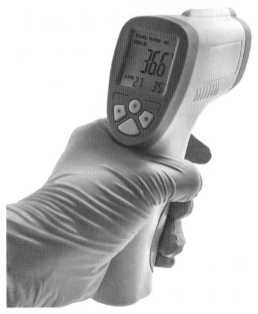

Figura 10.32 Termômetro de infravermelho. (Fonte: iStock: ©Vladyslav Danilin)

Procedimento (temperatura axilar)

- Reunir o material
- Higienizar as mãos
- Identificar-se ao paciente
- Identificar o paciente conforme protocolo institucional
- Orientar e solicitar o consentimento do paciente/acompanhante para o procedimento
- Secar as axilas do paciente, caso estejam molhadas de suor
- Fazer a desinfecção do termômetro com álcool a 70%
- Zerar o termômetro conforme orientação do fabricante
- Colocar o termômetro na axila verificando se o bulbo está em contato com a pele
- Manter o braço do paciente fletido, apoiado sobre o tórax
- Retirar o termômetro após ouvir o sinal sonoro
- Checar e anotar o valor da temperatura indicada no termômetro
- Realizar a desinfecção do termômetro com álcool a 70%
- Registrar o procedimento conforme orientação institucional
- Comunicar ao enfermeiro caso a temperatura não esteja dentro do padrão de normalidade.

Terminologia

- **Hipotermia:** temperatura igual ou inferior a 36°C
- **Normotermia:** temperatura entre 36° e 37,4°C
- **Febrícula:** temperatura entre 37,5° e 37,7°C
- **Estado febril:** temperatura entre 37,8° e 38°C
- **Febre:** temperatura entre 38° e 39°C
- **Pirexia:** temperatura entre 39° e 40°C
- **Hiperpirexia:** temperatura acima de 40°C.

Frequência cardíaca

Obtida por meio da palpação do pulso do paciente ou por ausculta direta, com estetoscópio posicionado no tórax do paciente.

Valor de referência para adultos

De 60 a 100 batimentos por minuto (bpm).

Locais para a verificação

- Pulso central:
  - Artéria femoral
  - Artéria carótida
- Pulsos periféricos
  - Artéria radial
  - Artéria ulnar
  - Artéria poplítea
  - Artéria tibial posterior.

IMPORTANTE

- Aguardar de 5 a 10 minutos para verificar o pulso, caso o paciente tenha feito algum esforço físico, esteja agitado ou tenha fumado
- Não usar o seu polegar para verificar o pulso
- Exercer pressão suave sobre a artéria para não interromper o fluxo sanguíneo.

Procedimento

- Colocar o paciente em posição confortável (deitado ou sentado)
- Solicitar ao paciente que não fale durante a verificação
- Selecionar o local e palpar a artéria
- Colocar os dedos indicador e médio no local escolhido, exercendo pressão suave
- Contar os batimentos cardíacos durante 1 minuto
- Observar o ritmo (regular ou irregular), a frequência e a qualidade do pulso (cheio, normal ou filiforme)
- Comunicar ao enfermeiro caso a frequência, o ritmo ou a qualidade do pulso não estejam de acordo com o padrão de normalidade
- Registrar o procedimento conforme orientação institucional.

Terminologia

- **Bradicardia:** diminuição da frequência cardíaca (FC < que 60 bpm)
- **Taquicardia:** aumento da frequência cardíaca (FC > que 100 bpm).
- **Pulso arrítmico:** ondas de pulso irregulares devido à alteração do ritmo cardíaco
- **Pulso rítmico:** ondas de pulso regulares
- **Pulso filiforme:** pulso fino.

Frequência respiratória

Corresponde ao número de ventilações contadas durante 1 minuto. Pode ser verificada por meio de observação dos movimentos do tórax do paciente. Uma ventilação (incursão respiratória) corresponde a uma inspiração seguida de uma expiração.

Valores referência para adultos

De 12 a 20 incursões respiratórias por minuto.

IMPORTANTE

Mantenha seus dedos indicador e médio no pulso do paciente para evitar que ele perceba que você está checando sua respiração e altere o ritmo respiratório.

Procedimento

- Deixar o paciente em posição confortável (sentado ou deitado)
- Deixar a região do tórax visível
- Observar os movimentos respiratórios e contar a frequência respiratória durante 1 minuto
- Avaliar o ritmo, a qualidade dos movimentos respiratórios e a expansão torácica
- Recolocar lençol e cobertor, caso tenha retirado
- Registrar o procedimento conforme orientação institucional
- Comunicar ao enfermeiro caso a frequência respiratória, o ritmo, a qualidade dos movimentos respiratórios e a expansão torácica não estejam de acordo com o padrão de normalidade.

Terminologia

- **Eupneia:** respiração normal
- **Dispneia:** dificuldade respiratória (respiração difícil)
- **Bradipneia:** diminuição da frequência respiratória (FR < 12 rpm)
- **Apneia:** suspensão transitória da respiração
- **Taquipneia:** aumento da frequência respiratória (FR > 20 rpm)
- **Ortopneia:** respiração facilitada na posição vertical
- **Respiração de Cheyne-Stokes:** período de apneia seguido por aumento progressivo da amplitude respiratória, até atingir um máximo, quando então diminui progressivamente, entrando em um novo período de apneia
- **Respiração de Kussmaul:** inspirações profundas seguidas de um período de apneia e uma expiração rápida e breve, acompanhada por outro período de apneia
- **Respiração de Biot:** períodos de apneia irregulares seguidos por períodos respiratórios com frequência e amplitude variáveis, sem qualquer padrão de sucessão entre eles.

Pressão arterial

A PA reflete a tensão que o sangue exerce nas paredes das artérias. A medida da PA compreende a verificação da pressão máxima ou sistólica e da pressão mínima ou diastólica.

Valores referência

Classificação da PA de acordo com a medição casual ou no consultório a partir dos 18 anos de idade (Tabela 10.8).

Procedimento (verificação no braço)

- Colocar o manguito, sem deixar folgas, 2 a 3 cm acima da fossa cubital
- Centralizar o meio da parte compressiva do manguito sobre a artéria braquial

Tabela 10.8 Classificação da pressão arterial.

Classificação	PAS (mmHg)	PAD (mmHg)
Normal	< 120	< 80
Pré-hipertensão	121 a 139	81 a 89
Hipertensão estágio 1	140 a 159	90 a 99
Hipertensão estágio 2	160 a 179	100 a 109
Hipertensão estágio 3	> 180	> 110

Quando a pressão arterial sistólica (PAS) e a pressão arterial diastólica (PAD) situam-se em categorias diferentes, a maior deve ser utilizada para a classificação. Considera-se hipertensão sistólica isolada se PAS > 140 mmHg e PAD < 90 mmHg, devendo ser classificada nos estágios 1, 2 e 3.

IMPORTANTE

- Realizar a desinfecção das olivas e do diafragma do estetoscópio conforme POP institucional
- Selecionar o manguito de tamanho adequado ao braço, conforme apresentado na Tabela 10.9

- Explicar o procedimento ao paciente e deixá-lo em repouso de 3 a 5 minutos em ambiente calmo
- Instruir o paciente a não conversar durante a medição. Possíveis dúvidas devem ser esclarecidas antes ou depois do procedimento
- Certificar-se de que o paciente não:
  - Está com a bexiga cheia
  - Praticou exercícios físicos há pelo menos 60 minutos;
  - Ingeriu bebidas alcoólicas, café ou alimentos
  - Fumou nos 30 minutos anteriores à medição
- Posicionar corretamente o paciente:
  - Sentado – com pernas descruzadas, pés apoiados no chão, dorso recostado na cadeira e relaxado; braço deve estar na altura do coração, apoiado, com a palma da mão voltada para cima e as roupas não devem garrotear o membro
  - Deitado – pernas descruzadas, braço deve estar na altura do coração, apoiado, com a palma da mão voltada para cima e as roupas não devem garrotear o membro
- Não aferir pressão arterial no membro onde for realizado esvaziamento ganglionar como, por exemplo, em pacientes mastectomizadas e com presença de fístula arteriovenosa (hemodiálise)
- Evitar realizar a aferição em membros utilizados para infusão de medicamentos e soluções por via intravenosa contínua.

Tabela 10.9 Critérios para seleção correta do tamanho do manguito.

Circunferência do braço (cm)	Denominação do manguito	Largura do manguito (cm)	Comprimento da bolsa (cm)
≤ 6	Recém-nascido	3	6
6 a 15	Criança	5	15
16 a 21	Infantil	8	21
22 a 26	Adulto pequeno	10	24
27 a 34	Adulto	13	30
35 a 44	Adulto grande	16	38
45 a 52	Coxa	20	42

- Estimar o nível da PAS pela palpação do pulso radial – palpar o pulso radial, inflar o manguito até o desaparecimento do pulso; desinflar e verificar o reaparecimento do pulso. Este é o valor estimado que deve ser considerado para a verificação. Aguardar entre 15 e 30 segundos antes de iniciar a medição
- Palpar a artéria braquial na fossa cubital e colocar o diafragma do estetoscópio sem compressão excessiva
- Inflar rapidamente até ultrapassar 20 a 30 mmHg o nível estimado da pressão arterial sistólica (PAS), obtido pela palpação
- Proceder à deflação lentamente (velocidade de 2 mmHg por segundo)
- Determinar a PAS pela ausculta do primeiro som (fase I de Korotkoff) e, após, aumentar ligeiramente a velocidade de deflação
- Determinar a pressão arterial diastólica (PAD) no desaparecimento dos sons (fase V de Korotkoff)
- Auscultar cerca de 20 a 30 mmHg abaixo do último som para confirmar seu desaparecimento e depois proceder à deflação rápida e completa
- Se os batimentos persistirem até o nível zero, determinar a PAD no abafamento dos sons (fase IV de Korotkoff) e anotar valores da PAS/PAD/zero
- Informar o valor de PA obtido para o paciente
- Anotar os valores exatos sem "arredondamentos" e o braço em que a PA foi medida
- Higienizar as mãos
- Registrar o procedimento conforme orientação institucional
- Comunicar ao enfermeiro caso a PA não esteja de acordo com o padrão de normalidade.

O que registrar na anotação de Enfermagem?
- Data e hora do procedimento
- Valores aferidos
- Queixas
- Intercorrências e providências adotadas.

Terminologia
- **Hipertensão arterial:** elevação da pressão arterial acima do padrão normal
- **Hipotensão arterial:** pressão arterial inferior ao padrão normal.

Dor

Você já sentiu dor? Como foi essa experiência? O que é a dor para você?

De acordo com a International Association for the Study of Pain (IASP), a dor pode ser definida como uma experiência sensorial e emocional desagradável, relacionada com lesão tecidual real ou potencial e descrita em tais termos. Quem já sentiu dor sabe que ela provoca alterações fisiológicas, emocionais e comportamentais, daí a importância de sua avaliação e controle. A dor é uma experiência pessoal influenciada por padrões culturais, situacionais, estado emocional, motivação do paciente, espiritualidade, entre outros, por isso devemos considerar o relato do paciente e adotar medidas preventivas nos casos em que a

dor seja inerente ao tratamento, como no pós-operatório. Para a melhoria da qualidade da assistência, a dor é considerada o 5º sinal vital, devendo ser avaliada e registrada de forma sistemática em todos os pacientes nos mesmos horários da verificação dos demais sinais vitais.

Como a dor afeta a qualidade de vida do paciente? Ela diminui a capacidade funcional, provoca transtornos do apetite e do sono, irritabilidade, dificuldade de concentração, alterações do humor, cansaço, ansiedade, depressão, sofrimento, prejuízo nas relações pessoais etc.

Classificação da dor
Na Tabela 10.10, é apresentada a classificação da dor.

Avaliação da dor
É indispensável para o estabelecimento de intervenções efetivas para controle da dor e para avaliar a efetividade destas, bem como apontar a necessidade de mudanças no tratamento do paciente. Os aspectos a serem considerados na avaliação da dor são descritos na Tabela 10.11.

Procedimento para avaliação da dor
- Perguntar ao paciente se ele está com dor
- Se a resposta for sim, aplicar a escala para avaliar a intensidade da dor
- A seguir, avaliar os demais aspectos citados na Tabela 10.11
- Adotar as medidas prescritas para o alívio da dor
- Comunicar ao enfermeiro
- Registrar o procedimento conforme orientação institucional
- Reavaliar o paciente para determinar a eficácia do tratamento prescrito (o intervalo para a reavaliação é previsto no protocolo institucional)
- Registrar o procedimento conforme orientação institucional.

Por ser uma experiência subjetiva, a avaliação da dor se torna difícil. Para facilitar esse processo e reduzir a subjetividade, alguns pesquisadores elaboraram escalas avaliativas que são compostas de "questionários e índices para quantificar a intensidade da dor, seu impacto nas

Tabela 10.10 Classificação da dor de acordo com a International Association for the Study of Pain.

Tempo de duração	Aguda	De início súbito, tem causa identificável e é de curta duração. Tem função protetora
	Crônica	Não tem função protetora, a causa nem sempre é identificável, persiste por períodos prolongados
	Crônica episódica	Surge esporadicamente e dura horas, dias ou semanas
Fisiopatologia	Nociceptiva	Ativação fisiológica dos receptores de dor por estímulos químicos, mecânicos, táteis ou térmicos, ou lesão tecidual
	Neuropática	Decorrente de uma lesão ou doença que acomete diretamente o sistema somatossensorial

Tabela 10.11 Aspectos considerados na avaliação da dor.

Localização	Pedir ao paciente que mostre onde dói
Qualidade	Pedir ao paciente para descrever a dor (pontada, queimação, ardor, cólica, latejante etc.)
Irradiação	Pedir ao paciente que aponte o local para onde a dor se irradia
Intensidade	Utilizar escala para "medir" a intensidade da dor. Em geral, a escala a ser utilizada está estabelecida em protocolo de analgesia ou POP de sinais vitais
Duração	Perguntar quando a dor teve início e considerar o tempo decorrido entre o início e o momento da avaliação
Fatores que melhoram/ pioram a dor	• Melhoram: posição, medicamento, calor ou frio, massagem etc. • Pioram: movimentação, alimentação, frio, calor etc.
Aspectos associados	• Aspectos emocionais (ansiedade, depressão, preocupação, problemas familiares) • Influência na capacidade funcional • Repercussão na qualidade de vida do paciente e familiares • Alterações nos sinais vitais
Sinais e sintomas associados	Náuseas, vômitos, tontura, sudorese, zumbidos no ouvido, escotomas visuais etc.

atividades do dia a dia e na qualidade de vida, além de descrever suas demais características clínicas" (Martinez et al., 2011). Essas escalas são classificadas em unidimensionais (avaliam a intensidade da dor) e multidimensionais (avaliam de maneira mais ampla a dor). Em geral, na verificação dos sinais vitais, os Técnicos de Enfermagem aplicam escalas unidimensionais para avaliarem a intensidade da dor e aos enfermeiros cabe a aplicação das escalas multidimensionais, devido à maior complexidade nos parâmetros a serem avaliados.

Escalas unidimensionais

Escalas numéricas e visuais analógicas de intensidade da dor

O paciente é solicitado a apontar na escala a intensidade de sua dor (Figuras 10.33).

Não sentir dor é um direito do paciente, por isso a Organização Mundial da Saúde (OMS) recomenda a implementação de estratégias para tratamento e prevenção da dor aguda e crônica como no pós-operatório, no tratamento oncológico, na fibromialgia etc. Nas diretrizes

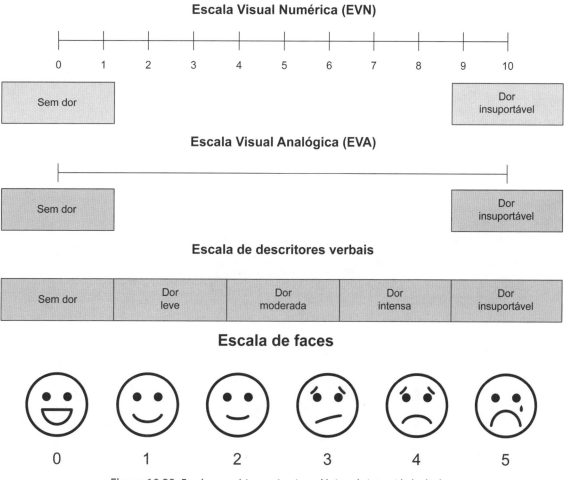

Figura 10.33 Escalas numéricas e visuais analógicas de intensidade de dor.

estabelecidas pela OMS para o tratamento de dor, o tratamento medicamentoso baseia-se em uma escada analgésica (Figura 10.34).

Consulte o Capítulo 8, *Farmacologia Aplicada à Enfermagem*, para rever a ação de cada classe de medicamento apresentada na escada e os possíveis efeitos adversos.

As funções do Técnico de Enfermagem no tratamento da dor são:

- Realizar a avaliação completa da dor e aplicar corretamente a escala de avaliação prevista no protocolo institucional
- Administrar os medicamentos prescritos rigorosamente no horário (para evitar que o efeito da dose anterior termine antes da administração da nova dose)
- Monitorar o paciente para os efeitos adversos dos medicamentos prescritos (é fundamental que você conheça os efeitos adversos de cada medicamento prescrito)
- Comunicar imediatamente ao enfermeiro ao identificar sinais e sintomas de efeitos adversos
- Reavaliar a dor para identificar a efetividade da medida adotada.

Medidas não farmacológicas para alívio da dor empregadas pela equipe de Enfermagem

- Massagens de conforto
- Aplicações terapêuticas de calor e frio
- Mudança de decúbito
- Apoio emocional
- Higiene corporal
- Controle de estímulos presentes no ambiente tais como, barulho, luminosidade, temperaturas extremas, odores etc.

Terminologia

- **Álgico:** relativo a dor
- **Indolor:** sem dor
- **Cefaleia:** dor de cabeça
- **Lombalgia:** dor em região lombar
- **Mialgia:** dor muscular
- **Precordialgia:** dor na região precordial
- **Dispareunia:** dor, durante o ato sexual, nos lábios vaginais, na vagina ou em áreas pélvicas
- **Disúria:** desconforto ou dor ao urinar
- **Dismenorreia:** menstruação dificultosa, muitas vezes acompanhada de dor.

MEDIDAS ANTROPOMÉTRICAS

As principais medidas antropométricas são o peso e a estatura do paciente. Em situações específicas, outras medidas também poderão ser utilizadas como as circunferências abdominal, cefálica e torácica, essas duas últimas mais indicadas para recém-nascidos e lactentes. Essas medidas servem para controlar se o paciente está ganhando ou perdendo peso, ou se um paciente com doença hepática, por exemplo, está com o diâmetro abdominal alterado. Cabe ao Técnico de Enfermagem verificar e registrar essas medidas conforme prescrição e, caso identifique alguma alteração, comunicá-la o enfermeiro.

Peso

> **IMPORTANTE**
> - Garantir a segurança do paciente, auxiliando-o a subir e a descer da balança
> - Observar a vestimenta do paciente (retirar excesso de roupas)
> - Pesar o paciente de preferência pela manhã, em jejum, sempre no mesmo horário após as eliminações vesical e intestinal.

Materiais

- Balança (Figura 10.35)
- Papel-toalha.

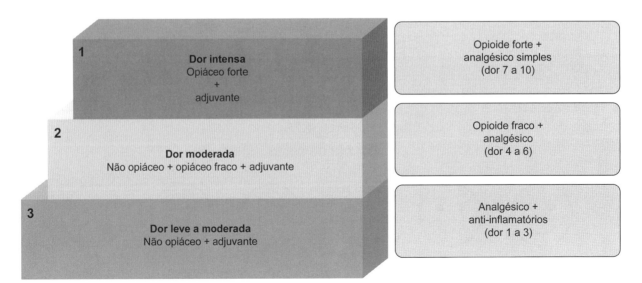

Figura 10.34 Escada analgésica proposta pela Organização Mundial da Saúde.

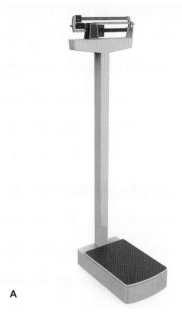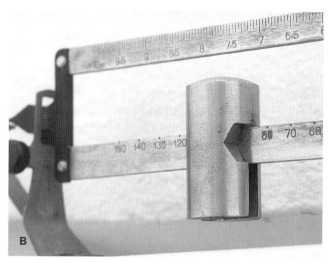

Figura 10.35 A. Balança analógica. **B.** Detalhes dos indicadores de quilograma (*inferior*) e grama (*superior*). (Fonte: iStock: **A**, ©Nerthuz; **B**, ©uatp2)

Procedimento
- Conferir a prescrição médica/Enfermagem
- Levar a balança até o quarto do paciente
- Higienizar as mãos
- Identificar-se ao paciente
- Identificar o paciente conforme protocolo institucional
- Orientar e solicitar o consentimento do paciente/acompanhante para o procedimento
- Forrar a balança com papel-toalha
- Testar, pesar e travar a balança
- Ajudar o paciente a subir na balança descalço e se posicionar no centro do pedestal
- Destravar a balança
- Mover o indicador de quilos até a marca do peso aproximado do paciente*
- Mover o indicador de gramas até que o braço da balança atinja o equilíbrio*
- Fazer a leitura dos valores obtidos
- Auxiliar o paciente a descer e se vestir
- Colocar os indicadores da balança na posição, travar a balança e recolocá-la no lugar
- Desprezar corretamente os resíduos gerados
- Higienizar as mãos
- Registrar o procedimento e o peso aferido conforme orientação institucional.

> **IMPORTANTE**
>
> Os registros precisos da estatura e do peso do paciente são essenciais para o cálculo de dosagens de medicamentos, anestésicos e contrastes. Permite ainda a avaliação do estado nutricional e clínico do paciente.

Terminologia
- **Obesidade:** excesso de tecido adiposo
- **Caquexia:** estado de extrema magreza, desnutrição.

Estatura
Material
- Balança com régua antropométrica.
- Papel-toalha, se necessário.

> **IMPORTANTE**
>
> - O paciente deverá estar descalço
> - Posição do paciente – ereto, com os braços estendidos ao longo do corpo, cabeça e ombros alinhados
> - Garantir a segurança do paciente, auxiliando-o a subir e a descer da balança.

Procedimento
- Conferir a prescrição médica/Enfermagem
- Levar a balança até o quarto do paciente
- Higienizar as mãos
- Identificar-se ao paciente
- Identificar o paciente conforme protocolo institucional
- Orientar e solicitar o consentimento do paciente/acompanhante para o procedimento
- Colocar papel-toalha na plataforma da balança, se necessário
- Solicitar que o paciente retire os calçados e suba na balança, auxiliá-lo a subir
- Colocar o paciente de costas para a régua antropométrica
- Suspender a régua até a altura da cabeça do paciente
- Apoiar a parte horizontal da régua na cabeça do paciente
- Travar a régua
- Auxiliar o paciente a descer da balança

---
* Ações necessárias apenas no caso de balanças analógicas.

- Fazer a leitura do resultado obtido
- Descer e travar a régua, retirar o papel-toalha da plataforma e recolocar a balança no lugar
- Desprezar corretamente os resíduos gerados
- Higienizar as mãos
- Registrar o procedimento conforme orientação institucional.

Circunferência abdominal

A medida da circunferência abdominal possibilita a avaliação de edema abdominal, ascite e avaliação de risco para obesidade e doenças cardíacas.

Valores de referência (OMS)
- **Homens:** até 94 cm
- **Mulheres:** até 80 cm.

> **IMPORTANTE**
> - Realizar a mensuração pela manhã com o paciente em jejum
> - Certificar-se de que a fita não esteja enrolada em algum ponto durante a medida
> - Certificar-se de que a fita esteja na altura do umbigo em todo o entorno abdominal
> - Utilizar luva de procedimento, se necessário
> - Zelar pela privacidade do paciente.

Material
- Fita métrica.

Procedimento (no leito)
- Conferir a prescrição médica/Enfermagem
- Higienizar as mãos
- Identificar-se ao paciente
- Identificar o paciente conforme protocolo institucional
- Orientar e solicitar o consentimento do paciente/acompanhante para o procedimento
- Posicionar o paciente em decúbito dorsal horizontal, deixando o abdome descoberto na região da cicatriz umbilical
- Passar a fita métrica ao redor do abdome do paciente, na altura da cicatriz umbilical
- Proceder à leitura do valor obtido
- Deixar o paciente confortável e o ambiente organizado
- Realizar a desinfecção da fita métrica
- Higienizar as mãos
- Registrar o procedimento conforme orientação institucional.

Para verificar a medida com o paciente em posição supina:

- Solicitar ao paciente para ficar em pé e inspirar profundamente
- Ao final da expiração, realizar a medida
- Medir a circunferência abdominal no ponto médio entre o rebordo costal inferior e a crista ilíaca.

O que registrar na anotação de Enfermagem?
- Data e hora
- Queixas do paciente
- Intercorrências durante o procedimento e as providências adotadas
- Medidas aferidas de forma exata (peso, estatura e circunferência abdominal)
- Anormalidades quando observadas em qualquer dos parâmetros mensurados.

ADMINISTRAÇÃO DE MEDICAMENTOS

Sempre que necessário, consulte o Capítulo 8, *Farmacologia Aplicada à Enfermagem*.

Caro estudante, agora vamos conversar sobre a administração de medicamentos. Você já parou para pensar na grande responsabilidade envolvida na simples tarefa de medicar o paciente?

A administração de medicamentos é uma das práticas mais frequentes no dia a dia dos profissionais de Enfermagem, porém sua execução, apesar de parecer muitas vezes simples e rotineira, apresenta grande complexidade, exigindo do profissional conhecimento técnico-científico e responsabilidade. Seu processo envolve toda a equipe multiprofissional e o paciente, e se caracteriza por uma série de etapas bem definidas que devem ser seguidas para garantir sua efetividade e a segurança de todos os envolvidos.

No ambiente hospitalar, a administração de medicamentos representa cerca de 50% das atividades diárias do Técnico de Enfermagem e, por isso, grande parte dos incidentes e erros que envolvem esses profissionais estão relacionados a esse procedimento. Para reduzir esses riscos, é imprescindível que você estude, pratique durante as aulas no laboratório e esclareça todas as dúvidas. Além disso, durante os estágios e enquanto profissional, se você tiver alguma dúvida, nunca administre um medicamento.

Cuidados gerais

A prescrição de medicamentos é ação privativa do médico e, em situações específicas, o enfermeiro também pode prescrevê-los. A administração cabe aos profissionais de Enfermagem e envolve conhecimentos de Microbiologia, Farmacologia, entre outros, e cuidados específicos que o auxiliarão desde o planejamento da administração de um medicamento à observação do paciente após a administração.

A administração de medicamentos pode se dar por diferentes vias, cada qual com suas particularidades e cuidados específicos, mas alguns cuidados são considerados gerais, ou seja, são aplicáveis a todas as vias.

Assim, são ações importantes para adequado preparo e a administração segura de medicamentos:

1. Antes de começar o preparo do medicamento, certifique-se que o ambiente esteja limpo e organizado. Mantenha-o sempre assim.

2. Realize a limpeza e a desinfecção de sua bancada de trabalho, bandeja ou carrinho de medicação.
3. Higienize suas mãos em todos os momentos preconizados.
4. Reúna todo o material necessário para o preparo e a administração do medicamento, deixando-o à mão.
5. Só inicie o preparo do medicamento se a prescrição estiver legível, assinada e o medicamento apresentar rótulo de identificação, embalagem íntegra e estiver dentro do prazo de validade e se você não tiver nenhuma dúvida.
6. Observe as condições do medicamento em relação a coloração, odor, consistência ou outras características e o despreze se apresentar qualquer alteração (em caso de dúvida consulte o farmacêutico).
7. Todo medicamento preparado precisa ser devidamente identificado (conheça o protocolo do serviço no qual você irá estagiar e futuramente trabalhar).
8. Siga os cuidados que garantam a segurança do paciente.
9. Descarte todo o resíduo gerado conforme orientação institucional (proteção do meio ambiente).
10. Realize o registro completo do procedimento no prontuário do paciente.
11. Conheça a legislação vigente relacionada com a administração de medicamentos e as práticas seguras para tal.
12. Informe-se sobre apresentação do medicamento, indicações, vias de administração, efeito terapêutico esperado, efeitos colaterais, possíveis interações medicamentosas, sinais e sintomas de complicações, equipamentos e insumos necessários à administração e cuidados de Enfermagem específicos antes da administração de determinados medicamentos.
13. Conheça as alergias prévias a medicamentos apresentadas pelo paciente.
14. Mantenha-se concentrado e atento ao preparar e administrar medicamentos, evitando distrações.
15. Saiba efetuar as operações matemáticas necessárias ao cálculo de dosagem de medicamentos.
16. Saiba manusear corretamente materiais estéreis (técnica asséptica).
17. Siga o protocolo institucional para administrar os medicamentos potencialmente perigosos (MPP) ou de alta vigilância. Para saber quais medicamentos são assim classificados acesse na internet o Boletim do Instituto para Práticas Seguras no Uso de Medicamentos (ISMP), disponível em: https://www.ismp-brasil.org/site/wp-content/uploads/2019/02/615-boletim-ismp-fevereiro-2019.pdf.

No documento "Uso Racional de Medicamentos: fundamentação em condutas terapêuticas e nos macroprocessos da Assistência Farmacêutica", disponível em: https://www3.paho.org/bra/images/stories/GCC/urm_capa.pdf a Organização Pan-Americana de Saúde (OPAS) e a OMS propõem um fluxograma para a administração de medicamentos de maneira segura. Observe todas essas etapas do fluxograma (Figura 10.36) e entenda a importância de cada uma delas para a administração segura de medicamentos. O documento pode ser acessado integralmente na internet. Ele aborda questões relacionadas com o erro na administração de medicamentos, os principais tipos, e apresenta estratégias para sua redução, por isso, recomendamos que você acesse o *site* e leia o documento.

IMPORTANTE
- A prescrição médica tem validade de 24 horas
- Em situações de emergência, algumas medicações podem ser administradas por ordem verbal – conheça o protocolo para esse tipo de situação no serviço em que você trabalha.

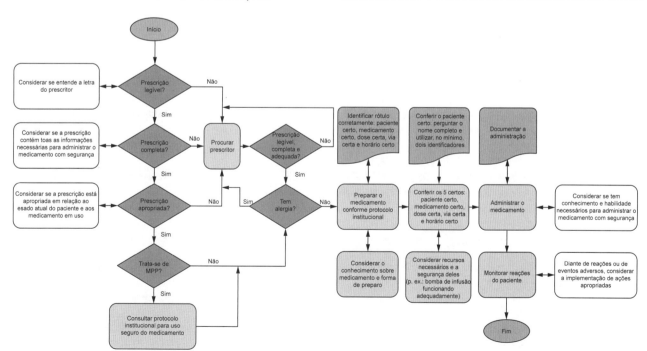

Figura 10.36 Fluxograma da administração de medicamento. (Adaptada de https://www3.paho.org/bra/images/stories/GCC/urm_capa.pdf)

> **SAIBA MAIS**
>
> A Resolução Cofen nº 689/2022, que normatiza a atuação da equipe de Enfermagem no cumprimento de prescrições a distância, por meios eletrônicos, pode ser consultada no endereço: http://www.cofen.gov.br/resolucao-cofen-no-689 a 2022_95819.html. Procure conhecer os procedimentos necessários ao cumprimento do estabelecido na Resolução.

Com relação à administração de medicamento preparado por outro profissional, o Parecer nº 013/2015/Cofen/Câmara Técnica de Legislação e Normas (CTLN) informa que todos os profissionais envolvidos no preparo e na administração de um medicamento compartilham da responsabilidade e da recusa da administração, se o profissional não tiver acesso a todas as informações que garantam sua prática segura (Fonte: http://www.cofen.gov.br/parecer-no-0132015 cofenctln_54431.html.)

O Protocolo de Segurança na Prescrição, no uso e na Administração de Medicamentos, publicado em 2014 pelo Ministério da Saúde, é um documento muito útil no que diz respeito à promoção de práticas seguras e discute os itens de verificação para a prescrição segura de medicamentos como: identificação do paciente, do prescritor, da instituição e da data da prescrição, legibilidade, uso de abreviaturas, denominação dos medicamentos, prescrição de medicamentos com nomes semelhantes e expressão de doses. Trata-se de um documento de leitura fácil e que irá contribuir de maneira significativa na sua prática profissional. Para lê-lo, basta acessar: http://portalarquivos2.saude.gov.br/images/pdf/2014/julho/03/Protocolo-Medicamentos.pdf.

Diante das dificuldades e responsabilidades envolvidas na administração de medicamentos, os "nove certos" (Tabela 10.12) são ações a serem adotadas pelos profissionais para garantir a administração segura de medicamentos.

> **IMPORTANTE**
>
> Você pode encontrar variedade na quantidade de "certos", mas o importante é que você saiba os "cinco certos" fundamentais (Tabela 10.13) e, com o tempo, vá agregando os demais apresentados nas diversas publicações.

Tabela 10.13 "Cinco certos" fundamentais na administração de medicamentos na prática de Enfermagem.*

Cinco certos	Nove certos**	Treze certos
(1) Paciente certo	(6) Documentação certa	(10) Prescrição certa
(2) Medicamento certo	(7) Ação certa	(11) Validade certa
(3) Dose certa	(8) Forma certa	(12) Compatibilidade
(4) Via certa	(9) Resposta certa	(13) Orientação ao paciente
(5) Horário certo		

* "Cinco certos" fundamentais e mais oito complementações; ** Algumas publicações indicam o "Direito de recusar o medicamento" como um dos "nove certos".

> **IMPORTANTE**
>
> O Código de Ética dos profissionais de Enfermagem – Resolução Cofen nº 564/2017 – deve nortear a nossa prática, conheça-o profundamente e o consulte sempre que necessário.

Veja alguns pontos importantes relacionados com a administração de medicamentos:

- **Deveres:**
  - Inserir o nome completo, número e categoria de inscrição no Coren (art. 35)
  - Registrar no prontuário e em outros documentos as informações inerentes e indispensáveis ao processo de cuidar de forma clara, objetiva, cronológica, legível, completa e sem rasuras (art. 36)
  - Recusar-se a executar prescrições de Enfermagem e médica nas quais não constem assinatura e número de registro do profissional prescritor, exceto em si-

Tabela 10.12 Os "nove certos" na administração de medicamentos na prática de Enfermagem.

Paciente certo	Identifique corretamente o paciente para garantir que o medicamento seja administrado ao paciente ao qual foi prescrito
Medicamento Certo	Certifique-se de que a medicação separada para a administração é a que está prescrita. Não prossiga a administração se a prescrição não estiver legível e assinada. Nunca substitua uma medicação por outra. No caso de falta do medicamento prescrito, comunicar ao médico e ao farmacêutico
Dose certa	Observe atentamente a prescrição médica e identifique a dose a ser ministrada. Realize o cálculo da dosagem do medicamento corretamente quando necessário
Via certa	Observe atentamente a via de administração do medicamento prescrito. Conhecer as características de absorção, início e duração da ação para cada via é imprescindível para uma administração segura
Horário certo	Siga o intervalo de horário prescrito. Isso garante que o medicamento mantenha níveis sanguíneos adequados para o efeito terapêutico
Documentação certa	Após a administração do medicamento, proceda ao registro no prontuário do paciente, fornecendo evidências de tal ação. No momento da administração, pode haver alguma intercorrência, por isso nunca faça o registro antes de sua execução. Lembre-se: a falta de registro pode resultar em duplicidade de administração
Ação certa	Conheça a ação do medicamento, possíveis interações e relacione essas informações ao quadro clínico do paciente, garantindo que o medicamento certo seja administrado
Forma certa	Certifique-se de que o medicamento solicitado é o indicado para a via de administração que foi prescrita. Alguns medicamentos são fabricados em diferentes formas para atender a diferentes vias de administração
Resposta certa	Após a administração do medicamento, monitore o paciente para verificar se o efeito desejado foi alcançado

tuação de urgência e emergência, ou sejam identificados erros e/ou ilegibilidade, bem como seu cumprimento à distância, exceto em casos de urgência e emergência (art. 46)

- Respeitar, no exercício da profissão, a legislação vigente relacionada com a preservação do meio ambiente no gerenciamento de resíduos de serviços de Saúde (art. 60)

• **Proibições:**
- Administrar medicamentos sem conhecer sua ação, via de administração e potenciais riscos, respeitados os graus de formação do profissional (art. 78)
- Executar prescrições e procedimentos de qualquer natureza que comprometam a segurança da pessoa (art. 80).

Falaremos agora dos cuidados necessários à administração de medicamentos de acordo com a via. Os procedimentos apresentados tratam de medicação à beira-leito.

Vias enterais
Via oral
Materiais
- Bandeja ou carrinho de medicação
- Medicamento prescrito
- Copo descartável
- Seringa, conta-gotas ou copo dosador, se necessário.

Procedimento
- Conferir a prescrição médica/Enfermagem
- Antes de preparar a medicação, verificar prescrição de jejum, controle hídrico e dieta
- Observar a necessidade de cuidados especiais antes do preparo da medicação (p. ex., verificar PA e pulso)
- Reunir o material
- Dirigir-se à unidade do paciente
- Higienizar as mãos
- Identificar-se ao paciente
- Identificar o paciente conforme protocolo institucional
- Orientar e solicitar o consentimento do paciente/acompanhante para o procedimento
- Realizar os cuidados especiais, quando indicado
- Separar os medicamentos seguindo a regra dos certos. Observar ainda a data de validade do medicamento e a integridade da embalagem
- Informar o paciente a respeito da medicação – indicação e dose
- Preparar o(s) medicamento(s) de acordo com a prescrição
- Colocar o(s) medicamento(s) no copo, sem tocá-los
- Posicionar o paciente em decúbito elevado ou solicitar que se sente
- Oferecer o medicamento juntamente com a água (atenção aos pacientes em restrição hídrica)
- Observar se o paciente deglutiu os medicamentos
- Desprezar corretamente os resíduos gerados
- Higienizar as mãos
- Checar a prescrição médica e registrar o procedimento conforme orientação institucional
- Monitorar o paciente quanto a possíveis reações ao medicamento.

> **IMPORTANTE**
>
>
>
> Lembre-se:
> - Uma colher de sopa – 15 mℓ
> - Uma colher de sobremesa – 10 mℓ
> • Uma colher de chá – 5 mℓ
> • Uma colher de café – 3 mℓ
> • 20 gotas – 1 mℓ.
>
> Os medicamentos na apresentação em gotas, xaropes e suspensão devem ser dosados no nível dos olhos do profissional para garantir a medida exata. Leia com atenção as instruções do frasco antes do preparo. Não deixar medicamentos no quarto para autoadministração pelo paciente (risco de evento adverso, omissão de dose, entre outros problemas).

Complicações relacionadas com a via
- Náuseas, vômitos, gastralgia e inativação do medicamento.

Via sublingual
Materiais
- Bandeja ou carrinho de medicação
- Medicamento prescrito
- Copo descartável
- Seringa, conta-gotas, copo dosador, se necessário.

Procedimento
- Conferir a prescrição médica/Enfermagem
- Observar a necessidade de cuidados especiais antes do preparo da medicação (p. ex., verificar PA, pulso)
- Reunir o material
- Dirigir-se à unidade do paciente
- Higienizar as mãos
- Identificar-se ao paciente
- Identificar o paciente conforme protocolo institucional
- Orientar e solicitar o consentimento do paciente/acompanhante para o procedimento
- Realizar os cuidados especiais, quando indicado
- Separar o medicamento seguindo a regra dos certos. Observar ainda a data de validade do medicamento e a integridade da embalagem
- Informar o paciente a respeito da medicação – indicação e dose
- Solicitar ao paciente que enxágue a boca com água
- Colocar o medicamento no copo e entregar ao paciente
- Orientar ao paciente que coloque o medicamento embaixo da língua
- Solicitar ao paciente que não engula a saliva por alguns minutos para a absorção do medicamento
- Desprezar corretamente os resíduos gerados
- Higienizar as mãos
- Registrar o procedimento conforme orientação institucional
- Monitorar o paciente quanto a possíveis reações ao medicamento.

Via retal

Materiais
- Bandeja ou carrinho de medicação
- Medicamento
- Gaze
- Luvas de procedimento
- Papel higiênico.

Procedimento
- Conferir a prescrição médica/Enfermagem
- Reunir o material
- Dirigir-se à unidade do paciente
- Higienizar as mãos
- Identificar-se ao paciente
- Identificar o paciente conforme protocolo institucional
- Orientar e solicitar o consentimento do paciente/acompanhante para o procedimento
- Separar o medicamento seguindo a regra dos certos. Observar ainda a data de validade do medicamento e a integridade da embalagem
- Informar o paciente a respeito da medicação – indicação e dose
- Calçar as luvas de procedimento
- Colocar o paciente em posição de Sims
- Colocar uma toalha sob a região da nádega
- Solicitar ao paciente que respire profundamente para relaxar o esfíncter anal
- Aplicar o medicamento no orifício anal com auxílio de uma gaze
- Orientar o paciente para reter o medicamento, se possível, por cerca de 20 minutos
- Desprezar corretamente os resíduos gerados
- Higienizar as mãos
- Registrar o procedimento conforme orientação institucional
- Monitorar o paciente quanto a possíveis reações ao medicamento.

IMPORTANTE
- Assegurar a privacidade do paciente
- No caso de aplicação de supositório, iniciar a aplicação com a ponta arredondada voltada para o reto
- No caso de pomadas, lubrificar o aplicador
- Se o paciente estiver em condições, permitir que ele mesmo aplique o medicamento.

Via vaginal

Materiais
- Bandeja ou carrinho de medicação
- Medicamento
- Comadre
- Material para higiene íntima
- Luvas de procedimento
- Aplicador
- Absorvente higiênico.

Procedimento
- Conferir a prescrição médica/Enfermagem
- Reunir o material
- Dirigir-se à unidade da paciente
- Higienizar as mãos
- Identificar-se à paciente
- Identificar a paciente conforme protocolo institucional
- Orientar e solicitar o consentimento da paciente/acompanhante para o procedimento
- Separar o medicamento seguindo a regra dos certos. Observar ainda a data de validade do medicamento e a integridade da embalagem
- Informar a paciente a respeito da medicação – indicação e dose
- Solicitar à paciente que esvazie a bexiga e faça sua higiene íntima
- Colocar a paciente em posição ginecológica, com uma toalha sob a nádega
- Calçar as luvas de procedimento
- Colocar o medicamento no aplicador e introduzi-lo na vagina da paciente, cerca de 5 cm
- Depositar o medicamento e retirar o aplicador
- Solicitar à paciente que permaneça deitada por 15 minutos
- Oferecer o absorvente higiênico
- Desprezar corretamente os resíduos gerados
- Higienizar as mãos
- Registrar o procedimento conforme orientação institucional
- Monitorar a paciente quanto a possíveis reações ao medicamento.

IMPORTANTE
- Assegurar a privacidade da paciente
- Se a paciente estiver em condições, permitir que ela mesma aplique o medicamento.

Vias parenterais

Via intradérmica

Materiais
- Bandeja ou carrinho de medicação
- Medicamento prescrito
- Luvas de procedimento
- Agulha 25 × 0,7 mm (aspiração)
- Agulha 13 × 0,45 mm (aplicação)
- Seringa de 1 mℓ
- Algodão
- Álcool a 70%.

Procedimento
- Ler atentamente a prescrição médica/Enfermagem, verificando assinatura e registro do profissional, e data da prescrição
- Reunir o material
- Dirigir-se à unidade do paciente
- Higienizar as mãos

- Identificar-se ao paciente
- Identificar o paciente conforme protocolo institucional
- Orientar e solicitar o consentimento do paciente/acompanhante para o procedimento
- Separar o medicamento seguindo a regra dos certos. Observar ainda a data de validade do medicamento e a integridade da embalagem
- Informar o paciente a respeito da medicação – indicação e dose
- Higienizar as mãos
- Preparar o medicamento conforme prescrição
- Colocar a agulha para a aplicação
- Calçar as luvas de procedimento, se houver indicação
- Posicionar o braço do paciente com a face ventral voltada para cima
- Fazer a antissepsia da pele com álcool a 70%, se necessário
- Firmar a pele no local da aplicação e introduzir a agulha paralela à pele, com o bisel para cima, em ângulo de 10 a 15°, cerca de 2 mm (ver Figura 4.5)
- Injetar lentamente a solução, observando a formação da pápula
- Retirar a agulha sem massagear ou friccionar a área da aplicação
- Retirar as luvas de procedimento
- Desprezar corretamente os resíduos gerados
- Higienizar as mãos
- Registrar o procedimento conforme orientação institucional
- Monitorar o paciente quanto a possíveis reações ao medicamento.

> **IMPORTANTE**
>
> - Em caso de teste alérgico, circular com caneta a área da aplicação, aguardando o tempo necessário à leitura do resultado
> - A injeção intradérmica geralmente é feita sem antissepsia, para não interferir na ação da substância. Nesse caso, certifique-se de que a pele do paciente esteja limpa, caso, contrário, higienize o local com água e sabão e seque com toalha de papel
> - Não realizar antissepsia em caso de vacinas contra tuberculose (bacilo de Calmette e Guérin [BCG] e *purified protein derivative* [PPD]).

Via subcutânea
Materiais
- Bandeja ou carrinho de medicação
- Medicamento prescrito
- Luvas de procedimento
- Agulha 25 × 0,7 mm (aspiração)
- Agulha 13 × 0,45 mm (aplicação)
- Seringa de 1 mℓ
- Algodão
- Álcool a 70%.

Procedimento
- Ler atentamente a prescrição médica/Enfermagem, verificando assinatura e registro do profissional, e data da mesma
- Reunir o material
- Dirigir-se à unidade do paciente

- Higienizar as mãos
- Identificar-se ao paciente
- Identificar o paciente conforme protocolo institucional
- Orientar e solicitar o consentimento do paciente/acompanhante para o procedimento
- Separar o medicamento seguindo a regra dos certos. Observar ainda a data de validade do medicamento e a integridade da embalagem
- Informar o paciente a respeito da medicação – indicação e dose
- Higienizar as mãos
- Preparar o medicamento conforme prescrição
- Colocar a agulha para a aplicação
- Calçar as luvas de procedimento se houver indicação
- Selecionar o local da aplicação (face externa anterior e posterior do braço; face anterior lateral da coxa; parede abdominal (parte superior e inferior); região escapular e infraescapular e região glútea – Figura 10.37)
- Fazer a antissepsia da pele com álcool a 70%
- Segurar a seringa horizontalmente com a mão dominante
- Fazer a prega cutânea com a mão não dominante no local da antissepsia
- Introduzir a agulha na região da prega cutânea em ângulo de 45 a 90° em movimento rápido e firme
- Injetar lentamente a solução
- Aguardar pelo menos 5 segundos antes de retirar a agulha
- Retirar a agulha e soltar a prega, fazendo uma ligeira compressão no local da aplicação, sem massagear
- Retirar as luvas de procedimento
- Desprezar corretamente os resíduos gerados
- Higienizar as mãos
- Registrar o procedimento conforme orientação institucional
- Monitorar o paciente quanto a possíveis reações ao medicamento.

> **IMPORTANTE**
>
> - Realizar rodízio dos locais de aplicação
> - Os locais indicados para administração de medicamentos por via subcutânea são: face externa anterior e posterior do braço; face anterior lateral da coxa; parede abdominal (parte superior e inferior); região escapular e infraescapular e região glútea
> - O ângulo deve ser usado para evitar aplicação intramuscular do medicamento e deve considerar a faixa etária, o comprimento da agulha e a espessura do tecido subcutâneo no local de aplicação, conforme detalha a Tabela 10.14
> - A Sociedade Brasileira de Diabetes (2017) recomenda para a administração de insulina agulhas curtas, para evitar a administração intramuscular da medicação, que pode promover absorção mais rápida da substância, com consequente risco de hipoglicemia após a aplicação.

Principais complicações na administração de medicamentos pela via subcutânea
- Hematoma, dor, lesão ou compressão de filetes nervosos, reações inflamatórias locais, infecções ou abscessos, embolias, úlcera ou necrose de tecidos, formação de nódulos, lipodistrofia e fibrose local.

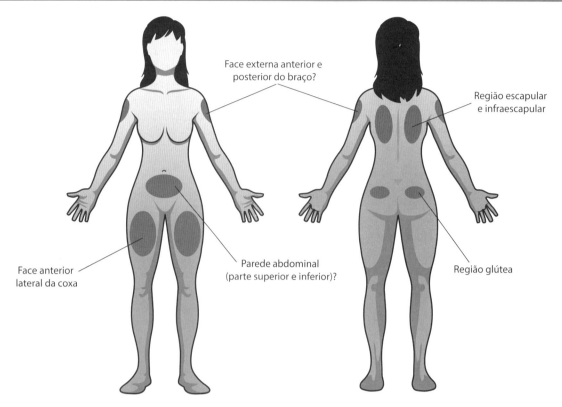

Figura 10.37 Locais de aplicação pela via subcutânea.

Tabela 10.14 Indicação de agulhas e ângulo de inserção.

Agulha	Indicação	Prega subcutânea	Ângulo de inserção da agulha	Atenção
4 mm	Todos	Em crianças menores de 6 anos	90°	Realizar prega em pessoas com escassez de tecido subcutâneo nos locais de aplicação
5 mm	Todos	Em crianças menores de 6 anos	90° para adultos e 45° para crianças e adolescentes	Realizar prega em pessoas com escassez de tecido subcutâneo nos locais de aplicação
6 mm	Todos	Indispensável	90° para adultos e 45° para crianças e adolescentes	Realizar ângulo de 45° em adultos com escassez de tecido subcutâneo nos locais de aplicação (risco de aplicação intramuscular)
8 mm	Adultos (risco de aplicação intramuscular em crianças e adolescentes)	Indispensável	90° ou 45° para adultos 45° crianças e adolescentes	Realizar ângulo de 45° em adultos com escassez de tecido subcutâneo nos locais de aplicação (risco de aplicação intramuscular)
12, 12,7 e 13 mm	Risco de aplicação intramuscular em todas as pessoas	Indispensável	45°	Alto risco de aplicação intramuscular para todas as pessoas

Fonte: B&D (https://www.bd.com/pt-br/our-products/diabetes-care/diabetes-learning-center/insulin-treatment/needle-insertion-angle).

Via intramuscular

Materiais
- Bandeja ou carrinho de medicação
- Medicamento prescrito
- Luvas de procedimento
- Agulha para aplicação indicada
- Agulha 40 × 1,2 mm (aspiração)
- Seringa de 3 ou 5 mℓ
- Algodão
- Álcool a 70%.

Procedimento
- Ler atentamente a prescrição médica/Enfermagem, verificando assinatura e registro do profissional, e data da mesma
- Reunir o material
- Dirigir-se à unidade do paciente
- Higienizar as mãos
- Identificar-se ao paciente
- Identificar o paciente conforme protocolo institucional
- Orientar e solicitar o consentimento do paciente/acompanhante para o procedimento

- Separar o medicamento seguindo a regra dos certos. Observar ainda a data de validade do medicamento e a integridade da embalagem
- Informar o paciente a respeito da medicação – indicação e dose
- Higienizar as mãos
- Preparar o medicamento conforme prescrição
- Colocar a agulha para a aplicação
- Calçar as luvas de procedimento, se houver indicação
- Selecionar o local da aplicação e posicionar adequadamente o paciente
- Fazer a antissepsia com algodão e álcool a 70% com movimentos em um único sentido (de cima para baixo), desprezando o algodão
- Firmar o local da aplicação com o polegar ou indicador da mão não dominante
- Com a mão dominante, introduzir a agulha em movimento único e firme com ângulo indicado ao local da aplicação
- Retirar a mão não dominante do local da aplicação
- Aspirar com a mão não dominante e observar se há retorno de sangue. Caso haja retorno de sangue, retirar a agulha, preparar nova medicação e aplicar em outro local
- Introduzir lentamente o medicamento
- Retirar a agulha com movimento único e rápido
- Fazer leve pressão no local da punção com algodão e álcool a 70%
- Retirar as luvas de procedimento
- Desprezar corretamente os resíduos gerados
- Higienizar as mãos
- Registrar o procedimento conforme orientação institucional
- Monitorar o paciente quanto a possíveis reações ao medicamento.

> **IMPORTANTE**
>
> Para saber os locais para aplicação de medicamento intramuscular, ver Tabela 10.15.

Escolha da agulha para a aplicação intramuscular

Para isso, devem-se considerar o perfil corporal do paciente e a composição da medicação.

Comprimento

O comprimento da agulha baseia-se na faixa etária e/ou composição corporal do paciente (Tabela 10.16).

Tabela 10.16 Comprimento da agulha (em mm) conforme faixa etária, composição corporal e local de aplicação.

Paciente (perfil corporal/idade)	Local de aplicação	Comprimento da agulha (mm)
Adulto perfil normal e/ou acima do peso	Deltoide, ventroglúteo	30
	Vastolateral	25
Adolescente e adulto perfil magro	Ventroglúteo	30
	Deltoide, vastolateral	25
Crianças acima de 2 anos, perfil normal	Vastolateral	25
Crianças a partir de 2 anos, perfil magro	Vastolateral	20
Crianças com menos de 2 anos	Vastolateral	20

Adaptada de B&D (https://www.bd.com › drug-delivery › DDS_Mao-Boa-Edition-31_JA_PT).

Calibre

- **Medicamentos aquosos:** agulhas de calibre 0,7 mm
- **Medicamentos do tipo suspensões ou oleosos:** utilizam-se agulhas de calibre 0,8 mm.

Principais complicações da administração de medicamentos pela via intramuscular

- Atrofias (lesão de nervos)
- Hematoma (lesão de vasos)
- Processo inflamatório (injeções repetidas, trauma mecânico)
- Nódulos, ulcerações de pele, abscesso
- Dor e periostite.

Tabela 10.15 Locais de aplicação de medicamento por via intramuscular.

Local	Delimitação	Volume	Ângulo
Deltoide	• 3 a 5 cm abaixo do acrômio • 3 a 3,5 cm acima da margem inferior do deltoide • Introduzir a agulha no centro do músculo, próximo à linha mediana • Mais indicado para aplicação de vacinas	0,5 a 1 ml	90° em relação à pele
Ventroglúteo	• Localizar com a ponta do dedo indicador ou médio a espinha ilíaca anterossuperior • Espalmar a mão sobre a base do trocânter maior do fêmur • Estender o dedo médio ou indicador ao longo da crista ilíaca, afastando o máximo um dedo do outro • Injetar a medicação no centro do triângulo formado pelos dois dedos abertos em "V" • Obs.: para delimitar a região, use sua mão direita se for aplicar no lado esquerdo do paciente e vice-versa	4 ml	Angulação da agulha direcionada ligeiramente para a crista ilíaca
Vastolateral	• Traçar uma linha média na parte anterior da coxa • Traçar uma linha média na parte lateral da coxa • Traçar uma linha horizontal na cabeça do trocânter e no joelho • Dividir a distância em três partes iguais • Aplicar no centro do terço médio	4 ml	45° com eixo longitudinal horizontal, em direção podálica

SAIBA MAIS

De acordo com o Parecer Cofen nº 09/2016, caso o paciente tenha prótese de silicone na região glútea ou nas coxas, a região ventroglútea passa a ser a indicada para administração de medicamento. (Fonte: http://www.cofen.gov.br/cofen-publica-parecer-sobreinjecao-intramuscular-em-pacientes-com-silicone_43024.html)

O que registrar na anotação de Enfermagem?
- Data e horário
- Registrar o local e o lado onde foi administrado o medicamento (esquerdo ou direito)
- Intercorrências e providências adotadas
- Queixas
- Nome completo, Coren e categoria do profissional.

NA PRÁTICA

Anotação: 14h00 – administro item 4 da prescrição médica por via intramuscular em região ventroglútea D. Rafael Teixeira-Coren-TO-123.321-TE.

Via intravenosa
Introdução de medicamentos na corrente sanguínea.

Locais de punção
- **Dorso da mão:** rede venosa dorsal e veias metacarpianas
- **Antebraço:** veias cefálica, antebraquial mediana, radial, cubital e ulnar
- **Braço:** veias cefálica, basílica, cefálica mediana, basílica mediana.

Materiais
- Bandeja ou carrinho de medicação
- Medicamento prescrito
- EPIs (luvas de procedimento, máscara e óculos de proteção)
- Agulha 40 × 1,2 mm (aspiração)
- Seringa de acordo com a quantidade de medicamento a ser administrada
- Cateter agulhado (*scalp*)
- Curativo adesivo
- Algodão
- Álcool a 70%.

Procedimento (medicação em bólus)
- Ler atentamente a prescrição médica/Enfermagem, verificando assinatura e registro do profissional, e data da mesma
- Reunir o material
- Dirigir-se à unidade do paciente
- Higienizar as mãos
- Identificar-se ao paciente
- Identificar o paciente conforme protocolo institucional
- Orientar e solicitar o consentimento do paciente/acompanhante para o procedimento
- Separar o medicamento seguindo a regra dos certos. Observar ainda a data de validade do medicamento e a integridade da embalagem
- Informar o paciente a respeito da medicação – indicação e dose
- Colocar óculos de proteção e máscara
- Higienizar as mãos
- Preparar o medicamento conforme prescrição
- Abrir a embalagem do cateter com técnica asséptica
- Acoplar a seringa ao cateter e retirar o ar da extensão do mesmo preenchendo com o conteúdo da seringa
- Calçar as luvas de procedimento
- Selecionar o sítio de inserção do cateter e posicionar adequadamente o paciente
- Fixar o garrote cerca de 5 cm acima do local da punção
- Pedir ao paciente para manter a mão fechada
- Fazer a antissepsia com algodão embebido em álcool a 70% com movimento circular em um único sentido, desprezando o algodão
- Tracionar a pele no sentido oposto ao da punção, firmando a veia com o polegar abaixo do local selecionado
- Com a mão dominante, segurar o cateter acoplado à seringa e introduzir a agulha no lúmen da veia (com bisel para cima em ângulo de 15 a 30°)
- Observar o refluxo de sangue no lúmen do cateter
- Soltar o garrote
- Orientar o paciente a abrir a mão
- Administrar lentamente o medicamento com a graduação da seringa voltada para o profissional. Durante a administração, aspirar periodicamente o êmbolo para verificar se o cateter mantém-se no lúmen do vaso
- Observar a área adjacente ao local da punção para detectar precocemente extravasamento e reações locais. Caso isso aconteça, interromper imediatamente a infusão do medicamento
- Retirar o cateter em movimento único e firme, exercendo suave pressão com algodão embebido seco
- Proteger o local da punção com o curativo adesivo
- Orientar o paciente a não dobrar o braço por 1 hora
- Retirar os EPIs
- Desprezar corretamente os resíduos gerados
- Higienizar as mãos
- Registrar o procedimento conforme orientação institucional
- Monitorar o paciente quanto a possíveis reações ao medicamento.

IMPORTANTE

- A seleção do sítio de inserção do cateter deve ter como base o objetivo pretendido, a duração da terapia, a viscosidade do fluido, os componentes do fluido e as condições de acesso venoso
- A escolha do calibre do cateter deve considerar as condições e o calibre das veias e as características do medicamento. Dar preferência aos cateteres de menores calibre e comprimento para permitir a livre circulação do sangue
- Iniciar a punção das veias distais para as proximais do membro
- Se necessário, aparar com tesoura ou tricotomizador elétrico os pelos próximos ao local da punção para facilitar a observação e a fixação da cobertura

(continua)

> **IMPORTANTE** (Continuação)
> - Não realizar punção do mesmo lado onde há mastectomia, plegias, paresias, com tecidos cicatriciais extensos, fístula arteriovenosa, feridas abertas, infecções na extremidade do membro, veias comprometidas (flebite, necrose e infiltração prévias). Os MMII devem ser puncionados apenas em situações estritamente necessárias, após avaliação criteriosa do enfermeiro
> - Se for administrar mais de um medicamento no mesmo horário, lavar a extensão do cateter com SF a 0,9% após cada medicamento para evitar possíveis interações
> - Usar um cateter novo a cada tentativa de punção
> - Não realizar punção em região de flexão do membro
> - Considerar a preferência do paciente para a seleção do membro para inserção do cateter, dando preferência ao membro não dominante
> - Não tocar o sítio de inserção do cateter intravenoso após a antissepsia (técnica do *no touch*). Se sentir a necessidade de palpação do sítio de inserção do cateter após a antissepsia, deverá calçar luvas estéreis
> - Antes da inserção do cateter, esperar a secagem espontânea da solução antisséptica
> - Caso o cateter tenha que permanecer para administração de medicações futuras, opte por dispositivos do tipo cateter agulhado ou cateter sobre agulha (Jelco®; Abocath®)
> - É contraindicado usar coberturas do tipo Micropore®, transpore e esparadrapo (não estéreis) para fixação de cateteres venosos.

Fonte: Brasil, 2017.

Venóclise

Introdução de grande quantidade de fluidos na corrente sanguínea.

Materiais
- Bandeja ou carrinho de medicação
- Solução prescrita (soro)
- Medicação prescrita
- Rótulo/etiqueta identificação
- EPIs (luvas de procedimento, máscara e óculos de proteção)
- Cateter agulhado
- Equipo
- Cobertura transparente estéril
- Algodão
- Álcool a 70%.

Procedimento
- Ler atentamente a prescrição médica, verificando assinatura e registro do profissional, e data da mesma
- Reunir o material
- Dirigir-se à unidade do paciente
- Identificar-se ao paciente
- Identificar o paciente conforme protocolo institucional
- Orientar e solicitar o consentimento do paciente/acompanhante para o procedimento
- Preencher o rótulo de soro (calcule o gotejamento de acordo com o prescrito)
- Colocar a máscara e os óculos de proteção
- Higienizar as mãos
- Preparar a solução conforme prescrito seguindo a regra dos certos
- Fazer a desinfecção do conector do frasco com álcool a 70%
- Abrir o equipo, fechar o controlador de fluxo e conectar ao soro
- Colocar o frasco de soro no suporte
- Abrir o controlador de fluxo deixando correr a solução pelo equipo até a completa remoção das bolhas de ar
- Identificar o frasco de soro com o rótulo apropriado
- Calçar as luvas de procedimento
- Realizar a punção venosa com o cateter sobre agulha (procedimento descrito anteriormente)
- Fixar o cateter com cobertura estéril transparente
- Conectar o equipo ao cateter
- Controlar o gotejamento conforme a prescrição
- Identificar o cateter com data, hora da punção e nome do profissional que executou o procedimento
- Retirar os EPIs
- Desprezar corretamente os resíduos gerados
- Higienizar as mãos
- Registrar o procedimento conforme orientação institucional
- Monitorar o paciente quanto a possíveis reações ao medicamento.

> **IMPORTANTE**
> - Orientar o paciente sobre os cuidados para a manutenção do cateter – evitar atrito, molhar e tracionar o cateter
> - Não verificar PA no membro puncionado
> - Efetuar trocas de cateter, sítio de inserção e equipos conforme protocolo institucional
> - Observar periodicamente o sítio de inserção para detecção precoce de complicações.

Complicações da administração de medicamentos e fluidos pela via intravenosa
- **Choque:** pirogênico (introdução de solução contaminada); anafilático (hipersensibilidade ao medicamento; periférico (aplicação rápida, dosagem elevada, problemas emocionais)
- **Embolia:** gasosa (administração de bolhas de ar na circulação); oleosa (administração de solução oleosa na circulação); sanguínea (mobilização de trombos)
- **Flebite e tromboflebites:** processos inflamatórios na veia. Podem ser dos tipos: mecânico – utilização de cateter com calibre grosso para a veia, punção inadequada com a ponta do cateter provocando trauma na parede da veia ou deslocamento do cateter; ou químico – administração de medicamentos irritantes e/ou vesicantes, medicamentos diluídos de maneira inadequada, infusão muito rápida do medicamento, presença de partículas na solução
- **Esclerose da veia:** injeções frequentes no mesmo local e introdução de soluções hipertônicas

- **Hematoma:** extravasamento de sangue fora do interior da veia
- **Extravasamento:** corresponde à saída de agentes antineoplásicos injetados por via intravenosa para os tecidos circunvizinhos. Pode ter como causas fatores próprios do vaso, vazamento ou injeção involuntária do medicamento no tecido
- **Infiltração medicamentosa:** escape do medicamento para fora da veia nos tecidos circunvizinhos
- **Infecção da corrente sanguínea:** processo associado à contaminação bacteriana, devido à falha na assepsia (no preparo da pele, no manuseio dos materiais estéreis, no preparo do medicamento e na manutenção do cateter).

SAIBA MAIS

Acesse o documento "Medidas de Prevenção de Infecção Relacionada à Assistência à Saúde" para ampliar seu conhecimento sobre prevenção de infecção da corrente sanguínea. Disponível em: http://portal.anvisa.gov.br/documents/33852/3507912/Caderno+4+-+Medidas+de+Prevenção+de+Infecção+Relacionada+à+Assistência+à+Saúde/a3 f23 dfb-2 c54-4e64-881 c-fccf9220 c373. Acesse também o *site* do Instituto Brasileiro para a Segurança do Paciente e mantenha seu conhecimento atualizado (https://www.segurancadopaciente.com.br/normas-e-diretrizes/).

Outro *site* fundamental para profissionais da Saúde é o do Instituto para Práticas Seguras no Uso de Medicamentos (https://www.ismp-brasil.org/site/).

O que registrar na anotação de Enfermagem?
- Data e hora da punção
- Motivo da punção
- Local
- Número de perfurações
- Tipo e calibre do cateter
- Intercorrências e providências adotadas
- Queixas
- Nome completo, Coren e categoria do profissional.

NA PRÁTICA

Anotação: 12h00 – puncionado acesso venoso periférico em antebraço esquerdo com cateter agulhado 22 G, após 2 tentativas. Ocluído sítio de inserção com cobertura transparente estéril e identificado. Instilados 500 mℓ soro glicosado (SG) a 5%, conforme item 4 da prescrição médica a 30 gts/min. Rafael Teixeira-Coren-TO-123.321-TE.

Vias tópicas

Via dermatológica

Consiste na aplicação do medicamento na pele. A ação do medicamento pode ser local ou sistêmica. As formas farmacêuticas mais utilizadas nessa via são loções, pomadas, cremes, gel, adesivos transdérmicos e *sprays*.

Materiais
- Bandeja ou carrinho de medicação
- Medicação prescrita
- Gazes
- Espátula
- Luvas de procedimento, se indicado.

Procedimento
- Ler atentamente a prescrição médica, verificando assinatura e registro do profissional, e data da mesma
- Reunir o material
- Dirigir-se à unidade do paciente
- Identificar-se ao paciente
- Identificar o paciente conforme protocolo institucional
- Orientar e solicitar o consentimento do paciente/acompanhante para o procedimento
- Separar o medicamento seguindo a regra dos certos
- Higienizar as mãos
- Calçar as luvas de procedimento
- Posicionar o paciente adequadamente
- Expor o local da aplicação garantindo a privacidade do paciente
- Limpar a área a ser tratada, se necessário
- Aplicar uma fina camada do medicamento na pele com auxílio da espátula ou gaze
- Fazer massagem ou fricção, se indicado
- Retirar as luvas de procedimento
- Desprezar corretamente os resíduos gerados
- Higienizar as mãos
- Registrar o procedimento conforme orientação institucional
- Monitorar o paciente quanto a possíveis reações ao medicamento.

IMPORTANTE

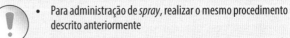

- Para administração de *spray*, realizar o mesmo procedimento descrito anteriormente
- Para adesivo transdérmico, após a limpeza e secagem da pele, cole o adesivo conforme instruções do fabricante. Fazer o rodízio nos locais de aplicação. Observar reações locais ao medicamento/adesivo. Se necessário, aparar os pelos para melhor aderência do *patch*.

Via oftálmica

Administração de medicamentos na conjuntiva ocular sob forma de colírio ou pomadas. Tem como objetivos dilatar ou contrair as pupilas, acelerar a cicatrização, combater a infecção, anestesiar e lubrificar os olhos.

Materiais
- Bandeja ou carrinho de medicação
- Medicação prescrita
- Gazes
- Lenço de papel
- SF a 0,9%, se necessário
- Luvas de procedimento, se indicado.

Procedimento
- Ler atentamente a prescrição médica, verificando assinatura e registro do profissional, e data da mesma
- Reunir o material
- Dirigir-se à unidade do paciente

- Identificar-se ao paciente
- Identificar o paciente conforme protocolo institucional
- Orientar e solicitar o consentimento do paciente/acompanhante para o procedimento
- Separar o medicamento seguindo a regra dos certos
- Higienizar as mãos
- Calçar as luvas de procedimento
- Fazer a higiene ocular com SF a 0,9%, se necessário
- Posicionar o paciente sentado ou deitado
- Orientar o paciente a inclinar levemente a cabeça para trás e olhar para cima
- Puxar a pálpebra inferior com o dedo indicador
- Instilar o medicamento (colírio ou pomada) no saco conjuntival
- Orientar o paciente a fechar os olhos por cerca de 2 minutos
- Secar o excesso de medicação com o lenço de papel
- Retirar as luvas de procedimento
- Desprezar corretamente os resíduos gerados
- Higienizar as mãos
- Registrar o procedimento conforme orientação institucional
- Monitorar o paciente quanto a possíveis reações ao medicamento.

> **IMPORTANTE**
>
> - Não aplicar colírio e pomada diretamente na córnea
> - Não permitir que a ponta do conta-gotas do colírio ou o tubo de pomada toquem o olho do paciente
> - Se prescrito, ocluir o olho do paciente após a administração do medicamento
> - Caso vá administrar mais de um medicamento, respeite o intervalo 5 minutos entre eles.

Via nasal

Administração de medicamentos nas fossas nasais para umidificar a mucosa, aliviar a congestão nasal, diminuir irritação e edema da mucosa, tratar infecções e facilitar a respiração.

Materiais
- Bandeja ou carrinho de medicação
- Medicação prescrita
- Lenço de papel
- Luvas de procedimento, se indicado.

Procedimento
- Ler atentamente a prescrição médica, verificando assinatura e registro do profissional, e data da mesma
- Reunir o material
- Dirigir-se à unidade do paciente
- Identificar-se ao paciente
- Identificar o paciente conforme protocolo institucional
- Orientar e solicitar o consentimento do paciente/acompanhante para o procedimento
- Separar o medicamento seguindo a regra dos certos
- Higienizar as mãos
- Calçar as luvas de procedimento, se necessário
- Posicionar o paciente sentado ou deitado
- Orientar o paciente a inclinar levemente a cabeça para trás
- Pingar o medicamento na cavidade nasal
- Desprezar corretamente os resíduos gerados
- Higienizar as mãos
- Registrar o procedimento conforme orientação institucional
- Monitorar o paciente quanto a possíveis reações ao medicamento.

> **IMPORTANTE**
>
> - Não encostar o conta-gotas na mucosa do nariz ou nos dedos do profissional
> - Se o paciente tiver condições, permitir que ele faça o procedimento em caso de medicamentos em jato ou *spray*.

Via otológica

Administração de medicamentos no meato acústico para prevenir ou tratar processos inflamatórios e infecciosos, fluidificar o cerume e facilitar a remoção de corpos estranhos.

Materiais
- Bandeja ou carrinho de medicação
- Medicação prescrita
- Lenço de papel
- Luvas de procedimento, se indicado.

Procedimento
- Ler atentamente a prescrição médica, verificando assinatura e registro do profissional, e data da mesma
- Reunir o material
- Dirigir-se à unidade do paciente
- Identificar-se ao paciente
- Identificar o paciente conforme protocolo institucional
- Orientar e solicitar o consentimento do paciente/acompanhante para o procedimento
- Separar o medicamento seguindo a regra dos certos
- Higienizar as mãos
- Calçar as luvas de procedimento, se necessário
- Posicionar o paciente sentado ou deitado com a cabeça inclinada lateralmente
- Tracionar levemente o pavilhão auricular para cima e para trás
- Pingar o medicamento no meato acústico
- Orientar o paciente a permanecer na posição por cerca de 2 minutos
- Desprezar corretamente os resíduos gerados.
- Higienizar as mãos
- Registrar o procedimento conforme orientação institucional
- Monitorar o paciente quanto a possíveis reações ao medicamento.

> **IMPORTANTE**
>
> Não permitir que o conta-gotas encoste no meato acústico.

O que registrar na administração tópica?
- Data, hora
- Recusa do paciente
- Não administração do medicamento com a justificativa
- Queixas
- Intercorrências e providências adotadas
- Nome completo, Coren e categoria do profissional.

FERIDAS

Antes de iniciar o estudo do procedimento, releia os tópicos sobre os sistemas tegumentar e hematológico no Capítulo 1, An*atomia e Fisiologia Humanas*.

Qualquer lesão no tecido epitelial, mucosas ou órgãos que leve ao prejuízo de suas funções básicas.

Classificação das feridas

As feridas podem ser classificadas de diferentes maneiras (Tabela 10.17).

Cicatrização de feridas

A lesão tecidual desencadeia o processo de cicatrização que tem por objetivo restaurar a integridade morfofuncional dos tecidos lesados.

O processo de restauração ocorre por meio de dois mecanismos:

- **Regeneração:** substituição do tecido específico de uma parte perdida do corpo ou órgão
- **Reparação:** o tecido lesionado é substituído por elementos não específicos que formam uma cicatriz.

Na Figura 10.38, são resumidas as três fases do processo de cicatrização, que se inicia imediatamente após a lesão tecidual.

> **SAIBA MAIS**
>
> Para uma compreensão mais aprofundada do processo de cicatrização, acesse o artigo, disponível na íntegra na internet, intitulado "Cicatrização de feridas". Esse artigo apresenta uma revisão a respeito das fases da cicatrização, com destaque para a ação do colágeno e os fatores que influenciam na cicatrização. Disponível em: http://www.scielo.br/scielo.php?script=sci_arttext&pid=S0102-67202007000100010. Veja também a Resolução Cofen nº 567/2018, em cujo Anexo consta a regulamentação da atuação do Técnico de Enfermagem no cuidado ao paciente com feridas. De acordo com essa resolução, o Técnico de Enfermagem:
>
> - Realiza curativo nas feridas, sob prescrição e supervisão do enfermeiro
> - Auxilia o enfermeiro na realização de curativos
> - Informa os procedimentos realizados e os principais cuidados com a ferida
> - Registra no prontuário as características da ferida, as queixas do paciente e qualquer anormalidade e as informa ao enfermeiro
> - Mantém-se atualizado por meio de programas de educação permanente.
>
> A resolução completa está disponível na internet, no endereço: http://www.cofen.gov.br/wp-content/uploads/2018/02/ANEXO-RESOLU%C3%87%C3%830-567 a 2018.pdf.

Tabela 10.17 Classificação das feridas.

	Classificação
Etiológica	• **Patológica:** causada por fatores endógenos 　Por exemplo: úlcera varicosa • **Iatrogênica:** resultante de tratamentos e procedimentos 　Por exemplo: extravasamento de quimioterápico • **Cirúrgica:** proveniente de intervenções cirúrgicas 　Por exemplo: ferida operatória • **Traumática:** resulta de traumas, acidentes e violência 　Por exemplo: causada por arma branca • **Causada por fatores externos** 　Por exemplo: queimaduras
Evolução	• **Aguda:** ferida recente com tempo de cicatrização normal • **Crônica:** ferida que tem o processo de cicatrização retardado e prolongado
Espessura	• **Superficial:** comprometimento da epiderme ou da porção superior da derme • **Profunda:** comprometimento de epiderme, derme e tecido subcutâneo • **Profunda total:** comprometimento de epiderme, derme, tecido subcutâneo, tecido muscular e estruturas adjacentes
Complexidade	• **Simples:** lesões superficiais que cicatrizam espontaneamente sem sinais de infecção • **Complexa:** feridas agudas ou crônicas que não cicatrizam facilmente
Comprometimento tecidual	• **Fechada:** não há solução de continuidade na pele 　Por exemplo: torção • **Aberta:** há solução de continuidade na pele
Infecção	• **Não infectada e limpa:** sem sinais de infecção 　Por exemplo: feridas cirúrgicas • **Colonizada:** alta carga microbiana na superfície da ferida sem atingir o leito da mesma • **Contaminada:** lesão acidental que permanece aberta por tempo superior a 6 horas entre o trauma e o atendimento; apresenta contaminantes; invasão por microbiota bacteriana considerável • **Infectada:** microrganismos no leito da ferida

Adaptada de Geovanini, 2014.

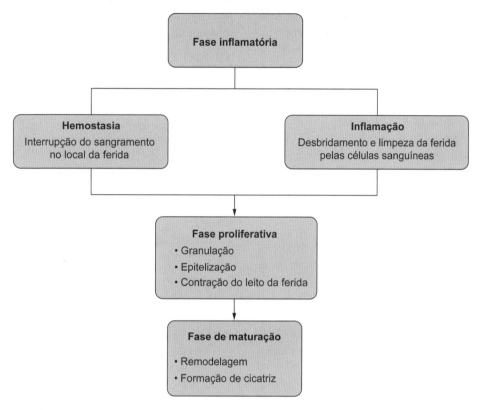

Figura 10.38 Fases do processo de cicatrização tecidual. (Adaptada de Campos et al., 2007.)

A abordagem ao paciente portador de ferida de qualquer etiologia deve ser multiprofissional, pois são inúmeros os fatores que podem interferir no processo de cicatrização. Veja alguns exemplos:

- **Fatores locais:** localização anatômica da ferida; vascularização e oxigenação no leito da ferida e adjacência; infecção; tecido desvitalizado; detritos no leito da ferida
- **Fatores sistêmicos:** idade do paciente; mobilidade; estado nutricional, comorbidades; estado emocional; medicamentos de uso contínuo (especialmente os que levam à imunossupressão); uso de álcool e drogas ilícitas; tabagismo; estado de higiene etc.

Como membro da equipe multiprofissional, o Técnico de Enfermagem pode realizar o curativo em feridas, sob prescrição e supervisão do enfermeiro.

Curativo

Conjunto de cuidados com uma lesão tecidual que têm por objetivo promover a cicatrização tecidual.

Finalidades

- Manter a umidade no leito da ferida
- Absorção de exsudatos
- Facilitar a troca gasosa
- Manter o leito da ferida aquecido
- Promover a limpeza do leito da ferida
- Impedir a contaminação do leito da ferida por microrganismos.

Tipos de curativos

Na Tabela 10.18, são apresentados os tipos de curativos.

Tipos de cicatrização

- **Primeira intenção:** cicatrização mais simples, as bordas da ferida estão apostas ou são aproximadas por sutura. Há perda mínima de tecido, ausência de infecção e mínimo edema
- **Segunda intenção:** processo mais complexo, devido à perda excessiva de tecido com ou sem infecção. A aproximação primária das bordas não é possível. As feridas permanecem abertas, e a cicatrização será por meio de contração e epitelização
- **Terceira intenção:** inicialmente a lesão permanece aberta para tratamento (infecção). Após o tratamento, a ferida é suturada.

Avaliação da eficácia do curativo

É importante que você e o enfermeiro avaliem as características da ferida para saber se o procedimento, as soluções e as coberturas estão sendo eficazes no tratamento.

Tabela 10.18 Tipos de curativos.

Oclusivo	Utilização de cobertura sobre a ferida
Oclusivo úmido	Utilização de cobertura que promove a umidade no leito da ferida
Oclusivo seco	Aplicação de cobertura seca sobre a ferida
Aberto	Curativo sem a aplicação de cobertura
Compressivo	Promove a compressão da ferida (hemostasia e melhora do retorno venoso)

As características da ferida devem considerar: localização anatômica, dimensão da ferida (comprimento × largura × profundidade); bordos; presença de tecido de granulação e tecido necrótico, presença e quantidade de exsudato e condições da pele perilesional; sinais flogísticos; dor e tunelização.

Tipos de tecidos encontrados em uma ferida

- **Esfacelo:** é geralmente amarelo ou castanho, pode ser úmido, mucoso ou fibroso
- **Escara (tecido necrótico):** tecido de cor marrom, preta ou cinza, úmido, encharcado ou duro. Indica dano tecidual mais profundo.

Tecido de granulação

- **Saudável:** granulações úmidas e brilhantes, hiperêmicas e de cor vermelha escura indicam boa cicatrização
- **Não saudável:** tecido liso, com manchas de fibrina, mole, pálido e coloração azulada indica cicatrização deficiente.

No caso de tecidos desvitalizados como o esfacelo e a escara, pode ser necessário desbridamento, ou seja, a remoção desses tecidos para favorecer o processo de cicatrização.

Métodos para o desbridamento

- **Cirúrgico:** remoção do tecido desvitalizado por meio de procedimento cirúrgico
- **Mecânico:** aplicação de força mecânica sobre o tecido desvitalizado (pressão manual ou irrigação sob pressão)
- **Enzimático:** aplicação de enzimas desbridantes sobre o tecido desvitalizado.
- **Autolítico:** degradação do tecido desvitalizado pelo próprio organismo do paciente por meio da manutenção do leito da ferida úmido e aquecido.

Principais tipos de cobertura

A escolha da cobertura é importante no preparo do leito da ferida para promoção da cicatrização. A cobertura ideal ajuda na manutenção de um ambiente saudável no leito da ferida, reduzindo o tempo de cicatrização. A escolha da cobertura deve considerar a prevenção da desidratação tecidual por meio da manutenção de ambiente úmido no leito da ferida, a facilitação das trocas gasosas, a promoção de barreira protetora e de isolamento térmico, a redução do trauma no leito da ferida na troca do curativo, a diminuição da dor, a capacidade de absorção de exsudatos, o potencial de desbridamento de tecidos inviáveis e o custo/benefício, entre outros fatores. A escolha da cobertura ideal é feita pelo grupo de curativos da instituição ou pelo enfermeiro da unidade.

A cobertura, conforme a relação de contato com o leito da ferida, pode ser classificada em:

- **Primária:** mantém contato direto com o leito da ferida
- **Secundária:** colocada acima da primária, visa à absorção de exsudatos e à proteção do leito da ferida
- **Mista:** possui duas camadas – uma mantém contato direto com o leito da ferida e a outra fica em contato com o meio externo.

As coberturas mais utilizadas no tratamento de feridas constam na Tabela 10.19.

Materiais

- SF a 0,9% (aquecido 37°C)
- Bandeja ou carrinho de curativo
- Pacote de curativo estéril (pinça anatômica, dente de rato e *kocher*)
- Pacotes de gaze estéril
- Seringa de 20 mℓ
- Agulha hipodérmica 40 × 1,2 mm
- Cobertura prescrita
- EPIs (luvas de procedimento, óculos de proteção, máscara e avental)
- Saco de lixo para infectantes
- Cuba-rim.

Procedimento para ferida aberta

- Ler atentamente a prescrição de Enfermagem, verificando assinatura e registro do profissional, e data da mesma
- Reunir o material
- Dirigir-se à unidade do paciente
- Identificar-se ao paciente
- Identificar o paciente conforme protocolo institucional
- Orientar e solicitar o consentimento do paciente/acompanhante para o procedimento
- Promover a privacidade do paciente (biombo, aviso na porta, porta fechada)
- Posicionar o carrinho de curativo
- Posicionar o paciente de modo a promover a visualização e acesso fácil à ferida
- Higienizar as mãos
- Colocar os EPIs
- Abrir o pacote de curativo sobre o carrinho
- Dispor os anéis em local da empunhadura das pinças na borda do campo com técnica asséptica
- Abrir os demais estéreis necessários, colocando-os no campo do curativo
- Retirar com cuidado o curativo anterior com a pinça dente de rato ou a mão enluvada (se utilizar luva desprezá-la após a retirada do curativo e calçar outra)
- Desprezar o curativo no lixo para infectantes
- Limpar a pele ao redor da ferida com SF a 0,9% aquecido
- Irrigar o leito da ferida com SF a 0,9% até a remoção completa de detritos e exsudatos
- Não secar o leito da ferida
- Aplicar a(s) cobertura(s) prescrita(s)
- Ocluir com gaze, se necessário (conter exsudatos)
- Retirar as luvas de procedimento
- Higienizar as mãos
- Fixar o curativo com adesivo indicado ou faixa crepe
- Descartar os resíduos gerados conforme orientação institucional
- Retirar os EPIs
- Deixar o paciente confortável e a unidade organizada
- Registrar o procedimento conforme orientação institucional.

Tabela 10.19 Coberturas mais usadas no tratamento de feridas.

Cobertura	Indicação
Filme transparente	• Prevenção de LP • Proteção de pele íntegra e escoriações
Hidrocoloide	• Prevenção ou tratamento de LP não infectadas • Feridas abertas e planas com pouca a moderada exsudação • Feridas cirúrgicas limpas • Barreira protetora de área perilesional e para efluentes de estomas
Ácido graxo essencial	• Prevenção de LP • Feridas de todos os tipos em processo de cicatrização com ou sem infecção
Hidrogel	• Feridas secas ou pouco exsudativas • Tecidos desvitalizados em feridas abertas • Áreas doadoras de pele • Queimaduras de 1º e 2º graus • Desbridamento leve de necrose de liquefação (esfacelo) e de necrose de coagulação (escara)
Alginato de Cálcio	• Feridas com moderada a grande quantidade de exsudato • Feridas com ou sem sangramentos • Áreas doadoras de enxerto • Feridas cavitárias em geral • Desbridamento de pequenas áreas de necrose de liquefação (esfacelo)
Hidrofibra	• Feridas com moderada a grande quantidade de exsudato • Feridas infectadas ou com risco de infecção • Úlceras vasculares, diabéticas e LP • Queimaduras de espessura parcial (2º grau)
Hidropolímero	• Lâmina – feridas planas • Espumas de preenchimento – feridas cavitárias
Papaína	• Lesões com granulação (concentração 2%), necrose de liquefação/esfacelo (4 a 6%) e necrose de coagulação/escara (8 a 10%) • Feridas secas ou exsudativas • Planas e/ou cavitárias • Feridas infectadas
Colagenase	• Feridas com tecido desvitalizado
Carvão ativado	• Feridas infectadas com ou sem odor • Feridas profundas com exsudação moderada a abundante
Malha de petrolato	• Lesões superficiais de queimaduras, úlceras, feridas superficiais limpas, abrasões, lacerações, áreas doadoras de enxerto
Tela de silicone	• Tratamento de feridas exsudativas planas • Áreas doadoras e receptoras de enxerto cutâneo • Epidermólise bolhosa

LP: lesão por pressão. (Fonte: Agostinho, 2017.)

Procedimento para feridas operatórias

- Executar os passos descritos no procedimento para feridas abertas até "Desprezar o curativo no lixo para infectantes"
- Limpar a ferida operatória com gaze embebida em SF a 0,9% aquecido
- Limpar a pele ao redor da ferida operatória com gaze embebida em SF a 0,9% aquecido
- Executar os passos descritos no procedimento para feridas abertas a partir de "Aplicar a(s) cobertura(s) prescrita(s)".

Procedimento para dreno tubular

- Executar os passos descritos no procedimento para feridas abertas até "Desprezar o curativo no lixo para infectantes"
- Limpar ao redor do dreno com gaze embebida em SF a 0,9% aquecido
- Secar com a gaze

- Aplicar a cobertura prescrita e datar o curativo
- Executar os passos descritos no procedimento para feridas abertas a partir de "Ocluir com gaze, se necessário (conter exsudatos)".

Procedimento para traqueostomia

- Acrescentar os materiais: adesivo hipoalergênico; tesoura; cadarço ou fixador de traqueostomia
- Executar os passos descritos no procedimento para feridas abertas até "Desprezar o curativo no lixo para infectantes"
- Limpar ao redor do estoma com gaze embebida em SF a 0,9% aquecido (movimentos circulares)
- Secar com a gaze
- Trocar o cadarço/fixador
- Aplicar a cobertura prescrita e datar o curativo
- Executar os passos descritos no procedimento para feridas abertas a partir de "Ocluir com gaze, se necessário (conter exsudatos)".

> **IMPORTANTE**
> - Evite conversar durante o procedimento
> - O processamento das pinças do pacote e do campo deve seguir orientação institucional
>
> - Evite movimentar seus braços sobre o campo estéril durante o procedimento
> - Em geral, o curativo de ferida operatória é realizado após 48 horas da cirurgia, ou conforme orientação do cirurgião
> - Os curativos são realizados 1 vez/dia, mas, quando a ferida apresentar grande quantidade de exsudato, é necessário realizar o procedimento mais de uma vez
> - Realizar a desinfecção da ampola/frasco de SF a 0,9% antes da abertura
> - Curativos em áreas extensas do corpo provocam muita dor, por isso veja na prescrição a necessidade de administração de analgésicos antes da realização do curativo.

Retirada de pontos cirúrgicos

- Acrescentar ao material: solução antisséptica prescrita, tesoura estéril ou lâmina de bisturi
- Executar os passos descritos no procedimento para feridas abertas até "Desprezar o curativo no lixo para infectantes"
- Limpar a ferida operatória com gaze embebida em SF a 0,9% aquecido
- Realizar antissepsia incisional com solução antisséptica prescrita
- Colocar uma gaze estéril próximo à ferida operatória
- Com a pinça dente de rato/anatômica (mão não dominante), prender o ponto na altura do nó, movimentando-o lateralmente
- Segurar a tesoura/lâmina (com o fio voltado para o profissional), introduzir em um dos lados da alça do ponto, cortar o fio de sutura e puxar para retirá-lo (mão dominante)
- Depositar o fio retirado na gaze estéril
- Retirar os demais pontos
- Aplicar novamente a solução alcoólica prescrita
- Executar os passos descritos no procedimento para feridas abertas a partir de "Aplicar a(s) cobertura(s) prescrita(s)".

O que registrar na anotação de Enfermagem?

- Data e horário
- Local da lesão e sua dimensão
- Presença de alterações teciduais (secreção, coloração, odor etc.)
- Necessidade de desbridamento
- Tipo de curativo (oclusivo, aberto, compressivo)
- Presença de dreno, sutura etc.
- Material utilizado
- Queixas do paciente
- Intercorrências e providências adotadas
- Nome completo, Coren e categoria profissional.

> **NA PRÁTICA**
> Anotação: 09h00 – feito curativo aberto na região esternal e na face interna dos membros inferiores, incisões limpas e secas. Usado SF a 0,9%. Clara Alcântara-Coren-PI-123.321-TE.

Terminologia

- **Necrose:** tecido morto
- **Crosta:** exsudato seco que recobre a ferida
- **Exsudato:** líquido resultante de processo inflamatório que se deposita em tecidos
  - Exsudato purulento – líquido espesso amarelado com pus
  - Exsudato sanguinolento – líquido com sangue
  - Exsudato serossanguinolento – líquido aquoso com sangue
  - Exsudato seropurulento – líquido de coloração amarelo-claro
- **Linfa:** conteúdo líquido dos vasos linfáticos; aquoso transparente
- **Abscesso:** coleção localizada de pus em qualquer parte do organismo
- **Deiscência:** afastamento das bordas da incisão cirúrgica
- **Evisceração:** saída das vísceras pela incisão cirúrgica
- **Tecido de granulação:** partícula ou grânulo em uma ferida em fase de cicatrização
- **Incisão:** corte cirúrgico de um tecido
- **Úlcera:** solução de continuidade da superfície cutânea ou mucosa produzida pela desintegração ou necrose dos tecidos
- **Desbridamento:** remoção de tecido desvitalizado de uma ferida.

TRICOTOMIA

Consiste na remoção de pelos, total ou parcial, em uma área do corpo, para facilitar a execução de alguns procedimentos como inserção de cateter venoso, cirurgias etc.

> **IMPORTANTE**
> - Manter a integridade da pele na execução do procedimento
> - Zelar pela privacidade do paciente
> - Ter cuidado especial em regiões de proeminências ósseas, lesões, cicatrizes e pintas.

Materiais

- Bandeja ou carrinho contendo:
  - Luvas de procedimento
  - Aparelho para tricotomia (aparelho elétrico)
  - Sabão líquido
  - Tesoura, se necessário
  - 1 lençol
  - 1 toalha
  - Cuba-rim ou bacia.

Procedimento

- Verificar na prescrição médica/Enfermagem a área a ser tricotomizada
- Reunir o material
- Higienizar as mãos
- Identificar-se ao paciente
- Identificar o paciente conforme protocolo institucional
- Orientar e solicitar o consentimento do paciente/acompanhante para a execução do procedimento
- Calçar as luvas de procedimento
- Orientar o paciente a assumir uma posição confortável e adequada ao procedimento
- Expor somente a área a ser tricotomizada
- Cortar os pelos mais longos, se necessário
- Ensaboar a área
- Esticar a pele com uma tração suave, em direção oposta aos pelos
- Raspar os pelos no sentido de sua inserção, com movimentos firmes e regulares
- Observar se todos os pelos foram removidos
- Encaminhar o paciente ao banho
- Trocar as roupas de cama
- Deixar o paciente confortável e o ambiente organizado
- Retirar a luva de procedimento, desprezando-a conforme protocolo institucional
- Levar o material utilizado para o expurgo
- Descartar os resíduos gerados conforme orientação institucional
- Higienizar as mãos
- Registrar o procedimento conforme orientação institucional
- Comunicar o enfermeiro caso a integridade da pele tenha sido comprometida.

O que registrar na anotação de Enfermagem?

- Data e hora da realização do procedimento
- Condições da área onde será realizado procedimento
- Objetivo do procedimento
- Material utilizado
- Intercorrências e/ou providências adotadas

NA PRÁTICA

Anotação: 10h40 – realizada tricotomia com sabão líquido e tricotomizador elétrico na região abdominal e pubiana para procedimento cirúrgico. O paciente apresenta pele íntegra. Encaminhado ao banho de aspersão. Jorge Viana-Coren-GO-123.321-TE.

PASSAGEM DE SONDA NASOGÁSTRICA

Inserção de uma sonda para drenagem de conteúdo gástrico, realização de lavagem do estômago, administração de medicamentos ou de alimentos.

Materiais

- Adesivo do tipo Micropore®
- Bandeja ou carrinho
- Toalha
- Estetoscópio
- Gaze
- Luvas de procedimento e máscara
- Seringa de 10 mℓ
- Sonda do tipo Levine (n°s 14 a 22 – adulto; e n°s 6 a 12 – pediátrico)
- Gel anestésico
- Copo com água.

Procedimento

- Confirmar o procedimento na prescrição
- Reunir o material
- Higienizar as mãos
- Identificar-se ao paciente
- Identificar o paciente conforme protocolo institucional
- Orientar e solicitar o consentimento do paciente/acompanhante para a execução do procedimento
- Colocar o paciente em posição de Fowler
- Proteger o tórax do paciente com a toalha
- Calçar as luvas de procedimento
- Verificar se o paciente usa prótese dentária e pedir que a retire
- Verificar a necessidade de higienização da narina
- Selecionar a narina para a introdução da sonda
- Abrir a embalagem da sonda
- Realizar a medida da sonda – medir a distância do lóbulo da orelha ao apêndice xifoide e deste ao ponto médio da cicatriz umbilical (método EXU)
- Marcar a medida com adesivo ou caneta permanente
- Perfurar a bisnaga do gel, desprezar a primeira porção, colocar o gel na gaze e lubrificar a ponta da sonda (7 a 10 cm)
- Solicitar ao paciente que mantenha a cabeça fletida (queixo encostado no tórax)
- Introduzir a sonda na narina e na orofaringe, solicitando ao paciente que faça movimento de deglutição
- Introduzir a sonda até a marcação efetuada
- Verificar o posicionamento gástrico da sonda:
  - Aspirar a sonda com a seringa observando retorno do conteúdo gástrico
  - Injetar 20 mℓ de ar pela sonda e auscultar o ruído com o estetoscópio posicionado na região epigástrica. Lembre-se de aspirar o ar injetado ao final do teste. A ausculta deve ser realizada pelo enfermeiro (Parecer Coren-SP CAT nº 018/2009)
- Após a confirmação do posicionamento gástrico da sonda, fechar o conector
- Fazer a fixação da sonda
- Remover o excesso de gel anestésico da narina do paciente
- Deixar o paciente confortável e o ambiente organizado
- Retirar a luva de procedimento
- Descartar os resíduos gerados conforme orientação institucional
- Higienizar as mãos
- Registrar o procedimento conforme orientação institucional.

IMPORTANTE

- Como medida para facilitar a progressão da sonda, pode-se oferecer copo com água ao paciente e solicitar que ele tome pequenos goles durante a introdução da sonda

- Durante a introdução da sonda, se o paciente apresentar tosse e cianose, retire o dispositivo e faça nova tentativa
- Mantenha os lábios do paciente lubrificados e hidratados
- Realize ou oriente o paciente a fazer a limpeza da narina
- Realize ou oriente o paciente a fazer a higiene oral periodicamente
- Cuide para que a sonda não tracione a narina nem exerça pressão na asa do nariz
- Monitore as condições da pele e mude o local de fixação da sonda para evitar lesão de pele e mucosa nasal
- Antes de administrar medicamentos pela sonda, verifique a possibilidade de interação entre o fármaco e o material da sonda
- Após administrar medicamentos pela sonda, faça a lavagem com 20 mℓ de água filtrada e entre cada medicação
- Caso haja obstrução da sonda, injete lentamente 20 mℓ de água morna, tendo o cuidado de não exercer pressão muito forte para evitar rompimento da sonda
- Se a indicação da sondagem for drenagem do conteúdo gástrico, conecte a sonda ao sistema coletor aberto.

O que registrar na anotação de Enfermagem?

- Data e horário
- Número da sonda
- Narina em que foi introduzida a sonda
- Conteúdo drenado (aspecto e quantidade)
- Finalidade (alimentação ou drenagem)
- Intercorrências e providências adotadas
- Nome completo, Coren e categoria do profissional.

NA PRÁTICA

Anotação: 16h00 – realizada sondagem gástrica com sonda Levine nº 16 pela narina esquerda e mantida em sistema coletor aberto. Drenagem de 100 mℓ de secreção esverdeada. Mantida sonda nasogástrica aberta em drenagem contínua. Lucas Ferreira-Coren-RR-123.321-TE.

Terminologia

- **Disfagia:** dificuldade para deglutir
- **Polifagia:** aumento do apetite
- **Polidipsia:** aumento da necessidade de beber água
- **Língua hiperemiada:** muito vermelha
- **Sialorreia:** aumento da secreção salivar
- **Halitose:** mau hálito
- **Náuseas:** enjoo; vontade de vomitar
- **Eructação:** arroto
- **Azia ou pirose:** sensação de ardor estomacal e de azedume na garganta
- **Hematêmese:** vômito com sangue
- **Melena:** fezes escuras ("em borra de café") decorrentes de hemorragia
- **Flatulência:** acúmulo de gases no intestino
- **Fecaloma:** fezes endurecidas
- **Enterorragia:** hemorragia intestinal (sangue vivo).

CUIDADOS AO PACIENTE COM SONDA VESICAL

A sondagem vesical, de acordo com a Resolução Cofen nº 0450/2013, por ser procedimento invasivo, com riscos para o paciente, como trauma de uretra, infecções, e requerer cuidados de Enfermagem de maior complexidade, é privativa do enfermeiro.

Cabe ao Técnico de Enfermagem, sob a prescrição e supervisão do enfermeiro:

- Monitorar e registrar as queixas do paciente; as condições do sistema de drenagem, o débito urinário; manutenção de técnica limpa durante o manuseio do sistema de drenagem, coleta de urina para exames e monitorar balanço hídrico
- Conforme o Parecer de Conselheiro nº 063/2018, o Técnico de Enfermagem pode realizar a retirada da sonda vesical em conformidade com o procedimento operacional padrão ou protocolo institucional
- O Parecer do Cofen nº199/2021 aponta a competência dos profissionais de Enfermagem na realização do cateterismo vesical de demora e de alívio. Esse parecer aponta ainda, como imprescindível para a segurança dos profissionais e do paciente, a presença do profissional de nível médio na realização do procedimento, portanto, esteja preparado para auxiliar o enfermeiro na passagem de sonda vesical.

A Tabela 10.20 descreve todas as etapas de um procedimento e o profissional que tem competência para realizar; assim, você visualiza em quais etapas deve atuar.

Retirada da sonda vesical de demora

Materiais
- Luvas de procedimento
- Seringa de 20 mℓ (*Luer slip*)
- Gaze
- Saco para lixo infectante.

Procedimento
- Confirmar o procedimento na prescrição
- Reunir o material
- Higienizar as mãos
- Identificar-se ao paciente
- Identificar o paciente conforme protocolo institucional
- Orientar e solicitar o consentimento do paciente/acompanhante para a execução do procedimento
- Garantir a privacidade do paciente
- Posicionar o paciente no leito em decúbito dorsal horizontal (sexo masc. – membros inferirores estendidos; sexo fem. – membros inferiores em abdução)
- Calçar as luvas de procedimento
- Proteger a região púbica com uma toalha
- Retirar o adesivo de fixação da sonda

Tabela 10.20 Etapas de procedimentos e respectivo profissional competente.

Etapa do procedimento	Competência
Consulta de Enfermagem	Enfermeiro
Diagnóstico de Enfermagem	Enfermeiro
Prescrição da assistência de Enfermagem	Enfermeiro
Observar e reconhecer sinais e sintomas	Enfermeiro, Técnico e Auxiliar de Enfermagem
Preparo do material para o procedimento	Enfermeiro, Técnico e Auxiliar de Enfermagem
Preparo do ambiente para a realização do procedimento	Enfermeiro, Técnico e Auxiliar de Enfermagem
Posicionamento do paciente para a realização do procedimento	Enfermeiro, Técnico e Auxiliar de Enfermagem
Auxílio durante a realização do procedimento	Enfermeiro, Técnico e Auxiliar de Enfermagem
Execução do procedimento	Enfermeiro (privativo)
Destino correto dos materiais após o procedimento	Enfermeiro, Técnico e Auxiliar de Enfermagem
Encaminhamento de material coletado durante o procedimento	Enfermeiro, Técnico e Auxiliar de Enfermagem
Levantamento de anormalidades durante o procedimento	Enfermeiro, Técnico e Auxiliar de Enfermagem
Anotação de Enfermagem sobre o procedimento	Enfermeiro, Técnico e Auxiliar de Enfermagem
Evolução de Enfermagem e avaliação dos resultados esperados	Enfermeiro (privativo)

- Adaptar uma seringa *Luer slip* à via do balão
- Aspirar o líquido até esvaziar totalmente o balão da sonda
- Puxar a sonda lentamente, retirando-a com o auxílio de uma gaze
- Medir a quantidade de urina contida no coletor e desprezá-la no vaso sanitário
- Descartar os resíduos gerados conforme orientação institucional
- Retirar as luvas de procedimento
- Deixar o paciente confortável e a unidade organizada
- Registrar o procedimento conforme orientação institucional
- Observar se há micção espontânea após a retirada da sonda.

O que registrar na anotação de Enfermagem?
- Data e horário
- Quantidade de urina desprezada
- Intercorrências e medidas adotadas.

> **NA PRÁTICA**
>
>
>
> Anotação: 18h00 – retirada sonda vesical de demora, desprezados 150 mℓ de diurese, cor amarelo-claro. Valquíria Lopes-Coren-ES-123.321-TE.

Medidas de prevenção de infecção do trato urinário

A sonda vesical de demora está diretamente relacionada à infecção do trato urinário e pode causar a piora do quadro inicial do paciente, podendo, inclusive, prolongar o tempo de internação. Por esse motivo, o cuidado com o cateter é de primordial importância para a segurança do paciente. A seguir estão algumas medidas para reduzir a incidência de infecção do trato urinário (ITU):

- Após a inserção, fixar o cateter de modo seguro, não possibilitando sua tração ou movimentação
- Manter o sistema de drenagem fechado e estéril
- Não desconectar o cateter ou tubo de drenagem, exceto se prescrita irrigação vesical
- Trocar todo o sistema (sonda + coletor) em caso de desconexão, quebra da técnica asséptica ou vazamento
- Manter o fluxo de urina desobstruído
- Esvaziar a bolsa coletora conforme prescrição; utilizar jarro ou cálice graduado individual
- Evitar contato do tubo de drenagem com o recipiente coletor
- Manter sempre a bolsa coletora abaixo do nível da bexiga, evitando refluxo da urina na sonda
- Realizar a higiene rotineira do meato urinário e sempre que necessário
- Em alguns casos, o enfermeiro pode prescrever a aparo dos pelos pubianos para facilitar a higiene do meato urinário
- Observar aspecto da urina para detecção precoce de alterações.

Coleta de amostra de urina para exames

Materiais
- Solução antisséptica
- Gaze estéril
- Seringa de 10 mℓ
- Agulha 25 × 0,7 ou 25 × 0,8
- Luva procedimento
- Recipiente para coleta
- Etiqueta de identificação.

Procedimento
- Confirmar o procedimento na prescrição
- Reunir o material
- Higienizar as mãos
- Identificar-se ao paciente
- Identificar o paciente conforme protocolo institucional
- Orientar e solicitar o consentimento do paciente/acompanhante para a execução do procedimento

- Fechar o clampe da extensão do coletor para reter a urina por cerca de 5 minutos
- Higienizar as mãos
- Calçar as luvas de procedimento
- Conectar a agulha na seringa com técnica asséptica
- Abrir a gaze, mantendo-a protegida na embalagem
- Colocar a solução antisséptica na gaze
- Realizar a desinfecção do botão coletor com a gaze embebida na solução antisséptica
- Puncionar o botão coletor e aspirar de 10 a 20 mℓ de urina com agulha em ângulo de 90° (evita perfuração do sistema)
- Transferir a urina para o recipiente de coleta
- Abrir o clampe da extensão do coletor
- Identificar o recipiente de coleta com a etiqueta
- Retirar as luvas de procedimento
- Desprezar os resíduos conforme orientação institucional
- Higienizar as mãos
- Deixar o paciente confortável e a unidade organizada
- Encaminhar a amostra ao laboratório
- Registrar o procedimento conforme orientação institucional.

LAVAGEM INTESTINAL

Consiste na introdução de líquidos no intestino por meio de sonda retal, como medida para facilitar a eliminação das fezes, a limpeza do cólon para exames e cirurgias. A solução a ser introduzida pode ser água morna, soro fisiológico ou solução glicerinada aquecida.

- A introdução de 50 a 500 mℓ de solução é denominada "enema" ou "clister"
- A introdução de volume superior a 500 mℓ é denominada "enteroclisma".

> **IMPORTANTE**
> Esse procedimento poderá ser realizado pelo Técnico de Enfermagem, sob orientação e supervisão do enfermeiro, exceto em condições especiais, que exijam cuidados de Enfermagem de maior complexidade técnica, a serem avaliadas pelo enfermeiro, pós-operatório de cirurgia anorretal, presença de fissura e fístula anal, pacientes com distúrbios cardiovasculares e renais, ostomias recentes e fecaloma.

Materiais
- Comadre
- Solução prescrita
- Equipo de soro, se necessário
- Gaze
- Anestésico hidrossolúvel em gel
- Impermeável
- EPI (luvas de procedimento, avental, máscara e óculos)
- Sonda retal (nº 20, 22 ou 24)
- Suporte de soro.

Procedimento
- Confirmar o procedimento na prescrição
- Reunir o material
- Aquecer a solução prescrita
- Higienizar as mãos
- Identificar-se ao paciente
- Identificar o paciente conforme protocolo institucional
- Orientar e solicitar o consentimento do paciente/acompanhante para a execução do procedimento.
- Garantir a privacidade do paciente (biombo, porta fechada)
- Abrir o equipo, fechar o controlador de fluxo e conectar à solução prescrita
- Pendurar o frasco de solução no suporte de soro
- Abrir o controlador de fluxo, deixando correr a solução pelo equipo até a completa remoção das bolhas de ar
- Forrar o leito com o impermeável
- Orientar o paciente a assumir a posição de Sims (decúbito lateral esquerdo com membro inferior esquerdo estendido e membro inferior direito fletido)
- Colocar os EPIs
- Lubrificar a sonda retal com o gel anestésico
- Introduzir lenta e suavemente a sonda no reto cerca de 7 a 10 cm
- Abrir o controlador de fluxo do equipo e deixar correr a solução conforme prescrição
- Solicitar ao paciente para respirar profunda e pausadamente
- Ao término da infusão, fechar o controlador de fluxo do equipo e retirar cuidadosamente a sonda
- Orientar o paciente a comprimir as nádegas e reter a solução o máximo possível
- Oferecer a comadre ou encaminhar o paciente ao banheiro (solicitar que o paciente não dê descarga, para que você possa observar as características das fezes)
- Realizar ou auxiliar o paciente na higiene perianal
- Retirar os EPIs
- Desprezar os resíduos gerados conforme orientação institucional
- Higienizar as mãos
- Deixar o paciente confortável e a unidade organizada
- Encaminhar a amostra ao laboratório
- Registrar o procedimento conforme orientação institucional
- Monitorar o paciente para sinais e sintomas de desequilíbrio hidroeletrolítico e alterações nos sinais vitais.

> **IMPORTANTE**

> - Se, ao afastar as nádegas do paciente, observar hemorroidas, fístulas ou lesões perianais, interrompa o procedimento e comunique a constatação imediatamente ao enfermeiro
> - Se a solução prescrita for glicerinada, a sonda pode ser lubrificada com a própria solução
> - Se encontrar resistência ao introduzir a sonda, interrompa o procedimento e comunique-a imediatamente ao enfermeiro
> - Interrompa imediatamente o procedimento e comunique ao enfermeiro se o paciente relatar desconforto abdominal.

Complicações do procedimento

- Desequilíbrio hidroeletrolítico (desidratação, alterações no sódio e potássio sérico). Se não for identificado precocemente, pode evoluir para falência renal
- Infecção (materiais como fonte de contaminação)
- Perfuração do intestino por introdução inadequada da sonda no ânus ou pelo volume de solução prescrita (quadro grave, especialmente em idosos, podendo resultar em óbito). Sinais e sintomas pós-procedimento: febre, dor, calafrio, vômitos, náuseas, diminuição na eliminação de flatos e constipação intestinal.

O que registrar na anotação de Enfermagem?

- Data e hora
- Quantidade administrada da solução
- Tempo de retenção da solução
- Queixas durante o procedimento
- Características da eliminação intestinal
- Intercorrências e providências adotadas
- Nome completo, Coren e categoria profissional.

NA PRÁTICA

Anotações:
- 21h00 – administrado enteroclisma por via retal com 1000 mℓ de solução glicerinada. Aguardo efeito. Mariana Zamboni-Coren-MT-123.321-TE
- 21h15 – observados enteroclisma com efeito positivo, eliminação de grande quantidade de fezes pastosas de cor castanho-clara, fétida. Mariana Zamboni-Coren-MT-123.321-TE.

PREPARO DO CORPO PÓS-MORTE

Agora vamos abordar um assunto delicado: a morte. Qual o significado da morte para você? Como você se sente em relação a estudar esse conteúdo?

O que é a morte? O Conselho Federal de Medicina, pela Resolução nº 1.480/97, define a morte como a parada total e irreversível das atividades encefálicas, chamada "morte encefálica".

O que sentimos sobre a morte está intimamente relacionado com nossa cultura, nossas crenças, nossa espiritualidade. Assim também é com nossos pacientes e seus familiares.

Em nossa formação, somos preparados para restaurar a saúde, e nos deparar com a morte no cotidiano de trabalho é desafiante. Provoca em nós sensações como medo, angústia, culpa e frustração. Em geral, vemos a morte como uma inimiga a ser derrotada pelos bravos e eficientes profissionais, e não como uma etapa natural de fechamento de nosso ciclo vital. Nossa dificuldade em lidar com essa situação pode provocar nosso afastamento do paciente em seus momentos finais, negando a ele e a seus familiares o cuidado e o apoio tão necessários.

Nosso dever é nos prepararmos para atuar no processo de morte de pacientes. Estarmos presentes, deixarmos que os pacientes e familiares falem sobre isso. Ouvir o paciente e familiares com atenção, cuidar com humanidade, orar com o paciente, são cuidados que tornam esse momento de passagem menos doloroso. Podemos sim nos entristecer, chorar, enfim vivenciar o luto, mas nunca devemos negar o cuidado por medo e falta de preparo para lidar com essa situação. O cuidado no processo de morte se estende ao pós-morte, pois a nós cabe o preparo do corpo. Durante o preparo do corpo, devemos manter a atitude de respeito e dignidade.

Por que preparar o corpo?

- Para evitar a exalação de odores desagradáveis, a saída de secreções e de sangue no período que antecede o sepultamento ou a cremação
- Para posicionar anatomicamente o corpo antes da rigidez cadavérica.

Algumas alterações corporais são indicativas da aproximação da morte, como:

- Pulso filiforme, rápido e irregular
- Respiração irregular com ruídos (Cheyne-Stokes)
- Hipotensão acentuada que culmina na PA inaudível
- Hipotermia
- Palidez e cianose com pele fria e viscosa
- Perda do tônus muscular com evacuação e micção involuntárias
- Dilatação das pupilas até a midríase paralítica
- Rebaixamento do nível de consciência, sonolência e letargia.

Após a morte, o corpo também passa por algumas alterações que são importantes para a Enfermagem, pois alguns cuidados devem ser prestados antes da instalação do rigor cadavérico. São elas:

- **Desidratação cadavérica:** evaporação da pele, com perda de água para o meio
- *Algor mortis:* esfriamento cadavérico
- *Livor mortis:* aparecimento de manchas vermelhas ou azuladas no corpo (hipóstase)
- *Rigor mortis:* rigidez cadavérica.

Materiais

- Material para higiene corporal
- Algodão para tamponamento
- Pinça
- Ataduras
- Gaze
- Maca
- 2 lençóis
- Esparadrapo
- Etiquetas de identificação
- EPIs (avental, máscaras, luvas e óculos).

Procedimento

- Checar na prescrição o registro do óbito pelo médico
- Garantir a privacidade no preparo do corpo
- Deixar a cabeceira e os pés da cama em posição horizontal

- Colocar os EPIs
- Fechar as pálpebras do falecido, fixando-as com esparadrapo (evite fixar o esparadrapo na região dos cílios)
- Retirar todos os dispositivos médicos (sondas, cateteres, drenos etc.)
- Tamponar e fechar com esparadrapo os orifícios de onde os dispositivos foram retirados
- Realizar a higiene do corpo
- Realizar o tamponamento dos orifícios naturais do corpo (boca, orelha, nariz, ânus e genitais), introduzindo o algodão com auxílio da pinça
- Recolocar próteses dentárias, se houver
- Fixar a mandíbula com atadura para manter a boca fechada até o *rigor mortis*
- Unir mãos e pés com a atadura de crepe
- Identificar o corpo conforme orientação institucional
- Colocar um lençol na maca
- Transferir o corpo para a maca e cobrir com o outro lençol
- Entregar os pertences do paciente aos familiares
- Encaminhar o corpo ao necrotério
- Acionar o serviço de limpeza hospitalar ou realizar a limpeza terminal da unidade
- Fazer a limpeza e a desinfecção da maca
- Retirar os EPIs
- Higienizar as mãos
- Registrar o procedimento conforme orientação institucional.

IMPORTANTE

- O preparo do corpo só pode ser realizado após a constatação do óbito pelo médico
- Os familiares devem ser respeitados e atendidos com carinho e atenção. Todas as dúvidas sobre os procedimentos legais devem ser esclarecidas.

O que registrar na anotação de Enfermagem?

- Data e horário
- Identificação do médico que constatou o óbito
- Valores e pertences, e a quem foram entregues
- Procedimentos pós-morte (higiene, tamponamento, curativos, retirada de dispositivos etc.)
- Identificação do corpo
- Encaminhamento do corpo (forma, local etc.)
- Horário de saída do corpo do setor
- Nome completo, Coren e categoria do profissional.

NA PRÁTICA

Anotações:
- 18h00 – constatado óbito pelo Dr. Fulano de Tal. Retirados dreno pleural esquerdo, sonda vesical de demora e cateter venoso de membro superior esquerdo. Realizada higiene corporal e tamponamento dos orifícios naturais, e no local do dreno pleural, realizado curativo em sítio da punção venosa. Fixados pálpebras, mandíbula, mãos e pés. Fixada etiqueta de identificação. Erica Toledo-Coren-PB-123.321-TE
- 18h50 – encaminhado o corpo ao necrotério em maca. Erica Toledo-Coren-PB-123.321-TE.

ALTA HOSPITALAR

Consiste na indicação médica do término do período de internação. Para assinar a alta, o médico e a equipe multiprofissional consideram os riscos presentes com a permanência do paciente no hospital, a melhora do quadro clínico e se o paciente pode ser tratado em seu domicílio ou em outro serviço, caso o problema que causou a internação não tenha sido completamente sanado.

A alta pode também ser solicitada pelo paciente ou por seus responsáveis, sendo chamada "alta a pedido". Se não houver risco para o paciente, o médico deverá acatar a solicitação. Por questões legais, esse tipo de alta deve ser muito bem documentado, para evitar problemas futuros. Procure se informar no serviço de Saúde em que estiver estagiando/trabalhando quais são os procedimentos institucionais nessa situação. Caso o paciente ou seus familiares mudem de posicionamento e queiram solicitar nova internação, o serviço de Saúde deve atendê-los (Cremesp, s/d).

A alta administrativa corresponde ao rompimento do atendimento ao paciente antes do término do tratamento, quando este descumpre as normas administrativas e disciplinares do serviço de Saúde, causando risco para si e para outros pacientes (agressividade e desrespeito aos profissionais, recusa de tratamentos, perturbação a outros pacientes etc.). Essa medida só deve ser empregada quando as demais não surtiram efeito. Nesse caso, todas as situações envolvendo o descumprimento das normas devem ser rigorosamente documentadas. Paciente e familiares devem ter plena ciência dos prejuízos à saúde que o comportamento pode trazer. Nesse tipo de alta, o paciente/responsável precisa ser comunicado previamente, deve receber toda as orientações e a documentação necessária para dar continuidade ao tratamento em outro serviço e ser acompanhado por outro médico (Pereira, 2017).

Na alta com garantia de leito, o paciente é liberado pelo médico para o domicílio em ocasiões especiais, como finais de semana, festas de final de ano etc. Após esse período, o paciente retorna ao serviço de Saúde com a garantia de seu leito e de continuidade no seu tratamento.

Outra situação especial é a evasão de pacientes, ou seja, a fuga voluntária do paciente do serviço de Saúde. Se o paciente for menor ou incapaz, a responsabilidade recai sobre o serviço de Saúde e profissional responsável pelo paciente, tendo implicações legais. Se o paciente tiver preservada sua capacidade de entendimento a respeito da necessidade de internação, a evasão deve ser corretamente documentada no prontuário e também pode ser registrado um boletim de ocorrência de "Preservação de Direitos" ou ata notarial do fato ocorrido para salvaguarda do serviço de Saúde e dos profissionais responsáveis pelo paciente (Cremesp, sd; Coren-SP, 2010). Informe-se sobre os procedimentos a serem adotados no serviço de Saúde em que estiver estagiando/trabalhando.

Conforme a necessidade de saúde apresentada pelo paciente, a equipe de Enfermagem, desde a internação, deve trabalhar com um programa de educação em saúde

> **SAIBA MAIS**
>
> Você sabe o que é Ata Notarial? É um documento público feito por um tabelião ou pessoa autorizada, a pedido de qualquer indivíduo considerado capaz. Esse documento descreve fielmente um acontecimento sem emissão de opinião, juízo de valor ou conclusão e constitui prova para ser utilizada quando conveniente. Se você quiser saber mais a respeito da ata notarial, faça uma pesquisa na internet e descubra!

para o paciente e seus familiares visando à alta hospitalar. O momento da alta, devido às condições emocionais do paciente e de seus familiares, não é o ideal para orientações, pois muitas delas podem não ser compreendidas e até mesmo esquecidas. À medida que vamos percebendo as futuras necessidades do paciente, já devemos orientar os familiares, por exemplo, sobre o acompanhamento de fisioterapia, nutricionista, necessidade de providenciar cadeira de rodas, de banho, fraldas, colocação de barras de segurança no banheiro, necessidade de atendimento domiciliar pela equipe de Enfermagem, encaminhamento para UBS de referência, ensinar os procedimentos que podem ser executados pelo paciente e pelos familiares etc.

Mediante a alta hospitalar, o paciente deve receber um relatório/histórico de internação e o plano de cuidados de Enfermagem para a continuidade da assistência com as seguintes informações (Traub, 2018):

- Motivo da internação
- Principais tratamentos realizados
- Condições de alta
- Recomendações nutricionais
- Restrições quanto a atividades físicas e movimentação, bem como um plano de retomada das mesmas (como caminhar, exercitar-se ou dirigir)
- Necessidade de dispositivos especiais (cadeira de rodas, andador, muletas etc.)
- Plano de cuidados para tratamento de incisões cirúrgicas/feridas e a necessidade de acompanhamento em UBS para curativo
- Orientações sobre procedimentos ensinados, glicemia capilar, verificação de PA etc.
- Lista de sinais e sintomas que indicam a necessidade de procurar um serviço de emergência
- Lista de medicamentos em uso com as respectivas dosagens, horários de administração e por quanto tempo deverão ser usados. Essa lista deve ser levada nas consultas para facilitar o acompanhamento pelo médico e a reconciliação medicamentosa.

Em algumas instituições, o paciente que recebeu a alta, antes de deixar o serviço de Saúde, é encaminhado para a consulta de Enfermagem. Nesta, o enfermeiro verifica se as orientações feitas durante a internação foram compreendidas e se há necessidade de reorientação e acompanhamento domiciliar.

Procedimento

- Verificar no prontuário se a alta está assinada pelo médico e se o sumário de alta está preenchido
- Verificar se os documentos de alta e as orientações foram entregues ao paciente/aos familiares
- Comunicar o enfermeiro
- Comunicar o serviço de transporte intra-hospitalar
- Auxiliar o paciente a se vestir e arrumar seus pertences
- Devolver ao paciente os pertences protocolados, se houver
- Registrar o procedimento conforme orientação institucional
- Acompanhar o paciente até a saída ou conforme orientação institucional
- Comunicar o serviço de limpeza geral ou realizar a limpeza terminal da unidade.

O que registrar na anotação de Enfermagem?

- Data e horário
- Tipo de alta
- Condições de saída
- Procedimentos realizados, conforme prescrição ou orientação institucional
- Orientações prestadas
- Entrega dos pertences protocolados.

> **NA PRÁTICA**
>
>
>
> Anotações:
> - 13h00 – alta hospitalar assinada pelo Dr. Fulano de Tal. Retirados sonda vesical de demora com débito de 120 mℓ e cateter venoso periférico de membro superior direito. Entregue à esposa a receita médica, com orientação quanto ao uso correto das medicações prescritas, necessidade de observação de micção espontânea e retirada de pontos da incisão suprapúbica na UBS de referência. Augusto Prates, Coren-RO-123.321-TE
> - 14h00 – o paciente deixou a unidade em cadeira de rodas, acompanhado pela esposa e por funcionário da recepção. Paciente permanece orientado e calmo. Augusto Prates, Coren-RO-123.321-TE.

RESUMO

Neste capítulo, apresentamos os diferentes procedimentos envolvidos na assistência de Enfermagem e a responsabilidade do Técnico de Enfermagem na garantia da qualidade dessa assistência e na segurança do paciente. Vimos também os fundamentos legais para a atuação do Técnico de Enfermagem na SAE e a relação entre os procedimentos e a legislação vigente. Sinalizamos também sobre o dever do Técnico de Enfermagem de manter-se atualizado quanto aos novos conhecimentos para a melhoria dos cuidados prestados.

Você aprendeu sobre anotação de Enfermagem e passagem de plantão, como higienizar as mãos corretamente e como calçar e retirar as luvas. Aprendeu sobre o ambiente de cuidado e como admitir e identificar um paciente corretamente. Aprendeu os cuidados com higiene, com a pele, a mobilização e o estímulo à deambulação. Também aprendeu sobre as formas de contenção, transporte e prevenção de quedas.

Dos cuidados diretos ao paciente, você aprendeu sobre alimentação, oxigenoterapia, posicionamento do paciente para exames e procedimentos, coleta de amostras para exames laboratoriais, controle de diurese e glicose, restrição hídrica, controle de sinais vitais, administração de medicamentos, tratamento de feridas, passagem de sonda e cuidados com esse dispositivo, lavagem intestinal, preparo do corpo pós-morte e alta hospitalar.

Durante a prática profissional, outros procedimentos que não foram abordados neste capítulo poderão ser executados por você ou, então, a etapa de algum procedimento descrito poderá variar de acordo com os protocolos institucionais, por isso, cabe a você manter-se atualizado e participar dos programas de educação permanente da instituição onde estiver trabalhando e, o mais importante, sempre esclarecer as suas dúvidas ou pedir esclarecimento ao enfermeiro ou ao Coren do seu Estado por meio dos canais de comunicação existentes. Desejamos a você sucesso profissional, realizações e felicidades com a carreira que escolheu.

BIBLIOGRAFIA

Agostinho MR, Katz N (Org.). Telessaúde – UFRGS. Telecondutas – Lesão por pressão. Porto Alegre: Universidade Federal do Rio Grande do Sul, 2017. Disponível em: https://www.ufrgs.br/telessauders/documentos/telecondutas/tc_lesaopressao.pdf. Acesso em: 03 jul. 2022.

Alexandre NMC, Rogante MM. Movimentação e transferência de pacientes: aspectos posturais e ergonômicos. Rev Esc Enf USP. 2000;34(2):165-73.

Alves VC, Freitas Jr. WC, Ramos JS et al. Actions of the fall prevention protocol: mapping with the classification of nursing interventions. Rev Latino-Am Enfermagem. 2017;25:e2986.

Associação Brasileira para o Estudo da Obesidade e da Síndrome Metabólica. Diretrizes Brasileiras de Obesidade 2016. ABESO – Associação Brasileira para o Estudo da Obesidade e da Síndrome Metabólica. 4.ed. São Paulo, SP. Disponível em: http://www.abeso.org.br/uploads/downloads/92/57 fccc403e5 da.pdf. Acesso em: 05 jul. 2022.

Bachion MM. Instrumentos básicos do cuidar: observação, interação e mensuração. In: I Simpósio Brasiliense de Sistematização da Assistência de Enfermagem, 2009, Brasília. Anais. Brasília, 2009. p. 1-15.

Barret B. Food Safety Brasil. Nutrição enteral: conceitos e principais legislações aplicáveis. Disponível em: https://foodsafetybrazil.org/nutricao-enteral-conceitos-legislacoes/. Acesso em: 05 jul. 2022.

Barros ALBL, Sanchez CG, Lopes JL et al. Processo de enfermagem: guia para a prática. [S.l: s.n.], 2015. Disponível em: https://portal.coren-sp.gov.br/sites/default/files/SAE-web.pdf

B & D. Ângulo de inserção de agulha. Disponível em: https://www.bd.com/pt-br/our-products/diabetes-care/diabetes-learning-center/insulin-treatment/needle-insertion-angle. Acesso em: 05 jul. 2022.

Brasil. Agência Nacional de Vigilância Sanitária (Anvisa). Como fazer a fricção antisséptica das mãos com preparações alcoólicas e como higienizar as mãos com água e sabão? Brasília: Anvisa, 2020. Disponível em: https://www.gov.br/anvisa/pt-br/centraisdeconteudo/publicacoes/servicosdesaude/higiene-das-maos/cartazes/cartaz-a3-laranja-e-azul-modificado.pdf/view. Acesso em: 19 abr. 2023.

Brasil. Agência Nacional de Vigilância Sanitária (Anvisa). Fundação Oswaldo Cruz. Programa Nacional de Segurança do Paciente (PNSP). Anexo 01: Protocolo de Prevenção de Quedas. Brasília; 2013. 15 p. Disponível em: http://www.saude.mt.gov.br/upload/controle-infeccoes/pasta12/protocolos_cp_n6_2013_prevencao.pdf. Acesso em: 10 mar. 2019.

Brasil. Agência Nacional de Vigilância Sanitária (Anvisa). Medidas de Prevenção de Infecção Relacionada à Assistência à Saúde. Brasília: Anvisa, 2017. Disponível em: http://portal.anvisa.gov.br/documents/33852/3507912/Caderno+4+-+Medidas+de+Preven%C3%A7%C3%A3o+de+Infec%C3%A7%C3%A3o+Relacionada+%C3%A0+Assist%C3%AAncia+%C3%A0+Sa%C3%BAde/a3 f23 dfb-2 c54-4e64-881 c-fccf9220 c373. Acesso em: 05 jul. 2022.

Brasil. Agência Nacional de Vigilância Sanitária (Anvisa). Nota Técnica GVIMS/GGTES nº 03/2017. Práticas seguras para prevenção de Lesão por Pressão em serviços de Saúde. Disponível em: http://portal.anvisa.gov.br/documents/33852/271855/Nota+T%-C3%A9 cnica+GVIMS-GGTES+n%C2%BA+03 a 2017/54ec39 f6-84e0-4 cdb-a241-31491ac6e03e. Acesso em: 10 jul. 2022.

Brasil. Ministério da Saúde. Secretaria de Estado da Saúde Centro de Vigilância Epidemiológica. Divisão de Infecção Hospitalar. Recomendações sobre o uso de luvas em serviços de Saúde. São Paulo; 2016. Disponível em: http://www.saude.sp.gov.br/resources/cve-centro-de-vigilancia-epidemiologica/areas-de-vigilancia/infeccao-hospitalar/bmr/doc/ih16_bmr_uso_luvas.pdf. Acesso em: 10 jul. 2022.

Carmagnani MIS, Fakih FV, Canteras LMS et al. Procedimentos de Enfermagem: guia prático. 2. ed. [Reimpr.]. Rio de Janeiro: Guanabara Koogan; 2017.

Ceroni P, Martins CL, Antoniolli L et al. Exposição corporal do paciente no olhar do acadêmico de enfermagem. Rev Pesq Cuidado é Fundamental. 2015;7(4):3148-62.

Cheregatti AL, Jeronimo RAS (Org.). Enfermagem: Técnicas e Procedimentos. São Paulo: Rideel; 2011.

Chinaglia AC. Escolha da Agulha na Aplicação Intramuscular. B&D: Mão Boa. 2010;31:4-5. Disponível em: https://www.bd.com › drugdelivery › DDS_Mao-Boa-Edition-31_JA_PT. Acesso em: 10 jul. 2022.

Conselho Federal de Enfermagem (Cofen). Despacho ASSLEGIS no 015/2018. Obrigatoriedade de Aposição do Carimbo por Profissionais da Enfermagem. http://www.cofen.gov.br/despacho-asslegis-cofen-no-015 a 2018_63483.html. Acesso em: 09 jul. 2022.

Conselho Federal de Enfermagem (Cofen). Guia de Recomendações para Registro de Enfermagem no Prontuário do Paciente e Outros Documentos do Paciente. Brasília, 2016. Disponível em: http://www.cofen.gov.br/wp-content/uploads/2016/08/Guia-de-Recomenda%C3%A7%C3%B5es-CTLN-Vers%C3%A3o-Web.pdf. Acesso em: 10 jul. 2022.

Conselho Regional de Enfermagem (Cofen). Rede Brasileira de Enfermagem e Segurança do Paciente. 10 Passos para a segurança do paciente. São Paulo: Coren-SP, 2010.

Conselho Federal de Enfermagem (Cofen). Resolução Cofen nº 427/2012. Normatiza os procedimentos da enfermagem no emprego de contenção mecânica de pacientes. Disponível em: http://www.cofen.gov.br/resoluo-cofen-n-4272012_9146.html. Acesso em: 10 jul. 2022.

Conselho Federal de Enfermagem (Cofen). Resolução Cofen nº 0453/2014. Aprova a Norma Técnica que dispõe sobre a Atuação da Equipe de Enfermagem em Terapia Nutricional. Disponível em: http://www.cofen.gov.br/resolucao-cofen-no-04532014_23430.html. Acesso em: 10 jul. 2022.

Conselho Federal de Enfermagem (Cofen). Resolução Cofen nº 588/2018. Atualiza e normatiza a atuação da equipe de Enfermagem no processo de transporte de pacientes em ambiente interno aos serviços de Saúde. Disponível em: http://www.cofen.gov.br/resolucao-cofen-no-588 a 2018_66039.html. Acesso em: 05 jul. 2022.

Conselho Federal de Enfermagem (Cofen). Resolução Cofen nº 689/2022. Normatiza a atuação da equipe de enfermagem no cumprimento de prescrições a distância, através de meios eletrônicos. http://www.cofen.gov.br/resolucao-cofen-no-689 a 2022_95819.html. Acesso em: 07 jul. 2022.

Conselho Federal de Enfermagem. Resolução Cofen nº 557/2017. Normatiza a atuação da equipe de enfermagem no procedimento de aspiração das vias aéreas. Disponível em: http://www.cofen.gov.br/resolucao-cofen-no-05572017_54939.html. Acesso em: 07 jul. 2022.

Conselho Regional de Enfermagem de São Paulo (Coren-SP). Parecer Coren-SP CAT nº 18/2009. Utilização do "teste do copo" para confirmar o posicionamento da sonda nasogástrica. Disponível em: https://portal.coren-sp.gov.br/wp-content/uploads/2013/07/parecer_coren_sp_2009_18.pdf. Acesso em: 07 jul. 2022.

Conselho Regional de Enfermagem de São Paulo (Coren-SP). Parecer Coren-SP GEFIS nº 27/2010. Evasão de Pacientes. Conceito. Responsabilidade. Formas de Preservação. Disponível em: https://portal.coren-sp.gov.br/wp-content/uploads/2013/07/parecer_coren_sp_2010_27.pdf. Acesso em: 07 jul. 2022.

Conselho Regional de Medicina do estado de São Paulo (Cremesp). Manual de Ética em Ginecologia e Obstetrícia: internação, alta médica e remoção de pacientes. Disponível em: https://www.cremesp.org.br/?siteAcao=Publicacoes&acao=detalhes_capitulos&cod_capitulo=60. Acesso em: 07 jul. 2022.

Consórcio Brasileiro de Acreditação (CBA); Joint Commission International. Padrões de Acreditação da Joint Commission Internacional para Hospitais. 4. ed. Rio de Janeiro: CBA, 2011.

Costa ALJ, Eugenio SCF. Cuidados de Enfermagem: Eixo Ambiente e Saúde. Porto Alegre: Artmed; 2014.

Cristóvão AFAJ. Fluid and dietary restriction's efficacy on chronic kidney disease patients in hemodialysis. Rev Bras Enferm. 2015;68(6):842-50.

Dunbar MV, Dolan M. Notes on Nursing: What is, and What is Not. New York: Dover Publications; 1969.

Fortes AFA, Batista AH, Gomes AP. Teorias de Enfermagem. São Paulo: Érica; 2011.

Geovanini T (Org.) Tratado de Feridas e Curativos: Enfoque Multiprofissional. São Paulo: Rideel; 2014.

Gomes CO, Almeida SGP, Santos LMC et al. (Org.). Semiotécnica em Enfermagem [recurso eletrônico]. Natal, RN: EDUFRN, 2018. Disponível em: https://repositorio.ufrn.br › jspui › bitstream ›Semiotécnica em Enfermagem. Acesso em: 05 jul. 2022.

Instituto Brasileiro de Segurança do Paciente (IBSP). Transição do cuidado: ferramentas para evitar erros de comunicação. Disponível em: https://www.segurancadopaciente.com.br/qualidade-assist/transicao-do-cuidado-ferramentas-comunicacao/. Acesso em: 05 jul. 2022.

Kawamoto EE, Fortes JI. Fundamentos de Enfermagem. 3. ed. Rio de Janeiro: Guanabara Koogan; 2011.

Malachias MVB, Souza WKSB, Plavnik FL et al. Sociedade Brasileira de Cardiologia. 7ª Diretriz Brasileira de Hipertensão Arterial. Arq Bras Cardiol. 2016;107(3 Suppl 3):1-83.

Martinez JE, Grassi DC, Marques LG. Análise da aplicabilidade de três instrumentos de avaliação de dor em distintas unidades de atendimento: ambulatório, enfermaria e urgência. Rev Bras Reumatol. 2011;51(4):299-308.

Martins HEL. Observação em Enfermagem: tecnologia para prevenção e controle da hemorragia pós-parto. 2014. Tese (Doutorado em Enfermagem) – Centro de Ciências da Saúde, Universidade Federal de Santa Catarina, Florianópolis.

Martins R, Nunes PM, Xavier PA et al. Aspiração traqueal: a técnica e suas indicações. Arq Catarin Med. 2014;43(1):90-6.

Melo FG. Dietas hospitalares versus estado nutricional de pacientes internados em um hospital universitário. 2013. Dissertação (Mestrado em Ciências da Saúde) – Escola de Medicina, Universidade Federal de Uberlândia, Uberlândia.

Moraes JT, Borges EL, Lisboa CR et al. Conceito e classificação de lesão por pressão: atualização do National Pressure Ulcer Advisory Panel. Recom. 2016;6(2):2292-306. Disponível em: http://www.seer.ufsj.edu.br/index.php/recom/article/view/1423. Acesso em: 07 jul. 2022.

National Pressure ULCER Advisory Panel. Classificação das Lesões por Pressão – Consenso NUAP 2016 – Adaptada culturalmente para o Brasil. (Adaptação cultural realizada por Profa Drª Maria Helena Larcher Caliri, Profª Drª Vera Lucia Conceição de Gouveia Santos, Drª Maria Helena Santana Mandelbaum, MSN Idevania Geraldina Costa). Disponível em: http://www.sobest.org.br/textod/35. Acesso em: 05 jul. 2022.

National Pressure Ulcer Advisory Panel, European Pressure Ulcer Advisory Panel and Pan Pacific Pressure Injury Alliance. Prevention and Treatment of Pressure Ulcers: Quick Reference Guide. Emily Haesler (Ed.). Cambridge Media: Perth, Australia; 2014.

Nightingale F. Notas sobre Enfermagem: o que é e o que não é. São Paulo: Cortez; 1989.

Orem DE. Nursing: Concepts of Practice. 4. ed. St. Luis: Mosby; 1991.

Paula MFC, Santos ER, Silva MR. Semiotécnica: fundamentos para a prática assistencial de Enfermagem. São Paulo: Elsevier; 2017.

Pedreira MLG. Enfermagem para a segurança do paciente. Acta Paul Enferm. 2009;22(4):v-vi.

Penaforte MHO, Martins MMFPS. A visibilidade do autocuidado relativo à higiene na passagem de plantão dos enfermeiros. Rev Latino-Am Enfermagem. 2011;19(1). Disponível em: http://www.scielo.br/pdf/rlae/v19n1/pt_18.pdf. DOI: 10.1590/S0104-116920 11000100018. Acesso em: 10 jul. 2022.

Pereira BT, Brito CA, Pontes GC et al. A passagem de plantão e a corrida de leito como instrumentos norteadores para o planejamento da assistência de enfermagem. Rev Min Enf. 2011;15(2). Disponível em: http://www.reme.org.br/artigo/detalhes/37. Acesso em: 06 jul. 2022.

Pereira RMB. Alta administrativa e seus aspectos legais: saiba tudo que pode ocorrer. GeHosp, 2017. Disponível em: http://gehosp.com.br/2017/04/04/altaadministrativaaspectoslegais/. Acesso em: 09 jul. 2022.

Potter PA, Perry AG. Fundamentos da Enfermagem. 9. ed. Rio de Janeiro: Elsevier; 2017.

Radovich NMF. Passagem de plantão. Portal da Enfermagem, 2011. Disponível em: http://www.portaldaenfermagem.com.br/entrevistas_read.asp?id=58. Acesso em: 09 jul. 2022.

Rede Brasileira de Enfermagem e Segurança do Paciente. Estratégias para a segurança do paciente: manual para profissionais da saúde/ Rede Brasileira de Enfermagem e Segurança do Paciente. Porto Alegre: EDIPUCRS, 2013. Disponível em: http://biblioteca.cofen.gov.br/wp-content/uploads/2017/10/Estrat%C3%A9 gias-parasseguran%C3%A7a-do-paciente-manual-paraprofissionais-da-sa%-C3%BAde.pdf. Acesso em: 09 jul. 2022.

Santos CVO. Validação do método preditivo para introdução da sonda nasogástrica na alimentação em adultos: ensaio clínico randomizado. 2016. Tese (Doutorado em Enfermagem) – Faculdade de Enfermagem, Universidade Estadual de Campinas, Campinas. Disponível em: https://www.capes.gov.br/images/stories/download/pct/2017/Teses-Premiadas/Enfermagem-Sandra-Cristina-Veiga-de-Oliveira-Santos.PDF. Acesso em: 09 jul. 2022.

Silva CRL, Viana DL. Compacto Dicionário Ilustrado de Saúde. 4. ed. São Caetano do Sul, SP: Yendis; 2009.

Silva Junior FJG, Santos LCS, Moura PVS et al. Processo de morte e morrer: evidências da literatura científica de enfermagem. Rev Bras Enferm. 2011;64(6):1122-6.

Silva MF, Anders JC, Rocha PK et al. Comunicação na passagem de plantão de enfermagem: segurança do paciente pediátrico. Texto Contexto Enferm. 2016;25(3). Disponível em: http://www.scielo.br/pdf/tce/v25n3/pt_0104-0707-tce-25-03-3600015.pdf. Acesso em: 09 jul. 2022.

Soares CF, Heidemann ITSB. Promoção da saúde e prevenção da lesão por pressão: expectativas do enfermeiro da atenção primária. Texto Contexto Enferm. 2018;27(2):e1630016. Disponível em: http://www.scielo.br/pdf/tce/v27n2/0104-0707-tce-27.02e 1630016.pdf. Acesso em: 02 jul. 2022.

Sociedade Brasileira de Diabetes. Posicionamento Oficial nº 1/2017. Recomendações sobre o tratamento injetável do diabetes: insulinas e incretinas. Disponível em: https://www.diabetes.org.br/profissionais/images/2017/posicionamento-oficial-sbd-01 a 2017.pdf. Acesso em: 02 jul. 2022.

Sociedade Brasileira de Nutrição Parenteral e Enteral. Associação Brasileira de Nutrologia. Terapia Nutricional: Administração e

Monitoramento. Projeto Diretrizes: Associação Médica Brasileira e Conselho Federal de Medicina. 2011. Disponível em: https://diretrizes.amb.org.br/_BibliotecaAntiga/terapia_nutricional_administracao_e_monitoramento.pdf. Acesso em: 02 jul. 2022.

Souza EN (Org.). Manual de Procedimentos Básicos de Enfermagem [recurso eletrônico]. Porto Alegre: Ed. da UFCSPA, 2016. Disponível em: https://www.ufcspa.edu.br ›editora › download. Acesso em: 02 jul. 2022.

Teixeira CRS, Andrade D, Cárnio EC et al. Arrumação de cama completa – roteiro. Disponível em: https://edisciplinas.usp.br/course/view.php?id=926#section-2. Acesso em: 07 jul. 2022.

Teixeira CRS, Andrade D, Cárnio EC et al. Desinfecção unidade do paciente – roteiro. Disponível em: https://edisciplinas.usp.br/mod/resource/view.php?id=20205. Acesso em: 07 jul. 2022.

Torres S, Covas LT. Gestão dos Serviços de Limpeza, Higiene e Lavanderia em Estabelecimentos de Saúde. 3. ed. São Paulo: Sarvier; 2008.

Traub O. Manual MSD: A alta do Hospital. 2018. Disponível em: https://www.msdmanuals.com/pt-br/casa/assuntos-especiais/cuidados-hospitalares/a-alta-do-hospital. Acesso em: 12 jul. 2022.

Wagner CM, Dochterman JM,butcher HK et al. Classificação das Intervenções de Enfermagem (NIC). 6. ed. São Paulo: Elsevier; 2016.

Weber LAF, Lima MADS, Acosta AM et al. Transição do cuidado do hospital para o domicílio: revisão integrativa. Cogitare Enferm. 2017;22(3). Disponível em: https://revistas.ufpr.br/cogitare/article/view/47615. Acesso em: 02 jul. 2022.

Exercícios de fixação

1. Analise as afirmativas a seguir sobre a verificação da pressão arterial (PA).

   I) Para estimarmos o nível da pressão arterial sistólica (PAS) pela palpação do pulso, devemos palpar o pulso carotídeo, inflar o manguito até o desaparecimento do pulso, desinflar e verificar o reaparecimento do pulso.

   II) Não verificar a pressão arterial se o paciente: estiver com a bexiga cheia, tiver praticado exercícios físicos há pelo menos 60 minutos, tiver ingerido bebidas alcoólicas, café ou alimentos e fumado 30 minutos antes da verificação.

   III) Para aferir a pressão arterial com o paciente sentado, a posição deve ser: pernas descruzadas, pés apoiados no chão, dorso recostado na cadeira e relaxado, braço apoiado na altura do coração, com a palma da mão voltada para cima, e as roupas não devem garrotear o membro.

   IV) Não devemos aferir pressão arterial no membro em que for realizado esvaziamento ganglionar, como em pacientes mastectomizadas ou com fístula arteriovenosa.

   Estão corretas as afirmativas:
   a) I, II e III.
   b) I, II e IV.
   c) II, III e IV.
   d) I, III e IV.
   e) I, II, III e IV.

2. Para a realização dos procedimentos de Enfermagem, é necessário que o paciente assuma ou seja colocado em posições específicas. Quanto a essas posições, avalie as afirmativas a seguir.

   I) Decúbito lateral direito ou esquerdo: paciente deitado sobre o lado esquerdo ou direito com as pernas ligeiramente fletidas.

   II) Genupeitoral: paciente em decúbito lateral esquerdo com a cabeça apoiada no travesseiro, corpo ligeiramente inclinado para a frente, perna esquerda estendida e a direita flexionada, braço esquerdo esticado para trás e o direito em posição confortável.

   III) Proclive: paciente em decúbito dorsal horizontal com cabeceira abaixada a 10° e leve extensão do pescoço.

   IV) Trendelenburg: paciente em decúbito dorsal horizontal com o corpo em um plano inclinado em que a cabeça fique mais baixa em relação ao corpo.

   Estão corretas as afirmativas:
   a) I e II.
   b) II e IV.
   c) III e IV.
   d) I e IV.
   e) II e III.

3. Os registros de Enfermagem são elementos essenciais no processo de cuidados, desde que retratem fidedignamente a realidade a ser documentada. Em relação à anotação de Enfermagem, analise as afirmativas a seguir.

   I) A anotação deve ser efetuada imediatamente após a prestação do cuidado, orientação efetuada ou informação obtida.

   II) A anotação deve conter a assinatura e o carimbo de identificação do profissional (nome completo do profissional ou nome social registrado, sigla do Conselho Regional de Enfermagem [Coren] com a respectiva Unidade da Federação e sede do Conselho, número de inscrição e categoria profissional [esses últimos separados por hífen]).

   III) Ser precedida de data e hora, não sendo respeitada a ordem cronológica.

   IV) Para cumprir os requisitos legais de validação de um documento, a checagem no prontuário por meio de símbolos (/, 0, √) deve ser complementada com a descrição escrita ou digitada do cuidado.

   Estão corretas as afirmativas:
   a) I, II e IV.
   b) II, III e IV.
   c) I, II e III.
   d) I, III e IV.
   e) I, II, III e IV.

4. Sabemos que a higienização das mãos é a medida mais simples e eficaz para a prevenção das infecções relacionadas com a assistência à saúde. Quanto ao procedimento de higienização das mãos, assinale (V) para as afirmativas verdadeiras e (F) para as falsas:

( ) A higienização e a fricção antissépticas devem ser realizadas quando as mãos não estiverem visivelmente sujas, antes de contato com o paciente; após contato com o paciente e antes de realizar procedimentos assistenciais e manipular dispositivos invasivos.

( ) A higienização simples das mãos deve ser realizada: ao iniciar e terminar o turno de trabalho; antes e depois de ir ao banheiro; antes e depois das refeições; antes do preparo de alimentos; antes do preparo e da manipulação de medicamentos.

( ) Para melhorar a eficácia da higienização das mãos, devemos realizar a fricção antisséptica imediatamente após a higienização antisséptica das mãos.

( ) Os cinco momentos para a higienização das mãos são: antes de contato com o paciente; antes da realização de procedimento asséptico; após risco de exposição a fluidos corporais; após contato com o paciente e após contato com áreas próximas ao paciente.

5. A identificação correta do paciente corresponde à Primeira Meta Internacional de Segurança do Paciente. São ações que contribuem para garantir a correta identificação do paciente:

I) Manter todos os documentos que compõem o prontuário do paciente identificados corretamente.

II) Cumprir o protocolo de identificação do paciente antes do primeiro cuidado de Enfermagem do plantão.

III) Educar o paciente e seu acompanhante para a importância da identificação correta.

IV) Realizar os passos para a identificação correta mesmo para os pacientes em internação prolongada.

Estão corretas as afirmativas:
a) I, II e IV.
b) I, III e IV.
c) II, III e IV.
d) I, II e III.
e) I, II, III e IV.

6. Contenção mecânica é a medida empregada para:
a) Realização de exames.
b) Acalmar o paciente.
c) Manter o paciente relaxado.
d) Limitar os movimentos do paciente.
e) Castigar pacientes não colaborativos.

7. Relacione as terminologias da coluna I às respectivas definições da coluna II:

Coluna I		Coluna II
A	Polidipsia	( ) Glicose sérica acima do valor de referência
B	Anorexia	( ) Aumento da frequência cardíaca (FC > que 100 bpm)
C	Taquicardia	( ) Aumento da necessidade de ingerir líquidos, sede excessiva
D	Hiperglicemia	( ) Coleção de sangue em um local do organismo devido à ruptura de vasos sanguíneos
E	Hematoma	( ) Perda do apetite, aversão aos alimentos

8. São cuidados gerais no processo de administração de medicamentos:

a) Realizar a limpeza e a desinfecção de sua bancada de trabalho, bandeja ou carrinho de medicação.

b) Iniciar o preparo do medicamento se a prescrição estiver legível, assinada e o medicamento apresentar rótulo de identificação, embalagem íntegra e estiver dentro do prazo de validade.

c) Informar-se sobre a apresentação do medicamento, indicações, vias de administração, efeito terapêutico esperado, efeitos colaterais, possíveis interações medicamentosas, sinais e sintomas de complicações, equipamentos e insumos necessários à administração e cuidados de Enfermagem específicos antes da administração de determinados medicamentos.

d) Realizar anotação de Enfermagem após a realização do procedimento, relatando ocorrências.

e) Todas as alternativas estão corretas.

9. A flebite, processo inflamatório no vaso sanguíneo, é complicação possível na administração de medicamentos e fluidos por via intravenosa e tem como sinais e sintomas:

a) Febre, dor, rubor e edema local.
b) Dor, calor, rubor e edema local.
c) Edema local, equimose, rubor e dor.
d) Edema local, febre, rubor e dor.

10. Sobre a aspiração das vias aéreas, analise as afirmativas a seguir e assinale (V) para as verdadeiras e (F) para as falsas:

( ) Consiste na remoção da secreção de vias respiratórias por meio de sonda conectada ao aspirador.

( ) Durante a retirada da sonda, realizar movimentos circulares com a sonda de aspiração.

( ) Na aspiração de pacientes traqueostomizados, a sequência de aspiração é: boca, nariz e cânula.

( ) Indicada para pacientes impossibilitados de eliminar secreções das vias respiratórias.

FECHAMENTO DE CASO-CENÁRIO

Confira se você respondeu adequadamente à pergunta do Caso-cenário.

CASO-CENÁRIO 1

J.A., paciente sob seus cuidados, está sentindo falta do pão francês, e sua esposa traz alimentos de casa para ele. Como você viu, ele é diabético e hipertenso, por isso é recomendado que o enfermeiro e a nutricionista sejam comunicados sobre os alimentos trazidos pela esposa para que juntos possam decidir a melhor conduta a ser adotada. Uma adaptação à dieta elaborada pela nutricionista pode minimizar o problema e também contribuir para a melhora da constipação intestinal de J.A.

Como o paciente é diabético, ele tem em sua prescrição a realização de glicemia capilar para adequação das doses de insulina. É importante respeitar o horário de realização desse exame, assim como efetuar o rodízio dos dedos, para evitar o excesso de perfurações em um mesmo local.

No caso de J.A., as medidas antropométricas são parâmetros valiosos para avaliar a necessidade de adequação da dieta e a evolução do edema.

Como J.A. é hipertenso e faz uso de anti-hipertensivos por via oral, é necessário que você verifique a PA do paciente antes da administração do medicamento. Se os valores estiverem abaixo da referência, o enfermeiro e o médico devem ser comunicados antes que o medicamento seja administrado, para avaliação da necessidade de ajuste ou da suspensão da dose. Um dos possíveis efeitos adversos da digoxina é a diminuição da frequência cardíaca (FC), por isso a verificação desse sinal vital é essencial. Caso os valores da FC estejam abaixo dos parâmetros de normalidade, o médico e o enfermeiro devem ser comunicados.

Na administração de insulina por via subcutânea, é importante fazer o rodízio no local da aplicação para evitar complicações locais (lipodistrofias) e diminuição ou retardo na absorção do medicamento.

J.A. apresenta uma ferida no pé esquerdo. Você deve companhar o enfermeiro durante a avaliação da ferida e a indicação da cobertura ideal que facilite o processo de cicatrização. Você e o enfermeiro devem conversar sobre quais produtos e coberturas são mais indicadas ao caso. Ao acompanhar o enfermeiro durante a avaliação, você terá condições de informá-lo sobre a evolução da ferida nos dias subsequentes.

J.A. está com constipação intestinal há 10 dias. É importante comunicar esse fato ao médico para que ele prescreva o tratamento necessário. Nesse caso, pode ser uma opção a realização do enteroclisma ou clister.

Futuro Técnico de Enfermagem, você conseguiu perceber a complexidade e a responsabilidade inerentes à sua futura profissão? O caso de J.A., que pode ser considerado simples, demandaria do profissional conhecimento e habilidades para a execução de vários procedimentos, que se realizados sem o devido cuidado poderiam causar riscos ao paciente. Como integrante da linha de frente do cuidado, a sua responsabilidade como Técnico de Enfermagem vai além da execução dos procedimentos. Você é a ponte entre o paciente e a equipe multiprofissional. As necessidades por você identificadas e por ele relatadas devem ser informadas à equipe para a tomada de decisão sobre o melhor tratamento. Você é o primeiro profissional a identificar as alterações no estado clínico de J.A., especialmente as que necessitam de intervenção imediata e devem ser comunicadas ao enfermeiro para adoção conjunta de conduta. Você é peça fundamental para garantir a segurança do paciente durante a internação!

Parte 3

Áreas de Atuação do Técnico de Enfermagem

11 Enfermagem em Saúde do Adulto – Cuidados em Unidades de Internação

Léa Glinternick Bitelli ■ Carmen Lucia Simões ■ Sandra Degrande

Objetivos de aprendizagem
- Conhecer a estrutura física e o funcionamento das Unidades de Internação
- Aprender sobre as doenças mais prevalentes na saúde do adulto
- Identificar os cuidados de Enfermagem específicos para cada patologia aprendida
- Compreender a importância do Técnico de Enfermagem no cuidado do paciente hospitalizado.

INTRODUÇÃO

Agora que você já aprendeu a realizar os procedimentos mais importantes e comuns, vamos discutir as doenças e alterações mais comuns no adulto, para que você possa entender em quais situações cada um dos procedimentos aprendidos poderá ser aplicado.

Conhecer as patologias e alterações mais comuns é muito importante para que você, como Técnico de Enfermagem e parte da equipe de Saúde, possa contextualizar cientificamente sua prática profissional.

CASO-CENÁRIO 1

Paciente A.S.B., 89 anos, portador de insuficiência renal crônica grau 3 e diabetes melito tipo 2, deu entrada na Unidade de Internação proveniente do pronto-socorro por insuficiência cardíaca congestiva (ICC) e dispneia decorrente de constantes sessões de hemodiálise. A internação foi indicada para restabelecimento das funções cardiológica e pulmonar, uma vez que essa ICC, ao comprometer a circulação pulmonar, resulta em edema agudo de pulmão. Além disso, o risco de acidente vascular encefálico (AVE) também não pode ser descartado.

Diante do caso apresentado, não há dúvida de que o sr. A.S.B. necessita de cuidados de Enfermagem específicos para cada problema e alteração que possa vir a apresentar com base nas patologias existentes e nas repercussões em outros órgãos e sistemas.

Considerando as patologias de base, você saberia dizer por qual razão instala-se o ICC e por que esse problema pode levar a riscos de AVC e edema agudo de pulmão?

Você sabe o que significa dispneia e qual é a função da hemodiálise como opção de tratamento para esse paciente?

Para responder a todas essas perguntas, estude a estrutura de uma Unidade de Internação, quais são as doenças mais prevalentes entre os pacientes internados e qual é a sua função como profissional integrante da equipe de Saúde.

Lembre-se de que neste capítulo não se esgotam todas as patologias e, por isso, você deverá manter sua rotina de estudos, principalmente quando já estiver trabalhando. Boa leitura!

UNIDADE DE INTERNAÇÃO

NA PRÁTICA

Você sabia que nas Unidades de Internação é possível tratarmos paciente com diversas patologias, e que a Unidade de Internação também pode ser chamada Unidade de Clínica Médica?

Antes de falarmos sobre a atuação da equipe de Enfermagem na saúde do adulto e da função do Técnico de Enfermagem como membro da equipe da Saúde que atua em uma Unidade de Internação, vamos falar um pouco sobre o ambiente de trabalho. Você sabe o que é uma Unidade de Internação e o que a compõe?

A Unidade de Internação é destinada ao tratamento e à recuperação de pacientes com alterações clínicas por meio de atenção médica e de enfermagem integral, utilizando o recurso leito/cama hospitalar. É nela que se acomodam pacientes crianças ou adultos, homens ou mulheres, de todas as faixas etárias e com variados tipos de doenças e quadros clínicos.

Essas Unidades de Internação são compostas de leitos de internação, também conhecidos como Unidade do Paciente. Além da cama destinada à internação, o leito de internação também inclui todos os dispositivos necessários ao atendimento, como mesa de cabeceira, mesa de refeição, escada de dois degraus, suporte de soro e régua de gases localizada na parede logo acima da cama.

O leito de internação pode estar localizado em enfermaria, quarto com duas ou mais camas (Figura 11.1), apartamento, quarto privativo com apenas uma cama (Figura 11.2) ou quarto de isolamento.

O leito de internação constitui o endereço exclusivo de um paciente durante sua estadia no hospital e está vinculado a uma Unidade de Internação ou serviço, a fim de atender às necessidades para execução do processo assistencial, qualificado e humanizado, em conformidade com a Resolução da Diretoria Colegiada (RDC n° 50/2002, da Agência Nacional de Vigilância Sanitária [Anvisa]).

Os leitos de internação são classificados em:

- Clínico
- Cirúrgico
- Obstétrico
- Pediátrico.

Neste capítulo, serão abordados apenas os leitos clínicos, específicos para o cuidado da saúde do adulto, com enfoque no desenvolvimento do conhecimento das patologias apresentadas em nosso caso-cenário e que são as mais prevalentes no dia a dia de uma Unidade de Internação. Serão enfatizados os conceitos, a fisiopatologia e as intervenções de Enfermagem de cada uma dessas patologias.

O leito clínico é o leito de internação destinado a acomodar pacientes de qualquer especialidade clínica, sendo possíveis as subclassificações por especialidades, como: Doenças Sexualmente Transmissíveis, Cardiologia, Endocrinologia, Hematologia, Neurologia, Pneumologia, entre outras.

Os leitos obstétricos e pediátricos são classificados separadamente por se tratar de Unidade de Internação Materno-Infantil.

Além do leito de internação, também fazem parte da Unidade de Internação os seguintes componentes:

- **Posto de Enfermagem:** local onde são preparadas as medicações, organizados os materiais para procedimentos no leito do paciente, checagem da prescrição médica e de Enfermagem, bem como a realização das anotações de Enfermagem (Figura 11.3). Em algumas instituições, a área destinada à realização das anotações é separada daquela reservada para o preparado das medicações e dos materiais para procedimentos
- **Expurgo:** local onde são depositadas as roupas com sujidade nos *hampers* e materiais como cubas, bandejas e pinças de curativos com sujidades para serem lavadas e destinadas à Central de Material e Esterilização (CME)
- **Depósito de Material de Limpeza (DML):** sala destinada ao armazenamento de produtos de limpeza que são utilizados pelos funcionários da limpeza para higienização terminal dos leitos da Unidade de Internação.

Atribuições do Técnico de Enfermagem

Agora que você já teve uma ideia geral do que é uma Unidade de Internação e um leito de internação, vamos abordar um pouco das atribuições do Técnico de Enfermagem e do profissional da Saúde.

Como membro da equipe da Saúde, o Técnico de Enfermagem tem função fundamental, uma vez que ele passa mais tempo ao lado do paciente e de seus familiares e, por esse motivo, pode identificar qualquer alteração de maneira precoce, comunicar e intervir rapidamente.

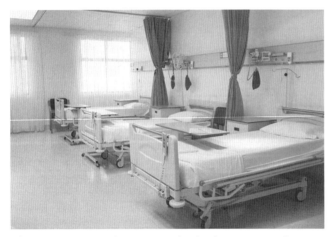

Figura 11.1 Leitos de internação localizados em uma enfermaria. (Fonte: iStock: ©Caiaimage/Robert Daly)

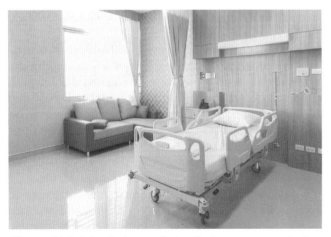

Figura 11.2 Leito de internação localizado em quarto privativo. (Fonte: iStock: ©Kinwun)

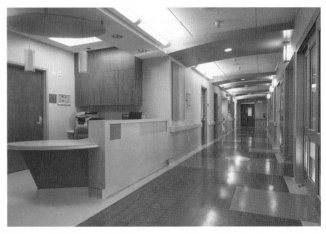

Figura 11.3 Posto de Enfermagem. (Fonte: iStock: ©monkeybusinessimages)

Com base no Decreto nº 94.406, de 30 de março de 1987, que regulamenta a lei que dispõe sobre o exercício da Enfermagem, o Técnico de Enfermagem exerce atividades auxiliares, de nível técnico, que incluem:

1. Assistir o enfermeiro no planejamento, na orientação e supervisão de Enfermagem, bem como na prestação de cuidados de Enfermagem ao paciente grave, na prevenção e no controle da infecção hospitalar, das doenças transmissíveis e de danos físicos que possam ser causados a pacientes durante a assistência.
2. Executar ações assistenciais de Enfermagem sob supervisão do enfermeiro, observando e registrando sinais e sintomas apresentados pelo doente.
3. Executar controles relacionados à patologia de cada paciente.
4. Coletar material para exames laboratoriais quando prescritos pelo médico.
5. Auxiliar no controle de estoque de materiais, equipamentos e medicamentos.
6. Operar aparelhos de eletrodiagnósticos, como eletrocardiograma e eletroencefalograma, quando solicitados em prescrição médica.
7. Cooperar com a equipe de Saúde no desenvolvimento das tarefas assistenciais, de ensino da terapêutica ao paciente e família durante a internação.
8. Fazer preparo pré e pós-operatório.
9. Realizar procedimentos referentes a admissão, alta, transferência e óbitos.
10. Manter a unidade de trabalho organizada, zelando por sua conservação e comunicando ao enfermeiro eventuais problemas.
11. Auxiliar em serviços de rotina da Enfermagem.
12. Colaborar no desenvolvimento de programas educativos, atuando no ensino de pessoal auxiliar de atividades de Enfermagem e na educação do paciente e família na alta hospitalar.
13. Verificar e controlar equipamentos e instalações da unidade, comunicando ao enfermeiro responsável conforme escala diária de trabalho.
14. Preparar pacientes para exames, orientando-os sobre as condições de sua realização.
15. Executar outras tarefas para o desenvolvimento das atividades do setor, inerentes à sua função.

As ações do Técnico de Enfermagem envolvem:
- Promover o restabelecimento dos pacientes com base em boas práticas realizadas com técnicas adequadas e treinamentos previamente estabelecidos
- Assegurar ao paciente e à sua família uma assistência segura e livre de risco, assim como comunicar e solicitar consentimento prévio
- Conhecer os procedimentos a serem realizados e as medicações administradas, e pedir ajuda sempre que surgir uma dúvida
- Executar ações assistenciais de Enfermagem específicas ao plano terapêutico do paciente, sempre sob supervisão do enfermeiro responsável pela Unidade de Internação
- Estar comprometido com a produção e gestão do cuidado prestado em diferentes contextos socioambientais e culturais em resposta às necessidades do paciente, família e coletividade.

> **IMPORTANTE**
>
>
>
> Princípios fundamentais do Código de Ética dos Profissionais de Enfermagem – Resolução Cofen nº 564/2017.
>
> São deveres dos profissionais de Enfermagem:
>
> **Art. 24** Exercer a profissão com justiça, compromisso, equidade, resolutividade, dignidade, competência, responsabilidade e lealdade.
>
> **Art. 36** Registrar no prontuário e em outros documentos as informações inerentes e indispensáveis ao processo de cuidar de forma clara, objetiva, cronológica, legível, completa e sem rasuras.
>
> **Art. 39** Esclarecer à pessoa, família e coletividade, a respeito dos direitos, riscos, benefícios e intercorrências acerca da assistência de Enfermagem.
>
> **Art. 45** Prestar assistência de Enfermagem livre de danos decorrentes de imperícia, negligência ou imprudência.
>
> **Art. 48** Prestar assistência de Enfermagem promovendo a qualidade de vida à pessoa e à família no processo de nascer, viver, morrer e luto.
>
> **Art. 51** Responsabilizar-se por falta cometida em suas atividades profissionais, independentemente de ter sido praticada individual ou em equipe, por imperícia imprudência ou negligência, desde que tenha participação e/ou conhecimento prévio do fato.
>
> **Art. 53** Resguardar os preceitos éticos e legais da profissão quanto ao conteúdo e imagem veiculados nos diferentes meios de comunicação e publicidade.
>
> **Art. 59** Somente aceitar encargos ou atribuições quando se julgar técnica, científica e legalmente apto para o desempenho seguro para si e para outrem.

Vale destacar que todas as suas ações devem ter como premissa básica as Metas Internacionais de Segurança do Paciente apresentadas no Capítulo 6, *Segurança do Paciente*. Você lembra quais são essas metas?

Agora que você já sabe que tem obrigações e atribuições importantes na Unidade de Internação e no ambiente hospitalar, conheceremos algumas patologias importantes e comuns entre os pacientes internados em uma Unidade de Clínica Médica.

PATOLOGIAS DA SAÚDE DO ADULTO MAIS PREVALENTES NAS UNIDADES DE INTERNAÇÃO

Para que você compreenda melhor qual é o principal sistema acometido dentre as patologias mais prevalentes, primeiramente vamos revisar a importância de cada sistema para, na sequência, discorrermos sobre algumas patologias importantes e comuns que acometem esse sistema.

Alterações no sistema renal

O sistema renal é composto de dois rins, dois ureteres, uma bexiga e uma uretra. É de suma importância para o nosso organismo, pois realiza várias funções vitais que garantem o funcionamento perfeito do corpo:

- Excreção de substâncias tóxicas
- Filtração das substâncias boas
- Equilíbrio dos eletrólitos e regulação do pH sanguíneo (o rim controla o volume e a composição do sangue quando elimina as substâncias nocivas por meio da urina).

IMPORTANTE

Quando as substâncias nocivas ao nosso corpo estão em excesso, pode ocorrer a formação de cálculos renais e, consequentemente, desenvolve-se o que chamamos "litíase renal" ou "calculose renal".

Litíase renal ou calculose renal

Ocorre quando há formação de cálculos que são formados por ácidos ou minerais que ficaram em excesso nos rins. Esse excesso pode ocorrer por conta de um tipo específico de alimento ingerido em excesso, como sódio e gordura. Em algumas situações, esse cálculo pode se movimentar pela filtração do rim e migrar para a uretra (saída da urina) e causar muita dor.

A calculose renal pode ser classificada de acordo com sua origem de formação e os cálculos podem ser de cálcio, outros minerais ou, ainda, causados por infecções.

Sinais e sintomas

Os principais sinais e sintomas são:

- Dor intensa abdominal, irradiando para as costas e baixo-ventre
- Náuseas
- Falta de apetite
- Febre em alguns casos
- Extremidades frias e palidez por conta da dor intensa.

Tratamento

O tratamento consiste em:

- Administração de medicamentos antiespasmódicos para reduzir o excesso de trabalho do rim e evitar a movimentação do cálculo
- Aumento da ingesta hídrica
- Administração de anti-inflamatórios e antieméticos
- Intervenção cirúrgica para retirada dos cálculos.

Cuidados de Enfermagem

A seguir, são listados os principais cuidados de Enfermagem:

- Controlar sinais vitais do paciente e ficar atento ao quinto sinal vital: dor
- Comunicar enfermeiro em caso de dor moderada/intensa que necessite de analgésico
- Medicar o paciente conforme prescrição médica e orientação do enfermeiro
- Pesar o paciente diariamente
- Observar e estimular a ingesta hídrica
- Observar e anotar eliminações, principalmente a urinária
- Observar eliminações de cálculos e avisar o enfermeiro

- Estar atento aos possíveis efeitos colaterais de medicamentos prescritos
- Aliviar desconforto como prurido e sede.

Insuficiência renal

A insuficiência renal acontece quando os rins não conseguem fazer sua função de filtrar e excretar as toxinas do nosso organismo. Há dois tipos de insuficiência renal:

- **Insuficiência renal aguda (IRA):** caracterizada por lesões nos rins, que podem ser congênitas ou adquiridas, obstrução do fluxo dos rins, uso prolongado de medicamentos nefrotóxicos e infecções urinárias de repetição. Esse quadro evolui rapidamente e pode ser revertido
- **Insuficiência renal crônica:** evolui mais lentamente e de maneira progressiva, e os tratamentos mais indicados são a diálise peritoneal e a hemodiálise. Por ser progressiva, há subclassificações por grau de acometimento dos rins para escolha do tratamento ideal.

Sinais e sintomas

A insuficiência renal tem como sinais e sintomas:

- Diminuição do volume de urina – é o sintoma mais delicado e mais notável no caso de insuficiência renal
- Edema de membros inferiores
- Aumento da pressão arterial
- Cansaço
- Febre oportuna.

NA PRÁTICA

Quando os sinais e sintomas aparecem, o paciente procura o serviço médico. Alguns exames ajudarão a esclarecer e a diagnosticar a insuficiência renal, como ultrassonografia (USG); exames de sangue, como ureia, creatinina, ácido úrico; entre outros.

Tratamento

Geralmente, o paciente com insuficiência renal aguda é acompanhado pelo médico nefrologista, e o tratamento inclui medicamentos diuréticos e anti-hipertensivos. Além disso, é necessário o acompanhamento por um nutricionista para uma dieta regrada que otimize o funcionamento dos rins.

Quando falamos de tratamento invasivo para melhorar a capacidade de funcionamento dos rins ou para substituir a função deles quando já não estão funcionando adequadamente, estamos nos referindo a:

- Diálise peritoneal: em um procedimento cirúrgico, é inserido no peritônio (membrana que recobre os órgãos abdominais) um cateter/tubo (Figura 11.4) através do qual entrará e posteriormente sairá um líquido que fará a retirada das toxinas corporais. Esse processo servirá como uma "lavagem" da cavidade para retirar as substâncias que não estão sendo corretamente filtradas e eliminadas pelos rins. Depois de inserido, esse líquido permanece na cavidade abdominal por um tempo preestabelecido pelo médico e, posteriormente, é drenado por esse mesmo cateter. Em seguida, uma nova quantidade de líquido "limpo" é inserida na cavidade peritoneal. Trata-se de um processo cíclico e constante de inserir e retirar o líquido, normalmente controlado por uma máquina, mas também pode ser realizado manualmente.

Geralmente, paciente e acompanhante são envolvidos no procedimento como um processo educativo e para que esse procedimento possa ser continuado em domicílio.

- **Hemodiálise:** em um procedimento cirúrgico, é colocado um cateter na veia jugular ou instalada uma fístula na artéria radial do braço do paciente. Com um desses dispositivos, o paciente é conectado a um equipo ligado a uma máquina de hemodiálise (Figura 11.5). Essa máquina retira o sangue por uma das vias do cateter ou da fístula e ele passa por um filtro para a retirada das substâncias tóxicas. Após esse processo de filtragem, o sangue retorna ao paciente pela outra via do cateter. Os pacientes que realizam a hemodiálise, em sua maioria, são aqueles cujos rins praticamente perderam a função e, por isso, necessitam da máquina para substituir essa função.

Tanto a diálise peritoneal quanto a hemodiálise devem ser realizadas semanalmente, podendo haver a necessidade de ser diariamente de acordo com a insuficiência apresentada pelos rins. Ao se realizar esse procedimento, os pacientes sentem-se melhores, com diminuição de edema e melhora da pressão arterial.

Cuidados de Enfermagem

A seguir, são listados os principais cuidados de Enfermagem:

- Monitorar sinais vitais
- Pesar o paciente diariamente
- Observar ingesta hídrica para não ultrapassar a quantidade indicada na prescrição médica
- Observar e anotar eliminações, principalmente a urinária
- Monitorar pressão arterial
- Orientar quanto ao programa de diálise, se for indicado ao paciente
- Realizar as orientações para o autocuidado caso seja necessária a diálise em domicílio
- Observar alterações de consciência
- Observar edema de membros inferiores.

ALTERAÇÕES NO SISTEMA CARDIOVASCULAR

O sistema cardiovascular é um dos sistemas mais importantes do nosso organismo, composto de coração e vasos sanguíneos. É responsável por transportar o oxigênio por meio do sangue para todo o corpo, irrigar os órgãos, captar o gás carbônico e levá-lo até os pulmões para que seja eliminado.

Há patologias importantes que acometem o sistema cardiovascular e que, apesar de parecerem bem comuns, exigem atenção e cuidados específicos por parte dos profissionais de Saúde.

Hipertensão arterial sistêmica

A hipertensão arterial sistêmica (HAS) ocorre quando há estreitamento das artérias, o que dificulta a passagem do sangue e, consequentemente, provoca o aumento da pressão

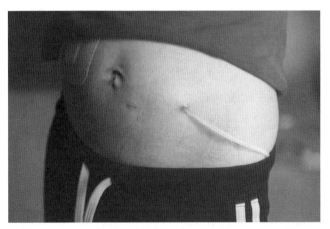

Figura 11.4 Cateter peritoneal por onde entra e sai o líquido peritoneal. (Fonte: iStock: ©victoriaashman)

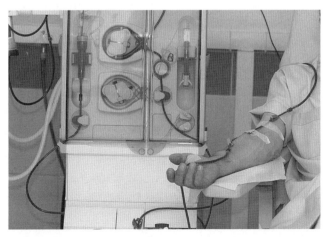

Figura 11.5 Máquina de hemodiálise conectada à fístula no antebraço do paciente. (Fonte: iStock: ©Picsfive)

IMPORTANTE

A maior parte dos casos de hipertensão arterial é de etiologia desconhecida, ou seja, podem ser causados por inúmeros fatores (multifatorial). Algumas situações conhecidas como causadoras de HAS incluem:

- Problemas renais (agudos ou crônicos)
- Problemas endócrino (diabetes melito, hipertireoidismo)
- Aumento dos triglicerídeos
- Obesidade
- Sedentarismo
- Má alimentação
- Consumo de sódio em excesso
- Tabagismo
- Estresse
- Ingestão em excesso de bebidas alcóolicas.

dentro dessas artérias. Normalmente, a HAS é mais comum após 30 a 40 anos, aumentando sua incidência com o avançar da idade. Atualmente, a pressão arterial igual ou maior que 140 × 90 mmHg já pode ser classificada como HAS.

Sinais e sintomas

Os sinais e sintomas de HAS são:

- Dor de cabeça – cefaleia
- Tonturas
- Dispneia aos esforços
- Sangramento nasal
- Visão turva.

Tratamento

Para o tratamento, são adotadas medidas como:

- Incentivo à melhora da qualidade alimentar e de vida (prática de atividade física, redução/interrupção do tabagismo e consumo de álcool, melhora no consumo alimentar)
- Redução do peso corporal
- Redução do consumo de sódio
- Tratamento medicamentoso com diuréticos, betabloqueadores e vasodilatadores.

Cuidados de Enfermagem

A seguir, são listados os principais cuidados de Enfermagem:

- Monitorar pressão arterial de 4/4 horas ou conforme prescrição de Enfermagem ou médica
- Monitorar, observar e anotar a ingesta hídrica
- Observar e comunicar cefaleia
- Observar diurese e anotar
- Pesar o paciente conforme prescrição médica
- Verificar se a dieta do paciente é especial, por exemplo, hipossódica (pouco sal) ou lipolítica (pouca gordura), e anotar a aceitação
- Administrar medicamentos conforme prescrição médica e ficar atento às reações adversas
- Explicar todos os cuidados ao paciente e obter consentimento.

Insuficiência cardíaca congestiva

A insuficiência cardíaca congestiva (ICC) é a incapacidade do coração de bombear sangue para todo o corpo, o que pode comprometer o funcionamento do próprio coração ou, ainda, dos pulmões e rins. As causas da ICC incluem:

- Insuficiência renal
- Arritmias cardíacas
- Hipertensão arterial sistêmica não controlada
- Diabetes melito
- Doença de Chagas.

Sinais e sintomas

A ICC apresenta os seguintes sinais e sintomas:

- Intolerância aos esforços
- Edema de membros inferiores
- Aumento da hipertensão arterial sistêmica (HAS)
- Dispneia
- Tonturas
- Palidez
- Cianose de extremidades.

Tratamento

O tratamento da ICC consiste em:

- Identificação e tratamento da causa
- Controle do peso
- Redução no consumo de sódio
- Restrição hídrica nos quadros clínicos mais graves
- Controle no consumo de bebida alcoólica
- Atividade física regular
- Tratamento medicamentoso com inibidores da enzima de conversão de angiotensina (IECA), digitálicos, diuréticos e betabloqueadores.

> **DICA DE MESTRE**
>
>
> Um dos tratamentos para a insuficiência cardíaca congestiva incluem o uso de medicamentos digitálicos, medicamentos que aumentam a contração do miocárdio (músculo cardíaco) e de diuréticos que auxiliam na redução de líquido corporal por meio do aumento da excreção renal e consequente redução da HAS. Retome a leitura do Capítulo 8, *Farmacologia Aplicada à Enfermagem*, e revise o tópico *Fármacos que atuam no sistema cardiovascular* com especial atenção aos cuidados de Enfermagem.

Cuidados de Enfermagem

Na ICC, os cuidados de Enfermagem consistem em:

- Pesar o paciente em jejum
- Estar atento para ingesta hídrica permitida
- Monitorar sinais vitais de 6/6 horas ou conforme prescrição médica/de enfermagem
- Observar e comunicar cianose de extremidades e dispneia
- Observar edema de membros inferiores
- Estar atento para os efeitos colaterais dos medicamentos digitálicos que são usados na ICC para auxiliar o coração a bombear sangue para o corpo.

ALTERAÇÕES NO SISTEMA RESPIRATÓRIO

Conforme você pode ver na Figura 11.6, o sistema respiratório é constituído de cavidade nasal, faringe, laringe, traqueia, brônquios, bronquíolos, alvéolos e pulmões. Basicamente, esse sistema é responsável pelas trocas de gases do corpo (oxigênio e gás carbônico).

O ar entra pelas narinas, é umidificado, aquecido e filtrado; passa pela faringe, laringe e traqueia, que se divide nos brônquios que levam o ar até os pulmões. Algumas situações específicas podem dificultar esse processo de troca gasosa, podendo levar ao mau funcionamento desse e de outros sistemas, e até mesmo à morte do paciente.

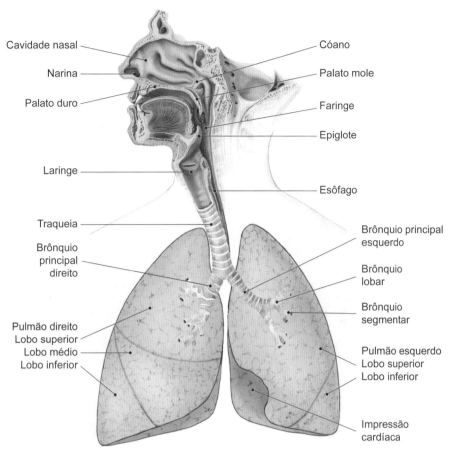

Figura 11.6 Sistema respiratório.

Bronquite

Bronquite é uma inflamação aguda ou crônica dos brônquios que resulta em obstrução e consequente dificuldade de respirar (broncoespasmo).

A bronquite aguda pode ser causada por infecção viral (mais comum) ou bacteriana em razão de processos respiratórios, condições ruins de moradia, poluição, tabagismo ou outras doenças respiratórias (asma, rinite, doença pulmonar obstrutiva crônica).

A bronquite crônica é mais comum em pacientes com doença pulmonar obstrutiva crônica com sintomas presentes mais de 3 meses por ano em, pelo menos, 2 anos seguidos.

Sinais e sintomas

Os principais sinais e sintomas são:

- Coriza
- Tosse seca que evolui para produtiva
- Dispneia
- Febre
- Mal-estar geral
- Sibilos (chiado ao respirar).

Tratamento

Na bronquite, o tratamento consiste em:

- Umidificação do ambiente
- Medicamentos para os sintomas: antitérmico, anti-inflamatórios
- Antibióticos nos casos de bronquite bacteriana
- Inalação com broncodilatadores farão com que os brônquios se abram e o muco seja eliminado e, assim, o ar passe com mais facilidade.

Cuidados de Enfermagem

A seguir, são listados os principais cuidados de Enfermagem:

- Monitorar sinais vitais de 6/6 horas, principalmente frequência respiratória
- Observar e anotar padrão respiratório
- Observar e anotar aspecto de secreção expectorada
- Em caso de febre, verificar e anotar a temperatura de 4/4 horas
- Estimular ingesta hídrica
- Administrar oxigenoterapia conforme prescrição médica.

A Figura 11.7 apresenta os dispositivos mais comuns de oxigenoterapia.

PARA REFLETIR

Oxigenoterapia é um tratamento eficiente para todas as doenças respiratórias. No ambiente, a concentração de oxigênio é de 21% e existem vários tipos de dispositivos de oxigenoterapia que podem ser utilizados e oferecem concentrações de oxigênio maiores do que aquela disponível no ambiente. Então, sempre que for instalar um dispositivo, procure saber qual é a concentração de oxigênio que esse dispositivo oferece.

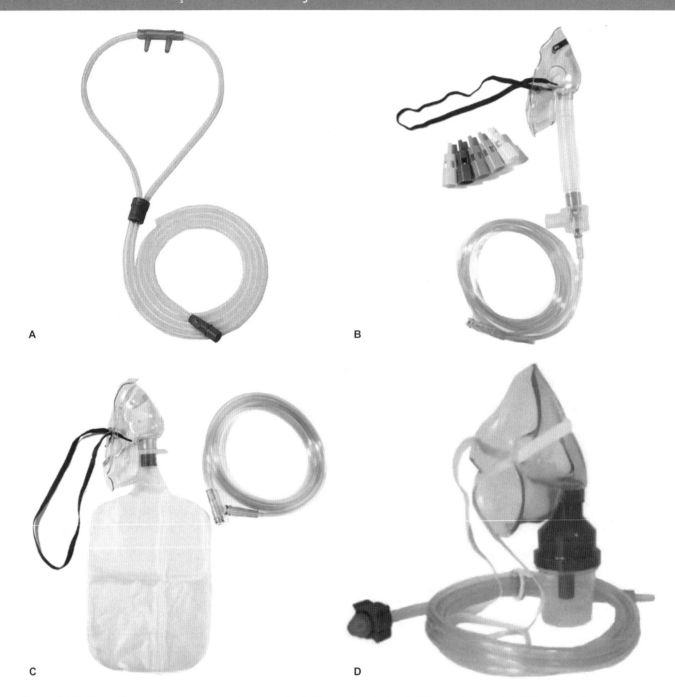

Figura 11.7 Dispositivos mais comuns para oxigenoterapia. **A.** Cateter tipo óculos. **B.** Máscara de Venturi. **C.** Máscara de alta concentração. **D.** Máscara de inalação/nebulização.

Pneumonia

Consiste em uma inflamação do parênquima pulmonar após infecção por vírus, bactérias ou fungos, que acomete um ou mais lobos pulmonares.

Quando essa inflamação afeta brônquios, bronquíolos e alvéolos, é chamada "*broncopneumonia*".

Existem outras classificações de pneumonias, por exemplo:

- Pneumonia adquirida na comunidade
- Pneumonia a adquirida no hospital (48 horas ou mais após a internação)
- Pneumonia associada à ventilação mecânica (PAVM)
- Pneumonia relacionada aos cuidados de saúde (pacientes internados em asilos ou sob cuidados domiciliares)
- Pneumonia por aspiração (quando o paciente broncoaspira substâncias que causam inflamação do parênquima – líquidos, vômitos, alimentos).

Sinais e sintomas

A pneumonia tem como sinais e sintomas:

- Febre
- Mal-estar geral: calafrios, fraqueza, cansaço, dor no corpo, falta de apetite

- Dor no peito
- Dispneia
- Tosse seca que evolui para produtiva.

Tratamento

O tratamento da pneumonia consiste em:

- Alívio da dor e da tosse
- Repouso
- Hidratação e reposição eletrolítica, se necessário
- Oxigenoterapia
- Ventilação mecânica em casos graves
- Antibioticoterapia.

Cuidados de Enfermagem

Os cuidados de Enfermagem são listados a seguir:

- Monitorar sinais vitais de 6/6 horas
- Monitorar padrão respiratório
- Observar cianose em extremidades (cianose: pele de coloração arroxeada nas pontas dos dedos da mão e do pé)
- Estimular ingesta hídrica
- Monitorar temperatura de 4/4 horas em caso de febre
- Administrar oxigenoterapia conforme prescrição médica
- Administrar antibioticoterapia conforme prescrição médica.

ALTERAÇÕES NO SISTEMA LINFÁTICO

O sistema linfático é formado por nódulos linfáticos (linfonodos), que são vasos que transportam a linfa e removem os fluidos em excesso do corpo, absorvem e transportam gorduras e ácidos graxos pelo corpo, produzem células de defesa (linfócitos ou glóbulos brancos) e auxiliam na formação de anticorpos.

É considerado um sistema importante por ser responsável pela drenagem das substâncias tóxicas para fora do organismo por meio da urina.

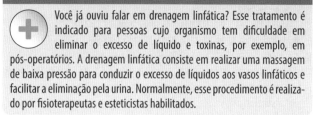

SAIBA MAIS

Você já ouviu falar em drenagem linfática? Esse tratamento é indicado para pessoas cujo organismo tem dificuldade em eliminar o excesso de líquido e toxinas, por exemplo, em pós-operatórios. A drenagem linfática consiste em realizar uma massagem de baixa pressão para conduzir o excesso de líquidos aos vasos linfáticos e facilitar a eliminação pela urina. Normalmente, esse procedimento é realizado por fisioterapeutas e esteticistas habilitados.

Leucemias

São alterações dos linfócitos e podem ser classificadas em: leucemia linfocítica aguda (LLA), leucemia linfoide crônica (LLC), leucemia mieloide aguda (LMA) e leucemia mieloide crônica (LMC).

Para que você compreenda melhor a diferença entre elas, veja a Tabela 11.1.

Cuidados de Enfermagem para o paciente com leucemia

Para o paciente com leucemia, os cuidados de Enfermagem consistem em:

- Monitorar sinais vitais de 6/6 horas
- Observar hematomas e sangramentos
- Observar falta de ar
- Observar padrão respiratório
- Manter máscara quando adentrar o leito, pois é um paciente que está com o sistema imune muito frágil
- Administrar medicamentos para enjoo e dor
- Observar sinais e sintomas pós-quimioterapia.

ALTERAÇÕES NO SISTEMA ENDÓCRINO

O pâncreas é um órgão (glândula) de extrema importância que pertence ao sistema digestivo e também ao sistema endócrino. No corpo, ele se encontra na parte de trás

Tabela 11.1 Classificação e descrição dos tipos de leucemia.

Tipo	Definição	Causas e fatores de risco	Sinais e sintomas	Tratamento
LLA	Proliferação maligna da série linfocítica com acúmulo de linfócitos imaturos	Etiologia desconhecida, síndrome de Down, exposição a agentes químicos e anemia aplásica	Palidez, fadiga, petéquias, equimoses, epistaxe, febre, infecções, dor óssea	Tratamento da infecção, hemoterapia, transfusão de concentrado de hemácias e plaquetas, quimioterapia e transplante de medula óssea
LLC	Afecção crônica caracterizada pelo acúmulo de linfócitos maduros no sangue; rara em pessoas com menos de 40 anos	Etiologia desconhecida, história familiar de LLC, exposição prolongada a agentes químicos	Febre, perda de peso, anemia e hepatomegalia	Somente se houver sinais e sintomas
LMA	Proliferação maligna de mieloblastos em medula óssea	Radiação, anemia da Fanconi, síndrome de Down, agentes citotóxicos	Febre, fraqueza, dispneia, palidez, epistaxe, gengivorragia, petéquias e equimoses	Quimioterapia
LMC	Afecção crônica decorrente de proliferação das células progenitoras hematopoéticas	Etiologia desconhecida, história familiar, radioterapia prévia, acidentes radioativos	Anemia, dor abdominal, sepse, hemorragias	Transplante de medula óssea

LLA: leucemia linfocítica aguda; LLC: leucemia linfoide crônica; LMA: leucemia mieloide aguda; LMC: leucemia mieloide crônica.

do abdome, bem atrás do estômago e entre o intestino (porção inicial) e o baço.

Esse órgão é dividido em: cabeça, corpo e cauda (Figura 11.8), e suas funções são diversas, com destaque para produção de hormônios, como a insulina e o glucagon, que são responsáveis por equilibrar nossa glicose no sangue, além de secretar enzimas importantes, essenciais à digestão.

Diabetes

Quando o pâncreas não funciona adequadamente, ou seja, não produz insulina ou a produz em quantidades insuficientes, o paciente pode desenvolver diabetes melito. Essa patologia tem variações de tratamento e diagnóstico:

- Quando o paciente não produz insulina, ele precisa de insulina medicamentosa para ajudar no metabolismo da glicose. Nesse caso, o paciente é portador de diabetes melito tipo 1
- Quando o paciente produz insulina de maneira insuficiente, ele normalmente necessita ingerir medicamentos via oral (VO). Nesse caso, o paciente é portador de diabetes melito tipo 2
- Quando uma paciente está gestante, ela também pode desenvolver diabetes melito do tipo gestacional, ou seja, ela tem altos índices de glicose na corrente sanguínea por conta de alteração no metabolismo do pâncreas durante a gestação. Nesse caso, o tratamento tem início na gestação e pode ser suspenso após o nascimento da criança.

Tratamento

Os tratamentos podem variar de acordo com o tipo de diabetes e também de acordo com o quadro clínico apresentado pelo paciente. Além disso, o comportamento do paciente, por exemplo, alimentação, prática de atividade física e manutenção do peso corporal, também pode interferir na ação dos medicamentos e no resultado do tratamento. De modo geral, o tratamento consiste em:

- **Medicamentos:** hipoglicemiantes orais ou administração de insulina (injetável subcutânea [SC]) regular e/ou NPH (do inglês *neutral protamine Hagedorn*) dependendo do tipo de controle e índice glicêmico do paciente
- **Insulina regular:** insulina que é aplicada por via SC e tem ação rápida (30 minutos), geralmente usada em situações em que a glicose necessita baixar rapidamente. Exemplos: Humulin R® ou Novolin R®, como mostrados nas Figuras 11.9 e 11.10.
- **Dieta para diabetes:** prescrita e acompanhada por um nutricionista, com base em uma alimentação com açúcares e carboidratos controlados.
- **Controle de glicemia:** realizado por meio de aparelho de dextro de 3/3 horas.

Como destacado anteriormente, o paciente com diabetes deve manter uma rotina de autocuidado, realizar controle da glicemia, beber muita água, hidratar a pele, realizar atividade física regular, alimentar-se adequadamente, manter peso corporal controlado, evitar ingestão de bebidas alcoólicas e manter uma rotina saudável.

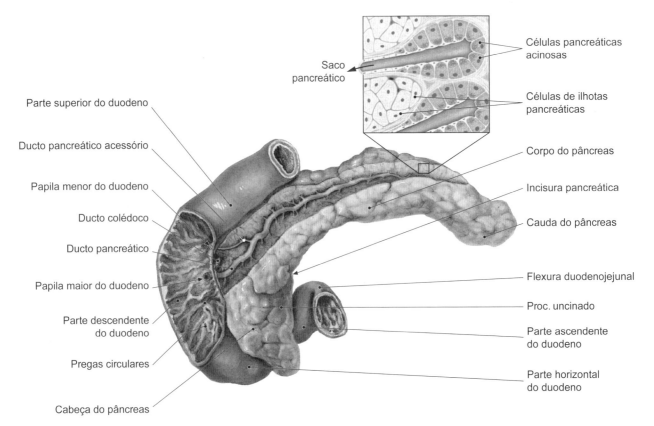

Figura 11.8 Vista anterior do pâncreas e duodeno.

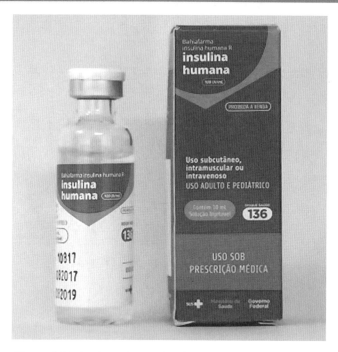

Figura 11.9 Insulina NPH: insulina leitosa que demora até 6 horas (pico máximo) para baixar por completo o nível de glicose sanguínea.

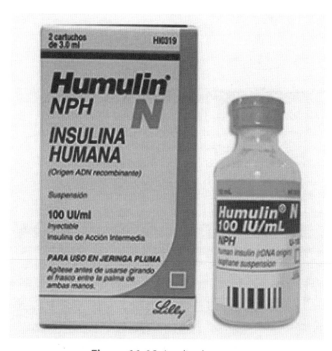

Figura 11.10 Insulina humana.

Os pacientes, mesmo crianças e adolescentes, que utilizam insulina podem realizar a autoaplicação de maneira independente, desde que passem previamente por um programa de educação e treinamento em um serviço especializado.

Cuidados de Enfermagem

Os cuidados de Enfermagem relacionados com o diabetes são:

- Monitorar sinais vitais de 6/6 horas
- Pesar em jejum
- Controlar rigorosamente a glicose conforme prescrição médica
- Estimular a ingesta hídrica
- Auxiliar na insulinoterapia explicando e monitorando as áreas de rodízio de aplicação de insulina (como mostra a Figura 11.11). Para relembrar a técnica de administração de medicamento SC, consulte o Capítulo 10, *Fundamentos de Enfermagem*
- Monitorar e observar sinais de cianose de extremidades
- Observar sudorese
- Observar sinais de hipoglicemia (sudorese, pele fria, palidez, sensação de desmaio)
- Observar sinais de hiperglicemia (diurese por várias vezes, visão turva, fadiga extrema, muita sede)
- Observar nível de consciência
- Promover a hidratação da pele
- Promover a ingestão de dieta de acordo com orientação do nutricionista.

PRINCIPAIS TERMINOLOGIAS EM SAÚDE

Como profissional da Saúde, é importante que você conheça e utilize os termos técnicos corretamente. Por isso, selecionamos alguns deles para que você, aos poucos, vá se habituando ao uso.

Siglas utilizadas nas anotações de Enfermagem

As siglas são utilizadas para facilitar a leitura, mas é importante salientar que o uso das siglas deve ser restrito, pois, assim como pode facilitar leitura, também pode dificultar, principalmente se o profissional que for ler o prontuário do paciente não tiver experiência.

É sempre bom saber a rotina do hospital em que você trabalha e os protocolos utilizados em cada setor, pois algumas siglas podem ser bastante comuns e outras podem ser proibidas por conta de sua ambiguidade, portanto, sempre pergunte na sua unidade de trabalho se existe algum protocolo ou lista de siglas padronizadas.

Quando não há protocolo sobre determinada atividade que a Enfermagem exerce em um setor ou em uma instituição, os profissionais recém-contratados devem seguir a rotina conforme orientação do enfermeiro do setor ou dos profissionais que já trabalham há mais tempo na unidade. Na dúvida, sempre pergunte a um colega de trabalho e, se a dúvida persistir, procure o enfermeiro supervisor ou o coordenador.

Você perceberá que no dia a dia muitas siglas são utilizadas e a maioria delas já é de conhecimento dos profissionais que compõem a equipe de Saúde.

Como falamos anteriormente, pode haver pequena variação de acordo com a padronização de cada instituição, mas selecionamos algumas das siglas mais utilizadas para que você comece a se habituar a elas. Você não precisa se preocupar em decorá-las, porque, aos poucos, elas passarão a fazer parte da sua rotina.

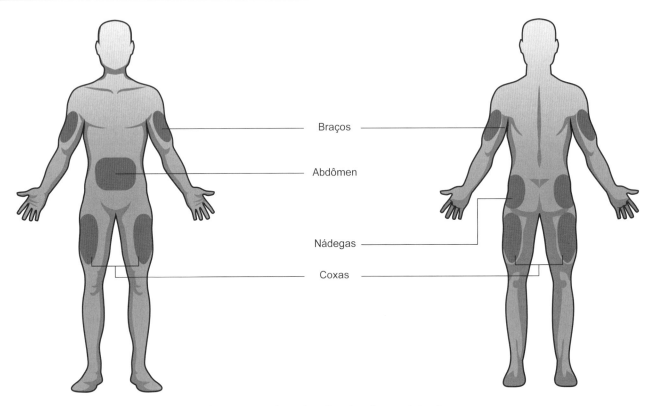

Figura 11.11 Áreas de rodízio de aplicação de insulina.

Tabela 11.2 Principais termos utilizados na área da Saúde.

A		B	
Abscesso	Coleção de pus em cavidade anormal	Bacteriemia	Presença de bactérias patogênicas no sangue
Afagia	Impossibilidade de deglutir	Bradicardia	Batimentos cardíacos abaixo de 60 bpm, pulsação lenta do coração
Afasia	Perda da palavra falada, escrita ou mímica, por alterações nos centros nervosos	Bradipneia	Frequência respiratória abaixo de 12 irpm, respiração lenta
Afonia	Perda ou diminuição da voz por causas locais	Bradisfigmia	Lentidão anormal do pulso
Afecção	Estado mórbido, enfermidade	Broncospasmo	Espasmo dos músculos bronquiais
Algesia	Sensibilidade à dor	**C**	
Algia	Dor de origem subjetiva, sem lesão anatômica ou orgânica apreciável	Caquexia	Estado mórbido caracterizado por magreza extrema, perda de peso, sintomas de debilidade e anemia
Álgico	Relativo a dor, doloroso	Cefaleia	Dor de cabeça intensa e douradora
Analgesia	Perda da sensibilidade para a dor, da sensação dolorosa, conservando a sensibilidade tátil	Cianose	Coloração azul ou violácea da pele ou mucosa, por conta de um excesso de hemoglobina nos capilares
Anasarca	Edema generalizado	Clister	Enema, introdução de líquido no intestino, pelo ânus
Anisocoria	Diâmetro diferente entre as pupilas	Coma	Estado de estupor profundo com perda total ou quase total da consciência, da sensibilidade e da motilidade voluntária
Antissepsia	Conjunto de meios destinados a afastar ou destruir os germes patogênicos e impedir infecção		
Anúria	Supressão total da secreção urinária	Consciência	Estado geral que nos torna aptos a julgar, refletir e decidir
Apatia	Falta de sentimento ou interesse, indiferença, insensibilidade	**D**	
Apirexia	Ausência de febre, cessação da febre	Desorientação	Estado de confusão mental em que o indivíduo perde noção de lugar e tempo
Apneia	Detenção temporária da respiração, ausência de respiração	Diplegia	Paralisia de partes similares nos dois lados do corpo; paralisia bilateral
Arritmia	Irregularidade do ritmo cardíaco (número, intervalo e força das batidas)		
Atrofia	Diminuição adquirida do volume e do peso de um órgão que havia alcançado seu tamanho normal	Diplopia	Visão dupla dos objetos por conta de transtornos da coordenação dos músculos motores oculares

(continua)

Tabela 11.2 Principais termos utilizados na área da Saúde. (*Continuação*)

Disartria	Dificuldade na articulação da palavra		**L**	
Dispepsia	Dificuldade na deglutição de líquidos, dificuldade de matar a sede		Laceração	Dilaceração
Disfagia	Deglutição difícil, geralmente dolorosa		Lipotímia	Perda súbita dos movimentos, conservando-se a respiração e a circulação; desmaio
Dispneia	Respiração difícil, penosa ou irregular		Lombar	Relativo à coluna lombar
Disúria	Micção difícil ou dolorosa		**M**	
Diurese	Eliminação de urina		Mácula	Mancha; região da pele corada, plana
Dorsal	Referente a dorso, costas		Melena	Evacuação sanguínea, dejeção negra que recorda a consistência e a cor de borra de café
E			Mioplegia	Paralisia muscular
Edema	Acúmulo de líquidos nos espaços dos tecidos		Mialgia	Dor muscular
Êmese	Vômito		Midríase	Dilatação da pupila
Entérico	Relativo ao intestino		Miose	Diminuição no diâmetro da pupila
Enurese	Incontinência urinária		Menoplegia	Paralisia de um membro
Epigastralgia	Dor na região epigástrica		Mucopurulento	Que contém muco e pus
Epistaxe	Fluxo de sangue pelas narinas, hemorragia nasal		**N**	
Eupneia	Respiração normal, fácil		Neuralgia	Dor viva e paroxística a seguir o trajeto de um nervo
F			Nictúria	Emissão de urina mais abundante ou frequente à noite que durante o dia; enurese noturna
Ferida	Solução de continuidade (lesão) da pele, de mucosas, de serosas, que espontaneamente evolui para cicatrização		Nistagmo	Tremor espasmódico das pálpebras; oscilações do globo ocular em torno de um de seus eixos
Filiforme	Fino, em forma de fio		**O**	
Flatulência	Distensão do abdome provocada por gases intestinais		Odinofagia	Deglutição dolorosa
			Oligúria	Secreção deficiente de urina
Frontal	Relativo à fronte (testa)		Onicofagia	Hábito mórbido de roer as unhas
G			Ortopneia	Dispneia intensa que obriga o paciente a estar sentado ou em pé, ou seja, com o tórax em posição perpendicular ao solo
Gastralgia	Dor no estômago			
Glicemia	Nível fisiológico/normal de glicose no sangue			
Glicosúria	Eliminação de glicose na urina		Otorragia	Hemorragia do ouvido
Glútea	Relativo a nádegas, glúteos		**P**	
Glossa	Palavra grega que significa língua		Paraplegia	Paralisia de ambas as extremidades inferiores do corpo
H				
Halitose	Fetidez anormal do hálito		Paresia	Paralisia incompleta ou parcial, debilidade de contração muscular; desfalecimento
Hemácia	Glóbulo vermelho do sangue			
Hematêmese	Vômito de sangue procedente das vias digestivas		Parenteral	Que se realiza por via distinta da digestiva ou intestinal
Hematúria	Presença de sangue na urina		Pelve	Bacia (anel ósseo em forma de bacia)
Hemiplegia	Paralisia de um lado do corpo		Períneo	Espaço compreendido entre o ânus e os órgãos genitais externos
Hemoglobina	Proteína que dá coloração vermelha ao sangue e está localizada dentro das hemácias			
Hemoptise	Expulsão pela boca de sangue procedente do aparelho respiratório		Petéquias	Pequenas manchas arroxeadas causadas por pequenos sangramentos sob a pele, normalmente causadas pela redução no número de plaquetas no sangue
Hipertensão	Aumento da pressão			
Hipertermia	Temperatura extraordinariamente elevada		Pirexia	Acesso febril
Hipotensão	Redução da pressão		Pirose	Sensação de queimação, de ardor que, partindo do estômago, se estende ao longo do esôfago e chega à faringe (azia)
Hipotermia	Descida anormal da temperatura corporal			
Hiperglicemia	Aumento anormal no nível de glicose do sangue		Piúria	Presença de pus na urina
Hipoglicemia	Diminuição do nível normal de glicose do sangue		Polaciúria	Micção frequente
I			Precordial	Situado ou que ocorre diante do coração; epigástrio e superfície anterior da parte inferior do tórax
Inter	Prefixo que indica "entre", "no meio" (p. ex., intercostal: entre duas costelas)			
			Precordialgia	Dor na região precordial
Isocoria	Tamanho igual das pupilas		Prurido	Coceira, comichão
Isquemia	Deficiência local e temporária de sangue		Ptialismo	Salivação exagerada

(continua)

Tabela 11.2 Principais termos utilizados na área da Saúde. (*Continuação*)

R	
Regurgitação	Retorno dos alimentos do estômago ou do esôfago à boca, sem esforço de vômito
Ressecamento	Obstipação, prisão de ventre habitual
S	
Seborreia	Secreção exagerada das glândulas sebáceas, especialmente do couro cabeludo
Sialorreia	Fluxo exagerado da saliva; salivação
Síncope	Desfalecimento, perda súbita dos sentidos
T	
Taquicardia	Frequência cardíaca acima de 85 bpm no adulto, aceleração das pulsações cardíacas
Taquipneia	Frequência respiratória acima de 20 irpm, respiração acelerada, que se apresenta em condições fisiológicas ou patológicas
Torpor	Estado de sonolência, de apatia

U	
Úlcera	Solução de continuidade da pele, de mucosas, de serosas de órgãos, com perda de substância
V	
Vasoconstritor	Diz-se do agente ou nervo que estreita o calibre dos vasos
Vasodilatador	Diz-se do agente ou nervo que aumenta o calibre dos vasos
Vertigem	Perda ou perturbação do equilíbrio, com sensação de instabilidade do corpo e dos objetos circundantes
Vesical	Referente à bexiga
Volemia	Nome pelo qual também se conhece a massa total do sangue
X	
Xifoide	Apêndice osteocartilaginoso que remata o esterno na parte inferior

bpm: batimentos por minuto; irpm: incursões respiratórias por minuto.

Tabela 11.3 Siglas mais utilizadas pela equipe de Saúde.

AIT – ataque isquêmico transitório

AVEH – acidente vascular encefálico hemorrágico

AVEI – acidente vascular encefálico isquêmico

BAVT – bloqueio átrio ventricular total

BCP – broncopneumonia

BIA – balão intra-aórtico

CAPD – diálise peritoneal ambulatorial contínua

CC – centro cirúrgico

CCA – centro cirúrgico ambulatorial

CCIH – comissão de controle de infecção hospitalar

CEC – circulação extracorpórea

CIVD – coagulação intravascular disseminada

CPAP – pressão positiva contínua nas vias respiratórias

DA – descendente anterior

DB – descompressão brusca

DC – débito cardíaco

DM – diabetes melito

DPI – diálise peritoneal intermitente

DPOC – doença pulmonar obstrutiva crônica

EAP – edema agudo de pulmão

ECG – eletrocardiograma

ECMO – oxigenação por membrana extracorporal

EEG – eletroencefalograma

EH – encefalopatia hepática

FA – fibrilação atrial

FAB – ferimento por arma branca

FAF – ferimento por arma de fogo

FC – frequência cardíaca

FIO_2 – fração inspirada de oxigênio

FR – frequência respiratória

FV – fibrilação ventricular

HAS – hipertensão arterial sistêmica

HD – hipótese diagnóstica

HDA – hemorragia digestiva alta

HDB – hemorragia digestiva baixa

HMA – história da moléstia atual

HSA – hemorragia subaracnoide

IAM – infarto agudo do miocárdio

IC – índice cardíaco

ICC – insuficiência cardíaca congestiva

ICO – insuficiência coronariana

IM – via intramuscular

IOMS – insuficiência orgânica de múltiplos sistemas

IOT – intubação orotraqueal

IRA – insuficiência renal aguda

IRC – insuficiência renal crônica

IRpA – insuficiência respiratória aguda

IS – índice sistólico

IV – via intravenosa

LPA – lesão pulmonar aguda

MP – marca-passo

MRCP – manobra de reanimação cardiopulmonar

MV – murmúrio vesicular

O_2 d – oxigênio disponível

OAA – obstrução arterial aguda

OAP – obstrução arterial periférica

PAM – pressão arterial média

PAP – pressão da artéria pulmonar

PCP – percussão claro pulmonar

PCR – parada cardiorrespiratória

PEEP – pressão final expiratória positiva

PFC – plasma fresco congelado

PIC – pressão intracraniana

PIM – pós-infarto do miocárdio

(*continua*)

Tabela 11.3 Siglas mais utilizadas pela equipe de Saúde. (*Continuação*)

POAP – pressão de oclusão da artéria pulmonar	SNE – sonda nasoenteral
POI – pós-operatório imediato	SNG – sonda nasogástrica
POT – pós-operatório tardio	SvO_2 – saturação da hemoglobina da mistura arteriopulmonar
PSV – ventilação com pressão de suporte	TC – tomografia de crânio
PVC – pressão venosa central	TCE – traumatismo cranioencefálico
QD – queixa e duração	TP – tempo de protrombina
RHA – ruído hidroaéreo	TSV – taquicardia supraventricular
RM – revascularização do miocárdio	TTPA – tempo de tromboplastina parcial ativado
RVP – resistência vascular pulmonar	TV – taquicardia ventricular
RVS – resistência vascular sistêmica	TVP – trombose venosa profunda
SaO_2 – saturação de oxigênio (hemoglobina arterial)	VCV – ventilação controlada a volume
SARA – síndrome de angústia respiratória aguda	VM – ventilação mecânica
SC – subcutâneo	VO_2 – consumo de oxigênio
SIMV – ventilação mandatória intermitente sincronizada	

RESUMO

Neste capítulo, você conheceu a estrutura e o funcionamento de uma Unidade de Internação e aprendeu sobre as patologias mais prevalente que acometem a saúde dos adultos.

Você aprendeu que as principais patologias que acometem o sistema renal são litíase renal e insuficiência renal, as que acometem o sistema cardiovascular são a hipertensão arterial e insuficiência cardíaca congestiva, as relacionadas ao sistema respiratório são bronquite e pneumonia, as patologias que acometem o sistema linfático são as leucemias e a que acomete o sistema endócrino é o diabetes melito.

No fim do capítulo, você conheceu as principais terminologias e siglas utilizadas em Saúde.

Com o fechamento deste capítulo, esperamos que você tenha compreendido a complexidade de cuidar de uma pessoa doente e suas responsabilidades com o cuidado do paciente.

BIBLIOGRAFIA

Brasil. Ministério da Saúde. Secretaria de Atenção à Saúde. Departamento de Atenção Básica. Estratégias para o cuidado da pessoa com doença crônica: diabetes mellitus. N. 36. Brasília: Ministério da Saúde; 2016.

Conselho Federal de Enfermagem (COFEN). Lei nº 7.498/86, de 25 de junho de 1986. Dispõe Sobre a Regulamentação do Exercício da Enfermagem e Dá Outras Providências. Brasília: Diário Oficial da União, Seção I; 26 jun. 1986.

Hinkle J, Cheever K. Tratado de Enfermagem Médico-Cirúrgica. 14. ed. Rio de Janeiro: Guanabara Koogan; 2020.

Porto CC. Clínica Médica na Prática Clínica. Rio de Janeiro: Guanabara Koogan; 2015.

Exercícios de fixação

1. Os tipos de leitos em uma Unidade de Internação são:
   a) Clínico, cirúrgico, pediátrico e paciente grave.
   b) Clínico, cirúrgico, feminino e pediátrico.
   c) Clínico, cirúrgico, pediátrico e obstétrico.
   d) Clínico, cirúrgico, paciente grave e previsão de alta.
   e) Pronto-socorro, enfermaria, terapia intensiva e UTI.

2. Dentre as ações do Técnico de Enfermagem na Unidade de Internação, é correto afirmar:
   a) Promover o restabelecimento dos pacientes com base nas boas práticas realizadas com técnica e treinamento previamente estabelecidos.
   b) Executar ações cuidado de Enfermagem específicas ao plano terapêutico do paciente, sempre sob supervisão do enfermeiro.
   c) Estar comprometido com a produção e gestão do cuidado prestado em diferentes contextos socioambientais e culturais em respostas às necessidades do paciente, família e coletividade.
   d) Somente alternativas A e B estão corretas.
   e) Somente B e C estão corretas.

3. Correlacione a coluna de cima com a coluna de baixo, conforme definição de cada quadro de alteração renal:
   A) Litíase renal
   B) Insuficiência renal
   C) Diálise peritoneal
   D) Hemodiálise

( ) Ocorre pela retirado do sangue por um cateter até uma máquina que realiza a filtragem do sangue que, em seguida, retorna ao paciente.

( ) Ocorre pela introdução de um líquido através de um cateter específico na cavidade abdominal que posteriormente é retirado.

( ) Ocorre quando os rins não conseguem fazer sua função de filtrar e excretar as toxinas do nosso organismo.

( ) Formação de cálculos a partir dos ácidos ou minerais que ficaram em excesso nos rins.

a) A, C, D e B
b) D, C, B e A
c) B, A, D e C
d) D, C, A e B
e) A, B, C e D

4. São considerados sinais e sintomas de hipertensão arterial sistêmica:
a) Sede.
b) Dor no braço esquerdo.
c) Desmaio.
d) Número de micções aumentado.
e) Dispneia aos esforços.

5. Dentro dos tratamentos específicos do aparelho pulmonar, aprendemos que a oxigenoterapia é um dos principais. Quais são os dispositivos mais comuns para o tratamento com oxigênio?
a) Cateter tipo óculos, máscara de Venturi, máscara de alta concentração e máscara de inalação/nebulização.
b) Cateter de oxigênio tipo óculos e máscara de ventosas.
c) Cateter de oxigênio, máscara de Venturi, máscara de alta concentração, máscara de nebulização/inalação e máscara *full face*.
d) Cateter tipo óculos, máscara de Venturi, máscara de alta concentração e máscara de baixa concentração.
e) Máscara de Venturi, máscara de alta concentração, máscara de baixa concentração e máscara de inalação/nebulização.

6. A pneumonia é uma inflamação do parênquima pulmonar e os principais sintomas são:
a) Febre, mal-estar, dor no peito, falta de apetite, dispneia, tosse seca que evolui para produtiva.
b) Febre, vômito, diarreia, dor no peito e mal-estar geral.
c) Febre noturna, mal-estar, dor no peito, falta de apetite, dispneia, tosse seca que evolui para produtiva.
d) Febre noturna, vômito, diarreia, dor no peito, perda de peso e mal-estar geral.

e) Febre, mal-estar, dor no peito, aumento do apetite, sede noturna e tosse seca.

7. Diferencie diabetes tipo 1 da diabetes tipo 2 pelos seguintes conceitos:
a) Diabetes tipo 1 é uma doença autoimune e necessita de hipoglicemiantes orais, e insulina e diabetes tipo 2 ocorre em gestantes e idosos.
b) Diabetes tipo 1 é mais comum em gestantes e diabetes tipo 2 ocorre em adultos e necessita de insulinoterapia.
c) Diabetes tipo 1 é uma doença autoimune e não tem tratamento. Diabetes tipo 2 ocorre quando o paciente come muito doce, e o tratamento é com insulina.
d) Diabetes tipo 1 é uma doença que ocorre quando há a baixa produção de insulina, associada ao aumento de peso, e necessita muitas vezes de hipoglicemiantes orais, enquanto a diabetes tipo 2 necessita de insulinoterapia e é uma doença autoimune.
e) Diabetes tipo 1 necessita de insulinoterapia e é uma doença autoimune, enquanto que o diabetes tipo 2 é uma doença que ocorre quando há a baixa produção de insulina, associada ao aumento de peso; necessita muitas vezes de hipoglicemiantes orais.

8. Quais são os cuidados de Enfermagem na pneumonia?
a) Monitorar sinais vitais de hora em hora, monitorar padrão respiratório, observar cianose de extremidades, controlar ingesta hídrica, monitorar temperatura de 12/12 horas.
b) Monitorar sinais vitais de 6/6 horas, observar cianose de extremidades, estimular ingesta hídrica, monitorar temperatura de hora em hora.
c) Monitorar sinais vitais de 6/6 horas, monitorar padrão respiratório, observar cianose de extremidades, estimular ingesta hídrica, monitorar temperatura de 4/4 horas, administrar oxigenoterapia e antibióticos, conforme prescrição médica.
d) Monitorar sinais vitais de 6/6 horas, reduzir ingesta hídrica, monitorar temperatura de 4/4 horas, administrar oxigenioterapia para prevenir piora e antibioticoterapia conforme prescrição médica.
e) Monitorar sinais vitais de 6/6 horas, monitorar padrão respiratório, observar cianose de extremidades, instalar oxigênio, manter cabeceira abaixada para facilitar oxigenação.

9. Na hipertensão arterial sistêmica são observados os seguintes sintomas:

a) Cefaleia, tontura, visão turva, sangramento nasal, dispneia aos esforços.

b) Tontura, náusea e vômito, visão turva, dispneia e falta de apetite.

c) Cefaleia, tontura, visão escura, taquicardia e falta de apetite.

d) Insônia, tontura, visão escura, sangramento nasal, dispneia e aumento do apetite.

e) Cefaleia, insônia, tontura, visão turva, sangramento nasal e dispneia.

10. Podemos enfatizar os seguintes sinais e sintomas na bronquite:

a) Coriza, tosse produtiva, falta de ar, dispneia, febre e mal-estar geral e sons estertores à ausculta pulmonar.

b) Tosse produtiva que evolui para seca, falta de ar, dispneia, febre e mal-estar geral e sibilos.

c) Coriza, tosse produtiva, dispneia, febre e mal-estar geral e sede.

d) Tosse produtiva que evolui para seca, dispneia, febre noturna e mal-estar geral e sibilos.

e) Coriza, tosse seca que evolui para produtiva, dispneia, febre e mal-estar geral e sibilos.

FECHAMENTO DE CASO-CENÁRIO

Confira se você respondeu adequadamente às perguntas do Caso-cenário.

CASO-CENÁRIO 1

Como foi possível aprender neste capítulo, pacientes que apresentam doenças crônicas, como o sr. A.S.B., podem evoluir para quadros agudos que, se não identificados precocemente e tratados adequadamente, podem levar à morte.

Você aprendeu que tanto a insuficiência renal crônica quanto o diabetes melito podem levar à insuficiência cardíaca congestiva, que é a incapacidade do coração de bombear adequadamente o sangue para o corpo, comprometendo o bom funcionamento dos pulmões. Por esse motivo, sr. A.S.B. estava apresentando dispneia, que é a dificuldade de respirar.

Como o coração é incapaz de bombear sangue adequadamente para o corpo, os pulmões também ficam sobrecarregados e podem acumular líquido, o que chamamos "edema pulmonar agudo". Essa sobrecarga cardíaca e pulmonar pode levar ao aumento da pressão arterial e evoluir para um acidente vascular encefálico.

Como profissional, você deve ter em mente que os órgãos estão correlacionados e, portanto, não devem ser vistos de maneira isolada. Nesse sentido, é muito importante que a equipe de Enfermagem esteja engajada nos conhecimentos científicos de cada patologia para que possa associar os cuidados de Enfermagem – no caso do paciente A.S.B., ele possui patologias que são de média complexidade, porém, se faltarem cuidados essenciais, os sintomas e sinais podem se agravar.

É necessário que todos entendam que os cuidados de Enfermagem estão interligados e que os sistemas devem ser compreendidos em seu sentido global, a fim de oferecer um cuidado integral e individualizado.

12 Atenção à Saúde da Pessoa Idosa

Ariene Angelini dos Santos-Orlandi ∎ Daniella Pires Nunes ∎ Tábatta Renata Pereira de Brito ∎ Valéria Pagotto

Objetivos de aprendizagem

✓ Conhecer os conceitos básicos relacionados ao envelhecimento
✓ Compreender as políticas públicas e o contexto do cuidado à pessoa idosa no Brasil
✓ Reconhecer os principais problemas de saúde da pessoa idosa
✓ Implementar cuidados às pessoas idosas com as principais síndromes geriátricas.

INTRODUÇÃO

Na organização dos serviços de Saúde, a Enfermagem assume o protagonismo, tanto por sua representatividade quantitativa quanto pela participação ativa no processo de cuidar, o que demanda uma reflexão contínua sobre sua dimensão teórico-prática, quer no nível superior, quer no nível técnico. Com isso, mediante o envelhecimento da população, os serviços de Saúde exigirão profissionais de Saúde que tenham conhecimentos, habilidades e atitudes em Gerontologia e Geriatria Básica para atender às necessidades da população que envelhece. Esses conhecimentos nortearão os profissionais de Saúde na identificação precoce dos agravos mais comuns entre as pessoas idosas, bem como na implementação de medidas preventivas para um envelhecimento saudável. Boa leitura!

CASO-CENÁRIO 1

Capim Dourado é um bairro fictício que será o cenário para a compreensão dos conteúdos deste capítulo. Nesse bairro, todas as ruas são asfaltadas, recebe água tratada e possui coleta de lixo e de esgoto. Na área adstrita, a população conta com os seguintes serviços de Saúde: equipes da Estratégia da Saúde da Família, Unidade Básica de Saúde (UBS) e Unidade de Pronto Atendimento (UPA). Mais de 100 famílias residem no Capim Dourado; destacaremos a família de "dona" M.S., moradora do local há 15 anos.

M.S., 74 anos, é casada, católica, "do lar" e tem quatro filhos. Sabe ler e escrever bem pouco em virtude de ter cursado a escola somente 2 anos. A renda da família é de dois salários-mínimos decorrente da aposentadoria de seu esposo. Reside em casa própria com seu cônjuge e sua neta, de 20 anos.

(continua)

CASO-CENÁRIO 1 *(Continuação)*

Os filhos homens A.S. e D.S. residem em outra cidade e oferecem apoio financeiro aos pais, enquanto as filhas E.S. e V.S. moram em um bairro próximo e a visitam com frequência. A neta é filha de D.S. e mudou-se para o Capim Dourado há 4 meses para auxiliar a avó, durante o dia, nos cuidados com o avô e, no período noturno, ela faz curso técnico de Estética. M.S. tem uma relação harmoniosa com os filhos, no entanto queixa-se de que, nos últimos 2 meses, a neta está agressiva e irritada com os avós e, com frequência, tem gritado com ela. No entanto, considera "normal" a reação da neta por ser jovem e não ter "paciência com velhos".

M.S. tem hipertensão arterial e osteoartrite há 10 anos e diabetes melito há 6 meses. Faz uso contínuo de furosemida (pela manhã), enalapril (2 vezes/dia) e metformina (pela manhã), e uso esporádico de meloxicam e ginkgo biloba. Em relação ao esquema vacinal, foi imunizada contra gripe e hepatite B há 3 meses, febre amarela e dupla adulto há 2 anos. Nega uso de cigarro e bebida alcoólica. Não pratica atividade física porque não tem tempo, por conta da demanda de cuidados com a casa e com o esposo, o qual tem 80 anos e foi diagnosticado com Alzheimer há 5 anos. Nos últimos 4 meses, ele tem apresentado piora da perda da memória, não reconhece os familiares, fica mais agitado e perambula no quintal o dia todo.

Mensalmente, M.S. recebe a visita da enfermeira Luísa, da Unidade Básica de Saúde, para acompanhamento de hipertensão e diabetes melito. Durante a avaliação, a enfermeira verificou que M.S. não apresenta alterações visual e auditiva. Cognição preservada. Queixou episódios de tonturas no último mês. Apresenta quadros de incontinência urinária quando tosse ou espirra (há escapes de pequena quantidade de urina). Não há história de quedas no último ano. Necessita do auxílio da neta para utilizar transporte, ir ao banco, fazer compras, arrumar a casa, lavar e passar a roupa, e relata dificuldade para se vestir. M.S. está sempre de bom humor, receptiva e não queixa tristeza ou cansaço. Em relação aos hábitos alimentares, relata quatro refeições diárias (café da manhã, almoço, lanche da tarde e jantar), consumo diário de laticínios e gordura, semanal de feijão e verduras/legumes, e esporadicamente frutas frescas. Seu peso foi de 66,5 kg, altura de 1,59 m.

(continua)

> **CASO-CENÁRIO 1** *(Continuação)*
>
> Em relação ao domicílio, a enfermeira identificou presença de tapetes na cozinha, quarto e banheiro. Após a visita, Luísa orientou M.S. sobre os cuidados para a promoção de um envelhecimento saudável.
>
> Após a leitura deste caso, quais cuidados você identifica como importantes para a M.S.?
>
> Estude os tópicos a seguir e tente responder à pergunta do Caso-cenário 1.

ENVELHECIMENTO POPULACIONAL

O Brasil e o mundo estão envelhecendo em virtude da diminuição das taxas de fecundidade e mortalidade. Antigamente, as famílias eram mais numerosas e, hoje, as mulheres têm menor número de filhos. A melhoria das condições básicas de sobrevivência (alimentação, ambientais, sanitárias e higiene pessoal) e desenvolvimento das tecnologias médicas (vacinas, antibióticos, exames complementares e outras) possibilitaram a prevenção ou a cura de doenças, que antes eram fatais, favorecendo maior expectativa de vida. Essas condições representam a transição demográfica.

Concomitantemente à transição demográfica, ocorre a transição epidemiológica, caracterizada pela modificação no contexto das doenças e agravos mais prevalentes. Antigamente, doenças infectocontagiosas estavam mais presentes entre os indivíduos e, com o passar do tempo, foram sendo substituídas pela maior prevalência de doenças crônicas não transmissíveis (DCNTs) (Chaimowicz apud Freitas, 2016).

O reflexo da transição demográfica e epidemiológica tornou-se perceptível nas modificações na pirâmide etária do contexto brasileiro, na qual houve o estreitamento de sua base (representada por crianças e jovens) e alargamento do topo (evidenciado por pessoas idosas), o que demonstra o processo de envelhecimento populacional (Figura 12.1) (Vasconcelos e Gomes, 2012).

A população de pessoas idosas, definida como a de pessoas com 60 anos de idade ou mais (em países em desenvolvimento como o Brasil), está crescendo tanto em número quanto em proporção (Miranda, Mendes e Silva, 2016). Ver Figura 12.2.

> **SAIBA MAIS**
>
> A pirâmide etária é um histograma que mostra a distribuição dos grupos etários de uma população de acordo com o sexo. A base da pirâmide é composta de grupos mais jovens e o ápice, pelos mais velhos.

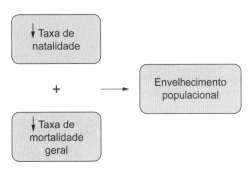

Figura 12.1 Envelhecimento populacional.

> **PARA REFLETIR**
>
> Analise as pirâmides etárias do Brasil e reflita sobre as alterações ocorridas no grupo etário de 80 anos e mais ao longo das décadas.

A proporção da população mundial de pessoas idosas tem previsão de dobrar entre os anos 2000 e 2050, subindo para 22% (OMS, 2015). No Brasil, em 2020, aproximadamente 30 milhões de brasileiros tinham 60 anos ou mais, o que representava 14% da população. As projeções mostram que, em 2030, o número de pessoas idosas será de 2,28 milhões, maior que o de crianças e adolescentes de até 14 anos. Em 2050, a população idosa representará cerca de 30% da população brasileira (Brasil, 2021).

> **IMPORTANTE**
>
> Nos países desenvolvidos, considera-se idosa a pessoa com 65 anos ou mais e e, nos países em desenvolvimento, aquelas com 60 anos ou mais.

> **PARA REFLETIR**
>
> Essas informações representam estimativas importantes para serem consideradas no seu trabalho com a equipe de Saúde, uma vez que o aumento da população idosa exigirá maior demanda por serviços de Saúde, bem como sua capacitação para melhor atendê-la.

Nos países em desenvolvimento, tal fenômeno é encarado como um desafio, pois esse processo ocorre de forma rápida, não havendo tempo suficiente para a reorganização acerca dos suportes sociais e de saúde, o que pode acarretar dificuldades para atender adequadamente as novas demandas dessa faixa etária em ascensão (Brasil, 2007; Miranda, Mendes e Silva, 2016).

Considerando que grande parcela das pessoas idosas apresenta múltiplas doenças crônicas, mas ainda tem boa qualidade de vida, surge um novo paradigma de saúde na velhice, que é a manutenção da capacidade funcional. Como mostra a Figura 12.3, a capacidade funcional, por sua vez, é definida como a interação entre os recursos físicos e mentais do próprio indivíduo e os ambientes em que está inserido, para a realização de atividades cotidianas, a fim de manter sua independência e autonomia.

> **SAIBA MAIS**
>
> A autonomia é a capacidade individual de decisão e comando sobre as ações, estabelecendo as próprias regras. Já a independência refere-se à capacidade de a pessoa idosa executar as atividades cotidianas.

> **PARA REFLETIR**
>
> Diante do exposto sobre M.S. e seu esposo (Caso-cenário 1), como você os classificaria em relação à autonomia e à independência?

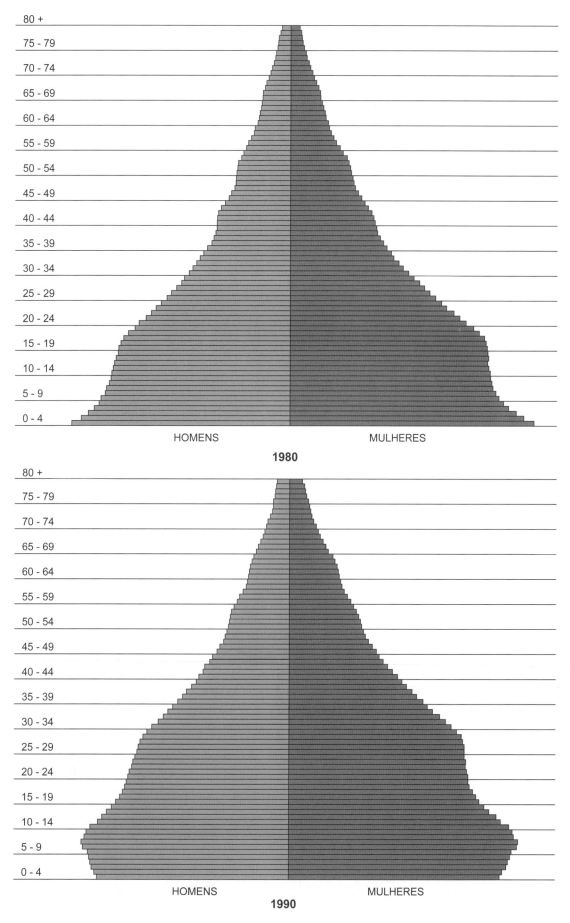

Figura 12.2 Projeções da população brasileira. (Fonte: IBGE, 2019.) (*continua*)

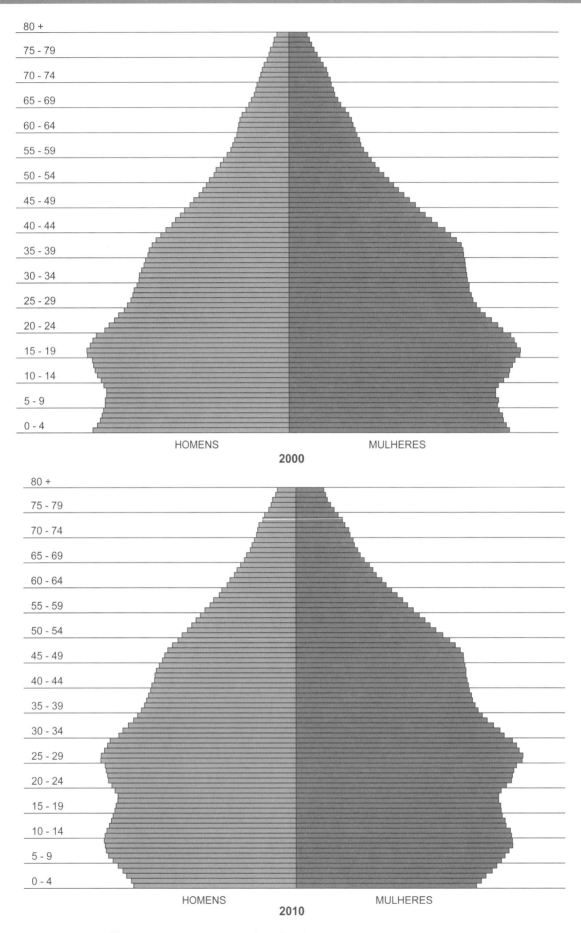

Figura 12.2 Projeções da população brasileira. (Fonte: IBGE, 2019.) (*Continuação*)

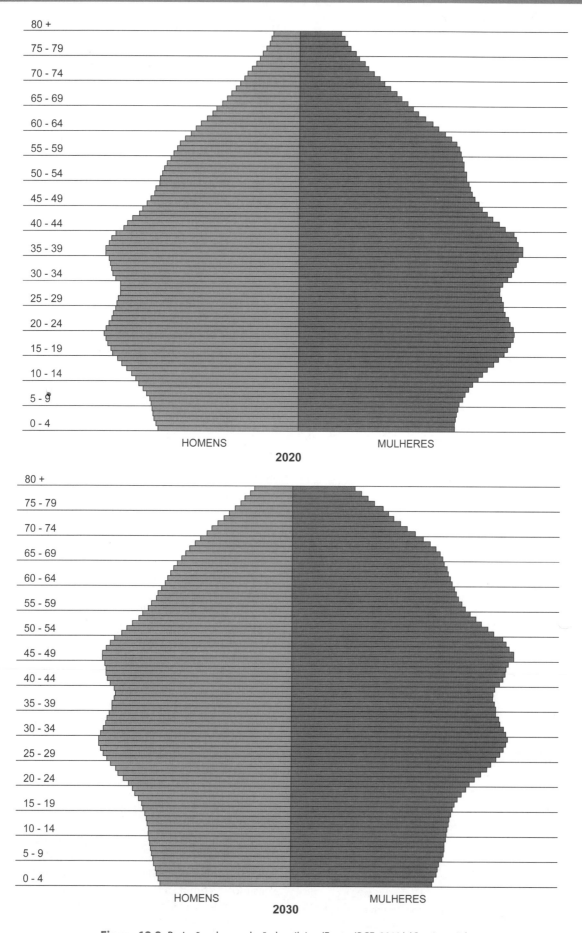

Figura 12.2 Projeções da população brasileira. (Fonte: IBGE, 2019.) (*Continuação*)

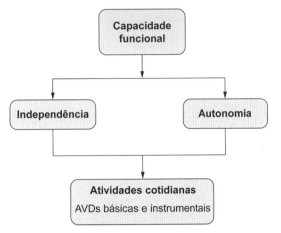

Figura 12.3 Novo conceito a respeito da manutenção da capacidade funcional da pessoa idosa.

> **SAIBA MAIS**
>
> Leia mais sobre "Idoso e demanda de cuidador: proposta de classificação da necessidade de cuidado" no *link*: http://www.scielo.br/pdf/reben/v71s2/pt_0034-7167-reben-71-s2-0844.pdf.

Diante desse contexto, a capacidade funcional é utilizada como uma medida de bem-estar físico, mental e social, na qual ações e intervenções de saúde e políticas públicas devem ser planejadas, organizadas e implementadas de modo que possibilitem às pessoas alongarem o máximo possível a sua independência e autonomia.

POLÍTICAS DE ATENÇÃO À PESSOA IDOSA NO BRASIL

Para que o envelhecimento seja uma experiência positiva para as pessoas idosas, políticas foram desenvolvidas e leis foram criadas. Em seu conjunto, elas buscam garantir seus direitos, promover sua autonomia, otimizar a utilização de serviços sociais e de Saúde para assistir suas necessidades e garantir sua integração e participação efetiva na comunidade.

Uma das políticas adotadas pela Organização Mundial de Saúde (OMS) foi a do "envelhecimento ativo", no fim dos anos 1990, com o objetivo de obter mais qualidade de vida à medida que as pessoas envelhecem. Nesse conceito, foi incluída a importância de verificar tanto os cuidados para com a saúde dos indivíduos quanto os fatores que influenciam o processo de envelhecimento. Dessa maneira, envolve políticas públicas que promovam a adesão a hábitos de vida mais saudáveis e seguros em todas as fases da vida. Valoriza a prática de atividades físicas regularmente, a prevenção de situações de violência e o acesso a alimentos saudáveis, por exemplo. Essa abordagem poderá significar ganho na qualidade de vida e saúde, contribuindo para que as pessoas envelheçam bem, com direito à igualdade de oportunidades e de tratamento em todos os aspectos da vida (OMS, 2005).

No contexto nacional, o Estado reconhece seu dever na proteção à pessoa idosa a partir da promulgação da Constituição Federal de 1988 (CF/88), que estabelece a responsabilidade do governo, da sociedade civil e da família de proteger, assistir e amparar a pessoa idosa.

> **Art. 229** Os pais têm o dever de assistir, criar e educar os filhos menores, e os filhos maiores têm o dever de ajudar e amparar os pais na velhice, carência ou enfermidade.
>
> **Art. 230** A família, a sociedade e o estado têm o dever de amparar as pessoas idosas, assegurando a sua participação na comunidade, defendendo sua dignidade e bem-estar e garantindo-lhes o direito à vida.

Ademais, prevê que a assistência às pessoas idosas seja realizada preferencialmente no âmbito de seus lares e que seja garantida a gratuidade do transporte coletivo às pessoas idosas com 65 anos de idade e mais (Brasil, 1988).

Em 1993, a Lei Orgânica da Assistência Social (LOAS, nº 8.742) regulamentou o Benefício de Prestação Continuada (BPC) desde sua instituição pela CF/88.

Na prática, o nível de funcionalidade das pessoas idosas é avaliado por meio do seu desempenho das atividades de vida diária (AVDs), que são tarefas cotidianas no ambiente onde a pessoa idosa vive, sejam em domicílios ou fora deles, e tarefas de cuidado com o próprio corpo. As primeiras são denominadas "atividades instrumentais de vida" (AIVDs) e estão relacionadas à participação da pessoa idosa em seu entorno social e à manutenção de uma vida comunitária independente. Já as "atividades básicas de vida diária" (ABVDs) estão relacionadas ao autocuidado (Tabela 12.1) (Brasil, 2006b).

Em estudo com população brasileira de pessoas a partir de 50 anos, verificou-se que 23,2% dos indivíduos avaliados relataram dificuldade em pelo menos uma ABVD (Giacomin et al., 2018). Quando se avalia a população idosa, essa proporção aumenta para 30,1% das pessoas com 60 anos ou mais que apresentam limitação funcional, definida pela dificuldade para realizar pelo menos uma entre dez atividades básicas ou instrumentais da vida diária (Lima-Costa et al., 2017).

Observa-se que M.S. (Caso-cenário 1), por exemplo, apresenta uma necessidade de cuidado moderado, ou seja, requer ajuda de um cuidador diariamente para auxiliá-la em suas atividades.

Tabela 12.1 Descrição das atividades instrumentais e básicas de vida diária.

Atividades instrumentais de vida diária (AIVD)	Atividades básicas de vida diária (ABVD)
• Administrar as próprias finanças • Fazer compras • Usar o telefone • Tomar medicamentos na hora certa e na dosagem adequada • Utilizar vários tipos de transporte • Ir ao banco • Realizar a limpeza da casa.	• Atravessar um quarto caminhando • Transferir-se da cama para cadeira e vice-versa • Ir ao banheiro • Tomar banho • Fazer a higiene pessoal • Vestir-se • Alimentar-se • Ter o controle de fezes e urina (controle esfincteriano).

Fonte: Brasil, 2006b.

Esse benefício garante que todas as pessoas idosas com 65 anos e mais recebam uma renda mensal de um salário-mínimo, mesmo que não tenham contribuído ao longo da vida para a Previdência Social. O BPC faz parte da Proteção Social Básica no âmbito do Sistema Único de Assistência Social (SUAS) (Brasil, 2018).

Em 1994, foi instituída a Política Nacional do Idoso (PNI) pela Lei nº 8.842. Com o objetivo de assegurar os direitos sociais das pessoas idosas e criar condições para promover sua autonomia, integração e participação efetiva na sociedade, baseou-se nos seguintes princípios: não discriminar a pessoa idosa; tornar o envelhecimento objeto de conhecimento e informação a toda a sociedade; cabe à família, à sociedade e ao Estado assegurar à pessoa idosa os seus direitos de cidadania, fazendo dela um ser digno, com direito à vida; fazer da pessoa idosa o principal agente e receptor das transformações a serem implementadas por meio desta política; observar as contradições existentes entre os diferentes contextos em que essas pessoas idosas estão inseridas torna-se tarefa dos poderes públicos e sociedade em geral (Brasil, 1994).

Em 1999, o Ministério da Saúde instituiu a Política Nacional de Saúde do Idoso (Portaria nº 1.395), a qual afirma que o prejuízo na realização de atividades básicas e instrumentais de vida diária é a principal questão que pode afetar a pessoa idosa. Essa política visou a: promoção do envelhecimento saudável, manutenção da capacidade funcional, prevenção de doenças, assistência às necessidades de saúde das pessoas idosas, reabilitação da capacidade funcional comprometida e capacitação de recursos humanos (Brasil, 1999).

Em 2002, a Portaria nº 702 foi proposta visando à organização e implantação das Redes Estaduais de Assistência à Saúde do Idoso, com base na divisão de responsabilidades e condições de gestão definidas pela Norma Operacional de Assistência à Saúde (NOAS).

Em 2003, o Estatuto do Idoso foi instituído pela Lei nº 10.741, que regula os direitos assegurados às pessoas com idade igual ou superior a 60 anos. Menciona diversos direitos fundamentais das pessoas idosas, como vida, saúde, moradia, educação, transporte, entre outros. Esse documento refere-se ao compromisso do Estado e da sociedade no atendimento às demandas dessa faixa etária emergente, porém, não traz consigo ferramentas para garantir as ações propostas. O capítulo relacionado ao direito à saúde menciona o papel do Sistema Único de Saúde (SUS) como garantia de atendimento às necessidades das pessoas idosas de forma integral, considerando todos os níveis de atenção (Brasil, 2003).

Em 2005, o Ministério da Saúde definiu o Pacto pela Saúde, que abrange o Pacto em Defesa da Vida (Portaria GM nº 399). Nesse pacto, as três esferas do governo pactuaram a saúde da pessoa idosa como uma das seis prioridades elencadas. Vale ressaltar que a promoção da saúde e o fortalecimento da atenção básica também têm especial relevância quando se trata da saúde das pessoas idosas (Brasil, 2006a; Brasil, 2007).

> **IMPORTANTE**
>
> Com o Pacto em Defesa da Vida, uma das ações estratégicas para proporcionar um envelhecimento ativo foi a adoção da Caderneta do Idoso. Trata-se de uma ferramenta de identificação de situações de riscos potenciais para a saúde da pessoa idosa. Também permite ao profissional o planejamento das ações e o acompanhamento da condição de saúde da pessoa idosa.

> **NA PRÁTICA**
>
> Nós, profissionais de Saúde, precisamos reconhecer as principais condições de saúde e vida da pessoa idosa e, em seguida, preencher sua caderneta com essas informações para garantir o acompanhamento da sua saúde.

Em 2006, por meio da Portaria nº 687, foi aprovada a Política Nacional de Promoção da Saúde, que contempla como prioridades as seguintes ações específicas a fim de promover a saúde das pessoas idosas: alimentação saudável; prática de atividade física; prevenção e controle do tabagismo; prevenção de violência; redução da morbimortalidade por abuso de álcool, drogas e acidentes de trânsito; prevenção da violência; e promoção do desenvolvimento sustentável (Brasil, 2006b; Brasil, 2007; Brasil, 2014). A Figura 12.4 mostra a contextualização histórica das políticas voltadas para a pessoa idosa.

No mesmo ano, a Portaria nº 2.528 estabeleceu a Política Nacional de Saúde da Pessoa Idosa (PNSPI). No contexto dessa política, a Atenção Básica é a porta de entrada no sistema de Saúde para as pessoas idosas que necessitam de atenção à saúde, tendo como referência serviços especializados de média e alta complexidades. Essa política visa à promoção do envelhecimento ativo e saudável,

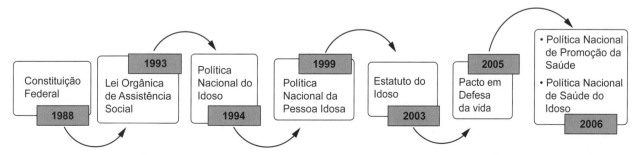

Figura 12.4 Contextualização histórica das políticas voltadas para a pessoa idosa.

ao oferecimento de atenção integral à saúde das pessoas idosas, à implantação de serviços de atenção domiciliar, ao fortalecimento da participação social, ao subsídio da educação permanente dos profissionais de Saúde em relação à saúde das pessoas idosas, e ao apoio ao desenvolvimento de estudos e pesquisas (Brasil, 2006c; Brasil, 2007).

Ainda em 2006, foi implementada a Política Nacional de Atenção Básica (Portaria GM nº 648), e sua última atualização foi em 2017. A Atenção Básica é o contato preferencial do usuário com o sistema de Saúde e engloba tanto Unidades de Saúde da Família quanto Unidades Básicas de Saúde. Deve ser responsável pela atenção à saúde de todos os indivíduos que estão na sua área de abrangência, inclusive os institucionalizados. Busca desenvolver ações individuais e coletivas, as quais abarcam promoção e proteção à saúde, prevenção de agravos, diagnóstico, tratamento, reabilitação e manutenção da saúde. Nesse contexto, orientações, atenção humanizada, acompanhamento e apoio domiciliar são atitudes esperadas dos profissionais de Saúde para com as pessoas idosas e seus familiares/cuidadores. A adoção de ações que apoiem esse binômio é importante, pois pode influenciar um envelhecimento ativo e bem-sucedido, com qualidade de vida (Brasil, 2006d; Brasil, 2007; Brasil, 2017).

A Política Nacional de Humanização (PNH) existe desde 2003 e objetiva concretizar os princípios do SUS no cotidiano dos serviços e valorizar todos os sujeitos que participam na produção da saúde. Essa política deve estar inserida em todas as descritas anteriormente. Nela, destacam-se o acolhimento das pessoas idosas e a escuta qualificada de suas necessidades, sempre levando em consideração as especificidades dessa população e o caráter heterogêneo do processo do envelhecimento (Brasil, 2004; Brasil, 2007).

A OMS instituiu os anos de 2020-2030 como a década do envelhecimento saudável, e busca a construção de ações em nível global para reduzir problemas de saúde nos idosos, dependência de cuidados, perda da qualidade de vida e consequentes implicações socioeconômicas (WHO, 2017). Assim, nesse momento, o foco das políticas de saúde deve ser coerente com o desenvolvimento e a manutenção da capacidade intrínseca e das habilidades funcionais de modo a permitir o bem-estar dos idosos, e que estes "sejam ou façam o que é importante para eles", conceitos que inspiram uma nova atenção para os cuidados de saúde, com foco na otimização do envelhecimento saudável (WHO, 2017).

Diante do exposto, verifica-se que as políticas públicas foram criadas com o objetivo de amparar a pessoa idosa de forma adequada e oferecer uma assistência holística e de qualidade. Para que isso seja posto em prática, mais investimentos devem ser alocados na Atenção Básica, tendo em vista que estratégias preventivas e de promoção à saúde podem proporcionar à pessoa idosa uma vida com maior qualidade. Além disso, torna-se imperioso que os profissionais de Saúde sejam capacitados continuamente a fim de atender à demanda dessa faixa etária emergente. Para que as pessoas idosas possam usufruir uma vida digna e com qualidade, faz-se necessário facilitar o acesso a bens e serviços oferecidos na sociedade. Nesse cenário, vale ressaltar a importância do fortalecimento familiar, haja vista que a família é a principal fonte de apoio às pessoas idosas atualmente (Camacho e Coelho, 2010).

> **SAIBA MAIS**
>
>
>
> Para saber mais, acesse os *sites* a seguir:
>
> Constituição de 1988: http://www.planalto.gov.br/ccivil_03/constituicao/constituicaocompilado.htm
>
> Política Nacional do Idoso: http://www.planalto.gov.br/ccivil_03/leis/l8842.htm
>
> Estatuto do Idoso: http://www.planalto.gov.br/ccivil_03/leis/2003/l10.741.htm
>
> Pacto pela Saúde: http://bvsms.saude.gov.br/bvs/saudelegis/gm/2006/prt0399_22_02_2006.html
>
> Política Nacional de Saúde da Pessoa Idosa: http://bvsms.saude.gov.br/bvs/saudelegis/gm/2006/prt2528_19_10_2006.html
>
> Caderneta de Saúde da Pessoa Idosa: https://bvsms.saude.gov.br/bvs/publicacoes/caderneta_saude_pessoa_idosa_5ed.pdf.

PROMOÇÃO DO ENVELHECIMENTO SAUDÁVEL

A pessoa não se torna idosa somente quando completa 60 anos. O envelhecimento é um processo natural que ocorre ao longo de toda a experiência de vida do ser humano, por meio de escolhas e circunstâncias, as quais impactarão o envelhecimento saudável.

Segundo o Relatório Mundial sobre Envelhecimento e Saúde (OMS, 2015), o envelhecimento saudável é o "processo de desenvolvimento e manutenção da capacidade funcional que permite o bem-estar em idade avançada". As políticas públicas apontam como meta para os serviços a promoção do envelhecimento saudável, ou seja, estabelecer ações de saúde que reduzam o risco de incapacidades funcionais e/ou o baixo risco de doenças.

> **DICA DE MESTRE**
>
>
>
> Saiba a diferença entre promoção da saúde e prevenção da saúde: promoção da saúde é o processo que permite às pessoas controlar e melhorar sua saúde; prevenção de doenças abrange a prevenção e o tratamento de enfermidades para evitar as deficiências e a mortalidade prematura.

Entre as ações de saúde, a adoção de estilos de vida saudáveis e a participação ativa no autocuidado são importantes em todos os estágios da vida. A prática de atividades físicas adequadas, alimentação saudável, abstinência do fumo e do álcool, e uso correto das medicações podem prevenir doenças e o declínio funcional, aumentar a longevidade e a qualidade de vida do indivíduo.

Outra ação fundamental para prevenção e promoção da saúde da pessoa idosa é a imunização. Esse grupo pode apresentar alterações imunológicas associadas ao envelhecimento com aumento do risco de infecções. A prevenção de doenças infecciosas (como gripe, pneumonia, hepatites, febre amarela) insere-se nesse contexto ao possibilitar a redução da morbimortalidade.

O ambiente social gera impactos para a pessoa idosa, tanto em sua saúde quanto em sua participação na comunidade, por isso, é necessário que a equipe de Enfermagem esteja atenta às condições que desfavorecem a manutenção do envelhecimento saudável, como:

- **Apoio social:** a ineficiência de apoio pode ocasionar isolamento social e solidão. Questione à pessoa idosa quem são as pessoas com quem ela pode contar mediante cuidado no agravamento de doenças, suporte emocional e auxílio financeiro
- **Oportunidades de educação e aprendizagem permanente:** possibilitam às pessoas desenvolverem habilidades e a confiança que precisam para se adaptar e permanecer independentes à medida que envelhecem. Por exemplo, estimular a pessoa idosa a participar de programas como a Universidade da Terceira Idade, alfabetização para pessoas idosas, entre outros
- **Violência e maus-tratos contra a pessoa idosa:** é uma violação aos direitos humanos e é uma das causas mais importantes de lesões, doenças, perda de produtividade, isolamento e desesperança. A violência pode ser classificada como: física (tapas, empurrões, socos, mordidas, cortes), sexual, psicológica (agressões verbais ou gestuais que causa danos à autoestima), econômica ou financeira (roubos, destruição de bens), institucional (exercida nos/pelos serviços públicos), negligência (falta de atenção para atender a pessoa idosa) e autonegligência.

PARA REFLETIR

No caso de M.S. (Caso-cenário 1), há sinais indicativos de violência. Qual tipo de violência a idosa está sofrendo? Em sua opinião, como você deve agir?

SAIBA MAIS

Para ter acesso ao "Plano Nacional de Enfrentamento da Violência contra a Pessoa Idosa", acesse o *link*: http://bvsms.saude.gov.br/bvs/publicacoes/plano_acao_enfrentamento_violencia_idoso.pdf.

IMPORTANTE

A Organização das Nações Unidas (ONU) e a Rede Internacional de Prevenção à Violência à Pessoa Idosa instituíram o dia 15 de junho o Dia Mundial de Conscientização da Violência contra a Pessoa Idosa. A data foi instituída em 2006 e objetiva conscientizar a comunidade quanto à existência da violência contra a pessoa idosa e assim preveni-la.

Nesse contexto, a equipe de Enfermagem precisa integrar essas ações de promoção do envelhecimento saudável e, assim, garantir a preservação da autonomia e independência no curso de vida da pessoa idosa.

ALTERAÇÕES FISIOLÓGICAS DO ENVELHECIMENTO

A Organização Mundial de Saúde, por meio do Relatório Mundial de Envelhecimento e Saúde publicado em 2015, define "envelhecimento biológico" como o acúmulo de grande variedade de danos em níveis molecular e celular, que levam à perda gradativa das reservas fisiológicas do organismo. O envelhecimento das células diz respeito à parada irreversível da proliferação e limitação da vitalidade celular, induzidos por diferentes tipos de estressores exógenos e endógenos, levando à deterioração gradual das estruturas celulares e consequente declínio na função e potencial regenerativo dos órgãos e sistemas.

As alterações estruturais nas células compreendem a desregulação da capacidade de mitose celular, a diminuição da atividade das mitocôndrias, a redução da capacidade de captação de nutrientes e a perda do material genético dos cromossomos. Tais danos celulares tornam o organismo mais vulnerável, aumentando o risco de desenvolvimento de doenças e, em última instância, resultando em morte.

Processos característicos do envelhecimento, como a inflamação crônica de baixo grau e as disfunções moleculares e celulares, não estão apenas associados ao desenvolvimento de fenótipos relacionados com a idade, mas também são frequentemente aparentes em locais de patogênese. Por esse motivo, o envelhecimento é o principal fator de risco para a maioria das doenças crônicas e estas respondem pela maior parte da morbidade, mortalidade e elevação dos custos de Saúde nos países desenvolvidos e em desenvolvimento.

As doenças crônicas, incluindo demências, hipertensão arterial, diabetes melito, disfunção renal, osteoartrite, entre outras, tornam-se mais prevalentes com o aumento da idade e tendem a ocorrer de modo concomitante em pessoas idosas. Quando a pessoa idosa apresenta duas ou mais doenças crônicas, utiliza-se o termo multimorbidade. Além das doenças crônicas, a pessoa idosa tem risco de desenvolver síndromes geriátricas, incluindo demências, quedas, fragilidade, imobilidade, incontinência e iatrogenia, o que eleva a demanda por cuidados por parte desses indivíduos.

SAIBA MAIS

Síndrome geriátrica é o conjunto de sinais e sintomas que ocorrem com mais frequência na pessoa idosa. Definem-se sinais como dados observáveis no indivíduo (p. ex., a frequência cardíaca de 68 bpm), enquanto sintomas são evidências que a pessoa relata (p. ex., a queixa de dor).

IMPORTANTE

As doenças crônicas e síndromes geriátricas podem surgir após a perda de resiliência fisiológica e a diminuição da capacidade de recuperação após estresse, como no período pós-cirúrgico ou nos casos de pneumonia. Fique de olho nos sinais e sintomas após esses eventos!

> **PARA REFLETIR**
>
> M.S. (Caso-cenário 1) apresenta multimorbidade? Tal condição limita suas atividades diárias? Reflita como as atividades dela podem ser adaptadas para que ela mantenha sua rotina apesar das alterações na saúde.

Dessa maneira, conhecer as alterações fisiológicas do envelhecimento é muito importante. Ao reconhecê-las, é possível compreender o processo de senescência e distingui-lo de condições patológicas.

As principais alterações fisiológicas do envelhecimento que acometem cada sistema do organismo serão apresentadas a seguir.

- **Sistema neurológico:** nota-se diminuição do número de neurônios, aumento do volume de liquor e espessamento das meninges. Há diminuição de paladar, olfato, acuidade auditiva (presbiacusia) e visual (presbiopia)

> **IMPORTANTE**
> Pessoa idosa que fala muito alto, aumenta o volume da televisão e/ou do celular pode apresentar diminuição na acuidade auditiva.

> **NA PRÁTICA**
>
> Ao falar com uma pessoa idosa com presbiacusia, não fale alto ou grite. Fique na frente da pessoa e fale em tom audível e de maneira clara e articulada.

- **Sistema cardiovascular:** observa-se degeneração das válvulas cardíacas, principalmente a aórtica e a mitral, em razão da calcificação, e distúrbios na condução do estímulo elétrico, por conta da infiltração lipídica e depósito amiloide. Nos vasos sanguíneos, ocorre desorganização das fibras elásticas, aumento das fibras colágenas e eventual depósito de cálcio nos vasos de grande calibre, o que contribui para perda de distensibilidade, maior rigidez do vaso e, consequentemente, aumento da resistência vascular periférica

O aumento da resistência vascular periférica resulta em aumento da frequência cardíaca e do nível da pressão arterial, sendo que entre os 40 e os 70 anos de idade a pressão sistólica pode aumentar de 25 a 35 mmHg e a diastólica, de 5 a 10 mmHg. A exposição crônica ao aumento da pressão arterial leva à hipertrofia ventricular, causando aumento adicional na demanda de oxigênio do músculo cardíaco. Por fim, o envelhecimento do sistema cardiovascular pode resultar em aterosclerose e varizes.

> **NA PRÁTICA**
>
> Durante a medição da pressão arterial de uma pessoa idosa você poderá identificar o hiato auscultatório, que consiste no desaparecimento dos sons durante a deflação do manguito, resultando em valores falsamente baixos para a pressão sistólica ou falsamente altos para a pressão diastólica.

- **Sistema respiratório:** verifica-se redução do *clearance* mucociliar, ou seja, do mecanismo de limpeza para proteção das vias aéreas com relação à entrada de partículas procedentes do meio externo. Há estreitamento alveolar, aumento de colágeno na árvore brônquica e aumento do espaço morto em razão do alargamento e da calcificação das cartilagens traqueais e brônquicas, o que contribui para o aumento da frequência respiratória. Do ponto de vista anatômico, ocorre redução do espaço intervertebral e aumento da rigidez da parede torácica gerada pela calcificação das cartilagens costais e das superfícies articulares das costelas, fazendo com que o formato do tórax assuma característica globosa ou em tonel, o que pode gerar dificuldade para fazer incursões profundas e atrapalhar a realização de ausculta respiratória. Por fim, há diminuição da efetividade do reflexo da tosse na limpeza das vias aéreas

> **NA PRÁTICA**
>
> A população idosa é considerada um grupo de risco para o desenvolvimento de doenças infecciosas do sistema respiratório, como as gripes e, consequentemente, as pneumonias. Anualmente, realiza-se campanha de vacinação contra a gripe para garantir a prevenção dessas doenças. Além disso, parte da população idosa apresenta preconceito quanto à imunização, sendo necessário que os profissionais de Saúde conscientizem a população sobre a relevância dessa medida preventiva.

- **Sistema osteoarticular:** há perda progressiva da massa óssea, degeneração dos discos intervertebrais e diminuição do líquido sinovial, responsável pela lubrificação e nutrição da cartilagem. As alterações posturais incluem ocorrência de cifose, redução da lordose lombar (Figura 12.5), desenvolvimento de valgismo nos quadris e alargamento da base de apoio
- **Sistema muscular:** ocorre diminuição da massa e força muscular (sarcopenia), sendo que o declínio é maior nos membros inferiores que nos membros superiores, o que implica importantes prejuízos no equilíbrio e na marcha

> **NA PRÁTICA**
>
> Atente-se para a lentidão ao caminhar, dificuldade para pegar e carregar objetos, levantar-se da cadeira.

- **Pele e tegumentos:** ocorre perda das fibras elásticas e diminuição da espessura do tecido subcutâneo, o que contribui para maior facilidade de aparecimento de equimoses. A pele fica mais ressecada e há diminuição dos pelos do corpo (com exceção do buço e queixo, nas mulheres, e narinas, orelhas e sobrancelhas nos homens). A calvície também é característica do envelhecimento, especialmente em indivíduos do sexo masculino. As unhas apresentam acentuação das estrias longitudinais e perda de brilho. Nas mãos, observa-se desvio ulnar dos dedos, atrofia muscular e tremor

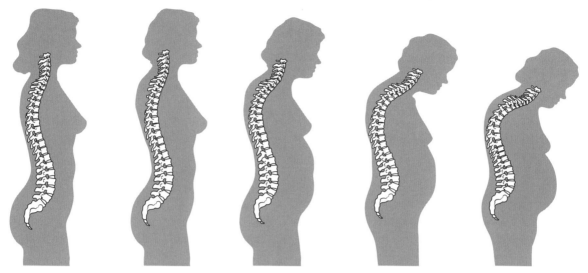

Figura 12.5 Evolução da cifose e redução da lordose lombar, característicos do envelhecimento.

- **Sistema urinário:** verifica-se redução da capacidade da bexiga, hiperatividade e redução da contratilidade do músculo detrusor, aumento do volume residual, redução da pressão de fechamento do esfíncter uretral e aumento da produção noturna de urina. Especificamente no homem, há aumento do volume da próstata

SAIBA MAIS

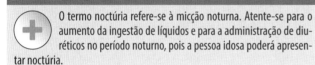
O termo noctúria refere-se à micção noturna. Atente-se para o aumento da ingestão de líquidos e para a administração de diuréticos no período noturno, pois a pessoa idosa poderá apresentar noctúria.

- **Sistema endócrino:** há diminuição dos hormônios tireoidianos e dos níveis de melatonina, sendo que a redução da melatonina interfere no sono. Em relação ao pâncreas, observa-se uma elevação discreta da glicemia de jejum e maior intolerância à glicose

NA PRÁTICA

As mudanças ocorridas no sono podem ser percebidas pela pessoa idosa a partir das seguintes queixas:

- Tende a dormir mais durante o dia
- Apresenta dificuldade para manter o sono noturno (demora para dormir e acorda várias vezes durante a noite)
- Percepção de sono mais leve e não se sente descansada
- Despertar muito precoce.

IMPORTANTE

Você pode promover a higiene do sono da pessoa idosa:

- A pessoa idosa precisa manter o hábito regular do sono; por exemplo, devem ser inseridos hábitos que sinalizem a hora de dormir como preparo do leito, banho morno
- Os cochilos ou a sesta podem ser inseridos na rotina diária desde que não prejudiquem o sono noturno

(continua)

IMPORTANTE *(Continuação)*

- A ingestão de líquidos deve ser reduzida a algumas horas antes de dormir, pois pode apresentar noctúria
- Devem ser evitadas bebidas com cafeína (café, chá-preto e mate, achocolatados, refrigerantes à base de cola) por conterem substâncias estimulantes.

Fonte: Brasil, 2007.

- **Sistema digestório:** ocorre xerostomia (sensação subjetiva de boca seca), comprometimento da barreira da mucosa gástrica e diminuição da secreção do ácido clorídrico e de enzimas digestivas, o que dificulta a digestão dos alimentos e favorece a ocorrência de lesões estomacais. A absorção dos nutrientes também fica comprometida por conta da atrofia da mucosa intestinal. Observa-se redução da motilidade gastrintestinal, podendo causar constipação intestinal, e diminuição do tônus e da força do esfíncter anal, o que pode levar à incontinência fecal.

Esteja atento a alguns aspectos relacionados com a alimentação:

- Perda da autonomia para comprar os alimentos
- Perda da capacidade/autonomia para preparar os alimentos e para se alimentar
- Perda de apetite e diminuição da sensação de sede e da percepção da temperatura dos alimentos
- Perda parcial ou total da visão, dificultando a seleção, o preparo e o consumo dos alimentos
- Perda ou redução da capacidade olfatória, interferindo no seu apetite
- Algum motivo que a faça restringir determinados tipos de alimentos, como dietas para perda de peso, diabetes, hipertensão, hipercolesterolemia
- Alterações de peso recentes
- Dificuldade de mastigação por lesão oral, uso de prótese dentária ou problemas digestivos.

CONTEXTO DE CUIDADO À PESSOA IDOSA

A maior longevidade das pessoas idosas em conjunto com a elevada prevalência de problemas crônicos de saúde pode contribuir para o aumento no número de pessoas idosas com dificuldade para realizar suas atividades diárias e consequente necessidade de um cuidador (Duarte, D'elboux e Berzins, 2016).

A literatura aponta a existência de dois tipos de cuidadores: os formais e os informais. Cuidador formal é qualquer pessoa que exerce o cuidado à pessoa idosa como uma profissão, ou seja, recebe uma remuneração para desempenhar tal atividade e não necessariamente apresenta treinamento específico para essa função. O cuidador informal, geralmente, é representado por um membro familiar, amigo ou vizinho, o qual desenvolve a tarefa de cuidar voluntariamente, pois não recebe remuneração (Neri, 2008; Araujo et al., 2013).

O cuidador também pode ser classificado de acordo com o tipo de cuidado que exerce, sendo ele: primário, secundário ou terciário. Essas denominações surgiram conforme o grau de envolvimento ou o tempo em que o cuidado é prestado à pessoa idosa. O cuidador primário assume a responsabilidade integral de cuidar diretamente do idoso, realiza a maior parte das tarefas, caracterizando-se como o principal cuidador. Os cuidadores secundários substituem ou auxiliam o cuidador primário em situações de necessidade, mas não têm o mesmo grau de envolvimento e responsabilidade pelo cuidado; e terciários auxiliam de modo restrito, esporádico ou ocasional, sem assumir a responsabilidade pelo cuidado (Neri, 2008; Santos, 2003).

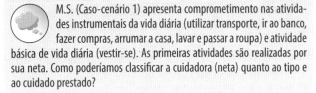

PARA REFLETIR

M.S. (Caso-cenário 1) apresenta comprometimento nas atividades instrumentais da vida diária (utilizar transporte, ir ao banco, fazer compras, arrumar a casa, lavar e passar a roupa) e atividade básica de vida diária (vestir-se). As primeiras atividades são realizadas por sua neta. Como poderíamos classificar a cuidadora (neta) quanto ao tipo e ao cuidado prestado?

No contexto brasileiro, na maioria das vezes, o cuidado à pessoa idosa ocorre no âmbito domiciliar, sendo a família a principal fonte de apoio (Couto, Castro e Caldas, 2016). Uma família pode ser definida por duas ou mais pessoas que demonstram íntimas associações, valores e recursos e que é reconhecida como tal quando seus componentes consideram os elementos que a compõem (Bomar, 2004).

Geralmente, quem desempenha a tarefa de cuidar é a mulher, com algum grau de parentesco com a pessoa idosa, seja esposa, filha, irmã ou nora (Neri, 2008). Pesquisadores afirmam que, por terem o instinto de cuidar visto como processo natural da vida, as mulheres seriam as mais indicadas (Santos-Orlandi et al., 2017).

Ao longo do tempo, as famílias passaram por mudanças em sua estrutura e função, diante da instabilidade dos casamentos, redução do número de filhos e ingresso das mulheres no mercado de trabalho, e se tornaram menores e com maior número de pessoas idosas em sua composição. Além de envelhecer com as pessoas idosas, a família enfrenta alguns desafios diante do processo do envelhecimento e do cuidado prolongado a ser oferecido para os indivíduos mais velhos que estão vivendo por mais tempo, o que pode impactar negativamente a harmonia e o equilíbrio existentes nessa relação (Santos, Brito e Rossignolo, 2015; Campos et al., 2017). Diante disso, não há garantia de que as famílias estejam aptas a cuidar da pessoa idosa, existindo a necessidade de se rever a funcionalidade familiar e o suporte disponível, haja vista que pode estar limitado, resultando em carência assistencial (Santos e Pavarini, 2012; Santos, Brito e Rossignolo, 2015).

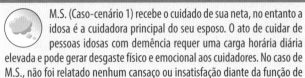

PARA REFLETIR

M.S. (Caso-cenário 1) recebe o cuidado de sua neta, no entanto a idosa é a cuidadora principal do seu esposo. O ato de cuidar de pessoas idosas com demência requer uma carga horária diária elevada e pode gerar desgaste físico e emocional aos cuidadores. No caso de M.S., não foi relatado nenhum cansaço ou insatisfação diante da função de cuidadora.

A funcionalidade familiar é um dos aspectos importantes do ambiente familiar que podem afetar a saúde física, social e emocional dos indivíduos (Bahremand et al., 2014). Entende-se por funcionalidade familiar a capacidade de uma família alcançar os objetivos essenciais para a vida de seus membros. Está relacionada ao modo como seus integrantes interagem e como a família cumpre com harmonia suas funções essenciais, de forma apropriada às necessidades de seus componentes (Lamb et al., 2016).

A literatura aponta a existência de famílias maduras ou funcionais e outras imaturas ou disfuncionais. Os integrantes de uma família disfuncional não desempenham adequadamente seus papéis dentro do sistema familiar, pois preferem atender seus próprios interesses individuais em detrimento dos outros integrantes. Os vínculos afetivos são instáveis e superficiais. Quando ocorre um imprevisto, este raramente é resolvido, pois seus membros não se adaptam nem readéquam seus papéis, provocando desarmonia entre os componentes. Diante disso, uma família disfuncional pode apresentar prejuízos em relação à capacidade de prestar assistência, pois não há atendimento satisfatório das demandas de seus membros. Frequentemente, há o afastamento dos membros familiares para não se envolverem com o cuidado destinado às pessoas idosas, que acabam sendo institucionalizadas ou isoladas do ambiente familiar, por serem consideradas "problema" (Santos, Brito e Rossignolo, 2015).

Uma família funcional está apta a resolver situações críticas com certa estabilidade emocional. O conflito é solucionado de maneira equilibrada, não havendo sobrecarga a nenhum integrante dela. Seus membros adaptam-se harmoniosamente, de forma integrada, funcional e afetiva, em resposta a mudanças na vida e eventos estressantes

(Santos, Brito e Rossignolo, 2015; Wang et al., 2015). Nesse sentido, um aspecto importante a ser observado para o alcance de famílias funcionais pode ser a comunicação.

A comunicação envolve não somente as palavras expressas, mas também mensagens transmitidas por expressões faciais, postura corporal, tom de voz, distância entre as pessoas e uso de símbolos (Brasil, 2007).

A comunicação permeia as relações humanas, sendo essencial para a execução do cuidado, pois por meio dela são obtidas informações valiosas para a condução clínica. Quando empregada adequadamente, reflete-se em uma medida terapêutica, passível de reduzir o estresse da pessoa idosa e de seus familiares em decorrência do compartilhamento de dúvidas, sentimentos, opiniões, experiências e informações. Além disso, pode estimular adesão aos recursos terapêuticos disponíveis e reorganização familiar, quando necessário (Gulinelli e Martins, 2004).

Nesse sentido, para que a comunicação seja terapêutica, os profissionais de Saúde devem reconhecê-la como algo dinâmico, que acontece em diversos encontros, em que há o estabelecimento de vínculo (Silva e Barros, 2015). Seu uso correto possibilita a preservação da autonomia e valorização dos indivíduos enquanto seres únicos, uma vez que viabiliza o emprego de cuidados com base nas preferências de quem os receberá, considerando suas experiências prévias.

A habilidade de saber ouvir é essencial para o sucesso na comunicação. Estar disponível para ouvir as experiências e dificuldades na perspectiva de quem as vive e considerar as diferenças e a realidade de cada família é imprescindível para acessar as demandas que a cercam (Bousso e Poles, 2009). A escuta qualificada é um processo ativo que requer do profissional de Saúde concentração, ausência de julgamento e reflexão do conteúdo expresso a fim de permitir que cuidados eficazes sejam planejados (Stefanelli, 2005).

A comunicação é um recurso terapêutico quando empregada com intuito de resolver conflitos e enfrentar situações da vida. A literatura aponta algumas estratégias para os profissionais de Saúde atingirem seus objetivos diante da comunicação (Stefanelli apud Stefanelli e Carvalho, 2005). São elas:

- **Estratégias de expressão:** estimulam a expressão verbal de sentimentos e pensamentos empregados durante a interação do profissional para com a pessoa idosa e sua família
  - **Ouvir reflexivamente:** manter o foco na comunicação com a pessoa idosa e sua família
  - **Usar terapeuticamente o silêncio:** reflete a disposição do profissional em ouvir a pessoa idosa e família. O silêncio deve ser curto, a fim de não gerar ansiedade
  - **Verbalizar interesse:** atitudes como chamar a pessoa idosa e seu familiar pelo nome e reconhecer algo que fizeram demonstram que o profissional se importa com ambos

  - **Fazer perguntas:** tem como objetivo obter mais informações. Fazer uma pergunta de cada vez, usando termos claros
  - **Devolver a pergunta:** possibilita que a pessoa idosa e sua família compreendam a situação do ponto de vista delas
  - **Focar na ideia principal:** auxilia o alcance do objetivo e o aprofundamento em um assunto de real interesse
  - **Verbalizar dúvidas**
  - **Estimular a expressão de sentimentos**
- **Estratégias de clarificação:** auxiliam na compreensão das mensagens transmitidas pelas pessoas idosas e seus familiares
  - **Estimular comparações:** proporciona à pessoa idosa e sua família a reflexão sobre eventos anteriores e quais foram os mecanismos utilizados para enfrentamento
  - **Solicitar à pessoa idosa e aos familiares o esclarecimento de termos,** como regionalismos e gírias
  - **Solicitar à pessoa idosa e aos familiares que identifiquem o sujeito da ação:** empregada quando são usados os seguintes termos: "a gente", "todo mundo" etc.
  - **Descrever os eventos em sequência lógica:** permite o estabelecimento de relações de causa e efeito
- **Estratégias de validação:** certificam a precisão da compreensão das mensagens transmitidas por todos os emissores durante uma interação
  - **Repetir a mensagem:** permite que a pessoa idosa e sua família reflitam sobre o que foi dito, acrescentem ou corrijam informações
  - **Pedir à pessoa idosa e ao familiar para repetirem o que foi dito:** o profissional de Saúde pode se certificar se a pessoa idosa e familiares compreenderam a mensagem emitida
  - **Resumir o conteúdo da interação.**

Tanto a comunicação com as pessoas idosas e seus familiares quanto a assistência oferecida pelos profissionais de Saúde deve ser pautada em preceitos éticos, com respeito à sua totalidade e valorização do ser humano, como um indivíduo único, com necessidades específicas e experiências prévias. Diante do exposto, parece importante e pertinente compreender o contexto em que acontece o cuidado à pessoa idosa, o que inclui a família e a maneira como nos comunicamos com ela e com a própria pessoa idosa, a fim de que uma assistência de qualidade seja oferecida em busca do envelhecimento com qualidade de vida.

ASSISTÊNCIA DE ENFERMAGEM NO CUIDADO COM A PESSOA IDOSA

Ao atender a pessoa idosa, a equipe de Enfermagem deverá atentar-se para alguns aspectos de sua avaliação, como as alterações fisiológicas do envelhecimento, a capacidade de desempenhar e executar as ABVDs e AIVDs, e as síndromes geriátricas.

Nos próximos tópicos, serão apresentados os cuidados mais importantes a serem adotados com pessoas idosas com síndrome geriátrica, ou seja, em situações de iatrogenia, instabilidade postural e quedas, insuficiência cognitiva, incontinências e imobilidade.

Cuidados às pessoas idosas em uso de medicamentos

Como visto anteriormente, o processo de envelhecimento é acompanhado pelo aumento de doenças crônicas, especialmente as não transmissíveis, como é o caso da hipertensão arterial, diabetes melito, doenças respiratórias, câncer, demências, entre outras. Em muitas situações, como a de M.S. (Caso-cenário 1), as pessoas idosas convivem com mais de uma doença crônica, cujo tratamento inclui o uso de medicamentos. No caso das pessoas idosas, é comum a prática de uso de múltiplos medicamentos, definido como polifarmácia, quando a frequência é de cinco ou mais medicamentos por dia.

SAIBA MAIS

Mais recentemente, a OMS considerou que o uso rotineiro de quatro ou mais medicamentos simultâneos já pode ser considerado como polifarmácia.

Embora os medicamentos tenham efeito terapêutico para o controle das doenças e sejam um dos principais fatores no prolongamento da expectativa de vida, seu uso deve ser feito com segurança. Alguns fatores como alterações fisiológicas do envelhecimento, prescrições profissionais e uso concomitante de diferentes medicamentos podem levar a efeitos indesejados (Barbosa et al., 2009).

Algumas alterações fisiológicas decorrentes do processo de envelhecimento podem afetar a atividade farmacocinética, que inclui quatro processos: absorção, distribuição, metabolismo e excreção dos fármacos (Secoli, 2010). É muito importante compreender esses processos para que o cuidado à pessoa idosa seja prestado com segurança.

A absorção é um processo pelo qual um medicamento passa para o sistema circulatório para ser distribuído e, portanto, é influenciado pela quantidade de fluxo sanguíneo. Entre as pessoas idosas, alterações relacionadas à idade, como diminuição do pH gástrico e redução do fluxo sanguíneo e da motilidade na região gástrica, podem afetar a absorção de medicamentos. Pessoas idosas que estejam acamadas, que tenham perdas funcionais e perda de mobilidade geral, ou alterações gástricas poderão ter alterações nesses processos de absorção. É comum a prescrição de fármacos como o omeprazol em função dessas alterações.

O mecanismo farmacocinético de distribuição refere-se à dispersão dos medicamentos em diferentes partes do corpo pelo sangue ou pelo sistema linfático. Com o envelhecimento, há menor quantidade de água corporal, aumento do tecido gorduroso e peso corporal mais baixo, o que pode afetar o processo de distribuição.

Pode-se citar como exemplo o caso de diminuição na água corporal das pessoas idosas, que pode alterar a distribuição de fármacos solúveis em água, causando aumento nos níveis de substâncias no corpo, o que leva à toxicidade. Assim, nesse caso, a distribuição de medicamentos hidrossolúveis é inibida se a pessoa idosa estiver desidratada.

Na sequência da distribuição dos medicamentos, ocorre o metabolismo, constituído por processos químicos que ocorrem no corpo e reduzem o medicamento a uma forma que pode ser usada e excretada. Alterações fisiológicas como redução da função das enzimas e do fluxo de sangue no fígado podem alterar o metabolismo dos medicamentos, aumentando o risco de elevar a concentração dos fármacos no sangue, levando a reações adversas.

O mecanismo de excreção é a eliminação de produtos residuais do corpo, realizada pela atividade do aparelho urinário. Assim, a diminuição do fluxo sanguíneo renal e do ritmo e da filtragem pode afetar a excreção de medicamentos.

Essas variações fisiológicas relativas ao envelhecimento tendem a alterar expressivamente a ação dos medicamentos no organismo. Por isso, pessoas idosas apresentam maior sensibilidade aos efeitos terapêuticos e adversos dos fármacos, o que, em muitos casos, pode causar mais dano do que benefício.

Assim, o uso de múltiplos medicamentos deve ser acompanhado com segurança pelos profissionais de Saúde. No Brasil, alguns estudos de base populacional descreveram a prevalência de polifarmácia na população idosa (variando entre 25 e 36%) (Pereira et al., 2017), sendo mais comum entre as mulheres, nas pessoas idosas com 75 anos ou mais, em pessoas com baixa escolaridade, nos viúvos e nas pessoas que passam por internações.

Uma das consequências do uso de vários medicamentos simultaneamente são as interações medicamentosas, que podem levar a reações adversas a medicamentos (RAM) e toxicidade cumulativa, podendo elevar o risco de iatrogenia (Gorzoni, Fabbri e Pires, 2012). Além dos medicamentos prescritos, as reações adversas podem ser causadas pela prática de automedicação, muito frequente entre as pessoas idosas.

NA PRÁTICA

Para minimizar a possibilidade de iatrogenia medicamentosa, atente-se à polifarmácia, prescrição inapropriada e subutilização de medicamentos.

A automedicação é uma forma de autocuidado à saúde, entendida como a seleção e o uso de medicamentos para manutenção da saúde, prevenção de enfermidades, tratamento de doenças ou alívio de sintomas percebidos pelas pessoas idosas, sem a prescrição, a orientação ou o acompanhamento do profissional de Saúde. Alguns fatores, como propaganda, familiaridade com o medicamento, dificuldade de acesso no serviço de Saúde e experiências anteriores bem-sucedidas, podem contribuir para essa prática.

É preciso também destacar que, pelo fato de as pessoas idosas terem respostas diversas aos medicamentos, diferentemente das pessoas mais jovens, alguns fármacos são considerados medicamentos potencialmente inapropriados (MPI) (SBGG, 2018), seja por falta de evidências acerca da eficácia terapêutica, pelo risco aumentado de eventos adversos que superam os benefícios, quando existe uma alternativa terapêutica mais segura ou quando o uso do medicamento pode agravar doenças preexistentes da pessoa idosa (Cassoni et al., 2014).

Estudos apontam que 20 a 40% das pessoas idosas consomem MPI, sendo que os mais utilizados são benzodiazepínicos, anti-hipertensivos, laxantes, antiarrítmicos, anti-inflamatórios e antidepressivos (Santos e Pavarini et al, 2012; Gorzoni, Fabbri e Pires, 2012; Cassoni et al., 2014; Guiselli et al., 2016).

Embora o uso de medicamentos seja rotina na vida das pessoas idosas, também vale destacar que a grande quantidade de medicamentos consumida pode levar à diminuição da adesão à terapia (Secoli, 2010), podendo também não alcançar metas terapêuticas de controle de agravos.

O uso de medicamentos entre pessoas idosas é classificado como uma atividade instrumental da vida diária, por sua complexidade e por exigir autonomia e capacidade cognitiva para sua realização. Por isso, pode trazer demandas de diferentes níveis de cuidados para as próprias pessoas idosas, como para seus cuidadores, profissionais de Saúde e serviços de Saúde. Em relação às pessoas idosas, trata-se de uma atividade que deve ser estimulada para que elas executem sozinhas, o que garante sua autonomia e adesão.

A equipe de Enfermagem, em especial os técnicos, tem papel fundamental nos cuidados no uso de medicamentos, tanto na administração como na observação de possíveis reações adversas aos mesmos. Esses cuidados envolvem o uso correto de medicamento, que pode ser planejado conforme os *seis certos* no uso dos medicamentos: pessoa certa, medicamento certo, dosagem certa, via certa, hora certa e registro certo. Além disso, algumas questões como as dificuldades visuais, déficits cognitivos e dificuldades motoras devem ser consideradas nos cuidados com o uso de medicamentos.

> **PARA REFLETIR**
>
>
>
> No caso de M.S. (Caso-cenário 1), ela faz uso de furosemida (pela manhã), enalapril (2 vezes/dia) e metformina (pela manhã), e uso esporádico de meloxicam e ginkgo biloba.
> Você conhece esses medicamentos?
> Sabe qual é a sua indicação e se podem provocar reações adversas?

M.S. (Caso-cenário 1) é um exemplo de idosa que faz uso de múltiplos medicamentos, haja vista que faz uso de três medicamentos por dia e que pratica automedicação. Entre os medicamentos de uso contínuo, a furosemida é uma medicação que requer vigilância no uso, pelo risco de hipotensão e desidratação, principalmente. Em relação aos medicamentos que ela utiliza por conta própria, o ginkgo biloba, muito utilizado entre as pessoas idosas, pode, na verdade, aumentar o risco de sangramento gástrico, quando administrado com um anti-inflamatório não esteroide como o meloxicam. Algumas indicações e possíveis RAM estão descritas Tabela 12.2.

O uso de medicamentos no domicílio e em ambientes intra-hospitalares requer que as pessoas idosas, seus familiares e/ou profissionais sejam orientados em relação a alguns cuidados. A seguir, serão elencados alguns cuidados gerais no uso dos medicamentos. No entanto, destaca-se que, dada a quantidade de medicamentos disponíveis no mercado, é sempre importante consultar-se com profissional de Saúde para orientações mais específicas. Alguns fármacos injetáveis somente devem ser realizados por profissional de Enfermagem, com a devida prescrição médica. Pessoas idosas que façam uso de insulina no domicílio (uso subcutâneo) deverão ser orientadas sobre o uso pelo enfermeiro.

Cuidados gerais no uso de medicamentos por pessoas idosas

A seguir, são listados cuidados gerais que devem ser tomados para ajudar as pessoas idosas a usarem os medicamentos.

- Identificar todos os medicamentos que estejam em uso pela pessoa idosa
- Orientar sobre horário, dosagem e via correta, sempre checando na prescrição as informações para uso

Tabela 12.2 Indicações e reações adversas a medicamentos utilizados por M.S. (Caso-cenário 1).

Classificação	Indicações	Potencial RAM
Furosemida (lasix)	Diurético geralmente utilizado em casos de edema, problemas cardiovasculares	Hipotensão e desidratação, desequilíbrio hidroeletrolítico e diminuição do funcionamento mental
Enalapril	Anti-hipertensivo	Associado ao anterior, pode aumentar a hipotensão
Metformina	Antidiabético oral	Hipoglicemia
Meloxicam	Anti-inflamatório não esteroide	Deve ser evitado na ocorrência de condições gástricas. Pode agravar úlceras existentes ou causar novas úlceras
Ginkgo biloba	Fitoterápico	Aumenta o risco de sangramento gástrico com o uso de anti-inflamatórios não esteroidais (como o meloxicam) por conta do efeito comum de inibição da agregação plaquetária

RAM: reações adversas a medicamentos.

- Deixar os medicamentos em local arejado, seguro e ao alcance da pessoa idosa
- Quando possível, estabelecer um sistema de cores, tabela ou outra forma que facilite a identificação do medicamento pela pessoa idosa
- Orientar sobre cada tipo de medicamento e suas indicações
- Estimular a pessoa idosa a utilizar seus medicamentos sozinha
- Utilizar embalagens que sejam de fácil manuseio pela pessoa idosa
- Orientar a não pular doses. Caso a pessoa idosa esqueça de tomar alguma dose, oriente-a a tomá-la o mais breve possível. Mas se faltar pouco tempo, que tome somente a dose seguinte. Evitar o uso de duas doses ao mesmo tempo
- Orientar a não consumir álcool com qualquer medicação
- Orientar a não ingerir medicamentos prescritos para outra pessoa, ou indicado por outra pessoa (vizinhos, amigos, familiares)
- Descartar medicamentos vencidos, e orientar a consultar os prazos de validade dos medicamentos
- Comunicar quaisquer efeitos dos medicamentos ao profissional de Enfermagem ou médico de responsabilidade da pessoa idosa.

Cuidado às pessoas idosas com instabilidade postural e quedas

As quedas são consideradas evento sentinela para o agravamento da funcionalidade das pessoas idosas ou sintoma de uma nova doença, sendo definidas como "vir a inadvertidamente ficar no solo ou em outro nível inferior, excluindo mudanças de posição intencionais para se apoiar em móveis, paredes ou outros objetos" (São Paulo, 2010).

São consideradas um problema de saúde em virtude de sua prevalência e desfechos adversos a elas relacionados, os quais impactam negativamente a qualidade de vida da pessoa idosa. A prevalência desse evento em pessoas idosas que vivem na comunidade varia entre 28 e 42%, e naquelas que são institucionalizadas, entre 33 e 38% (Gullich e Cordova, 2017; Costa et al., 2017; Deandrea et al., 2013).

Os fatores desencadeantes para as quedas podem ser classificados como: *intrínsecos*, que são aqueles relacionados à pessoa idosa; e *extrínsecos*, relacionados ao meio ambiente no qual a pessoa idosa está inserida (Tabela 12.3).

PARA REFLETIR

No caso de M.S. (Caso-cenário 1), quais fatores predispõem à queda?

As consequências das quedas podem ser desde pequenas contusões a fraturas que levam as pessoas idosas à hospitalização. A hospitalização é um dos problemas mais graves, que podem aumentar o risco para agravamento da funcionalidade, doenças cardiopulmonares, trombose venosa profunda e aparecimento das lesões por pressão.

NA PRÁTICA

- Reconheça as condições que podem levar a pessoa idosa a cair, para prevenir futuros eventos
- Pergunte para a pessoa idosa se ela sofreu alguma queda. Caso ela tenha caído, identifique a causa e suas consequências.

A prevenção de quedas é primordial para minimizar esse evento. Assim, alguns cuidados são necessários:
- Conscientizar a pessoa idosa a não se colocar em risco (p. ex., subir escadas)
- Oriente a pessoa idosa quanto à prática de exercícios físicos regularmente sob orientação de um profissional de educação física, para que a prática seja segura e sem riscos à sua saúde
- Identifique o uso de medicamentos que têm efeitos adversos como tontura, visão turva, dor de cabeça, sonolência, náuseas, e podem aumentar o risco para queda
- Oriente a pessoa idosa a não deixar objetos e fios espalhados pela casa
- Informe à pessoa idosa que evite o uso de tapetes por toda a casa; o ideal seria substituí-los por tapetes antiderrapantes (p. ex., no banheiro, na área de banho)

Tabela 12.3 Fatores que predispõem a quedas em pessoas idosas.

Fatores intrínsecos	Fatores extrínsecos
• Alterações na marcha (postura encurvada, lentidão, passos curtos) • Diminuição da audição e visão • Hipotensão postural • Alteração articular • Presença de doenças (acidente vascular encefálico, doença coronariana, hipertensão arterial, insuficiência cardíaca, arritmias e outras) • Medicamentos (p. ex., fármacos hipotensores, polifarmácia) • Uso do álcool.	• Riscos ambientais como: *No domicílio* • Iluminação inadequada • Tapetes soltos • Degraus estreitos ou altos • Ausência de corrimão • Piso irregular e/ou escorregadio • Excesso de mobílias • Prateleiras altas ou baixas • Falta de barra de apoio nos banheiros. *Na rua* • Calçadas irregulares e buracos • Iluminação inadequada • Falta de rampas • Semáforos com tempo insuficiente para a travessia da rua.

- O uso de calçados antiderrapantes que estejam firmes ao pé (evitar uso de rasteirinhas ou chinelos)
- Manter a casa sempre bem iluminada e com boa organização dos móveis. À noite, oriente-a a deixar alguma luz acesa caso precise levantar ou coloque um abajur próximo à sua cama
- Orientar a instalação de barras de apoio no banheiro e colocação de piso antiderrapante no banheiro e cozinha.

Cuidados às pessoas idosas com incapacidade cognitiva

A cognição é o conjunto de funções do cérebro responsável pelo funcionamento mental, ou seja, pelas habilidades de pensar, lembrar, sentir, raciocinar e produzir respostas às solicitações e/ou estímulos externos. As principais funções cognitivas são a memória (capacidade de armazenamento de informações), função executiva (capacidade de planejamento de tarefas complexas), linguagem (capacidade de compreensão e expressão da linguagem oral e escrita), praxia (capacidade de executar um ato motor), gnosia (capacidade de reconhecimento de estímulos visuais, auditivos e táteis) e função visuoespacial (capacidade de localização no espaço e percepção das relações dos objetos entre si).

Quando as funções cognitivas estão preservadas e funcionando de forma integrada, os indivíduos conseguem resolver os problemas do dia a dia e realizar as atividades de vida diária com autonomia. Por outro lado, pode haver comprometimento cognitivo a ponto de repercutir negativamente no cotidiano da pessoa idosa, tratando-se, nesse caso, de incapacidade cognitiva. Tal condição é uma das síndromes geriátricas e pode ser causada por demência, depressão, *delirium* e/ou outras doenças mentais.

A doença de Alzheimer é o tipo de demência mais comum e a causa de incapacidade cognitiva mais evidente. Trata-se de uma doença de evolução lenta e progressiva, sendo a dificuldade de memória um dos primeiros sintomas.

Nos estágios iniciais, a incapacidade cognitiva pode causar lapsos de memória, falta de consciência do déficit cognitivo, alterações de linguagem (dificuldade para encontrar palavras), problemas de aprendizagem, desorientação progressiva no tempo e no espaço, perda de concentração e desatenção, retraimento social e labilidade afetiva. Com a progressão do quadro, o déficit de memória se acentua e episódios de agitação, agressividade, repetitividade, perambulação, delírios e alucinações se tornam cada vez mais frequentes. No estágio mais avançado, a pessoa idosa fica totalmente dependente e tem todas as funções cognitivas comprometidas.

Segundo o "Protocolo Clínico e Diretrizes Terapêuticas da Doença de Alzheimer", do Ministério da Saúde (Brasil, 2017), a abordagem terapêutica da incapacidade cognitiva inclui o tratamento medicamentoso, cujo objetivo é favorecer a estabilização do comprometimento cognitivo e intervenções não farmacológicas, como realização de atividade física regular, terapia comportamental e treino de habilidades cognitivas.

Considerando que o cuidado à pessoa idosa com incapacidade cognitiva é majoritariamente domiciliar e requer a presença de um cuidador, é muito importante garantir que os seguintes aspectos sejam incorporados à rotina de cuidados:

- Manter a higiene e a aparência da pessoa idosa satisfatórias, estabelecendo uma rotina diária para o banho que considere a hora do dia em que a pessoa está mais calma. Ressalta-se que a pessoa idosa com incapacidade cognitiva não deve ficar sozinha durante o banho e que em dias marcados por agitação e agressividade por parte da pessoa idosa deve-se avaliar a necessidade de banho diário
- Garantir alimentação adequada, atentando-se para que não haja excesso ou carência de algum nutriente. É importante lembrar-se de promover silêncio e tranquilidade na hora da refeição. Limitar ruídos e outras distrações pode ajudar a pessoa a se concentrar no ato de comer
- Manter a segurança doméstica verificando os riscos para a pessoa no domicílio (qualquer coisa que possa ser usada para machucar alguém ou a si mesmo), incluindo o risco de quedas. No caso de perambulação, para evitar que a pessoa idosa se perca, é recomendado usar sempre algum tipo de identificação que possa auxiliar na sua localização atentando-se para a possibilidade de mau uso dessas informações por terceiros
- Organizar documentos pessoais da pessoa idosa, mantendo uma cópia, de preferência autenticada, com pessoas de confiança da família. Registros médicos (receitas médicas, resultados de exames etc.) também devem estar disponíveis para cuidadores e familiares
- Manter uma rotina diária bem definida e constante para auxiliar na orientação espacial e reduzir agitação e ansiedade. Recomenda-se estimular a pessoa idosa a desenvolver uma atividade diariamente, utilizando suas competências e experiências pregressas. A realização diária de atividades pode ser importante também para estabelecer uma rotina na hora de dormir, uma vez que, ao se exercitar durante o dia e limitar os cochilos, garante-se uma boa noite de sono
- No caso de alucinações, delírios e agressividade, manter postura calma, voz tranquila e tentar distrair a pessoa idosa com assuntos ou situações de seu interesse
- Facilitar a comunicação com a pessoa idosa utilizando sempre frases curtas e um tom de voz simpático e tranquilo. Se a pessoa idosa não se lembrar de algo, recomenda-se não insistir, para evitar gerar frustração e consequente agitação.

Outra condição que compreende a insuficiência cognitiva é a depressão. Trata-se de um distúrbio da área afetiva ou do humor, repercutindo na funcionalidade, no convívio social e na rotina diária da pessoa idosa. A prevalência de depressão em pessoas idosas dependerá do instrumento utilizado, dos pontos de corte e da gravidade dos sintomas. Com o envelhecimento, a perda de familiares, de prestígio social e da independência física, ou insuficiência da condição financeira e das relações sociais podem desencadear a depressão. É importante diferenciar tristeza e depressão para ter a clareza do problema apresentado.

> **SAIBA MAIS**
>
>
> Tristeza é um sentimento presente em vários momentos da vida (p. ex., na reação do luto), no entanto, a pessoa idosa não perderá o interesse para realizar outras atividades. Já na depressão, o indivíduo perderá o interesse ou prazer com atividades que eram agradáveis.

> **NA PRÁTICA**
>
>
> Atente-se para a pessoa idosa que relatar cinco ou mais sintomas durante o período de duas últimas semanas (em todos os dias ou quase todos), pois poderá apresentar a alteração de humor:
>
> - Diminuição do prazer ou interesse pelas atividades
> - Sentimento de tristeza ou vazio
> - Alteração do apetite ou de peso
> - Insônia
> - Fadiga ou perda de energia
> - Sentimento de inutilidade, culpa excessiva
> - Pensamento recorrente de morte, ideação suicida.

> **PARA REFLETIR**
>
>
> M.S. (Caso-cenário 1) não apresentou nenhuma alteração no humor, pois está sempre de bom humor, receptiva e não queixa tristeza ou cansaço. Com base nessa informação atual, você considera importante monitorar o comportamento e humor da idosa? Que cuidados você considera importantes para identificar quadros depressivos nela?

O cuidado à pessoa idosa com incapacidade cognitiva é geralmente exercido por um familiar e, na maioria das vezes, fica concentrado em uma única pessoa, o que pode causar sobrecarga do cuidador e consequente prejuízo para o cuidado prestado. Assim, deve-se sempre pensar em intervenções que promovam a saúde do cuidador e que considerem o vínculo, a afetividade e a disponibilidade para cuidar de todos os envolvidos.

O estabelecimento de um plano de cuidados adequado à pessoa idosa com incapacidade cognitiva visa a diminuir a progressão da doença e minimizar o impacto negativo dos sintomas comportamentais, visto que se trata de uma condição incurável. Por isso, é imprescindível implementar ações que garantam independência e autonomia da pessoa idosa por mais tempo possível e orientar corretamente os familiares, apoiando-os no que for necessário.

Cuidados às pessoas idosas com incontinência urinária

As disfunções geniturinárias, assim como as intestinais, apresentam muitos obstáculos para as pessoas idosas. No caso apresentado neste capítulo, M.S. (Caso-cenário 1) apresentava "quadros de incontinência urinária quando tosse ou espirra". Essa perda urinária durante o esforço de tossir ou de espirrar é definida como incontinência urinária de esforço ou de estresse. Portanto, pode-se concluir que M.S. tem esse tipo de incontinência urinária e precisa ser orientada sobre os cuidados e o tratamento. Por outro lado, ela não possui incontinência fecal, haja vista que não foram mencionados no caso alterações de controle nos mecanismos de evacuação. Mas se trata de uma condição que merece destaque na área de saúde da pessoa idosa, porque ambas são classificadas como síndromes geriátricas importantes.

A incontinência urinária (IU) é conceituada como "a perda de urina em quantidade e frequência suficientes para causar um problema social ou higiênico" (Abrams, Cardoso e Fall, 2003). Pode variar desde um escape ocasional até uma incapacidade total para segurar qualquer quantidade de urina.

Uma primeira questão importante sobre a incontinência urinária é não a considerar uma consequência normal do envelhecimento, ou seja, ela não é "normal da idade". Existem alguns fatores que estão relacionados ao desenvolvimento da incontinência urinária, como: idade avançada, instabilidade do músculo detrusor da bexiga, gravidez, parto, queda dos níveis de estrógeno na menopausa, tratamento de câncer de próstata, incapacidades física e mental, infecções na uretra, diabetes melito, algumas doenças prevalentes em pessoas idosas como o acidente vascular cerebral e o doença de Parkinson, além de medicações e cirurgias que são potencialmente capazes de provocar a diminuição do tônus muscular pélvico e/ou gerar danos nervosos (Aslan et al., 2009; Bolina et al., 2013; Marques et al., 2015).

> **IMPORTANTE**
>
>
> A incontinência é, algumas vezes, o primeiro e único sintoma de infecção do trato urinário. Por isso, pode também ser interpretada como a manifestação de outro problema geniturinário.

A partir dos sintomas referidos pelas pessoas idosas, a IU pode ser classificada em diferentes tipos (Maciel et al, 2006):

- Por estresse
- Total
- Funcional
- Mista.

A incontinência urinária produz diferentes efeitos sobre a pessoa idosa. Entre eles estão os efeitos psicológicos e sociais que podem desencadear sintomas depressivos, isolamento social por se sentirem constrangidas (Lazari, Lojudice e Marota et al, 2009). Outro efeito muito frequente da incontinência urinária é a ocorrência de erupções cutâneas na região do períneo e alterações na integridade da pele. Algumas pessoas idosas com incontinência urinária farão uso de fraldas geriátricas.

A temperatura, o calor e a umidade provocada na pele com o uso de fraldas podem aumentar o risco de infecções e provocar dermatites. Em pessoas idosas acamadas, com limitações da movimentação no leito isso constitui-se em um fator de risco para lesões por pressão (Matozinhos et al., 2017). Na ocorrência delas na região sacral ou de membros inferiores, a incontinência pode ser um fator para o comprometimento da cicatrização de lesão.

Por isso, para a abordagem de uma pessoa idosa com IU, é preciso que os profissionais de Saúde façam uma abordagem integral que permita identificar causas e possíveis efeitos da incontinência urinária na saúde e na qualidade de vida dessas pessoas. É importante que sejam avaliados o quadro em que a pessoa idosa se encontra, os fatores que desencadeiam a perda urinária, data de início, duração, frequência, quantidade de urina perdida, características da urina, hábitos alimentares (ingestão hídrica, sucos, frutas especialmente), uso de medicamentos, hábitos higiênicos e como a pessoa idosa se sente em relação à incontinência. É de extrema importância que a equipe de Enfermagem avalie e monitore os hábitos higiênicos das pessoas idosas com incontinência urinária e o ambiente em que elas vivem, seja domicílio ou instituições de cuidado, como as instituições de longa permanência para idosos (ILPI).

A partir disso, é possível estabelecer cuidados para que a pessoa idosa tenha qualidade de vida, mesmo na ocorrência da incontinência. As abordagens terapêuticas das IU podem ser cirúrgicas e não cirúrgicas. O tratamento com cirurgia envolve diferentes técnicas e precisa de avaliação de médico especialista. Já o tratamento não cirúrgico deve ser o tratamento de primeira escolha. Envolve a utilização de medicamentos, exercício de fortalecimento da musculatura do assoalho pélvico, treino miccional e cuidados com a higiene e prevenção de lesões.

A equipe de Enfermagem tem papel fundamental nos dois tipos de abordagem, em especial nos cuidados não cirúrgicos. No caso de M.S. (Caso-cenário 1), que tem uma incontinência de esforço, ou seja, tem perda urinária ao tossir e espirrar, mas que mantém independência para as atividades da vida diária, é importante que os profissionais de Enfermagem orientem sobre exercícios no assoalho pélvico, realização de exercícios físicos como caminhada, que fortaleçam a musculatura geral, e é fundamental que estimulem o autocuidado com a região genital e com o ambiente em que vive.

Assim, serão listados alguns cuidados gerais que são importantes para as pessoas idosas que possuem incontinência urinária:

- Esclarecer as pessoas idosas e seus familiares sobre a incontinência urinária e suas causas
- Orientar a manter uma rotina de atividades para pessoa idosa, como caminhadas, exercícios leves, contatos sociais com outras pessoas
- Estimular a higiene corporal
- Estimular a higiene da região íntima mediante as perdas urinárias. Em alguns casos, pessoas idosas com déficit de mobilidade não terão acesso rápido e fácil ao

banheiro. Então, é preciso estabelecer uma frequência de higienização conforme a quantidade de perda urinária ao longo do dia
- Estimular a troca de roupas diariamente, incluindo as roupas íntimas
- Manter pessoas idosas acamadas adequadamente vestidas e realizar trocas conforme a frequência de perdas
- Em casos em que a incontinência ainda não é total, dar oportunidades frequentes para urinar (a cada 2 ou 3 horas), levando a pessoa ao banheiro ou colocando à sua disposição e em locais próximos dispositivos coletores de urina, como comadres e papagaios
- Organizar o acesso fácil da pessoa idosa até o banheiro, retirando escadas, móveis no trajeto, tapetes, com intuito de diminuir o tempo de chegada até o banheiro
- Na possibilidade, elevar o vaso sanitário a uma altura que seja mais confortável para a pessoa idosa sentar-se e levantar-se do vaso. Alturas maiores facilitam o movimento de levantar-se do vaso
- Estimular o exercício de contração e relaxamento da região perineal, o mesmo movimento de segurar o "cocô", como uma forma de fortalecer a musculatura
- Apoiar a pessoa idosa e a família frente a sintomas de tristeza, insatisfação, medo, resistência
- Orientar sobre o uso de fraldas geriátricas quando apropriado, e/ou de protetores de roupa íntima para evitar perda urinária na roupa, melhorando a higiene.

Cuidados às pessoas idosas com imobilidade

A imobilidade é o ato ou efeito resultante da supressão de todos os movimentos de uma ou mais articulações em virtude da redução das funções motoras, impedindo a mudança de posição. As principais causas que levam a pessoa idosa à imobilidade são doenças (osteoartrose, sequelas de fraturas, doenças reumáticas, osteoporose, doença pulmonar obstrutiva crônica [DPOC], insuficiência cardíaca congestiva [ICC], cardiopatia isquêmica, fibrosite, polimialgia, desnutrição, acidente vascular encefálico [AVE], depressão, demências), iatrogenia medicamentosa e déficit neurossensorial (cegueira, surdez) (Leduc apud Freitas et al., 2013).

A imobilidade prolongada leva ao comprometimento funcional progressivo de vários sistemas, desencadeando a síndrome de imobilidade. Os principais sistemas que sofrem essas alterações são: tegumentar (micoses, dermatite amoniacal, lesões por pressão), musculoesquelético (osteoporose, atrofias e contraturas), cardiovascular (trombose venosa profunda e embolia pulmonar), urinário (infecção do trato urinário), digestório (desnutrição, constipação intestinal, dificuldade para deglutir) e respiratório (pneumonia).

> **IMPORTANTE**
>
> A síndrome de imobilidade é o conjunto de sinais e sintomas resultantes da supressão de todos os movimentos articulares, que consequentemente prejudica a mudança postural, comprometendo a funcionalidade da pessoa idosa.

> **SAIBA MAIS**
>
> Saiba mais sobre o "Protocolo de Enfermagem na Atenção à Saúde da Pessoa Idosa" no *link*: http://www.corengo.org.br/wp-content/uploads/2017/11/protocolo-final.pdf.

RESUMO

Neste capítulo, você conheceu os conceitos fundamentais relacionados ao envelhecimento populacional e às políticas brasileiras de atenção à pessoa idosa. Entendeu que a promoção da saúde e do envelhecimento saudável é um processo que permite às pessoas controlar e melhorar sua saúde, apesar do envelhecimento.

Você aprendeu que o envelhecimento altera várias funções do corpo incluindo as dos sistemas neurológico, cardiovascular, respiratório, osteoarticular, muscular, urinário e endócrino e digestório, pele e tegumento.

Aprendeu sobre todo o contexto de cuidado com a pessoa idosa e como o profissional de Enfermagem pode cuidar com qualidade deste indivíduo, principalmente aqueles que possuem algum tipo de incapacidade motora e/ou cognitiva.

Ao finalizar a leitura deste capítulo, você aprendeu que atualmente a pessoa idosa está mais ativa e busca preservar sua individualidade e autonomia, e os antigos estigmas a respeito do envelhecimento devem ser revistos para que você possa oferecer um cuidado mais apropriado a esta população.

BIBLIOGRAFIA

Abrams P, Cardoso L, Fall M et al. The standardisation of terminology in lower urinary tract function: report from the standardisation subcommittee of the International Continence Society. Urology. 2003;61(1):37-49.

Andrade FLJP, de Lima JMR; Fidelis KNM et al. Incapacidade cognitiva e fatores associados em idosos institucionalizados em Natal, RN, Brasil. Rev Bras Geriatr Gerontol. 2017;20(2):186-97.

Araújo CMC, Chaimowicz F, Magalhães SMS. Uso de medicamentos inadequados e polifarmácia entre idosos do Programa Saúde da Família. Latin American Journal of Pharmacy. 2010;29(2):178-84.

Araujo JS, Vidal GM, Brito FN et al. Perfil dos cuidadores e as dificuldades enfrentadas no cuidado ao idoso, em Ananindeua, PA. Rev Bras Geriatr Gerontol. 2013;16(1):149-58.

Aslan E, Beji NK, Erkan HA et al. The prevalence of and the related factors for urinary and fecal incontinence among older residing in nursing homes. J Clin Nurs. 2009;18(23):3290-8.

Associação Brasileira de Alzheimer (ABRAZ). Orientação a cuidadores [s.d.]. Disponível em: http://abraz.org.br/web/orientacao-a-cuidadores/. Acesso em: 24 jan. 2019.

Bahremand M, Rai A, Alikhani M et al. Relationship between family functioning and mental health considering the mediating role of resiliency in type 2 diabetes mellitus patients. Glob J Health Sci. 2014;7(3):254-9.

Barbosa MT. Os idosos e a complexidade dos regimes terapêuticos. Rev Assoc Med Bras. 2009;55(4):363-81.

Bolina AF, Dias FA, Santos NMF, Tavares DMS. Self-reported urinary incontinence in elderly and its associated factors. Rev RENE. 2013;14(2):354-63.

Bomar PJ. Promoting health in families: applying family research and theory to nursing practice. 3. ed. Pennsylvania: Elsevier; 2004.

Borges APA, Coimbra AMC (org.). Envelhecimento e Saúde da Pessoa Idosa. Rio de Janeiro: EAD/Ensp; 2008.

Bousso RS, Poles K. Comunicação e relacionamento colaborativo entre profissional, paciente e família: abordagem no contexto da tanatologia. In: Santos FS (ed.). Cuidados paliativos: discutindo a vida, a morte e o morrer. São Paulo: Atheneu; 2009. p. 193-208.

Brasil. Casa Civil. Lei nº 10.741, de 1º de outubro de 2003. Dispõe sobre o Estatuto do Idoso e dá outras providências. Brasília, DF; 2003.

Brasil. Casa Civil. Lei nº 8.842, de 4 de janeiro de 1994. Dispõe sobre a Política Nacional do Idoso, cria o Conselho Nacional do Idoso e dá outras providências. Diário Oficial da União. Brasília, DF, 5 jan. 1994.

Brasil. Constituição da República Federativa do Brasil. Promulgada em 5 de outubro de 1988. Brasília, DF: Senado Federal; 1988.

Brasil. Ministério da Saúde. Boletim temático da biblioteca do Ministério da Saúde. V. 2, out. 2022. Disponível em: https://bvsms.saude.gov.br/bvs/boletim_tematico/saude_idoso_outubro_2022-1.pdf. Acesso em: 12 jun. 2023.

Brasil. Ministério da Saúde. Portaria GM/MS nº 1.395, de 10 de dezembro de 1999. Aprova a Política Nacional de Saúde do Idoso. Diário Oficial da União, Brasília, DF, 13 dez. 1999.

Brasil. Ministério da Saúde. Portaria GM/MS nº 648, de 28 de março de 2006. Aprova a Política Nacional de Atenção Básica, estabelecendo a revisão de diretrizes e normas para a organização da Atenção Básica para o Programa Saúde da Família (PSF) e o Programa Agentes Comunitários de Saúde (PACS). Brasília, DF; 2006d.

Brasil. Ministério da Saúde. Portaria GM/MS nº 687, de 30 de março de 2006. Aprova a Política Nacional de Promoção da Saúde. Brasília, DF; 2006b.

Brasil. Ministério da Saúde. Portaria nº 2.436, de 21 de setembro de 2017. Aprova a Política Nacional de Atenção Básica, estabelecendo a revisão de diretrizes para a organização da Atenção Básica, no âmbito do Sistema Único de Saúde (SUS). Brasília, DF; 2017.

Brasil. Ministério da Saúde. Portaria nº 2.446, de 11 de novembro de 2014. Redefine a Política Nacional de Promoção da Saúde (PNPS). Brasília, DF; 2014.

Brasil. Ministério da Saúde. Portaria nº 2.528, de 19 de outubro de 2006. Aprova a Política Nacional de Saúde da Pessoa Idosa. Brasília, DF; 2006c.

Brasil. Ministério da Saúde. Portaria nº 399, de 22 de fevereiro de 2006. Divulga o Pacto pela Saúde 2006 – consolidação do SUS e aprova as Diretrizes Operacionais do Referido Pacto. Brasília, DF; 2006a. Disponível em: http://bvsms.saude.gov.br/bvs/saudelegis/gm/2006/prt0399_22_02_2006.html. Acesso em: 12 nov. 2018.

Brasil. Ministério da Saúde. Secretaria de Atenção à Saúde. Departamento de Atenção Básica. Envelhecimento e saúde da pessoa idosa. Brasília, DF: Ministério da Saúde; 2007.

Brasil. Ministério da Saúde. Secretaria de Atenção à Saúde. Portaria Conjunta nº 13, de 28 de novembro de 2017. Aprova o Protocolo Clínico e Diretrizes Terapêuticas da Doença de Alzheimer. Brasília; 2017. Disponível em: https://www.gov.br/saude/pt-br/assuntos/protocolos-clinicos-e-diretrizes-terapeuticas-pcdt/arquivos/2020/portaria-conjunta-13-pcdt-alzheimer-atualizada-em-20-05-2020.pdf. Acesso em: 24 jan. 2019.

Brasil. Ministério da Saúde. Secretaria Executiva. Núcleo técnico da Política Nacional de Humanização. HumanizaSUS: Política Nacional de Humanização: a humanização como eixo norteador das práticas de atenção e gestão em todas as instâncias do SUS. Brasília, DF: Ministério da Saúde; 2004.

Brasil. Ministério do Desenvolvimento Social. Secretaria Nacional de Assistência Social (SNAS). Benefício de Prestação Continuada (BPC): guia para técnicos e gestores da assistência social.

Brasília, DF. 2018. 40 p. Disponível em: http://www.mds.gov.br/webarquivos/publicacao/assistencia_social/Guia/Guia_BPC_2018.pdf. Acesso em: 12 nov. 2018.

Camacho ACLF, Coelho MJ. Políticas públicas para a saúde do idoso: revisão sistemática. Rev Bras Enferm. 2010;63(2):279-84.

Campos ACV, Rezende GP, Ferreira EF et al. Funcionalidade familiar de idosos brasileiros residentes em comunidade. Acta Paul Enferm. 2017;30(4):358-67.

Carvalho MFC, Romano-Lieber NS, Bergsten-Mendes G et al. Polifarmácia entre idosos do município de São Paulo – Estudo SABE. Rev Bras Epidemiol. 2012;15(4):817-27.

Cassoni TCJ, Corona LP, Romano-Lieber NS et al. Uso de medicamentos potencialmente inapropriados por idosos do município de São Paulo, Brasil: estudo SABE. Cad Saúde Pública. 2014;30(8):1706-20.

Centro Internacional de Longevidade Brasil (CILB). Envelhecimento ativo: um marco político em resposta à revolução da longevidade. Rio de Janeiro: CILB; 2015.

Chaimowicz F. Epidemiologia do envelhecimento no Brasil. In: Freitas EV, Py L. Tratado de Geriatria e Gerontologia. 4. ed. Rio de Janeiro: Guanabara Koogan; 2016. p. 214-34.

Costa C, Kemer CG, Oliveira DV. et al. Mobilidade na marcha, risco de quedas e depressão em idosos institucionalizados e não institucionalizados. Revista Saúde e Pesquisa, Maringá. 2017; 10(2):293-300.

Couto AM, Castro EAB, Caldas CP. Vivências de ser cuidador familiar de idosos dependentes no ambiente domiciliar. Rev Rede Enf Nordeste. 2016;17(1):76-85.

Deandrea S, Bravi F, Turati F. et al. Risk factors for falls in older people in nursing homes and hospitals. A systematic review and meta-anlysis. Arch Gerontol Geriatr. 2013;56(3):407-15.

Duarte YAO, Diogo MJD. Atendimento domiciliar: um enfoque gerontológico. São Paulo: Atheneu; 2006.

Duarte YAO, D'elboux MJ, Berzin MV. Cuidadores de idosos. In: Freitas EV, Py L. Tratado de Geriatria e Gerontologia. 4. ed. Rio de Janeiro: Guanabara Koogan; 2016. p. 2933-59.

Freitas EV, Py L. Tratado de Geriatria e Gerontologia. 4. ed. Rio de Janeiro: Guanabara Koogan; 2016.

Galato D, Silva ES, Tibúrcio LS. Estudo de utilização de medicamentos em idosos residentes em uma cidade do sul de Santa Catarina (Brasil): um olhar sobre a polimedicação. Cien Saude Colet. 2010;15(6):2899-905.

Giacomin KC, Duarte YAO, Camarano AA et al. Cuidado e limitações funcionais em atividades cotidianas – ELSI-Brasil. Rev Saúde Públ. 2018;52(supl. 2):9 s.

Gorzoni M, Fabbri R, Pires S. Medicamentos potencialmente inapropriados para idosos. Rev Assoc Med Bras. 2012;58(4):442-46. Disponível em: http://www.scielo.br/pdf/ramb/v58n4/v58n4a14.pdf. Acesso em: 20 abr. 2018.

Guiselli SR, Ely LS, Engroff P, Nogueira EL, Gomes I. Estudo do uso de medicamentos potencialmente inapropriados em idosos da Estratégia Saúde da Família. Revista Kairós Gerontologia. 2016;19(2):243-57.

Gulinelli A, Martins MA. Desejo de informação e participação nas decisões terapêuticas em caso de doenças graves em pacientes atendidos em um hospital universitário. Rev Assoc Med Bras. 2004;50(1):41-7.

Gullich I, Cordova DDP. Queda em idosos: estudo de base populacional. Rev Soc Bras Clin Med. 2017;15(4):230-4. Disponível em: http://docs.bvsalud.org/biblioref/2018/01/877065/154230-234.pdf. Acesso em: 10 jan. 2019.

Lakatta EG. So! What's aging? Is cardiovascular aging a disease? J Mol Cell Cardiol. 2015;83(1):1-13.

Lamb AE, Biesecker BB, Umstead KL et al. Family functioning mediates adaptation in caregivers of individuals with Rett syndrome. Patient Educ Couns. 2016;99(11):1873-9.

Lazari ICF, Lojudice DC, Marota AG. Avaliação da qualidade de vida de idosas com incontinência urinária: idosas institucionalizadas em uma instituição de longa permanência. Rev Bras Geriatr Gerontol. 2009;12(1):103-12.

Leduc MMS. Imobilidade e síndrome da imobilização. In: Freitas EV, Py L (org). Tratado de Geriatria e Gerontologia. 3. ed. Rio de Janeiro: Guanabara Koogan; 2013.

Lima-Costa MF, Peixoto SV, Malta DC et al. Cuidado informal e remunerado aos idosos no Brasil (Pesquisa Nacional de Saúde, 2013). Rev Saúde Pública. 2017;51(1):6 s.

Maciel AC. Incontinência urinária. In: Freitas EV, Py L (org). Tratado de Geriatria e Gerontologia. 2. ed. Rio de Janeiro: Guanabara Koogan; 2006.

Malachias MVB, Souza WKSB, Plavnik FL et al. 7ª Diretriz Brasileira de Hipertensão Arterial. Arq Bras Cardiol. 2016;107(3 supl. 3):1-103.

Marques LP, Schneider IJC, Giehl MWC et al. Demographic, health conditions, and lifestyle factors associated with urinary incontinence in elderly from Florianópolis, Santa Catarina, Brazil. Rev Bras Epidemiol. 2015;18(3):595-606.

Maruyama Y. Aging and arterial-cardiac interactions in the elderly. Int J Cardiol. 2012;155(1):14-9.

Matozinhos FP, Velasquez-Melendez G, Tiensoli SD et al. Fatores associados à incidência de úlcera por pressão durante a internação hospitalar. Rev Esc Enferm USP. 2017;51:e03223.

Miranda GMD, Mendes ACG, Silva ALA. O envelhecimento populacional brasileiro: desafios e consequências sociais atuais e futuras. Rev Bras Geriatr Gerontol. 2016;19(3):507-19.

Monterroso LEP, Joaquim N, Sá LO. Adesão do regime terapêutico medicamentoso dos idosos integrados nas equipas domiciliárias de Cuidados Continuados. Rev Enf Ref. 2015;5:9-16.

Moraes EN. Princípios básicos de Geriatria e Gerontologia. Belo Horizonte: COOPMED; 2008.

Munk A, Araújo A. Avaliação dos medicamentos inapropriados prescritos para pacientes idosos em um Hospital Universitário. HU Revista. 2012;38(3-4):231-40.

Neri AL. Palavras-chave em Gerontologia. 3. ed. Campinas: Alínea; 2008.

Nunes DP, Brito TRP, Corona LP, Alexandre TS, Duarte YAO. Elderly and caregiver demand: proposal for a care need classification. Rev Bras Enferm [Internet]. 2018;71(suppl 2):844-50.

Oliveira MA. et al. Automedicação em idosos residentes em Campinas, São Paulo, Brasil: prevalência e fatores associados. Cad Saúde Pública. 2012;28(2):335-45.

Organização Mundial de Saúde (OMS). Envelhecimento ativo: uma política de saúde. Brasília: Organização Pan-Americana da Saúde; 2005. Disponível em: https://bvsms.saude.gov.br/bvs/publicacoes/envelhecimento_ativo.pdf. Acesso em: 12 nov. 2020.

Organização Mundial de Saúde (OMS). Relatório Mundial sobre Envelhecimento e Saúde. 2015. Disponível em: https://sbgg.org.br//wp-content/uploads/2015/10/OMS-ENVELHECIMENTO-2015-port.pdf. Acesso em: 12 nov. 2018.

Pereira et al. Polifarmácia em idosos: um estudo de base populacional. Rev. Bras. Epidemiol. 2017;20(02).

Regulski MJ. Cellular senescence: what, why, and how. Wounds. 2017;29(6):168-74.

Santos AA, Brito TRP, Rossignolo SCO. Uma boa funcionalidade familiar é essencial para o envelhecimento saudável? In: Campos ACV, Berlezi EM, Correa AHM (orgs). O cuidado e o suporte ao idoso fragilizado: um desafio para a família e o estado. Ijuí: Unijuí; 2015. (Coleção Envelhecimento: Saberes e Vivências; v. 3)

Santos AA, Pavarini SCI. Funcionalidade familiar de idosos com alterações cognitivas: a percepção do cuidador. Rev Esc Enferm USP. 2012;46(5):1141-7.

Santos SMA. Idosos, família e cultura: um estudo sobre a construção do papel do cuidador. 2. ed. Campinas: Alínea; 2003.

Santos T. et al., Consumo de medicamentos por idosos, Goiânia, Brasil. Rev Saúde Pública. 2013;47(1):94-103.

Santos-Orlandi AA, Brito TRP, Ottavani AC et al. Perfil de idosos que cuidam de outros idosos em contexto de alta vulnerabilidade social. Esc Anna Nery Rev Enferm. 2017;21(1).

São Paulo (Estado). Secretaria de Estado da Saúde. Relatório global da OMS sobre prevenção de quedas na velhice. 2010. 64 p. Disponível em: http://bvsms.saude.gov.br/bvs/publicacoes/relatorio_prevencao_quedas_velhice.pdf. Acesso em: 30 de jan. 2019.

Secoli SR. Polifarmácia: interações e reações adversas no uso de medicamentos por idosos. Rev Bras Enferm. 2010;63(1):136-40.

Silva BMC, Caldas CP, David HMSL, Thiollent MJM. Dificuldades encontradas no cuidado ao idoso com demência: enfrentamento baseado na pesquisa participativa. Rev Bras Geriatr Gerontol. 2018;21(1):35-44.

Silva RC, Barros CVL. Comunicação terapêutica relacionada ao cuidado humanizado e a segurança do paciente em unidade hospitalar. Saúde e Ciência em Ação. 2015;1(1):13-25.

Sociedade Brasileira de Geriatria e Gerontologia (SBGG). Critérios de Beers 2015: versão atualizada e expandida. São Paulo, 2015. Disponível em: http://www.sbgg-sp.com.br/pro/divulgada-versao-atualizada-dos-criterios-de-beers/. Acesso em: 30 mar. 2018.

Sociedade Brasileira de Geriatria e Gerontologia (SBGG); Sociedade Brasileira de Imunizações (SBIM). Geriatria: guia de vacinação. Rio de Janeiro: SBGG/SBIM; 2016.

Stefanelli MC. Estratégias de comunicação terapêutica. In: Stefanelli MC, Carvalho EC (ed.). A comunicação nos diferentes contextos da enfermagem. São Paulo: Manole; 2005. p. 73-104.

Valer DB, Bierhals CCBK, Aures M, Paskulin LMG. The significance of healthy aging for older persons who participated in health education groups. Rev Bras Geriatr Gerontol. 2015;18(4):809-19.

Vasconcelos AMN, Gomes MMF. Transição demográfica: a experiência brasileira. Epidemiologia e Serviços de Saúde. 2012;21(4): 539-48.

Wang Y, Haslam M, Yu M. et al. Family functioning, marital quality, and social support in Chinese patients with epilepsy. Health Qual Life Outcomes. 2015;13(10). Disponível em: https://hqlo.biomedcentral.com/articles/10.1186/s12955-015-0208-6. Acesso em: 26 abr. 2023.

World Health Organization (WHO). Integrated care for older people: guidelines on community-level interventions to manage declines in intrinsic capacity. Geneva: World Health Organization; 2017. Disponível em: https://apps.who.int/iris/handle/10665/258981. Acesso em: 24 abr. 2023.

Exercícios de fixação

1. O foco da saúde da pessoa idosa está relacionado à funcionalidade do indivíduo, definida como a capacidade de gerir a própria vida ou cuidar de si mesmo. Acerca da funcionalidade, marque a alternativa incorreta:

   a) A autonomia é a capacidade individual de decisão e comando sobre as ações, estabelecendo as próprias regras.

   b) A funcionalidade depende somente a capacidade psicológica da pessoa idosa para a realização de atividades cotidianas.

   c) O comprometimento nas atividades cotidianas pode resultar na necessidade de um cuidador.

   d) A independência refere-se à capacidade da pessoa idosa para se autocuidar.

   e) A avaliação da funcionalidade não afere só o comprometimento nas atividades cotidianas da pessoa idosa, mas também suas necessidades de auxílio.

2. Em relação às políticas de atenção à pessoa idosa no Brasil, relacione a primeira coluna à segunda e assinale a alternativa correta:

I) Estatuto do Idoso	a) Afirma que a porta de entrada da pessoa idosa no sistema de Saúde é a Atenção Básica, tendo como referência serviços especializados de média e alta complexidade
II) Pacto em Defesa da Vida	b) Regula os direitos assegurados às pessoas com idade igual ou superior a 60 anos
III) Política Nacional de Saúde da Pessoa Idosa	c) Estabelece a responsabilidade do governo, da sociedade civil e da família de proteger, assistir e amparar a pessoa idosa
IV) Constituição Federal de 1988	d) A saúde da pessoa idosa aparece como uma das seis prioridades do governo. Surge a Caderneta do Idoso

   a) I-b; II-d; III-a; IV-c.

   b) I-b; II-d; III-c; IV-a.

   c) I-b; II-c; III-a; IV-d.

   d) I-c; II-d; III-a; IV-b.

   e) I-c; II-a; III-b; IV-d.

3. As modificações fisiológicas que ocorrem com o envelhecimento resultam de interações complexas entre os vários fatores intrínsecos e extrínsecos e manifestam-se por meio de mudanças na função e estrutura dos diferentes órgãos e sistemas. Sabendo-se que o sistema cardiovascular sofre significativa redução de sua capacidade funcional, assinale a alternativa que apresenta as principais alterações fisiológicas do envelhecimento cardiovascular:

   a) Hipotrofia ventricular; aumento do colágeno entre as válvulas cardíacas; aterosclerose.

   b) Degeneração das válvulas aórtica e mitral; diminuição da função reparadora dos condrócitos; vasodilatação periférica.

   c) Hipertensão arterial sistêmica; hipertrofia ventricular; vasodilatação periférica; varizes.

   d) Atrofia miocárdica; diminuição de colágeno na aorta; distúrbios na condução do estímulo; aterosclerose.

   e) Hipertrofia ventricular; degeneração das válvulas cardíacas; distúrbios na condução do estímulo elétrico.

4. A funcionalidade é determinada pelas atividades instrumentais (AIVDs) e básicas de vida diária (ABVDs). Assinale a alternativa que represente um exemplo de AIVD:

   a) Comer ou beber.

   b) Tomar banho.

   c) Vestir-se.

d) Ir ao banco.

e) Ir ao banheiro.

5. Analise as afirmativas a seguir e assinale aquela que não corresponde a uma alteração fisiológica do envelhecimento:

a) Em decorrência do achatamento dos discos intervertebrais, do aumento da curvatura da coluna e diminuição do arco plantar, ocorre a redução da estatura das pessoas idosas.

b) Em virtude da diminuição do número e da função das papilas gustativas, pode ocorrer a redução de apetite e aumento da ingestão de sal.

c) Por conta do enrijecimento das paredes arteriais com consequente aumento da resistência vascular periférica, a pessoa idosa pode apresentar elevação da pressão arterial sistólica.

d) Em função da atrofia ou redução das glândulas salivares, a pessoa idosa pode apresentar xerostomia.

e) Em decorrência do enfraquecimento da musculatura pélvica, é esperado que idosas apresentem incontinência e infecção do trato urinário.

6. Em relação ao contexto de cuidado à pessoa idosa no Brasil, podemos afirmar que:

a) Cuidador informal é qualquer pessoa que exerce o cuidado à pessoa idosa como uma profissão.

b) O cuidador informal, geralmente, é representado por um membro familiar que recebe menos de um salário para cuidar da pessoa idosa.

c) Cuidador primário é sinônimo de cuidador principal, tendo em vista que assume a responsabilidade integral de cuidar diretamente da pessoa idosa e realiza a maior parte das tarefas.

d) Cuidadores secundários têm o mesmo grau de envolvimento e responsabilidade pelo cuidado à pessoa idosa quando comparados aos cuidadores primários.

e) Cuidador terciário também assume a responsabilidade pelo cuidado integral ao idoso.

7. As pessoas idosas apresentam múltiplas doenças crônicas e, consequentemente, utilizam maior número de medicamentos para o controle desses agravos. Entre os medicamentos consumidos pelas pessoas idosas, aponte a classe que pode aumentar o risco de hemorragias:

a) Anti-inflamatórios.

b) Anti-hipertensivos.

c) Benzodiazepínicos.

d) Anticonvulsivantes.

e) Antialérgicos.

8. A doença de Alzheimer é o tipo de demência mais comum. A dificuldade de memória é um dos primeiros sintomas dessa doença, que tem evolução lenta e progressiva. Considerando que a doença de Alzheimer não tem cura e que o objetivo da terapêutica é retardar a evolução da doença e preservar por mais tempo possível a autonomia e a independência da pessoa idosa, assinale a alternativa incorreta.

a) A pessoa idosa em estágio inicial da doença de Alzheimer pode ficar agressiva e bastante agitado no horário do banho. Nesse caso, indica-se avaliar a necessidade de banho diário.

b) Deve-se manter a pessoa idosa com algum tipo de identificação para evitar que ele se perca no caso de perambulação.

c) É importante estimular a pessoa idosa a se lembrar do passado, corrigindo-a, por exemplo, quando ela se esquece dos filhos ou cônjuge.

d) No caso de alucinações, delírios e agressividade, manter postura calma, voz tranquila e tentar distrair a pessoa idosa com assuntos ou situações de seu interesse.

e) Para garantir que o momento das refeições seja aproveitado adequadamente, devem-se limitar ruídos (aparelhos de televisão e rádio) e outras distrações que possam tirar a concentração durante o ato de comer.

9. A diminuição do fluxo de sangue no estômago que ocorre com o envelhecimento pode alterar qual mecanismo farmacocinético?

a) Distribuição.

b) Absorção.

c) Metabolismo.

d) Excreção.

e) Toxicidade.

10. Dona Manoela, 76 anos, tem apresentado episódios de noctúria e incontinência urinária. Em virtude desse quadro, já não sai mais de casa nem visita suas amigas, o que ela adorava. A respeito da incontinência urinária, marque a alternativa correta:

a) É considerada "normal" da idade.

b) Pode ser tratada com diuréticos.

c) É comum em pessoas idosas ativas.

d) É a perda involuntária da urina que provoca alterações higiênicas na pessoa idosa.

e) O tratamento é somente cirúrgico.

11. A elevada frequência da ocorrência de quedas em pessoas idosas e suas consequências fazem com que este evento se torne um desafio para os profissionais de Saúde. Entre as afirmativas a seguir, assinale as corretas.

I) As quedas ocorrem como um somatório de fatores de risco intrínsecos e extrínsecos, sendo difícil de atribuir o evento a um único fator de risco ou agente causal.

II) Entre os fatores intrínsecos relacionados a quedas estão a diminuição da força muscular de membros inferiores, déficit de equilíbrio, tonturas, déficit visual e cognitivo.

III) As quedas podem trazer como consequências silenciosas a dor e o comprometimento da funcionalidade, aumento do grau de fragilização, restrição de atividades e medo de cair.

IV) Os profissionais da Atenção Básica devem ser treinados para a identificação da pessoa idosa com risco de queda e implementação de ações preventivas relacionadas a fatores comportamentais, ambientais e intrínsecos.

a) Apenas as afirmativas I e III são corretas.

b) Apenas as afirmativas II e IV são corretas.

c) Apenas as afirmativas I, II e IV são corretas.

d) Apenas as afirmativas II, III e IV são corretas.

e) Todas as afirmativas são corretas.

FECHAMENTO DE CASO-CENÁRIO

Confira se você respondeu adequadamente à pergunta do Caso-cenário.

CASO-CENÁRIO 1

Ao analisar a história de M.S., verifica-se o comprometimento na funcionalidade, o que gerou a demanda de um cuidador. Nota-se que ela conta com o apoio dos filhos (financeiramente) e da neta (atividades instrumentais de vida diária). Chama-se a atenção para o fato de M.S. estar experienciando episódios de violência verbal, mas ela considera como "normal". Tal situação deve ser averiguada no sentido de encontrar os motivos desencadeantes dessa violência. Aqui, citam-se como possíveis causas a sobrecarga de cuidado e as relações conflituosas. Ainda é uma pessoa idosa que requer o controle das doenças crônicas (hipertensão e diabetes), o que tem sido acompanhado pelos profissionais de Saúde no seu próprio domicílio. Deve-se atentar para os episódios de tonturas e suas possíveis causas a partir de uma investigação minuciosa das medicações (dosagens, aprazamento), dos níveis pressóricos e glicêmicos. Esse evento, associado à presença de tapetes no domicílio, aumenta o risco de quedas. Outra condição a ser comentada é a incontinência urinária; embora sejam escapes de pequeno volume, a equipe de Enfermagem deve orientar sobre os cuidados. Ademais, M.S. é provedora do cuidado do seu esposo. O ato de cuidar diminui as chances de o cuidador manter uma vida saudável, compromete seu bem-estar físico e psicológico. No caso de M.S., a equipe de Enfermagem deve estar atenta às atividades prestadas por ela a seu esposo e a repercussão desse cuidado em seu cotidiano.

13 Enfermagem na Saúde da Mulher

Renata Santos Iak ■ Yanahê Gianotto Guerra Couto

Objetivos de aprendizagem

✓ Conhecer as principais terminologias na área da Enfermagem na Saúde da Mulher
✓ Compreender a anatomia do sistema reprodutor feminino
✓ Aprender sobre o ciclo menstrual feminino
✓ Saber identificar a prática da Enfermagem no planejamento familiar
✓ Aprender sobre as principais patologias ginecológicas
✓ Conhecer a atuação da Enfermagem nos cuidados do pré-natal, trabalho de parto, parto e puerpério
✓ Aprender sobre as principais intercorrências obstétricas
✓ Conhecer a atuação de Enfermagem no aleitamento materno.

INTRODUÇÃO

Dentre as ações prestadas pela equipe técnica de Enfermagem na Atenção à Saúde, podemos destacar aquelas voltadas para a Saúde da Mulher. A assistência no ciclo de vida feminino envolve a promoção em Saúde no planejamento familiar, pré-natal, orientação referente ao parto natural (reduzindo o número de cesáreas sem indicação), cuidados no puerpério e com o recém-nascido, incentivo e acompanhamento ao aleitamento materno, auxílio na realização e coleta de exames laboratoriais e ginecológicos preventivos e assistência ao climatério.

O profissional de nível técnico merece destaque em todas essas atividades, uma vez que está inserido na equipe multiprofissional que atua em todos os níveis de prevenção e promoção à Saúde da Mulher do nosso sistema de Saúde brasileiro.

Segundo o Instituto Brasileiro de Geografia e Estatística (IBGE), em 2019, a população era composta de 51,8% de mulheres e, conforme o Instituto Nacional de Câncer (INCA), dentre este público, há uma estimativa de 75 mil novos casos de câncer de mama até 2025 (Brasil, 2022), doença que pode ser evitada e/ou diagnosticada em seu início, com o auxílio e a atuação do Técnico de Enfermagem, com a equipe multiprofissional, em seu papel na Atenção Primária à Saúde (APS). Dessa forma, é de suma importância que os Técnicos de Enfermagem estejam rotineiramente atualizados por meio de estudos fundamentados em evidências científicas em relação à Saúde da Mulher, uma vez que ela é o maior público na assistência à saúde.

A Política Nacional de Humanização (PNH), divulgada em 2004, tem como principais diretrizes o acolhimento e a gestão participativa, buscando atuar a partir de orientações clínicas e políticas que norteiam os arranjos de trabalho. Assim, no contexto da PNH, o acolhimento é tido como uma diretriz que orienta a construção de políticas de Saúde que visam ofertar atendimentos de qualidade e articular avanços tecnológicos com acolhimento e melhoria dos ambientes de cuidado e das condições de trabalho dos profissionais (Brasil, 2004).

Falar sobre Saúde da Mulher está vinculado ao ato de acolher. Muitas vezes em que atendermos uma paciente em nosso serviço de Saúde, seremos grandes ouvintes, com os quais ela criará uma relação de segurança para nos confidenciar assuntos íntimos relacionados com sua sexualidade, maternidade e seu envelhecimento. O sigilo profissional constante nesse meio nos permite auxiliar essa paciente em seus diversos conflitos/dúvidas, garantindo um atendimento holístico e humanizado.

Alguns assuntos são extremamente associados aos dilemas éticos, como o aborto. Em alguns serviços, recebemos com frequência casos de abortos realizados em condições de risco, que, em sua maioria, evoluem com graves complicações à paciente, nas quais a equipe de Saúde deve atuar prontamente e sem julgamentos.

> **IMPORTANTE**
>
>
>
> De acordo com o Código de Ética dos Profissionais de Enfermagem (CEPE) 2017, no Capítulo III, referente às proibições, está descrito:
>
> **Art. 73** Provocar aborto, ou cooperar em prática destinada a interromper a gestação, exceto nos casos permitidos pela legislação vigente.
>
> **Parágrafo único.** Nos casos permitidos pela legislação, o profissional deverá decidir de acordo com a sua consciência sobre sua participação, desde que seja garantida a continuidade da assistência.
>
> A pena aplicada pelo Conselho Federal de Enfermagem (Cofen) no caso de infração ao artigo 73 do CEPE é de multa, censura, suspensão e cassação do direito do exercício profissional da Enfermagem.
>
> Para mais informações, ver Resolução Cofen 564/2017: http://www.cofen.gov.br/resolucao-cofen-no-5642017_59145.html.

Após essa abordagem a respeito da importância da Saúde da Mulher, teremos acesso a um Caso-cenário e, em seguida, conheceremos as terminologias utilizadas nessa área tão específica e interessante.

> **CASO-CENÁRIO 1**
>
>
>
> Paciente M.R.B, 16 anos, primigesta, comparece ao Ambulatório de Saúde da Mulher para primeira consulta de pré-natal. Reside com os seus pais em um bairro da periferia da capital de São Paulo e, atualmente, não se relaciona com o pai do bebê. Refere à equipe de Enfermagem que "não frequenta mais as aulas da escola, porque sente muito sono e não consegue acordar para o horário do início das aulas". Ao questionar a paciente sobre seu cotidiano, ela comenta que todas as manhãs, ao escovar os dentes, tem náuseas e vômitos, o que a deixa mais indisposta. Outro ponto que ela argumentou sobre não frequentar mais as aulas é o fato de que a todo o momento tem que se levantar para urinar, o que causa grande desconforto e não permite que se concentre na aula. Refere que está muito preocupada com as manchas que estão aparecendo no seu rosto; ela diz que "só em pensar que isso pode ficar para sempre, não consigo parar de chorar". A última queixa da paciente foi a de que está com corrimento vaginal diferente "cor verde, em grande quantidade, e que coça demais".
>
> Frente ao caso exposto:
>
> 1. Quais são os possíveis motivos para a queixa de polaciúria na paciente?
> 2. O aparecimento das manchas na face está vinculado a qual processo fisiológico gestacional?
> 3. Como profissionais de Enfermagem, quais orientações podemos oferecer à paciente em questão?
>
> Estude o conteúdo a seguir e tente responder às perguntas referentes ao Caso-cenário 1.

TERMINOLOGIAS UTILIZADAS EM GINECOLOGIA E OBSTETRÍCIA

Em Saúde da Mulher, mergulhamos em um dicionário específico e amplo. A seguir elencamos as terminologias mais utilizadas nessa área (Tabelas 13.1 e 13.2), para facilitar a prática do cotidiano, bem como a compreensão de diagnósticos e estudos clínicos a respeito.

Tabela 13.1 Terminologias ginecológicas.

Amenorreia: ausência de menstruação
Amenorreia primária: caracterizada pela ausência de menstruação após os 14 anos sem desenvolvimento de caracteres sexuais secundários ou após os 16 anos com o desenvolvimento destes
Amenorreia secundária: ausência de fluxos menstruais por pelo menos 3 meses
Coitarca: primeira relação sexual
Dismenorreia: dor às menstruações
Dispareunia: dor na relação sexual
Hipermenorreia (menorragia): menstruação que dura mais de 5 dias
Hipomenorreia: menstruação que dura menos de 2 dias
Menarca: primeira menstruação
Menometrorragia: sangramento intenso e irregular
Metrorragia: sangramento não excessivo que ocorre fora do período menstrual em intervalos irregulares
Oligomenorreia: sangramento menstrual que ocorre em intervalos maiores que 34 dias
Polimenorreia: sangramento regular que ocorre em intervalos menores que 21 dias
Pubarca: desenvolvimento dos pelos pubianos
Telarca: desenvolvimento das mamas

As terminologias obstétricas são utilizadas em mulheres gestantes, no pós-parto e também em casos de abortamento. A seguir são apresentadas as mais utilizadas.

Tabela 13.2 Terminologias obstétricas.

Aborto: descontinuação da gestação, com ou sem expulsão do feto, da qual resulta a morte do feto. A perda gestacional ocorre antes da 20ª semana de gestação
Altura uterina (AU): distância entre a parte superior do útero (fundo) e o ápice da sínfise púbica
Amnioscopia: procedimento que permite a visualização do líquido amniótico
Amniotomia: ruptura artificial do saco amniótico
Apagamento cervical: processo pelo qual o colo se modifica e fica mais suscetível aos efeitos das contrações uterinas
Cardiotocografia: medição da frequência cardíaca fetal e das contrações em um aparelho que é capaz de fornecer uma impressão, no papel, das informações que ele capta
Cerclagem: sutura inserida para manter o colo uterino fechado
Cervicite: inflamação do colo uterino
Colposcopia: visualização do colo uterino utilizando um colposcópio
CTB: cardiotocografia basal
DHEG: doença hipertensiva específica da gestação
DPP: data provável do parto (devemos nos atentar ao contexto da informação ao lermos esta sigla)
DPP: descolamento prematuro de placenta (devemos nos atentar ao contexto da informação ao lermos esta sigla)
Grávida: refere-se à gravidez, independentemente da duração
Hiperêmese gravídica: vômito excessivo na gestação
ILA: índice de líquido amniótico
LA: líquido amniótico
Morte de lactente: morte que ocorre no primeiro ano de vida

(continua)

Tabela 13.2 Terminologias obstétricas. (*Continuação*)

Morte materna: definida como a morte de uma mulher enquanto grávida ou dentro de 42 dias do término da gestação
Morte perinatal: morte que ocorre nos primeiros 28 dias de vida
Multigesta: mulher que teve mais que três gestações
Multípara: mulher que pariu mais de três vezes
Nuligesta: mulher que nunca engravidou
Nulípara: mulher que nunca pariu
Oligodrâmnio: quantidade anormalmente pequena de líquido amniótico na gestação
Parturiente: mulher em trabalho de parto
Placenta prévia (PP): parte ou totalidade da placenta inserida no segmento inferior do útero
Polidrâmnio: excesso de líquido amniótico na gestação
Primigesta: mulher grávida pela primeira vez
Primípara: mulher que pariu pela primeira vez
Puérpera: mulher que se encontra no puerpério
Puerpério: período pós-parto em que as modificações locais e sistêmicas ocorridas na gestação retornam ao estado pré-gravídico
RCIU: restrição de crescimento intrauterino
Regra de Naegele: método para calcular a data provável do parto
RPMO: ruptura prematura de membranas ovulares
Secundigesta: mulher que está grávida pela segunda vez
Secundípara: mulher que pariu pela segunda vez
Tercigesta: mulher que está grávida pela terceira vez
Tercípara: mulher que pariu pela terceira vez
TPP: trabalho de parto prematuro

SAIBA MAIS

De acordo com a Federação Brasileira das Associações de Ginecologia e Obstetrícia (Febrasgo), o aborto é a perda gestacional abaixo da 20ª semana de gestação. É classificado em precoce, quando ocorre no primeiro trimestre (80% dos casos), e em tardio, quando ocorre após esse período. É uma das complicações mais frequentes da gravidez, acontecendo muitas vezes antes mesmo do atraso menstrual. Apenas 30% das concepções alcançam o nascimento de recém-nascido vivo. Das gestações confirmadas, aproximadamente 15 a 20% terminam em aborto – o que difere muito do senso comum, já que a chegada até o momento do parto no período termo gestacional (a partir da 37ª semana) tem um percentual inferior a 50% de todas as gestações que ocorrem.

SISTEMA REPRODUTOR FEMININO

O sistema reprodutor feminino é a região do corpo em que se localizam os órgãos reprodutores na mulher. O conhecimento da anatomia dos componentes desse sistema é de extrema importância na atuação ginecológica e obstétrica.

A formação óssea que contempla a estrutura do aparelho reprodutor feminino apresenta detalhes que podem ou não comprometer o processo do parto fisiológico. Dependendo do tipo de pelve óssea, o parto pode ser mais complexo que o normal. A pelve óssea é constituída pelos ossos do quadril, sacro e cóccix (Figura 13.1).

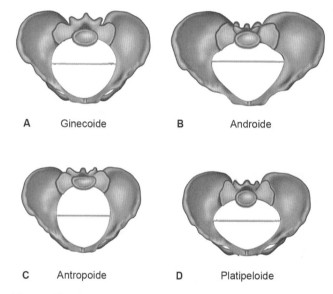

Figura 13.1 Pelve óssea. A união das linhas terminais constitui uma circunferência que delimita a pelve alta (falsa) da pelve baixa (verdadeira).

Figura 13.2 Composição dos ossos que integram a pelve feminina. **A.** Ginecoide (50% dos casos). **B.** Androide (25% dos casos). **C.** Antropoide (20% dos casos). **D.** Platipeloide (5% dos casos).

De acordo com a composição dos ossos que integram a pelve feminina, a classificação pode ser: ginecoide, androide, antropoide e platipeloide, conforme Figura 13.2.

Os órgãos do sistema reprodutor feminino apresentam-se como internos e externos. A vulva é a estrutura externa localizada no períneo anterior e formada por monte do púbis, grandes e pequenos lábios, clitóris, vestíbulo vaginal, orifício externo uretral, glândulas de Bartholin e glândulas Skene. Cada uma dessas estruturas tem uma função específica, que serão estudadas a seguir.

Órgãos externos do sistema reprodutor feminino

A Figura 13.3 apresenta os órgãos externos femininos, descritos a seguir.

- **Monte do púbis**: protuberância localizada na região anterior da sínfise púbica, formada por uma camada densa de tecido adiposo, que funciona como uma proteção aos impactos que podem ocorrer na sínfise púbica
- **Grandes lábios**: a superfície externa dos grandes lábios é formada por epiderme e grande quantidade de pelos; na parte interna, é composta de mucosa e tecido subcutâneo adiposo em grande quantidade
- **Pequenos lábios**: apresentam-se como duas pregas cutâneas, com mucosa lisa, as quais ficam protegidas pelos grandes lábios. A função dos pequenos e dos grandes lábios é proteger o canal vaginal
- **Clitóris**: essa estrutura é considerada o principal órgão erógeno feminino. Em sua composição, assemelha-se ao órgão erétil masculino (pênis). Localiza-se dentro dos pequenos lábios e acima do canal uretral
- **Vestíbulo vaginal**: é o espaço entre os pequenos lábios, no qual visualizamos a entrada do canal vaginal e o orifício uretral
- **Orifício externo uretral**: extensão da uretra que apresenta seu orifício; fica situado abaixo do clitóris com função de eliminação da diurese
- **Glândulas de Bartholin**: glândulas de tamanho variável entre 0,5 e 1,0 cm. A função dessas glândulas é secretar muco, que lubrifica a região dos pequenos lábios e da vagina, auxiliando no processo do coito
- **Glândulas de Skene**: também chamadas de glândulas parauretrais, têm a função de lubrificação da vulva.

> **NA PRÁTICA**
>
> Na entrada da vagina, existe uma película denominada "hímen", cuja espessura é variável e circunda o introito vaginal; composta principalmente de tecido elástico e conjuntivo. Existem quatro tipos de hímen: anular, septado, cribiforme e gestado. Casos de hímen imperfurado resultam na alteração obstrutiva mais frequente do aparelho genital feminino. Quando essa membrana oclui o introito vaginal por completo, temos como resultado o acúmulo de secreções vaginais e uterinas. Algumas vezes, essa obstrução pode levar à obstrução e compressão abdominal e/ou lombar, obstipação, disúria, retenção urinária aguda, peritonite ou amenorreia primária.

Órgãos internos do sistema reprodutor feminino

Os órgãos internos do sistema reprodutor feminino localizam-se na cavidade pélvica e possuem grande papel no processo de fecundação e embrionário. São eles: vagina, útero, ovários e tubas uterinas (Figura 13.4).

- **Vagina**: canal formado por uma estrutura elástica envolvida de mucosa, que tem o papel de transportar conteúdo uterino para o meio externo e, também, participar do ato sexual/reprodutivo. As células que compõem o tecido vaginal são secretoras de muco, que ajuda a manter a lubrificação da mucosa. Essa liberação de muco é regida pela ação hormonal
- **Útero**: de forma piriforme (formato de pera), esse órgão situa-se entre a bexiga e o reto. Duas partes importantes desse órgão são o corpo e a cérvice (também chamada "colo do útero"). É composto de três camadas: perimétrio (camada externa – peritônio visceral que reveste o útero), miométrio (camada intermediária constituída principalmente por músculo) e o endométrio (camada que recebe o embrião quando ocorre a fecundação ou que descama na menstruação quando não ocorre união dos gametas)
- **Ovários**: órgãos que se apresentam em par, são as gônadas femininas. Em seu interior, a mulher mantém seu estoque de folículos (os quais são produzidos em sua vida intrauterina) que, com a maturação, se tornarão ovócitos. Mensalmente, a mulher libera o ovócito de dentro do ovário. Essa estrutura é o gameta feminino, que será transportado pelas tubas uterinas até o útero.
- **Tuba uterina**: assim como os ovários, a tuba uterina se apresenta em par. Sua finalidade é captar o óvulo excretado pelo ovário (por meio das fímbrias) e transportá-lo até o útero. O encontro do gameta feminino com o gameta masculino geralmente ocorre dentro das tubas uterinas. É importante que o transporte do zigoto seja realizado até o endométrio, caso contrário, a mulher se encontrará em uma situação de gestação ectópica, que pode provocar diversos sintomas e é considerada uma urgência obstétrica.

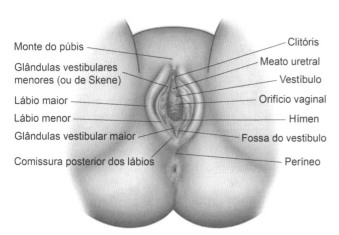

Figura 13.3 Vulva e órgãos reprodutores externos femininos.

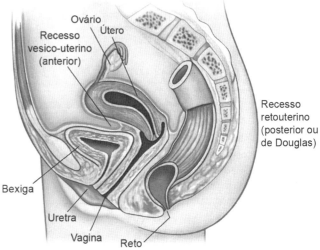

Figura 13.4 Órgãos internos do sistema reprodutor feminino.

> **SAIBA MAIS**
>
> As glândulas de Bartholin são responsáveis pela lubrificação dos pequenos lábios e da vagina, regiões ricas em mucosa. É comum que essas glândulas apresentem cistos em razão da obstrução do ducto glandular. A principal queixa é a algia intensa e a faixa etária mais comum é entre as mulheres na idade fértil. A tumoração formada por conta da obstrução tem tratamento conservador ou cirúrgico (dependendo das repercussões inflamatórias e/ou infecciosas). No segundo caso, é feito por meio do procedimento chamado "Bartholinectomia", que consiste na exérese da glândula.

CICLO MENSTRUAL FEMININO

O ciclo menstrual feminino é um fenômeno biológico do ciclo de vida da mulher, caracterizado por sangramento vaginal mensal, porém, diversos processos regulatórios hormonais estão atrelados para que ele seja cíclico.

Ele decorre da ação de quatro hormônios principais: hormônio luteinizante (LH), hormônio foliculoestimulante (FSH), estrógeno e progesterona. Quem rege essa "sinfonia hormonal" é a hipófise, que é uma glândula que se localiza na região da sela turca na base do cérebro. Ela produz diversos hormônios, entre eles o LH e o FSH.

A duração do ciclo menstrual geralmente é de 28 dias, mas, de acordo com o Ministério da Saúde, podem ocorrer variações entre 21 e 35 dias quanto ao tempo de duração. Ele se divide em três fases: folicular, ovulatória e lútea.

- **Fase folicular**: essa fase compreende o período entre o primeiro dia da menstruação e conta-se até o 9º dia. É nessa fase que temos uma baixa concentração dos hormônios estrógeno e progesterona na circulação, o que faz com que o hipotálamo libere o hormônio liberador de gonadotrofina (GnRh), o qual, por sua vez, estimula a hipófise. Então, a hipófise liberará dois hormônios essenciais para o ciclo menstrual: LH e FSH. Esses dois hormônios são responsáveis, respectivamente, pela maturação e liberação ovular
- **Fase ovulatória**: ocorre geralmente do 10º ao 14º dia após o início do ciclo menstrual. Nessa fase, ocorre a ovulação, em que um folículo maduro rompe-se por conta da elevação de LH e o óvulo é expelido do ovário. Normalmente, a mulher ovula apenas um óvulo nesse processo, porém, pode ocorrer liberação em maior número. Após o pico do LH, existe uma mudança na concentração hormonal: encontramos o hormônio estrógeno em grande quantidade e inicia-se a liberação de progesterona paralelamente. Esses hormônios são excretados pelos ovários. A Figura 13.5 ilustra a diferenciação do endométrio quando sob influência dos hormônios ovarianos
- **Fase lútea**: essa fase tem início no final da fase ovulatória e dura até o início do fluxo menstrual (1º dia de sangramento). Como ela acontece? Na região em que o óvulo foi expelido fica uma pequena cicatriz chamada "corpo lúteo". Essa estrutura produzirá e liberará a progesterona em altas doses, a qual aumentará a irrigação endometrial e também disponibilizará grande número de glicogênio da parede interna uterina, preparando o ambiente para o processo de fecundação/nidação (veremos esses processos mais adiante neste capítulo). Se o óvulo for fecundado, esse ambiente proporcionado pela progesterona será ideal para o processo embrionário; caso não ocorra a fecundação, esse ambiente sofrerá alterações. Os níveis de progesterona e estrógeno caem perto do final do ciclo menstrual, o corpo lúteo se degenera, a camada transitória do endométrio rica em vascularização e nutrientes perde sua capacidade de manutenção e, então, os vasos sofrem constrição, o epitélio descama e ocorre a perda sanguínea vaginal, que é o sinal clássico do ciclo menstrual.

CLIMATÉRIO

Segundo a Organização Mundial da Saúde (OMS), o climatério é definido como uma fase biológica da vida e não um processo patológico, que compreende a transição entre o período reprodutivo e o não reprodutivo da vida da mulher.

O início dessa fase é determinado quando ocorre a menopausa. Para se caracterizar a menopausa, o ciclo menstrual deve estar ausente por 12 meses consecutivos; isso evidenciará que a mulher chegou a esse período que faz parte do climatério.

O período pós-menopausa ocorre entre o último ciclo menstrual e a faixa etária dos 65 anos. Mulheres que apresentam menopausa antes dos 40 anos são classificadas como menopausa precoce.

Mesmo sendo o climatério uma fase natural do ciclo da vida da mulher, a insuficiência dos hormônios ovarianos leva a diversos desconfortos nessa faixa etária: sinais e sintomas clássicos como alterações vasomotoras (popularmente chamadas "fogachos"), disúria, polaciúria, ressecamento e prurido vaginal, diminuição da libido, aterosclerose, osteopenia, osteoporose, além de outros sintomas os quais refletem negativamente na qualidade de vida feminina. A reposição hormonal muitas vezes é realizada (sempre com acompanhamento médico), porém, em razão de suas restrições, nem todas as mulheres podem ser submetidas a esse tipo de tratamento.

Como profissionais da Enfermagem, devemos apoiar a mulher nesse período de tantas transformações, fazendo com que ela entenda seu corpo e, na medida em que ela conseguir compreender essa nova fase e interagir com as mudanças, mais uma vez ela consiga encontrar o equilíbrio, assim como conseguiu em tantas outras fases de alteração hormonal no seu ciclo de vida.

> **SAIBA MAIS**
>
> O homem também passa por um processo semelhante à menopausa feminina, chamado "andropausa". Esse fenômeno ocorre por conta da diminuição nos níveis sanguíneos de testosterona. Segundo o Ministério da Saúde, ocorre de forma lenta e gradual, e atinge aproximadamente 25% dos homens após os 50 anos. Os sintomas clássicos são: diminuição da libido e da qualidade e frequência das ereções, alterações de humor (depressão e/ou irritabilidade), insônia ou sonolência excessiva em horários diferentes dos habituais, redução do volume da musculatura, entre outros. Algumas patologias podem surgir nesse período, como: hiperplasia prostática benigna, obstrução do trato urinário, redução da massa muscular e óssea, entre outras. Como consequência, há redução da qualidade de vida do homem. A reposição hormonal pode ser realizada, porém, assim como acontece entre as mulheres, a reposição possui contraindicação. Dessa maneira, nem todos os homens podem realizá-la.

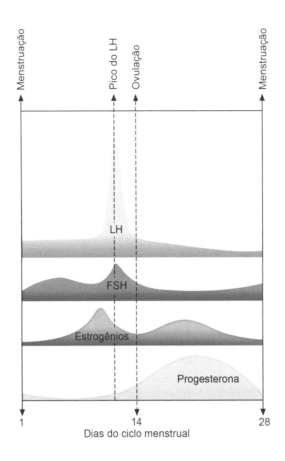

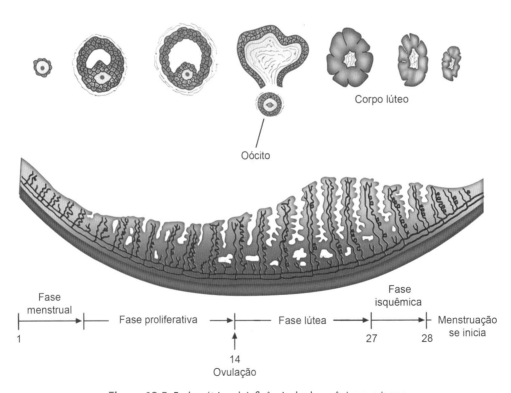

Figura 13.5 Endométrio sob influência dos hormônios ovarianos.

PATOLOGIAS GINECOLÓGICAS

As vulvovaginites e vaginoses são doenças que afetam a vulva e a vagina da mulher e que, se não tratadas, podem acometer demais órgãos. A Federação Brasileira de Ginecologia e Obstetrícia (Febrasgo) descreve que os agentes etiológicos mais frequentes nas vulvovaginites e vaginoses são os fungos, as bactérias anaeróbicas, os protozoários ou até mesmo um aumento exacerbado da flora normal na cavidade vaginal. Além dessas patologias, existem as Infecções Sexualmente Transmissíveis (ISTs), como a sífilis e a AIDS, comuns em nosso cotidiano nas unidades de Saúde.

A ação do profissional frente a essas enfermidades sempre deve ser ética e sem julgamentos. O estigma cultural de muitas doenças ginecológicas leva ao baixo número de diagnósticos precoces e de tratamento adequado. Devemos agir rapidamente, sempre com uma abordagem humanizada e pautada em conhecimentos técnico-científicos sólidos.

Para facilitar o entendimento, a Tabela 13.3 apresenta as principais patologias que afetam a saúde da mulher, ressaltando o agente etiológico, forma de transmissão e tratamento.

Câncer do colo do útero

O câncer de colo de útero, que também pode ser chamado "câncer cervical", é um tumor que se desenvolve no útero feminino. A principal causa dessa patologia é o quadro infeccioso/inflamatório persistente causado pelo papiloma vírus humano (HPV). Esse vírus apresenta muitos subtipos, sendo os mais comuns 16, 18, 31, 35, 39, 45, 51, 52, 56 e 58, geralmente responsáveis pelo desenvolvimento de tumores invasivos.

Os sinais e sintomas dependem do estadiamento da doença. Inicialmente, a mulher apresenta corrimento vaginal amarelado com ou sem presença de sangue, dispareunia (dor durante o ato sexual), algia em baixo-ventre e, em alguns casos, alterações no ciclo menstrual. Com o avanço da doença, sem que seja feito o tratamento, o sangramento aumenta, um quadro de anemia importante se instala por conta da hemorragia, demais tecidos começam a ser afetados em diversos órgãos (vagina, bexiga, linfonodos, peritônio, reto), há presença de hematúria e ocorre aumento do quadro álgico.

O diagnóstico é realizado com o exame colpocitologia oncótica do colo uterino (Papanicolau), que pode ser coletado por médicos e enfermeiros. A Figura 13.6 mostra como realizar a coleta do exame com retirada de amostras celulares do colo uterino a serem adicionadas na lâmina para avaliação laboratorial.

Quando se nota alteração celular no resultado, a conduta seguinte é a solicitação da colposcopia (exame realizado com uso do colposcópio – aparelho que analisa a situação das células do colo uterino). A Tabela 13.4 refere-se à conduta conforme resultado do exame.

Durante a realização da colposcopia, o médico retirará uma amostra tecidual (biópsia). Caso identifique lesão sugestiva de neoplasia intraepitelial cervical (NIC), seguirá com tratamento indicado. As lesões de NIC são categorizadas em níveis conforme Tabela 13.5.

Geralmente, o tratamento inicial é conservador por meio de coagulação de lesões com uso de *laser*, crioterapia e cautério. Quando a lesão se apresenta em níveis avançados, o manejo do caso se torna mais agressivo, com uso de ressecção cirúrgica de órgãos e medicamentos quimioterápicos associados à radioterapia.

De acordo com o INCA (Brasil, 2006), as condutas frente às alterações celulares encontradas nas biópsias estão no fluxograma apresentado na Figura 13.7.

A atuação da equipe de Enfermagem é de suma importância, principalmente na sua atividade quase diária de ações de promoção à Saúde. A realização do exame preventivo salva vidas e, como profissionais da Saúde, devemos incentivar esse hábito.

> **SAIBA MAIS**
>
>
>
> As Práticas Integrativas e Complementares (PICs) são formadas por uma gama de procedimentos milenares que auxiliam paralelamente tratamentos farmacológicos e cirúrgicos da medicina convencional. Essas práticas foram incorporadas ao Sistema Único de Saúde (SUS) por meio da Portaria nº 971, de 3 de maio de 2006, englobando a medicina tradicional chinesa – acupuntura, homeopatia, plantas medicinais, crenoterapia e medicina antroposófica – em sua legislação. Além destas, também são utilizadas como terapias: aromaterapia, dança em círculos, hipnoterapia, ozonioterapia, cromoterapia, entre outras.
>
> É mais um campo de atuação para a equipe de Enfermagem e, quando falamos em Saúde da Mulher, a receptividade da maioria das pacientes é excelente.
>
> Para mais informações, sugerimos a consulta ao *site* governamental: https://aps.saude.gov.br/ape/pics/praticasintegrativas.

Tabela 13.3 Patologias ginecológicas, agente etiológico, transmissão e tratamento.

Patologia	Agente etiológico	Transmissão	Tratamento
AIDS	Vírus da imunodeficiência humana	Via sexual, transmissão vertical e por leite materno contaminado pelo vírus	Antirretrovirais (ARVs) Observação: existe tratamento, mas não há cura
Candidíase	*Candida albicans*	Contato com mucosas que contenham o fungo. Pode ser transmitida no momento do parto (via vaginal)	Antifúngico VO (comprimidos) e via vaginal (pomadas)
Clamídia	*Chlamydia trachomatis*	Fluidos vaginais ou via sêmen nas relações sexuais ou por transmissão vertical	Antibiótico
Gonorreia	*Neisseria gonorrhoeae*	Via sexual ou via parto vaginal	Antibiótico
Sífilis	*Treponema pallidum*	Via sexual, transmissão vertical e transfusão sanguínea	Antibiótico
Tricomoníase	*Trichomonas vaginalis*	Via sexual	Antibiótico
Vaginose bacteriana por Gardnerella	*Gardnerella vaginalis*	Via sexual	Antibiótico

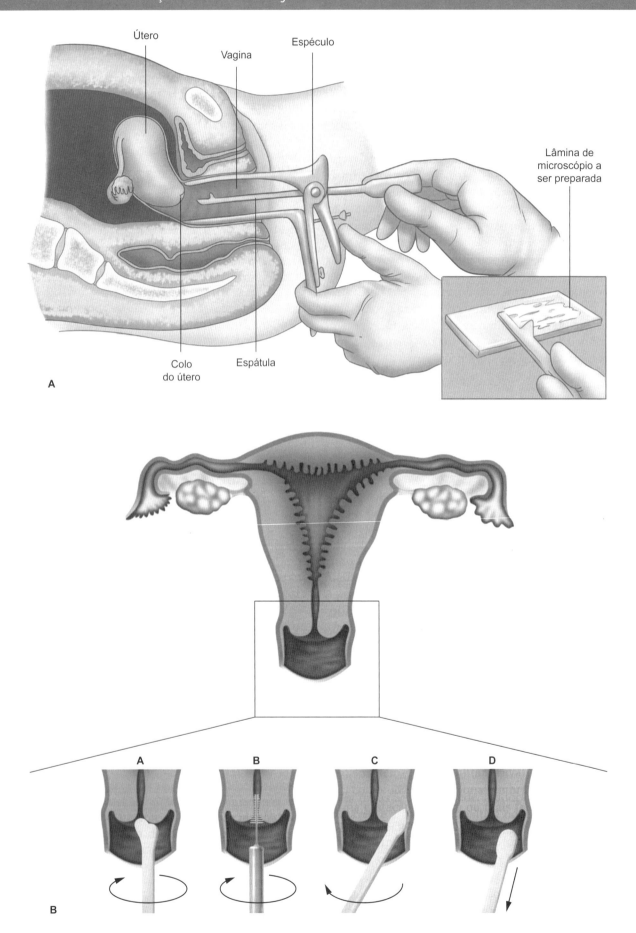

Figura 13.6 A. Espéculo na vagina, visão lateral. **B**. Coleta de colpocitologia oncótica.

Tabela 13.4 Resultado de Papanicolau e conduta.

Resultados			Grau de suspeição	Conduta
Normal ou alterações celulares benignas			–	Rotina de rastreamento
Atipias de significado indeterminado	Em células escamosas	Provavelmente não neoplásica	Menor	Repetição da citologia em 6 meses
		Não se pode afastar lesão de alto grau	Maior	Encaminhamento para colposcopia
	Em células glandulares	Provavelmente não neoplásica	Maior	Encaminhamento para colposcopia
		Não se pode afastar lesão de alto grau	Maior	Encaminhamento para colposcopia
	De origem indefinida	Provavelmente não neoplásica	Maior	Encaminhamento para colposcopia
		Não se pode afastar lesão de alto grau	Maior	Encaminhamento para colposcopia
Atipias em células escamosas	Lesão intraepitelial de baixo grau		Menor	Repetição da citologia em 6 meses
	Lesão intraepitelial de alto grau		Maior	Encaminhamento para colposcopia
	Lesão intraepitelial de alto grau, não podendo excluir microinvação		Maior	Encaminhamento para colposcopia
	Carcinoma epidermoide invasor		Maior	Encaminhamento para colposcopia
Atipias em células glandulares	Adenocarcinoma *in situ*		Maior	Encaminhamento para colposcopia
	Adenocarcinoma invasor		Maior	Encaminhamento para colposcopia

Adaptada de Brasil (INCA), 2016.

Tabela 13.5 Classificação de neoplasia intraepitelial cervical.

Classificação da Neoplasia Intraepitelial Cervical – NIC	Característica
NIC I	Alteração celular que acomete as camadas mais basais do epitélio estratificado do colo do útero (displasia leve)
NIC II	Existência de desarranjo celular em até três quartos da espessura do epitélio, preservando as camadas mais superficiais (displasia moderada)
NIC III	Desarranjo em todas as camadas do epitélio (displasia acentuada e carcinoma *in situ*), sem invasão do tecido conjuntivo subjacente

Fonte: Brasil, 2002.

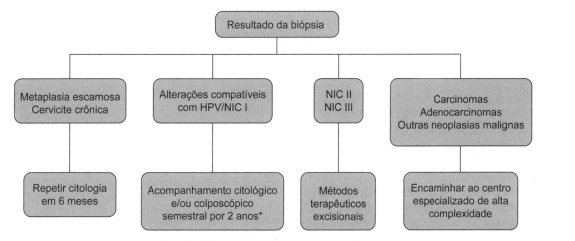

Figura 13.7 Resultado da biópsia. *Caso haja persistência das alterações citológicas e/ou colposcópicas, indica-se exerese da Zona de Transformação. (Adaptada de Brasil [INCA], 2006.)

Câncer de mama

O câncer de mama é um problema de saúde pública não apenas no Brasil, mas em todo o mundo. Anualmente, o número de morbimortalidade aumenta e não podemos deixar de citar essa patologia tão comum nos consultórios ginecológicos.

Existem muitas alterações histológicas que levam ao desenvolvimento do câncer de mama *in situ* e invasivo. Para compreender a fisiopatologia do câncer de mama, devemos primeiramente entender como ocorre a oncogênese (Figura 13.8).

Em resumo, existe uma exposição celular ao agente carcinogênico e, então, o DNA celular é modificado, produzindo alterações celulares (principalmente nos casos de hereditariedade). Dessa forma, a produção de determinado tipo de célula sofre um desalinhamento em sua forma, chamada "metaplasia celular", e um aumento desordenado da sua produção, causando tumorações em razão da hiperplasia celular. Esse aumento desordenado na produção de células neoplásicas resulta nas tumorações.

Não existe uma causa única para o desenvolvimento do câncer de mama. De acordo com o INCA (2016), diversos fatores estão relacionados ao aumento do risco de desenvolver a doença, como: idade, fatores endócrinos/história reprodutiva, fatores comportamentais/ambientais e fatores genéticos/hereditários (quando a mulher carrega a alteração nos genes *BRCA1* e *BRCA2*).

Os sinais e sintomas mais comuns na ocorrência de câncer de mama são: presença de nódulo mamário persistente, fixo e que aumenta de tamanho progressivamente; saída de secreção sanguinolenta das mamas, aumento de linfonodos axilares (sendo o linfonodo sentinela o primeiro linfonodo a receber as células tumorais), a pele da mama apresenta lesões eczematosas e com a textura de "casca de laranja"; retração e/ou abaulamento nas mamas; mudança no formato do mamilo; e algia local.

O diagnóstico médico é realizado por meio do exame clínico associado às queixas apresentadas pela mulher, exames de imagem (mamografia, ultrassonografia e ressonância magnética) e a avaliação histopatológica para investigação das células que compõem o tumor. As células para avaliação histopatológica são coletadas por biópsia a partir da punção do nódulo mamário. A Figura 13.9 mostra tipos mais comuns de biópsias de um nódulo na mama.

A avaliação do padrão das células que compõem o tumor mamário é essencial para que o tratamento seja o mais assertivo possível. Com os exames em mãos, a próxima fase é reconhecer o estadiamento do câncer de mama. Essa classificação está detalhada na Tabela 13.6.

O tratamento do câncer de mama se divide em duas linhas:

1. **Tratamento local**: realização de procedimentos cirúrgicos para ressecção do tumor (com reconstrução mamária) associados ao uso de radioterapia no local para evitar novo crescimento tumoral.
2. **Tratamento sistêmico**: utilização de quimioterapia específica, hormonioterapia, inibidores enzimáticos e, mais recentemente, uso de imunobiológicos.

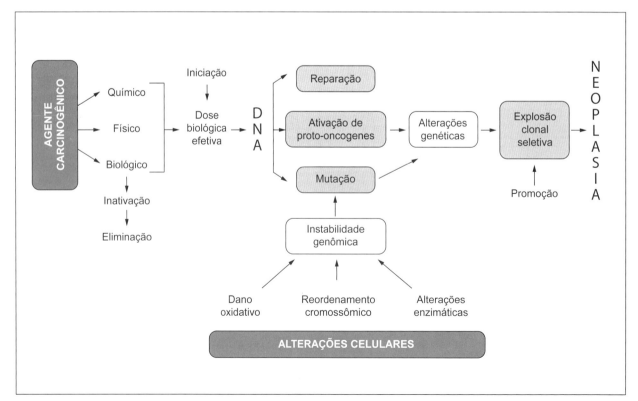

Figura 13.8 Oncogênese. (Adaptada de Biblioteca Cofen, 2021.)

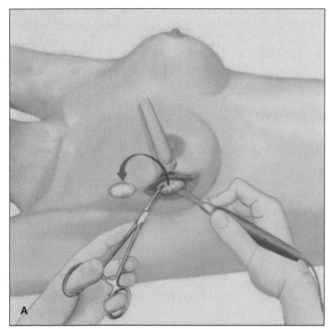
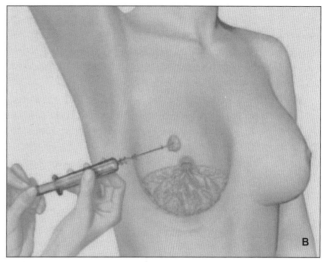
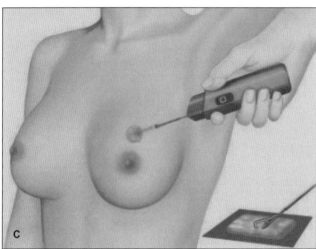
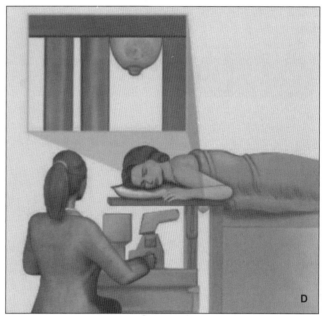

Figura 13.9 Tipos de biópsia de um nódulo suspeito na mama. **A.** Biópsia tipo excisional permite a remoção do tumor na íntegra. **B.** Biópsia por agulha fina obtém um conglomerado de células e permite, em geral, diferenciar o tumor benigno do maligno. **C.** Biópsia tipo *core* obtém um pequeno cilindro de tumor e permite análise mais detalhada das suas características. **D.** Biópsia por mamotomia pode ser guiada por um mamógrafo ou até mesmo por ultrassonografia. É particularmente útil em lesões muitos pequenas e obtém um cilindro de tumor bem maior que a Biópsia tipo *core*. (Fonte: vencerocancer.org.br)

Tabela 13.6 Estadiamento do câncer.

Estadiamento	Descrição
Estádio I	Tumores < 2 cm com linfonodos negativos
Estádio II	Tumores < 2 cm com linfonodos comprometidos ou tumores entre 2 e 5 cm com linfonodos negativos ou comprometidos ou tumores > 5 cm com linfonodos negativos
Estádio III	Tumores < 5 cm com linfonodos grosseiramente comprometidos e/ou fixos (imóveis) ou tumores > 5 cm com linfonodos comprometidos ou tumores que se estendem para a parede torácica e/ou pele com ou sem linfonodos envolvidos ou câncer de mama inflamatório (tipo de câncer que se assemelha a uma inflamação mamária)
Estádio IV	Metástase em algum órgão à distância (p. ex., ossos, pulmões, fígado)

Fonte: Instituto Vencer o Câncer.

Pacientes em tratamento de câncer de mama precisam de atenção integral e humanizada. A autoestima abalada pelo tratamento e a alteração do seu cotidiano são aspectos que influenciam sua aderência ao processo. Profissionais de Enfermagem se encontram ao lado dessas pacientes 24 horas por dia e fazem toda a diferença.

Ações de prevenção e promoção à saúde são o melhor caminho para evitar o aumento das ocorrências de câncer de mama. De acordo com as Diretrizes para a Detecção Precoce do Câncer de Mama (Brasil, 2015), a mulher deverá realizar o exame de mamografia uma vez a cada 2 anos na faixa etária entre 50 e 69 anos. A mamografia permite identificar lesões nas mamas no período pós-menopausa.

Não há consenso internacional sobre a realização desse exame nas demais faixas etárias, pois as mamas são mais densas e a eficácia da mamografia não é adequada. Assim, há risco de resultados falso-negativos ou falso-positivos. O exame expõe a mulher à radiação durante sua realização, dessa forma, deve ser indicado de acordo com as Diretrizes.

Exames ginecológicos preventivos anuais, como colpocitologia oncótica, ultrassonografia das mamas, colposcopia/vulvoscopia, ultrassonografia transvaginal e exames hematológicos (incluindo sorologias e dosagens hormonais), com a avaliação médica por meio do exame clínico são essenciais para mulheres no período fértil, as quais não são elencadas para realização da mamografia.

> **SAIBA MAIS**
>
> Homens podem desenvolver câncer de mama. Eles possuem mamas e hormônios femininos circulantes em pequena quantidade, por esse motivo podem apresentar essa patologia. A incidência do câncer de mama masculino é de 1% do total de casos registrados. Eles são raros, mas podem acontecer.

VIOLÊNCIA

Os casos de violência nas relações humanas, infelizmente, são fatos comuns relatados e vivenciados desde o início da história da humanidade e ainda estão presente em nossa sociedade em vários graus de intensidade, independentemente de sexo, raça, religião, cultura e classe social. Porém, em alguns grupos, a violência pode ser mais comum que em outros, como a violência de gênero, também conhecida como "violência contra a mulher". Não é raro a mídia divulgar diferentes casos de violência contra a mulher, desde violência psicológica até física e que podem evoluir para a morte da vítima.

A Lei nº 11.340, de 7 de agosto de 2006, conhecida como "Lei Maria da Penha", prevê cinco tipos de violência contra a mulher: física, psicológica, moral, sexual e patrimonial. Você saberia caracterizar esses diferentes tipos de violência?

> **SAIBA MAIS**
>
> Para você entender um pouco mais sobre o que é violência doméstica e todos os aspectos que envolvem as violências contra a mulher, acesse o *site* https://www.institutomariadapenha.org.br/.

- **Violência física**: caracterizada por qualquer ato que ameace a integridade física da mulher, seja empurrar, sacudir, bater, atirar objetos ou torturar
- **Violência psicológica**: caracterizada por condutas que causem dano emocional, por exemplo, ameaças, humilhação, constrangimento, insultos ou proibições (proibir de sair de casa, visitar amigos ou familiares etc.)
- **Violência moral**: diz respeito a acusações de traições ou julgamentos sobre comportamentos
- **Violência sexual**: caracterizada por obrigar a mulher a atos sexuais que ela recuse, forçar matrimônio, gravidez, aborto ou prostituição, ou anular o direito sexual ou reprodutivo da mulher
- **Violência patrimonial**: relacionada com a privação de recursos econômicos, controle do dinheiro, destruição de documentos pessoais, furto ou qualquer tipo de dano ou extorsão

> **PARA REFLETIR**
>
> Como profissional de Saúde, é importante que você saiba reconhecer qualquer tipo de violência a partir de um relato, comportamento ou sinal físico. Converse com o enfermeiro para que o caso seja analisado a fim de serem tomadas medidas efetivas.
>
> Vale refletir sobre a importância da Enfermagem no estabelecimento de um vínculo de confiança, sem julgamentos, e, a partir daí, ajudar a mulher a reconstruir conceitos de violência, estabelecer as melhores condutas de interrupção da violência e utilizar recursos disponíveis na comunidade para prevenir novos casos.

GRAVIDEZ

Cuidados pré-concepcionais

A Organização Mundial de Saúde (OMS) define idade fértil como o período da vida em que a mulher pode engravidar; é a fase compreendida entre a menarca e a menopausa. No Brasil, a faixa etária é compreendida entre 10 e 49 anos.

O aconselhamento pré-concepcional tem o objetivo de orientar e assistir casais ou mulheres que desejem engravidar; visa assegurar o transcurso saudável de toda a futura gestação, minimizando problemas no parto e favorecendo a saúde do recém-nascido.

A avaliação pré-concepcional é realizada preferencialmente com o casal ou com a mulher e são abordados os seguintes pontos:

- Levantamento do histórico de saúde, incluindo doenças atuais e preexistentes, antecedentes clínicos, cirúrgicos e familiares de cada um dos futuros genitores e, também, ginecológico e obstétrico para a mulher
- Profissão, local de trabalho e hábitos de vida, como hábitos alimentares, atividade física, uso de medicações, etilismo, tabagismo e outras drogas
- A carteira de vacinação deve ser verificada e atualizada, caso tenha alguma vacina em atraso, conforme o calendário vacinal do Ministério da Saúde. Informar sobre a imunização passiva no período gestacional e, caso a paciente tenha recebido ou seja necessário administrar a vacina tríplice viral (sarampo, caxumba e rubéola),

> **IMPORTANTE**
>
> Gestantes não devem receber vacinas com vírus ou bactérias vivos e atenuados, pelo risco, ainda que baixo, de desenvolver a doença e trazer danos ao feto.

BCG e/ou contra a febre amarela, ela não deve engravidar por um período de 30 dias
- Exames que exponham a paciente à radiação, como radiografias e tomografias, quando indicados, devem ser realizados antes da concepção por conta do risco de trazer danos ao feto, em especial se a paciente estiver no primeiro trimestre de gestação
- O casal deve realizar alguns exames laboratoriais pré-concepção, como: coleta de tipagem sanguínea, sorologias para HIV, sífilis, hepatites B e C, citomegalovírus, rubéola, toxoplasmose, pesquisa para infecções sexualmente transmissíveis (ISTs) como clamídia e gonorreia, e a mulher deve fazer, ainda, coleta de hemograma, glicemia e coleta de colpocitologia oncótica (Papanicolau). Caso ainda não tenha feito, ultrassonografia pélvica transvaginal para avaliar possíveis alterações estruturais no útero, tubas uterinas e ovários
- A futura gestante deve ser orientada a iniciar, profilaticamente, suplementação com ácido fólico, a 0,4 mg/dia por via oral, para favorecer o fechamento do tubo neural do feto, cerca de 30 dias antes de engravidar e após o diagnóstico da gestação, quando deve iniciar o pré-natal.

Após a coleta de todos os dados citados, são esclarecidos dúvidas, temores e preocupações existentes. É preciso informar sobre as modificações que ocorrem com a gestação e a maternidade, sendo alterações físicas e fisiológicas que ocorrem com o corpo da mulher, bem como emocionais, afetivas, profissionais, sociais e econômicas.

Fecundação

O processo da fecundação humana é complexo e envolve diversos processos biológicos reprodutivos para acontecer o encontro dos gametas feminino (óvulo) e masculino (espermatozoide), cada qual responsável por carregar os genes para a formação de um novo ser. Por isso, precisamos entender alguns conceitos como ovulação, fertilização e implantação.

Os gametas masculinos são produzidos nos testículos pelo processo chamado "espermatogênese". Ele se inicia por volta dos 12 anos e tem sua produção diminuída a partir dos 60 anos, quando o nível de testosterona começa a cair. Os espermatozoides são constituídos por três partes: cabeça, corpo ou peça intermediária e cauda ou flagelo (Figura 13.10).

As mulheres, no entanto, não produzem gametas, pois já nascem com um número limitado de oócitos, que começarão a ser amadurecidos pelos ovários, para se tornarem óvulos, quando ocorre a menarca. Os ovários têm a função de produzir os hormônios estradiol e progesterona (hormônios esteroides) e de armazenar, amadurecer

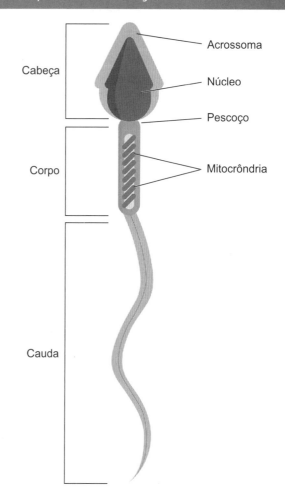

Figura 13.10 Anatomia do espermatozoide. (Fonte: iStock: ©Vectorian)

e liberar os oócitos quando ocorre o ciclo menstrual. O ciclo menstrual é coordenado pela hipófise (glândula endócrina situada na base do cérebro), que, por sua vez, libera os hormônios esteroides, e pelo hipotálamo (região localizada no encéfalo), que controla a liberação do hormônio liberador de gonadotrofina coriônica; este último estimula a hipófise a liberar os hormônios FSH e LH.

O ciclo menstrual tem duração média de 28 dias e é dividido em três fases: folicular, ovulatória e lútea, conforme a produção dos hormônios em cada fase.

Após a ovulação, o óvulo é captado pelas fímbrias e segue até a tuba uterina para que seja fertilizado com a ejaculação durante o ato sexual. A fertilização, ou seja, o encontro do espermatozoide com o óvulo, ocorre na região chamada "ampola da tuba uterina" (Figura 13.11). O caminho percorrido pelo espermatozoide até a tuba leva de 2 a 7 horas e ocorre por contrações musculares do útero, da tuba e pela sua própria movimentação. Os espermatozoides podem sobreviver até 48 horas no trato genital feminino.

> **SAIBA MAIS**
>
> Durante a ejaculação, são depositados em média até 400 milhões de espermatozoides na vagina e apenas 1% deles consegue alcançar a tuba uterina.

Quando ocorre a fertilização, temos a formação do zigoto, unicelular, que sofrerá uma série de divisões, multiplicando o número de células, por meio de um processo chamado "clivagem". Quando o zigoto chega a 16 células, é conhecido como mórula. A mórula forma um espaço com fluido em seu interior. Cerca de 4 dias depois da fertilização, quando esse processo ocorre, a mórula se transforma em blastocisto e este migrará da tuba até a cavidade uterina. Leva cerca de 6 dias após a fertilização para, então, implantar-se no endométrio.

SAIBA MAIS

Quando a implantação e o desenvolvimento do ovo ocorrem fora no útero, chamamos "gravidez ectópica". Esse tipo de gestação não pode evoluir pelo risco de hemorragia à paciente e de lesão das estruturas ao seu redor. Essa implantação pode ocorrer por algum fator que cause lesão nas tubas ou por alteração no transporte ovular. O local mais comum onde o ovo pode se implantar é na própria tuba ou, mais raramente, fora dela, como na cérvice uterina, cavidade abdominal e cicatriz de cesárea prévia.

Ao processo de migração do blastocisto, ou seja, sua saída da tuba em direção ao útero, dá-se o nome de nidação e, em seguida, esse blastocisto implanta-se no endométrio, que estará preparado para o receber e, assim, continuar o desenvolvimento do novo ser.

A Figura 13.12 exemplifica o processo que acabamos de descrever.

Diagnóstico da gravidez

O diagnóstico de uma gestação pode ser dado por um médico ou enfermeiro obstetra. O ideal é que seja o mais precoce possível, preferencialmente até a 12ª semana (primeiro trimestre), e pode ocorrer de forma clínica, laboratorial e por ultrassonografia. A forma clínica são os sinais e sintomas relatados pela mulher que supõe estar grávida. Essas manifestações ocorrem com as alterações endócrinas, fisiológicas e da anatomia que acompanham a gestação.

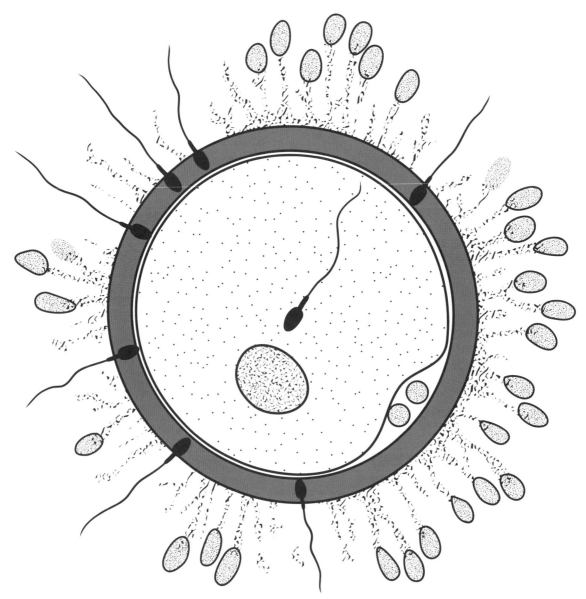

Figura 13.11 Fertilização.

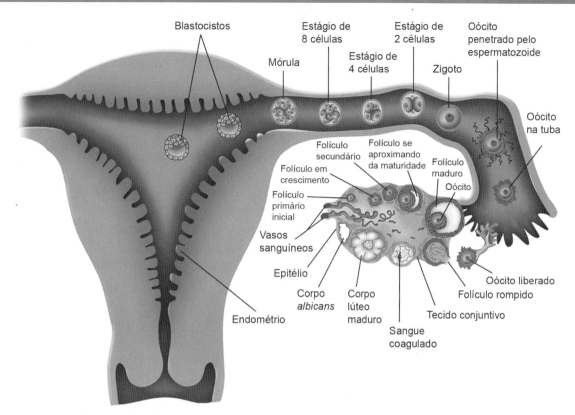

Figura 13.12 Postura do oócito (ovulação), fertilização, transporte e divisão em blastômeros.

Esses sinais são divididos em três grupos, cada qual com certo grau de confiabilidade: sinais de presunção, de probabilidade e de certeza.

- **Sinais de presunção**: são os menos específicos para realizar o diagnóstico da gravidez, pois alguns desses sintomas podem ser apresentados pela paciente em outras situações comuns, como:
  - Amenorreia
  - Náuseas e vômitos
  - Sonolência e cansaço
  - Polaciúria (aumento da frequência de micção)
  - Intolerância a certos odores, causando náuseas e vômitos
  - Alterações no apetite
  - Sialorreia (aumento da salivação)
  - Sensibilidade nas mamas
  - Alteração na pele, como: melasma e linha nigra (por conta do aumento de produção de melanina na gestação)
- **Sinais de probabilidade**: esses sinais ainda não confirmam, porém são mais prováveis de uma gestação a partir da 8ª semana. São realizados exames físicos, pelo médico ou enfermeiro obstetra, a partir de inspeção, toque vaginal e palpação abdominal:
  - Aumento do volume uterino
  - Alteração na forma do útero, tornando-se globoso (sinal de Nobile-Budin)
  - Diminuição da consistência do istmo e do colo (sinal de Hegar e sinal de Goodel)
  - Alteração da coloração da vagina, tornando-se mais violácea, pelo aumento da vascularização local (sinal de Jacquemier-Kluge)
  - Alterações nas mamas, como: aparecimento de pequenas protuberâncias na aréola, em decorrência de glândulas sebáceas aumentadas, conhecidas como "tubérculos de Montgomery"; aumento da vascularização das mamas, sendo possível visualizar a rede venosa, chamada "rede de Haller", e aumento da circunferência da aréola, conhecido como "sinal de Hunter".
- **Sinais de certeza**: nessa fase da gestação, é possível realizar a ausculta do batimento cardíaco fetal (BCF) e a paciente já percebe a movimentação do futuro bebê. A ausculta do BCF é realizada por meio de um aparelho chamado "sonar Doppler" (Figura 13.13 A) a partir de 12 semanas de gestação; ou com um estetoscópio de Pinard (Figura 13.13 B e C), a partir da 20ª semana. Esta opção é raramente utilizada atualmente nos grandes centros urbanos e, geralmente, a encontramos em locais mais afastados das cidades e com poucos recursos assistenciais. A frequência cardíaca fetal varia de 110 a 160 bpm.

A percepção dos movimentos do feto, pela gestante, inicia-se com 18 a 20 semanas. Qualquer movimento percebido antes desse período pode ser contração intestinal e/ou da musculatura abdominal.

Diagnóstico laboratorial da gravidez. Atualmente, é o método mais utilizado para confirmar precocemente a gestação. O teste é realizado a partir da coleta de uma amostra de

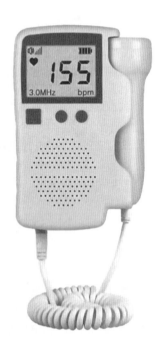
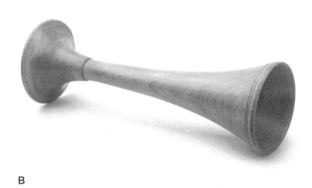
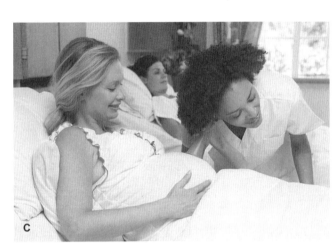

Figura 13.13 A. Sonar Doppler. **B.** Estetoscópio de Pinard. **C.** Ausculta do batimento cardíaco fetal (BCF) com estetoscópio de Pinard. (Fonte: **A**, Doppler Sonar Fetal pray-Med T802®; **B**, iStock: ©Coprid; **C**, iStock: ©monkeybusinessimages)

sangue ou urina da paciente para detectar o hormônio gonadotrofina coriônica (hCG), que é produzido após a implantação do ovo no útero e tem seus valores aumentados conforme a gestação evolui. O hCG apresenta uma subunidade chamada "beta", a qual pode ser identificada precocemente no plasma da paciente, a partir de 10 a 18 dias da concepção ou entre 3 e 5 dias de atraso menstrual. Sua dosagem no plasma materno ocorre em miliunidades internacionais por litro (mUI/ℓ). O teste é sensível, ou seja, consegue detectar a partir de 5 mUI/ℓ e valores mensurados a partir de 1.000 mUI/ℓ de beta-hCG, que correspondem a 95% de certeza para gravidez nas gestações iniciais. Esse valor aumenta de forma exponencial, duplicando-se a cada 48 horas.

O teste realizado com amostra de urina pode ser coletado com um atraso menstrual a partir de 15 dias – "teste imunológico para gravidez" (TIG) – e recomenda-se que a coleta de urina seja a primeira micção da manhã, pelo fato de ter a concentração de hCG aumentada. A urina é coletada em copo descartável, que geralmente acompanha o *kit* do teste, ou em um recipiente limpo. Em seguida, a mulher mergulha a fita do teste até a marcação correspondente e identificada na própria fita (sem ultrapassar a marca) e aguarda. Depois de alguns minutos, aparecerão na fita um ou dois traços, indicando ou não a gravidez (Figura 13.14).

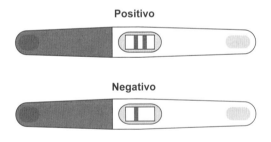

Figura 13.14 Resultados de teste de gravidez.

Diagnóstico por ultrassonografia. É um método de certeza para diagnosticar a gestação, sendo muito seguro e preciso, além de possibilitar a avaliação de outros dados, como: idade gestacional embrionária e/ou fetal, se é uma gestação com um ou mais fetos, se é tópica (se a implantação ocorreu no local correto, no útero) ou ectópica (se a implantação ocorreu fora do útero). Também ausculta o batimento cardíaco fetal a partir de 6 semanas de gestação

Até a 12ª semana de gestação, a ultrassonografia é realizada por via transvaginal para melhor visualização das estruturas e, após essa idade gestacional, a via utilizada é a transabdominal.

Cálculo da idade gestacional

O cálculo da idade gestacional (IG) é feito a partir da data da última menstruação (DUM). Para isso, contamos os dias decorridos entre a DUM até a data atual (dia em que se está fazendo o cálculo) e dividimos o valor por 7. O resultado inteiro dessa divisão será o número de semanas e o resto da conta serão os dias que já se passaram da última semana. Quando a DUM é desconhecida ou incerta, o cálculo é feito considerando a IG relatada na ultrassonografia inicial realizada pela gestante, preferencialmente a do primeiro trimestre de gestação. Veja a seguir, no boxe *Na prática*, alguns exemplos:

NA PRÁTICA

Exemplo 1

DUM = 07/04/2020 → Abril: 23 (dias restantes para o fim do mês)

Data atual: 16/05/2020 – Maio: 16 dias (dias corridos até a data atual)

Dias decorridos entre a DUM e a data atual: 39 / 7 = 5 semanas e 4 dias ou 4/7

Exemplo 2

DUM = 14/05/2020 → Maio: 17 (dias restantes para o fim do mês)

Data atual: 25/10/2020 – Junho: 30

Julho: 31

Agosto: 31

Setembro: 30

Outubro: 25

Dias decorridos entre a DUM e a data atual: 164 / 7 = 23 semanas e 3 dias ou 3/7.

SAIBA MAIS

Conforme a IG, os recém-nascidos (RNs) são considerados prematuros ou pré-termo até 36 semanas e 6/7, entre 37 e 41 semanas e 6/7 são RNs a termo e IG maior ou igual a 42 semanas são pós-termo ou pós-data.

Cálculo da data provável do parto

Para descobrir a data provável do parto (DPP), precisamos saber qual foi a data da última menstruação (DUM), considerando o primeiro dia do último ciclo menstrual. A duração média de uma gestação normal é de 280 dias ou 40 semanas.

Para realizar o cálculo, utilizamos a regra de Naegele: soma-se 7 ao dia da DUM e, se a data for entre os meses de janeiro e março, soma-se 9 ao mês; se a data for entre os meses de abril e dezembro, subtrai-se 3 do mês da DUM. Lembre-se que estamos considerando uma data futura, por isso, se a DUM for entre os meses de abril e dezembro, soma-se 1 ao ano. Veja a seguir, no boxe *Na prática*, alguns exemplos:

NA PRÁTICA

Exemplo 1

- DUM entre os meses de janeiro e março

DUM = 10/01/2020	DUM = 26/03/2020
+7/+9	+7/+9
17/10/2020 → mesmo ano	02/12/2020 → mesmo ano

Exemplo 2

- DUM entre os meses de abril e dezembro

DUM = 04/05/2020	DUM = 19/10/2020
+7/−3/+1	+7/−3/+1
11/02/2021 → próximo ano	26/07/2021 → próximo ano

DICA DE MESTRE

Separe algumas datas fictícias e calcule a IG e a DPP para cada uma das datas, assim você treina como fazer esses cálculos.

Modificações gravídicas do organismo materno

O organismo da gestante passa por diversas adaptações anatômicas, hormonais e funcionais para que o futuro bebê possa se desenvolver da melhor forma, e é preciso conhecer essas adaptações fisiológicas para identificar o mais breve possível qualquer alteração patológica e, assim, prestar uma boa assistência e acompanhamento dessa gestação.

É importante também orientar a gestante, seu parceiro e/ou familiares que a acompanhem sobre essas modificações, para minimizar qualquer ansiedade ou preocupação sobre os sinais e sintomas apresentados ou que ocorrerão.

Alterações neurológicas. As queixas mais frequentes são redução da memória, concentração e sonolência, pelo alto nível de progesterona

Alterações do sistema cardiovascular e hematológicas. Ocorre aumento no tamanho do coração (hipertrofia do miocárdio) e de até 50% do volume de plasma, chamado "hemodiluição", quando comparado ao volume antes da gravidez. Com isso, eleva-se o débito cardíaco (quantidade de sangue que é bombeado pelos ventrículos do coração), alterando a frequência cardíaca em torno de 10 a 15 bpm a mais e diminuindo a pressão arterial (PA). Com o crescimento do útero, conforme a gestação evolui, o diafragma é empurrado para cima, o que eleva a posição do coração e o vira para o lado esquerdo. Com o peso do útero, também há maior chance de a gestante fazer hipotensão supina por conta da compressão do útero sobre a veia cava inferior e a artéria aorta. Há aumento da pressão venosa periférica por compressão das veias pélvicas, levando a edema de membros inferiores, maior chance de varizes e hemorroida. Na gestação normal, ou seja, sem patologias associadas, encontramos também redução do número de plaquetas e hemoglobina (hemodiluição) e o aumento da contagem de leucócitos (leucocitose)

Sistema respiratório. Há alterações anatômicas e funcionais. O diafragma eleva-se, diminuindo discretamente a capacidade pulmonar, porém, com a evolução da gestação, ele encontra resistência para descer na inspiração. A sensação de dispneia é frequente, em especial no último trimestre da gestação. A caixa torácica aumenta e há maior necessidade de oxigenação em decorrência do aumento do metabolismo. A Figura 13.15 mostra o efeito do útero gravídico na elevação do diafragma e no alargamento do tórax. A frequência respiratória na gravidez tem pouca alteração, contudo, a demanda de oxigênio aumenta em até 30% em decorrência da hemodiluição e da queda do nível de hemoglobina. Há maior vascularização, o que pode causar edema, congestão e/ou sangramento da mucosa.

Mamas. Desde o início da gestação, as mamas sofrem com as alterações hormonais, aumentando de volume; as queixas mais frequentes são dor e aumento da sensibilidade. Há aumento da vascularização; é possível visualizá-la e é conhecida como "rede de Haller". Na aréola, há aumento da pigmentação, em especial ao redor do contorno externo (sinal de Hunter) e aumento das glândulas sebáceas, as quais se tornam visíveis (tubérculos de Montgomery) (Figura 13.16). A saída de colostro já ocorre a partir do segundo trimestre de gestação.

Útero. Sofre alterações de peso, volume e formato. Esse órgão, antes da gestação, tem formato de pera e localiza-se na região anterior da cavidade pélvica, porém, com a evolução da gestação, a partir de 10 semanas é possível palpá-lo logo acima da sínfise púbica, em se tratando de uma gestante com pouca gordura abdominal. Nas gestações a termo, o útero aumenta sua capacidade para até 5 ℓ, e em gestações gemelares pode chegar a até 10 ℓ de capacidade. Quando a gestante se encontra deitada em decúbito dorsal horizontal, ele comprime a artéria aorta e a veia cava inferior (região abdominal), podendo causar hipotensão supina. O colo do útero tem aumento na quantidade e no tamanho de suas células, e o colo cervical, durante a gestação, é ocluído por uma secreção gelatinosa clara. O tampão mucoso protege contra a entrada de microrganismos e é eliminado pelo canal vaginal como uma preparação do colo para iniciar o trabalho de parto.

Vulva e vagina. Ocorre aumento da vascularização local e, pelo peso do útero, pode ocorrer edema em grandes lábios e varizes na vulva. A coloração pode mudar e tornar-se mais hiperemiada. Há também maior produção de secreções e leucorreias, tornando-se muito frequentes.

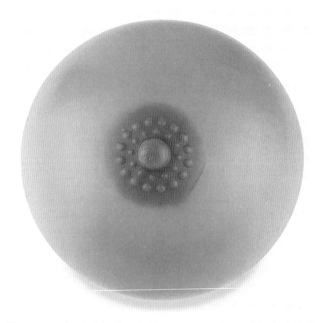

Figura 13.16 Tubérculos de Montgomery. (Fonte: iStock: ©MarSpb20)

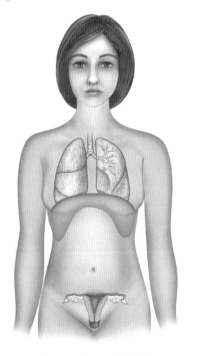 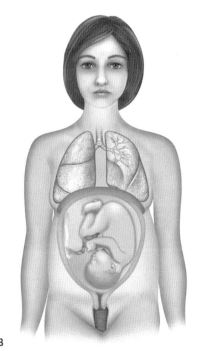

Figura 13.15 Efeito do útero gravídico na elevação do diafragma e no alargamento do tórax. **A.** Mulher não gestante. **B.** Gestante no 3º trimestre.

Sistema gastrintestinal. Há alterações de apetite, tanto para desejar comer algo específico como para aversão a certos alimentos; aumento da salivação (sialorreia); pode ocorrer sangramento da gengiva; pirose ou refluxo é frequente por conta do maior tempo para ocorrer o esvaziamento gástrico. Há diminuição da motilidade intestinal; o bolo fecal leva mais tempo em sua passagem pelo intestino grosso. Há maior absorção de água, levando à constipação intestinal e hemorroidas em razão do esforço para evacuar.

Sistema urinário. Sofre mudanças pelo aumento do tamanho do rim (cerca de 1 cm) e do volume do sangue (hemodiluição). Também se aumenta a filtração glomerular (local, no rim, onde ocorre a filtração do sangue e eliminação de resíduos). O ureter dilata-se e, com isso, o fluxo de urina do ureter para a bexiga fica mais lento e há maior possibilidade de infecção urinária e polaciúria (frequente necessidade de urinar), em especial a partir do 3º trimestre de gestação, quando o peso do útero pressiona a bexiga.

Pele. Na gravidez, o elevado nível de progesterona leva a uma vasodilatação periférica, que pode ocasionar eritema nas palmas das mãos, alteração na textura capilar, aumento das glândulas sebáceas e consequente sudorese; elevada produção do hormônio melanotrófico, que leva a uma hiperprodução de melanina, causando máculas chamadas "cloasma". As regiões mais comuns para o aparecimento dos cloasmas são face, regiões abdominal (linha nigra; Figura 13.17) e dobras; elas tendem a ficar mais acentuadas pela exposição solar sem fator de proteção e podem persistir mesmo após a gestação, passando a ser chamadas "melasma" (Figura 13.18). O aparecimento de estrias é muito frequente, em geral nas mamas, na região abdominal e no quadril. Atribui-se esse fato ao aumento do cortisol comum da gestação.

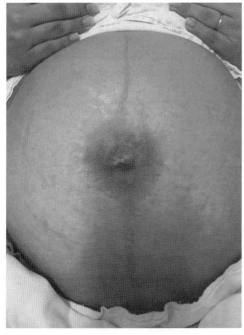

Figura 13.17 Linha nigra.

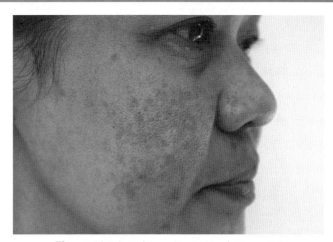

Figura 13.18 Melasma. (Fonte: iStock: ©yuuurin)

Sistema musculoesquelético. Toda a anatomia da mulher sofre significativa mudança na gestação; consequentemente, podem ocorrer danos na musculatura ou articulações ou, ainda, agravamento de lesões já existentes antes da gravidez. As articulações sofrem sobrecarga por conta do aumento de peso e há alteração postural em razão do deslocamento anterior da cicatriz umbilical, centro de gravidade, com o crescimento do útero. Assim, o corpo é direcionado para as laterais, instintivamente, para encontrar um novo ponto de equilíbrio para se manter ereto e, quando a gestante deambula, ocorre o afastamento dos pés e diminuição da amplitude dos passos, caracterizando a marcha anserina (marcha do pato). Essa alteração postural também pode causar hiperlordose e hipercifose da coluna vertebral (Figura 13.19).

Sistema endócrino e metabolismo. As modificações nesses sistemas visam assegurar as necessidades nutricionais, através da placenta, para o desenvolvimento saudável do feto, que consome cerca de três vezes mais glicose que um adulto. Esse consumo faz com que a gestante apresente na primeira metade da gestação diminuição na glicemia basal e de jejum, favorecendo o armazenamento de gordura e transporte de glicose para o feto. O organismo materno entra em processo de anabolismo, produção de moléculas que geram energia a partir de compostos menores, a fim de garantir as reservas energéticas maternas. Após esse período, o processo é o catabolismo, produção de energia por meio da quebra de moléculas grandes, e visa suprir as necessidades do feto. Portanto, a gestante apresentará resistência à insulina, gerando hiperglicemia depois das refeições e aumento da liberação de insulina. Nesse momento, qualquer desequilíbrio no metabolismo pode levar a diabetes gestacional. A glândula tireoide aumenta seu tamanho e sua atividade. Com o aumento da taxa de filtração glomerular, acontece a deficiência de iodo no sangue e consequente redução da produção dos hormônios tireoidianos. O ganho de peso adquirido na gestação se dá, principalmente, pelo acúmulo de líquidos intra e extravascular.

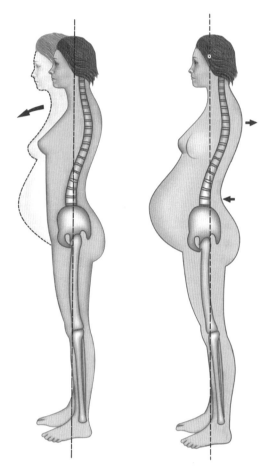

Figura 13.19 Centro de gravidade na gestante. As setas mostram a tendência do deslocamento, compensado pela lordose.

PRÉ-NATAL

Ao iniciar a abordagem sobre o pré-natal, é importante conceituar e explanar brevemente sobre morte materna. A CID-10/OMS define como a morte da mulher durante a gestação e até 42 dias do pós-parto por causas relacionadas ou que tiveram seu agravamento na gestação, não incluindo causas acidentais ou incidentais.

No Brasil, segundo o Ministério da Saúde, entre 1996 a 2018, foram registradas no Sistema de Informação sobre Mortalidade (SIM) aproximadamente 39 mil óbitos maternos e, destes, 67% estão relacionados a causas obstétricas diretas, ou seja, por complicações durante a gestação, parto ou puerpério e que não foram tratadas de forma correta, rápida, ou mesmo por omissão de intervenção, caracterizando a imprudência e negligência na assistência prestada. As causas obstétricas indiretas de morte materna relacionam-se ao agravo de alguma doença preexistente à gestação ou que se desenvolveu durante a gravidez, mas que não está relacionada às causas obstétricas diretas e que se agravou pela fisiologia gestacional. Esses dados reforçam a importância de os profissionais estarem atualizados a respeito de protocolos assistenciais com base em evidências científicas e de órgãos de referência, e evidenciam um grave problema de Saúde Pública, por se tratar de uma tragédia evitável em 92% dos casos, com maior prevalência em países em desenvolvimento e que acomete, em sua maioria, mulheres de classes sociais mais baixas, com menos acesso a informação, bens sociais e saúde.

Por conta desses dados alarmantes, em 2005, a Organização Pan-americana da Saúde (OPAS) criou um plano para redução de morte materna nos países da América Latina e Caribe. Os Cuidados Obstétricos Essenciais (COE) e a atenção ao pré-natal estão no topo dessa lista. Com base nas informações descritas anteriormente, vemos a importância de prestar uma assistência ao pré-natal com qualidade.

O objetivo do pré-natal é realizar o acolhimento da gestante e, quando possível, de seu parceiro sexual, garantindo que a gestação transcorra de maneira segura, minimizando danos ou agravamento do quadro de saúde da gestante e do recém-nascido.

Quando a gestante inicia seu acompanhamento pré-natal pelo Sistema Único de Saúde (SUS), as consultas são alternadas entre os profissionais médico e enfermeiro e, quando se tratar de uma gestação de risco habitual, esse acompanhamento pode ser feito apenas pelo enfermeiro, de acordo com o Ministério da Saúde.

As atribuições na atenção ao pré-natal de risco habitual, dos Auxiliares e Técnicos de Enfermagem, conforme o Ministério da Saúde são:

- Acolhimento e orientação sobre a importância do pré-natal, amamentação e vacinação
- Realizar o cadastro da gestante no sistema SisPrenatal
- Conferir as informações no cartão da gestante e atualizá-las quando preciso
- Verificar os sinais vitais e o peso e registrar no cartão da gestante
- Identificar as situações de risco e encaminhá-la para consulta de Enfermagem ou médica
- Orientar a gestante sobre a periodicidade das consultas e, para as gestantes faltosas, realizar busca ativa
- Atualizar a carteira de vacinação, administrando as vacinas antitetânica e contra hepatite B, quando for necessário
- Realizar atividades educacionais individuais ou em grupo
- Fornecer medicações conforme receituário médico e os medicamentos que são padronizados para o programa de pré-natal (ácido fólico e sulfato ferroso)
- Realizar visitas domiciliares durante a gestação e no pós-parto, orientando sobre aleitamento materno e planejamento familiar.

Primeira consulta

Deve ser iniciada o mais breve possível, assim que houver o diagnóstico da gestação, preferencialmente no primeiro trimestre (até 12 semanas). É uma consulta mais detalhada, na qual se realiza a coleta de dados atuais e pregressos e de familiares da gestante, exame físico e solicitação de exames complementares:

- Definição da DUM e cálculo de IG e DPP
- Pesagem e aferição de sinais vitais, sobretudo pressão arterial (PA) – o ganho de peso esperado na gestação é em torno de 12 kg (Tabela 13.7)
- Cálculo de Índice de Massa Corpórea (IMC) – verifica-se a altura e o peso e calcula-se pela fórmula: peso / (altura × altura)
- Acolhimento da gestante e seu acompanhante, se houver, seja o parceiro sexual ou algum familiar
- Coleta de dados pessoais (nome, idade, estado civil, religião, escolaridade, profissão, naturalidade, atividade física, hábitos alimentares)

> **SAIBA MAIS**
>
> A idade materna avançada, ou seja, gestantes acima dos 35 anos, aumenta o risco de alterações na formação do feto, possibilidade de ocorrer síndromes, em especial a trissomia do cromossomo 21 (síndrome de Down) e agravo em doenças preexistentes na gestação como diabetes melito, hipertensão arterial sistêmica, cardiopatias etc.

- História clínica da gestante e de seu parceiro sexual (doenças ou cirurgias anteriores à gestação e atuais, medicações de uso contínuo, alergias)
- Histórico médico dos familiares da gestante e de seu parceiro sexual (doenças atuais e pregressas da família)
- Antecedentes ginecológicos e obstétricos, como saber os métodos contraceptivos usados, data dos últimos exames ginecológicos realizados (Papanicolau), queixa de corrimento vaginal, regularidade do ciclo menstrual, tratamentos ginecológicos, número de gestações anteriores (paridade), quantas resultaram em parto e a via de parto realizada, se houve algum aborto seja espontâneo ou provocado, se a gestação atual foi planejada e se é desejada, se houve alguma intercorrência em alguma gestação anterior
- Avaliação dos fatores de risco que possam indicar gestação de alto risco

> **SAIBA MAIS**
>
> Gestação de alto risco é definida quando a gestante tem alguma doença prévia à gestação ou que ocorre na gestação atual e que traga algum risco para a mãe ou para o bebê

- Exame físico, incluindo a avaliação das mamas e do tipo de mamilo, a fim de realizar orientações e favorecer a amamentação

Tabela 13.7 Ganho de peso ideal na gestação varia de acordo com o IMC da paciente, segundo o Instituto de Medicina Norte-Americano.

IMC (pré-gestacional)	Classificação	Ganho de peso total
< 18,5 kg/m²	Baixo peso	12,5 a 18 kg
18,5 a 24,9 kg/m²	Peso normal	11,5 a 16 kg
25 a 29,9 kg/m²	Sobrepeso	7 a 11,5 kg
> 30 kg/m²	Obeso	5 a 9 kg

Adaptada de Febrasgo, 2014.

- Realizar ausculta de BCF, se gestação acima de 12 semanas
- Solicitar exames laboratoriais e ultrassonografia
- Prescrição de vitaminas (ácido fólico e sulfato ferroso)
- O parceiro deve ser orientado quanto às modificações do organismo por conta da gestação, a fim de se promover sua inclusão no pré-natal
- Encaminhamento a serviços de saúde complementares (odontológico, psicologia, imunização etc.)
- Entrega do cartão de pré-natal e orientação a mantê-lo sempre com a paciente
- Agendamento da próxima consulta e orientação sobre os intervalos entre elas, conforme a Tabela 13.8.

As consultas subsequentes serão mais simplificadas: serão aferidos os sinais vitais, pesagem da paciente, ausculta de BCF, mensurada a altura uterina (altura entre a sínfise púbica e o fundo do útero para avaliação do crescimento fetal e a IG), atualização dos dados no cartão de pré-natal, verificação das queixas trazidas pela gestante e solicitação de novos exames e/ou ultrassonografia de acordo com a idade gestacional, conforme Tabela 13.9.

A OMS preconiza que o número de consultas não deve ser inferior a seis e o intervalo entre elas, conforme a IG (ver Tabela 13.8).

> **IMPORTANTE**
>
> Durante a gestação, o consumo de cafeína, em doses acima de 500 mg/dia, está associado ao aumento da possibilidade de abortamento espontâneo, restrição do peso do feto ao nascer e óbito fetal.

Imunização na gestação

O recomendado é que a gestante atualize sua carteira de vacinação antes de engravidar ou no puerpério. Em geral, as vacinas de vírus vivos ou atenuadas são contraindicadas durante a gestação (p. ex., sarampo, caxumba, rubéola, varicela e poliomielite).

Apesar de ainda não haver comprovação científica de que cause má-formação fetal caso a mulher tenha recebido alguma dose dessas vacinas, deve-se aguardar o período de 30 dias para engravidar.

Rotineiramente, durante a gestação, e se for necessário, é administrada a vacina contra o tétano (DT: dupla adulto – difteria e tétano), a fim de reduzir as taxas

Tabela 13.8 Cronograma de consultas pré-natal.

Consulta	Intervalo
1ª consulta	O mais breve possível (até a 12ª semana)
Retorno da 1ª consulta	Até 15 dias após a 1ª consulta (quando a gestante tiver o resultado dos exames)
Até 32 semanas	Consultas mensais
Até 36 semanas	Consultas quinzenais
Até a data do parto	Consultas semanais
Importante: não existe alta do pré-natal.	

Tabela 13.9 Relação dos exames solicitados em cada trimestre do acompanhamento pré-natal.

Primeiro trimestre	Segundo trimestre	Terceiro trimestre
• Tipagem sanguínea (ABO/Rh) e testes de Coombs indireto, se indicado • Hemograma completo • Glicemia de jejum • Urina I com urocultura/antibiograma • Sorologias: rubéola, toxoplasmose, sífilis, citomegalovírus, hepatite B, hepatite C e HIV • TSH • Protoparasitológico de fezes (PPF) • Colpocitologia oncológica • Ultrassonografia morfológica de 1º trimestre com perfil bioquímico	• Hemograma completo • Teste de tolerância oral à glicose (TTOG) de 75 g • Sorologias: toxoplasmose e sífilis • Ultrassonografia morfológica de 2º trimestre com Dopplerfluxometria colorida das artérias uterinas maternas e avaliação do colo por via vaginal	• Hemograma completo • Sorologias: sífilis, toxoplasmose, hepatite B e HIV • Urina I com urocultura/antiobiograma • Cultura seletiva para estreptococo hemolítico de introito vaginal e perianal • Ultrassonografia obstétrica com Dopplerfluxometria colorida • Ecocardiografia fetal • Cardiotocografia basal

Adaptada de Febrasgo, 2014.

de mortalidade materna e neonatal. Dá-se preferência à aplicação da DT ou DTpa (difteria, tétano e coqueluche) após o primeiro trimestre de gestação até 30 dias antes da DPP. As vacinas sem contraindicação na gestação são as que contêm vírus ou bactéria morto ou inativo: hepatites A e B, DT ou DTPa (difteria, tétano e coqueluche), gripe, raiva, pneumococo e meningococo. A Tabela 13.10 descreve as vacinas contraindicadas e sem contraindicação para gestantes.

Tabela 13.10 Imunização contraindicada e indicada para gestantes.

Vacinas contraindicadas para gestantes	Vacinas sem contraindicação para gestantes
Sarampo	Hepatites A e B
Caxumba	DTPa ou DT
Rubéola	Gripe
Varicela	Raiva
Poliomielite	Pneumococo e meningococo

Principais desconfortos gestacionais e orientações

A Tabela 13.11 apresenta os principais desconfortos gestacionais e as orientações para os conduzir.

Tabela 13.11 Principais desconfortos gestacionais e orientações.

Desconforto	Orientações
Náusea e vômito	Comer carboidratos secos ao acordar; permanecer na cama até a sensação desaparecer; fazer de cinco a seis refeições por dia; deixar a ingesta de líquidos para os intervalos; evitar alimentos fritos, temperados, com odor forte, gordurosos ou formadores de gases; evitar que o estômago fique vazio ou sobrecarregado
Aumento da urgência e da frequência urinária	Esvaziar regularmente a bexiga; limitar a ingesta de líquidos antes de se deitar; comunicar a sensação de dor ou ardência ao profissional de Saúde
Leucorreia	Adotar práticas higiênicas após a micção ou a evacuação (limpar-se da frente para trás; usar preferencialmente peças íntimas de algodão; observar alterações nas características, como prurido, mau cheiro etc.); comunicar ao profissional de Saúde caso isso ocorra
Pirose	Fazer de cinco a seis pequenas refeições por dia; evitar alimentos gordurosos ou formadores de gases; comunicar ao profissional de Saúde, caso persista, para a prescrição de antiácidos à base de hidróxido de alumínio e magnésio; comer alimentos de fácil digestão no jantar
Constipação	Beber de seis a oito copos de água por dia; incluir na dieta alimentos ricos em fibras; manter um horário regular para a evacuação; realizar exercícios físicos moderados
Veias varicosas	Evitar ganho excessivo de peso; ficar muito tempo em pé ou sentada; roupas apertadas; constipação; realizar exercícios físicos moderados; repouso e elevação de membros inferiores; usar meias elásticas especiais para o período gestacional
Dor no ligamento redondo (sensibilidade)	Repousar; aliviar as câimbras; manter uma boa postura; evitar movimentos bruscos; aplicar calor no local
Dor lombar	Manter uma boa postura; evitar movimentos bruscos; evitar a fadiga; aplicar calor local e massagens nas costas; repousar; usar sapatos de salto baixo
Falta de ar	Manter uma boa postura; dormir com a cabeceira da cama elevada; evitar sobrecarregar o estômago
Inchaço no tornozelo	Repousar periodicamente com elevação dos membros inferiores; usar meias elásticas; realizar exercícios físicos moderados; evitar ficar em pé ou sentada por longos períodos; manter uma boa postura; evitar roupas apertadas
Câimbras	Manter uma boa postura; evitar movimentos bruscos; evitar sapatos apertados e de saltos altos
Ansiedade e oscilações de humor	Falar sobre as preocupações com o enfermeiro que acompanha o pré-natal, com o parceiro e/ou a família; participar de grupos educativos para gestantes

Adaptada de Barros, 2006.

PARTO

O parto é classicamente definido como um conjunto de fenômenos mecânicos e fisiológicos que levam à expulsão do feto e seus anexos do corpo da mãe.

Historicamente, o momento do parto acontecia em ambiente domiciliar, assistido por um modo feminino de cuidado, acompanhado por parteiras e pessoas próximas à paciente, ou seja, em ambiente acolhedor, que trazia segurança para a parturiente.

No século XX, o parto foi institucionalizado, ou seja, levado para dentro do ambiente hospitalar, visando à redução da morbimortalidade materna e perinatal, assumido por profissionais médicos, em uma forma masculina de atenção, em que a mulher deixa de ser a protagonista de seu parto e vira objeto de estudo. A mulher foi isolada. Não havia, na ocasião, políticas e protocolos de assistência à Saúde da Mulher; seguiam-se normas e rotinas da época, muitas ainda passavam por análise e estudo para comprovar sua eficiência. A parturiente não era informada sobre os procedimentos que seriam adotados e realizados com ela e com o recém-nascido, em um ambiente em que ela se encontrava sozinha, sem o apoio de pessoas conhecidas e próximas.

A institucionalização do parto, no Brasil, ocorre a partir da década de 1950 e é reforçado com o lançamento do Programa de Saúde Materno-Infantil, pelo Ministério da Saúde, em 1975, com a justificativa de ser a melhor opção para a mulher, por oferecer mais segurança e reduzir a taxa de mortalidade materna e perinatal. Contudo, na mesma época, as gestantes que possuíam cadastro no então regime previdenciário vigente INPS/INAMPS poderiam ser assistidas em âmbito hospitalar referenciado por eles; as demais gestantes, sem vínculo com INPS/INAMPS e que não poderiam arcar com os custos do parto, procuravam hospitais públicos, filantrópicos ou instituições de ensino.

Pelo contexto descrito, nas últimas décadas, tem-se falado sobre humanização no parto, termo que visa, em linhas gerais, a atenção de forma mais atenta e acolhedora no modelo de assistência prestada no momento do parto, com comunicação e interação entre a parturiente, seu acompanhante e os profissionais da Saúde envolvidos, sobre os cuidados e procedimentos prestados e realizados com o binômio (mãe e bebê). Esse conceito pede, de forma intrínseca, uma revisão na cultura de atendimento oferecida, ou seja, nas condutas utilizadas; e pela forma de assistência prestada atualmente, traz à reflexão se certas práticas, algumas vezes invasivas, e rotinas adotadas no ambiente hospitalar são realmente necessárias, e evidencia cientificamente se e em que momento trazem benefícios quando aplicadas.

Na década de 1980, foi lançado pelo Ministério da Saúde o Programa de Assistência Integral à Saúde da Mulher, primeiro programa que tratava sobre humanização do parto. Em 1999, foi criado no âmbito do SUS o Centro de Parto Normal (CPN) para atendimento ao parto de risco habitual dentro de hospital. No ano 2000, foi instituído pelo Ministério da Saúde o Programa de Humanização no Pré-natal e Nascimento, com o objetivo de melhorar o acesso e a qualidade da assistência prestada no pré-natal,

parto e puerpério, garantindo os direitos de cidadania. Outros programas lançados foram: Programa Nacional de Humanização na Assistência Hospitalar (PNHAH) e Mãe Canguru, em 2002, que propôs que o cuidado prestado aos bebês prematuros seja realizado por suas mães, respeitando certos cuidados para garantir a segurança e promovendo a formação de vínculo afetivo do bebê com sua mãe. Em 2005, pela Portaria GM nº 1.067, foi lançada a Política Nacional de Atenção Obstétrica e Neonatal, que tem como diretriz o reconhecimento do direito da gestante e do recém-nascido a um atendimento de qualidade e humanizado desde a gestação, parto e puerpério; em 2011, foi lançado o Rede Cegonha, que tem como premissa garantir o atendimento humanizado, seguro todas as mulheres, no SUS, desde o planejamento familiar, pré-natal, parto, puerpério e até os dois primeiros anos da criança.

A partir das questões de humanização ao atendimento à parturiente, foi criado o Plano de Parto e sua utilização é incentivada pela OMS. Trata-se de um documento de comunicação entre a gestante e os profissionais de Saúde, que prestarão sua assistência no momento do parto, puerpério e cuidados com o recém-nascido, no qual a gestante informa o que ela gostaria ou não que fosse realizado com ela e seu bebê nesse período.

O plano de parto é elaborado durante o pré-natal, a partir de orientações e esclarecimentos oferecidos à gestante e ao seu acompanhante, nos grupos educativos sobre trabalho de parto, parto, riscos e benefícios inerentes ao processo de parturição. É importante ressaltar com a gestante que poderão ocorrer alterações no plano de parto, em situações de emergência, em que há risco para a mãe e/ou bebê ou por decisão da equipe obstétrica.

> **SAIBA MAIS**
>
> A seguir, sugerimos a consulta de um modelo de plano de parto, que podemos encontrar na admissão das gestantes para parto nas maternidades, presente no "Protocolo de Enfermagem na Atenção Primária Módulo 1: Saúde da Mulher", do Conselho Regional de Enfermagem de São Paulo (Coren-SP, 2019), disponível em: https://portal.coren-sp.gov.br/wp-content/uploads/2020/01/protocolo-de-enfermagem-na-atencao-primaria-a-saude-modulo-1-saude-da-mulher.pdf.

Humanização no parto

O processo de humanização é amplo e pertinente aos profissionais responsáveis por qualquer tipo de cuidados voltado ao ser humano.

Na Saúde da mulher, deve sempre estar presente. Independentemente de se tratar de um atendimento ginecológico ou de onde a gestante realize seu acompanhamento pré-natal, da via de parto e do local para parturição escolhidos pela paciente, ela e seus familiares devem ser respeitados, acolhidos, esclarecidos dos procedimentos a serem realizados, bem como sua necessidade. O atendimento ético, digno e esclarecedor é uma prática que deve existir durante a gestação, trabalho de parto e parto, puerpério e demais fases da vida da mulher.

SAIBA MAIS

O que é humanização?

Segundo o dicionário Michaelis, é a ação ou efeito de humanizar, tornar-se mais sociável, gentil ou amável. A OMS define saúde como "um estado completo de bem-estar físico, mental e social e não somente a ausência de doenças".

Com base nessas definições, humanizar a assistência prestada consiste em ouvir, compreender, acolher e esclarecer as dúvidas, necessidades, queixas e/ou solicitações da paciente e seus familiares, de forma empática e respeitosa, construindo um elo de comunicação assertiva, equilíbrio emocional da paciente e garantindo a qualidade da assistência em saúde.

SAIBA MAIS

Para saber mais sobre humanização no parto, acesse: "Humanização do parto. Nasce o respeito - Informações práticas sobre seus direitos", em: http://bvsms.saude.gov.br/bvs/publicacoes/parto.pdf; e "Programa Humanização no Parto – Humanização no pré-natal e nascimento", em: http://www.casaangela.org.br/pdf/08-humanizacao-do-parto.pdf.

Violência obstétrica

Trata-se de toda e qualquer forma de abuso ou violência contra a mulher nos períodos de pré-parto, parto e puerpério, praticadas pelos profissionais envolvidos em sua assistência, podendo ser nos âmbitos físico, moral, psicológico e emocional.

SAIBA MAIS

Para entender melhor o conceito de violência obstétrica, consulte os *sites* indicados de "Violência obstétrica no Brasil: um conceito em construção para a garantia do direito integral à saúde das mulheres": https://pesquisa.bvsalud.org/portal/resource/pt/biblio-1087840 e https://www.cadernos.prodisa.fiocruz.br/index.php/cadernos/article/view/585.

Vias de parto

Existem duas vias para ocorrer a expulsão do feto do corpo materno: via alta ou abdominal e a via baixa ou vaginal.

Pela via abdominal, realiza-se o parto cesárea, em que são realizadas incisões no abdome, musculatura abdominal e útero (Figura 13.20), e é indicado quando há riscos à mãe e/ou ao bebê, pacientes com mais de uma cesárea anterior, sofrimento fetal, feto com peso estimado pela ultrassonografia maior ou igual a 4 kg (macrossomia fetal), parturiente com histórico de fratura da coluna, gemelaridade, apresentação pélvica do feto (bebê está sentado dentro do útero), descolamento prematuro da placenta e placenta prévia.

Na via vaginal, são realizados o parto normal e o parto fórceps. O parto normal é um parto fisiológico, natural; já no parto fórceps é utilizado instrumento obstétrico (fórceps) para extrair o feto do canal vaginal, nos casos em que há exaustão materna por trabalho de parto

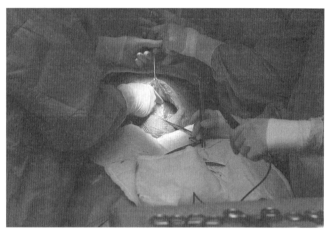

Figura 13.20 Parto cesárea, com extração do polo cefálico. (Fonte: iStock: ©oceandigital)

prolongado, sofrimento fetal por período expulsivo prolongado ou quando a cabeça do feto esteja parada no canal vaginal. Essa extração ocorre apreendendo o polo cefálico do feto com a colher do fórceps e tracionando-o para fora.

Existem vários tipos de fórceps, os dois mais utilizados são: de Simpson-Braun e de Kielland (Figura 13.21). As partes que os compõem são colher, ramo e cabo.

Trabalho de parto

O útero é constituído por musculatura lisa, com a finalidade de gerar contrações. As contrações do trabalho de parto (TP) são caracterizadas pelo enrijecimento do útero (iniciam-se no fundo do útero e seguem até o colo, de

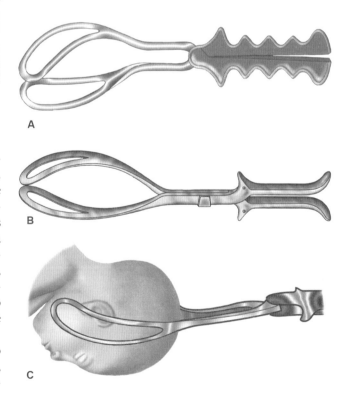

Figura 13.21 A. Fórceps de Simpson-Braun. **B.** Fórceps de Kielland. **C.** Fórceps locado no polo cefálico do feto.

cima para baixo) e, consequentemente, são dolorosas, variando em intensidade, quantidade e duração. Acarretam o esvaecimento e a dilatação do colo uterino, que serão esclarecidos mais adiante.

A partir de 28 semanas de gestação, a mulher tem um tipo de contração indolor e que não "trabalha" o colo, ou seja, não gera modificações na cérvice, podendo ocorrer várias vezes ao longo do dia, geralmente sem que a gestante perceba. São contrações chamadas "Braxton-Hicks" e acredita-se que elas acontecem para estimular a circulação intrauterina.

Outro ponto importante no trabalho de parto é se a parturiente realizou, no pré-natal (geralmente entre 35 e 37 semanas de gestação), a coleta de amostra vaginal e anal para cultura da bactéria *Streptococcus agalactiae* do grupo B (EGB). Essa bactéria faz parte do trato gastrintestinal da mãe e está presente na vagina e/ou ânus de até 30% das gestantes, seja de forma transitória ou persistente. Quando presente na flora vaginal ou anal da mãe, é transmitida para o feto no período expulsivo do parto, na passagem pelo canal vaginal. Essa contaminação ocorre em até 50% dos recém-nascidos, na primeira hora de vida, e é responsável por mais da metade dos casos de sepse grave neonatal.

Se o resultado da cultura é negativo para o EGB, segue-se a condução normal do TP; se o resultado é positivo, devemos realizar a profilaxia com antibiótico no início do TP ou quando ocorrer a ruptura da bolsa amniótica, conforme protocolo do Ministério da Saúde. Utiliza-se como primeira escolha a penicilina G, dose de ataque intravenosa (IV): 5 milhões de U e de 4/4 horas 2,5 milhões de UI até o parto; como alternativa à penicilina G, utiliza-se a ampicilina, dose de ataque IV: 2 g e manutenção de 4/4 horas com 1 g; caso a parturiente seja alérgica à penicilina, a opção de escolha do antibiótico é a clindaminicina 900 mg 8/8 horas.

Para os casos em que a cultura do EGB é desconhecida ou não realizada, avalia-se a presença de um ou mais fatores de risco descritos a seguir, para a realização da antibioticoprofilaxia.

- Fatores de risco
  - TP ou ruptura prematura das membranas ovulares em gestação < 37 semanas
  - Ruptura das membranas ovulares com tempo ≥ 18 horas
  - Temperatura materna intraparto ≥ 38°C
  - Recém-nascido anterior contaminado pelo EGB
  - Infecção do sistema urinário causado por EGB na gestação.

> **SAIBA MAIS**
> Para saber mais sobre profilaxia e protocolo do EGB, consulte "Nota Técnica: Prevenção da infecção neonatal pelo *Streptococcus agalactiae* (Estreptococo Grupo B ou GBS)": https://www.prefeitura.sp.gov.br/cidade/secretarias/upload/saude/arquivos/mulher/Prot_estreptococo_B.pdf.

Para diagnosticar se a gestante se encontra em trabalho de parto, antes é preciso conceituar "período premonitório", "fase latente ou Pródromos" e "fase ativa ou franco trabalho de parto".

Período premonitório. Até semanas antes de iniciar o TP, o útero passa por alterações e adaptações fisiológicas e bioquímicas, que ainda não geram modificações cervicais. O polo cefálico fetal se encaixa no estreito superior da bacia e, nesse período, pode ocorrer a perda do tampão mucoso ou rolha de Schroeder. Para distinguir e definir as próximas fases, pródromos e franco trabalho de parto, observa-se o padrão de contrações uterinas. O médico ou enfermeiro obstetra examina a parturiente, realizando a chamada "dinâmica uterina" (DU), que avalia no período de 10 minutos a duração em segundos, quantidade e intensidade (forte ou fraca) das contrações uterinas. Para isso, o profissional utiliza um cronômetro ou relógio analógico.

Pródromos. Antecede o franco trabalho de parto. Pode começar até dias antes da próxima fase e é quando se iniciam as contrações uterinas. Contamos, nesse período, uma ou duas contrações em 10 minutos, com fraca intensidade, ritmo irregular e de curta duração (até 30 segundos). Com o passar do tempo, esse padrão se modifica e se intensifica, tornando-se a fase ativa do trabalho de parto.

Franco trabalho de parto. Nessa fase, há formação da bolsa amniótica (porção de líquido amniótico, formada abaixo no polo cefálico do feto, a fim de protegê-lo durante o TP), DU neste período é de 3 a 5 contrações em 10 minutos dolorosas, rítmicas, com duração variando entre 40 e 90 segundos. Os desconfortos se tornam mais intensos, como as dores tipo "cólica", devido ao enrijecimento abdominal provocado pelas contrações e na região lombar da coluna vertebral que irradiam para a frente. O colo do útero encontra-se centralizado, esvaecido parcialmente e com dilatação de no mínimo 2 cm. É importante que a gestante seja orientada pela equipe de Saúde, sobre a definição de trabalho de parto e a partir de qual momento deverá procurar a maternidade para atendimento. Dessa forma, auxiliamos gestante, acompanhante e familiares a minimizarem suas ansiedades em relação ao TP e transmitir a eles segurança.

> **SAIBA MAIS**
>
> A DU com mais de cinco contrações em 10 minutos caracteriza a condição chamada "taquissistolia" e frequentemente leva ao sofrimento fetal por hipoxia até ruptura uterina e óbito do binômio.

Chamamos "esvaecimento" ou "apagamento da cérvice" quando o colo e o útero se incorporam, tornando-se um só. O processo de esvaecimento e dilatação do canal cervical ocorre nessa sequência nas pacientes primíparas, e nas multíparas ocorrem simultaneamente, conforme mostra a Figura 13.22. O colo uterino tem como características a consistência firme (textura que lembra o toque da ponta do nariz), o orifício externo é posterior

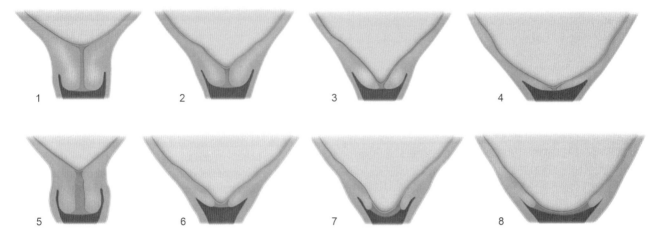

Figura 13.22 Apagamento e dilatação do colo na primípara (1, 2, 3 e 4) e na multípara (5, 6, 7 e 8).

em relação ao canal vaginal e no TP chega a 10 cm de dilatação (dilatação total) para a passagem do feto no período expulsivo.

> **SAIBA MAIS**
>
> Distocia define-se por toda e qualquer ocorrência que prejudique o bom andamento do trabalho de parto, seja em relação às contrações uterinas (distocia funcional), ao feto ou à passagem do feto pelo canal de parto (distocia de trajeto).

Períodos clínicos do parto

Nesse momento, já temos a paciente internada na Unidade de Saúde, recebendo assistência da equipe, pois ela já se encontra em franco trabalho de parto. Dividem-se os períodos clínicos do parto em quatro fases: dilatação, expulsão, dequitação Greenberg ou puerpério imediato

- **Dilatação.** Dura em média 12 horas em primíparas e 8 horas em multíparas. No início do trabalho de parto, a DU é de 2 contrações em 10 minutos, com duração de 15 a 30 segundos, de fraca intensidade e vai aumentando gradativamente para 4 a 5 contrações em 10 minutos, rítmicas, de forte intensidade, com duração de 40 a 90 segundos, até chegar à dilatação total de 10 cm e o completo esvaecimento do colo. Também é observado no período de dilatação se já ocorreu a ruptura da bolsa amniótica ou das águas espontaneamente; caso ainda não tenha ocorrido, para realizar a amniotomia –romper a bolsa das águas artificialmente com auxílio de um instrumento chamado "amniótomo" (Figura 13.23), considera-se: ruptura prematura quando acontece espontaneamente antes de a mulher entrar em trabalho de parto e pode ocorrer antes mesmo de a gestação ser considerada a termo; será precoce no início do trabalho de parto, também de forma espontânea; oportuna entre 6 e 8 cm de dilatação do colo, podendo ser espontânea ou artificial; tardia se acontecer após 8 cm de dilatação; e, mais dificilmente, empelicado, quando o feto nasce com a bolsa amniótica íntegra, ou seja,

dentro dela. Após ocorrer a ruptura da bolsa amniótica, seja artificial ou espontaneamente, outros pontos de atenção são cor e odor do líquido amniótico (LA), pois conforme o aspecto encontrado pode indicar um sinal de alerta para o bem-estar fetal. O LA em parto a termo é claro e com grumos (como água de coco); esses referem-se a uma substância que recobre o bebê durante toda a gestação, para sua proteção no meio líquido, chamado "vérnix caseoso" (Figura 13.24), e após ruptura da bolsa, quando está presente, indica maturidade fetal. Depois de 37 semanas de gestação, quanto mais se aproxima do parto, o feto torna-se mais maduro para o meio extraútero, o vérnix começa a soltar-se de seu corpo e flutua no LA. Quando o LA não tem grumos visíveis, o feto nasce com o corpo envolto em vérnix, que tem coloração branca, é gorduroso, se assemelha a um sebo; nesse caso, indica prematuridade.

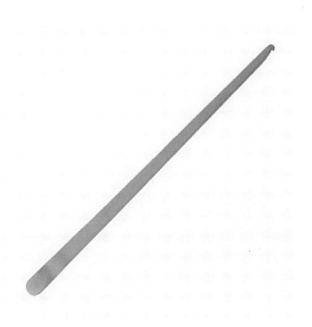

Figura 13.23 Amniótomo.

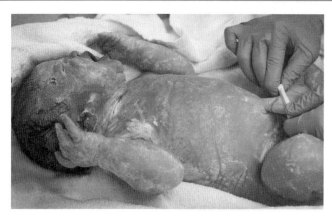

Figura 13.24 Bebê com vérnix caseoso. (Fonte: iStock: ©dcdp)

O partograma (Figura 13.25) é um documento para acompanhar a evolução do trabalho de parto. Ele é aberto quando a parturiente estiver ao menos com 4 cm de dilatação. Nele, são registrados pelo profissional médico ou enfermeiro que o esteja acompanhando a hora em que foi realizado o toque vaginal, a altura do polo cefálico fetal (em relação à bacia materna e ao canal vaginal), a dilatação do colo uterino, a situação da bolsa amniótica, a DU e o valor de BCF; com essas informações, forma-se um gráfico com linhas de alerta e de ação, para que o profissional possa adotar condutas para corrigir, caso haja algum desvio do padrão dos dados esperados.

Durante a fase de dilatação, como a gestante encontra-se em trabalho de parto, é de suma importância que se realize o controle de vitalidade fetal, para assegurar o bom andamento do trabalho parto, evitando danos neurológicos e considerando que as contrações geram estresse ao feto. Para realizarmos o controle de vitalidade, utilizamos o exame chamado "cardiotocografia" (CTB) (Figura 13.26), em que é possível avaliar sinais de sofrimento fetal por traçados gerados durante o exame e que indiquem hipoxia no sistema nervoso central do feto, e, consequentemente, alteração em seu batimento cardíaco (BCF normal entre 110 e 160 bpm), além de avaliar a quantidade e intensidade das contrações e como o feto se comporta durante e após a contratilidade uterina. Na ausência do aparelho CTB, é preciso realizar a ausculta do BCF por um sonar Doppler (o uso do estetoscópio de Pinard não é indicado uso durante o TP).

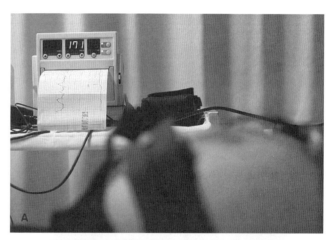

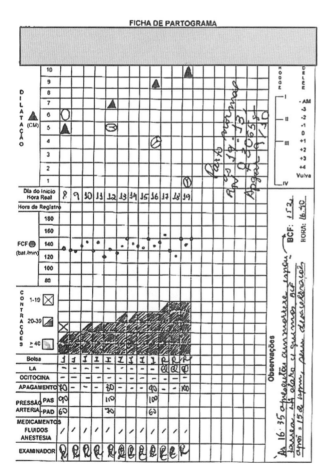

Figura 13.25 Partograma preenchido.

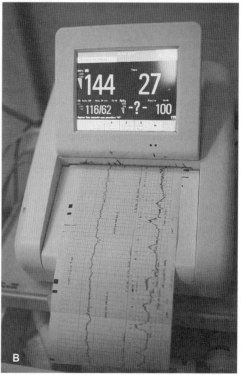

Figura 13.26 A. Aparelho e exame de cardiotocografia. **B.** Traçado do exame de cardiotocografia. (Fonte: **A**, iStock: ©ronnisugiharto; **B**, iStock: ©encrier)

Alguns sinais de alerta durante o trabalho de parto que podem indicar sofrimento fetal por redução da oxigenação que o feto recebe são:

- Após a ruptura da bolsa amniótica, o líquido tem coloração esverdeada; ocorre quando o feto eliminou mecônio
- Alteração da frequência cardíaca fetal, tanto taquicardia quanto bradicardia (BCF menor que 110 bpm, BCF acima de 160 bpm)
- Diminuição do padrão de movimentação fetal
- Sangramento via vaginal em pequena quantidade é esperado, porém sangramentos abundantes podem indicar descolamento da placenta ou ruptura uterina; ambos se tornam uma emergência obstétrica e a paciente deve ser encaminhada imediatamente para o parto cesárea.

A parturiente pode ter dieta liberada durante o trabalho de parto, sendo preferencialmente leve e líquida, pois a motilidade intestinal está reduzida nessa fase e, a fim de evitar que, caso seja necessário encaminhar a paciente para um parto cesárea de emergência, ela não venha a broncoaspirar o conteúdo gástrico se houver êmese após a raquianestesia utilizada nessa via de parto. Outro ponto é que, atualmente, não se realiza nas pacientes que se encontram em trabalho de parto a tricotomia e/ou enteroclisma.

Expulsão. Esse período tem início com a dilatação total do colo uterino (10 cm), seu apagamento, passagem do polo cefálico fetal pelo canal vaginal e termina com sua saída completa. A parturiente pode sentir vontade de evacuar ou chegar a fazê-lo nesse momento por conta da compressão do polo cefálico ao reto. Esse período pode levar entre 20 e 50 minutos, e a posição para fazer os puxos (forças) no período expulsivo é escolhida pela paciente. Pouco antes da insinuação do polo cefálico (cabeça do feto próximo ao orifício vaginal), é avaliado pelo profissional que está conduzindo o trabalho de parto se há a necessidade de realizar a episiotomia – a mais utilizada atualmente é a do tipo médio lateral direita (EMLD). Trata-se do corte realizado na região perineal direita, a fim de evitar ou minimizar traumas e lacerações extensas e favorecer a saída fetal. Sua necessidade é verificada conforme a cabeça do feto força e distende o períneo; avalia-se a elasticidade deste. Nos casos em que o feto é grande e há pouca elasticidade, então, opta-se por proceder à episiotomia e, antes de realizá-la, é aplicado anestésico local. Após o desprendimento cefálico, o cordão umbilical é clampeado e seccionado. O bebê poderá ir para os braços da mãe se estiver estável (ativo, choro forte) ou irá para os cuidados do neonatologista presente em sala de parto. A insinuação e o desprendimento do polo cefálico podem ser observados na Figura 13.27.

Dequitação. Inicia-se com a saída da placenta, logo após a expulsão fetal. Nesse momento, a parturiente tem perda sanguínea esperada de até 500 mℓ, o fundo do útero involui para a altura da cicatriz umbilical e deve manter-se contraído. Após a saída da placenta, é necessário revisá-la para confirmar que se encontra íntegra e não tenha a suspeita de que parte dela esteja ainda presa ao miométrio.

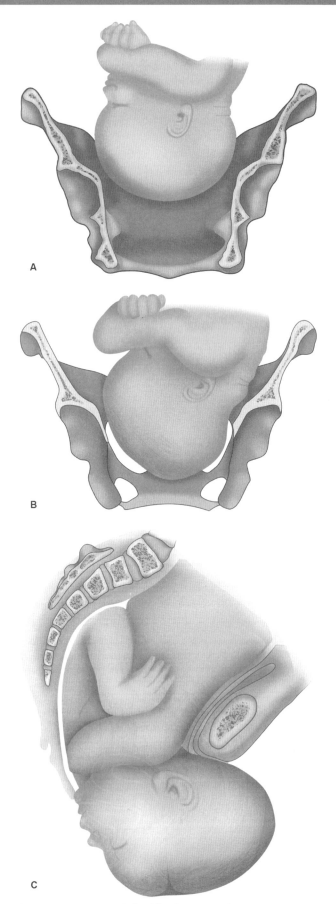

Figura 13.27 **A**. Atitude fetal fletida ao início da insinuação. **B**. Atitude de flexão fetal acentuada durante insinuação. **C**. Desprendimento do polo cefálico fetal.

Greenberg ou puerpério imediato. Alguns autores não consideram esse período, porém, é nele que há maior risco de hemorragia pós-parto, uma das primeiras causas de mortalidade materna. O puerpério imediato tem seu início logo após a saída da placenta e se dá na primeira hora pós-parto. Tem duração entre 10 e 30 minutos. Caso tenha havido necessidade de realizar a episiotomia, agora é necessário suturá-la com a episiorrafia e revisar o canal de parto (colo do útero, vaginal e períneo), confirmando que não há restos placentários, sangramento ativo abundante ou lacerações que demandem sutura. Após esse exame físico e a confirmação da integridade do local, não havendo nenhum dos pontos citados, retiram-se os campos cirúrgicos, realiza-se higiene local e, então, a paciente segue monitorada pela próxima hora. Os sinais vitais são aferidos a cada 15 minutos com a avaliação da contração do útero e do sangramento, chamado "loquiação". O recém-nascido permanece ao lado da mãe e pode-se iniciar o processo de amamentação (após confirmação do teste rápido para HIV negativo). Nesse período, o útero deve formar o globo de segurança de Pinard, caracterizado por ter a consistência firme, em contração uterina fixa, para favorecer o miotamponamento (oclusão dos vasos do miométrio, onde estava inserida a placenta – ferida placentária), e regride para a altura ou abaixo da cicatriz umbilical. Caso ocorra algum problema com o miotamponamento, o útero torna-se amolecido, localizado, em geral, acima da cicatriz umbilical, enche-se de sangue e coágulos e pode levar ao quadro de hipotonia ou atonia uterina. Se não revertido, evolui com choque hipovolêmico e óbito.

Puerpério

O puerpério inicia-se logo após a dequitação da placenta e estende-se até o 42º dia pós-parto. Divide-se da seguinte maneira:

- **Puerpério imediato**: após a dequitação da placenta e até 2 horas após o parto (Greenberg)
- **Puerpério mediato**: início logo após o término do período de Greenberg e estende-se até o 10º dia pós-parto
- **Puerpério tardio**: estende-se do 11º dia até o 42º dia pós-parto.

A puérpera terá sangramento vaginal, denominado "loquiação", a qual tem duração de 4 a 6 semanas, que divide-se em: rubra – presente até o 4º dia pós-parto, de coloração vermelho-vivo; fusca – com coloração mais escura, acastanhada e perdura do 5º ao 10º dia; flava – inicia no 11º dia, tem cor amarelada e vai clareando, alterando progressivamente até e loquiação alba, que tem coloração clara, esbranquiçada e pode permanecer até a 6ª semana de pós-parto.

As modificações no organismo materno que ocorreram durante toda a gestação começam a reverter para o estado pré-gestacional: o útero volta a ser um órgão pélvico em até 12 dias após o parto; metade do peso adquirido retorna em até 6 semanas; as alterações hematológicas de hemoglobina e hematócrito elevam-se até 15%; há regressão das alterações da pele, como melasma e linha nigra; a musculatura da parede abdominal readquire seu tônus na maioria das puérperas, dependendo do ganho de peso gestacional e se houve grande distensão sofrida, como em gestações gemelares ou bebês macrossômicos (peso maior ou igual a 4.000 g).

Assistência de Enfermagem no trabalho de parto, parto e puerpério imediato

Assistência de Enfermagem no trabalho de parto

Consiste em:

- Na admissão, realizar o acolhimento da parturiente e seu acompanhante/familiar; verificar como ela gostaria de ser chamada (evitar termos como "mãezinha", "mãe", "paizinho"); apresentar-se e descrever qual é a sua função e os cuidados que prestará a ela nesse momento, como coleta de dados da paciente, antecedentes clínicos e cirúrgicos, alergias, medicações de uso contínuo
- Esclarecer que é seu direito ter um acompanhante durante o trabalho de parto, parto e puerpério, se ela desejar
- Verificar se ela trouxe o cartão de pré-natal, exames realizados, plano de parto e anexá-los ao prontuário
- Conversar com a paciente sobre o plano de parto, esclarecer dúvidas, orientá-la sobre os procedimentos que serão realizados, o que ela e seu acompanhante gostariam ou não que acontecesse durante o trabalho de parto e nascimento e, caso tenha algum ponto controverso, informar se será possível atender à solicitação ou não e o motivo; caso tenha alguma limitação física e/ou de recursos na unidade, esclarecer com a paciente
- Solicitar sua permissão para realizar todo e qualquer procedimento
- Estabelecer vínculo com a parturiente e o acompanhante para que ambos se sintam seguros, acolhidos; tratá-los de forma sempre cordial, paciente, com sorriso, atentando ao tom de voz e às palavras usadas e não esquecendo que, apesar de estar assistindo outras pacientes, cada uma delas é única, assim como o momento que vivenciam, cada qual com sua história, carregando sua bagagem emocional, expectativas, medos e anseios
- Apresentar a unidade, o local onde a paciente se encontrará pelas próximas horas, para a evolução do trabalho de parto
- Acomodar paciente e acompanhante no leito
- Sempre bater à porta antes de entrar no recinto em que a paciente se encontra, seja quarto, pré-parto ou *delivery room*
- Orientar a retirada de próteses, adornos e vesti-la adequadamente, geralmente com a camisola da instituição, quando parto hospitalar, e/ou *top* durante o trabalho de parto, a fim de garantir seu conforto
- Encorajar a paciente à adaptação do ambiente de acordo com suas necessidades, como colocar música, reduzir iluminação, caso não atrapalhe outras pacientes
- Oferecer apoio emocional
- Verificar sinais vitais a cada 6 horas e comunicar ao enfermeiro se houver alterações

- Manter higienização das mãos e técnicas assépticas
- Realizar punção venosa e coleta de amostra para realizar exames admissionais, como tipagem sanguínea, sorologias para sífilis e HIV, conforme protocolo existente na instituição, visando promover o aleitamento materno na primeira hora de vida
- Acompanhar a paciente ao sanitário, quando solicitado
- Orientar sobre os sinais de alerta durante o trabalho de parto e solicitar que chame a Enfermagem na presença de um dos sinais (p. ex., sangramento intenso via vaginal, saída de líquido amniótico esverdeado)
- Ofertar dieta leve e líquidos, conforme prescrição médica
- Quando a parturiente optar por repousar no leito, orientar a manter decúbito lateral esquerdo (DLE)
- Logo depois do repouso da paciente, incentivar o trabalho de parto ativo, estimular a deambulação e respiração profunda durante a contração para melhor oxigenação fetal
- Orientar sobre os métodos de relaxamento e não farmacológicos para o alívio da dor, como respiração profunda, banho terapêutico, uso da bola de Bobath (bola de pilates), acupuntura (quando a paciente trouxer ou houver o profissional habilitado e disponível para tal)
- Incentivar a participação do acompanhante e que ele permaneça ao lado da paciente, a realizar massagem nos ombros e região sacral (se for o desejo dela)
- Após realizado o toque vaginal e a avaliação da DU e condições do colo pelo enfermeiro obstetra ou médico, encaminhá-la e acompanhá-la para o banho terapêutico, de acordo com o estágio de evolução do trabalho de parto em que se encontra
- Promover ambiente agradável, evitando ruídos desnecessários e excessivos
- Auxiliar e posicionar a paciente para os procedimentos a serem realizados: toque vaginal, amniotomia, ausculta de BCF e/ou exame para monitoragem fetal (CTB).

Assistência durante o parto

Durante o período expulsivo:

- Posicionar a paciente na postura desejada para a parturição, seja em banqueta, cama PPP (pré-parto, parto e puerpério), litotômica, lateral, quatro apoios, dentro da banheira ou no chuveiro etc., conforme protocolo da instituição (em algumas instituições hospitalares, não é permitido que o período expulsivo ocorra dentro da banheira e/ou embaixo do chuveiro)
- Ligar o berço aquecido e separar os materiais para recepção do recém-nascido (RN)
- Incluir a paciente e seu acompanhante em todas as tomadas de decisão, mudança do plano terapêutico e procedimentos a serem realizados
- Orientar o acompanhante/familiar sobre condições emocionais que a parturiente pode vir a vivenciar, como descontrole emocional em decorrência do período de dor e solicitar para que ele a incentive e elogie todo o esforço apresentado até o momento
- Incentivar a parturiente a realizar os puxos apenas no momento da contração, inspirar profundamente,

prender o ar, fazer força pelo maior tempo que conseguir e concentrando a força na pélvis (ao fazerem força no período expulsivo, algumas pacientes a concentram no pescoço e não na região vaginal/anal, isso não é efetivo e desgasta ainda mais a paciente)
- Auxiliar o médico ou o enfermeiro obstetra a se paramentar
- Esclarecer que ela só deve fazer a força durante a contração e que, quando esta passar, a paciente deve descansar
- Registrar o horário do nascimento, bem como dados antropométricos e peso, realizados em sala de parto, e auxiliar o neonatologista nos primeiros cuidados, no atendimento ao recém-nascido
- Providenciar as pulseiras de identificação do bebê e, antes de identificá-lo, conferir os dados com o acompanhante (devem conter ao menos nome completo e data de nascimento da mãe), coletar impressão plantar do recém-nascido e digital materna em impresso próprio e, se estiver disponível na instituição, conforme rotina do mesmo.

Assistência de Enfermagem durante a dequitação

Essa assistência consiste em:

- Administrar medicações conforme solicitação médica ou do enfermeiro obstetra
- Auxiliar o profissional que realizou o parto no que for solicitado, em especial, na entrega de materiais para realizar a episiorrafia (se houver), como fios de sutura, agulhas, seringa, gazes compressa cirúrgica, anestésico etc.
- Após a primeira avaliação do recém-nascido pelo neonatologista e sua liberação, trazê-lo próximo à mãe e acompanhante e promover o contato pele a pele.

Assistência de Enfermagem no puerpério imediato

- Após o término dos procedimentos com a puérpera (suturas, revisão do canal de parto, episiorrafia), realizar higiene íntima, troca da camisola e retirá-la dos campos molhados
- Verificar os sinais vitais a cada 15 minutos e registrar em prontuário até completar a primeira hora pós-parto
- Observar loquiação, saída de coágulos e, se estiver fora do padrão fisiológico, comunicar o profissional que realizou o parto para devida assistência
- Administrar soro e medicações, conforme prescrição médica ou do enfermeiro obstetra
- Monitorar sinais de hipovolemia: palidez, taquicardia, hipotensão e hemorragia vaginal
- Manter a paciente aquecida
- Quando necessário e solicitado, administrar medicações que auxiliem na contração uterina, a fim de controlar ou evitar sangramento vaginal excessivo e favorecer a formação do globo de segurança de Pinard
- Estimular aleitamento materno na primeira hora de vida; orientar a puérpera a posicionar recém-nascido em seio materno, a amamentação auxiliará na involução uterina pela liberação de ocitocina
- Aplicar compressa fria no períneo se edemaciado, conforme prescrição médica ou do enfermeiro obstetra.

Amamentação e covid-19

Diante do novo cenário mundial de contaminação por covid-19, infecção respiratória causada por um tipo de coronavírus (SARS-CoV-2) que ainda não havia sido identificado em seres humanos, muitas incertezas e dúvidas foram levantadas acerca dessa questão. Uma delas é sobre a amamentação e os riscos para o bebê.

Estudos sobre o tema ainda estão em andamento, portanto, não há evidências científicas suficientes que comprovem os riscos, porém, até o momento, não é recomendada a separação do binômio em nenhum momento, tampouco suspender a amamentação.

Conforme recomendações da OMS e do Fundo das Nações Unidas para a Infância (Unicef, 2020), lactantes com sintomas gripais ou suspeita ou confirmação de infecção por covid-19 devem manter contato com o bebê e a amamentação exclusiva até os 6 meses de vida, por conta de os benefícios de mantê-lo serem maiores comparados à opção de suspendê-la. Essas mulheres, contudo, devem adotar cuidados básicos durante o período de sintomas e confirmação de infecção seja antes, durante ou após o parto, no centro-obstétrico, na maternidade ou em seu domicílio, como manter o uso de máscaras e a troca desta assim que apresentarem tosse e/ou espirros, lavagem das mãos com água e sabão e uso de álcool em gel, antes e após o contato com o bebê, e higienizarem superfícies que tenham tocado – não há a necessidade de lavar a mama antes de posicionar o bebê para mamar, desde que a lactante não tenha tossido ou espirrado sobre ela sem o uso de máscara.

Quando em ambiente hospitalar, a paciente deve realizar o contato pele a pele e amamentação na primeira hora de vida do bebê. Ela tem direito (Lei Federal nº 11.108 e embasada na Lei nº 13.979, de 6 de fevereiro de 2020) a um acompanhante de sua escolha, desde que este tenha entre 18 e 59 anos, não tenha sintomas gripais, confirmação de infecção por covid-19 e/ou contato recente com pessoa infectada.

Recentemente, um estudo (Brasil, 2020) evidenciou que amostras coletadas de líquido amniótico, sangue do cordão umbilical e leite materno estavam livres de contaminação por SARS-CoV-2, sugerindo que não ocorre a transmissão vertical da doença.

Em resumo, a OMS e o Ministério da Saúde recomendam manter a amamentação exclusiva por 6 meses, desde que seja a vontade da genitora e que esta esteja bem clinicamente, tomando os cuidados de higiene descritos anteriormente e visto que a mulher que foi infectada e/ou recebeu alguma dose de vacina contra a covid-19 transmite anticorpos específicos e outros fatores biológicos pelo leite materno (a vacina também não é fator que contraindica o aleitamento) que ajudam a proteger a saúde do bebê.

INTERCORRÊNCIAS OBSTÉTRICAS

As principais causas de morte materna no mundo estão relacionadas às intercorrências que acontecem durante a gestação e no parto. Em sua maioria, elas podem ser evitadas e tratadas antes de seu agravamento. No mundo, conforme dados da OPAS (Acessar: https://www.paho.org/pt/node/63100), estima-se que 830 mulheres morrem diariamente por essas causas e residem em países em desenvolvimento, em locais mais afastados dos grandes centros urbanos.

Essas complicações, que correspondem a 75% dos óbitos, estão associadas às síndromes hipertensivas, síndromes hemorrágicas como aborto, atonia uterina e hemorragia pós-parto; além dessas, trataremos também de ruptura prematura de membranas ovulares e trabalho de parto prematuro, que estão relacionados a algum problema materno como a hipertensão arterial e acarretam sepse e morte neonatal.

Síndromes hemorrágicas na gestação

Abortamento

Classifica-se como perda do concepto com até 20 semanas de gestação ou com peso menor ou igual a 500 g. Pode ser espontâneo ou provocado e divide-se nas formas clínicas:

- **Ameaça de aborto**: há pequeno sangramento vaginal, com ou sem cólica, porém o colo do útero encontra-se fechado, o feto encontra-se vivo e sem nenhum comprometimento. O tratamento é a gestante restringir atividades e manter repouso, para seguir o acompanhamento da gestação
- **Abortamento em curso**: a paciente apresenta moderado a intenso sangramento vaginal, acompanhado de cólicas e dilatação do colo uterino; nesse caso, a gestação não evolui. Pode ser completo, com a eliminação total do concepto, sem a necessidade de intervenções, ou incompleto, quando houve a eliminação de apenas uma parte do conteúdo uterino. O tratamento pode ser expectante, medicamentoso com o uso da medicação chamada "misoprostol", que gera o esvaecimento cervical e possível eliminação dos restos intrauterinos, ou cirúrgico, no qual é feita a curetagem (raspagem da parede uterina) ou por Aspiração Manual Intraútero (AMIU)
- **Aborto retido**: quando ocorreu a morte do feto e este permanece retido intraútero, a paciente pode ter, assim como na ameaça de aborto, algum sangramento vaginal discreto e o colo do útero também se apresenta impérvio (sem dilatação). O tratamento pode ser medicamentoso e/ou cirúrgico.

Em muitos casos, não é possível definir a causa do abortamento, porém, em sua maioria, ocorre por má-formação no feto, com alterações cromossômicas incompatíveis com a vida, por fatores maternos como incompetência istmocervical, que gera a dilatação do colo do útero, expulsando o feto para o canal vaginal, infecções, alterações hormonais e diabetes.

Placenta prévia

A placenta prévia (PP) é a implantação de toda ou parte da placenta no segmento inferior do útero. Classifica-se em (Figura 13.28):

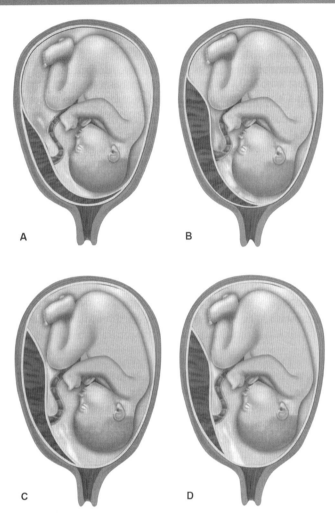

Figura 13.28 Tipos de placenta prévia. **A.** Placenta prévia central ou total. **B.** Placenta prévia parcial. **C.** Placenta prévia marginal. **D.** Placenta de implantação baixa.

- **Total**: a placenta recobre inteiramente o orifício interno do colo uterino
- **Parcial**: como o nome já diz, a placenta recobre de forma parcial o orifício interno cervical
- **Marginal**: quando a inserção da placenta se aproxima do orifício interno, mas não o ultrapassa.

Ainda é desconhecida a causa da placenta prévia. O diagnóstico é realizado por ultrassonografia e o tratamento depende da quantidade do sangramento vaginal, local da inserção, idade gestacional e vitalidade fetal; com exceção da placenta prévia marginal, nas demais classificações, a indicação de via de parto é a cesárea.

Geralmente, quando ocorre o diagnóstico de PP, a gestante deve ser internada, realizar reposição volêmica intravenosa, manter repouso até melhora do sangramento.

Hemorragia pós-parto

Segundo a Federação Internacional de Ginecologia e Obstetrícia (FIGO), define-se hemorragia pós-parto (HPP) como a perda sanguínea no pós-parto que traga sinais e sintomas para a paciente e/ou resulte em hipovolemia como hipotensão, taquicardia, oligúria, visão turva, síncope; em sua maioria é evitável e classificada como primária, quando ocorre nas primeiras 24 horas do pós-parto, ou secundária, quando acontece entre 24 horas e a 12ª semana do pós-parto. Cerca de 60% das mortes maternas ocorrem por HPP e, em especial, nas primeiras 24 horas.

As principais causas do HPP são: atonia uterina, principal causa primária, em que o útero não se mantém contraído após a dequitação da placenta para comprimir os grandes vasos, ou seja, não ocorre a hemostasia dos vasos da ferida placentária, ocasionando grande sangramento vaginal e a paciente evolui rapidamente para choque hipovolêmico; outras causas são restos ovulares ou de placenta aderidos na parede do útero e lacerações de trajeto ou canal de parto.

O fatores de risco para a atonia uterina são: hiperdistensão do útero por fetos macrossômicos, gemelaridade, polidrâmnio (aumento do volume do líquido amniótico), exaustão do miométrio por parto muito rápido, prolongado ou multiparidade (duas ou mais gestações prévias), período expulsivo prolongado, uso de instrumentos para extração fetal como fórceps, uso de medicações (anestésicos) e corioamnionite (infecção das membranas e do líquido amniótico); outras complicações podem ocorrer por lacerações do canal de parto seja no períneo, canal vaginal ou colo do útero, DPP, retenção da placenta ou de partes dela, ruptura do útero, deiscência ou laceração da histerotomia (incisão realizada no útero para realizar o parto cesárea) e coagulopatia.

O diagnóstico geralmente é evidenciado pelo aumento do sangramento via vaginal, com exceção quando o sangramento acumula-se na cavidade uterina ou no peritônio. Nos casos de ruptura uterina, a paciente pode apresentar alterações em sinais vitais como taquicardia e hipotensão, além de alteração da coloração da pele (torna-se descorada, bem evidente nos lábios). As complicações podem ser evitadas com um rápido diagnóstico e posterior intervenção.

O tratamento envolve a equipe multiprofissional, médicos, equipe de Enfermagem, banco de sangue e anestesistas, e inicia-se com massagem no fundo do útero (estimula a contração do miométrio), esvaziamento da bexiga com sonda vesical de alívio (em parto cesárea, a puérpera já se encontra com sonda vesical de demora), punção de novo acesso venoso periférico calibroso para administração, conforme orientação médica, de volume (sangue, medicações, soro fisiológico etc.). São utilizadas medicações uterotônicas (que promovem a contração uterina) como ocitocina (intravenosa ou intramuscular), metilergotamina (intramuscular) e misoprostol (VR). São realizadas: revisão do canal de parto, buscando lacerações que estejam causando a perda sanguínea; curagem, manobra realizada quando o sangramento provém da cavidade uterina; e esvaziamento manual (dedos indicador e médio) do conteúdo intrauterino, através do colo a fim de retirar restos placentários, coágulos ou material ovular que estejam causando sangramento. Além disso, infunde-se grande volume de solução cristaloide e/ou concentrado de hemácia/hemoderivados. O tratamento anteriormente descrito, em geral, tem boa resposta na reversão do quadro de HPP, contudo, a demora para iniciar o tratamento ou a má resposta do organismo da puérpera pode evoluir com histerectomia (retirada do útero), choque hipovolêmico e óbito.

Descolamento prematuro da placenta

O descolamento prematuro da placenta (DPP) ocorre quando a placenta, devidamente inserida no corpo ou no fundo do útero, desprende-se repentinamente, antes da expulsão fetal, em gestações com idade gestacional igual ou maior a 20 semanas. Essa separação da placenta é acompanhada por enrijecimento e forte dor abdominal (hipertonia). O sangramento via vaginal pode ser visível por sua saída pelo canal vaginal, hemoâmnio com a absorção do sangue pela bolsa amniótica ou pode ser oculto por haver sangramento retroplacentário com infiltração na parede do miométrio. Nesse caso, é comum a saída de coágulos via vaginal; trata-se de uma intercorrência grave com elevada taxa de mortalidade perinatal.

Divide-se o DPP em três graus, conforme estado hemodinâmico da mãe e vitalidade do feto:

- **Grau 1**: não há repercussões maternas ou fetais, pois o diagnóstico é feito no pós-parto
- **Grau 2**: há estabilidade hemodinâmica materna e vitalidade fetal preservada. A amniotomia é realizada para reduzir a pressão intrauterina. O parto vaginal pode ocorrer desde que o trabalho de parto esteja iminente e progredindo de forma favorável, mantendo constante o monitoramento materno e de vitalidade do bebê; qualquer alteração desse quadro ou se a evolução do trabalho de parto não for rápida, o parto cesárea será indicado
- **Grau 3**: nesse caso, temos óbito fetal e as mesmas medidas descritas no grau 2 em relação aos cuidados para manter a estabilidade hemodinâmica materna devem ser adotadas.

Os fatores de risco para DPP são: hipertensão arterial crônica, uso de drogas (álcool, *crack*, cocaína), DPP em gestação anterior, trombofilias, gestação gemelar, polidrâmnio, tabagismo, trauma (p. ex., acidentes automobilísticos, violência física) e idade materna avançada.

A conduta obstétrica depende do grau de descolamento da placenta e das condições hemodinâmicas da gestante e do feto e pode ser vista na Figura 13.29. Em geral, consiste em encaminhar a paciente para um parto cesárea de emergência, porém o parto normal não é contraindicado em casos de grau 3 de descolamento, no qual há óbito fetal. Se as condições maternas estiverem preservadas, deve-se manter o controle de sinais vitais, coleta de exames laboratoriais, punção de dois acessos venosos calibrosos, reposição de volume com concentrado de hemácias e soro fisiológico, sondagem vesical de demora para controle de débito urinário (30 mℓ/h) e observar sinais de choque hipovolêmico.

Assistência de Enfermagem nas síndromes hemorrágicas na gestação

Essa assistência consiste em:

- Verificar e garantir conforto da paciente
- Orientar a paciente sobre os procedimentos a serem realizados de acordo com o tipo de hemorragia existente
- Realizar punção venosa periférica calibrosa
- Realizar coleta de exames laboratoriais, conforme prescrição médica
- Aferir sinais vitais
- Colocar forro branco para controle de sangramento e outras perdas via vaginal
- Observar sangramento vaginal e comunicar ao enfermeiro quando aumentado

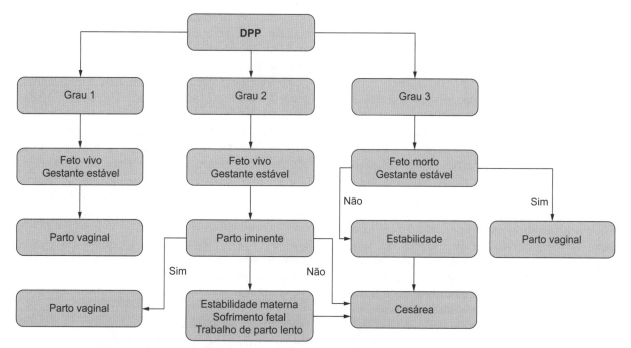

Figura 13.29 Fluxograma de conduta no descolamento prematuro da placenta. (Fonte: Brasil, 2012.)

- Observar sinais de hipovolemia, como taquicardia e hipotensão, e atentar para palidez cutânea
- Manter a paciente aquecida, quando houver perda sanguínea importante
- Acompanhar profissional do banco de sangue, quando houver necessidade de transfusão de hemoderivados; aferir sinais vitais antes de iniciar a transfusão, 15 minutos após o início e, ao término da infusão, atentar e relatar qualquer alteração de sinais vitais e/ou queixa da paciente
- Administrar volumes (solução cristaloide, medicações), conforme prescrição médica.

Síndromes hipertensivas na gestação

A hipertensão arterial (HA) é a doença que mais se agrava durante a gestação, em especial, se a gestante já é portadora de HAS antes de engravidar, sendo a primeira causa de mortalidade materna no Brasil e que demanda controle rigoroso a fim de evitar suas complicações como convulsões, hemorragia cerebral, DPP, insuficiência renal e hepática, edema pulmonar, coagulação intravascular disseminada (CIVD), parto prematuro, restrição de crescimento intrauterino (RCIU) e óbito.

Define-se HA como pressão arterial sistólica (PAS) maior ou igual a 140 mmHG e/ou pressão arterial diastólica (PAD) maior ou igual a 90 mmHG, considerando realizar a aferição com a paciente sentada, em repouso de no mínimo 5 minutos, com o antebraço à altura do coração. É necessário realizar duas mensurações com um intervalo de 4 horas.

As síndromes hipertensivas gestacionais estão divididas em cinco tipos: hipertensão crônica (HC), pré-eclâmpsia (PE) leve e grave, eclâmpsia, pré-eclâmpsia sobreposta ou superajuntada à HC e síndrome Hellp, conforme descritas a seguir:

Hipertensão crônica. Existência de HA antes da gestação ou é identificada antes de 20 semanas e se mantém além de 12 semanas pós-parto.

Pré-eclâmpsia. Hipertensão diagnosticada pela primeira vez após 20 semanas de gestação em geral, acompanhada por proteinúria, porém, na ausência desta, a suspeita ocorre quando, com aumento da pressão arterial, a paciente queixa-se de cefaleia, borramento visual, escotomas, dor abdominal, alterações laboratoriais como plaquetopenia e aumento de enzimas hepáticas, podendo ser PE leve ou grave. A PE leve caracteriza-se por PAD maior ou igual a 140 mmHG e/ou PAS maior ou igual a 90 MMHG, proteinúria maior ou igual a 3 g em urina de 24 horas, edema generalizado, em especial face e mãos, aumento de peso de 2.275 g/mês ou 500 g por semana. A PE grave é definida por alterações graves o suficiente para gerar risco iminente de comprometimento materno-fetal. A gestante entra em um estágio descompensado e pode evoluir rapidamente para óbito materno e fetal. Encontramos nos casos de PE grave PAS persistente maior ou igual a 160 mmHG ou PAD maior ou igual a 110 mmHG

e, ao menos, um dos seguintes critérios: cefaleia intensa, alterações visuais, dor torácica, epigastralgia, náuseas, vômito, dispneia, proteinúria maior ou igual a 5 g e urina de 24 horas, oligúria (débito urinário menor que 500 m ℓ/dia ou 25 m ℓ/h), alteração de exames laboratoriais com leucocitose, plaquetopenia (abaixo de 50 mil/d ℓ), aumento de bilirrubinas e enzimas hepáticas (TGO, TGP, DHL), aumento do ácido úrico, creatinina maior que 1,5 mg/d ℓ, alterações fetoplacentárias, com CTB não reativa, RCIU, oligoâmnio, DPP, Doppler com aumento da resistência da artéria umbilical

Eclâmpsia. A gestante com PE que evolui com convulsão tônico-clônica generalizada, sem relação com doença neurológica preexistente. A mulher pode apresentar convulsão na gestação, durante o parto ou no pós-parto imediato.

Pré-eclâmpsia sobreposta à HC. Ocorrência de PE ou eclâmpsia em paciente com histórico de HC.

Síndrome (Sd) Hellp. Termo criado por Louis Weinstein em 1982 e relaciona-se a paciente com PE ou eclâmpsia que evolui com alterações por hemólise (H – *Hemolysis*), aumento das enzimas hepáticas (EL – *elevated liver functions tests*) e plaquetopenia grave (LP – *low platelets count*). Trata-se de condição grave de descompensação sistêmica; ocorre hemólise e consequente destruição das hemácias, com aumento da bilirrubina circulante e, por isso, observa-se icterícia na gestante. Há lesão hepática por necrose dos hepatócitos (células do fígado), aumentando a circulação das enzimas TGO, TGP e DHL, e a plaquetopenia é decorrente da destruição das plaquetas. Essas alterações podem evoluir para coagulação intravascular disseminada (CIVD – formação de coágulos dentro dos vasos sanguíneos), DPP, hemorragia, hematoma subcapsular do fígado, bem como sua ruptura e óbito.

Os fatores de risco para HA são extremos da idade materna (< 18 ou > 40 anos), obesidade, diabetes melito, trombofilias, condições socioeconômicas desfavoráveis e gestação múltipla.

O tratamento para as síndromes hipertensivas na gestação irá desde clínico com controle de PA, uso de anti-hipertensivos em domicílio à internação hospitalar para controle rigoroso do bem-estar materno e fetal, estabilização das condições clínicas da gestante, acompanhamento com exames laboratoriais, terapia anti-hipertensiva, profilaxia de convulsão (quando necessário) e controle da vitalidade fetal, até a necessidade da conduta obstétrica com a interrupção da gestação. O tratamento e a mudança de condutas médicas dependem da estabilização do quadro ou de sua evolução, associado ao comprometimento materno e fetal, com aumento do risco de mortalidade do binômio.

Assistência de Enfermagem nas síndromes hipertensivas da gestação

Nessas síndromes, a assistência de Enfermagem consiste em:

- Se a gestante estiver em seu domicílio, orientar a paciente a manter repouso, preferencialmente em DLE, manter rigoroso controle da PA e fazer uso dos anti-hipertensivos prescritos. Deverá procurar atendimento hospitalar sempre que houver alteração da PA para valores maiores ou iguais a 140×90 mmHG, acompanhados ou não de sintomas como cefaleia, epigastralgia, alterações visuais, sangramento vaginal
- No âmbito hospitalar, controle rigoroso de sinais vitais, em especial PA de 4/4 horas (com exceção no período noturno para não prejudicar o sono da paciente) e preferencialmente com a paciente deitada em DLE
- Orientar a paciente a manter repouso relativo em DLE
- Realizar punção venosa periférica calibrosa
- Realizar pesagem diária da paciente em jejum
- Coleta de exames laboratoriais conforme prescrição médica
- Administrar medicações anti-hipertensivas rigorosamente nos horários aprazados
- Comunicar ao enfermeiro as queixas da paciente e/ou alteração dos valores de PA aferidos
- Atentar e comunicar ao enfermeiro se a paciente apresentar, náuseas, vômitos, diminuição da frequência urinária, presença de edema e localização, ou se a paciente relatar cefaleia, alterações visuais, epigastralgia e/ou dores abdominais.

Ruptura prematura das membranas ovulares

A bolsa das águas e o líquido amniótico servem como proteção contra entrada de microrganismos via vaginal ascendente, além de estarem relacionados com o crescimento e desenvolvimento fetal.

A ruptura prematura das membranas ovulares (RPMO), ou amniorrexe prematura, define-se como ruptura espontânea da bolsa das águas antes do início do trabalho de parto, independentemente da idade gestacional. Há um período de latência, que é o intervalo entre a ruptura da bolsa e o início do trabalho de parto; quando a gestação é a termo, cerca de 90% dos casos evoluem para o trabalho de parto espontâneo em até 24 horas, porém, em gestações pré-termo, esse intervalo não é preciso.

A etiologia da RPMO pode ser espontânea, envolvendo vários fatores como a alteração estrutural da membrana, que tem como principal componente o colágeno, como hiperdistensão uterina por polidrâmnio (aumento do volume do líquido amniótico), gestação gemelar, movimentação fetal, contrações uterinas; ou pode ser iatrogênica, decorrentes de procedimentos invasivos cervicais ou intrauterinos.

As complicações da RPMO podem ser infecções uterinas como corioamnionite, endometrite e bacteriemia; em raros casos sepse, parto prematuro e infecção neonatal.

O diagnóstico se dá pelo relato da paciente de perda de líquido via vaginal ("molha a roupa"), ocorrendo de forma repentina e indolor. Ao exame físico, a saída de líquido pode ser evidente e, se não for, procede-se com exame especular estéril; é solicitado para a gestante prender o ar e fazer força (manobra de Valsalva) e, então, pode-se observar a saída de líquido pelo orifício cervical.

O tratamento para RPMO depende da idade gestacional, avaliação de infecção materna e/ou do feto e vitalidade fetal. Independentemente da conduta, a paciente e seus familiares devem ser orientados quanto às possibilidades de tratamento, riscos, necessidade da interrupção da gestação e prognóstico, de acordo com a idade gestacional.

RPMO com IG abaixo de 36 semanas. A paciente é hospitalizada e adota-se a conduta expectante. Na admissão, realiza-se coleta de exames laboratoriais, buscando quadro infeccioso e coleta de amostra vaginal e perianal para cultura EGB. A gestante mantém repouso relativo no leito (podendo levantar apenas para utilizar o banheiro). Inicia-se a hiper-hidratação oral e intravenosa por 48 a 72 horas. O índice do líquido amniótico (ILA) é reavaliado por meio da ultrassonografia; é realizado o controle de sinais vitais, em especial a curva térmica de 4 em 4 horas. Observa-se se há início de contrações uterinas.

Também é realizada antibioticoprofilaxia (pode-se usar ampicilina, amoxicilina, clindamicina, azitromicina), a fim de reduzir o risco infeccioso, aumentando o período de latência e diminuindo a morbidade e letalidade neonatais. A corticoterapia é utilizada para auxiliar na maturação pulmonar fetal e para reduzir a síndrome do desconforto respiratório. Até 32 semanas de gestação e na ausência de infecção amniótica, administram-se 12 mg de betametasona intramuscular e repete-se a dose 24 horas após a dose inicial.

Diante do quadro infeccioso instalado, opta-se por interrupção da gestação. Independentemente da idade gestacional, a via de parto preferencial é vaginal.

Quando a RPMO ocorre com IG acima de 36 semanas, a conduta é ativa, ou seja, inicia-se a indução do trabalho de parto ou a paciente é encaminhada para parto cesárea, se houver alguma contraindicação para o parto vaginal.

Trabalho de parto prematuro

Define-se como trabalho de parto prematuro (TPP) a presença de contrações regulares e dolorosas, que causem alterações no colo do útero, como dilatação e esvaecimento, em gestações com idade acima de 20 e abaixo de 37 semanas.

Os fatores de risco relacionados à prematuridade são: TPP prévio, baixo nível socioeconômico, tabagismo, uso de drogas (p. ex., cocaína), RPMO, ausência de controle pré-natal, gestação múltipla, polidrâmnio, trauma, alto nível de estresse, infecções maternas como do trato urinário e genitais e anomalias uterinas.

O tratamento para o TPP é a administração de medicações tocolíticas (p. ex., nifedipino, atosibana, terbutalina), ou seja, que bloqueiam o TPP e visam prolongar a gestação, além de restrição a atividades físicas, hidratação oral, estimulação da maturidade pulmonar fetal com o uso de corticoide, terapia já descrita em RPMO, controle de vitalidade fetal.

Após 24 horas do término da tocólise, se a paciente se mantiver sem dinâmica uterina e a bolsa amniótica estiver íntegra, ela poderá ter alta hospitalar com orientação de repouso domiciliar.

Assistência de Enfermagem na RPMO e no TPP

As condutas a serem adotadas são:

- Orientar a paciente a manter repouso no leito
- Estimular a paciente a aumentar a ingesta hídrica
- Controlar sinais vitais maternos 4/4 horas, com exceção no período noturno
- Manter forro vaginal para controle de quantidade, odor e cor das perdas de líquidos via vaginal
- Monitorar sinais e sintomas indesejáveis das medicações tocolíticas (algumas delas causam taquicardia materna e fetal, como a terbutalina)
- Orientar a paciente a informar o aumento da frequência das contrações e diminuição da movimentação fetal
- Informar a paciente e familiares sobre a conduta terapêutica adotada para inibição do TPP, dos riscos do parto prematuro, a necessidade da internação hospitalar.

RESUMO

Neste capítulo, você aprendeu sobre as terminologias em Ginecologia e Obstetrícia, e agora tem mais familiaridade com elas, não é mesmo?

Conheceu o sistema reprodutor feminino, incluindo órgãos internos. Aprendeu sobre o ciclo menstrual e o climatério, e teve acesso às principais patologias ginecológicas, com destaque para os cânceres do colo de útero e de mama, que têm alta incidência entre mulheres.

Você aprendeu sobre gravidez, pré-natal, trabalho de parto e parto, e como você, Técnico de Enfermagem, pode atuar em todos esses momentos e oferecer um cuidado de qualidade para a gestante e o bebê.

A seguir, destacamos alguns pontos-chave que consideramos essenciais para a sua prática:

- A equipe de Enfermagem na Saúde da Mulher é marcada por uma ampla área de atuação paralelamente à necessidade de um vasto conhecimento teórico científico. O organismo feminino é cíclico, regido por diversos hormônios que lhe trazem transformações físicas e psicológicos em diversas fases da vida
- A possibilidade de gerar um ser humano dentro de si demonstra o quão complexo é o mecanismo de homeostase na mulher e como devemos sempre estar atentos a qualquer queixa que a paciente venha a apresentar
- A arte de cuidar da saúde feminina deve ser lembrada não só enquanto se apresenta no período reprodutivo, mas também no climatério. Caminhamos para uma sociedade com um número cada vez maior de idosos e a compreensão adequada dessa fase da vida da mulher é fundamental
- A abordagem do profissional de Enfermagem atuante na área da Saúde da Mulher deve ser realizada sempre de maneira humanizada, levando em conta sua condição de vida e atividades cotidianas. Devemos ser claros e objetivos na nossa prática assistencial, com o intuito prevenir agravos e promover saúde
- O aconselhamento pré-concepcional tem o objetivo de assistir casais que planejam engravidar, visando assegurar o transcurso saudável da gestação
- O objetivo do aconselhamento pré-concepcional é identificar riscos materno-fetal antes do início da gestação, e instituir medidas apropriadas, a partir de exames físicos, complementares, histórico de saúde dos futuros genitores e de seus familiares próximos
- A mulher já nasce com um número limitado de gametas, que serão liberados na puberdade; nos homens, a produção de espermatozoides começa por volta de 12 anos e tem sua diminuição por volta dos 60 anos
- O ciclo menstrual tem duração média de 28 dias e divide-se em três fases: folicular, ovulatória e lútea
- Após a ovulação, o óvulo é captado pelas fímbrias e direcionado para a tuba uterina, para que possa ser fertilizado
- A fertilização ocorre na ampola da tuba e, após a ejaculação, o espermatozoide leva até 7 horas para percorrer o caminho entre vagina, útero e tuba
- O diagnóstico da gravidez ocorre de forma clínica, laboratorial e/ou por ultrassonografia
- A ausculta do BCF é possível realizar a partir de 12 semanas com um sonar Doppler e, a partir de 20 semanas, com o estetoscópio de Pinard (atualmente seu uso é incomum)
- A percepção da movimentação fetal é percebida pela mãe a partir de 18 semanas
- Na gestação, há aumento de até 50% do volume sanguíneo (hemodiluição), aumento do débito cardíaco, frequência cardíaca e diminuição da PA
- O consumo de oxigênio na gravidez aumenta em até 30% e há hiperventilação para facilitar as trocas gasosas no pulmão
- Com o deslocamento da cicatriz umbilical para frente, decorrente do aumento do útero, o corpo é direcionado para as laterais, há afastamento dos pés e diminuição da amplitude dos passos, caracterizando a marcha anserina
- Na gestação ocorre anemia fisiológica pela hemodiluição
- Aumento do tempo de esvaziamento gástrico e da motilidade intestinal levando à pirose e constipação intestinal
- Há hidronefrose e dilatação do ureter, reduzindo o tempo da passagem de urina do ureter para a bexiga, aumentando o risco de infecção urinária
- O objetivo do pré-natal é assegurar que a evolução da gestação ocorra de forma saudável, reduzindo riscos maternos e fetais
- O número de consultas de pré-natal durante toda a gestação é de no mínimo seis e devemos realizar busca ativa das gestantes faltosas
- A primeira consulta de pré-natal é a mais completa, quando se define a condição de saúde materno-fetal, estima-se a idade gestacional, inicia-se o planejamento

das demais consultas e fazem-se orientações para a gestante e seu acompanhante/familiar

- O ganho de peso durante a gestação vai de acordo com o IMC da paciente; para as pacientes com o peso normal, é em torno de 12,5 kg
- As vacinas recomendadas para a gestante são as que contêm vírus ou bactérias mortos ou inativados: hepatites A e B, DT ou DTPa (difteria, tétano e coqueluche), gripe, raiva, pneumococo e meningococo
- O plano de parto é elaborado no pré-natal; é um documento de comunicação entre a paciente e os profissionais que prestarão assistência durante o parto, puerpério e cuidados com o bebê, no qual ela relata suas expectativas, o que gostaria ou não que fosse realizado nesse período
- Existem duas vias de parto: cesárea (via alta ou abdominal) e normal (via baixa ou vaginal)
- Parturientes com cultura positiva para EBG devem receber antibioticoprofilaxia antes do parto, e se for desconhecida, segue de acordo com a existência de fatores de risco
- Os períodos clínicos do parto são: dilatação, expulsão, dequitação e Greenberg
- Considera-se franco trabalho de parto quando a parturiente apresentar DU de 3 a 5 contrações em 10 minutos, dolorosas, com duração entre 40 e 90 segundos e gerar dilatação cervical
- No período de Greenberg ou puerpério imediato, há maior risco de hemorragias e atonia uterina
- CTB é o exame realizado durante o trabalho de parto para avaliar vitalidade fetal
- Sinais de alerta durante o trabalho de parto: sangramento intenso via vaginal, alterações de BCF e saída de líquido meconial (esverdeado) – estes podem indicar sofrimento fetal
- Puerpério estende-se do período de Greenberg até 42 dias pós-parto
- As principais intercorrências obstétricas, responsáveis por 75% dos óbitos maternos, são as síndromes hemorrágicas e hipertensivas
- Dentre as síndromes hemorrágicas, as de maior relevância são abortamento, placenta prévia, hemorragia pós-parto e descolamento prematuro da placenta
- Síndromes hipertensivas são divididas em hipertensão crônica, PE (leve e grave), eclâmpsia, PE sobreposta à HC e, a mais grave, síndrome de Hellp
- Define-se HA como PAS maior ou igual a 140 mmHG e/ou PAD maior ou igual a 90 mmHG, realizando-se a aferição com a paciente sentada, após repouso de 5 minutos, com o antebraço à altura do coração e são feitas duas mensurações com o intervalo de 4 horas
- Define-se RPMO como a ruptura da bolsa das águas antes de iniciar o trabalho de parto, independentemente da idade gestacional
- O TPP ocorre com o início de contrações dolorosas e regulares que desencadeiam a dilatação cervical.

BIBLIOGRAFIA

Barros SMO. Enfermagem no ciclo gravídico-puerperal. São Paulo: Manole; 2006.

Barros SMO. Enfermagem Obstétrica e Ginecológica: guia para a prática assistencial. 2. ed. São Paulo: Roca; 2009.

Brasil. Fundação Oswaldo Cruz (FioCruz). Aleitamento materno não transmite COVID-19. Rede Global de Bancos de Leite Humano; 2020. Disponível em: https://rblh.fiocruz.br/aleitamento-materno-nao-transmite-covid-19. Acesso em: 01 jun. 2023.

Brasil. Instituto Nacional de Câncer José Alencar Gomes da Silva. Diretrizes para a detecção precoce do câncer de mama no Brasil. Rio de Janeiro: INCA; 2015. Disponível em: https://www.gov.br/conitec/pt-br/midias/protocolos/diretrizes_deteccaoprecoce_cm.pdf. Acesso em: 01 jun. 2023.

Brasil. Ministério da Saúde. HumanizaSUS: Política Nacional de Humanização: a humanização como eixo norteador das práticas de atenção e gestão em todas as instâncias do SUS. Brasília: Ministério da Saúde, 2004.

Brasil. Ministério da Saúde. Instituto Nacional de Câncer. Coordenação de Prevenção e Vigilância. Divisão de Detecção Precoce e Apoio à Organização à Rede. Diretrizes brasileiras para o rastreamento do câncer do colo do útero. 2. ed. Rio de Janeiro: INCA; 2016.

Brasil. Ministério da Saúde. Instituto Nacional de Câncer. Nomenclatura Brasileira para Laudos Cervicais e Condutas Preconizadas: Recomendações para Profissionais de Saúde. INCA; 2006. Disponível em: https://www.scielo.br/j/jbpml/a/hpnknY3BMJ4FBLCgypDS5zg/?format=pdf&lang=pt. Acesso em: 1 jun. 2023.

Brasil. Ministério da Saúde. Instituto Nacional de Câncer. INCA estima 704 mil casos de câncer por ano no Brasil até 2025. INCA; 2022. Disponível em: https://www.gov.br/inca/pt-br/assuntos/noticias/2022/inca-estima-704-mil-casos-de-cancer-por-ano-no-brasil-ate-2025. Acesso em: 01 jun. 2023.

Brasil. Ministério da Saúde. Instituto Nacional de Câncer. Prevenção do câncer do colo do útero: manual técnico. Brasília: Ministério da Saúde, 2002. Disponível em: https://bvsms.saude.gov.br/bvs/publicacoes/inca/manual_profissionaisdesaude.pdf. Acesso em: 01 jun. 2023.

Brasil. Ministério da Saúde. Instituto Sírio-Libanês de Ensino e Pesquisa. Protocolos da Atenção Básica Saúde das Mulheres. Brasília: Ministério da Saúde; 2016.

Brasil. Ministério da Saúde. Secretaria de Atenção à Saúde. Departamento de Ações Programáticas Estratégicas. Manual de Atenção à Mulher no Climatério, Menopausa. Brasília: Ministério da Saúde; 2018.

Brasil. Ministério da Saúde. Secretaria de Atenção à Saúde. Departamento de Ações Programáticas Estratégicas. Gestação de alto risco: manual técnico. 5. ed. Brasília: Ministério da Saúde; 2012. Disponível em: https://bvsms.saude.gov.br/bvs/publicacoes/manual_tecnico_gestacao_alto_risco.pdf. Acesso em: 01 jun. 2023.

Brasil. Ministério da Saúde. Secretaria de Atenção à Saúde. Departamento de Atenção Básica. Atenção ao pré-natal de baixo risco. Brasília: Ministério da Saúde; 2013.

Brasil. Ministério da Saúde. Secretaria de Atenção à Saúde. Manual de Acolhimento e Classificação de Risco em Obstetrícia. Brasília: Ministério da Saúde; 2017.

Brasil. Ministério da Saúde. Secretaria de Ciência, Tecnologia e Insumos Estratégicos. Departamento de Gestão e Incorporação de Tecnologias em Saúde. Diretrizes Nacionais de Assistência ao Parto Normal. Brasília: Ministério da Saúde; 2017.

Brasil. Ministério da Saúde. Secretaria de Vigilância em Saúde. Departamento de Doenças de Condições Crônicas e Infecções Sexualmente Transmissíveis. Protocolo Clínico e Diretrizes Terapêuticas para Atenção Integral às Pessoas com Infecções Sexualmente Transmissíveis (IST). Brasília: Ministério da Saúde; 2020.

Brasil. Ministério da Saúde. Secretaria de Vigilância em Saúde. Departamento de DST, AIDS e Hepatites Virais. Diagnóstico laboratorial de doenças sexualmente transmissíveis, incluindo o vírus da imunodeficiência humana. Brasília: Ministério da Saúde; 2014.

Brasil. Ministério da Saúde. Secretaria de Vigilância em Saúde. Departamento de DST, AIDS e Hepatites Virais. Sífilis Estratégias para Diagnóstico no Brasil. Brasília: Ministério da Saúde; 2010.

Cardoso CF, Bartlett JMS, van Deurzen CHM, van Leeuwen-Stok E, Porter P et al. Characterization of male breast cancer: results of the EORTC 10085/TBCRC/BIG/NABCG International Male Breast Cancer Program. Annals of Oncology, 2018;29(2):405-17.

Carvalho GM, Lula HM, Oliveira LR. Diagnósticos e intervenções de Enfermagem em Ginecologia, Obstetrícia e Neonatologia. São Caetano do Sul: Yendis; 2010.

Conceição JCJ. Ginecologia fundamental. São Paulo: Atheneu; 2005.

Conselho Federal de Enfermagem (Cofen). Refletindo sobre o contexto da amamentação durante a pandemia da covid-19. 2021. Disponível em: http://biblioteca.cofen.gov.br/wp-content/uploads/2021/01/refletindo-sobrecontexto-amamentacao-durante-pandemia-covid-19.pdf. Acesso em: 24 jun. 2022.

Conselho Regional de Enfermagem de São Paulo (Coren-SP). Protocolo de Enfermagem na Atenção Primária à Saúde da mulher Módulo 1: Saúde da Mulher. São Paulo: Coren-SP; 2019.

Cunningham FG, Leveno KJ, Bloom SL, Dashe JS, Hoffman BL, Casey BM et al. Obstetrícia de Williams. 23. ed. Porto Alegre: Artmed; 2012.

Federação Brasileira das Associações de Ginecologia e Obstetrícia (Febrasgo). Eclâmpsia. n. 8. São Paulo: Febrasgo; 2017a.

Federação Brasileira das Associações de Ginecologia e Obstetrícia (Febrasgo). Rastreio, diagnóstico e tratamento do câncer de colo de útero. São Paulo: Febrasgo; 2017b.

Federação Brasileira das Associações de Ginecologia e Obstetrícia (Febrasgo). Manual de Ginecologia Endócrina. São Paulo: Febrasgo; 2015.

Federação Brasileira das Associações de Ginecologia e Obstetrícia (Febrasgo). Manual de Assistência Pré-Natal. 2. ed. São Paulo: Febrasgo; 2014.

Martins AM, Costa EMF. Tratamento e monitoramento da andropausa. Revista da Associação Médica Brasileira, 2005;51(3):127-9.

Montenegro CAB, Rezende Filho JR. Rezende – Obstetrícia fundamental. 12. ed. Rio de Janeiro: Guanabara Koogan; 2012.

Netter FH. Atlas de Anatomia Humana. 5. ed. Rio de Janeiro: Elsevier; 2011.

Paulsen F, Waschke J. Sobotta: Atlas de Anatomia Humana. v. 2. 24. ed. Rio de Janeiro: Guanabara Koogan; 2018.

Pinto M, Monteiro J, Gomes L, Fereira H, Gameiro M, Costa M. Hímen imperfurado como causa de retenção urinária: a importância do exame físico. Nascer e Crescer, 2011, XX(4). Disponível em: https://repositorio.chporto.pt/handle/10400.16/1298. Acesso em: 03 maio 2023.

Portal Materno. A importância de dar o primeiro banho no bebê após 24 h de vida.

Porth CM, Matfin G. Fisiopatologia. 8. ed. Rio de Janeiro: Guanabara Koogan; 2010.

Sociedade Brasileira De Oncologia Clínica (SBOC). Diretrizes de tratamentos oncológicos; 2020. Disponível em: https://www.sboc.org.br. Acesso em: 17 nov. 2020.

Sociedade Brasileira de Pediatria. Departamentos Científicos de Dermatologia e Neonatologia (2019-2021). Atualização sobre os cuidados com a pele do recém-nascido; 2021. Disponível em: https://www.sbp.com.br/fileadmin/user_upload/22978c-DocCient-Atualiz_sobre_Cuidados_Pele_do_RN.pdf. Acesso em: 02 jun. 2023.

Unicef Brasil. Amamentar com segurança durante a pandemia de covid-19, como nutrir o bebê com as orientações de especialistas; 2020. Disponível em: https://www.unicef.org/brazil/amamentar-com-seguranca-durante-pandemia-de-covid-19. Acesso em: 24 jun. 2022.

Zugaib M. Obstetrícia. 2. ed. São Paulo: Manole; 2012.

Exercícios de fixação

1. Quais hormônios estão envolvidos na manutenção do ciclo menstrual feminino?
   a) FSH e LH.
   b) Estrógeno e progesterona.
   c) Os hormônios são: LH, FSH, estrógeno e progesterona.
   d) LH, FSH e estrógeno.
   e) FSH, estrógeno e progesterona.

2. Defina climatério.
   a) Fase biológica da vida da mulher, que transita entre o período reprodutivo e o não reprodutivo.
   b) Climatério é quando a mulher tem seu primeiro período menstrual.
   c) É quando o organismo feminino está pronto para engravidar.
   d) O climatério marca o início da vida reprodutiva da mulher.
   e) O climatério é o período que dura cerca de 12 meses antes que ocorra a menarca.

3. Quais doenças os agentes etiológicos *Treponema pallidum* e *Candida albicans* podem causar, respectivamente?
   a) Tricomoníase e gonorreia.
   b) Candidíase e sífilis.
   c) Sífilis e candidíase.
   d) Sífilis e clamídia.
   e) Gonorreia e clamídia.

4. O câncer de colo de útero, que também pode ser chamado "câncer cervical", é um tumor que se desenvolve no útero feminino. A principal causa dessa patologia é o quadro infeccioso/inflamatório persistente causado pelo vírus HPV – papilomavírus humano. Quais são as formas de tratamento utilizados para essa patologia?
   a) Cautério e pomadas vaginais.
   b) O tratamento pode ser por cauterização a *laser* de lesões, crioterapia e cautério.
   c) Cremes vaginais e uso de antibióticos.
   d) Crioterapia e cautério.
   e) Cauterização a *laser* de lesões e cautério.

5. Ações de promoção e prevenção na Saúde são atividades rotineiras na prática assistencial da equipe de Enfermagem. De acordo com o capítulo, quais ações podemos realizar no intuito de prevenir o câncer de mama e de útero?
   a) Orientar e promover campanhas de realização de exames preventivos, como a colpocitologia oncótica.
   b) Orientar a paciente a realizar o autoexame das mamas e mamografia.
   c) Conhecer os fatores predisponentes para o desenvolvimento das patologias.
   d) Manter-me atualizado para que minhas condutas sejam embasadas no conhecimento técnico científico.
   e) Todas as alternativas estão corretas.

6. Qual é o objetivo da avaliação pré-concepcional?
   a) A consulta de avaliação pré-concepcional serve para verificar se a paciente realizou coleta de Papanicolau.
   b) Orientar mulheres e/ou casais que desejam engravidar, visando ao transcurso saudável da gestação.
   c) A consulta visa coletar o histórico médico de todas as pacientes a fim de diagnosticar infecções sexualmente transmissíveis.
   d) Na avaliação, é realizada coleta de exames da paciente para buscar identificar doenças prévias.
   e) Atualmente, a avaliação pré-concepcional é realizada para buscar possíveis problemas genéticos antes da gestação.

7. O que é a fertilização e como ocorre?
   a) É o encontro dos gametas feminino e masculino, e ocorre na ampola da tuba uterina após a ejaculação.
   b) Fertilização refere-se ao momento fértil da paciente e é quando ocorrem modificações no miométrio.
   c) É o amadurecimento do oócito e ocorre no ovário.
   d) É a maturação do óvulo e ocorre com sua liberação para o fundo do útero.
   e) Nenhuma das respostas anteriores está correta.

8. Qual(is) profissional(is) pode(m) dar o diagnóstico de gravidez? Como se faz esse diagnóstico?
   a) Enfermeiro e Técnicos de Enfermagem. O diagnóstico é feito pelos sinais e sintomas relatados pela paciente.
   b) O diagnóstico é feito pelo médico e utiliza-se a ultrassonografia.
   c) Médico e enfermeiro. O diagnóstico se dá pelos sintomas relatados pela paciente, como náuseas e sensibilidade nas mamas.
   d) Enfermeiro. O diagnóstico é realizado pela sintomatologia referida pela paciente e pelo TIG.
   e) Médico ou enfermeiro. O diagnóstico é feito de forma clínica, laboratorial e ultrassonografia.

9. Quando e como é feita a ausculta inicial do BCF e a gestante sente a movimentação fetal?
   a) A ausculta é feita a partir de 18 semanas com o sonar Doppler; 20 semanas, com o estetoscópio de Pinard.
   b) A movimentação fetal é percebida pela gestante a partir de 22 semanas.
   c) A ausculta é feita a partir de 10 semanas com o sonar Doppler; 12 semanas, com o estetoscópio de Pinard; e a movimentação fetal é percebida pela gestante a partir de 22 semanas.
   d) A ausculta é feita a partir de 12 semanas com o sonar Doppler; 20 semanas, com o estetoscópio de Pinard; e a movimentação fetal é percebida pela gestante a partir de 18 semanas.
   e) A ausculta é feita a partir de 13 semanas com o sonar Doppler; 15 semanas, com o estetoscópio de Pinard; e a movimentação fetal é percebida pela gestante a partir de 18 semanas.

10. Vamos calcular a IG e a DPP, conforme a DUM informada a seguir, e selecione a alternativa com os valores corretos:
   I) DUM: 02/03/2020 e data atual: 16/10/2020
      R: cálculo da IG:
      DUM: 02/03/2020 e data atual: 16/10/2020
      –7 dias decorridos entre a DUM e a data atual = 218
      218 dividido por 7 = 31 semanas e 1/7 ou 1 dia.
      Cálculo da DPP:
      DUM = 02/03/2020
      +7/+9
      DPP = 09/12/2020
   II) DUM: 17/08/2020 e data atual: 16/11/2020
      R: cálculo da IG:
      DUM: 17/08/2020 e data atual: 16/11/2020
      –7 dias decorridos entre a DUM e a data atual = 91
      91 dividido por 7 = 13 semanas
      Cálculo da DPP:
      DUM = 17/08/2020
      +7/–3
      DPP = 24/05/2021
   III) DUM: 24/10/2020 e data atual: 11/12/2020
      R: cálculo da IG:
      DUM: 24/10/2020 e data atual: 11/12/2020

–7 dias decorridos entre a DUM e a data atual = 48

48 dividido por 7 = 6 semanas e 6/7

Cálculo da DPP:

DUM = 24/10/2020

+7/–3

DPP = 31/07/2021

a) IG e DPP, respectivamente: 31 semanas 3/7, DPP 09/11/2020; IG 13 semanas, DPP 24/05/2021; 6 semanas 6/7 e DPP 31/07/2021.

b) IG e DPP, respectivamente: 32 semanas 3/7, DPP 09/12/2020; IG 11 semanas, DPP 24/05/2021; 6 semanas 6/7 e DPP 31/07/2021.

c) IG e DPP, respectivamente: 31 semanas 1/7, DPP 09/12/2020; IG 13 semanas, DPP 24/05/2021; 5 semanas 6/7 e DPP 30/08/2021.

d) IG e DPP, respectivamente: 31 semanas 1/7, DPP 09/12/2020; IG 13 semanas, DPP 24/05/2021; 6 semanas 6/7 e DPP 31/07/2021.

e) IG e DPP, respectivamente: 31 semanas 3/7, DPP 09/12/2020; IG 13 semanas 1/7, DPP 24/05/2021; 6 semanas 6/7 e DPP 31/07/2021.

11. Dentre as modificações gravídicas descritas a seguir, correlacione a qual sistema pertencem:

Hipertrofia do miocárdio e hemodiluição, melasma e marcha anserina.

a) Sistema cardiovascular e hematológico, respiratório e articular.

b) Sistema cardiovascular e hematológico, tegumentar e musculoesquelético.

c) Sistema cardiovascular e hematológico, urinário e músculoesquelético.

d) Sistema hematológico, endócrino e musculoesquelético.

e) Sistema cardiovascular, urinário e tegumentar.

12. Quais vacinais são recomendadas durante a gestação?

a) São recomendadas apenas vacinas como vírus ou bactérias vivos, para assegurar a imunidade materna.

b) A gestante pode receber qualquer tipo de vacina, conforme orientação médica.

c) A gestante pode receber apenas a vacina contra a gripe; as demais são contraindicadas.

d) As vacinas indicadas para a gestantes são as que contêm vírus ou bactéria mortos ou inativos.

e) Durante a gestação, qualquer tipo de vacina é contraindicado pela possibilidade de má-formação no feto.

13. Como se define franco trabalho de parto?

a) Ocorre á ruptura da bolsa das águas, porém a paciente permanece sem DU.

b) Nesse período, as contrações são irregulares e ainda não são capazes de gerar apagamento e dilatação do colo do útero.

c) Período em que as contrações se encontram de 3 a 5 em 10 minutos, dolorosas, com duração entre 40 e 90 segundos, há dilatação cervical de 2 cm ao menos.

d) Nesse período, ocorrem as contrações chamadas de Braxton Hicks.

e) Esse momento, antecede o período expulsivo, no qual a paciente encontra-se com dilatação cervical total.

14. Quais são os períodos clínicos do parto e qual traz maior risco de hemorragia para a paciente?

a) Dilatação, expulsão, dequitação e Greenberg.

b) Esvaecimento, dilatação e expulsão.

c) Expulsão, dequitação e Greenberg.

d) Expulsão e puerpério imediato.

e) Esvaecimento, apagamento, dilatação e expulsão.

15. Em qual dos períodos clínicos do parto há o maior risco de hemorragia?

a) Esvaecimento.

b) Dilatação.

c) Expulsão.

d) Greenberg.

e) Dequitação.

16. Durante o TP, quais são os sinais indicativos de sofrimento fetal agudo?

a) Saída de líquido meconial e sangramento via vaginal.

b) Saída de líquido meconial, alteração da frequência cardíaca fetal e sangramento via vaginal.

c) Alteração no padrão de movimentação fetal e ruptura da bolsa das águas.

d) Alteração no padrão de movimentação e frequência cardíaca fetal.

e) Sangramento via vaginal e alteração do padrão de movimentação fetal.

17. Qual é a finalidade do vérnix caseoso?

a) Substância que recobre o bebê durante a gestação para proteção no meio líquido.

b) É um indicativo de sofrimento fetal agudo.

c) Substância que recobre o bebê para sua proteção no primeiro trimestre de gestação.

d) Trata-se de uma doença transmitida da mãe para o bebê pela via transplacentária.

e) Nenhuma das questões anteriores é verdadeira.

18. Dentre as intercorrências obstétricas, quais estão mais relacionadas com a morte materna e perinatal?

a) As síndromes hemorrágicas, hipertensivas e RPMO.
b) As síndromes hemorrágicas, TPP e RPMO.
c) TPP e RPMO.
d) As síndromes hipertensivas.
e) As síndromes hemorrágicas e hipertensivas.

19. Quais são os critérios diagnósticos de hipertensão crônica em uma gestante?
a) PAS igual a 130 mmHG e/ou PAD 99mmHG, é diagnosticada a hipertensão antes de 20 semanas de gestação.
b) PAS maior ou igual a 140 mmHG e/ou PAD 100 mmHG, diagnosticada em qualquer momento da gestação.
c) PAS maior ou igual a 140 mmHG e/ou PAD maior ou igual a 90 mmHG, a hipertensão arterial já existia antes da gestação ou é diagnosticada antes de 20 semanas.
d) PAS maior ou igual a 140 mmHG e/ou PAD maior ou igual a 90 mmHG, a hipertensão arterial é diagnosticada somente após 20 semanas de gestação

FECHAMENTO DE CASO-CENÁRIO

Confira se você respondeu adequadamente às perguntas do Caso-cenário.

CASO-CENÁRIO 1

1. Polaciúria é o termo utilizado nos casos em que a paciente apresenta maior número de micções; porém, com a quantidade de diurese diminuída. Isso se dá em razão da localização do feto durante o processo gestacional. O feto, conforme se desenvolve, exerce uma força física contra a parede da bexiga, diminuindo sua capacidade de volume e levando a gestante a uma maior urgência urinária.

2. Outra queixa da paciente era o aparecimento de manchas na face. Sabemos agora que a alteração hormonal na gestação provoca maior produção de melanina pelos melanócitos, principalmente na região da face, o que leva ao aparecimento de manchas muito indesejadas pela maioria das mulheres. Essas manchas são denominadas "cloasma" e podem persistir mesmo após a gestação, passando a ser chamadas "melasma".

3. No caso da polaciúria, informar à gestante que se trata de um quadro comum decorrente do menor espaço da bexiga e orientar a manter a hidratação e não demorar para ir ao banheiro, ou seja, não "segurar" a urina. Com relação às manchas no rosto, a principal orientação nesse caso é o uso de protetor solar com fator de proteção solar acima de 50 diariamente, mesmo em dias chuvosos, e chapéu/boné para evitar exposição direta ao sol. Demais tratamentos estéticos, como uso de ácidos para clareamento facial, são contraindicados durante o período gestacional.

14 Enfermagem na Saúde do Recém-Nascido, Criança e Adolescente

Ana Paula Dias França Guareschi ■ Flávia Simphronio Balbino ■ Giselle Pinto de Oliveira Sá Macedo ■ Katia Fernanda Forti Porcaro ■ Léa Dolores R. de Oliveira ■ Soraia Buchhorn

Objetivos de aprendizagem
✓ Ampliar o conhecimento do leitor sobre os temas específicos dos serviços de atendimento à saúde do recém-nascido, criança e adolescente
✓ Propiciar compreensão e aplicação da Assistência de Enfermagem prestada nessas especialidades.

INTRODUÇÃO

Vamos aprender sobre o cuidado das diferentes especialidades. O principal ponto de atenção é entender que prestar assistência à criança também inclui cuidar de sua família e ter consciência de que a participação dela é essencial para que se estabeleça um vínculo de confiança, bem como para preparar a família para quando a criança estiver de volta em casa.

É importante lembrar, ainda, que a criança não deve ser tratada como um adulto pequeno, uma vez que o funcionamento do seu corpo, as doenças mais prevalentes e os tratamentos são bem diferentes. Assim, recomendamos que você se dedique ao estudo da Saúde da Criança e consulte seu professor sempre que tiver dúvidas. Boa leitura!

CASO-CENÁRIO 1

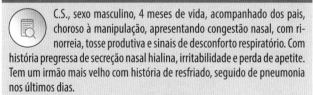

C.S., sexo masculino, 4 meses de vida, acompanhado dos pais, choroso à manipulação, apresentando congestão nasal, com rinorreia, tosse produtiva e sinais de desconforto respiratório. Com história pregressa de secreção nasal hialina, irritabilidade e perda de apetite. Tem um irmão mais velho com história de resfriado, seguido de pneumonia nos últimos dias.

Admitido na clínica pediátrica, com temperatura de 38,2°C, frequência respiratória de 64 rpm, sat. O_2 de 90%, com oxigenoterapia de baixo fluxo e frequência cardíaca de 138 bpm. Com batimento de asa de nariz, retração de fúrcula e subdiafragmática à ausculta pulmonar com roncos e sibilos difusos.

Administrado broncodilatador conforme prescrição médica. Painel viral com resultado de vírus sincicial respiratório (VSR). Raios X de tórax com hiperinsuflação pulmonar e infiltrado brônquico.

1. Considerando que a criança está internada na clínica pediátrica, quais seriam os dispositivos específicos necessários para seu atendimento?

(continua)

CASO-CENÁRIO 1 (Continuação)

2. Qual é a fase de desenvolvimento dessa criança e os aspectos comportamentais, de crescimento/desenvolvimento e alimentares esperados para ela?
3. Considerando os sinais vitais e as manifestações clínicas apresentadas, quais você indicaria como sinais de alerta?
4. Quais são os principais cuidados de Enfermagem para essa criança e família durante o período de hospitalização?

Estude o conteúdo a seguir e tente responder às perguntas referentes ao Caso-cenário 1.

ENFERMAGEM NA SAÚDE NEONATAL

Organização, estrutura e funcionamento da Unidade Neonatal

Com o avanço nos estudos em Neonatologia, houve a necessidade da estruturação dos hospitais para a criação de uma área destinada ao atendimento do recém-nascido (RN).

A Unidade Neonatal é um serviço de internação responsável pelo cuidado integral ao RN grave ou potencialmente grave. O Ministério da Saúde, por meio da Portaria nº 930/2012, classifica essa unidade de atendimento de acordo com as necessidades de cuidado em Unidade de Terapia Intensiva Neonatal e Unidade de Cuidado Intermediário Neonatal (UCIN), com duas tipologias: Unidade de Cuidado Intermediário Neonatal Convencional (UCINCo) e Unidade de Cuidado Intermediário Neonatal Canguru (UCINCa).

O número de leitos de uma Unidade Neonatal atenderá ao seguinte parâmetro de necessidade populacional:

preconiza-se que, para cada mil nascidos vivos na região, provisionam-se dois leitos de UTIN, dois leitos de UCINCo e um leito de UCINCa. A Sociedade Brasileira de Pediatria (SBP) recomenda, no mínimo, quatro leitos de UTIN para cada mil nascimentos, distribuídos de forma regionalizada.

Na UTIN, são admitidos neonatos com as seguintes características: em ventilação mecânica, recebendo suplementação de oxigênio maior que 30%, com idade gestacional menor que 30 semanas ou com peso de nascimento menor que 1.000 gramas, em pré e pós-operatório de cirurgias e em suporte nutricional parenteral e que necessitem de cuidados ou procedimentos especializados.

A UCINCo, também conhecida como Unidade Semi-Intensiva, é uma unidade hospitalar destinada ao atendimento de RNs considerados de médio risco. Destina-se à assistência ao neonato proveniente de UTIN, alojamento conjunto, sala de parto ou pronto-socorro que, mesmo apresentando estabilidade clínica, necessitem de cuidado especializado e contínuo.

A UCINCa é destinada a RNs prematuros e/ou de baixo peso acompanhados por suas mães em período integral, para realizar a segunda etapa do método Canguru, em que o bebê permanece de maneira contínua com sua mãe e a posição canguru deve ser realizada o maior tempo possível.

A Unidade Neonatal deve abrigar a família e o RN com acomodação confortável, proporcionando um ambiente terapêutico e seguro, para evitar acidentes e infecção, além de instituir a filosofia do Cuidado Centrado no Paciente e na Família. Busca-se tratar o paciente e a família com dignidade e respeito, compartilhando informações de maneira clara, objetiva e no tempo oportuno, favorecendo a participação da família no cuidado do seu bebê de maneira colaborativa, auxiliando no desenvolvimento de políticas e programas, na educação profissional e na prestação do cuidado ao RN.

Classificação do recém-nascido de acordo com a idade gestacional e o peso ao nascer

Os RNs são classificados como "pré-termo" quando o nascimento ocorre com menos de 37 semanas de idade gestacional (IG), "termo" quando o nascimento ocorre entre 37 e menos de 42 semanas completas de IG e "pós-termo" quando o nascimento ocorre na 42ª ou mais semanas completas de IG.

Os prematuros são divididos em: pré-termo extremo IG < 27 6/7 semanas; muito pré-termo IG entre 28 e 31 6/7 semanas; e pré-termo moderado ou tardio, nascido entre 32 e 36 6/7 semanas IG. O RN prematuro, de acordo com a idade gestacional, pode apresentar maior probabilidade de adoecer e morrer em virtude se sua imaturidade e suscetibilidade a complicações.

O RN pode ainda ser classificado quanto ao peso de nascimento, sendo considerado: baixo peso ao nascer (BPN) para valores inferiores a 2.500 g; muito baixo peso ao nascer (MBPN), com peso entre 1.000 e 1.499 g, e extremo baixo peso ao nascer (EBPN), para peso de nascimento entre 500 e 999 g.

O recém-nascido também pode ser avaliado com base em seu peso e sua idade gestacional, conforme mostra a Figura 14.1, sendo os RNs acima da curva superior do gráfico de crescimento (percentil 90) considerados grandes para IG (GIG), os que estiverem entre as curvas de normalidade são os adequados para IG (AIG) e aqueles que estiverem abaixo da linha inferior (percentil 10) são os pequenos para IG (PIG).

As diferentes formas de classificação são úteis no processo de avaliação, considerando estado clínico e possíveis complicações relacionadas. Podem ser utilizadas pela equipe de Enfermagem para realização dos cuidados e tomada de decisão, além de serem também utilizadas pela equipe multiprofissional envolvida no cuidado neonatal.

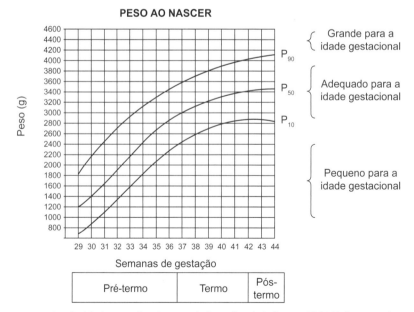

Figura 14.1 Crescimento gestacional e idade gestacional, segundo Bataglia e Lubchenco, 1967. Todos os recém-nascidos devem ser classificados imediatamente após o nascimento segundo seu peso e idade gestacional. (Adaptada de Brasil, 2014.)

Outras avaliações são realizadas pela equipe multiprofissional, como a neurológica, que avalia os reflexos psicomotores do RN: reflexo de sucção, reflexo da marcha, reflexo da preensão palmar e plantar, reflexo de Moro ou abraço, reflexo da busca.

Controle de medidas do recém-nascido

Logo após o nascimento, são realizadas as medidas antropométricas do RN, que auxiliam na avaliação clínica do crescimento intrauterino e presença de alterações, podendo ser realizado pela equipe médica ou de Enfermagem.

- **Peso (g)**: RN a termo entre 2.500 a 3.500 g; existe perda fisiológica de até 20% do peso de nascimento até o 10º dia, principalmente no prematuro. Por isso, recomenda-se o peso diário na balança (Figura 14.2)
- **Comprimento (cm)**: RN a termo mede entre 48 e 52 cm. A medida é realizada com ajuda da régua antropométrica, em posição decúbito dorsal horizontal, com joelhos esticados e pé em dorsiflexão
- **Perímetro cefálico (cm)**: varia entre 33 e 38 cm. A medida é realizada com fita métrica posicionada acima das sobrancelhas, registrando a circunferência craniana
- **Perímetro torácico (cm)**: normalmente apresenta de 2 a 3 cm a menos que o perímetro cefálico; medida realizada com fita métrica na altura da linha mamilar
- **Perímetro abdominal (cm)**: valor relativo que se altera ao longo do dia, utilizado mais em caso de alterações abdominais como ascite.

Planejamento da assistência de Enfermagem ao recém-nascido e sua família

A Sistematização da Assistência de Enfermagem possibilita a organização do serviço de Enfermagem neonatal, quanto aos seus recursos físicos, materiais/equipamentos e humanos, para que o processo de Enfermagem e suas etapas possam ser realizadas adequadamente.

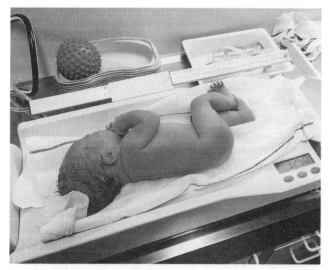

Figura 14.2 Técnica de pesagem do recém-nascido. (Fonte: iStock: ©NataliaDeriabina)

É importante no atendimento no contexto neonatal que a Enfermagem possa elencar a Teoria de Enfermagem que permeará seu plano de cuidados, buscando aquela que melhor se adeque às necessidades do RN e da família. Posteriormente, o enfermeiro, durante a investigação, identifica os dados de pré-natal, intraparto e pós-parto que darão subsídios para as demais etapas do processo de Enfermagem.

A partir do levantamento da investigação serão elencados os diagnósticos de Enfermagem de maior acurácia para o RN e sua família, que nortearão o planejamento de Enfermagem, com estabelecimento de metas com a participação da família, afinal, a execução do cuidado será realizado pela equipe de Enfermagem e pela família, dependendo das condições clínicas do RN, visto que os prematuros e RNs graves normalmente ficam internados em UTIN e, por conta de suas características, alguns cuidados ficam restritos à equipe de Enfermagem.

Covid-19 no contexto neonatal

O coronavírus faz parte de uma família de RNA vírus denominada "SARS-CoV-2". Apresentam tropismo pelo sistema gastrintestinal e respiratório, causando insuficiência respiratória de gravidade variável. A transmissão entre humanos é alta, o que confere ao vírus uma característica epidêmica da infecção.

O período de incubação do SARS-CoV-2 para a infecção é, em média, de 5 dias, variando de 2 a 14 dias. A principal forma de transmissão é respiratória por meio de gotículas de secreção das vias respiratórias superiores (partículas entre 5 e 10 mícrons), via direta pela fala, tosse ou espirro, ou indireta, pelo contato com superfícies contaminadas.

No contexto perinatal, sabe-se que a presença de comorbidades maternas como diabetes melito, hipertensão e imunossupressão facilitam a entrada do vírus para dentro da célula no tecido placentário, colocando as gestantes em situação de risco. A transmissão intrauterina é a complicação mais grave das infecções virais na gestação; geralmente, ocorre por via hematogênica, na qual o vírus que circula na corrente sanguínea materna penetra na placenta e atinge as vilosidades coriônicas e os vasos sanguíneos fetais, atingindo o feto.

O tratamento é sintomático, envolvendo suporte e manutenção da homeostase, avaliações por meio de exames laboratoriais, radiografia de tórax, prevenção de possíveis complicações e utilização do suporte respiratório, quando necessário.

Até o momento são poucos os estudos publicados sobre essa infecção em gestantes e RNs. Apesar de as evidências sugerirem que o risco de o RN ser infectado durante a hospitalização do parto é baixo, isso não pode ser ignorado.

Os cuidados principais no contexto neonatal estão relacionados com as recomendações atinentes à recepção do RN na sala de parto, nas Unidades Neonatais e no Alojamento Conjunto.

> **SAIBA MAIS**
>
>
>
> Para entender mais sobre o assunto, consulte:
> - Brasil. Ministério da Saúde. Atenção à saúde do recém-nascido no contexto da infecção pelo novo coronavírus. Nota Técnica nº 6/2020 – COCAM/CGCIVI/DAPES/SAPS/MS. Disponível em: https://portaldeboaspraticas.iff.fiocruz.br/atencao-recem-nascido/atenc%CC%A7a%CC%83o-a-saude-do-recem-nascido-no-contexto-da-infeccao-pelo-novo-coronavirus-sars-cov-2/
> - Brasil. Ministério da Saúde. Condutas para a realização de doação de leite materno aos bancos de leite humano e postos de coleta de leite humano no contexto da infecção coronavírus (SARS-CoV-2). Nota Técnica nº 5/2020 – COCAM/CGCIVI/DAPES/SAPS/MS. Disponível em: https://www.saude.df.gov.br/documents/37101/80989/NOTA+T%C3%89CNICA+N%C2%BA+5-2020-COCAM-CGCIVI-DAPES-SAPS-MS.pdf/eab617b6-8753-6bbe-31ab-2e4a4045bf5f?t=1648526901494
> - Brasil. Ministério da Saúde. Nota Técnica nº 15/ 2020 - COCAM/CGCIVI/DAPES/SAPS/MS. Disponível em: https://portaldeboaspraticas.iff.fiocruz.br/biblioteca/covid-19-e-amamentacao-nota-tecnica-no-7-2020-dapes-saps-ms/
> - Orientações Sociedade de Pediatria de São Paulo. Recomendações para cuidados e assistência ao recém-nascido com suspeita ou diagnóstico de covid-19. 2020. Disponível em: https://www.spsp.org.br/2020/04/06/recomendacoes-para-cuidados-e-assistencia-ao-recem-nascido-com-suspeita-ou-diagnostico-de-covid-19-06-04-2020/

Principais acometimentos no recém-nascido

Malformações congênitas no recém-nascido

As malformações congênitas são definidas como toda anomalia funcional ou estrutural no desenvolvimento do feto, que podem ter origens genéticas, ambientais ou idiopáticas. Dentre elas, destacam-se: lábio leporino, fenda palatina e pé torto congênito.

No Brasil, em hospitais de referência, as malformações congênitas assumem papel importante na morbidade e mortalidade, pois, além do aumento desses índices, há a problemática relacionada à cronicidade dessas patologias. As crianças com doença crônica necessitam de tratamento contínuo, implicando altos custos e gerando uma preocupação na gestão da saúde pública.

> **SAIBA MAIS**
>
>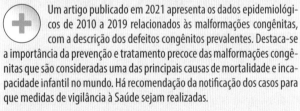
>
> Um artigo publicado em 2021 apresenta os dados epidemiológicos de 2010 a 2019 relacionados às malformações congênitas, com a descrição dos defeitos congênitos prevalentes. Destaca-se a importância da prevenção e tratamento precoce das malformações congênitas que são consideradas uma das principais causas de mortalidade e incapacidade infantil no mundo. Há recomendação da notificação dos casos para que medidas de vigilância à Saúde sejam realizadas.
>
> Para ter acesso ao artigo na íntegra, "Anomalias congênitas no Brasil – 2010 a 2019: análise de um grupo prioritário para a vigilância ao nascimento", acesse: https://www.gov.br/saude/pt-br/centrais-de-conteudo/publicacoes/boletins/boletins-epidemiologicos/edicoes/2021/boletim_epidemiologico_svs_6_anomalias.pdf.

Lábio leporino e fenda palatina

Lábio leporino é a fissura labial superior resultante do processo inadequado de formação embrionária, que ocorre por volta da 7ª semana de gestação.

Fenda palatina é uma fissura no palato, deixando a cavidade oral em comunicação com a cavidade nasal.

Ambas podem estar presentes no mesmo neonato ou somente uma, de forma isolada. Essas malformações ocorrem na vida embrionária entre a 4ª e a 8ª semanas de gestação e tem fundo hereditário. O diagnóstico pode acontecer ainda intraútero por meio de ultrassonografias. Após o nascimento, o exame físico conclui o diagnóstico.

O tratamento é cirúrgico, porém não é realizado imediatamente ao nascimento. A correção cirúrgica dessa malformação pode se dar a partir de várias cirurgias ao longo da primeira infância, de acordo com o tamanho de ambas as fissuras. A partir do momento do nascimento até a correção total da(s) fissura(s), é essencial o aprendizado materno em relação ao processo de alimentar/amamentar o neonato, pois há risco de broncoaspiração em razão da comunicação entre as cavidades oral e nasal.

> **IMPORTANTE**
>
>
>
> Nos casos de neonatos portadores de fissuras de lábio e/ou palato, um dos fatores mais importantes para o desenvolvimento saudável e seguro do recém-nascido nos primeiros dias de vida são os cuidados de Enfermagem prestados ao binômio ainda na maternidade e/ou no berçário, em relação ao manejo do recém-nascido no momento da amamentação e/ou alimentação e técnicas específicas para o aprendizado materno e alta hospitalar segura.

> **SAIBA MAIS**
>
>
>
> Um artigo publicado na *Revista Científica de Enfermagem* abordou as dificuldades no aleitamento materno em crianças com lábio leporino e fenda palatina, e destacou a importância da equipe multiprofissional no encorajamento e na reabilitação de mãe e filho no processo de aleitamento. O artigo destaca ainda a importância da equipe de Enfermagem com relação à orientação dos pais no cuidado físico com a criança após a alta, visando minimizar problemas que afetem as condições nutricional, emocional e intelectual da criança.
>
> Caso você queira ler o artigo na íntegra, "Dificuldades no aleitamento materno em criança com fissura de lábio e/ou palato", acesse: https://www.recien.com.br/index.php/Recien/article/view/114.

Pé torto congênito

Pé torto congênito é uma deformidade óssea de causa idiopática, que pode envolver ossos, tendões e músculos dos pés e tornozelos. Tal deformidade é bilateral em 50% dos casos.

As causas dessa deformidade ainda são consideradas desconhecidas. Dessa forma, classifica-se por malformação idiopática. O diagnóstico é feito por meio de exame físico e radiografias após o nascimento.

Os tratamentos variam de acordo com o grau de acometimento das estruturas envolvidas. Pode ser cirúrgico ao longo da primeira infância ou conservador, com métodos terapêuticos a longo prazo não invasivos e/ou fisioterapias.

Doenças hemolítica do recém-nascido ou eritroblastose fetal

A eritroblastose fetal é uma condição que se inicia durante a vida uterina e é caracterizada pela hemólise das hemácias, causando anemia grave ao feto. É uma condição grave que pode lesar seriamente o desenvolvimento do feto e até o levar à morte no período gestacional ou neonatal.

A principal causa da doença hemolítica do recém-nascido (DHRN) é a incompatibilidade sanguínea (fator Rh) entre mãe e feto, sendo a gestante Rh negativo (Rh-) e o feto Rh positivo (Rh+).

Em circunstâncias normais, durante a gestação, o sangue da mãe e o do feto não entram em contato (em circunstâncias específicas, como um trauma abdominal ou uma punção para coleta de líquido amniótico, tal contato pode acontecer durante a gestação). Somente durante o parto a mãe (Rh-) pode ter contato com o sangue do bebê (Rh+). A partir desse momento, a mulher passa a desenvolver anticorpos contra o fator Rh+ e, em uma segunda gravidez, se o bebê for Rh+, poderá desenvolver a eritroblastose fetal, em razão do ataque dos anticorpos "anti-Rh" que atravessam a placenta, entram na circulação fetal e atacam os eritrócitos fetais.

A conduta terapêutica/preventiva materna consiste na administração de imunoglobulinas específicas (IgRh/RhoGAM por via intramuscular [IV]) até 72 horas após o nascimento/aborto do primeiro concepto Rh+ e a cada gestação/abortamento subsequente para evitar o desenvolvimento de anticorpos anti-Rh. Tal medicamento bloqueia a resposta imune da mãe contra o fator Rh+.

O tratamento fetal/neonatal consiste em controlar a anemia grave decorrente da eritroblastose fetal que, muitas vezes, leva à morte fetal. Se a gestação evoluir e o concepto nascer vivo, complicações como choque, insuficiência cardíaca congestiva, complicações pulmonares e/ou cerebrais levam a altos índices de óbito logo após o nascimento. Contudo, pode-se tratar o neonato com exsanguinotransfusão, que consiste em um procedimento de "trocar" o sangue do RN, ou seja, retiram-se pequenas quantidades de sangue do RN (5 a 10 mℓ de cada vez) e transfundem-se pequenos volumes de sangue de um doador (5 a 10 mℓ de cada vez), até que se substitua praticamente todo volume de sangue corpóreo, de acordo com o quadro clínico geral do neonato. Com a descoberta precoce dessa condição ainda na fase inicial da gestação e a possibilidade de transfusão sanguínea intrauterina, o número de neonatos com eritroblastose fetal é cada vez menor, logo, a exsanguinotransfusão torna-se menos comum.

Icterícia neonatal

Icterícia neonatal é a cor amarelada na pele, na esclera ocular e nas unhas, que está relacionada à quantidade excessiva de bilirrubina acumulada no sangue. A icterícia é uma condição comum no RN e, na maioria das vezes, é relativamente benigna e de fácil diagnóstico e tratamento. Somente em alguns casos ela se torna grave, gerando risco ao sistema neurológico do neonato.

As causas da icterícia neonatal são variadas, porém as mais comuns estão relacionadas com a imaturidade do fígado e o aleitamento materno não eficaz.

Geralmente, os níveis mais elevados (que podem tornar a icterícia mais grave e com riscos de sequelas neurológicas) estão associados aos fatores de incompatibilidade sanguínea da mãe com o RN (tipo de sangue da mãe diferente do tipo de sangue do RN).

O grau de icterícia é avaliado por meio de exame físico e coleta de amostra de sangue para dosar a quantidade de bilirrubina presente, por meio do exame de bilirrubina total e frações (BTF). Os valores obtidos no exame de BTF são analisados com outros critérios, como: tempo de aparecimento da icterícia, peso do RN, idade gestacional ao nascer, método de alimentação, tipo de sangue e fator Rh de mãe e filho e, a partir dessa análise, há a determinação dos valores adequados para cada RN.

A icterícia neonatal pode ser avaliada pela Zona de Kramer, classificada com coloração amarelada:

I) Cabeça e pescoço
II) Tronco até cicatriz umbilical
III) Hipogástrio e coxas
IV) Membros
V) Palmas e plantas.

A principal forma de tratamento consiste no uso de fototerapia (Figura 14.3), tendo como cuidados, por exemplo, a proteção ocular, mudança de decúbito, hidratação, avaliação das eliminações e irradiância da fototerapia. A permanência do RN em fototerapia dependerá dos níveis séricos de BTF, que geralmente são coletados a cada 24 horas. Em casos de níveis séricos muito elevados, a exsanguinotransfusão é utilizada para redução mecânica da bilirrubina presente no sangue.

> **SAIBA MAIS**
>
> De acordo com o documento sobre hiperbilirrubinemia indireta no período neonatal, elaborado pela Sociedade Brasileira de Pediatria em 2021, o efeito terapêutico da fototerapia depende do comprimento de onda (luz azul com comprimento na faixa de 460nm) adequado para penetrar na pele e também da área de exposição do corpo do recém-nascido. A distância entre o foco de luz e o recém-nascido varia de acordo com o fabricante, por isso recomenda-se confirmar a distância com o enfermeiro, antes da instalação da fototerapia. Caso você queira ler o artigo da Sociedade Brasileira de Pediatria sobre esse assunto, acesse: https://www.sbp.com.br/fileadmin/user_upload/23176c-M0_Hiperbilirrubinemia_indireta_periodo_neo.pdf.

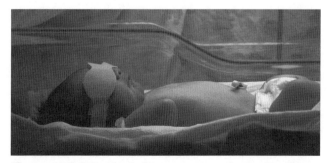

Figura 14.3 Aplicação de fototerapia em recém-nascido. (Fonte: iStock: ©phakimata)

Apneia no recém-nascido

Apneia é a ausência de respiração. Em neonatos, principalmente nos prematuros, é frequente apresentarem pausa respiratória que dura em torno de 15 a 20 segundos; posteriormente, caso o RN não retorne a respirar, instala-se a apneia, que é um advento relativamente comum durante a prematuridade.

A apneia pode ser causada por desconforto respiratório e infecções; a imaturidade neurológica dos prematuros também pode levar à apneia.

Pode-se considerar a apneia um sinal e um sintoma. Tal sintoma pode ser observado pela equipe que assiste o neonato e, ainda, ser monitorado por meio de oximetria de pulso e monitor cardíaco. Durante a apneia, é comum ocorrer queda de saturação de oxigênio e, dependendo do tempo de duração, pode ocorrer cianose e bradicardia. Na maior parte das vezes, a recuperação da respiração é espontânea ou após estimulação tátil e sem repercussões no quadro clínico geral do neonato.

As condutas de tratamento são fundamentadas nos critérios de avaliação do quadro geral do neonato, podendo ser administrados medicamentos de prevenção em casos de neonatos prematuros já com quadros respiratórios estáveis (p. ex., citrato de cafeína) e/ou tratamento da causa (infecções e desconforto respiratório).

ENFERMAGEM NA SAÚDE DA CRIANÇA

Organização, estrutura e funcionamento da Unidade Pediátrica

Atualmente, não é mais possível estruturar um serviço de Saúde a partir de deduções do que é melhor ou pior, uma vez que existem normatizações cuja função principal é direcionar o planejamento do projeto da estrutura física do serviço, que obrigatoriamente devem ser seguidas para proporcionar conforto e segurança aos usuários. Assim, a organização, a estrutura física e o funcionamento de uma Unidade de Pediatria, e de todas as outras unidades de um serviço de Saúde, devem estar de acordo com a RDC nº 50 da Agência Nacional de Vigilância Sanitária (Anvisa), que discorre acerca do Regulamento Técnico para planejamento, programação, elaboração e avaliação de projetos físicos de estabelecimentos assistenciais de Saúde.

De acordo com a RDC nº 50, uma Unidade de Internação é o local de prestação do atendimento à saúde para pacientes que necessitam de assistência direta, programada por período superior a 24 horas. No entanto, a RDC nº 50 preconiza a necessidade de diferenciação entre o espaço do adulto e o espaço da criança, por exemplo, na Unidade de Internação geral de longa duração e na sala de observação da Unidade de Urgência e Emergência. Além disso, a RDC nº 50 orienta que o percentual mínimo de vagas destinadas ao atendimento das crianças deva ser de 15% do total de leitos do estabelecimento de Saúde, e inclui nessa porcentagem as faixas etárias discriminadas da seguinte maneira:

- **Recém-nascido**: do nascimento até 28 dias
- **Lactente**: 29 dias a 1 ano e 11 meses
- **Criança**: 2 a 9 anos
- **Adolescente**: 10 a 19 anos.

> **SAIBA MAIS**
>
>
>
> A Resolução da Diretoria Colegiada (RDC) nº 50, publicada pela Agência Nacional de Vigilância Sanitária (Anvisa) em 20 de fevereiro de 2002, dispõe sobre o Regulamento Técnico para planejamento, programação, elaboração e avaliação de projetos físicos de estabelecimentos assistenciais de Saúde, incluindo construções públicas ou privadas, novas ou a serem ampliada ou reformadas.
>
> Caso você queira ler a RDC nº 50 na íntegra, acesse: http://portal.anvisa.gov.br/documents/33880/2568070/res0050_21_02_2002.pdf/ca7535b-3-818b-4e9 d-9074-37c830 fd9284.
>
> Indiscutivelmente, uma Unidade de Pediatria devidamente organizada proporciona funcionalidade aos profissionais de Saúde e isso influencia diretamente o desenvolvimento do processo de trabalho, bem como o bem-estar da criança e de sua família. Entretanto, além dos aspectos estruturais, é indispensável que os integrantes da equipe de Enfermagem entendam e valorizem o bom relacionamento entre si, com a criança e com sua família.
>
> O momento da hospitalização pode gerar muito estresse para criança e sua família. Para minimizar esses efeitos nocivos, o ambiente físico deve ser acolhedor e preparado para receber a criança e sua família, de modo a minimizar o estresse dessa experiência. Porém, a assistência de Enfermagem também deve ser planejada, com a meta de redução da ansiedade e do medo da criança e sua família para que ambiente e assistência sejam complementares em todo esse processo.

> **SAIBA MAIS**
>
>
>
> Um artigo publicado em 2017 fez uma revisão de artigos científicos sobre a interação entre a equipe de Enfermagem, a criança hospitalizada e sua família, e evidenciou que o ambiente hospitalar é sempre percebido como um local hostil, onde tanto a família quanto a criança vivenciam momentos de insegurança. Na tentativa de minimizar traumas decorrentes da hospitalização, o artigo recomenda que as interações estejam pautadas no relacionamento interpessoal, na comunicação e no cuidado eficazes.
>
> Caso você queira ler o artigo na íntegra, "Interação equipe de enfermagem, família, e criança hospitalizada: revisão integrativa", acesse: https://www.scielo.br/j/csc/a/hQ7XwnCP9Sr8Q7cfsDxb4TM/?format=pdf&lang=pt.

Crescimento e desenvolvimento humanos

O crescimento e o desenvolvimento são observados na medida em que a criança vai perpassando pelas fases. O meio em que convive e os estímulos dele recebidos influenciam diretamente o processo de crescimento e, principalmente, de desenvolvimento da criança. Ou seja, existem fases de desenvolvimento cognitivo que acontecem em uma sequência regular e progressiva. No caso de uma criança que não é estimulada ou motivada no devido momento, isso acarretará atraso em seu desenvolvimento.

Quanto ao crescimento infantil, podemos afirmar que também se trata de um processo dinâmico e contínuo, que pode ser constatado por meio do aumento do tamanho e peso corporal, e é considerado um dos indicadores de saúde da criança. Assim como no desenvolvimento cognitivo, o processo de crescimento também é influenciado tanto positiva quanto negativamente por alguns fatores, que, nesse caso, podem ser intrínsecos (genéticos) e/ou extrínsecos (ambientais).

Aspectos do desenvolvimento da criança de 2 a 10 anos

No Caderno de Atenção Básica sobre o crescimento e desenvolvimento da criança, publicado pelo Ministério da Saúde, há uma síntese acerca dos aspectos mais frequentemente observados, de acordo com a fase de desenvolvimento de uma criança saudável.

Com aproximadamente 2 anos, a criança reconhece-se no espelho e começa a brincar de "faz de conta". Essa atividade deve ser estimulada, pois auxilia no desenvolvimento cognitivo e emocional, ajudando a criança a lidar com ansiedades e conflitos e a elaborar regras sociais.

Entre 2 e 3 anos, a criança diz seu próprio nome e nomeia objetos como seus. Nessa fase, é possível que fique alguns períodos sem a fralda e aos poucos consiga desenvolver a habilidade de utilizar o penico infantil. Entre 3 e 4 anos, a criança consegue vestir algumas peças mais simples de roupa e tem uma imaginação muito ativa, misturando a realidade com a fantasia.

Entre 4 e 5 anos, a criança é capaz de criar e contar pequenas histórias e seu comportamento é predominantemente egocêntrico, no entanto, com o passar do tempo, outras crianças começam a se tornar importantes para ela.

A partir dos 6 anos, a criança apresenta ideias mais lógicas e sua memória e habilidade com a linguagem aumentam. Seus ganhos cognitivos intensificam a aptidão de tirar proveito da educação formal. Nesse período, a autoimagem se desenvolve e isso está diretamente relacionado com sua autoestima. Os amigos assumem importância fundamental e ela começa a compreender a constância de gênero, desencadeando a segregação entre os gêneros.

Dos 7 aos 9 anos, é frequente observar a criança em franco desenvolvimento do julgamento global de autovalor, integrando sua autopercepção, definindo algumas ideias sobre quem ela é e como deve ser. Nesse período, apresenta-se suscetível à influência dos pares, ou seja, de seus amigos e colegas da mesma idade, e menos suscetível à influência de pessoas de outra idade, principalmente os mais novos.

A partir dos 10 anos, ocorrem mudanças importantes relacionadas à puberdade. Desse modo, ela vive uma etapa de transição física, psicológica e social. Essa fase é marcada pelo avanço intelectual que a criança é capaz de adquirir. Ela gosta de memorizar, identificar, classificar e contextualizar novos fatos no seu dia a dia.

Embora esses sejam os aspectos de desenvolvimento apresentados pelas crianças de 2 a 10 anos, é necessário ressaltar que existem diversos fatores que influenciarão positiva ou negativamente esse desenvolvimento, como alimentação, saúde, higiene, habitação e cuidados gerais com a criança.

Métodos de controle do crescimento infantil

Nos dias de hoje, existem diversas formas de controlar o desenvolvimento infantil. Ao longo da evolução dos cuidados em saúde foram desenvolvidos, a partir de pesquisas científicas, alguns gráficos, índices, instrumentos de medidas, entre outros, que permitem analisar se o crescimento de uma criança está de acordo com o esperado. Dessa maneira, torna-se possível atuar de forma preventiva no desenvolvimento de uma criança. Neste tópico, estão descritas algumas informações sobre peso, estatura e perímetros verificados na infância, que são parâmetros importantes relacionados ao crescimento infantil.

Peso

O peso de uma criança pode ser monitorado desde a sua fase intrauterina. Por exemplo, a altura uterina e a ultrassonografia indicam se o desenvolvimento do feto está ocorrendo de maneira satisfatória, principalmente em relação ao seu ganho de peso. O feto, nas últimas semanas gestacionais, ganha entre 20 e 40 gramas por dia. Logo após o parto, o recém-nascido perde uma porcentagem de seu peso, mas isso é uma ocorrência fisiológica, ou seja, própria dessa fase. No entanto, logo após esse período, é constatado um ganho de peso ponderal crescente, que pode ser monitorado ao longo da infância.

O peso de uma criança é analisado de acordo com a faixa etária em que se encontra, e, para que isso aconteça, é necessário aferir o peso, anotá-lo em um gráfico para que, então, seja avaliada a curva de crescimento dessa criança. O Técnico de Enfermagem precisa conhecer e dominar a técnica de aferição do peso da criança e saber identificar possíveis problemas, pois esse é um passo indispensável para que as demais avaliações e condutas aconteçam.

As crianças maiores de 2 anos devem ser pesadas na balança digital ou mecânica de plataforma (ver Figura 10.35). Para balanças mecânicas, o profissional deverá proceder da seguinte maneira:

- Lavar as mãos e orientar a criança, a mãe ou o responsável pela criança sobre o procedimento a ser realizado
- Orientar a retirada dos calçados e a permanência de roupas bem leves; idealmente, manter com roupa íntima
- Calibrar a balança (a agulha do braço e o fiel devem estar na mesma linha horizontal) e travar novamente
- Colocar a criança na balança, destravar a balança e mover o cursor maior sobre a escala numérica, para marcar os quilos, e o menor para marcar os gramas
- Travar a balança para prevenir o desgaste da mola da balança e retirar a criança
- Fazer a leitura de frente para a balança, com os olhos no mesmo nível da escala para visualizar os valores apontados pelos cursores
- Anotar o peso no prontuário e na Caderneta de Saúde da Criança.

Estatura

Em crianças com menos de 2 anos, verifica-se o comprimento, medida que vai da região plantar ao topo da cabeça, com a criança em decúbito dorsal horizontal (deitada). Para aferir seu comprimento, utiliza-se uma régua de madeira, denominada "infantômetro horizontal portátil".

Em crianças com mais de 2 anos, verifica-se a estatura com o uso do estadiômetro. A técnica de aferição deve ocorrer com a criança em posição vertical (em pé), da seguinte maneira:

- Lavar as mãos e orientar o procedimento a ser realizado à criança, à mãe ou ao responsável pela criança
- Posicionar a criança, descalça e com a cabeça livre de adereços, no centro do equipamento. Manter a criança ereta, com os braços estendidos ao longo do corpo, com a cabeça erguida, olhando para um ponto fixo na altura dos olhos
- Abaixar a parte móvel do equipamento, fixando-a contra a cabeça, com pressão suficiente para comprimir o cabelo
- Retirar a criança do equipamento e realizar a leitura da estatura, sem soltar a parte móvel do equipamento
- Anotar a estatura no prontuário e na Caderneta de Saúde da Criança.

Perímetros

Logo após o nascimento são aferidos o peso e comprimento do recém-nascido (RN), bem como o perímetro cefálico, torácico e abdominal.

Nas consultas de puericultura que acontecem após a alta do RN, a equipe de Saúde controla e avalia o perímetro cefálico da criança até ela completar 2 anos de idade.

O acompanhamento do crescimento da circunferência craniana, por meio da medida anotada em gráfico específico, é um dos indicadores das condições de saúde das crianças. Essa medida, assim como as demais, difere entre meninos e meninas. Desse modo, existe um gráfico para cada um dos sexos que deve ser utilizado pelos profissionais da área da Saúde.

Dentição

Geralmente, a erupção da dentição da criança inicia-se entre 6 e 7 meses, com os incisivos centrais/inferiores. Entretanto, é comum observar uma variabilidade cronológica de erupção dos primeiros dentes, considerada normal. Além disso, existe outra observação interessante que é o fato de alguns RNs já nascerem com a presença de dentes e alguns lactentes com 1 ano ainda não os terem.

A equipe de Saúde deve estar consciente de alguns cuidados sobre a dentição da criança e deve orientar os responsáveis pelas crianças quanto aos seguintes cuidados:

- Valorizar/cuidar da dentição decídua (dentes de leite) tanto quanto da dentição permanente
- Promover a limpeza das gengivas e dos dentes da criança até os 18 meses, após as mamadas e refeições, com fralda ou gaze umedecida em água
- Oferecer escova e incentivar a criança a escovar os próprios dentes a partir dos 18 meses
- Esclarecer os riscos do uso prolongado da chupeta e mamadas noturnas para o surgimento de cáries
- Orientar que o bebê deve ser submetido à primeira consulta odontológica em torno do 6º mês de vida
- Supervisionar crianças entre 3 e 7 anos após a escovação dos seus dentes e complementar a higienização, caso seja necessário.

> **NA PRÁTICA**
>
> Caso a água de abastecimento público seja fluorada, a escovação das crianças de até 3 anos deve ser realizada somente com escova e água, sem pasta de dente ou com pasta de dente sem flúor. A ingestão de pastas de dente comuns pode levar à fluorose.

Alimentação, higiene, sono e recreação

A alimentação, a higiene e o sono da criança são questões de extrema necessidade e importância, que implicam diretamente a qualidade do seu crescimento e desenvolvimento. Dessa maneira, os profissionais que atuam na área da Saúde da Criança devem estar conscientes de que é preciso orientar e incentivar os pais e/ou responsáveis pela criança a como cuidarem da alimentação, da higiene e do sono da criança.

Alimentação

Até o 6º mês de vida, um lactente pode ser alimentado exclusivamente com leite materno, de acordo com consenso estabelecido pela Organização Mundial da Saúde (OMS). Com o passar dos meses, outros tipos de alimentação são introduzidos na dieta da criança. Cabe ressaltar que também existe um consenso atual referente aos alimentos que compõem uma dieta saudável e, no caso da criança, isso não difere. Entretanto, constatamos que a conscientização dos pais e responsáveis quanto à alimentação da criança ainda está um tanto quanto distante no que diz respeito à dedicação e disciplina para adotar hábitos saudáveis de alimentação.

A partir dos 2 anos, a criança pode fazer suas refeições junto à família e o cardápio deve ser composto por três refeições reforçadas ao dia, intercaladas com dois lanches com frutas, biscoitos, pães, derivados de leite, entre outros itens. Os responsáveis devem incentivar a criança a aprender a comer sozinha, mesmo que ela apresente dificuldade e se suje. No entanto, a criança deve ser acompanhada durante as refeições e ser auxiliada a comer o suficiente. Além disso, é importante diversificar a alimentação para que a criança desenvolva bons hábitos alimentares.

Higiene

O estado de higiene da criança, assim como a alimentação e as condições da habitação, interfere diretamente no bem-estar e nas condições de saúde da criança.

O banho diário é indispensável e, em crianças menores, é necessário que esse cuidado se repita mais vezes por dia, sempre que necessário. O banho deve ser realizado pelos pais e/ou responsáveis pela criança, com água limpa e sabonete neutro. A partir dos 3 anos, a criança deve ser estimulada a tomar banho e a se trocar sozinha, porém ainda é necessário que seja sob a supervisão de um adulto. O uso de roupas limpas e confortáveis deve ser de acordo com a temperatura do dia.

Os profissionais de Saúde devem proporcionar encontros com os pais e outros responsáveis pela criança para orientar, de modo geral, sobre os cuidados de higiene geral, alimentar e bucal.

Sono

É necessário estabelecer uma rotina para um sono tranquilo o mais precocemente possível, sendo prudente que, ao anoitecer, a família diminua progressivamente o barulho e a luminosidade. Essas medidas são relativamente simples, entretanto, são fundamentais para manter um ambiente mais sereno e isso proporciona à criança o desenvolvimento de hábitos saudáveis de sono.

Além disso, existem outras medidas, como o banho no comecinho da noite e a diminuição de estímulos provenientes da televisão e do computador, que podem melhorar a qualidade do sono da criança. Sendo ainda de muito valia para uma noite tranquila de sono a criança ser orientada com firmeza, porém sem pressão, que existe a hora e o local adequado (sua cama) para dormir.

Recreação (brinquedo)

Brincar é importante e deve fazer parte da recreação da criança, pois possui papel fundamental relacionado com os aspectos do desenvolvimento cognitivo, social, afetivo e físico da criança. No entanto, as brincadeiras e a oferta de brinquedos devem ocorrer de acordo com a fase da criança; para tanto, é preciso que os pais e/ou responsáveis pela criança tenham conhecimento disso.

Alguns estudos da área da Psicologia esclarecem que os benefícios da brincadeira estão atrelados a uma noção desenvolvida pela criança acerca de sua futura vida adulta, bem como à adaptação dela ao seu presente ambiente. Assim, os estudiosos dessa área afirmam que há inúmeras razões para a criança brincar, sendo uma delas o próprio prazer que usufrui enquanto brinca e que a brincadeira deve estar presente na infância por favorecer e incrementar o desenvolvimento da criança seja por seus benefícios imediatos ou a longo prazo.

> **SAIBA MAIS**
>
> O uso do brinquedo na recreação no ambiente hospitalar deve ser estimulado pela equipe de Enfermagem. De acordo com a Resolução nº 295/2004 do Conselho Federal de Enfermagem, a técnica de Brinquedo Terapêutico é competência do enfermeiro, porém o Técnico de Enfermagem pode proporcionar momentos de brincadeira à criança como um cuidado de Enfermagem.
>
> Caso você queira ler mais a respeito do brincar e sua influência na hospitalização da criança, acesse o artigo "O brincar na assistência de enfermagem à criança – revisão integrativa": https://journal.sobep.org.br/wp-content/uploads/articles_xml/2238-202X-sobep-16-01-0036/2238-202X-sobep-16-01-0036.x19092.pdf.

Avaliação da criança

Sinais vitais

As técnicas para aferição dos sinais vitais (frequência respiratória, frequência cardíaca, pressão arterial e temperatura) em Pediatria são as mesmas utilizadas nos pacientes adultos, no entanto, compete ao profissional conhecer as diferenças nos parâmetros específicos para cada faixa etária.

Tabela 14.1 Padrão de referência para os sinais vitais de acordo com a idade da criança.

Idade	Frequência respiratória	Frequência cardíaca	Pressão arterial
Recém-nascido	35 a 60 rpm	140 a 180 bpm	70 × 50 mmHg
2 meses até 2 anos	20 a 35 rpm	120 a 150 bpm	85 × 65 mmHg
2 anos a 12 anos	18 a 26 rpm	100 a 120 bpm	90 × 60 mmHg
Acima de 12 anos	12 a 20 rpm	60 a 100 bpm	110 × 70 mmHg

Rpm/min: respirações por minuto; bpm/min: batimentos cardíacos por minuto.

A dor é considerada o quinto sinal vital e deve ser mensurada em todos os pacientes, conforme escalas apropriadas para cada idade e adotadas pela instituição.

> **SAIBA MAIS**
>
>
>
> Um artigo publicado por Guedes et al., em 2016, aborda o cuidado de Enfermagem e o manejo da dor em crianças hospitalizadas. Nesse artigo, as autoras descrevem algumas escalas utilizadas para avaliação da dor em criança de acordo com a faixa etária. O artigo também dá destaque para as principais dificuldades dos profissionais de Enfermagem na identificação, na mensuração, no registro e no manejo da dor e reforça a necessidade de capacitação e atualização sobre o assunto para que a prática se torne mais segura e eficaz.
>
> Caso queira ler o artigo na íntegra, acesse: https://journal.sobep.org.br/wp-content/uploads/articles_xml/2238-202X-sobep-16-02-0068/2238-202X-sobep-16-02-0068.x19092.pdf.

> **NA PRÁTICA**
>
> Em crianças de 1 mês até a adolescência, a normotermia caracterizada pela temperatura axilar é 35,1 a 37,0°C. Os valores aferidos na temperatura axilar que apresentam alteração são: abaixo de 35°C (hipotermia), entre 37,1 e 37,7°C (estado subfebril) e acima de 37,8°C (hipertermia).

Coleta de exames laboratoriais

Os exames deverão ser coletados, preferencialmente, por profissionais experientes e com habilidade em lidar com esse público.

Sangue

Os exames de sangue mais solicitados em Pediatria são: hemograma completo em tubo anticoagulante, bioquímica em geral (eletrólitos) em tubo sem anticoagulante e coagulograma em tubo com citrato de sódio.

Devem-se utilizar dispositivos de tamanho adequado para a criança. O cateter agulhado com calibre apropriado (números 23, 25 e 27) é a opção ideal. A escolha da veia deverá ser em local de fácil acesso, permitindo a imobilização temporária da criança pelo profissional sob auxílio do familiar, com o propósito de oferecer segurança ao paciente pediátrico.

Urina

Para a coleta de urina, o procedimento será diferente para crianças em uso de fraldas e crianças com controle esfincteriano.

Compete destacar que, em situações específicas, o médico pediatra poderá prescrever a passagem de sonda vesical de alívio para que o enfermeiro (Resolução Cofen nº 450/2013) colete a amostra de urina.

> **NA PRÁTICA**
>
>
>
> - **Criança em uso de fralda:** retirar a fralda; realizar antissepsia em sítio perineal; inserir coletor descartável (selo aderente) em região de grandes lábios ou em região peniana; aguardar 30 minutos; caso não ocorra diurese para obtenção de amostra, retirar o coletor e repetir o procedimento
> - **Criança com controle esfincteriano:** estimular ingesta hídrica; quando o paciente pediátrico referir necessidade de urinar, orientar acompanhante a realizar higienização de períneo; disponibilizar coletor apropriado para a coleta e armazenamento da amostra.

Fezes

Para a realização de exame de fezes, a amostra pode ser coletada pelo profissional de Enfermagem em parceria com o acompanhante, caso o paciente utilize fraldas. É necessário que a amostra seja sólida ou semipastosa para ser coletada com a espátula e armazenada no frasco adequado. Para exames parasitológicos em crianças que usam fralda, a amostra pode ser coletada diretamente da fralda, porém, deve-se orientar a mãe a não aplicar pomadas ou talco. Para crianças que não usam fralda, pode-se utilizar um penico limpo e realizar a coleta da amostra. Para exames de coprocultura ou outros, o laboratório fornecerá orientações específicas.

Escarro

A coleta de escarro é o procedimento ideal para a investigação de tuberculose, porém costuma ser obtida em crianças maiores de 6 anos, que conseguem expectorar a secreção. Para obtenção da amostra, o profissional de Enfermagem terá o frasco adequado e contará com o auxílio do responsável, junto ao desenvolvimento cognitivo da criança que eliminará o escarro.

Em pacientes pediátricos menores de 5 anos, o lavado gástrico é o padrão-ouro para a coleta de escarro. Deve ser introduzida uma sonda gástrica para a aspiração da amostra, porém, esse procedimento é privativo do enfermeiro (Resolução Cofen nº 0453/2014).

Swab nasofaringe

A realização da coleta de *swab* é um dos exames para detecção de covid-19. O procedimento é considerado desconfortável para o público pediátrico, porém considerado efetivo no diagnóstico. O profissional introduzirá o cotonete com uma haste flexível pela narina, rente ao assoalho da nasofaringe, até que ocorra resistência. O cotonete deve atingir uma profundidade similar à distância das narinas até a o orifício de entrada da orelha. Esfregue suavemente e deslize o cotonete para absorver secreções. As amostras podem ser coletadas dos dois lados com o mesmo cotonete.

Swab orofaringe

Insira o cotonete na faringe posterior e na região das tonsilas e esfregue no local. Evite encostar o cotonete na língua, nos dentes e nas gengivas.

Administração de medicamentos e hemocomponentes

A Enfermagem Pediátrica tem papel fundamental na terapia medicamentosa, pois é responsável pelo preparo e pela administração dos medicamentos prescritos pela equipe médica, tendo como meta a realização de uma assistência segura e de qualidade.

O conhecimento da natureza das drogas e da existência de risco em sua administração é o que subsidia o profissional da Enfermagem a executar as prescrições terapêuticas com segurança. Essa competência está intimamente relacionada às atualizações teóricas contínuas da prática profissional de todos envolvidos nesse processo.

É dever do profissional de Enfermagem agir com base em princípios éticos para assegurar os interesses, os direitos e a segurança dos pacientes. Na situação de administração de medicamentos, a imperícia ocorre quando o profissional, por desconhecimento ou inabilidade técnica, prepara e administra o medicamento ou o realiza de forma indevida, provocando danos à criança; quando há imprudência do enfermeiro, que delega um procedimento privativo para outros membros da equipe de Enfermagem; ou quando há negligência do profissional que, ao administrar a medicação, o realiza na criança errada.

A atenção da Enfermagem na fase de administração do medicamento deve estar atrelada à realização dos "11 certos" da medicação descritos pelo Coren: paciente certo, medicamento certo, dose certa, via certa, hora certa, tempo certo, validade certa, compatibilidade medicamentosa, orientação ao paciente, direito a recusar o medicamento e registro certo.

No cenário da Enfermagem Pediátrica existe um aspecto que potencializa os fatores de risco de eventos adversos, que é a ausência de formulações específicas, com doses compatíveis para RN e crianças, por conta de a maioria dos fármacos comercializados terem sido desenvolvidos e testados em adultos jovens, o que desencadeia a necessidade de os profissionais de Enfermagem terem que realizar manipulação dos fármacos, como a trituração de comprimidos ou diluições de altas concentrações.

Para entender algumas especificidades relacionadas à administração de medicamentos e hemocomponentes, leia o Capítulo 8, *Farmacologia Aplicada à Enfermagem*, e o Capítulo 9, *Hemoterapia Aplicada à Enfermagem*.

Nutrição enteral

A terapia nutricional enteral tem o objetivo de garantir a manutenção ou recuperação do estado nutricional da criança nos casos em que ela necessita receber a dieta líquida, por sondas ou ostomias digestivas, e que, mesmo tendo o trato digestório funcionando, não consegue, não pode ou não deve se alimentar por via oral.

De acordo com a Resolução Cofen nº 0453/2014, a terapia nutricional enteral é considerada uma prática de alta complexidade, por isso, não pode ser executada por Auxiliares de Enfermagem. Nos casos de pacientes em terapia nutricional enteral, esses profissionais poderão apenas prestar cuidados de higiene e conforto.

Ainda de acordo com essa resolução, cabe ao Técnico de Enfermagem, sob supervisão, orientação e delegação do enfermeiro:

- Orientar e solucionar dúvidas simples de familiares quanto à terapia
- Armazenar corretamente o frasco de nutrição
- Prestar cuidados específicos com a sonda ou ostomia
- Administrar a nutrição com segurança e de acordo com protocolos institucionais
- Monitorar o paciente durante o procedimento
- Realizar anotações e comunicar enfermeiro ou médico em caso de alterações.

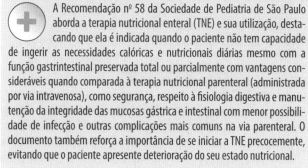

SAIBA MAIS

A Recomendação nº 58 da Sociedade de Pediatria de São Paulo aborda a terapia nutricional enteral (TNE) e sua utilização, destacando que ela é indicada quando o paciente não tem capacidade de ingerir as necessidades calóricas e nutricionais diárias mesmo com a função gastrintestinal preservada total ou parcialmente com vantagens consideráveis quando comparada à terapia nutricional parenteral (administrada por via intravenosa), como segurança, respeito à fisiologia digestiva e manutenção da integridade das mucosas gástrica e intestinal com menor possibilidade de infecção e outras complicações mais comuns na via parenteral. O documento também reforça a importância de se iniciar a TNE precocemente, evitando que o paciente apresente deterioração do seu estado nutricional.

Caso você queira ler o documento na íntegra, acesse: http://www.spsp.org.br/site/asp/recomendacoes/Rec_58_TerNutrEnteral.pdf.

Doenças prevalentes em Pediatria

Doenças respiratórias

As doenças respiratórias estão entre as mais prevalentes entre crianças e são a principal causa de morte entre crianças menores de 5 anos. Características anatômicas, fisiológicas e imunológicas fazem com que as crianças sejam mais suscetíveis às alterações respiratórias quando comparadas aos adultos. Por isso, os profissionais de Saúde devem estar sempre atentos às alterações no padrão respiratório da criança para que possam intervir precocemente e evitar que o problema se torne grave e leve a criança à morte.

A asma caracteriza-se por crises de broncospasmo, associadas a edema, hipersecreção e infiltração alveolar que favorecerão a hiper-reatividade nos brônquios. Pode ser classificada em leve, moderada e grave. É desencadeada por crises alérgicas, bronquiolite e pneumonias prévias, refluxo gástrico, prematuridade, histórico familiar e exposição a agentes químicos (fumaça de cigarro, pó, ácaro).

As manifestações clínicas presentes são: tosse seca e irritativa, sibilos e chiados, taquipneia (elevação da frequência respiratória), dispneia, dificuldade de chorar e/ou conversar, dor torácica e inapetência.

O padrão-ouro considerado como método diagnóstico é a radiografia de tórax.

O tratamento consiste em medicações inalatórias (beta-adrenérgicos), corticoides sistêmicos, oxigenoterapia, sulfato de magnésio, suporte ventilatório não invasivo e, nos casos mais graves, intubação endotraqueal associada à ventilação mecânica.

IMPORTANTE

 Bronquiolite é uma patologia respiratória ocasionada pelo vírus sincicial respiratório (VSR) em lactentes menores de 2 anos. Por isso, deve ser a primeira hipótese a ser considerada antes de diagnosticar o paciente pediátrico com crise de asma.

Pneumonia caracteriza-se como um processo inflamatório, de etiologia infecciosa, que acomete o parênquima pulmonar. É uma patologia comum na faixa etária pediátrica, com predominância entre pré-escolares e escolares.

As pneumonias podem ser de etiologia bacteriana, viral e atípica.

Dentre as principais manifestações clínicas, temos: febre elevada, taquipneia (FR maior que 60 rpm em menores de 2 meses e FR maior que 40 rpm em maiores de 12 meses), batimento de asa de nariz, tiragem intercostal, retração de fúrcula, prostração, dificuldade para mamar, inapetência, cianose de extremidades e saturação de oxigênio menor que 90%.

O diagnóstico principal ocorre pela radiografia de tórax (PA e perfil), tomografia computadorizada de tórax para evidenciar um derrame pleural, seguidas de hemograma completo, hemoculturas, coleta de aspirado pulmonar, entre outros recursos.

O tratamento baseia-se em hidratação intravenosa, suplementação de oxigênio, administração de broncodilatadores, corticosteroides e antibioticoterapia específica.

A covid-19 é definida como uma infecção aguda das vias respiratórias potencialmente grave ocasionada pelo coronavírus SARS-CoV-2. Vale destacar a pandemia de covid-19 na população pediátrica. Os sintomas clínicos das crianças com covid-19 são similares aos dos adultos, porém podem ocorrer de forma mais branda nesse perfil de pacientes e agravar-se de acordo com a faixa etária e na presença de comorbidades (diabetes melito, doenças autoimunes, genéticas, oncológicas, pulmonares, coagulopatias, anemia falciforme, imunossupressão, entre outras).

Os sintomas mais comuns apresentados em crianças com covid-19 incluem tosse produtiva, febre, diminuição da saturação de oxigênio, além de manifestações gastrintestinais. Porém, torna-se um desafio devido à inespecificidade das manifestações clínicas apresentadas pelas crianças a identificação de SARS-Cov-2.

A Síndrome Inflamatória Multissistêmica Pediátrica (SIM-P) é uma complicação associada à covid-19, que apresenta como sinais: febre, êmese, fezes líquidas, dor abdominal intensa, lesões hiperemiadas na pele. Os pacientes pediátricos podem evoluir com hipotensão e choque em razão da disfunção cardíaca evidenciada por alteração nos exames laboratoriais.

O diagnóstico ocorre realizando-se o RT-PCR, teste de detecção considerado padrão-ouro para diagnóstico de covid-19, por meio de coleta de secreções da nasofaringe e orofaringe. O ideal é que seja realizado entre 3 e 5 dias após as manifestações clínicas apresentadas pelo paciente.

Exames de imagem, como tomografia de tórax, devem ser realizados de maneira mais cautelosa na população pediátrica, uma vez que expõem a criança a quantidade elevada de radiação, além de ser necessária, na maioria das vezes, a utilização de sedação para que o paciente colabore para a realização do exame.

O tratamento consiste em amenizar as manifestações clínicas apresentadas pela criança, bem como prevenir a ocorrência de complicações, inclusive o óbito.

Doenças neurológicas

As doenças neurológicas ocorrem com frequência na população pediátrica e apresentam causas diversas e prognósticos diferentes. Dessa forma, torna-se necessária, por parte dos profissionais de Saúde, a rápida identificação dos sinais e sintomas manifestados pelo paciente pediátrico, bem como o tratamento imediato, uma vez que tais doenças estão relacionadas a patologias graves e que precisam ser abordadas em situações de emergência.

A epilepsia caracteriza-se pela presença de disfunção elétrica cerebral, com episódios recorrentes de crise convulsiva, sem causa detectável. Epilepsias são classificadas em idiopáticas e sintomáticas.

As epilepsias idiopáticas não apresentam causa aparente, como um pico febril, que poderá contribuir para a ocorrência do evento. Já as epilepsias sintomáticas podem ser desencadeadas por malformação do sistema nervoso central, sequelas de lesões cerebrais, meningites, tumores cerebrais e traumatismos cranioencefálicos.

As principais manifestações clínicas são: tremores generalizados, hipertonia ou espasticidade, desvio do olhar, rebaixamento do nível de consciência, sialorreia excessiva, cianose central ou de extremidades, palidez, mordedura de língua e liberação esfincteriana.

O diagnóstico ocorre por meio de exames laboratoriais, eletroencefalograma, exames de imagem (tomografia computadorizada e ressonância magnética de crânio) e coleta de líquido cefalorraquidiano (liquor).

A administração de anticonvulsivantes, antitérmicos, preservação de vias respiratórias (oferta de oxigênio, aspiração de secreções e, quando necessário, intubação orotraqueal pela equipe médica) e observação neurológica após crise convulsiva encontram-se entre as principais formas de tratamento.

Compete ressaltar que, em situações de emergência, na ausência ou dificuldade de rede venosa apresentada pelo paciente, o anticonvulsivante de escolha a ser administrado pela VR é o diazepam, por conta do mecanismo de ação do fármaco pela via mencionada.

IMPORTANTE

Em pacientes pediátricos a crise convulsiva não é tão perceptível quanto na população adulta, ou seja, nem sempre os familiares relatam alterações súbitas da atividade motora, como rigidez e hipertonia de tronco e extremidades. Geralmente, a apneia (ausência de movimentos respiratórios) e o desvio de olhar são as únicas manifestações apresentadas pela criança.

A hidrocefalia caracteriza-se pelo acúmulo de líquido cefalorraquidiano (LCR) nos ventrículos cerebrais. Pode ser causada por fatores genéticos, malformação cerebral, cistos, processos infecciosos, traumas, hemorragia perinatal e tumores congênitos.

Entre as manifestações clínicas mais evidentes, temos: elevação do perímetro cefálico, olhar característico (olhar do "sol poente"), veias do couro cabeludo proeminentes e dilatadas, déficit intelectual, crises convulsivas, apatia e irritabilidade.

O diagnóstico fundamenta-se por meio da realização de exames de imagem (tomografia computadorizada e ressonância magnética de crânio), ultrassonografia de fontanelas, bem como mensuração do perímetro cefálico.

Na maioria dos casos, o tratamento ocorre por meio de procedimento cirúrgico para inserção de derivação ventricular peritoneal (DVP), que executará um sistema de drenagem do líquido cefalorraquidiano na cavidade abdominal. Em suspeita de processos infecciosos, o neurocirurgião pode optar por exteriorizar esse dispositivo e a criança apresentará a derivação ventricular externa (DVE).

Entre os principais cuidados de Enfermagem realizados ao paciente pediátrico com DVE, deve-se manter a derivação na altura do meato acústico externo, medida estabelecida pelo neurocirurgião, e evitar que o cateter de DVE seja deslocado acidentalmente. O posicionamento correto evita que o liquor seja drenado excessivamente e ocasione desidratação e repercussões hemodinâmicas na criança, bem como uma falha na drenagem do conteúdo possa implicar alterações no nível de consciência do paciente pediátrico.

O débito armazenado na bolsa coletora necessita ser desprezado pelo profissional, além de ele registrar suas características com relação ao volume e aspecto do líquido cefalorraquidiano drenado.

IMPORTANTE

Pode o profissional de Enfermagem atentar-se para as manifestações clínicas apresentadas pelo paciente pediátrico, diante de provável obstrução da derivação ventricular peritoneal: sonolência, rebaixamento do nível de consciência, hipoatividade, presença de êmese e aumento do diâmetro cefálico.

Doenças gastrintestinais

As doenças gastrintestinais são muito comuns na infância e podem acometer todas as porções do trato digestivo e, assim, interferir no mecanismo de processamento e absorção dos nutrientes e, consequentemente, levar ao comprometimento do crescimento e desenvolvimento da população pediátrica.

Diarreia caracteriza-se pela alteração do aspecto consistente das fezes para um aspecto líquido, o que favorecerá a perda de água e eletrólitos que, em grande quantidade, poderá desencadear um quadro de desidratação e desnutrição. Todos os pacientes pediátricos com diarreia persistente são classificados quanto ao estado de desidratação.

Os quadros de diarreia e desidratação podem ser causados por agentes infecciosos, intolerância alimentar, efeitos colaterais de medicações, fatores emocionais, entre outros.

Entre as principais manifestações clínicas apresentadas pela população pediátrica, podemos encontrar letargia, irritabilidade, olhar fundo, turgor da pele diminuído, sede intensa, fontanelas afundadas, mucosas desidratadas, ausência de lágrimas, diminuição do débito urinário e dores abdominais.

A obtenção de informações sobre o início do quadro de diarreia atreladas à realização de exames específicos, como coprocultura e protoparasitológico nas fezes, favorecerá um diagnóstico eficaz.

O tratamento consiste na reposição volêmica por meio de hidratação intravenosa, terapia de reidratação oral, soro caseiro e utilização de antibióticos nos quadros infecciosos.

O refluxo gastresofágico caracteriza-se pela regurgitação do conteúdo gástrico à porção inferior do esôfago. A maioria das crianças maiores de 1 ano apresenta resolução espontânea dos episódios de refluxo.

Pode ser de etiologia fisiológica e ocorrer no período pós-prandial (após as mamadas). As características do esfíncter esofágico e a pressão intra-abdominal ocasionam a patologia no público pediátrico.

As principais manifestações clínicas apresentadas pelas crianças são: dificuldade em ganhar peso, déficit no crescimento, vômitos frequentes, salivação excessiva, engasgos, tosse, irritabilidade e perda de fôlego.

A observação clínica do paciente pediátrico, atrelada às informações fornecidas pelos familiares, contribui para a precisão do diagnóstico. O estudo radiológico contrastado no esôfago-estômago-duodeno, apesar de possuir pouca sensibilidade, pode ser indicado junto à endoscopia digestiva alta, seguidos de impedanciometria intraluminal.

O tratamento fundamenta-se no posicionamento semissentado da criança, por meio da elevação da cabeceira em 30° a 45°, constantemente, inclusive durante o período de amamentação. A administração de antiácidos, antieméticos e procinéticos, além de conduta cirúrgica nos casos com indicação, complementa a terapêutica.

Doenças renais

As doenças renais na infância são diferentes daquelas que acometem a população adulta. Elas podem ser desencadeadas por malformações congênitas e doenças hereditárias que, ao longo da vida, poderão desenvolver hipertensão arterial e doença renal crônica. Desse modo, compete aos profissionais de Saúde detectarem precocemente as manifestações clínicas apresentadas pelo público infantil para submetê-lo à prevenção de possíveis complicações e ao tratamento efetivo.

A glomerulonefrite difusa aguda caracteriza-se por um processo inflamatório nos glomérulos, ou seja, nas unidades funcionais dos rins. Apresenta incidência maior nos pacientes pediátricos de gênero masculino.

É ocasionada pelos estreptococos beta-hemolíticos do grupo A, presentes nas infecções de garganta (faringites) e em infecções de pele (impetigo).

As manifestações clínicas incluem: edema de face, ganho de peso, redução do débito urinário, com coloração turva e presença de grumos, hematúria (sangue na urina), elevação da pressão arterial, letargia, dor e distensão abdominal.

O diagnóstico diferencial consiste na realização de exames de urina, exames de sangue, ultrassom de rins e vias urinárias, tomografia computadorizada e, em alguns casos, biópsia renal.

O tratamento baseia-se em melhorar a função renal e minimizar eventuais danos, por meio de antibioticoterapia, diuréticos e corticosteroides.

A síndrome nefrótica caracteriza-se por um distúrbio renal, no qual ocorre perda excessiva de proteínas na urina e que, por sua vez, ocasiona acúmulo de líquidos generalizados no organismo.

Pode ser ocasionada por doenças autoimunes, como o lúpus, e infectocontagiosas, como as hepatites e malária. Essas patologias são capazes de lesionar os rins.

As manifestações clínicas apresentadas pelo público infantil são: proteinúria (perda de proteínas na urina), edema bipalpebral, anasarca (edema generalizado), oligúria, irritabilidade, anorexia, dor abdominal, palidez e infecções de pele.

A realização de exames laboratoriais (sangue e urina), proteinúria de 24 horas, ultrassom e biópsia renal são os métodos que favorecerão o diagnóstico.

O tratamento consiste em terapêutica medicamentosa com administração de albumina, diuréticos, anti-hipertensivos, corticosteroides, antibioticoterapia, dieta adequada e suporte psicológico.

SAIBA MAIS

Pulsoterapia é um tratamento com altas doses de corticoides (metilprednisolona) administradas por via intravenosa em um curto espaço de tempo (4 horas), por 3 ou 5 dias. Compete ao profissional de Enfermagem registrar os sinais vitais e atentar-se às alterações de pressão arterial durante a administração do medicamento.

Acidentes da infância

Os acidentes da infância acontecem, em sua maioria, em ambientes domiciliares, escolares, parques e creches. Uma das observações mais importantes em uma situação de acidente ou evento de saúde é distinguir quando há uma situação de urgência e quando se trata de uma situação de emergência.

Urgência. Situação em que a criança necessita de atendimento médico nas próximas horas, não havendo risco iminente de morte imediata. Por exemplo, pequenas queimaduras e pequenas quedas/traumas sem perda de consciência.

Emergência. Quando a criança necessita de atendimento médico imediato, pois está correndo risco de vida. Por exemplo, afogamento com perda de consciência.

Queimaduras

Uma queimadura pode ser classificada em relação à profundidade em 1º, 2º ou 3º graus. Em relação à extensão da área queimada (tamanho da queimadura), em crianças, podemos considerar risco de morte quando 10% ou mais de área queimada não for devidamente tratada

Queimadura de 1º grau. Superficial, sem gravidade, que atinge apenas a camada epidérmica da pele. A superfície atingida fica avermelhada e dolorida e não há formação de bolhas. Normalmente, trata-se em casa.

Queimadura de 2º grau. Atinge as camadas derme e epiderme da pele. Há formação de bolhas e dor intensa. Dependendo da extensão da queimadura, são necessários grandes curativos, aplicação de pomadas no local e medicar a criança com analgésicos. Se não tratada de forma adequada, pode gerar grandes infecções.

Queimadura de 3º grau. Atinge camadas mais profundas da pele (derme, epiderme e tecido subcutâneo) a ponto de lesar terminações nervosas. Não há dor no local intensamente queimado, mas, sim, ao redor, onde houver áreas de queimaduras superficiais e, assim, a criança experimenta dor intensa relacionada ao tamanho e à profundidade da lesão. Seu tratamento é mais extenso e, muitas vezes, necessita de cirurgias para enxerto de pele.

Em todas as situações de queimaduras, o atendimento de emergência inicial acontece ainda na cena da ocorrência da queimadura. A prioridade é interromper o processo de queimadura, avaliar as proporções da lesão e a necessidade de encaminhar a criança ao serviço médico. No caso de pequenas queimaduras de 1º grau, deve ser realizada a higiene do local com água corrente.

Caso a queimadura seja decorrente de agentes químicos, as bolhas devem ser rompidas durante o atendimento adequado, a fim de controlar a absorção do agente causador.

Em queimaduras de 2º grau, a criança necessita de atendimento hospitalar para hidratação intravenosa, analgesia, curativos, atenção às infecções locais subsequentes, entre outros cuidados.

Nas queimaduras de 3º grau, e dependendo da área e extensão afetadas, muitas vezes o tratamento requer, primeiramente, a preservação da vida, que envolve possivelmente intubação orotraqueal e ventilação mecânica. Hidratação, controle hidroeletrolítico e monitoramento da criança são itens importantes no cuidado nas primeiras 24 horas após a queimadura. Sedação e analgesia são comumente utilizadas para momentos de manipulação e curativos. Procedimentos de desbridamento, cirurgias para colocação de enxertos e cirurgias plásticas reparadoras fazem parte do longo tratamento de uma queimadura de 3º grau.

Orientações importantes também são descritas a seguir em relação ao "que não fazer" em casos de queimaduras em ambientes domésticos:

- Não aplique nenhum produto ou receita caseira. Por exemplo, pasta de dente, café, chás caseiros, óleo, manteiga, clara de ovo, ervas etc.
- Não passe nenhuma pomada no local atingido, sem prescrição médica
- Nunca estoure as bolhas provocadas pela queimadura
- Nunca "esvazie" as bolhas com agulhas, facas quentes ou qualquer outro objeto perfurante. Isso é contraindicado e pode causar infecção na região
- Não remova roupas aderidas à pele queimada. Ao retirá-las, a pele é arrancada com a roupa
- Não aplique materiais que grudem no ferimento, como algodão, gaze seca etc.
- Retire acessórios, como pulseiras e anéis, pois o inchaço após uma queimadura pode deixar esses objetos presos.

Quedas, pequenos traumas e lesões corte-contuso

Uma queda de altura razoável ou um acidente que leve à lesão corte-contuso pode trazer sintomas imediatos ou horas após.

Uma lesão por corte-contusão que apresente sangramento nem sempre é mais grave do que uma que não sangre. O mais preocupante em situações de corte são a profundidade do corte, o local ferido e a intensidade do sangramento. Sintomas visíveis como cefalo-hematomas, escoriações e hematomas são comuns e podem ser observados e tratados sem grandes complicações para a saúde da criança.

A maioria das pequenas quedas em crianças é passível de observação em casa. Mas no caso de um trauma cefálico, com ou sem o aparecimento imediato de um cefalo-hematoma, é importante a observação dos seguintes sintomas após a queda: náuseas, vômitos, prostração, cianose, confusão mental (para crianças maiores) e crise convulsiva.

Já em caso de cortes, o importante é verificar a profundidade e não somente a extensão. Pequenos sangramentos, nos quais o corte é superficial e cessa o sangramento rápido, ou escoriações que sangram, não necessitam de hospitalização. Já cortes que podem ser pequenos, mas profundos, necessitam ser avaliados por um médico para possível sutura e outras condutas.

Obstrução de vias aéreas por corpos estranhos (OVACE)

É o termo utilizado para a situação de engasgo no momento da ingestão de corpos estranhos (brinquedos, objetos, alimentos), comum em lactentes e crianças.

Um engasgo caracteriza-se pela presença de alimento ou objetos na glote (estrutura anatômica presente na região da garganta por onde só passa ar). Normalmente, pequenos alimentos ou líquidos presentes na glote são eliminados espontaneamente pela tosse, que é imediata ao engasgo.

Quando o objeto ou alimento, ou seja, o "corpo estranho", é de tamanho ou textura que desfavorece a saída espontânea ou eliminação pela força da tosse, a obstrução pode acontecer levando o indivíduo a sintomas imediatos de asfixia, como apneia, cianose, tentativa fracassada de tossir e, na sequência, se não houver atendimento imediato, inconsciência, parada cardiorrespiratória e até a morte.

No momento em que uma criança engole um objeto, o risco de engasgo está associado ao tipo e tamanho do objeto engolido. Pilhas, moedas, baterias e brinquedos são os preferidos pelas crianças.

Objetos redondos, pequenos e lisos podem ser engolidos e se dirigir ao estômago, o que não caracteriza uma emergência, mas necessita de uma avaliação de alguns quesitos: tamanho, textura, entre outros, para que se defina se o objeto deve ser removido imediatamente (baterias e pilhas) ou se é possível deixá-lo "seguir o trajeto" e ser eliminado nas fezes. Essa decisão cabe à equipe médica.

Vale ressaltar que alguns desses objetos são introduzidos no nariz pelas crianças e podem parar no pulmão, onde acabam desenvolvendo um quadro grave de "pneumonia aspirativa".

Quando o cenário for de uma criança que engoliu algum objeto e imediatamente após engolir começa apresentar sinais de asfixia, é necessário a manobra de desengasgo imediatamente. Não há tempo de esperar por socorro!

A manobra de desengasgo, conhecida como "Manobra de Heimlich", é uma técnica de emergência/primeiros socorros para asfixia, que consiste na realização de uma série de compressões na parte superior do abdome, praticamente em cima do estômago, e deve ser realizada quando um indivíduo estiver engasgado com OVACE total, a fim de retirar um pedaço de alimento ou qualquer outro objeto da traqueia, facilitando a passagem de ar para os pulmões e evitando o sufocamento (Figura 14.4).

Ingestão indevida: produtos de limpeza, plantas e remédios

Muitas vezes, as crianças têm curiosidade de provar certas substâncias por conta do cheiro, da cor ou do aspecto. Produtos de limpeza coloridos e com odor agradável, remédios que lembram balas e doces, e plantas coloridas são os preferidos pelas crianças, que muitas vezes se aproveitam de um descuido do adulto para os ingerir.

No caso de não ter presenciado o evento, pode-se suspeitar de ingestão quando há sinais evidentes de que a criança tenha mastigado, engolido ou aspirado alguma substância, e, na sequência, dependendo do que foi ingerido, ela pode começar a ter sintomas como: salivação; suor excessivo; respiração alterada e inconsciência; hálito com odor do produto; sensação de ardência ou queimação na boca, na garganta ou no estômago; sonolência; confusão mental; náuseas; vômitos; diarreia; convulsões;

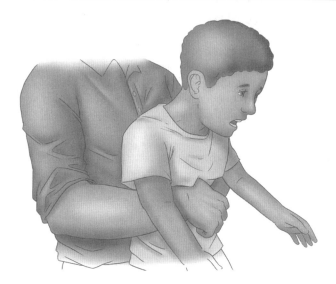

Figura 14.4 Manobra de Heimlich em criança.

queda de temperatura corporal; dores abdominais; náuseas e vômitos; graves intoxicações; parada cardiorrespiratória; e morte.

No momento da ingestão, são contraindicadas a provocação de vômitos e a oferta de qualquer líquido via oral. A criança deve ser encaminhada, imediatamente, a um serviço de Saúde com o produto ingerido e seu respectivo rótulo identificador para que os profissionais de Saúde identifiquem os componentes da substância e providenciem o antídoto ideal que possa neutralizar a ação da substância e também tratar os sintomas já apresentados pela criança.

Em casos de ingestão indevida de substâncias, as instituições de Saúde, em geral, têm auxílio/orientação de equipes especializadas, que ficam lotadas em grandes centros de pesquisa de Toxicologia e que fornecem protocolos específicos para cada situação.

> **IMPORTANTE**
> Caso necessite entrar em contato com o Centro de Toxicologia, acesse http://www.ceatox.org.br/ ou, em situações de urgência, ligue para 0800-0148110. Antes de ligar para o Ceatox, tenha em mãos as seguintes informações: idade e peso do paciente, como foi o contato com o produto, há quanto tempo foi a exposição, os sintomas que ele está apresentando, informações sobre o produto (tenha a embalagem em mãos) e um número de telefone para contato rápido.

Afogamento

O afogamento caracteriza-se pela presença de líquido dentro do pulmão, o que levará a uma asfixia. Consequentemente, após alguns minutos sem a possibilidade de respirar, haverá a falta de oxigênio no sangue, o que vai afetar todos os órgãos e tecidos. Se o tempo que a criança ficar sem respirar se prolongar, a próxima consequência do afogamento será a parada cardíaca.

Se a parada cardíaca não for atendida e revertida imediatamente, poderá levar à morte. Porém, mesmo se atendida e revertida (liberar os pulmões e fazer o indivíduo ser oxigenado de novo), poderá ainda deixar sequelas neurológicas irreversíveis.

A intensidade das sequelas é determinada pelo tempo em que a pessoa fica submersa, pela quantidade e pelo tipo de líquido que é aspirado para dentro do pulmão e pela resistência de cada indivíduo.

> **IMPORTANTE**
>
> (!) Vale ressaltar que o momento de um afogamento é silencioso e muito rápido. A duração do afogamento determina as consequências para a vida ou morte da criança. O período máximo de submersão, antes de ocorrer lesão irreversível, é incerto e varia de indivíduo para indivíduo, mas provavelmente fica entre 3 e 5 minutos.

É importante salientar que os perigos estão em ambientes familiares, como piscinas, baldes, tanques e banheiras – não apenas nas águas abertas, como mares, represas e rios. Para uma criança que está começando a andar, por exemplo, três dedos de água dentro de um balde já representam um grande risco. Isso porque a cabeça e os membros superiores somados são considerados representativos em relação ao peso total da criança pequena e, por isso, elas perdem facilmente o equilíbrio ao se inclinarem para frente e não conseguem "voltar para trás" em um evento de queda em balde com água.

Durante um banho em um lactente que já se senta sozinho, um pequeno intervalo para se virar para pegar uma toalha é suficiente para que uma criança fique submersa na banheira. Um afastamento de 2 minutos para atender ao telefone, por exemplo, pode ser o bastante para a criança perder a consciência. Em um afastamento de 4 minutos, a lesão cerebral pode ser permanente e irreversível, por isso, a prevenção de afogamento ainda é a melhor intervenção.

Medidas de prevenção de acidentes na infância

Para prevenir acidentes na infância, é preciso seguir algumas recomendações:

- Instale telas de proteção ou grades em janelas, mesmo em baixas alturas
- Portas e portões de proteção em lavanderias, escadas, garagens, piscinas, cozinhas, banheiros
- Cuidado com portões removíveis colocados em ponta de escadas
- Nunca deixe a criança sozinha em camas, trocadores, banheira, cozinha, parquinho etc.
- Não permita que a criança manuseie objetos perfurantes e cortantes
- Evite cozinhar com lactentes engatinhando ou correndo na cozinha
- Nunca deixe lactentes sozinhos em banheiras com suporte e superfícies altas
- Proteja quinas de mesas e superfícies pontiagudas
- Nunca substitua as embalagens originais dos produtos de limpeza

- Nunca coloque produtos de limpeza em garrafas de refrigerantes
- Não retire os rótulos das embalagens
- Armazene produtos perigosos longe do alcance das crianças
- Mantenha atenção enquanto utiliza os produtos no dia a dia
- Oriente as crianças conforme a idade permita
- Nunca retire comprimidos das embalagens originais
- Frascos de xarope devem ficar bem fechados e guardados longe do alcance das crianças
- Evite referir-se a remédios usando termos como "doce", "gostoso" na frente das crianças, pois desencadeia interesse em provar
- Medicamentos controlados devem ter atenção redobradas em relação às crianças.

Violência infantil

A violência infantil é uma das razões de mortalidade infantil por causas externas mais significativas no Brasil. Entre os cenários e as características que mais propiciam a violência contra uma criança estão condições sociais, fatores sociológicos, responsáveis com antecedentes violentos, familiares coniventes com o comportamento violento dos responsáveis, critérios religiosos, morais e educacionais.

Dentro desses cenários e características existem também as crianças mais vulneráveis aos diversos tipos de violência. São crianças que, na maioria das vezes, sofrem violência dentro da própria casa, por indivíduos que deveriam prover o cuidado. Negligência, maus-tratos, privação e omissão de socorro também são considerados tipos de violência contra crianças.

As crianças mais vulneráveis aos diversos tipos de violência infantil são os filhos de outros relacionamentos, crianças portadoras de doenças crônicas ou síndromes, adotadas ou sob a guarda por imposição, prematuras e crianças não planejadas.

Dentro das instituições de Saúde que atendem crianças, independentemente da característica da instituição, todos os profissionais devem estar atentos aos sinais de violência infantil de todos os aspectos (físico, sexual, psicológico e sob a forma de negligência), pois a qualquer momento podem-se detectar sinais e sintomas característicos de violência contra criança, não necessariamente declarados pelos responsáveis, como: comportamentos inadequados à situação (da criança e/ou do responsável); lesões não compatíveis com a idade ou desenvolvimento; lesões não compatíveis com os relatos dos responsáveis; maus-tratos/negligência em relação à higiene, nutrição e proteção; internações repetitivas por traumas "acidentais"; acidentes da infância que podem caracterizar negligência; atraso entre o "acidente" e a procura por atendimento médico; cicatrizes; tipos de lesão etc.

Denunciar e notificar a suspeita de violência contra a criança e adolescente é **obrigatório** por lei, pelo Estatuto da Criança e Adolescente e pelo Código Penal brasileiro.

Capítulo 14 • Enfermagem na Saúde do Recém-Nascido, Criança e Adolescente

> **SAIBA MAIS**
>
> Em 2010, o Ministério da Saúde publicou uma cartilha sobre o impacto da violência na saúde das crianças e dos adolescentes. Essa publicação relata que mais de 58% das mortes entre adolescentes de 15 e 19 anos foram causadas por violência e traz alguns dados coletados por meio do Sistema de Vigilância de Violências e Acidentes (VIVA), implantado em 27 municípios em 2006. No período de 1 ano (2006-2007) foram registrados 1.939 casos de violência com crianças de até 9 anos de idade, sendo que 44% delas foram violência sexual. Entre os adolescentes (10 a 19 anos), nesse mesmo período, foram registrados 2.370 casos de violência, sendo 1.335 (56%) de violência sexual.
>
> Caso você queira ler o documento na íntegra, acesse: http://bvsms.saude.gov.br/bvs/publicacoes/impacto_violencia_saude_criancas_adolescentes.pdf.

ENFERMAGEM NA SAÚDE DO ADOLESCENTE

Na adolescência, ocorre a transição da vida infantil para a vida adulta, e isso traduz um momento bastante peculiar e único na vida de cada pessoa. Não apenas pelas intensas transformações corporais, mas também pelas mudanças psicológicas e sociais vivenciadas. Esse período, no entanto, pode ser vivenciado de diferentes formas a depender da cultura, das condições físicas, psicológicas e familiares do adolescente, ou mesmo do momento histórico ao qual está inserido o adolescente.

O período da adolescência abrange as idades entre 10 e 19 anos, segundo a OMS. Atualmente, o Brasil conta com uma população aproximada de 208 milhões de pessoas; destes, 17,9% são adolescentes, o que representa aproximadamente 34 milhões de pessoas. Embora seja grande o número de adolescentes, percebe-se a carência de políticas públicas aplicadas na prática clínica que ofereçam resultados significativos, na prevenção de agravos e promoção de saúde do adolescente.

Crescimento e puberdade

Na adolescência, o crescimento ocorre no sentido das extremidades para o centro, e sua velocidade constitui um indicador importante de normalidade, o que ajuda o profissional de Saúde a esclarecer o diagnóstico de algum problema. Quanto à puberdade, podemos dizer que é o conjunto das transformações somáticas que marcam o final da infância e o surgimento dos caracteres sexuais secundários. Há mudanças hormonais que interferem diretamente no crescimento e na composição corporal. A maturação sexual, tanto em meninas como em meninos, segue os "estágios de Tanner".

> **SAIBA MAIS**
>
>
>
> Para conhecer os estágios de maturação sexual de Tanner, leia a publicação "Proteger e cuidar da saúde de adolescentes na Atenção Básica", páginas 223 e 231: http://bvsms.saude.gov.br/bvs/publicacoes/proteger_cuidar_adolescentes_atencao_basica.pdf.

Síndrome da adolescência normal

Nas muitas abordagens sobre adolescência, talvez a mais conhecida no nosso meio seja a síndrome da adolescência normal, postulada por Arminda Aberastury e Maurício Knobel. Essa síndrome se caracteriza por aspectos facilmente observáveis e bem práticos, como disposto a seguir.

Vinculação ao grupo. Há necessidade de o adolescente pertencer a um grupo (em geral, um grupo composto por adolescentes também), de ser aceito e poder conviver diretamente com esse grupo. E, também, uma grande valorização do grupo, com seus comportamentos e atitudes próprias.

Busca da identidade. O adolescente vai experimentando papéis e avalia a reação que provoca no seu meio. É um momento de experimentação e o adolescente vai aos poucos construindo sua identidade. Nesse processo de experimentação, é possível que ele se coloque em situações de risco, imaginando que é indestrutível, imune e que sabe todos os limites e consequências das suas ações, o que nem sempre é verdade.

Separação progressiva dos pais. Os adolescentes preferem estar com os amigos a ficar com a família. Faz parte do momento que estão vivendo, e os pais devem entender isso para não gerarem conflitos familiares desnecessários.

Desenvolvimento do pensamento abstrato. O adolescente pode construir experiências imaginárias, pois já possui o pensamento abstrato. Consegue pensar sobre a sociedade em que está inserido, avaliando-a criticamente, concordando ou não com o que percebe. Já consegue entender e pensar sobre princípios éticos, valores morais e sociais.

Crise religiosa. É o momento em que pode ir do misticismo ao materialismo, mesmo que de modo momentâneo. É comum haver certo conflito entre suas novas ideias e as ideias de cunho religioso, muitas vezes, bem como entre seus novos valores e o que foi ensinado a ele até então.

Tempo singular. Adolescentes podem apresentar certa inabilidade em esperar. Mostram preferência por alimentos prontos ou semiprontos, procrastinam coisas que acham chatas ou tediosas, e buscam resultados rápidos em tudo que fazem. Isso faz, por exemplo, abandonarem um tratamento porque não obtiveram o resultado esperado em um prazo curto. Vivem intimamente no tempo presente, têm dificuldades de planejamento do seu futuro.

Atitude reivindicatória social. O adolescente pode ter uma necessidade de criticar e avaliar tudo que o cerca, podendo desenvolver atitudes e ações do tipo combativas. Isso para ser reconhecido pelos seus grupos (família, amigos, sociedade); porém, mostra um genuíno desejo de mudar o mundo. É preciso entender esse movimento não como uma agressão e, sim, como algo que faz parte da sua jornada de adolescente. O confronto deve ser evitado, permitindo um espaço verdadeiro de diálogo e empatia.

Mudanças de humor. As mudanças de humor são comuns nessa fase. Os adolescentes podem se mostrar depressivos e, momentos depois, estar empolgados e eufóricos. A intensidade e a frequência dessas reações são bem variadas.

Contradições comportamentais. Os adolescentes podem estabelecer atitudes contraditórias com seu próprio comportamento. Isso porque apresentam certa inabilidade para lidar com suas tristezas e angústias. Às vezes, nem percebem sua variação de humor e suas mudanças de comportamento com tal variação.

Evolução sexual. Nos primeiros anos da adolescência, há certo autoerotismo e certa busca da identidade sexual. Um tempo depois surgem as necessidades de relacionamentos e, depois, a estabilidade desses relacionamentos (p. ex., namoros), aproximando-se do comportamento do jovem adulto.

Muitas vezes, é desafiador distinguir o limite entre a síndrome da adolescência normal e um quadro psiquiátrico, mas é preciso tentar entender que o melhor caminho é sempre escutar o adolescente. A escuta ativa e afetuosa ajuda a não identificar tudo como problema.

Aspectos éticos no atendimento do adolescente

O atendimento ao adolescente estabelece confiança e deve estar pautado no reconhecimento do adolescente como sujeito de direitos e na sua atenção à saúde como prioridade para os profissionais de Saúde. O melhor a fazer é estimular e privilegiar sempre o diálogo entre a família e o adolescente.

Ações na promoção da saúde do adolescente

- Sensibilizar o adolescente para seu autocuidado
- Entender se há algum comportamento de risco pelo adolescente
- Promover a vacinação de acordo com o calendário vacinal vigente
- Promover o incentivo à saúde bucal e alimentação saudável
- Incentivar a cultura de paz e a prevenção da violência
- Tentar prevenir o uso e abuso de medicamentos e drogas

Sexualidade na adolescência

É importante falar com o adolescente sobre sua sexualidade. É preciso manter o diálogo verdadeiro para evitar que ele tenha somente as informações da mídia, que está facilmente disponível, e possa transformar o sexo em algo banal e desconectado do afeto, mantendo uma ideia distorcida da sexualidade nessa fase da vida.

Gravidez na adolescência

Vários são os aspectos que corroboram a vulnerabilidade da adolescente diante da gravidez, como a vida sexual cada dia mais precoce, o pensamento mágico (exposição a riscos, sem acreditar que algum dano pode ocorrer), questões sobre gênero, entre outras questões. Ao profissional de Saúde cabe tornar os adolescentes menos suscetíveis aos apelos da sociedade, tentado fornecer a eles condições de fazerem melhores escolhas na sua vida, ajudando-os a fazer um planejamento de vida e um melhor cuidado à sua saúde.

Uso e abuso de drogas e medicamentos

Hoje, estamos vivendo um aumento no uso e abuso de medicamentos e drogas. Muitas vezes, essa situação está relacionada com a necessidade do adolescente em resolver seus problemas rapidamente e com pouco ou nenhum esforço. As ações de prevenção devem ser realizadas envolvendo a família, o adolescente e a comunidade em geral. É preciso promover a capacitação permanente dos profissionais de Saúde e da Educação para o melhor atendimento ao adolescente, tanto de forma individual quanto em grupo.

Estatuto da Criança e do Adolescente

O Estatuto da Criança e do Adolescente (ECA – Lei nº 8.069, de 13 de julho de 1990) regulamenta o art. 227 da Constituição Federal de 1988, e trouxe várias conquistas importantes na efetivação da criança e do adolescente como sujeito de direitos. Por exemplo, o acesso à educação formal em escolas, o combate ao trabalho infantil, o alojamento conjunto nas maternidades, o combate à exploração de menores, entre outras. Contudo, precisamos avançar ainda mais na luta pela real efetivação de todos os direitos das crianças e dos adolescentes no nosso país.

Violência contra o adolescente

A violência contra crianças e adolescentes pode ocorrer de várias formas: agressão física, violência sexual, violência psicológica, violência no lar, entre outras. As adolescentes do sexo feminino são as principais vítimas da violência no ambiente doméstico, como nos casos de incesto, estupro e agressões físicas e verbais. São formas de violência que raramente evoluem para óbito, porém causam grandes danos à saúde física e mental das vítimas.

Quanto aos adolescentes do sexo masculino, os fatores externos, incluindo a violência, são a maior causa de mortalidade nesta população.

> **PARA REFLETIR**
>
> Os profissionais da Saúde devem realizar uma escuta ativa em um primeiro momento, ouvir e acreditar nos relatos com seriedade, sem minimizar o problema ou fazer julgamentos. Devem estar atentos a situações e explicações que não justifiquem claramente um ferimento ou outro tipo de sinal. E, também, as situações como fuga do lar, ideação suicida, prática de delitos, gravidez indesejada, vida sexual precoce ou com vários parceiros, uso e abuso de bebida alcoólica e outras drogas e medicamentos, violência na família e sinais de transtornos como ansiedade ou depressão.

O profissional deve fazer o preenchimento da Ficha de Notificação/Investigação Individual de Violência Doméstica, Sexual e/ou Outras Violências e encaminhá-la para a

Secretaria Municipal de Saúde. Também se deve fornecer um relato do caso para o Conselho Tutelar. Outra ação importante é conhecer e estar articulado com setores e órgãos de proteção e garantia dos direitos do adolescente. São exemplos: Conselho Tutelar, Delegacia da Infância e Juventude, Defensoria Pública, Centros de Referência Especializados de Assistência Social (CREAS), além de instituições que prestam assistência às vítimas de violência na localidade. São muito produtivas as parcerias com escolas, igrejas, associações comunitárias, e todos os equipamentos sociais comprometidos com a cultura de paz.

> **DICA DE MESTRE**
>
> É importante que o profissional da Saúde conheça a legislação na área de Saúde da criança, como o Estatuto da Criança e Adolescente (ECA). Acesse: http://www.planalto.gov.br/ccivil_03/LEIS/L8069.htm e tome nota dos pontos mais importantes do Estatuto. Lembre-se de que esse assunto é frequentemente exigido em provas e concursos públicos. Por isso, recomendamos que você tenha suas anotações em local visível para se lembrar.

RESUMO

Neste capítulo, foram abordados os principais tópicos da Assistência de Enfermagem ao RN, à criança e ao adolescente, destacando as peculiaridades de cada fase de desenvolvimento quanto aos aspectos biopsicossociais. Importante ressaltar que a filosofia que embasa essa assistência é o Cuidado Centrado no Paciente e na Família, com seus pressupostos de atendimento integral à criança e à família. Outro referencial teórico utilizado foi a Sistematização da Assistência de Enfermagem, que norteia a organização dos serviços de enfermagem pediátricos e neonatais e direciona o planejamento de uma Assistência de Enfermagem segura e qualificada.

A atuação do Técnico de Enfermagem e sua importância como membro da equipe de saúde na garantia da assistência segura e de qualidade à criança também recebeu destaque ao longo de todo o capítulo.

BIBLIOGRAFIA

Aiken LH, Sermeus W, Heede KV, Sloane DM, Busse R, McKee M et al. Patient safety, satisfaction, and quality of hospital care: cross sectional surveys of nurses and patients in 12 countries in Europe and the United States. BMJ, 2012;344. Disponível em: https://www.bmj.com/content/344/bmj.e1717. Acesso em: 02 mar. 2019.

American Academy of Pediatrics (AAP). COVID-19 testing guidance; 2019. Disponível em: https://services.aap.org/en/pages/2019-novel-coronavirus-covid-19-infections/clinical-guidance/covid-19-testing-guidance/. Acesso em: 08 jul. 2022.

Arrué AM, Neves ET, Buboltz FL, Jantsch LB, Zanon BP. Demanda de um pronto-socorro pediátrico: caracterização dos atendimentos de enfermagem. Rev Enferm UFPE On Line, 2013;7(4):1090-7. Disponível em: https://periodicos.ufpe.br/revistas/revistaenfermagem/article/viewFile/11584/13606. . Acesso em: 06 jul. 2023.

Brasil. Câmera dos Deputados. Estatuto da Criança e do Adolescente – Lei nº 8.069, de 13 de julho de 1990. Diário Oficial da União, 16 jul. 1990. Brasília, DF; 1990.

Brasil. Ministério da Saúde. Agência Nacional de Vigilância Sanitária (Anvisa). Resolução da Diretoria Colegiada – RDC nº 50; 2002. Disponível em: http://portal.anvisa.gov.br/documents/33880/2568070/res0050_21_02_2002.pdf/ca7535b3-818b-4e9d-9074-37c830 fd9284. Acesso em: 02 mar. 2019.

Brasil. Ministério da Saúde. Organização Pan-Americana da Saúde. Manual AIDPI Neonatal Série A. Normas e Manuais Técnicos. 5ª ed. Brasília: Ministério da Saúde; 2014. Disponível em: https://bvsms.saude.gov.br/bvs/publicacoes/manual_AIDPI_neonatal_5ed.pdf. Acesso em: 12 jun. 2023.

Brasil. Ministério da Saúde. Orientações para a coleta e análise de dados antropométricos em serviços de saúde: Norma Técnica do Sistema de Vigilância Alimentar e Nutricional – Sisvan. Brasília: Ministério da Saúde; 2011. 76 p. (Série G. Estatística e Informação em Saúde)

Brasil. Ministério da Saúde. Secretaria de Atenção à Saúde. Departamento de Atenção Básica. Saúde da criança: crescimento e desenvolvimento. Brasília: Ministério da Saúde; 2012. 272 p.

Brasil. Ministério da Saúde. Secretaria de Atenção à Saúde. Departamento de Ações Programáticas e Estratégicas. Proteger e cuidar da saúde de adolescentes na Atenção Básica. Brasília: Ministério da Saúde; 2017. 234 p.

Brasil. Ministério da Saúde. Secretaria de Atenção à Saúde. Departamento de Ações Programáticas Estratégicas. Linha de cuidado para a atenção integral à saúde de crianças, adolescentes e suas famílias em situação de violências: orientação para gestores e profissionais de Saúde. Brasília: Ministério da Saúde; 2010.

Brasil. Ministério da Saúde. Secretaria de Atenção à Saúde. Departamento de Ações Programáticas Estratégicas. Orientações básicas de atenção integral à saúde de adolescentes nas escolas e unidades básicas de saúde. 1. ed., 1. reimpr. Brasília: Ministério da Saúde; 2013.

Brasil. Ministério da Saúde. Secretaria de Atenção em Saúde. Departamento de Ações Programáticas Estratégicas. Diretrizes nacionais para a atenção integral à saúde de adolescentes e jovens na promoção, proteção e recuperação da saúde. Brasília: Ministério da Saúde; 2010.

Brasil. Ministério da Saúde. Secretaria de Vigilância em Saúde. Anomalias congênitas no Brasil – 2010 a 2019: análise de um grupo prioritário para a vigilância ao nascimento. Boletim Epidemiológico. Brasília, 2021;52(6):1-13. Disponível em: https://www.gov.br/saude/pt-br/centrais-de-conteudo/publicacoes/boletins/boletins-epidemiologicos/edicoes/2021/boletim_epidemiologico_svs_6_anomalias.pdf. Acesso em: 12 jun. 2023.

Conselho Federal de Enfermagem (Cofen). Resolução nº 450, de 11 de dezembro de 2013. Normatiza o procedimento de sondagem vesical no âmbito do sistema Cofen. Disponível em: http://www.cofen.gov.br/resolucao-cofen-no-04502013-4_23266.html. Acesso em: 02 fev. 2020.

Conselho Regional de Enfermagem de São Paulo (Coren-SP). Uso seguro de medicamentos: guia para preparo, administração e monitoramento. São Paulo: Coren-SP; 2017. 124 p. ISBN 978-85-68720-04 a 2.

Deville JG, Song E, Ouellette CP. COVID-19: clinical manifestations and diagnosis in children; 2021. Disponível em: https://www.uptodate.com/contents/covid-19-clinical-manifestations-and-diagnosis-in-children/print. Acesso em: 07 jul. 2022.

Hansen J, Macarini SM, Martins GDF, Wanderlind FH, Vieira ML. O brincar e suas implicações para o desenvolvimento infantil a partir da Psicologia Evolucionista. Rev. Bras. Crescimento Desenvolv. Hum., 2007;17(2):133-143.

Hirschheimer MR, Carvalho WB de, Matsumoto T. Terapia intensiva pediátrica e neonatal. 4. ed. São Paulo: Atheneu; 2017.

Hockenberry MJ, Wilson D. Wong: fundamentos de Enfermagem Pediátrica. 10. ed. Rio de Janeiro: Elsevier; 2018.

Maia Filho HS. Abordagem das crises epilépticas na emergência pediátrica. Rev Ped SOPERJ, 2012;13(2):29-34.

Oliveira RG. Blackbook Pediatria. 5. ed. Belo Horizonte: Blackbook; 2018.

Perterlini MAS, Chaud MN, Pedreira MLG. Órfãos de terapia medicamentosa: a administração de medicamentos por via intravenosa em crianças hospitalizadas. Ver. Latino-Am. Enfermagem, 2003; 11(1):88-95.

Ribeiro JP, Gomes GC, Thofehrn MB, Porto AR, Rodrigues LPV. Ambiente de pediatria: aspectos que auxiliam no processo de Trabalho e na produção de saúde. Rev Enferm UFPE On Line, 2017;11(12):5275-81.

Saito MI, Silva LEV, Leal MM. Adolescência: prevenção e risco. 3. ed. São Paulo: Atheneu; 2014.

Santos ASCM, Queiroz JTS, Souza MSP, Coelho ACR. Dificuldades no aleitamento materno em criança com fissura de lábio e/ou palato. Revista Recien, São Paulo. 2016;6(18):63-70. Disponível em: https://www.recien.com.br/index.php/Recien/article/view/114. Acesso em: 09 jan. 2020.

São Paulo. Secretaria da Saúde de São Paulo. Manual técnico: Saúde da Criança e do Adolescente nas Unidades Básicas de Saúde. 4. ed. São Paulo: SMS, 2012. 95 p. (Série Enfermagem).

Shein SL, Speicher RH, Proença Filho JO, Gaston B, Rotta AT. Tratamento atual de crianças com asma crítica e quase fatal. Rev Bras Ter Intensiva, 2016;28(3):58-9.

Silva EC, Auricchio AM. Responsabilidade ética e legal do profissional de enfermagem. In: Guareschi APDF, Carvalho LVB, Salati MI. Medicamentos em Enfermagem. São Paulo: GEN; 2017. Capítulo 2.

Silva RAR, Bezerra MX, Souza Neto VL, Mororo DDS, Andrade ICD. Crianças com doenças renais: associação entre diagnósticos de enfermagem e seus componentes. Acta Paul Enferm., 2017; 30(1):73-9.

Sociedade Brasileira de Queimaduras (SBQ). Primeiros socorros em queimaduras. [s.d.]. Disponível em: http://www.sbqueimaduras.org.br. Acesso em: 10 abr. 2019.

Sousa SPS, Costa NM. Medicações e diluições em Neonatologia e Pediatria. In: Programa de Atualização em Enfermagem: Saúde da Criança e do Adolescente. Porto Alegre: Artmed; 2006.

Zuberi SM, Symonds JD. Update on diagnosis and management of childhood epilepsies. J Pediatr, 2015;91(6):S67-77.

Exercícios de fixação

1. Considerando a adaptação da vida extrauterina, o recém-nascido (RN) necessita de maior monitoramento da função pulmonar. No RN a termo, os valores de normalidade são:
   a) 40-60 rpm.
   b) 20-40 rpm.
   c) 30-60 rpm.
   d) 50-70 rpm.

2. A icterícia neonatal fisiológica é a prevalente no RN, por conta de sua imaturidade hepática. No caso do RN com Zona de Kramer II e bilirrubina 10 mg/dℓ, com tratamento de fototerapia, qual cuidado de Enfermagem deve ser realizado para o RN?
   a) Manter o RN vestido.
   b) Realizar proteção ocular.
   c) Aplicar creme protetor.
   d) Manter RN na mesma posição.

3. Assinale a alternativa correta:
   a) São reflexos psicomotores: reflexo do choro, reflexo de sucção, reflexo da marcha, reflexo preensão palmar e plantar, reflexo de Moro ou abraço, reflexo da busca.
   b) São reflexos psicomotores: reflexo de sucção, reflexo da marcha, reflexo preensão palmar e plantar, reflexo de Moro ou abraço, reflexo da busca.
   c) Os reflexos psicomotores refletem as características de adaptação do bebê ao nascer.
   d) Os reflexos psicomotores colaboram para determinação da idade gestacional.
   e) Os reflexos psicomotores estão presentes somente em bebês nascidos com idade gestacional acima de 37 semanas.

4. Em relação à nomenclatura utilizada para cada idade, é correto afirmar que:
   a) Recém-nascido é todo bebê com até 28 dias de vida e lactente com até 6 meses de vida.
   b) Recém-nascido é todo bebê com até 28 dias de vida e lactente é o bebê com até 12 meses de vida; infante compreende a criança de 12 a 36 meses; escolar, de 6 aos 12 anos.
   c) Recém-nascido é todo bebê com até 28 dias de vida e lactente com até 6 meses de vida; adolescente é o período de 11 a 12 anos até 18 a 20 anos.
   d) Neonato é o período do nascimento até primeiro mês de vida; pré-escolar é o período dos 2 aos 6 anos.
   e) Recém-nascido é todo bebê com até 30 dias de vida e lactente é o bebê com até 24 meses de vida; infante compreende a criança de 24 a 36 meses; escolar, de 7 aos 11 anos.

5. Atualmente, existem diversas formas de avaliar e controlar o desenvolvimento infantil. Ao longo da evolução dos cuidados em Saúde foram desenvolvidos, a partir de pesquisas científicas, alguns gráficos, índices, instrumentos de medidas, entre outros, que permitem analisar se o crescimento de uma criança está de acordo com o esperado. Analise as afirmativas descritas a seguir sobre o peso da criança:
   I) O peso pode ser monitorado desde a fase intrauterina; por exemplo, a altura uterina e a ultrassonografia indicam se o desenvolvimento do feto está ocorrendo de maneira satisfatória, principalmente, em relação ao seu ganho de peso.
   II) Logo após o parto, o recém-nascido perde uma porcentagem de seu peso, mas isso é uma ocorrência fisiológica, ou seja, própria dessa fase. No entanto, logo após esse período, é constatado

um ganho de peso ponderal crescente, que deve ser monitorado ao longo da infância.

III) É necessário aferir o peso da criança e anotá-lo em um gráfico para que, então, seja avaliada a curva de crescimento dessa criança. O profissional de Enfermagem precisa conhecer e dominar a técnica de aferição do peso da criança, pois esse é um passo indispensável para que as demais avaliações e condutas aconteçam.

Assinale a alternativa correta:
a) As afirmativas I, II e III estão corretas.
b) Apenas a afirmativa I está correta.
c) Apenas a afirmativa II está correta.
d) Apenas a afirmativa III está correta.

6. Lactente de 8 meses é admitido na sala de emergência de um pronto-socorro infantil sob quadro de crise convulsiva. Conforme prescrição médica, deve ser administrado um anticonvulsivante em acesso venoso. Porém, em razão das condições anatômicas do paciente e de internações prévias, não há rede venosa para equipe de Enfermagem puncionar. Diante da gravidade, o pediatra solicita a administração de anticonvulsivante pela VR (ânus). Qual anticonvulsivante pode ser administrado pela VR?
a) Midazolam.
b) Fenobarbital.
c) Diazepam.
d) Fenitoína.
e) Topiramato.

7. Uma criança de 2 anos chega ao pronto-socorro infantil apresentando cefalo-hematoma frontal acentuado após queda do trocador. A criança está chorosa e assustada. Mãe refere não ter visto a queda. Você, profissional da Enfermagem, precisa orientar a mãe quanto à observação dos sinais e sintomas preocupantes nas próximas horas. Quais serão então suas orientações?
a) Observar choro excessivo, prostração, crise convulsiva e possível sangramento intracraniano.
b) Febre, inconsciência, vômitos e choro irritativo.
c) Orientar que a criança não pode dormir após a queda, provável aparecimento de um "galo" (cefalo-hematoma) e risco de vômitos e alteração do nível de consciência por conta de traumatismo craniano.
d) Observar vômitos, prostração, alteração do nível de consciência e sinais de crise convulsiva.
e) Observar vômitos, prostração, crises convulsivas e febre.

8. O adolescente passa por momentos de transformações físicas e comportamentais. A Síndrome do Adolescente Normal é composta por:
I) Busca da identidade.
II) Crise religiosa.
III) Atitude reivindicatória social.
IV) Apego aos pais.

Assinale a alternativa correta:
a) I e III.
b) II, III IV.
c) III e IV.
d) I, II e III.
e) I, II, III e IV.

9. Existem ações de promoção da saúde do adolescente que possibilitam a melhoria da qualidade de vida dos jovens. Quais são as relacionadas com os aspectos fisiológicos?
I) Verificar se há algum comportamento de risco.
II) Promover a imunização adequada.
III) Tentar desenvolver vínculos para a construção de um diálogo com o adolescente.
IV) Realizar ações de saúde bucal.

Assinale a alternativa correta:
a) I, II, III.
b) II e IV.
c) II e III.
d) I, III e IV.
e) I, II, III e IV.

FECHAMENTO DE CASO-CENÁRIO

Confira se você respondeu adequadamente às perguntas do Caso-cenário.

CASO-CENÁRIO 1

1. Os dispositivos essenciais para o cuidado desta criança são: termômetro, nebulizador/cateter nasal, estetoscópio, máscara e avental.
2. A criança é lactente; período da fase de desenvolvimento entre 29 dias e 12 meses. Lactente de 4 meses ainda dorme muitas horas e comunica-se por meio do choro. Segundo recomendação do Ministério da Saúde, o lactente deve ter amamentação exclusiva até os 6 meses de vida.
3. Sinais de desconforto respiratório, frequência respiratória de 64 rpm, saturação de O_2 de 90%, frequência cardíaca de 138 bpm e temperatura de 38,2°C.
4. Lactente: controle da febre, manutenção da amamentação, monitoramento do padrão respiratório, avaliação de dor e controle de infecção.
Família: educação em saúde sobre prevenção de infecção, acolhimento e escuta.

15 Enfermagem em Situações de Urgência e Emergência

Edenir Sartorelli ■ Lucia Tobase ■ Simone Valentim Teodoro ■ Thatiane Facholi Polastri

Objetivos de aprendizagem
- Conhecer os temas mais frequentes em situações de urgência e emergência, de natureza clínica e na atenção no trauma
- Aprender e aprimorar seu conhecimento sobre a assistência em situações de urgência e emergência
- Conhecer a atuação interprofissional com equipe multiprofissional em Saúde, de maneira ética e humanizada.

INTRODUÇÃO

Segundo o Datasus, as doenças cardiovasculares, neoplasias, causas externas e doenças respiratórias configuram-se como as principais causas de mortalidade geral. Identificar esse perfil epidemiológico é muito importante para definir políticas públicas e propor ações mais efetivas na prevenção e no acompanhamento das condições de vida e de saúde da sociedade. Consequentemente, propiciam ganhos, em anos, na esperança de vida, na redução de danos e mortalidade, de pessoas em fase produtiva, economicamente ativa, e na melhoria do padrão de saúde da população.

Buscando definir diretrizes e critérios para estruturação e funcionamento de sistemas locorregionais de atenção às urgências, o Ministério da Saúde implementou o Regulamento Técnico dos Sistemas Estaduais de Urgência e Emergência, por meio da Portaria nº 2.048/2002, apresentando os diferentes serviços para o acesso ao atendimento em Saúde na situação emergencial.

IMPORTANTE
Conceitualmente, segundo o Ministério da Saúde, na Portaria nº 2.048/2002, entende-se "urgência como a condição imprevista de agravo da saúde, com ou sem risco potencial à vida, com necessidade de assistência de saúde mediata, em até 24 horas ou imediata" e "emergência como a condição imprevista de agravo da saúde, com risco iminente de morte ou sofrimento intenso e necessidade de assistência de saúde imediata".

Para fins de padronização neste capítulo, assim como indicado pelo Ministério da Saúde, utilizaremos a expressão "atenção às urgências" em referência à condição de urgência ou emergência.

PARA REFLETIR

Será que a população em geral tem clareza do que é uma situação de urgência ou emergência? Na perspectiva do paciente ou dos familiares, as condições imprevistas podem ser consideradas emergenciais nas suas necessidades de atendimento? A busca pela assistência e por recursos disponíveis na comunidade influenciam a demanda dos serviços de Saúde? O aumento da demanda influencia o tempo de espera para atendimento e pode comprometer a prestação da assistência? Quais ações podem ser relacionadas para minimizar esse impacto?

Essa reflexão nos conduz a outra questão muito importante, relacionada ao profissional que atua nas Unidades de Emergência, afinal, a dinâmica de trabalho nesses locais é muito peculiar. Na sua percepção, em relação ao perfil profissional, quais características são importantes para essa atuação?

Considerando a grande diversidade de profissionais que atuam nessas unidades, é essencial que cada elemento conheça as atribuições e a hierarquia nas respectivas categorias. O perfil do profissional e da equipe multiprofissional que atua na atenção às urgências está relacionado à característica da unidade. Requer liderança, agilidade, observação, competência construída com conhecimento e embasamento científico, habilidade técnica, comprometimento com o trabalho e com a equipe, com o paciente e seus familiares, com a instituição onde trabalha e com a coletividade. As ações imbuídas de elevado grau de ética e responsabilidade, para realizar as atividades com atenção, senso de planejamento e organização, têm o objetivo comum em somar os esforços para maximizar as chances de prevenção de danos, recuperação da saúde e sobrevida do paciente.

Para tanto, envolve o respeito às normas de biossegurança, a qualificação na formação e educação permanente dos profissionais, contribuindo para o acompanhamento do desempenho, aprimoramento das competências, em prol da assistência segura, amparada pela Agência Nacional de Vigilância Sanitária (Anvisa), na RDC nº 36/2013 e pelo Ministério da Saúde, por meio do Programa Nacional de Segurança do Paciente, instituído pela Portaria nº 529/2013.

DICA DE MESTRE

Na abordagem das ações e da atuação dos profissionais da equipe de Enfermagem, na atenção às urgências, é fundamental associar temas transversais relacionados à humanização, segurança do paciente e ética profissional. Utilize fontes atualizadas, inclusive o Código de Ética dos Profissionais de Enfermagem, disponível em: http://www.cofen.gov.br/wp-content/uploads/2017/12/ANEXO-RESOLU%-C3%87%C3%830-COFEN-N%C2%BA-564-2017.pdf.

CASO-CENÁRIO 1

Durante uma caminhada em via pública, você presencia uma colisão frontal entre um automóvel e uma motocicleta. Após avaliar os aspectos de segurança para o atendimento, você constata que: (a) o motociclista está usando capacete, inconsciente, com deformação em fêmur esquerdo; (b) os ocupantes do veículo, todos com cinto/dispositivo de segurança, incluem um homem adulto (motorista), uma mulher no 8º mês de gestação (passageira da frente), e os ocupantes da parte traseira incluem uma criança de 1 ano (em cadeira própria) e uma idosa de 75 anos.

1. Quais são os aspectos de segurança a serem considerados no atendimento emergencial em via pública?
2. Ao identificar a situação do acidente automobilístico, como proceder para pedir ajuda?
3. A inconsciência do motociclista é sinal de gravidade e a deformação em fêmur é sugestiva de fratura. Como proceder ao atendimento desse indivíduo? Quais são os riscos que podem advir desse agravo no fêmur?
4. Ao ponderar sobre as características dos ocupantes do veículo, como realizar o atendimento e transporte seguro das pessoas?

Estude o conteúdo a seguir e tente responder às questões do Caso-cenário 1.

COMPONENTES DO SISTEMA DE ATENÇÃO ÀS URGÊNCIAS

O sistema de atenção ao paciente crítico/potencialmente crítico exige a conformação de uma rede assistencial hospitalar e extra-hospitalar que atue de maneira organizada. Por meio da Portaria nº 1.863/2003, o Ministério da Saúde instituiu a Política Nacional de Atendimento às Urgências. Essa portaria foi reformulada pela Portaria nº 1.600/2011, apresentando o conceito de Rede de Atenção às Urgências (RAU), visando articular e integrar os serviços de Saúde disponíveis, e ampliar a atenção às urgências, principalmente as relacionadas aos cuidados cardiovasculares, cerebrovasculares e traumas, em estratégias denominadas "linhas de cuidado". Essa concepção de rede busca fortalecer cada componente no protagonismo da atenção à saúde e desvincular o modelo hospitalocêntrico de cuidado.

De maneira abrangente, a RAU é constituída por oito componentes:

1. Promoção, Prevenção e Vigilância à Saúde.
2. Atenção Básica em Saúde.
3. Serviço de Atendimento Móvel de Urgência (SAMU 192) e suas Centrais de Regulação Médica das Urgências.
4. Sala de estabilização.
5. Força Nacional de Saúde do SUS.
6. Unidades de Pronto Atendimento (UPA 24 horas) e o conjunto de serviços de urgência 24 horas.
7. Hospitalar.
8. Atenção Domiciliar.

DICA DE MESTRE

Para apoiar o estudo, a Portaria nº 1.600/2011 está disponível em http://bvsms.saude.gov.br/bvs/saudelegis/gm/2011/prt1600_07_07_2011.html. Durante a leitura, reflita sobre o que é proposto na legislação e como acontece na prática. Registre suas percepções para ampliar seus conhecimentos.

ESTRUTURA DOS COMPONENTES DE ATENÇÃO ÀS URGÊNCIAS

No atendimento inicial, a real situação do usuário é identificada por meio da Avaliação de Risco, seguida pela prestação de assistência imediata nos agravos de baixa e média complexidade, compatível com o suporte da Atenção Básica, diminuindo a demanda nos prontos-socorros.

SAIBA MAIS

Acolhimento faz parte da diretriz da Política Nacional de Humanização e não tem local ou hora certa para acontecer, nem um profissional específico para o fazer: faz parte de todos os encontros no serviço de Saúde. O acolhimento é postura ética, implica escuta do usuário em suas queixas, reconhecimento do seu protagonismo no processo de saúde e adoecimento, e responsabilização pela resolução, com ativação de redes de compartilhamento de saberes. Acolher é um compromisso de resposta às necessidades dos cidadãos que buscam serviços de Saúde. Para entender mais sobre o tema, consulte: http://bvsms.saude.gov.br/bvs/dicas/167ªcolhimento.html.

Serviço de Atendimento Móvel de Urgência e Centrais de Regulação Médica das Urgências

Por meio da Portaria nº 1.864/2003, o Ministério da Saúde implantou o Serviço de Atendimento Móvel de Urgência (SAMU 192), cujo objetivo é chegar precocemente à vítima de agravo à saúde, seja de natureza clínica, cirúrgica, traumática, obstétrica, pediátrica, psiquiátrica, entre outras, e garantir atendimento e/ou transporte adequado ao serviço de Saúde.

A assistência iniciada no local da ocorrência é de caráter temporário, realizada por equipes de profissionais oriundos e não oriundos da área de Saúde, inclusive bombeiro militar, nas modalidades de atendimento:

- **Suporte Básico de Vida (SBV):** constituída por Auxiliar ou Técnico de Enfermagem e condutor de veículos de emergência
- **Suporte Avançado de Vida (SAV):** constituída por enfermeiro, médico, condutor de veículos de emergência.

> **SAIBA MAIS**
>
> A Portaria nº 2.048/2002 indica que as equipes de SBV e SAV tripulam diferentes tipos de veículos – terrestres, aéreos ou fluviais – equipados conforme a modalidade de atendimento e as intervenções permitidas, segundo as atribuições profissionais. Veja mais em: http://bvsms.saude.gov.br/bvs/saudelegis/gm/2002/prt2048_05_11_2002.html.

O acionamento do SAMU é gratuito por meio dos dígitos 192. Na Central de Regulação, a ligação telefônica é recebida por telefonistas auxiliares da regulação médica (TARM). A solicitação é avaliada pelo médico regulador, para classificar o nível de urgência e definir o recurso necessário no atendimento, segundo a gravidade do caso e o grau de complexidade das intervenções a serem realizadas. A decisão é informada ao rádio-operador, que entra em contato com a equipe disponível e despacha a ambulância. Após o atendimento local, a equipe é direcionada ao serviço de Saúde para tratamento definitivo.

> **SAIBA MAIS**
>
> O Programa Saúde Toda Hora, do Ministério da Saúde, tem como objetivo ampliar a rede de atendimento de urgência no país com o objetivo de reorganizar e qualificar o atendimento de urgência e diminuir o número de pacientes nos hospitais. Para conhecer o fluxo de acionamento e atendimento do SAMU e as mudanças propostas por este Programa, assista ao vídeo disponível em: https://www.youtube.com/watch?v=kHwSOM1g6U0.

Unidades de Pronto Atendimento e o conjunto de serviços de urgência 24 horas

As Unidades de Pronto Atendimento (UPA) são definidas como estabelecimentos de Saúde, de complexidade intermediária entre as Unidades Básicas de Saúde/Saúde da Família e a Rede Hospitalar, e funcionam 24 horas. São classificadas em Porte I, II ou III, conforme a abrangência populacional, área física, número de leitos disponíveis, recursos humanos e capacidade diária para realizar consultas e atendimentos, em casos clínicos e traumas.

Dispõem de estrutura e recursos para diagnóstico por imagem, eletrocardiografia, laboratório de análises clínicas e leitos de observação para elucidação diagnóstica

e/ou estabilização clínica, por até 24 horas, evitando encaminhamentos indiscriminados ao pronto-socorro hospitalar. Funcionam como retaguarda às urgências atendidas pela Atenção Básica e local de estabilização de pacientes atendidos pelo SAMU 192.

> **SAIBA MAIS**
>
> De acordo com a Portaria nº 10, de 3 de janeiro de 2017, a UPA desempenha as seguintes atividades: acolher pacientes em situação de urgência e emergência, assim como seus familiares; articular-se com a Atenção Básica (UBS), SAMU, Atenção Domiciliar e Hospitalar, bem como outros serviços de apoio; prestar atendimento resolutivo e de qualidade; possibilitar a estabilização de pacientes instáveis atendidos pelo SAMU; realizar consulta médica de pronto atendimento para casos menos graves; realizar procedimentos médicos e de Enfermagem indicados; prestar apoio diagnóstico e terapêutico; e manter pacientes em observação por até 24 horas. Para conhecer mais detalhes sobre a UPA, acesse a referência na íntegra: http://bvsms.saude.gov.br/bvs/saudelegis/gm/2017/prt0010_03_01_2017.html.

Unidade hospitalar

Quanto à estrutura e ao funcionamento, o serviço de emergência do pronto-socorro respeita normativas regulatórias estabelecidas na legislação vigente, visando estar permanentemente preparado para receber e atender adequadamente o paciente, em razão da demanda espontânea, sem agendamento prévio, inclusive possíveis eventos em massa, com múltiplas vítimas. Para tanto, requer recursos humanos, materiais, tecnológicos e equipamentos, bem como gestão adequada para o funcionamento eficiente e eficaz.

Geralmente, localiza-se no andar térreo do prédio, de fácil acesso para pessoas e veículos. O dimensionamento da área física, com ambientes amplos, bem ventilados e iluminados, com portas largas, pisos e revestimentos claros e laváveis, segue legislação vigente, de acordo com tamanho, complexidade e perfil assistencial da unidade.

No ambiente hospitalar, a depender da situação de urgência, o paciente pode ser encaminhado à sala de triagem para classificação de risco, por meio do Protocolo de Manchester, no pronto-socorro, ou diretamente à Sala de Emergência ou Centro Obstétrico, conforme o caso.

> **PARA REFLETIR**
>
> Vários serviços de Saúde adotam protocolos. Na sua percepção, quais são as vantagens dos protocolos? Para você, o que seriam protocolos e qual é a sua importância no atendimento de urgência? Reflita a respeito e depois acesse um modelo de protocolo chamado "Protocolos de Manchester".

(continua)

Tabela 15.1 Porte da UPA, segundo população e número de leitos.

Definição dos portes UPA 24 h	População/área de abrangência da UPA 24 h (hab)	Número mínimo de leitos de observação	Número mínimo de leitos sala de urgência
Porte I	50.000 a 100.000	7 leitos	2 leitos
Porte II	100.001 a 200.000	11 leitos	3 leitos
Porte III	200.001 a 300.000	15 leitos	4 leitos

Fonte: Brasil, 2017.

PARA REFLETIR (Continuação)

Você conhece o Protocolo de Manchester utilizado na classificação de risco? Veja mais no *site* do Grupo Brasileiro de Classificação de Risco, disponível em: https://www.gbcr.org.br/manchester/.

Importante destacar que o método não visa estabelecer diagnóstico médico. Segundo a Resolução Cofen nº 661/2021, em relação à equipe de Enfermagem, a classificação de risco é atribuição do enfermeiro.

SISTEMATIZAÇÃO DO ATENDIMENTO EM URGÊNCIAS

O atendimento sistematizado na atenção às urgências requer organização, rapidez e agilidade para tomada de decisão assertiva, em ações resolutivas e seguras.

Antes de iniciar a assistência, para evitar outros danos, é fundamental avaliar a segurança em vários aspectos, quanto a:

Local. Verificar o ambiente e os fatores de riscos relacionados a contaminação, acidentes, queda, agressão interpessoal, lesão corporal, entre outros. Por exemplo, no ambiente extra-hospitalar, avaliar o fluxo de veículos em via pública, colisão, atropelamento, proximidade de fios elétricos, desabamento, explosão, presença de animais etc. No ambiente hospitalar, atentar para piso molhado ou escorregadio, mobiliário mal posicionado, iluminação e ventilação inadequada, manutenção precária de equipamentos, risco de heteroagressão e violência interpessoal.

Profissional e equipe que prestará o atendimento. Certificar-se de que o local é seguro, sem risco de se tornar outra vítima, ao iniciar a assistência. Respeito às normas de legislação, biossegurança e precauções padrão, com atenção ao realizar os procedimentos são medidas de segurança que previnem outros danos.

Paciente. Verificar se há risco para o indivíduo, ou se ele não representa ameaça ao profissional que o atenderá, inclusive às pessoas que estão próximas. Se ele estiver em situação perigosa, removê-lo ou tornar o local seguro antes de iniciar os primeiros atendimentos. Os princípios da prática bem fundamentada e assistência segura ao paciente norteiam as ações da equipe multiprofissional.

Uma vez confirmada a segurança para prestar o cuidado, na abordagem direta, realizar o exame inicial para estabelecer as prioridades no atendimento, a partir da avaliação primária e secundária.

Avaliação primária

Avaliação inicial, realizada de maneira rápida, em sequência lógica e organizada, para obter impressão geral do estado do indivíduo e prover ações imediatas para estabilização do quadro, diante de riscos potenciais à vida. É precedida pela verificação da responsividade e associada às iniciais A, B, C em referência à avaliação da via aérea, respiração e circulação.

Responsividade

As maneiras para verificar a responsividade variam.

- **Em adulto ou criança (> 1 ano):** aplicar estímulos táteis e verbais por, pelo menos, três vezes; tocar firmemente as duas mãos nos ombros e chamar em voz alta
- **Em bebê (< 1 ano):** estimular a região plantar do bebê com a mão e chamar em voz alta (Figura 15.1).

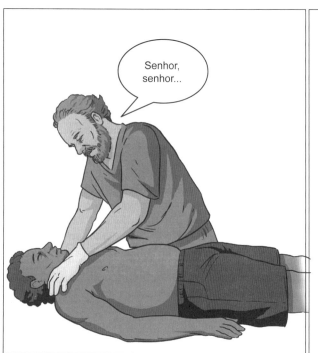 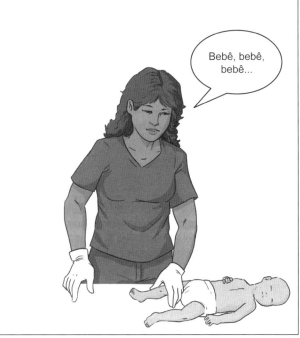

Figura 15.1 Avaliação da responsividade em adulto e bebê.

A – Airway *(via aérea)*

Para assegurar a abertura e permeabilidade da via aérea, existem dois tipos de manobras.

Visualizar rapidamente a cavidade oral e retirar corpos estranhos, quando visíveis e alcançáveis, manualmente ou com auxílio de pinça longa. Remover secreções, sangue, resíduos de conteúdo gástrico e restos alimentares da via aérea com sonda de aspiração do tipo flexível, em emergências clínicas, ou de ponta rígida, principalmente em situações de trauma de face ou trauma cranioencefálico (TCE).

Inclinação da cabeça e elevação do mento *(head tilt – chin lift)*. Indicada em situações de emergências clínicas, na ausência de trauma – posicionar uma mão na testa da pessoa e outra mão abaixo do queixo, com ligeira elevação do mento e hiperextensão do pescoço.

Propulsão da mandíbula *(jaw-thrust)*. Indicada em situações de trauma, para evitar lesão da coluna – posicionar os dedos médios e indicadores no ângulo da mandíbula, projetando-a para frente, enquanto os polegares deprimem o lábio inferior, abrindo a boca para verificar a presença de corpo estranho, prótese dentária ou sangramento que podem obstruir as vias aéreas superiores.

> **NA PRÁTICA**
>
> Para facilitar a compreensão da reanimação cardiopulmonar, assista ao vídeo: https://www.youtube.com/watch?v=YhUkFcKjQAE.

B – Breathing *(respiração)*

Para assegurar a boa respiração e permeabilidade da via aérea, podem ser utilizados diversos dispositivos:

Cânula orofaríngea (Guedel). Indicada ao paciente não responsivo e contraindicada em indivíduo responsivo, por estimular o reflexo de vômito. A mensuração da cânula é realizada a partir do lóbulo da orelha até a comissura labial do mesmo lado.

> **NA PRÁTICA**
>
> Para facilitar a compreensão sobre a inserção da cânula orofaríngea, assista ao vídeo: https://www.youtube.com/watch?v=6bt5jD9Z_wM.

Cânula nasofaríngea. Indicada ao paciente responsivo, mas com nível de consciência rebaixado. O tubo lubrificado é introduzido na narina aparentemente desobstruída até a faringe. Em caso de resistência durante a introdução, interromper o procedimento.

> **NA PRÁTICA**
>
> Para facilitar a compreensão de como utilizar a cânula nasofaríngea na emergência, assista ao vídeo: https://www.youtube.com/watch?v=B_dGBzlJGcg.

C – Circulation *(circulação)* e controle de hemorragia externa

Avaliar o estado circulatório rapidamente, verificando a presença e a qualidade do pulso quanto a frequência, ritmo e volume:

- **Em adultos e crianças (> 1 ano)**: verificar pulso carotídeo ou femoral
- **Em bebê (< 1 ano)**: localizar pulso braquial ou femoral.

Em caso de hemorragia externa, efetuar compressão manual no local, firmemente, exceto na cabeça, onde a compressão deve ser mais suave para evitar agravamento de eventual fratura ou lesão não identificada.

Em sangramento abundante em extremidade, o torniquete pode ser aplicado como último recurso, quando há hemorragia não controlável por pressão direta ou curativo compressivo, para prevenir choque hipovolêmico.

Posição de recuperação

Indicada em casos de desmaio, mal-estar e pós-convulsão. Contraindicada no trauma, para evitar danos em lesão da coluna e medula espinal.

Se indivíduo responsivo ou não responsivo, mas respirando, colocar em decúbito lateral esquerdo, para evitar obstrução da via aérea pela língua, por vômito ou refluxo de secreções e risco de broncoaspiração (Figura 15.2).

Após efetuar a avaliação primária e o tratamento imediato das alterações que colocam a vida em risco, realizar a avaliação secundária.

Avaliação secundária

Processo organizado e sistematizado para identificar outras lesões, não visualizadas na avaliação primária, e

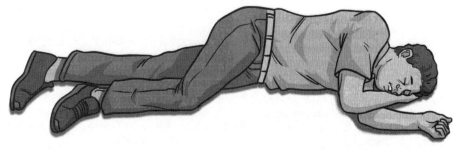

Figura 15.2 Posição de recuperação. (Fonte: BLS/AHA.)

tratar as condições que não ameaçam a vida. Realizar exame físico minucioso, no sentido cefalopodal, monitoramento dos parâmetros e entrevista. O enfoque da avaliação secundária no trauma prioriza o exame físico, que fornece mais subsídios para identificação das alterações no paciente. Na emergência clínica, em geral, a avaliação secundária é direcionada pelos relatos obtidos na entrevista, pois lesões externas não são predominantes.

Histórico

São informações importantes para avaliação rápida, obtidas com a vítima, familiares ou testemunhas, por meio de entrevista. Segundo NAEMT e PHTLS (2021), aplicar o método mnemônico **SAMPLA**:

S = Sintomas – "Como se sente? O que está sentindo?"

A = Alergias – "Tem alergia a algum medicamento ou substância?"

M = Medicamentos – "Faz uso de medicamento? Qual?"

P = Passado clínico e cirúrgico – "Tem alguma doença? Cirurgias pregressas?"

L = Lanches/último período menstrual – "A que horas se alimentou pela última vez? Gravidez?"

A = Ambiente e acontecimentos do evento – "Lembra-se do que aconteceu?"

Exame físico

Proceder a exposição parcial de cada segmento corporal para identificar lesões, preservando a privacidade do paciente e prevenindo a hipotermia. A Tabela 15.2 mostra o que deve ser avaliado em cada segmento corporal.

Aferição quantitativa e qualitativa dos sinais vitais

Assim que o paciente é admitido na Unidade de Emergência, os parâmetros vitais são imediatamente aferidos, manualmente ou por monitoramento, e requerem avaliação contínua:

- **Pulso**: verificar frequência, ritmo e amplitude
- **Respiração**: frequência, ritmo, amplitude e simetria. Ruídos são identificados na ausculta pulmonar. Oximetria $\geq$ 94% é importante indicador da patência das vias aéreas
- **Pressão arterial**: utilizar manguito adequado e técnica correta – ver Capítulo 10, *Fundamentos de Enfermagem*
- **Pele**: verificar temperatura, cor, umidade e perfusão. Considerar adequado tempo de reenchimento capilar < 2 segundos e hipoperfusão se > 2 segundos

Tabela 15.2 Sequência da avaliação cefalopodal durante o exame físico.

Área corporal	Avaliação
Cabeça	• Inspeção: verificar contorno, tamanho, simetria. Buscar deformidades, contusões, abrasões, lacerações, hemorragias, alterações em olhos, pálpebras, orelhas, nariz, boca, língua, dentes, mandíbula, presença de liquor, secreções, objetos, corpo estranho, ferimentos • Verificar pupilas: fotorreatividade, tamanho e simetria. Avaliar acuidade e alteração visual • Palpação: palpar delicadamente os ossos do crânio e da face. Buscar crepitação, desvios, depressão, abaulamento, área de mobilidade anormal • Analisar o padrão de fala e hálito (cetônico, etílico)
Pescoço	• Inspeção: procurar lesões, verificar assimetria, deformidade, estase venosa • Palpação: identificar crepitação, fratura (crepitação de laringe, rouquidão e enfisema subcutâneo), desvio e fratura da traqueia, alteração na coluna cervical (dor, deformidade; relacionar com paresia, parestesia em membros)
Tórax	• Inspeção: avaliar contusões, lesões, dor, fratura, deformidade, abaulamento, ritmo respiratório, movimento paradoxal, retração ou tiragem • Palpação: procurar enfisema subcutâneo, crepitações ósseas • Percussão: distinguir som claro pulmonar, maciço, timpânico • Ausculta pulmonar: estridor, murmúrios vesiculares diminuídos/ausentes (pneumotórax, hemotórax), ruídos adventícios, roncos, sibilos, atrito pleural • Ausculta cardíaca: abafamento de bulhas (tamponamento cardíaco) • Atentar para tosse, frequência, esforço e padrão respiratório
Abdome	• Inspeção: procurar contusões, lesões, equimoses, abaulamento, retração, evisceração, hematoma. Verificar "sinal do cinto de segurança" • Ausculta: abafamento, ausência de ruídos hidroaéreos • Percussão: som timpânico, maciço • Palpação de cada quadrante: dor, rigidez, posição de defesa, massas
Pelve	• Inspeção: procurar contusões, lesões, fraturas. Observar postura, simetria, mobilidade • Palpação: efetuar pressão anteroposterior e lateromedial nas cristas ilíacas, identificar dor, crepitação e deformidade
Extremidades	• Avaliar membros inferiores e depois os membros superiores • Inspeção: identificar equimoses, lesões, hematomas, hemorragias, entorse, contusão, luxação, fratura, deformidades, alinhamento, edema • Palpação: identificar dor, deformidade, crepitação. • Verificar sensibilidade e motricidade • Avaliar circulação: pulso distal, perfusão periférica, coloração e temperatura
Dorso	• Avaliar o dorso, com mobilização em bloco, se trauma • Inspeção: procurar sinais de lesões, sangramento, objeto encravado, ponto de entrada/saída de projétil • Palpação: pressionar a coluna com cuidado, avaliar dor, crepitação, deformidade.

Fonte: Tobase e Tomazini, 2017.

- **Dor**: aplicar a escala adequada à condição da pessoa, para orientação de analgesia e sedação, conforme protocolo institucional – ver Capítulo 16, *Enfermagem na Assistência ao Paciente Crítico*.

Exame neurológico

Para avaliar resposta neurológica, danos cerebrais agudos e capacidade de resposta do paciente, preferencialmente em maiores de 5 anos, é aplicada a Escala de Coma de Glasgow (ECGI) (Tabela 15.3). A somatória dos parâmetros varia de 3 a 15 pontos, sendo que a maior pontuação indica melhor resposta neurológica e a diminuição dos valores indica deterioração do nível de consciência. De acordo com a pontuação, a alteração é considerada:

- **Leve**: de 13 a 15 pontos
- **Moderada**: de 9 a 12 pontos
- **Grave**: de 3 a 8 pontos.

Em situações especiais, caso algum critério não possa ser testado, o parâmetro poderá ser > 3. Foram recomendados novos critérios de avaliação em resposta à pressão e não mais à dor.

> **NA PRÁTICA**
>
> Conforme a condição do paciente, nem todos os aspectos da Escala de Glasgow podem ser avaliados. Na impossibilidade de avaliar algum aspecto, não atribuir pontuação numérica e indicar NT quando não testável. Por exemplo: paciente intubado, com abertura ocular espontânea, que obedece ao comando, registrar 10 NT. Assista ao vídeo sobre a aplicação da Escala de Glasgow: https://www.youtube.com/watch?v=fyzHegbdHsc.

Em 2018, Paul Brennan descreveu o escore das pupilas da ECGI como recurso para combinar os dois principais indicadores da gravidade da lesão cerebral traumática em único índice simples, denominado "ECG-P". Além de avaliar os critérios da ECGI, a resposta pupilar é considerada.

Tabela 15.3 Escala de Coma de Glasgow.

Aspecto avaliado	Melhor resposta do paciente	Pontuação
Abertura ocular	Espontânea	4
	Ao som	3
	À pressão	2
	Nenhuma	1
Resposta verbal	Orientado	5
	Confuso	4
	Palavras	3
	Sons ou gemidos	2
	Nenhuma	1
Resposta motora	Obedece a comandos	6
	Localiza a dor	5
	Flexão normal	4
	Flexão anormal (decorticação)	3
	Extensão (descerebração)	2
	Nenhuma	1

Fonte: GCS, s/d.

Em caso de ausência da fotorreação em um dos olhos, é descontado 1 ponto do total da ECGI. Por exemplo: avaliação total = 10 pontos. Se 1 olho apresentar pupila sem fotorreação, subtrai 1 ponto; ao fim, considera-se ECGI= 9. Se ambas as pupilas são fotorreagentes, não descontar. Se ambas sem fotorreação, descontar 2 pontos.

> **SAIBA MAIS**
>
>
>
> Leia o artigo sobre a atualização da nova Escala de Coma de Glasgow, disponível em: https://www.iespe.com.br/blog/nova-escala-de-coma-de-glasgow/.
>
> No *link* a seguir, você terá acesso a um *card* resumido com informações fundamentais para utilização da Escala de Coma de Glasgow: http://www.glasgowcomascale.org/downloads/GCS-Assessment-Aid-Portuguese.pdf. Sugerimos que esse *card* seja impresso, para facilitar sua consulta.

Em crianças, a avaliação da ECGI é diferente do adulto, por variação de respostas, conforme a faixa etária (Tabela 15.4).

Estimativa do peso das crianças para direcionamento das condutas

No atendimento em emergências pediátricas, guias de referências para estimar o peso das crianças facilitam cálculos diversos na decisão das dosagens de medicamentos e seleção de dispositivos (Tabela 15.5).

Tabela 15.4 Escala de Coma de Glasgow – modificada para uso pediátrico.

Aspecto a ser avaliado	Melhor resposta Criança	Melhor resposta Lactente	Pontuação
Abertura ocular	Espontânea	Espontânea	4
	À voz	À voz	3
	À dor	À dor	2
	Sem resposta	Sem resposta	1
Resposta verbal	Orientado	Balbucia, sorri ou fixa o olhar e acompanha o movimento	5
	Confuso/choro consolável	Choro consolável	4
	Palavras inapropriadas	Persistentemente irritável	3
	Sons incompreensíveis ou gemidos	Inquieto, agitado	2
	Sem resposta	Sem resposta	1
Resposta motora	Espontânea	Espontânea	6
	Localiza a dor	Localiza a dor	5
	Retira à dor	Retira à dor	4
	Reage em flexão	Reage em flexão	3
	Reage em extensão	Reage em extensão	2
	Sem resposta	Sem resposta	1

Fonte: NAEMT e PHTLS, 2017.

Tabela 15.5 Referências para estimar o peso da criança com base na idade.

Estimativa de peso com base na idade	
Nascimento	3 a 4 kg
3 a 6 meses	3 a 5 kg
6 a 12 meses	6 a 8 kg (duplica o peso ao nascer)
12 meses	9 a 12 kg (triplica o peso ao nascer)
Após 1 ano	Idade (em anos) × 2 + 8 = peso aproximado em kg

Adaptada de ATCN, 2013; e ACS, 2018.

A fita de emergência pediátrica de Broselow é utilizada para estimar o peso das crianças até 12 anos e peso máximo de 36 kg. Consiste em fita métrica de reanimação pediátrica codificada em cores (Figura 15.3), que considera o comprimento do corpo (altura) para determinar volume e dosagens de medicamentos, da corrente elétrica na desfibrilação, estimar a área de superfície corpórea queimada, tamanhos de dispositivos de vias aéreas e outras informações. Também disponível em formato eletrônico, visa melhorar a comunicação entre os membros da equipe da reanimação, pela segurança do paciente.

SAIBA MAIS

Conheça mais detalhes sobre o uso de fita e o conceito das cores no *site*: http://www.pediatape.com/iniacutecio.html.

PARADA CARDIORRESPIRATÓRIA E MANOBRAS DE REANIMAÇÃO

As doenças cardiovasculares constituem a primeira causa de morte no Brasil e no mundo. Identificar os fatores de risco, como condições de vida da população, hábitos

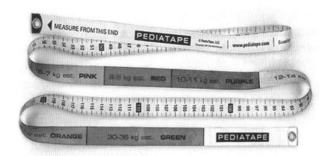

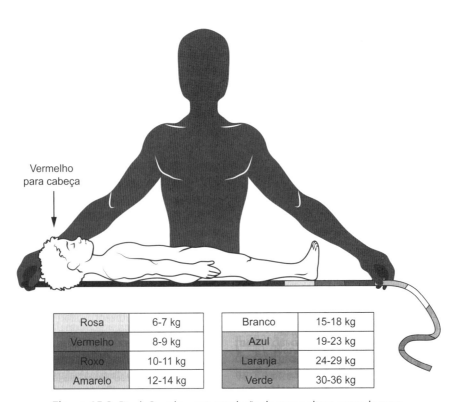

Figura 15.3 Fita de Broselow para correlação de peso e altura, segundo cores.

alimentares, uso abusivo de substâncias, sedentarismo, obesidade, tabagismo e doenças, como hipertensão arterial, diabetes e dislipidemias, direciona as ações preventivas no controle dos agravos.

Diante desse quadro, verificam-se avanços significativos na atenção e no tratamento dos agravos cardiológicos, com ênfase no atendimento à parada cardiorrespiratória (PCR). Entretanto, a assistência ainda não é tão eficaz e, para mudar esse cenário, novas ações são necessárias, como as diretrizes nas manobras de reanimação cardiopulmonar (RCP).

A PCR é definida como a interrupção das funções cardíacas e respiratórias, no indivíduo com expectativa de restauração dessas funções. É caracterizada por ausência de responsividade e movimentos respiratórios ou respiração agônica (*gasping*) e pulso central não perceptível. Em adultos, tem origem cardíaca, por doença coronariana, valvar, miocardiopatia, arritmia e hipertensão; e não cardíaca, por doença cerebrovascular, obstrução de vias aéreas por corpo estranho, asfixia, choque, trauma, intoxicação, entre outras. Em crianças, a hipoxia é a principal causa de PCR.

Segundo AHA (2020), as causas mais comuns e reversíveis de PCR são representadas pelas letras iniciais H e T. No adulto, considera-se:

- **5 H**: hipovolemia; hipoxia; hidrogênio (acidose); hipo e hiperpotassemia (k); hipotermia. Em pediatria, inclui hipoglicemia
- **5 T**: tensão do tórax; tamponamento cardíaco; toxinas; trombose pulmonar; trombose coronária.

Na PCR, o reconhecimento precoce e a qualidade das manobras de reanimação influenciam na redução da morbimortalidade. Conhecer as fases da PCR facilita a compreensão sobre a importância do atendimento precoce e a sequência das ações recomendadas:

Fase elétrica. Ocorre nos primeiros cinco minutos após o início da PCR; o tratamento mais indicado é a terapia elétrica. A desfibrilação em até 5 minutos aumenta a sobrevivência em até 50%. PCR revertida no 1º minuto eleva para 80%. A cada minuto sem atendimento, diminui 10% da chance de sobrevida. Cerca de 80 a 85% de PCR em adultos ocorre em fibrilação ventricular (FV). Ritmos como FV e taquicardia ventricular sem pulso (TVSP) somente são revertidos pela desfibrilação. Contudo, ao realizar as compressões, adia a evolução para os ritmos não chocáveis como assistolia ou atividade elétrica sem pulso (AESP), ao fornecer substratos e energia ao miocárdio, favorecendo a reanimação.

Fase circulatória ou hemodinâmica. Compreende o período de 5 a 10 minutos após a PCR; ocorre depleção da reserva energética do coração e dificuldade de contração miocárdica. Nessa condição, as compressões cardíacas são mais efetivas em relação à terapia elétrica.

Fase metabólica. Ocorre após cerca de 10 minutos de PCR e gradativamente, manobras de RCP e desfibrilação se tornam pouco efetivas, daí a importância do reconhecimento e atendimento precoces.

Manobras de reanimação cardiopulmonar

Consistem no conjunto de ações aplicadas na PCR para restauração das funções cardíacas e respiratórias, mantendo artificialmente a circulação de sangue no encéfalo e órgãos vitais, até o retorno da circulação espontânea (RCE).

Em 2020, a AHA atualizou as duas cadeias de sobrevivência do adulto, para atendimento intra-hospitalar e para contexto extra-hospitalar, incluindo o sexto elo, conforme Figura 15.4.

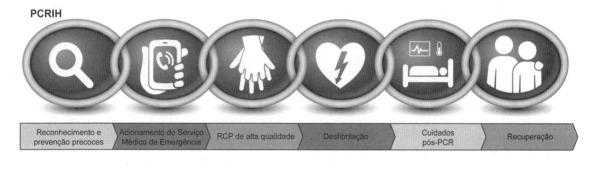

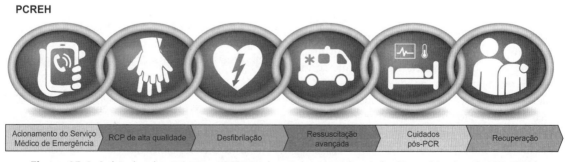

Figura 15.4 Cadeia de sobrevivência em PCR intra-hospitalar e extra-hospitalar. (Fonte: Diretrizes da AHA, 2020.)

Na cadeia de sobrevivência de PCR intra-hospitalar, destacam-se as principais ações para cada elo, quanto a: sistema de alerta imediato ou resposta rápida para prevenir a PCR; reconhecimento rápido dos sinais de PCR, solicitação de ajuda e do DEA; rápida e efetiva realização das manobras de RCP, com ênfase nas compressões; desfibrilação rápida, após identificação de FV ou TVSP; manobras imediatas de Suporte Avançado à Vida e cuidados pós-PCR; e recuperação, em atenção ao neuroprognóstico para prevenção de sequelas, reabilitação, melhor qualidade de vida pós-PCR e inserção social.

Na cadeia de sobrevivência de PCR em ambiente extra-hospitalar, as ações se constituem em: reconhecimento rápido dos sinais de PCR, solicitação de ajuda e do DEA; rápida e efetiva realização das manobras de RCP, com ênfase nas compressões; desfibrilação rápida, após identificação de FV ou TVSP; atendimento por equipe habilitada do suporte básico e avançado de emergência; manobras imediatas de Suporte Avançado à Vida e cuidados pós-PCR; e recuperação.

> **PARA REFLETIR**
> Após a leitura sobre as diretrizes de atendimento em PCR, reflita sobre o atendimento em PCR extra-hospitalar por leigos. Eles podem atuar? O atendimento por leigo requer treinamento? E no ambiente intra-hospitalar, qual é o papel do time de resposta rápida? Qual é o protocolo no seu local de trabalho? Possui códigos azul e amarelo?

As manobras de RCP realizadas no Suporte Básico de Vida (SBV) são fundamentais ao retorno da circulação e sobrevida do paciente. As diretrizes AHA enfatizam a necessidade de melhores práticas de ensino e aprendizagem, aplicando tecnologias. Na área de emergências, são aplicáveis na educação, com metodologias ativas, problematização, simulação e cursos on-line, com grande potencial para favorecer a aprendizagem significativa, em cenários reais, simulados ou virtuais.

Na assistência, os testes *point of care* são realizados próximo ao paciente, à beira do leito. Podem ser dispositivos portáteis com tiras reagentes, requerem apenas uma gota de sangue para análises imediatas, como biomarcadores Troponina (cTn), peptídeo natriurético cerebral (BNP) e dímero D. Os resultados rápidos permitem tomada de decisões efetivas, na confirmação diagnóstica de infarto agudo do miocárdio (IAM), insuficiência cardíaca, tromboembolismo, facilitando tratamento precoce das emergências, com chance de melhor prognóstico.

Durante a PCR, os dispositivos de compressão automática, como pistão mecânico e faixa de distribuição de força, promovem compressões consistentes e contínuas, mas não superiores às compressões manuais, que continuam como padrão de cuidados na PCR.

Na avaliação do desempenho durante a RCP, há dispositivos de *feedback* imediato que avaliam diversos critérios, como frequência e profundidade das compressões, posicionamento das mãos na compressão, liberação do tórax, com medidas em tempo real, por meio de gráfico, texto ou áudio.

Considerando que os registros de reanimação são fundamentais, sob os aspectos ético e legal, como instrumentos de avaliação das intervenções realizadas e indicadores de qualidade do atendimento prestado durante e após a PCR, o Protocolo de Utstein é utilizado para padronizar os registros de atendimento e viabilizar a comunicação entre os profissionais da Saúde. Na avaliação da qualidade, permite a análise da assistência prestada e fornece dados para estudos de sobrevida e prognóstico de reanimação cardiocerebral.

> **SAIBA MAIS**
> Em relação às tecnologias em Saúde, é frequente encontrarmos na literatura menção às tecnologias leve, leve-dura e dura. Faça uma pesquisa sobre essas tecnologias e verá que dizem respeito aos saberes e processos, além de máquinas e equipamentos. Identifique como podem ser utilizadas, na prática da Enfermagem. Por exemplo, no atendimento às urgências, a definição de protocolos e estruturação de time de resposta rápida, como equipe do código amarelo, do código azul, também são consideradas tecnologias.

Sistematização da assistência na reanimação cardiopulmonar

A integração da equipe multiprofissional é indispensável na RCP. Requer comunicação clara e objetiva, controle emocional, conhecimento técnico-científico e habilidade técnica. Planejamento e organização, com protocolos, materiais e equipamentos disponíveis, em bom funcionamento, estrutura física adequada contribuem para o sucesso da intervenção.

A equipe mínima para reanimação é composta por um médico, um enfermeiro, um ou dois Técnicos de Enfermagem. A definição prévia das atribuições de cada profissional proporcionará rapidez e sincronia ao assumir as ações no manejo de:

- **Vias aéreas:** um profissional
- **Compressões torácicas externas**: um profissional, que revezará com outro, em geral, o responsável pelas vias aéreas
- **Acesso venoso e medicações**: um profissional
- **Monitoramento e preparo do desfibrilador**: outro profissional, preferencialmente.

A definição dos papéis e posicionamento de cada profissional favorece a integração entre a equipe e a comunicação, em "alça fechada", fundamental na verbalização das informações e confirmação das condutas. Geralmente, a liderança no atendimento em PCR é assumida pelo profissional com mais experiência no manejo da situação. A RCP inicia-se pelas manobras de SBV, por meio de compressões, ventilações e desfibrilação se necessária.

A avaliação inicial consiste em:

- Avaliar a segurança do local
- Verificar responsividade – tocar nos ombros da vítima e chamar em voz alta

- Se indivíduo não responsivo, pedir ajuda, comunicar à equipe ou solicitar o serviço de emergência. A solicitação de ajuda pode ser adaptada de acordo com a realidade de cada situação, podendo ser realizada antes ou depois da verificação do pulso e da respiração
- Solicitar ou obter o desfibrilador e equipamentos de emergência
- Verificar respiração e pulso simultaneamente, entre 5 e 10 segundos. Se respiração ausente ou agônica, tipo *gasping* e pulso não palpável, considerar a PCR
- Colocar a vítima sobre superfície rígida
- Iniciar as compressões torácicas.

DICA DE MESTRE

Pesquise os tipos de serviços que podem ser acionados para solicitar ajuda, conforme a localidade e recursos regionais. Relacione sobre o time de resposta rápida e códigos de emergência (azul, amarelo).

IMPORTANTE

Na PCR, as compressões torácicas de alta qualidade são fundamentais para favorecer o RCE, portanto, recomenda-se:

- Comprimir "forte, rápido e sem parar", em profundidade de 5 a 6 cm, frequência de 100 a 120/minuto, de maneira que 30 compressões sejam efetuadas em cerca de 15 a 18 segundos
- Permitir o retorno total do tórax a cada compressão
- Não apoiar no tórax após cada compressão
- Minimizar as interrupções das compressões em, até no máximo, 10 segundos
- Revezar o profissional que realiza as compressões, a cada 2 minutos ou 5 ciclos, ou antes se cansaço, para evitar prejuízo na qualidade das compressões.

IMPORTANTE

A Pressão de Perfusão Coronariana (PPC) está relacionada à pressão diastólica final da raiz da artéria aorta, subtraída da pressão do átrio direito. Na PCR, para manter a pressão de perfusão coronariana (PPC) e cerebral adequadas é fundamental iniciar precocemente a RCP. A compressão torácica externa (CTE) corresponde à sístole cardíaca e o intervalo entre as compressões equivale à diástole, no relaxamento do coração. Ao efetuar as compressões, a PPC é mantida pelo fluxo sanguíneo que irriga o miocárdio, essencial para o sucesso da reanimação. CTE efetivas e contínuas favorecem o fluxo coronariano e miocárdico, restabelecem cerca de 25% do débito cardíaco. Minimizar interrupções para verificar ritmo e pulso, obter acesso venoso, ventilar ou outros procedimentos, evitam prejuízo circulatório e à sobrevida da vítima.

Segundo as diretrizes AHA (2020), o atendimento em PCR mantém a sequência mnemônica **CABD** relativa a *Circulation* (circulação), *Airway* (via aérea), *Breathing* (respiração) e *Defibrillation* (desfibrilação), com avaliação simultânea de respiração e pulso.

C – Iniciar ciclos de 30 compressões torácicas externas na frequência de 100 a 120 por minuto e na profundidade entre 5 e 6 cm no adulto, cerca de 5 cm na criança e 4 cm no bebê.

A – Abrir via aérea com inclinação da cabeça e elevação do mento.

B – Aplicar 2 ventilações com duração de 1 segundo cada.

D – Instalar o DEA, assim que possível, e verificar se o ritmo é chocável:

- **Se sim**: aplicar um choque e reiniciar as manobras de RCP imediatamente por 2 minutos
- **Se não**: reiniciar as manobras de RCP imediatamente por 2 minutos.

No SBV, as compressões torácicas externas (CTE) e as ventilações são sincronizadas, com pausa a cada 2 minutos, para análise do ritmo. A Tabela 15.6 mostra como deve ser realizada a avaliação da circulação e em que momento devem ser iniciadas as manobras de reanimação.

A Tabela 15.7 detalha o posicionamento adequado para realizar compressões torácicas durante a RCP.

A – Abertura de via aérea

Realizar a abertura da via aérea, logo após o ciclo de 30 compressões torácicas, inspecionar a cavidade oral. Garantir a permeabilidade da via aérea. Nessa etapa, como medida de suporte básico para manter a via aérea pérvia, recomenda-se a cânula orofaríngea (tubo plástico semicurvo com lúmen para passagem de ar) para pacientes não responsivos, ou a cânula nasofaríngea (tubo de borracha macio e flexível) nas situações em que não é permitido o uso de qualquer acessório pela boca, como lesões maxilofaciais. Ambas estão disponíveis em vários tamanhos e modelos, e a escolha do dispositivo adequado é essencial. No suporte avançado, é possível utilizar um dispositivo de via aérea, como tubo endotraqueal ou cânula supraglótica, para melhorar a oxigenação e proteger a via aérea, mesmo que parcialmente.

Tabela 15.6 Avaliação da circulação e início das manobras de reanimação.

	Adulto	Criança	Bebê
Verificar pulso	Carotídeo	Carotídeo ou femoral	Braquial ou femoral
Iniciar compressões	Se pulso não perceptível	Se pulso não perceptível ou FC < 60 bpm com sinais de hipoperfusão	
Relação compressão:ventilação	30:2	30:2 (se um profissional) 15:2 (se dois profissionais)	
Profundidade das compressões	5 a 6 cm	5 cm	4 cm
Ritmo das compressões	100 a 120/min		

Tabela 15.7 Posicionamento adequado para compressões torácicas.

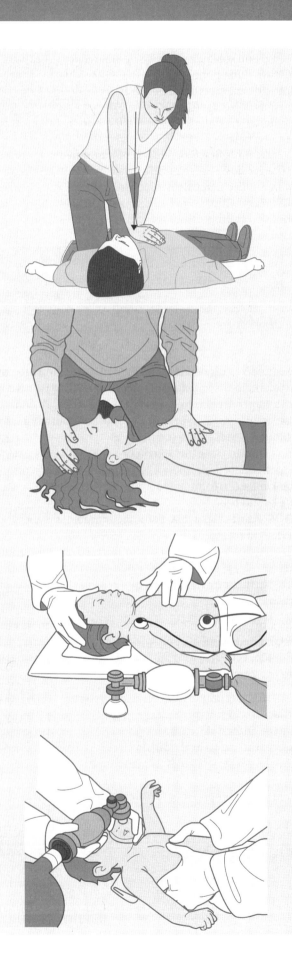

Em adultos e crianças maiores: posicionar a região hipotenar de uma das mãos, com a outra sobreposta, na metade inferior do esterno, mantendo dedos entrelaçados e levantados, cotovelos retos. O movimento do corpo é direcionado pelo quadril.

Em crianças menores: aplicar compressões com apenas uma mão, e com força suficiente para atingir a profundidade de cerca de 5 cm, no tórax.

Em bebês: podem ser empregadas duas técnicas:
Utilizar dois dedos e comprimir imediatamente abaixo da linha intermamilar, sobre o osso esterno.
Envolver o tórax e o dorso com as duas mãos e comprimir com os dois polegares. Indicada em atendimento com dois profissionais e nas situações em que as mãos do profissional circundam o dorso adequadamente.

Contudo, não retardar a RCP e a desfibrilação na tentativa de obter a via aérea definitiva; a ventilação eficaz com bolsa-valva-máscara permite que esse procedimento seja postergado. O uso desses dispositivos requer treinamento contínuo e habilidade do profissional que os utilizará, evidenciando a importância da educação permanente.

> **DICA DE MESTRE**
>
> Na abordagem sobre os dispositivos de via aérea avançada: elencar tipos, indicações, benefícios, complicações e cuidados de Enfermagem na manutenção de cada um, assim como a importância da disponibilidade dos materiais para inserção pelos profissionais habilitados.

B – Respiração

Na assistência ventilatória em SBV, aplicar duas ventilações efetivas com pressão positiva utilizando a bolsa valva máscara com reservatório e oxigenação com 15 ℓ/O$_2$/min. Intercalar as 2 ventilações com 30 CTE de maneira síncrona em PCR. Para vedação adequada da máscara na face e elevação do mento, recomenda-se a técnica CE para facilitar a abertura das vias aéreas, conforme Figura 15.5.

A duração de cada ventilação é cerca de 1 segundo – tempo suficiente para expandir o tórax e evitar a hiperventilação, pois aumenta a pressão intratorácica, reduz a perfusão coronariana e do miocárdio, e dificulta o retorno da circulação espontânea.

Após estabelecer via aérea avançada, a relação ventilação-compressão se modifica nas manobras de RCP e é realizada de maneira assíncrona, ou seja, 1 ventilação a cada 6 segundos, totalizando 10 ventilações/minuto e compressões torácicas de maneira contínua e no ritmo de 100 a 120 por minuto, com interrupções somente para verificação do ritmo ou do pulso, a cada 2 minutos.

> **DICA DE MESTRE**
>
> Discutir e analisar os impactos da covid-19 nas manobras de reanimação, destacando os cuidados na ventilação para evitar geração de aerossóis, a importância do filtro HEPA, o uso correto dos EPI e ações de educação permanente aos profissionais. Lembre-se de que esse assunto pode ser exigido em provas de seleção e concurso.

D – Desfibrilação

A desfibrilação consiste na aplicação de corrente elétrica em curto período com desfibrilador para modificar o ritmo irregular do coração, seguida da atividade organizada do ritmo cardíaco.

É indicada se fibrilação ventricular (FV) e taquicardia ventricular (TV) sem pulso (Figura 15.6).

É contraindicada em assistolia e atividade elétrica sem pulso (AESP) evidenciada nos traçados da Figura 15.7.

Os desfibriladores podem ser bifásicos ou monofásicos, conforme o tipo de onda, e classificados em automático, semiautomático ou manual, conforme detalhado na Tabela 15.8.

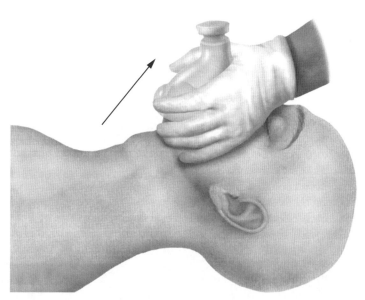

Figura 15.5 Abertura da via aérea e ventilação com a técnica CE, assim denominada pelo formato da mão e pelo posicionamento dos dedos, que formam as letras C e E.

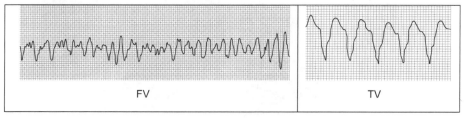

Figura 15.6 Traçado eletrocardiográfico da fibrilação ventricular (FV) e da taquicardia ventricular (TV).

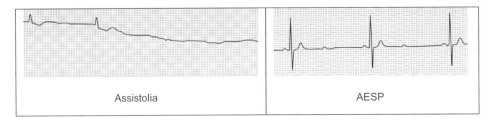

Figura 15.7 Traçado eletrocardiográfico da assistolia e atividade elétrica sem pulso (AESP).

Tabela 15.8 Tipos de desfibriladores.

	Bifásico	**Monofásico**
Automático e semiautomático	O próprio equipamento analisa o ritmo e indica o choque, se FV ou TV sem pulso, ou não se AESP ou assistolia. Pode ser utilizado por profissionais da Saúde habilitados e por pessoas leigas, preferencialmente treinadas.	
Manual	Utilizado por profissionais da Saúde; a descarga elétrica é efetuada pelo médico.	
Carga aplicada*	120 a 200 J	360 J

*__Adulto__: se tipo de onda desconhecido, aplicar 200 J; **bebê e criança**: se possível, utilizar desfibrilador manual com 2 J/kg na carga inicial, 4 J/kg no segundo choque e nos choques subsequentes ≥ 4 J/kg, não exceder 10 J/kg ou carga de adulto. Se utilizar desfibrilador externo automático (DEA), atenuar a carga ou utilizar eletrodos pediátricos. Na impossibilidade, desfibrilar sem redutor de carga, ou mesmo com eletrodos/pás adulto.

É preciso adotar alguns cuidados na instalação e no uso do desfibrilador.

Antes da colocação das pás/eletrodos. Remover o excesso de pelo; retirar adesivo de medicamento aderido ao tórax e limpar o local; se o paciente estiver na água, retirá-lo e secar o tórax. Em caso de dispositivo implantado, como marca-passo, colocar as pás cerca de 8 cm distantes do dispositivo. Aplicar gel condutor nas pás manuais, sem excesso para prevenir queimaduras.

Posicionamento das pás/eletrodos no tórax. Se DEA, pode ser anterolateral, anteroposterior, anteroesquerda infraescapular e anterodireita infraescapular. Se pás manuais, em região infraclavicular direita e abaixo do mamilo esquerdo (Figura 15.8).

Aplicação do choque. Certifique-se de que todos estão afastados antes de aplicar o choque. No momento da descarga, desconectar o reanimador manual e a extensão de oxigênio. Se desfibrilador manual aplicar pressão, cerca de 13 kg, em

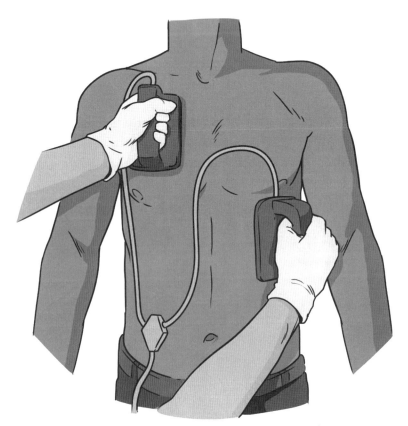

Figura 15.8 Posição das pás do desfibrilador manual.

cada pá sobre o tórax do paciente, para assegurar o contato e diminuir a impedância. Em geral, os eletrodos do monitor cardíaco não precisam ser desconectados, os equipamentos modernos possuem proteção contra choques.

NA PRÁTICA

Para conhecer melhor o DEA e saber como ele funciona, assista ao vídeo, disponível na internet: https://www.youtube.com/watch?v=dwKQWQe7TCk.

Para entender o uso do desfibrilador manual, assista ao vídeo: https://www.youtube.com/watch?v=kKGAKoE258U.

SAIBA MAIS

Para saber mais sobre a utilização do desfibrilador pela equipe de Enfermagem, leia a Resolução Cofen nº 704, de 19 de julho de 2022: https://www.in.gov.br/web/dou/-/resolucao-cofen-n-704-de-19-de-julho-de-2022-417022264.

DICA DE MESTRE

Lembre-se de que desfibrilação é diferente de cardioversão. Ambos utilizam a terapia elétrica, mas com finalidades distintas. A desfibrilação é aplicada na PCR, em FV/TVSP. A cardioversão é indicada em taquiarritmias; geralmente, o paciente está consciente e requer outras manobras para aplicação do choque.

Uso do desfibrilador manual no modo DEA ao prover o Suporte Básico de vida

A depender da realidade local, é possível utilizar o desfibrilador manual no modo DEA ao realizar o SBV. Considerando que cada equipamento tem suas especificidades de botões e funcionalidades, é importante conhecer previamente, para evitar dificuldades e retardar a assistência. A vantagem é poder iniciar o SBV e proporcionar a desfibrilação, independentemente da presença do médico, uma vez que o ritmo será analisado pelo equipamento e indicará se o choque será aplicado ou não, assim como no DEA. Pás/eletrodos descartáveis, utilizados como recurso para marca-passo transcutâneo, são aplicados no tórax do paciente; ao selecionar o modo DEA no aparelho, siga as instruções – alguns emitem áudio de comando sobre análise de ritmo, solicitando que se afaste. Conforme o equipamento, pode ser necessário trocar algumas conexões ou cabos para utilizar no modo DEA.

A Tabela 15.9 apresenta um resumo das principais etapas de reanimação cardiopulmonar durante o SBV.

NA PRÁTICA

No seu local de trabalho, verifique o funcionamento do desfibrilador manual e como proceder na utilização no modo DEA. Caso tenha alguma dúvida, pergunte para o enfermeiro responsável pela unidade.

Tabela 15.9 Principais componentes na RCP de alta qualidade para profissionais do SBV.

Componente	Adultos e adolescentes	Crianças (1 ano à puberdade)	Bebês (menos de 1 ano, excluindo recém-nascidos)
Segurança do local	Verifique se o local é seguro para os socorristas e a vítima		
Reconhecimento de PCR	• Verifique se a vítima responde • Ausência de respiração ou apenas *gasping* (ou seja, sem respiração normal) • Nenhum pulso definido sentido em 10 s (a verificação da respiração e do pulso pode ser feita simultaneamente, em menos de 10 s)		
Acionamento do serviço médico de emergência	• Se estiver sozinho, sem acesso a um telefone celular, deixe a vítima e acione o serviço de médico de emergência e obtenha um DEA, antes de iniciar a RCP • Do contrário, peça que alguém acione o serviço e inicie a RCP imediatamente; use o DEA assim que ele estiver disponível	• **Colapso presenciado**: siga as etapas utilizadas em adultos e adolescentes, mostradas à esquerda • **Colapso não presenciado**: execute 2 min de RCP • Deixe a vítima para acionar o serviço médico de emergência e buscar o DEA • Retorne à criança ou ao bebê e reinicie a RCP; use o DEA assim que ele estiver disponível	
Relação compressão-ventilação *sem via aérea avançada*	**1 ou 2 socorristas**: 30:2	**1 socorrista**: 30:2 **2 ou mais socorristas**: 15:2	
Relação compressão-ventilação *com via aérea avançada*	• Compressões contínuas a uma frequência de 100 a 120/min • Administre uma ventilação a cada 6 s (10 respirações/min)		
Frequência de compressão	100 a 120/min		
Profundidade da compressão	No mínimo, 2 polegadas (5 cm)*	• Pelo menos um terço do diâmetro AP do tórax • Cerca de 2 polegadas (5 cm)	• Pelo menos um terço do diâmetro AP do tórax • Cerca de 1½ polegada (4 cm)
Posicionamento das mãos	Duas mãos sobre a metade inferior do esterno	Duas mãos ou uma mão (opcional para crianças muito pequenas) sobre a metade inferior do esterno	**1 socorrista**: dois dedos no centro do tórax, lobo abaixo da linha mamilar **2 ou mais socorristas**: técnica dos dois polegares no centro do tórax, logo abaixo da linha mamilar

(continua)

Tabela 15.9 Principais componentes na RCP de alta qualidade para profissionais do SBV. (Continuação)

Componente	Adultos e adolescentes	Crianças (1 ano à puberdade)	Bebês (menos de 1 ano, excluindo recém-nascidos)
Retorno do tórax	Espere o retorno total do tórax após cada compressão; não se apoie sobre o tórax após cada compressão		
Minimizar interrupções	Limite as interrupções nas compressões torácicas a menos de 10 s		

AP: anteroposterior; DEA: desfibrilador automático externo; RCP: reanimação cardiopulmonar. *A profundidade da compressão não deve exceder 2, 4 polegadas (6 cm). (Adaptada de AHA, 2020.)

Identificação da PCR e início do Suporte Básico de Vida em adultos

A Figura 15.9 apresenta as etapas do algoritmo do suporte de vida em adultos.

Veja também o algoritmo de suporte de vida em Pediatria (Figura 15.10).

> **SAIBA MAIS**
>
> Em razão da pandemia por covid-19, acesse o *link* para conhecer as recomendações para reanimação cardiopulmonar (RCP) de pacientes com diagnóstico ou suspeita de covid-19: http://abramede.com.br/wp-content/uploads/2020/03/RCP-ABRAMEDE-SBC-AMIB-7-230320.pdf; e acesse também "Posicionamento para ressuscitação cardiopulmonar de pacientes com diagnóstico ou suspeita de covid-19": https://abccardiol.org/article/posicionamento-para-ressuscitacao-cardiopulmonar-de-pacientes-com-diagnostico-ou-suspeita-de-covid-19-2020/.

As manobras de SBV são seguidas das ações de Suporte Avançado de Vida (SAV), conforme as características da unidade em que o paciente se encontra e dos profissionais disponíveis para realização de procedimentos invasivos, utilização de dispositivos para oxigenação e ventilação, administração de medicamentos e investigação das causas da PCR.

Outras condições que contribuem com o sucesso da RCP:

- **Monitoramento cardíaco**: permite avaliação da frequência e visualização do traçado para acompanhar o ritmo do coração, dentre outros parâmetros, conforme o equipamento utilizado
- **Obtenção de acesso venoso calibroso**: indispensável para administração dos medicamentos e fluidos descritos na Tabela 15.10 e prescritos conforme orientação médica. Na impossibilidade ou insucesso na venopunção após duas tentativas, a punção intraóssea é recomendada nas situações de emergência.

Atendimento em PCR do recém-nascido que acaba de nascer

Segundo as diretrizes AHA (2020), não houve alterações no atendimento ao recém-nascido (RN). Veja o algoritmo detalhado na Figura 15.11.

Na assistência ao RN que não melhora a SatO$_2$ com a ventilação por pressão positiva (VPP) em ar ambiente, recomenda-se verificar e corrigir a técnica da ventilação antes de oferecer oxigênio suplementar. Se persistir, indica-se a aplicação da mistura O$_2$/ar, ajustando a concentração de O$_2$ para atingir a SatO$_2$ desejável. Incrementar 20% e aguardar 30 segundos para verificar a SatO$_2$ e avaliar a necessidade de novos ajustes na concentração de O$_2$.

Em RN ≥ 34 semanas, a oferta de altas concentrações de oxigênio associa-se ao retardo para iniciar a respiração espontânea após o nascimento e à maior mortalidade, em comparação aos neonatos nos quais a VPP foi iniciada com ar ambiente. Nesse contexto, o monitoramento contínuo do RN é fundamental, por meio do oxímetro de pulso e monitor cardíaco.

Na assistência ao RN em PCR, imediatamente ao nascer, ainda no Centro Obstétrico, as ventilações e compressões torácicas são realizadas de maneira síncrona, mantendo a relação de 3:1, ou seja, 3 compressões torácicas para 1 ventilação. Entretanto, na situação em que o RN já estiver internado em Unidade Neonatal ou em domicílio e apresentar bradicardia em razão de cardiopatia congênita, arritmias cardíacas ou em PCR, pode-se considerar a aplicação de 15 compressões torácicas, intercaladas com 2 ventilações, nas manobras de RCP.

Parada respiratória

A parada respiratória (PR) consiste na ausência de respiração ou respiração ineficaz tipo *gasping* no paciente com pulso central. As manobras de reanimação ventilatória compreendem a aplicação de ventilações efetivas durante 2 minutos, seguidas de reavaliação do pulso. A frequência de ventilação de acordo com o tipo de paciente está descrita na Tabela 15.11.

> **DICA DE MESTRE**
>
>
> Organize em seu caderno estações práticas para simulação de atendimento em PR e PCR, em adulto, criança e bebê. Estruture o *checklist* em cada tipo de atendimento e, se tiver oportunidade, aplique na prática simulada em laboratório. Em suas anotações, inclua orientações sobre a importância do registro do atendimento, com base no Protocolo de Utstein.

Cuidados sistematizados pós-PCR

Relacionam-se com a manutenção do paciente em Unidade de Terapia Intensiva (UTI), com tratamento multidisciplinar especializado e integrado para otimizar as funções cardiopulmonar e encefálica, favorecer a perfusão de órgãos vitais, a sobrevivência e a qualidade de vida pós-PCR.

Entre as ações mais frequentes nos cuidados pós-reanimação, inclui-se a modulação terapêutica da temperatura (MTT) em adultos comatoso, a fim de reduzir o

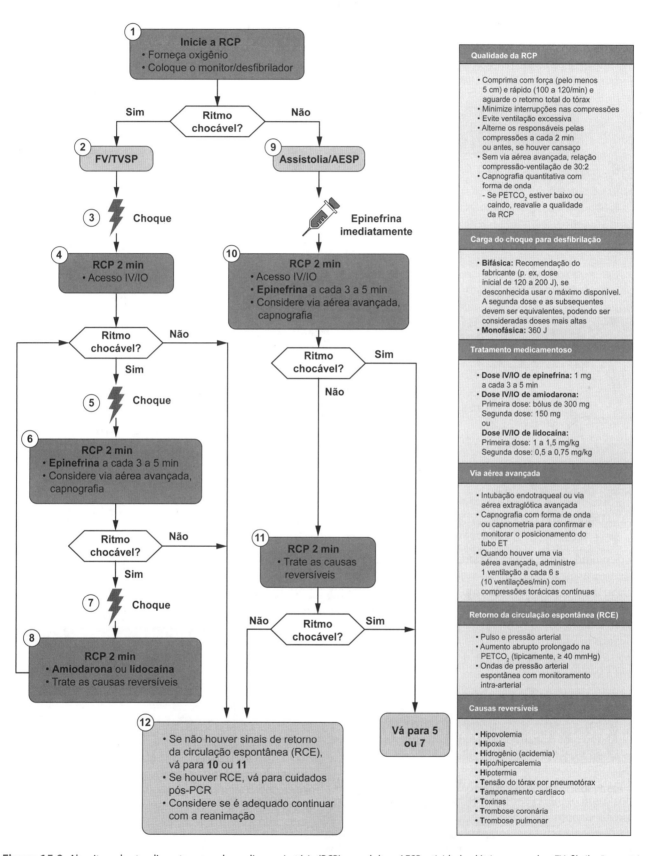

Figura 15.9 Algoritmo de atendimento a parada cardiorrespiratória (PCR) em adultos. AESP: atividade elétrica sem pulso; FV: fibrilação ventricular; IV: via intravenosa; IO: via intraóssea; PETCO$_2$: pressão expiratória final de dióxido de carbono; REC: retorno da circulação espontânea; RCP: reanimação cardiopulmonar; TVSP: taquicardia ventricular sem pulso. (Adaptada de Diretrizes da AHA, 2020.)

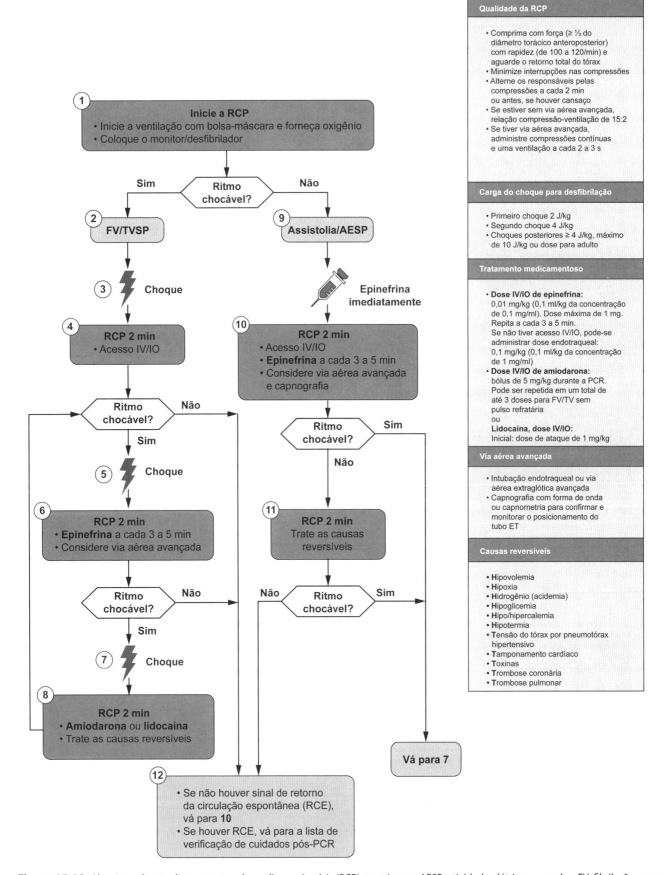

Figura 15.10 Algoritmo de atendimento a parada cardiorrespiratória (PCR) em crianças. AESP: atividade elétrica sem pulso; FV: fibrilação ventricular; IV: via intravenosa; IO: via intraóssea; PETCO$_2$: pressão expiratória final de dióxido de carbono; REC: retorno da circulação espontânea; RCP: reanimação cardiopulmonar; TVSP: taquicardia ventricular sem pulso. (Adaptada de Diretrizes da AHA, 2020.)

Tabela 15.10 Principais medicações utilizadas em PCR.

Nome	Ação	Dose – via Adulto	Dose – via Criança/bebê
Epinefrina (adrenalina)	Vasoconstritor: aumenta PA e FC, melhora a pressão de perfusão cardíaca e cerebral	1 mg (IV ou IO) a cada 3 a 5 min	0,01 mg/kg (0,1 mℓ/kg na concentração de 1:10.000)
Amiodarona	Antiarrítmico Vasodilatador coronário e periférico e bloqueador dos canais de potássio, sódio e cálcio	1ª dose: 300 mg em bólus (IV ou IO) 2ª dose: 150 mg	5 mg/kg Pode repetir por 2 vezes se FV e TV sem pulso refratária
Lidocaína	Antiarrítmico Inibidor do influxo de sódio por meio dos canais rápidos da membrana da célula miocárdica	Recomendado na falta da Amiodarona – 1 a 1,5 mg/kg em bólus, podendo ser repetida a cada 5 a 10 min, em doses de 0,5 a 0,75 mg/kg – Manutenção de 1 a 4 mg/min – Dose máxima de 3 mg/kg	Inicial: 1 mg/kg Manutenção: infusão de 20 a 50 mcg/kg/min

Após administrar medicações em bólus, injetar 20 mℓ de solução salina 0,9%. Se administrar em venopunção periférica, elevar o membro por 10 segundos para facilitar a circulação do medicamento para a via central.

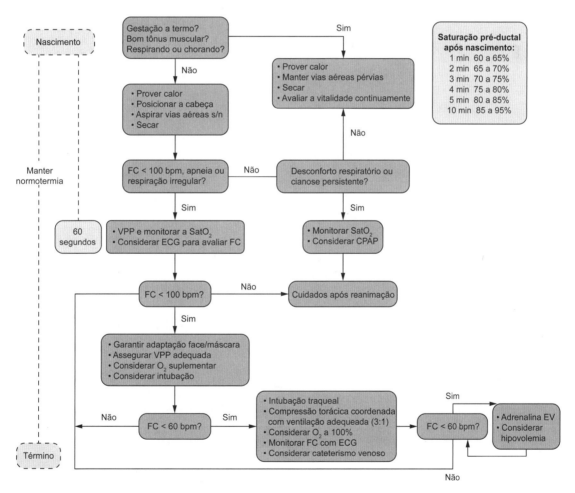

Figura 15.11 Algoritmo de RCP ao bebê que acaba de nascer. CPAP: pressão positiva continua nas vias aéreas; ECG: eletrocardiograma; FC: frequência cardíaca; SatO$_2$: saturação de oxigênio; VPP: ventilação com pressão positiva. (Adaptada de Diretrizes da AHA, 2020; e das "Recomendações para Reanimação Neonatal da Sociedade Brasileira de Pediatria", 2016.)

Tabela 15.11 Frequência de ventilação na PR em adulto, bebê e criança.

	Adulto	Bebê e criança
Ventilação com bolsa-valva-máscara	1 ventilação a cada 5 a 6 s	1 ventilação a cada 3 a 5 s
Ventilação com dispositivo de via aérea avançada	1 ventilação a cada 6 s	

consumo de oxigênio cerebral, limitar a lesão ao miocárdio e os danos sistêmicos. Na indução à hipotermia, recomenda-se manter os pacientes entre 32 e 36°C por 12 a 24 horas. Monitorar continuamente a temperatura central por termômetro esofágico, cateter vesical ou cateter de artéria pulmonar. Termômetros axilares, retais ou orais não são considerados adequados nesse controle térmico. Após a fase de hipotermia, o reaquecimento deve ser gradativo, cerca de 0,25 a 0,5°C/hora. Nessa fase pós-reanimação, é importante evitar hipertermia. Atentar às vias aéreas e ventilação, com suporte ventilatório, se necessário, para manter a oxigenação e saturação em pelo menos 94%. Observar lesões cerebrais que podem se manifestar como convulsões, mioclonias, diferentes graus de déficit cognitivo, estados de coma e morte cerebral.

Veja mais sobre o manejo no algoritmo na Figura 15.12, lembrando a relação desses cuidados com o 6º elo da cadeia de sobrevivência, sobre recuperação, importância da atuação da equipe multiprofissional, com o paciente e a família.

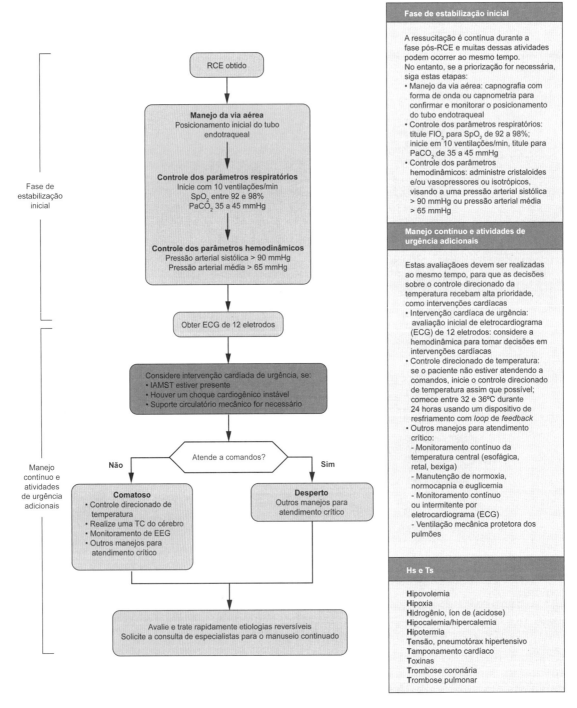

Figura 15.12 Algoritmo de cuidados pós-PCR em adultos. EEG: eletroencefalograma; ECG: eletrocardiograma; IAMST: infarto agudo do miocárdio com supra de ST; REC: retorno da circulação espontânea; TC: tomografia computadorizada. (Adaptada de Diretrizes da AHA, 2020.)

> **SAIBA MAIS**
>
> Segundo a Sociedade Brasileira de Cardiologia (SBP), os cuidados pós-PCR são focados no monitoramento das condições neurológicas, hemodinâmica e controle térmico. Nas páginas 494 até 498 (item 6) da publicação, você encontra os cuidados pós-reanimação. Acesse o documento na íntegra: http://publicacoes.cardiol.br/portal/abc/portugues/2019/v11303/pdf/11303025.pdf.

ATENÇÃO ÀS URGÊNCIAS NO TRAUMA

O trauma é definido como "evento nocivo que advém da liberação de formas específicas de energia ou de barreiras físicas ao fluxo normal de energia" (NAEMT, PHTLS, 2017). É causado por energia mecânica, química, térmica, elétrica ou radiação, em ação intencional ou não intencional. Por ser considerada a terceira causa de morte, a Linha de Cuidado ao Trauma foi instituída na Rede de Atenção às Urgências e Emergências, no Sistema Único de Saúde (SUS), visando reduzir a morbimortalidade por meio de vigilância, prevenção e promoção da Saúde, bem como prover o cuidado integral à pessoa vítima de trauma.

> **SAIBA MAIS**
>
> O Ministério da Saúde publicou as diretrizes sobre a Linha de Cuidado ao Trauma na Rede de Atenção às Urgências e Emergências, que tem como principal objetivo propor um processo integrado de atenção ao paciente vítima de trauma com o intuito de prevenir agravos e garantir acessibilidade aos recursos tecnológicos necessários. Além disso, a Linha de Cuidado ao Trauma também estabelece ações de prevenção e notificação compulsória em casos de violência doméstica e sexual, prevenção de acidentes de trânsito e programas de educação na escola (Programa Saúde na Escola). Para conhecer um pouco mais sobre o programa da Linha de Cuidado ao Trauma, acesse: http://www.as.saude.ms.gov.br/wp-content/uploads/2016/08/PORTARIA-N%C2%B0-1365-2013-Linha-de-Cuidado-ao-Trauma-na-Rede-de-Aten%C3%A7%C3%A3o-%C3%A0s-Urg%C3%AAncias-e-Emerg%C3%AAncia.pdf.

O perfil dos acometidos pelo trauma, em regiões urbanas, por acidentes, agressões e abuso de substâncias, é predominantemente masculino, em fase economicamente produtiva, acarretando alto custo em assistência e reabilitação, com danos sociais graves e, por vezes irreversíveis, com impacto significativo no número de anos potenciais de vida perdidos, gerando elevado ônus global.

> **NA PRÁTICA**
>
> No atendimento em situação de trauma, podemos nos deparar com crianças, adultos, gestantes e idosos. Será que as diferenças etárias, características anatômicas e fisiológicas influenciam no prognóstico e evolução da vítima? Relacione as peculiaridades, em cada fase do ciclo vital, para estabelecer o raciocínio no atendimento e nos cuidados, de maneira ética e assertiva.

O trauma pode ser classificado em dois tipos:

Fechado. Lesão decorrente de energia aplicada externamente que se propaga no interior do corpo humano. O impacto direto em determinada região provoca danos internos, nem sempre evidentes, como rompimento de órgãos e hemorragia. Requer muita atenção e avaliação criteriosa, pois a ausência de lesões externas dificulta a identificação rápida dos danos e retarda intervenções imediatas. Por isso, a ausência de sinais externos não dispensa a suspeição de lesões e sangramento interno.

Penetrante ou aberto. Lesão com comunicação entre o meio interno do corpo e o ambiente externo, com maior risco de infecção, necessitando de antibioticoterapia e profilaxia com imunobiológicos.

A avaliação das lesões decorrentes dos vários tipos de trauma, aberto ou fechado, depende do conhecimento e da interpretação das forças relacionadas à cinemática no evento e na ação biomecânica no indivíduo, para compreensão dos efeitos nas estruturas corporais, decorrente da energia aplicada. Analisar a direção e a velocidade, estimar a quantidade de energia transferida sobre o corpo humano permite avaliar as lesões externas e suspeitar de danos internos, prevenindo riscos posteriores. Para estruturar o processo de raciocínio e interpretação do evento é necessário analisar vários aspectos, como o ambiente e a natureza do evento, área de impacto, nível de energia, velocidade, distância e aceleração.

> **SAIBA MAIS**
>
> Conheça os princípios de ouro relacionados ao atendimento em trauma no ambiente pré-hospitalar. Para isso, sugerimos a seguinte leitura: National Association of Emergency Medical Technicians (NAEMT). *Prehospital Trauma Life Support (PHTLS). Atendimento pré-hospitalar ao traumatizado*. 9. ed. Porto Alegre: Artmed, 2021.

Sistematização no atendimento em trauma

Como importantes observatórios na Saúde, em urgência e emergência, sistemas de atendimento pré-hospitalar e hospitalar bem estruturados podem reduzir o número de óbitos e sequelas em cerca de 20 a 50%. O tempo e a sistematização do atendimento são essenciais na avaliação e intervenção rápida no suporte à vida.

Previamente ao início do atendimento, é fundamental avaliar as condições da segurança no local e respeitar as normas de biossegurança, antes de iniciar a avaliação primária e secundária.

Avaliação primária no trauma

É a avaliação inicial, sequenciada, para identificar os fatores de risco à vida. As prioridades no atendimento são estabelecidas conforme as características do indivíduo, mecanismo do trauma, lesões apresentadas, análise dos relatos e parâmetros vitais. Segundo NAEMT e PHTLS (2017), após estabelecer a segurança na cena, a avaliação primária é realizada na sequência XABCDE (Tabela 15.12).

Na abordagem inicial, o X, que representa hemorragia grave, precede as etapas ABCDE da avaliação primária, com o intuito de reconhecer imediatamente ameaças potencialmente irreversíveis decorrentes de sangramento

Tabela 15.12 Sequência da avaliação primária no trauma.

X	Exsanguinating	Controle de sangramento externo grave
A	Airways	Avaliar via aérea com proteção da coluna cervical
B	Breathing	Boa respiração/ventilação
C	Circulation	Circulação e controle da hemorragia
D	Disability	Disfunção neurológica
E	Exposure	Exposição/controle do ambiente, prevenção de hipotermia

Fonte: NAEMT e PHTLS, 2017.

abundante, com risco de perda total ou quase total do volume de sangue, em curto tempo.

As lesões identificadas na avaliação primária são imediatamente tratadas conforme encontradas, para prevenir complicações e morte, instantânea ou tardia, conforme algoritmo descrito na Figura 15.13. Requer equipe com profissionais competentes para assumir funções, desde a liderança do atendimento, até o manejo da via aérea e desempenho de ações necessárias à assistência, de maneira organizada, planejada, visando aos melhores resultados.

Avaliação secundária no trauma

Após o exame primário e as medidas de controle e estabilização inicial, realizar o exame físico cefalopodal e a entrevista para coleta de informações e acontecimentos, obtidas rapidamente com a vítima, familiares e testemunhas por meio do método mnemônico SAMPLA, segundo NAEMT e PHTLS (2017).

S = Sintomas – "O que o paciente está sentindo? Dor, dificuldade para respirar, dormência?"

A = Alergias – "Tem alergia a algum medicamento ou substância?"

M = Medicamentos – "Faz uso de algum medicamento?"

P = Passado médico – "Tem alguma doença? Cirurgias pregressas? Gravidez?"

L = Líquidos e alimentos ingeridos – "A que horas se alimentou ou ingeriu líquido pela última vez?"

A = Ambiente e acontecimentos do evento – "Lembra-se do que aconteceu? Quais eventos precederam a lesão?"

No exame neurológico, aplica-se a Escala de Coma de Glasgow e, na avaliação da gravidade do trauma, vários métodos são utilizados. Por ser rápida e de fácil aplicação,

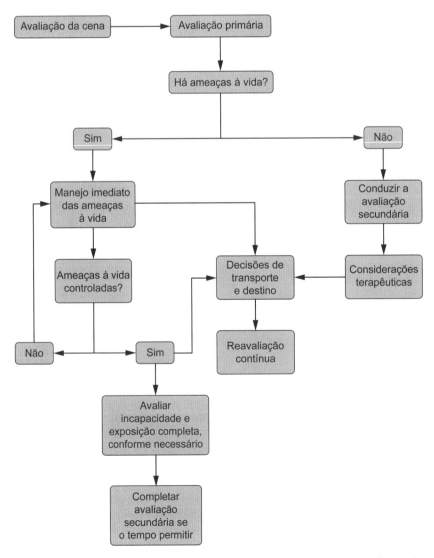

Figura 15.13 Algoritmo da avaliação primária no trauma. (Adaptada de Diretrizes de PHTLS, 2017.)

a Escala Revisada do Trauma (RTS) (Tabela 15.13) utiliza três parâmetros: Escala de Coma de Glasgow, pressão arterial sistólica e frequência respiratória.

A soma dos três parâmetros resulta no escore do RTS, cuja pontuação varia de 0 a 12. Quanto maior for o valor, menor será a gravidade e, inversamente, quanto menor for o valor do RTS, maior será a gravidade do trauma. Mas a avaliação pode ser prejudicada pela utilização de dispositivos de via aérea, como intubação traqueal, ou se o paciente estiver sob ação de substâncias, como álcool, drogas ilícitas ou medicamentos.

A Figura 15.14 apresenta as ações mais comuns na abordagem geral no atendimento ao trauma, em ambiente pré-hospitalar.

Tabela 15.13 Escala Revisada do Trauma (RTS).

Parâmetros	Variação dos valores	Escore
Frequência respiratória (rpm)	10 a 29	4
	> 29	3
	6 a 9	2
	1 a 5	1
	0	0
Pressão arterial sistólica (mmHg)	> 89	4
	76 a 89	3
	50 a 75	2
	1 a 49	1
	0	0
Escala de Coma de Glasgow	13 a 15	4
	9 a 12	3
	6 a 8	2
	4 a 5	1
	< 4	0

Fonte: Tobase e Tomazini, 2017.

- Avaliar a segurança de cena
- Promover o acolhimento
- Realizar avaliação primária com estabilização manual da cabeça e, se indicado, restrição do movimento da coluna com colocação do colar cervical e uso da prancha rígida
- Prosseguir na avaliação secundária, mantendo a privacidade
- Considerar gravidez em mulheres em idade fértil
- Aplicar Escalas de Glasgow e RTS

↓

- Garantir via respiratória pérvia e suporte ventilatório
- Controlar sangramento externo, realizar curativos e imobilizar membros lesados
- Realizar punção venosa ou intraóssea
- Iniciar terapia farmacológica com fluidos e medicamentos
- Monitorar sinais vitais, oximetria, ECG e glicemia capilar
- Avaliar responsividade, sensibilidade, motricidade, perfusão periférica; diâmetro, simetria e fotorreação pupilar; relaxamento esfincteriano; priapismo
- Prevenir hipotermia

↓

- Comunicar a central de regulação
- Transportar ao serviço de Saúde

Figura 15.14 Atendimento ao trauma em ambiente pré-hospitalar. (Fonte: Tobase e Tomazini, 2017.)

No ambiente hospitalar, a abordagem geral no atendimento ao trauma consiste nas ações esquematizadas na Figura 15.15.

> **PARA REFLETIR**
>
> A gestão do cuidado e da qualidade na atenção ao trauma é fundamental. Veja as recomendações da OMS nas "Diretrizes para o Desenvolvimento de Programas de Qualidade no Atendimento ao Trauma": https://apps.who.int/iris/bitstream/handle/10665/44061/9789241597746_por.pdf;jsessionid=ECC5519C433469A01E5FF516D-FE95281?sequence=3 e reflita sobre a realidade atual. Como ela pode ser melhorada?

> **IMPORTANTE**
>
> É importante que você lembre e compreenda cada etapa das abordagens gerais apresentadas no atendimento ao trauma, em ambiente pré-hospitalar e hospitalar, para aplicar esses conhecimentos no estudo dos demais traumas, em que serão descritos apenas os cuidados específicos em cada tipo de trauma, para evitar a repetição destes aqui descritos.

Tipos de traumas

A seguir, vamos conhecer alguns tipos de traumas mais frequentes. Veja com atenção e considere a possibilidade de que eventos aparentemente acidentais sejam decorrentes de situação de violência, o que pode gerar outros desdobramentos legais e notificação às autoridades, envolvendo os responsáveis.

Trauma cranioencefálico

Em razão da topografia, o segmento cefálico é a terceira região anatômica mais acometida em situações de trauma. A agressão por trauma cranioencefálico (TCE) ocasiona lesões estruturais no couro cabeludo, na parte óssea, nos envoltórios meníngeos e no encéfalo, resultando em alterações funcionais ou cognitivas, temporárias ou permanentes. A prevalência em homens jovens, com significativa morbimortalidade, justifica as ações preventivas do TCE, inclusive pela subnotificação decorrente de informação errônea das causas.

Em crianças, por possuírem a cabeça maior em relação ao corpo, geralmente as quedas resultam em TCE. Importante lembrar que, em menores de 3 anos, o TCE pode ser relacionado a violência e maus-tratos. A síndrome do "bebê sacudido/chacoalhado", ou *shaken baby syndrome*, afeta principalmente os meninos, que apresentam mais cólicas, com choro mais intenso e frequente. Os movimentos violentos ocasionam rompimento das veias-pontes e hematoma no espaço subdural, hemorragia na retina e edema cerebral. A criança pode apresentar mudança de comportamento, padrão alimentar e sono, alteração visual e cegueira, lesões em ombro, tórax e extremidades.

Nos idosos, a diminuição da massa encefálica facilita o impacto do órgão contra a caixa craniana e dificulta a identificação imediata de edema e sangramento, com aumento da pressão intracraniana, pela ausência ou

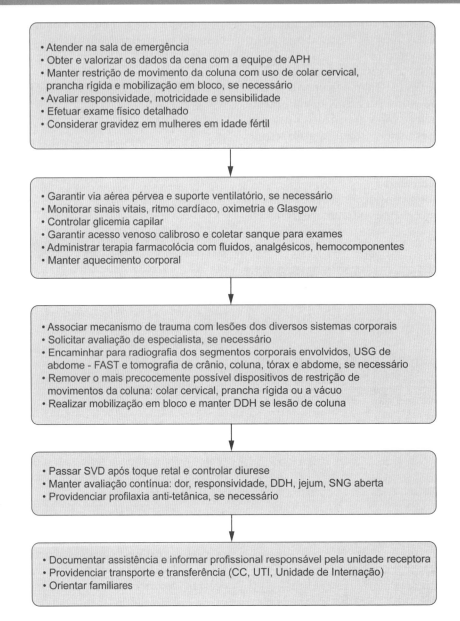

Figura 15.15 Atendimento ao trauma no ambiente hospitalar. APH: atendimento pré-hospitalar; CC: centro cirúrgico; DDH: decúbito dorsal horizontal; FAST: avaliação focalizada com sonografia para trauma; SNG: sonda nasogástrica; SVD: sonda vesical de demora; USG: ultrassonografia; UTI: Unidade de Terapia Intensiva. (Fonte: Tobase e Tomazini, 2017.)

alentecimento das respostas e manifestações clínicas correlatas. O uso de medicamentos, ou polifarmácia, comuns em idosos, contribui para o agravamento do quadro.

SAIBA MAIS

Veja mais sobre crianças e adolescentes em situação de violência na linha de cuidado para a atenção integral à saúde de crianças, adolescentes e suas famílias em situação de violências: http://bvsms.saude.gov.br/bvs/publicacoes/linha_cuidado_criancas_familias_violencias.pdf.

Quanto à cinemática e biomecânica do trauma, de acordo com a força agressora, o mecanismo de trauma pode ocasionar TCE por impacto, na aplicação de energia na área craniana, resultando em contusão, laceração, fratura e hemorragia. Outro mecanismo é relacionado à inércia, pois o cérebro possui relativa mobilidade na caixa craniana e sofre com a (des)aceleração abrupta e movimentos rotacionais.

Na fisiopatologia do TCE, destacam-se duas categorias de lesão cerebral. A lesão primária decorre de trauma que afeta estruturas cerebrais, causando contusão, hemorragia e laceração de tecido. A lesão secundária é consequente da primária, relacionadas ao aumento de massa intracraniana, por hematomas e coágulos resultantes de hemorragia inicial, que provocam a elevação da pressão intracraniana e risco de herniação transtentorial. Além do efeito de massa, na formação de hematomas, a hipoxia e a hipotensão também são fatores que influenciam negativamente a fisiologia cerebral.

Essas condições influenciam a avaliação neurológica e, mediante o valor obtido na Escala de Coma de Glasgow, o TCE é classificado em leve (13 a 15), moderado (12 a 9) e grave (≤ 8). As manifestações clínicas variam de acordo com a causa e o tipo de lesão. Em quadros leves a moderados, é recomendável observação do paciente. Já os quadros mais graves podem ser relacionados com hemorragia e hematomas cerebrais, lesão parenquimatosa, axonal, focal ou difusa. Externamente, investigue por edema, equimose, fratura craniana, laceração no couro cabeludo, sangramento nasal e auricular.

Podem ocorrer náuseas, vômitos, cefaleia, anisocoria, convulsão, alteração do nível de consciência e do comportamento, e comprometimento das funções cognitivas e sensorimotoras. Tardiamente, observam-se hematoma retroauricular (sinal de Battle ou batalha), hematoma periorbitário (sinal do "olho de guaxinim") em caso de fratura de base de crânio.

> **SAIBA MAIS**
>
> Aprofunde os conhecimentos sobre o TCE com a leitura de dois artigos. Durante a leitura do primeiro artigo, liste os principais cuidados no período pós-hospitalar. No segundo artigo, dê especial atenção ao prognóstico do TCE.
>
> 1. "Traumatismo crânio-encefálico: abordagem integrada" [Acta Med Port. 2012;25(3):179-92], em: https://actamedicaportuguesa.com/revista/index.php/amp/article/viewFile/43/45.
> 2. "Traumatismo cranioencefálico leve: uma breve revisão" [Arq Bras Neurocir; 2016], em: https://www.thieme-connect.com/products/ejournals/pdf/10.1055/s-0037-1598610.pdf.

No atendimento emergencial, proceder a avaliação primária e secundária; monitoramento; venopunção, administração de fluidos e medicamentos (analgésico, corticoide, anticonvulsivante); avaliar glicemia capilar; observar nível de consciência, alteração do humor e comportamento; providenciar cateterismo gástrico e vesical; solicitar avaliação do especialista e encaminhamento à unidade de cuidados intensivos; prover atenção à família; e considerar cuidados ao potencial doador.

No suporte ao diagnóstico, radiografia, tomografia de crânio e de coluna cervical são indicadas. Na avaliação da gravidade do TCE com Escala de Coma de Glasgow, o escore obtido entre 3 e 8 caracteriza quadro grave. O prognóstico é pior no adulto do que em crianças; em menores de 3 anos é mais desfavorável em relação às crianças maiores, pois as lesões tendem a ser mais graves e permanentes.

No TCE, a deterioração do estado neurológico pode ser decorrente de lesão cerebral pelo trauma ou ser associada ao uso de substâncias como álcool e drogas ilícitas, e distúrbios metabólicos. O tratamento no TCE consiste em gerenciar a lesão primária para otimizar a perfusão cerebral e prevenir lesão secundária. A sequência XABCDE norteia a avaliação contínua e a assistência, visando ao controle de hemorragia, a permeabilidade de vias aéreas, oxigenação adequada, com $SatO_2 \geq 95\%$, PAS ≥ 100 mmHg para pacientes de 50 a 69 anos ou ≥ 110 mmHg ou superior, entre 15 e 49 anos ou mais 70 anos, Temperatura entre 36 e 38°C, glicemia de 80 a 180 mg/dℓ. Avaliar Glasgow; a reação pupilar é essencial na evolução do trauma; manter cabeceira elevada a 30° e controle da pressão intracraniana no monitoramento, na UTI. Sedação e analgesia são úteis para reduzir o consumo de O_2 cerebral. Se necessário, indica-se correção cirúrgica para drenagem e descompressão. Com o agravamento, pode advir o estado de coma e morte.

> **IMPORTANTE**
>
> O acompanhamento na reabilitação é muito importante, por isso, em 2015, o Ministério da Saúde publicou as diretrizes de atenção à reabilitação da pessoa com traumatismo cranioencefálico, que tem como objetivo oferecer orientações às equipes que atendem pacientes com essas características durante todo seu processo de reabilitação e atuando também nas fases de pré-trauma (prevenção), aguda (atendimento pré-hospitalar até transferência para a UTI), intensiva (durando de período na UTI até a alta), recuperação (educação e treinamento) e fase ambulatorial (retorno à vida social). Acesse o documento:
>
> https://bvsms.saude.gov.br/bvs/publicacoes/diretrizes_atencao_reabilitacao_pessoa_traumatisco_cranioencefalico.pdf.

Trauma vertebromedular

O trauma vertebromedular é decorrente da força externa aplicada na coluna vertebral, que geralmente acomete estrutura óssea, ligamentar, medular, discal, vascular ou radicular. As causas mais frequentes incluem atropelamento, acidente de trânsito, queda, ferimentos por projétil de arma de fogo e arma branca, atividades esportivas, mergulho em águas rasas e agressão interpessoal. Comumente é associado a trauma multissistêmico, lesão em face, pescoço e ao TCE.

A área cervical é a mais suscetível às lesões vertebromedulares, ao sustentar a cabeça, com cerca de 6 kg, resultando em sequelas temporárias ou permanentes, como paresias e plegias. Consequentemente, além de danos físicos e neurológicos, os efeitos psicológicos atingem pacientes e familiares por mudanças imprevistas na rotina diária, escolar e profissional, com sério impacto na vida individual, familiar e na própria sociedade.

Esse trauma acomete predominantemente a população masculina e jovem, inclusive as crianças, razão pela qual a AHA descreve a prevenção como um dos aspectos prioritários na cadeia de sobrevivência pediátrica. A supervisão do adulto no ambiente doméstico e as medidas legais sobre o uso de dispositivos de segurança e contenção em veículos consistem em ações efetivas para reduzir o índice de trauma vertebromedular decorrente de queda, acidente doméstico e de trânsito.

Em crianças, por conta das especificidades anatômicas e fisiológicas da coluna vertebral, as regiões cervical e torácica são mais suscetíveis à lesão vertebromedular. Em menores de 8 anos, a cabeça é proporcionalmente maior em relação ao corpo, tornando o impacto mais intenso na coluna cervical; as lesões e fraturas nas vértebras C1 a C4 são comuns. Na criança, as vértebras são achatadas e mais cartilaginosas, conferem maior mobilidade e flexibilidade da coluna, com maior capacidade de absorção de energia e menor ocorrência de lesões ósseas, como fraturas. Contudo, há riscos de lesão ligamentar e medular, mesmo sem lesão óssea, como ocorre na síndrome da lesão da medula espinal sem anormalidades radiográficas (SCIWORA). Essa condição, se não corretamente identificada, pode ocasionar déficit neurológico tardio e mau prognóstico.

> **NA PRÁTICA**
>
> Na mobilização e imobilização da coluna em crianças, estabelecer comunicação clara e com empatia contribui na aceitação da assistência e tomada de decisão quanto às técnicas e aos dispositivos de imobilização mais adequados, considerando idade, tamanho e capacidade de colaboração. A presença do familiar durante a execução dos procedimentos, quando possível, tranquiliza a criança.

Em idosos, a lesão vertebromedular pode ocorrer independentemente de trauma na coluna, por alterações degenerativas e porosidade óssea. O manejo cuidadoso nos movimentos da coluna do idoso evita compressão da região, reduz o risco de lesão medular e prejuízo na irrigação cerebral. O hipofluxo sanguíneo pode provocar perda da consciência ou acidente vascular encefálico (AVE).

No trauma vertebromedular, os mecanismos, isolados ou combinados, de rotação, compressão e flexão podem resultar em lesão do tipo estável ou instável, com ou sem comprometimento de medula. Importante destacar que a lesão medular também pode ser resultante de falhas no atendimento, durante a mobilização e/ou transporte inadequado do paciente.

Quanto à fisiopatologia, a ocorrência de lesão primária acontece quando o tecido nervoso é comprometido imediatamente após o trauma, pela concussão transitória até a contusão, laceração, compressão da substância medular, secção ou perda de tecido. Consequentemente, ocorre a resposta inflamatória, isquemia, morte tecidual e possível dano irreversível.

Quanto às manifestações clínicas no trauma vertebromedular, variam conforme a localização da lesão, com alterações na coluna, deformidade, crepitação, dor no pescoço/coluna, disfunção sensitiva, térmica e/ou motora unilateral ou bilateral, modificação nas funções fisiológicas, dificuldade no controle esfincteriano, priapismo, presença de reflexos patológicos como Babinski e Oppenheim.

No atendimento inicial, diante da impossibilidade de obter informações sobre o evento, se paciente não responsivo ou apresentar traumatismo acima da clavícula, suspeitar de trauma vertebromedular. Após avaliação da cena, da cinemática e da biomecânica do trauma, na abordagem ao paciente prioriza-se a estabilização da cabeça e da coluna, a investigação da história e o exame físico e neurológico, complementados com estudos diagnósticos, como radiografia, tomografia e ressonância magnética, além da avaliação do especialista, se possível.

Na continuidade do atendimento, a valorização das informações referentes à condição do paciente no local do incidente viabiliza a assistência com mais qualidade e precisão. Manter o monitoramento dos sinais vitais, Escala de Coma de Glasgow e das funções motora e sensitiva. Se possível, a retirada precoce de colar cervical e prancha rígida minimiza riscos de lesão por pressão e comprometimento respiratório. Mobilizar o paciente em bloco previne o agravamento da lesão. Após venopunção, terapia com fármacos, corticoides, analgésicos e oxigênio é comumente utilizada.

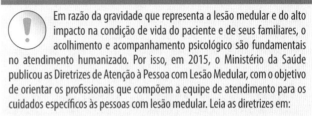

> **IMPORTANTE**
> Em razão da gravidade que representa a lesão medular e do alto impacto na condição de vida do paciente e de seus familiares, o acolhimento e acompanhamento psicológico são fundamentais no atendimento humanizado. Por isso, em 2015, o Ministério da Saúde publicou as Diretrizes de Atenção à Pessoa com Lesão Medular, com o objetivo de orientar os profissionais que compõem a equipe de atendimento para os cuidados específicos às pessoas com lesão medular. Leia as diretrizes em:
> http://bvsms.saude.gov.br/bvs/publicacoes/diretrizes_atencao_pessoa_lesao_medular_2ed.pdf.

Trauma ocular

O trauma ocular implica lesões do globo ocular e/ou de estruturas relacionadas ao olho. Geralmente acomete jovens do sexo masculino. Considerando a cegueira como complicação mais frequente e grave, ações preventivas são necessárias. Como causas mais comuns, esse trauma decorre de agressão mecânica, química, térmica, elétrica e radioativa, em acidentes de trânsito, esportes, no trabalho ou domicílio, além de situações que envolvem agressão e violência. São frequentes as lesões oculares por queimadura química com substâncias ácidas, alcalinas, presença de corpo estranho, fagulha, madeira e pó de vidro, de metal ou de cimento em trabalhadores de indústria e construção civil, o que constitui situações emergenciais. A prevenção implica a atuação da organização ao prover condições seguras de trabalho e uso de EPI, em especial os óculos de proteção ou protetores faciais, e cabe ao trabalhador fazer o bom uso dos recursos. Já em acidentes automobilísticos ou esportivos, pode ocorrer desde contusão ocular, presença de corpo estranho e partículas de vidro, laceração palpebral até enucleação e descolamento da retina.

Em crianças, as lesões mais comuns são causadas por objetos pontiagudos, quedas, exposição a produtos químicos, fogos de artifício e violência familiar. Nos idosos, quedas ou condições inseguras do ambiente doméstico favorecem o trauma ocular. Medidas preventivas como supervisão, acompanhamento e organização do ambiente reduzem a ocorrência dos eventos.

A Tabela 15.14 classifica os tipos de traumas, segundo os danos oculares e suas manifestações clínicas.

Também são frequentes as lesões por fratura do assoalho da órbita, com edema ocular e periorbitário, dor e diplopia, danos nas estruturas nervosas, vasculares e

Tabela 15.14 Classificação dos tipos de traumas, segundo os danos oculares e as manifestações clínicas.

	Trauma mecânico		Trauma químico
	Aberto	Fechado	Soluções ácida e alcalina
Danos à área ocular atingida	Ruptura, laceração por objeto cortante: avaliar presença de corpo estranho em região intraocular	Contusão, corpo estranho superficial, laceração lamelar e dano estrutural	A gravidade da lesão está relacionada com tempo de exposição, volume, concentração do produto e com grau de toxicidade. Soluções alcalinas, em geral, provocam mais danos, em razão da maior capacidade de penetração
Sintomas	Dor, sensação ou presença de corpo estranho, diplopia, fotofobia, ardência, lacrimejamento, hiperemia ocular		Acometimento leve ou moderado: diminuição da acuidade visual, abertura ocular difícil, fotofobia, dor, extremidade palpebral com eritema, conjuntiva hiperemiada e edemaciada. Acometimento grave: trombose dos vasos sanguíneos locais, opacificação da córnea, danos a íris e cristalino. Acometimento gravíssimo: perda visual por ceratite necrosante.

Fonte: Tobase e Tomazini, 2017.

adjacentes, alteração do campo visual e perda súbita da visão. A intervenção rápida é determinante na recuperação do indivíduo e redução de sequelas, para evitar agravamento do quadro.

No atendimento inicial em trauma ocular, recomenda-se não aplicar colírio, pomada ou outra substância no olho sem orientação do especialista. A irrigação abundante com água corrente ou soro fisiológico 0,9% é indicada apenas em queimaduras oculares por exposição a produtos químicos ou por calor. Em caso de laceração palpebral, mesmo com sangramento externo, evitar pressão sobre o olho e efetuar a contenção do sangue de maneira cuidadosa, de modo a prevenir novos danos oculares. É importante acalmar a pessoa e orientá-la para evitar movimentação do olho, como piscar, abrir e fechar. Se possível, ocluir ambos os olhos, sem exercer compressão local.

Na presença de corpo estranho aderido ao olho, sob a pálpebra ou objeto encravado, encaminhar ao serviço de Saúde com especialista, se possível, para identificar outros traumas associados como fratura periorbitária, de face ou base de crânio. A alteração das pupilas pode indicar outros agravos neurológicos, justificando a avaliação de equipe multiprofissional.

Em caso de objeto encravado, estabilizar em pelo menos ⅔ do comprimento do objeto para evitar movimentação excessiva e piora da lesão, até o exame pelo especialista. Radiografia, tomografia e ressonância contribuem na avaliação. Terapia medicamentosa para controle da dor, fluidos para manutenção da volemia são indicados. Manter o decúbito elevado e, se lateralizado, evitar deitar-se sobre o lado comprometido.

DICA DE MESTRE

Como síntese do estudo, sugerimos a elaboração de um infográfico, impresso ou digital, com os principais aspectos relacionados ao trauma ocular, de maneira a contribuir com a revisão dos conteúdos. Na construção, é relevante abordar os tipos de traumas nas diferentes faixas etárias e incluir os traumas oculares no trabalho. Faça uma pesquisa na internet e dê preferência a *sites* confiáveis. Você também pode acessar os *links* a seguir para obter ideias e modelos de infográficos: https://pt.venngage.com/blog/modelos-de-infografico/ e https://klickpages.com.br/blog/infografico-o-que-e/.

Trauma de face

O trauma de face consiste em lesão da estrutura facial e atinge partes moles, desde a pele, olho, nariz e boca, podendo acometer ossos e dentes. Por isso, são complicações frequentes obstruções de vias aéreas, presença de corpo estranho, hemorragia, massa de coágulo ou ptose da língua por fratura dos ossos da face e lesão de estruturas nervosas, trauma cervical ou TCE.

Em crianças, adultos e idosos, as características das lesões são semelhantes, exceto em recém-nascidos, quando o trauma de face, como a fratura nasal, ocorre no parto, principalmente por manejo inadequado de fórceps. Criança menor de 5 anos apresenta proporção maior da cabeça em relação à face, o que a mantém mais protegida, entretanto, o nariz e o complexo dentoalveolar são mais afetados. A estrutura óssea é menos rígida, suporta impacto com menor risco de fratura e, quando ocorre, a consolidação é rápida, em cerca de 2 a 3 semanas.

SAIBA MAIS

Mesmo com o envelhecimento da população, muitos idosos continuam ativos, desempenhando atividades que antes não imaginávamos ser possíveis. Além disso, os grandes centros urbanos têm como uma de suas características os altos índices de violência urbana. Esses fatores estão diretamente relacionados ao aumento nos casos de lesões, em especial de face. Mas qual é a relação entre o trauma de face no idoso e a violência urbana? Vale refletir sobre esses aspectos para compreender as ações de prevenção e cuidar dessa população. Recomendamos a leitura do artigo "Trauma de face no idoso associado à violência urbana – relato de caso", disponível em: https://revistalongeviver.com.br/index.php/revistaportal/article/viewFile/772/833.

Entre as causas do trauma de face, incluem-se acidentes de trânsito e esportivos, queda, violência e agressão interpessoal, ataque de animais, ferimentos por arma branca ou projétil de arma de fogo, e acidentes de trabalho e domiciliares.

As lesões podem variar em diferentes graus de extensão e profundidade, como contusão, abrasão, lacerações, lesões cortantes ou penetrantes, com ou sem perda de substância.

A depender da cinemática e biomecânica no trauma de face, o impacto nas estruturas ósseas pode ocasionar diversos tipos de fraturas. Em fratura nasal, há edema, aumento do volume e deformidade nasal, epistaxe e equimose. A fratura mandibular pode ocorrer em mais de uma área, com má oclusão dentária. As fraturas na porção média da face causam assimetria, deixando a face com aspecto achatado, há dificuldade na articulação da mandíbula, dor e insensibilidade facial. Podem ser classificadas em três tipos de fratura: *Le Fort* I, II e III (Figura 15.16).

SAIBA MAIS

 Acesse o *link* para saber mais sobre as classificações do trauma de face: https://ares.unasus.gov.br/acervo/html/ARES/886/1/PDF%20-%20Livro%20do%20Curso.pdf .

Quanto à fisiopatologia, as lesões faciais podem comprometer a via aérea, por conta de lesões vasculares e hemorragia intensa, formação de coágulos e obstrução da passagem do ar, dificultando a respiração.

As manifestações clínicas gerais podem incluir dor, perda da integridade da pele, hemorragia e epistaxe. Como sinais de fratura, há crepitação e deformidade óssea, má oclusão dentária, dificuldade em abrir a boca, assimetria facial, edema palpebral, alterações visuais, equimoses, alteração da sensibilidade, paralisia, saída de liquor e sinais de choque hipovolêmico.

IMPORTANTE

 Quando o paciente deglute o sangue e posteriormente apresenta vômito, há maior risco de aspiração e agravamento do quadro.

No atendimento inicial, reconhecer sangramento grave, avaliar o padrão respiratório e assegurar a permeabilidade das vias aéreas, por meio de aspiração, suporte ventilatório e abordagem invasiva das vias, se necessário. Monitoramento, oximetria, venopunção, infusão de fluidos e terapêutica farmacológica para controle da dor e prevenção de infecção geralmente são recomendados nos protocolos institucionais. O exame específico da face e cavidade oral, nasal e orelhas direciona a identificação de sangramento e fluidos, como liquor, para controle da hemorragia e atenção aos sinais de choque hipovolêmico.

IMPORTANTE

 Em caso da otoliquorreia ou rinoliquorreia por fratura de base de crânio, a saída do liquor contribui para a redução da pressão intracraniana. Por isso, recomenda-se não efetuar a contenção imediata do líquido. Por outro lado, essa condição requer atenção pelo risco de infecções graves, como meningite.

Exames de imagem, radiografia, tomografia e ressonância apoiam o diagnóstico e a avaliação do especialista na decisão do plano terapêutico, conservador ou cirúrgico.

No acometimento de estruturas dentárias, há risco de dente solto na cavidade bucal se deslocar e obstruir a via aérea. Contudo, o dente avulsionado pode ser reimplantado, posteriormente, desde que bem conservado. Evitar fricção na lavagem para não comprometer as raízes e mantê-lo em recipiente com solução salina, leite, água de coco, própolis ou água.

Em razão do alto impacto psicológico, funcional e social, a intervenção de equipe multiprofissional nos cuidados e na reabilitação é fundamental, pois atua nas múltiplas funções, como respiração, fala, alimentação, salivação e movimentos de expressão facial. Participa da reparação de estruturas complexas e delicadas para restabelecer as feições, em prol da identificação pessoal. A atenção psicológica é relevante, pois, além do apelo estético, a lesão facial influencia na autoimagem, autoestima e reinserção em atividades cotidianas, sociais e no trabalho.

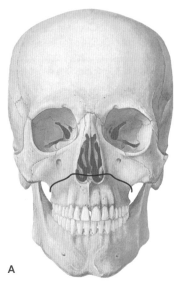
A

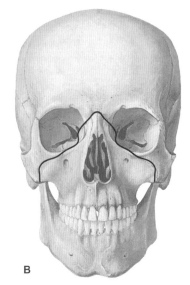
B

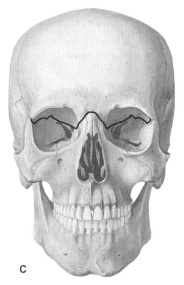
C

Figura 15.16 Classificação da fratura *Le Fort*, na porção média da face. **A.** Le Fort I. **B.** Le Fort II. **C.** Le Fort III.

Trauma de tórax

A região torácica acomoda órgãos vitais e, quando acometida por trauma, este é considerado grave pelo alto risco de mortalidade. Requer atendimento precoce, por alterações na ventilação, risco de hipoxemia e hipercarbia, visando preservar a capacidade ventilatória dos pulmões, prevenir a hipoxia e evitar agravamento por acidose e choque, se lesões não identificadas e tratadas imediatamente. Intervenções como intubação traqueal, punção e drenagem pleural, e ventilação mecânica prolongada são frequentes, apesar de complicações, como infecções respiratórias.

Classificação do trauma torácico

Aberto. Há comunicação entre a cavidade torácica e o meio externo, provocada, por exemplo, por objeto penetrante, como projétil de arma de fogo ou arma branca. Ocorre entrada e saída do ar pela abertura da lesão, ocasionando pneumotórax, hemotórax, colabamento pulmonar, redução da capacidade ventilatória e risco de infecção. Como mecanismo de compensação, ocorre taquipneia, aumento do esforço respiratório, fadiga, insuficiência respiratória e risco de falência.

Fechado. Decorre da aplicação de força externa por contusão. O impacto no tórax é transmitido aos órgãos internos, acarretando lesão interna, sem comunicação com o meio externo.

Na biomecânica e cinemática do trauma, além do risco de fratura de costela, laceração pulmonar, rupturas de estruturas, lesão e tamponamento cardíaco, as consequências da contusão torácica na ventilação e oxigenação são semelhantes às resultantes no trauma aberto.

Na criança, por conta das características anatômicas, nem sempre o trauma torácico é evidente, o que requer atenção. O gradeado costal, ainda predominantemente cartilaginoso, é bastante flexível, ocasiona menor lesão óssea e maior risco de lesão parenquimatosa, como contusão pulmonar, pneumotórax e hemotórax. Por isso, é fundamental observar o padrão respiratório, coloração e cianose, valorizar sinais externos sugestivos de contusão torácica ou abrasão no tronco; ainda que discretos, são indícios importantes na suspeição de trauma fechado.

Já ao contrário, o idoso apresenta enrijecimento do tórax, redução da força da musculatura torácica e do volume pulmonar. Necessita de suporte ventilatório mais precocemente, possui diferentes comorbidades que, associadas ao trauma, requerem cuidados específicos.

> **IMPORTANTE**
> Nas situações de trauma, é recomendado ofertar fluxo elevado de O_2 em cerca de 10 ℓ/minutos, mas, ao atender a pessoa com DPOC, administrar baixo fluxo.

Ao exame físico, investigue alterações variadas, desde escoriações, lacerações, ferimentos abertos, contusões, cianose, estase jugular, alterações no trajeto e desvio da traqueia. Nas manifestações clínicas, dispneia, cianose e limitação da expansibilidade torácica são frequentes. O uso de musculatura respiratória acessória, ruídos e esforço respiratório indicam descompensação do quadro. Diante da fadiga, pode evoluir para parada respiratória ou cardiorrespiratória. Observar assimetria, instabilidade no gradeado costal, respiração paradoxal, enfisema subcutâneo, crepitação clavicular, esternal e em arcos costais.

> **IMPORTANTE**
> Na ausculta, a presença de ruídos hidroaéreos na caixa torácica pode indicar ruptura de diafragma e herniação aguda de vísceras abdominais, ocasionando compressão do pulmão e maior esforço respiratório.

Os exames por imagem complementam a precisão na avaliação. Fratura de costela pode provocar lesão do pulmão, com escape de ar para dentro do espaço pleural. Esse pneumotórax pode ser do tipo simples ou hipertensivo, caracterizado por dor torácica, dispneia, diminuição ou ausência dos murmúrios vesiculares, e eventual distensão jugular. Casos de lesões vasculares podem provocar hemotórax e risco de hipovolemia. O espaço pleural pode acomodar cerca de 2,5 a 3 ℓ de sangue, o que retarda a estase jugular. Nessas situações, além da oxigenação e analgesia, pode ser necessário efetuar a descompressão por punção ou drenagem torácica e promover suporte ventilatório. A descompressão pleural, no pneumotórax, é efetuada por punção. Em caso de drenagem do tórax, pode ser utilizada a válvula de Heimlich ou frasco com selo d'água.

A válvula de Heimlich (Figura 15.17) é um dispositivo que pode substituir o sistema de drenagem de tórax com

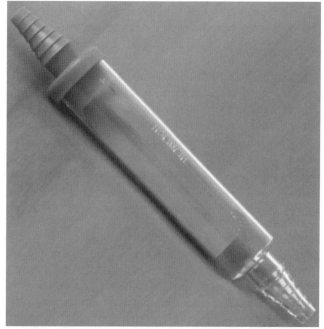

Figura 15.17 Válvula de Heimlich: a extremidade superior deve ser conectada ao dreno de tórax e a outra extremidade é usada para a saída de ar ou fluidos. (Fonte: acervo da autoria do capítulo.)

selo d'água e que permite a retirada de ar ou de fluido independentemente da sua posição ou nível, o que torna o sistema mais seguro e confortável para o paciente, além de ser de fácil manipulação, desde que o médico ou o enfermeiro estejam treinados.

> **IMPORTANTE**
>
> De acordo com a Orientação nº 029/2017 do Conselho Regional de Enfermagem de São Paulo – Seção São Paulo, o manuseio ou a reconexão de uma nova válvula de Heimlich é atividade privativa do enfermeiro que tiver recebido capacitação para o procedimento e desde que haja prescrição médica:
>
> https://portal.coren-sp.gov.br/wp-content/uploads/2017/03/Orienta%-C3%A7%C3%A3o%20Fundamentada%20-%20029_2.pdf.

Em caso de trauma fechado, estimular inspirações profundas para assegurar a expansão e evitar colabamento alveolar. Enfaixamento torácico e imobilização das costelas podem ser prejudiciais, ao promover atelectasia e pneumonia. Atentar para situação mais grave: em caso de duas ou mais costelas adjacentes fraturadas, em pelo menos dois locais, o segmento instável origina o movimento paradoxal, indicativo de tórax instável.

> **SAIBA MAIS**
> Assista ao vídeo para conhecer o movimento paradoxal: https://www.youtube.com/watch?v=ZMLaBn6s0lk.

No trauma aberto, a pressão intratorácica pode ser controlada com a aplicação de curativo de três pontos. Ao criar o efeito de válvula, permite o escape do ar e impede sua entrada no espaço pleural.

No trauma torácico, as diversas lesões provocam dor à mobilização, limitam movimentos respiratórios e comprometem a ventilação, oxigenação e capacidade de tosse. Em contusão cardíaca, há risco de tamponamento cardíaco, ruptura do arco da aorta e válvulas. Asfixia traumática pode ser decorrente de rupturas cardíacas contusas e traumas mecânicos no tronco, como esmagamento torácico. Cianose ou coloração azulada na face e no pescoço, por aumento da pressão torácica, ocorre no esmagamento ou tamponamento cardíaco. Esses mecanismos forçam a saída do sangue do interior do coração e provocam rompimento de pequenos vasos e capilares, causando a coloração vermelho-arroxeada ou pletora. Ocorre distensão dos vasos no pescoço; ainda que abaixo do nível da lesão, a coloração da pele é normal.

Em caso de objeto encravado no tórax, o princípio básico do atendimento é estabilizar o objeto em pelo menos dois terços do seu comprimento, não mover ou remover até receber o tratamento definitivo, no hospital. Contudo, se o objeto encravado em via aérea dificultar ou impedir a respiração, poderá ser retirado.

No atendimento inicial, monitoramento, oximetria e venopunção são usuais. Avaliar o tórax, verificar sinais de desvio de traqueia, identificar o tipo de trauma e as medidas terapêuticas recomendadas em cada caso. Preparar-se para punção ou drenagem torácica ou cardíaca, em caso de pneumotórax, hemotórax ou tamponamento cardíaco.

Exames como radiografias, tomografia, ressonância, ultrassonografia e ECG apoiam o diagnóstico. Atentar para o risco de insuficiência respiratória, choque e arritmias, e necessidade de suporte ventilatório, encaminhamento ao CC ou UTI.

> **SAIBA MAIS**
>
> Assista aos vídeos sobre punção torácica e drenagem torácica, respectivamente, em: https://www.youtube.com/watch?v=Qh-13JaPMXmA e https://www.youtube.com/watch?v=EUJ5VnABDzE.
>
> A respeito dos cuidados de Enfermagem na drenagem, veja as orientações do Coren-SP em https://portal.coren-sp.gov.br/sites/default/files/dreno-de-torax.pdf e conheça o Parecer nº 001/2016/Cofen, disponível em http://www.cofen.gov.br/parecer-no-0012016-cofen-ctln_38023.html.

Trauma de abdome e pelve

Lesão na região abdominal e pélvica, decorrente do impacto da força externa por agressão, ferimento por arma, explosão, queda, atropelamento, colisão de veículos. Considerando que acidentes automobilísticos são frequentes, medidas de prevenção, políticas públicas de saúde e legislação no trânsito são fundamentais, bem como orientações e uso correto de cinto de segurança.

> **IMPORTANTE**
>
> Na colocação correta, o cinto precisa estar devidamente apoiado abaixo das espinhas ilíacas anterossuperiores, para prevenir lesões internas de órgãos retroperitoniais, ruptura e explosão de vísceras, advindas de posicionamento incorreto do cinto, acima da borda da pelve.

A transferência de energia durante a contusão abdominal e a compressão influenciam na fisiopatologia, que difere conforme o impacto da força externa. Ao acometer estruturas vasculares e órgãos sólidos, provoca hemorragia interna, também relacionada com fratura na pelve. Lesões em vísceras ocas com derramamento de líquido na cavidade peritoneal ou no espaço retroperitoneal causam quadros graves, como peritonite, sepse, choque e morte.

Na análise da cinemática e biomecânica do trauma, as lesões internas de órgãos e vasos importantes são consequências das forças resultantes de (des)aceleração, compressão e cisalhamento. Especial atenção é dedicada à mulher em idade fértil e à gestante. Com o crescimento do útero, a suspeita de lesões abdominais pode traduzir-se em outras inesperadas, ao atingirem o útero, a placenta e até mesmo o feto. Verificar condição gestacional, bem como conhecer ou calcular a data provável do parto, a partir da data da última menstruação, é importante no manejo em trauma abdominal. À gestante, recomenda-se manter em decúbito lateral esquerdo para reduzir a compressão do útero sobre a veia cava, melhorar o retorno venoso e o débito cardíaco. Atentar aos sinais de perda de líquidos e sangramento via vaginal, e monitorar contração uterina por risco de parto prematuro.

Nas crianças, proceder ao exame físico cuidadoso e observar alterações como dor abdominal, distensão, rigidez ou hipersensibilidade. Marcas de cinto de segurança são indícios de trauma abdominal fechado e lesões internas graves. Em geral, manifestações como náuseas, vômito, esforço respiratório, dor em hemitórax esquerdo e nos ombros (sinal de Kehr) caracterizam lesão no baço, por derramamento de sangue ou líquidos homolateral. Acidentes aparentemente corriqueiros, como queda de bicicleta, podem culminar em quadros graves, com ruptura de baço. Por isso, a valorização de informações, sinais e sintomas, por mais simples que pareçam, merecem atenção na avaliação.

Em idosos, são frequentes as lesões esplênicas e hepáticas, que ocasionam hipovolemia severa, de difícil controle. Há maior risco de broncoaspiração por conta do retardo no esvaziamento gástrico por alentecimento de movimentos peristálticos. Sinal de Cullen, Gray Turner e presença de massas pulsáteis são indícios importantes a serem valorizados. Idosos que utilizam medicamentos que interferem na coagulação são mais propensos ao descontrole no sangramento.

Classificação do trauma abdominal

Fechado. A lesão externa não se comunica com a cavidade interna. O aumento súbito da pressão intra-abdominal pode romper o diafragma e causar herniação de órgãos abdominais para dentro da cavidade torácica. A fratura de quadril ou pelve pode desencadear choque hipovolêmico, em virtude de múltiplas lesões vasculares da pelve, além de atingir bexiga, uretra, vagina e reto; pode resultar em alta taxa de mortalidade

Aberto. No trauma abdominal penetrante, a lesão externa se comunica com o meio interno, como em ferimento por arma de fogo e arma branca, objeto encravado, com risco de lesões vasculares, vísceras e evisceração. Estimar a trajetória do projétil ou da lâmina contribui na identificação dos órgãos possivelmente afetados, pois lesões inicialmente localizadas na região torácica podem atingir órgãos abdominais.

No exame físico, iniciar avaliação externa, observando sinais sugestivos de lesão, como escoriações, manchas, lesões, marcas de cinto de segurança. Verificar estabilidade do quadril, com manobras cuidadosas que podem indicar lesão ou fratura na bacia. Além da região pélvica, genitais, períneo e reto precisam ser avaliados. Das queixas e sintomas, a caracterização da dor referida ou com sinais de defesa na palpação fornecem indícios importantes para determinar as forças envolvidas como fator preditivo de gravidade da lesão.

Entre as manifestações clínicas, são frequentes dor, rigidez ou distensão abdominal; podem ocorrer sangramento, equimose, hematoma e lesão associada ao cinto de segurança; instabilidade pélvica e crepitações de ossos do quadril são sugestivos de fratura. Com menos frequência, urina turva ou hematúria, sangramento anal e próstata flutuante ao toque retal.

Os traumas abertos são facilmente identificáveis, pela presença da lesão externa, sangramento, hemorragia externa e, por vezes, evisceração. Em caso de exposição de vísceras, não recolocar de volta na cavidade abdominal; cobrir com compressas úmidas ou plástico especial destinado à proteção das vísceras, evitando ressecamento; prevenir choque hipovolêmico. No centro cirúrgico será realizada a reparação cirúrgica.

Em caso de objeto encravado, o princípio básico do atendimento é estabilizar o objeto em cerca de dois terços do comprimento, não mover ou remover, para evitar hemorragia e outras complicações. No hospital, após a localização interna do objeto, mediante radiografia, poderá ser removido, geralmente no centro cirúrgico.

Os traumas fechados necessitam de avaliação competente na suspeição e intervenção assertiva. A não identificação das injúrias pode colocar a vida em risco, em razão da evolução silenciosa do quadro, muitas vezes sem sinais e sintomas evidentes, dificultando o diagnóstico e a intervenção imediata.

Diversos exames complementares são indicados para auxílio diagnóstico e decisão cirúrgica, como avaliação ultrassonográfica direcionada ao trauma (FAST), paracentese, tomografia computadorizada (CT) e ressonância. Eventualmente, recorre-se ao lavado peritoneal diagnóstico (LPD), embora seja cada vez menos utilizado.

Atualmente, no trauma abdominal fechado, a tendência é reduzir a exploração cirúrgica, em suspeita de lesões de baço, fígado ou rim. Muitas lesões param de sangrar antes de causar o choque e cicatrizam sem reparo cirúrgico. Daí a importância no cuidado com a reposição volêmica, evitando infusão excessiva de volumes, que prejudicam a coagulação e o controle do sangramento. Nessas condições, a observação do paciente é rigorosa, em UTI, nos primeiros 7 a 10 dias, como período crítico pelo risco de novo sangramento.

Trauma musculoesquelético

O impacto sobre o sistema musculoesquelético resulta em lesões diversas, principalmente em extremidades. Geralmente é mais evidente, de identificação rápida e baixa mortalidade, com exceção de fratura de ossos longos, que são mais suscetíveis a hemorragia e hipovolemia. Frequentemente envolve indivíduos jovens, do sexo masculino, em acidentes de trânsito.

Considerando a cinemática e biomecânica do trauma, a transferência de energia ocorre por (des)aceleração e/ou impacto seguido de compressão ou cisalhamento, e consequentemente lesão do tipo primária ou secundária. A primária, pelo trauma local imediato, e a secundária, pela continuidade da transferência de energia em outras estruturas. Por exemplo, durante a queda, o apoio nos membros inferiores origina o impacto sobre o pé, provocando fratura no pé, no fêmur e na pelve, como lesões primárias e mais evidentes. Posteriormente, pode apresentar hemorragia e choque hipovolêmico, como lesões secundárias. A Tabela 15.15 mostra a relação entre o osso fraturado e a estimativa de perda interna de volume sanguíneo.

Nas crianças, o esqueleto é, na maior parte, constituído por tecido cartilaginoso, conferindo maior flexibilidade e resistência à fratura acidental. Em geral, é do tipo incompleta, denominada "fratura em galho verde". Contudo, lesões intencionais resultam em fraturas múltiplas de crânio, principalmente na região parietal posterior e occipital, fraturas de membros por arrancamento, por conta de violência e maus-tratos, a serem investigadas na avaliação e notificadas conforme a lista de doenças de notificação compulsória.

Em idosos, o trauma é frequentemente decorrente da queda, por comorbidades, doenças neurológicas e osteoporose. Alterações fisiológicas no envelhecimento, redução da acuidade auditiva e visual, fraqueza muscular e diminuição dos reflexos influenciam na maneira de caminhar e na postura corporal, com maior risco de acidentes. Então, o ambiente domiciliar requer atenção quanto a iluminação, piso seguro e sem tapetes, escada com corrimão e barra de apoio no banheiro. Violência e maus-tratos também constituem causas de trauma nessa faixa etária. A Tabela 15.16 mostra os tipos de traumas musculoesqueléticos mais comuns e mecanismo desses traumas e as principais alterações.

Dentre as manifestações clínicas, são frequentes dor, edema, hematoma, deformidade e prejuízo funcional. A manipulação gentil e cuidadosa é necessária, especialmente em áreas fraturadas, para prevenir o deslocamento de êmbolos e tromboembolismo, e a perfuração de estruturas adjacentes à lesão por espículas ósseas. Exames de imagem são amplamente empregados no suporte diagnóstico.

Ao exame físico, expor a área, inspecionar e palpar cuidadosamente para identificar lesões e reconhecer as potencialmente graves, sem desviar a atenção daquelas que mais impressionam, porém com risco menor; diferenciar área de ferimento aberto e fratura exposta, principalmente quando o segmento ósseo fraturado não está visivelmente exteriorizado; avaliar motricidade, sensibilidade, coloração, temperatura, perfusão e pulso distal, em extremidade; retirar adornos do membro, como anel, pulseira, relógio e corrente, pois o edema dificulta remoção posterior. Ao considerar que fratura exposta é aquela em que ocorre comunicação do seu foco com o meio externo e contaminado, é importante lembrar que também pode ocorrer a comunicação com cavidades contaminadas, como boca, tubo digestivo, vias aéreas, vagina e ânus.

Tabela 15.15 Relação entre o osso fraturado e a estimativa de perda interna de volume sanguíneo.

Osso fraturado	Perda de sangue (ml)
Costela	125
Rádio ou ulna	250 a 500
Úmero	500 a 750
Tíbia ou fíbula	500 a 1000
Fêmur	1000 a 2000
Pelve	> 1000 – hemorragia maciça

Fonte: NAMTS e PHTLS, 2017.

Tabela 15.16 Tipos de trauma musculoesquelético mais comuns.

Localização	Tipo	Mecanismo	Alterações
Tecidos moles, próximos à estrutura óssea	Distensão	Estiramento das fibras musculares e ligamentos	Danos em tecidos moles, adjacentes ao osso, com dor em grau variável e capacidade funcional relativamente preservada
	Contusão	Trauma sobre os tecidos moles, pressionados contra a estrutura óssea	
Articulação	Entorse	Estiramento e rompimento parcial das fibras dos ligamentos	A articulação mantém-se estável e preservada, com dor local, edema, hematoma e capacidade funcional relativamente preservada
	Luxação	Risco de rompimento de ligamentos e cápsula articular	Articulação desestabilizada, com dor local, edema, hematoma e capacidade funcional relativamente preservada ou não
Tecido ósseo	Fratura fechada	Rompimento da estrutura óssea, sem contato do osso com o meio externo	Pele íntegra, não há exposição óssea. Dor local, edema, hematoma, deformidade, crepitação, alteração da sensibilidade, incapacidade funcional
	Fratura exposta	Perda da integridade óssea e contato ou exposição com o meio externo	Presença de lesões na pele, com partículas de gordura do tecido adiposo e sangramento. A exposição do osso fraturado nem sempre é aparente; maior risco de osteomielite
Extremidades	Esmagamento	Perda da integridade de tecidos moles, articulação e tecido ósseo	O esmagamento do tecido muscular pode causar síndrome compartimental, rabdomiólise, mioglobinúria e insuficiência renal
	Amputação	Secção ou avulsão do segmento amputado	Sangramento eventual. A viabilidade do reimplante depende da idade, tipo de trauma, danos locais e no membro amputado, tempo decorrido e o nível de contaminação nas lesões

Fonte: Tobase e Tomazini, 2017.

Por exemplo: fratura da pelve com exposição óssea através da parede vaginal é considerada fratura exposta.

Ao proceder à restrição de movimentos de membro no atendimento inicial, recolocar o membro fraturado na posição anatômica, exceto em presença de dor significativa ou resistência à movimentação. Ao reposicionar o membro, movimentar cuidadosamente em posição mais anatômica possível, avaliando simultaneamente a presença do pulso; após realinhar, interromper a movimentação e efetuar a imobilização. A manobra pode ser realizada em fratura, por até duas tentativas, caso a primeira não seja bem-sucedida; se não for possível, manter na posição encontrada. Segundo NAMTS e PHTLS (2017), essa manobra favorece a imobilização; a perfusão e a função neurológica do membro afetado e pode aliviar a compressão de vasos e nervos.

Em fratura aberta ou exposta em qualquer região e suspeita de fratura no crânio aberta ou fechada, controlar sangramento externo cuidadosamente, com leve pressão nas bordas da ferida, sem comprimir a lesão. Cobrir os ferimentos abertos com curativo; avaliar força motora, sensibilidade, coloração, temperatura, perfusão da extremidade e pulso distal; imobilizar as articulações acima e abaixo da lesão; fixar o material utilizado na imobilização, obedecendo ao sentido do retorno venoso, da extremidade distal para área proximal; reavaliar força motora, sensibilidade, coloração, temperatura, perfusão da extremidade e pulso distal. A Figura 15.18 ilustra uma fratura aberta e uma fechada.

Segundo NAEMT e PHTLS (2017), se possível, após a imobilização, o membro pode ser elevado para reduzir o edema e a dor latejante; gelo e compressas frias podem ser aplicados próximo ao local fraturado. No tratamento farmacológico da dor, analgésicos e anti-inflamatórios não esteroidais são inicialmente indicados. Antibioticoterapia e imunização também são recomendadas.

Para imobilização, selecionar o material e aplicar pressão adequada para evitar síndrome compartimental.

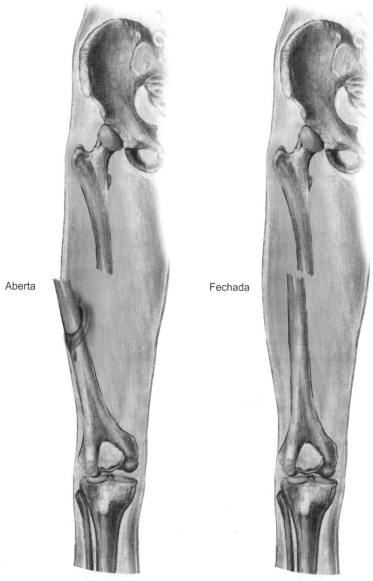

Figura 15.18 Fraturas aberta e fechada. (Adaptada de PHTLS, 2017.)

A compressão excessiva provoca dor, parestesia, palidez, ausência de pulso, paralisia e aumento da tensão dos tecidos moles. Em ambiente hospitalar, mediante a confirmação das medidas das pressões do compartimento no local afetado, procedimentos como escarotomia, fasciotomia poderão ser indicados na correção da compressão.

Em caso de amputação acidental, no cuidado inicial é necessário conter o sangramento externo. Segundo NAEMT e PHTLS (2017) e ACS (2018), torniquete pode ser aplicado, se hemorragia incontrolável por compressão manual, até reparação cirúrgica. Importante registrar o horário em que foi colocado para acompanhamento do tempo de oclusão circulatória. Quanto à parte amputada, é acondicionada em recipiente ou saco plástico limpo e fechado hermeticamente. Colocar este dentro de outro recipiente ou saco plástico com gelo ou água gelada, se possível (Figura 15.19). Identificar e encaminhar com a vítima para posterior reimplante, após avaliação pelo especialista no hospital.

Acidentes com esmagamento de membro requerem atenção no controle do sangramento externo e, posteriormente, no monitoramento da função renal. A destruição do tecido muscular pode ocasionar rabdomiólise e liberação de mioglobina, que, circulante no sangue, prejudica a filtração e função renal, cuja alteração provoca coloração escura da urina, por mioglobinúria. A Figura 15.20 explica o que é a mioglobina e o que ocorre em caso de esmagamentos.

> **SAIBA MAIS**
>
> Para entender mais sobre a repercussão e as complicações da síndrome do esmagamento associada à síndrome compartimental, leia o artigo disponível em: http://www.rbm.org.br/details/226/pt-BR.

Queimadura

Consiste em trauma decorrente da exposição a diversos agentes capazes de produzir calor excessivo, o que resulta em destruição e morte tissular, podendo acometer a pele e outras estruturas mais profundas.

> **IMPORTANTE**
> A gravidade da queimadura está relacionada com a extensão da resposta inflamatória à lesão – quanto maior em extensão e mais profunda, pior é a inflamação; à taxa de transferência de calor da fonte para a pele; capacidade térmica do agente; temperatura atingida; tempo de exposição no contato com o agente; coeficiente de transferência, calor específico e condutividade dos tecidos atingidos; além dos órgãos comprometidos, com alto potencial de morbimortalidade. O agravamento das lesões e o comprometimento sistêmico são associados com produtos inalatórios, doenças preexistentes e idade.

Quanto à etiologia das queimaduras, frequentemente são de origem térmica, elétrica, radiação ou química. São menos frequentes as de origem biológica, ocasionadas por contato com animais, como lagarta, taturana, água-viva, formiga e vespa, e vegetais, como urtiga e látex de determinadas plantas. Fricção ou atrito também podem causar lesão.

As causas das queimaduras variam segundo a faixa etária. Lactentes e infantes são vitimados por escaldadura, líquidos quentes e contato com objetos quentes, que também afetam pré-escolares e escolares, além de ferro de passar, aquecedor, cigarro, agentes inflamáveis e álcool líquido de uso doméstico. Adolescentes frequentemente se expõem a fogo, álcool e agentes inflamáveis. Adultos, em especial homens, são mais expostos ao contato com líquidos inflamáveis, produtos químicos, rede elétrica, também associados ao ambiente de trabalho. Em razão da redução da força muscular, idosos frequentemente são vítimas em acidentes domésticos causados por chama do fogão e líquidos quentes; pele adelgaçada, diminuição da camada subcutânea e da resistência imunológica e a cicatrização lenta favorecem o agravamento do quadro.

> **IMPORTANTE**
> Cerca de 70% dos acidentes por queimaduras ocorrem no ambiente doméstico. Algumas situações são sugestivas de violência intencional, desde a autoagressão ao atentar contra a própria vida até heteroagressão. Sinais provocados por objetos quentes como cigarro, ferro de passar, pontas de garfo ou associados a cicatrizes anteriores sugerem violência. Lesões decorrentes de escaldadura por imersão intencional apresentam contornos regulares na pele de pés, pernas e nádegas, enquanto lesões acidentais são caracterizadas por bordas irregulares e marcas de respingos. Em idosos, lesões térmicas por maus-tratos e negligência da família ou responsáveis são previsíveis, bem como história imprecisa sobre o evento e comportamento anormal dos responsáveis ou da própria vítima. Os casos de suspeita ou confirmação de violência praticada contra crianças e idosos são de notificação compulsória.

> **SAIBA MAIS**
>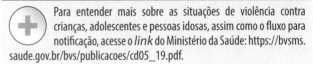
> Para entender mais sobre as situações de violência contra crianças, adolescentes e pessoas idosas, assim como o fluxo para notificação, acesse o *link* do Ministério da Saúde: https://bvsms.saude.gov.br/bvs/publicacoes/cd05_19.pdf.

Em relação à fisiopatologia da queimadura, no local da lesão ocorre a resposta orgânica, em razão da dissipação do calor. A destruição dos tecidos é progressiva, daí a necessidade de interromper rapidamente o aquecimento das camadas mais internas, por prejuízos como coagulação de proteínas e lesão vascular adjacente. No local, o fluxo sanguíneo alterado provoca aumento da permeabilidade capilar e edema, com risco de desidratação, desequilíbrio hidroeletrolítico e choque hipovolêmico. Após cerca de 48 horas, a normalização da permeabilidade capilar reduz a necessidade de hidratação intensiva. A perda da integridade da pele e a redução da resposta imunológica predispõem à infecção e septicemia.

Conforme a extensão da superfície queimada e profundidade das camadas atingidas, a queimadura pode ser classificada em diferentes graus, como consta na Tabela 15.17.

Capítulo 15 • Enfermagem em Situações de Urgência e Emergência

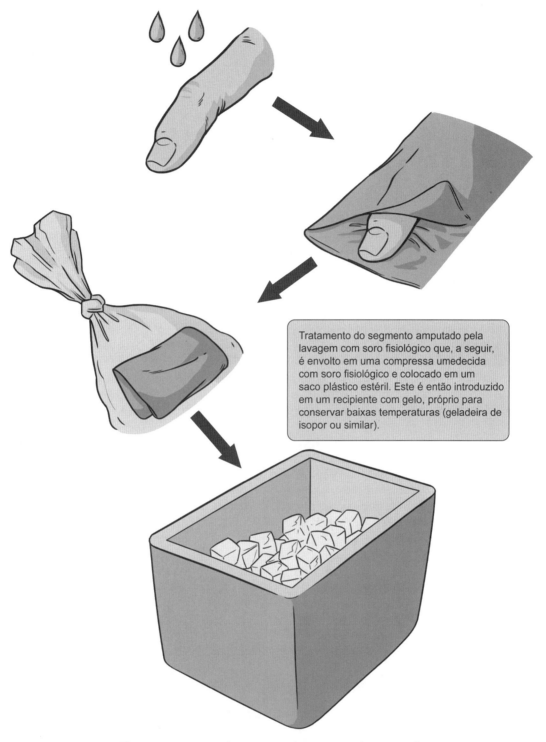

Figura 15.19 Passos de como proceder com o membro amputado.

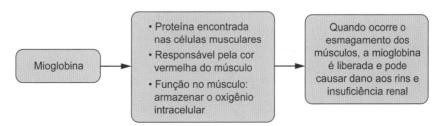

Figura 15.20 Mioglobina em casos de esmagamento.

Tabela 15.17 Classificação dos tipos de queimadura, segundo local acometido e suas características.

Tipo de queimadura		Local acometido	Características
1º grau (espessura parcial superficial)		Epiderme	Dor, hiperemia, baixo risco de infecção. Recuperação em cerca de 7 dias
2º grau (espessura parcial)	Superficial	Epiderme	Dor, hiperemia, bolhas, risco de infecção. Recuperação em cerca de 14 dias
	Profunda	Derme	Diminuição acentuada da dor, palidez, risco para infecção, alteração funcional e estética. Recuperação variável, conforme exposição aos fatores agravantes
3º grau (espessura total)		Todas as camadas da pele e estruturas profundas, músculos, tendão, osso	Áreas esbranquiçadas, secas, semelhante a couro, com alto risco para infecção. Necessita de intervenção cirúrgica, enxertia, com risco de sequela funcional e estética por contração cicatricial

Observação: alguns autores descrevem a queimadura de 4º grau como aquela que acomete todas as camadas da pele, tecido adiposo subjacente, músculo, osso ou órgãos internos. É frequentemente associada à origem elétrica, carbonização e destruição total dos tecidos. (Fonte: Tobase e Tomazini, 2017.)

Para avaliar a extensão da queimadura, diferentes métodos são utilizados na estimativa do percentual de superfície corporal queimada (SCQ). Em ambiente hospitalar e serviços especializados, o método de Lund & Browder é comumente aplicado por ser o mais detalhado e preciso, considerando parte anterior e posterior de cada região do corpo, em toda faixa etária, como mostra a Figura 15.21.

No atendimento pré-hospitalar e nas situações de emergência, os métodos utilizados requerem aplicação simples e rápida, como o cálculo da "regra dos nove", elaborada por Wallace e Pulaski, que utiliza o número 9 e múltiplos, correspondentes às regiões corporais, em diferentes proporções percentuais em crianças e adulto, conforme Figura 15.22.

Outro método de medida rápida para queimaduras de pequena proporção é a "regra das palmas". Baseia-se na palma da mão do paciente, incluindo os dedos estendidos, o que equivale a 1% da sua SCQ, conforme mostra a Figura 15.23. Assim, estima-se a extensão da queimadura calculando o número de palmas equivalentes à área queimada.

Para contribuir na decisão de encaminhamento e tratamento do paciente, o Ministério da Saúde considera:

- **Pequeno queimado**: o paciente com queimaduras de 1º e 2º graus com até 10% da área corporal atingida
- **Médio queimado**: o paciente com queimaduras de 1º e 2º graus, com SCQ entre 10 e 25%, ou queimaduras de 3º grau com até 10% da SCQ, ou queimadura de mão e/ou pé
- **Grande queimado**: o paciente com queimaduras de 1º e 2º graus, com SCQ > 26%, ou queimaduras de 3º grau > 10% da SCQ, ou queimadura de períneo. Além desses critérios, inclui a vítima de queimadura de qualquer extensão que tenha associada uma ou mais das seguintes situações: lesão inalatória, trauma sistêmico, craniano e elétrico, choque, insuficiência renal, cardíaca ou hepática, distúrbios de hemostasia, embolia pulmonar, IAM, quadros infecciosos graves decorrentes ou não da queimadura, síndrome compartimental e doenças consumptivas.

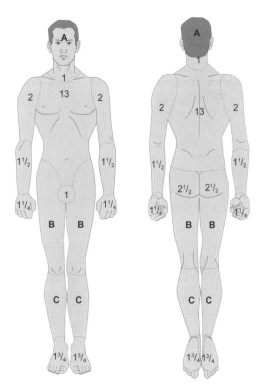

Figura 15.21 Parâmetros utilizados no método Lund & Browder.

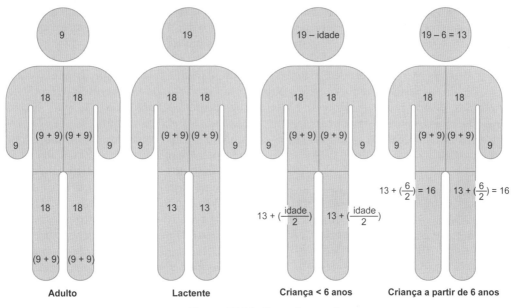

Figura 15.22 "Regra dos nove".

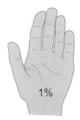

Figura 15.23 "Regra das palmas".

Dos fatores que influenciam a gravidade do paciente, consideram-se a profundidade e extensão da lesão, principalmente em crianças e idosos; e a região atingida, como face, pescoço, axila, extremidades, períneo. Lesões em face e pescoço comprometem a respiração. Em axilas e grandes articulações, estruturas como nervos e vasos podem ser atingidas. Lesões em períneo são associadas a infecções geniturinárias. Em acometimento de extremidades, há risco de limitação/perda funcional.

> **IMPORTANTE**
> Em áreas circunferenciais, há risco de síndrome compartimental, com necessidade de escarotomia descompressiva. Monitorar hemoglobinúria para prevenção de insuficiência renal.

Quanto à origem das queimaduras, se causadas por produto químico, podem ser utilizados agentes neutralizadores. Previamente, certificar-se que o antídoto não desencadeará novas reações químicas e piora do quadro. Se de origem elétrica, há risco de arritmia cardíaca e requer análise do tipo de corrente, quantidade de energia/voltagem, tempo de contato e trajeto da corrente no corpo, entre o ponto de entrada e o de saída. Em caso de inalação do agente e/ou comprometimento da face e do sistema respiratório, observar alteração da respiração, queimaduras em cílios, sobrancelhas, escurecimento em narinas com vibrissas chamuscadas, boca com rouquidão ou afonia, tosse e escarro escurecido. Fratura de costela e outras lesões associadas, por explosão, incêndio, exposição a gases e produtos químicos, agravam a condição e pioram o prognóstico do paciente.

No atendimento inicial em queimaduras, é fundamental interromper a progressão do calor e manter a perfusão tecidual. Resfriar o local com água ou soro fisiológico em temperatura ambiente. Não aplicar líquido gelado ou gelo, pois provocam vasoconstrição e impedem o restabelecimento do fluxo sanguíneo, piorando a destruição tecidual. Em queimadura por substância química, cuidado ao remover a peça de roupa contaminada pelo produto, evitar contato direto e derramamento em áreas não afetadas; remover o excesso de produto antes de descontaminar as áreas queimadas. Na compensação volêmica, via endovenosa ou intraóssea, utiliza-se solução salina 0,9% ou lactato de Ringer, principalmente em queimaduras de 2º e 3º graus com SCQ > 10% em crianças e SCQ > 15% em adultos.

> **IMPORTANTE**
> O cálculo do volume é fundamentado em protocolo institucional ou na fórmula de Baxter e Parkland: 2 ml × peso (kg) × %SCQ. Metade do volume é administrado em 8 h e a outra metade nas 16 h seguintes, visando manter débito urinário > 0,5 mℓ/kg/h. Em caso de queimadura elétrica, para evitar rabdomiólise, recomenda-se 4 mℓ × peso (kg) × %SCQ para manter diurese clara e débito > 1 a 1,5 mℓ/kg/h (ACS, 2018).

Controlar a dor, proteger a lesão com curativos e prevenir infecção. Em ambiente hospitalar, manter climatização adequada do ambiente para prevenir perda de calor. Temperaturas baixas e locais frios pioram a sensação de dor e desconforto do paciente queimado.

Outra condição preocupante é a intoxicação por monóxido de carbono, quando a pessoa está próxima a focos de incêndio, em ambiente mal ventilado com sistema de aquecimento ou garagem de automóvel com motor ligado. Os sinais e sintomas sugestivos são cefaleia, náuseas, vômitos, tonturas, distúrbios visuais, fraqueza, pele e/ou mucosas avermelhadas, dispneia, hipotensão e síncope. O risco de morte aumenta com arritmias cardíacas, dor torácica isquêmica, insuficiência cardíaca, confusão mental, convulsão, coma e PCR.

> **IMPORTANTE**
> Esses casos requerem mais cuidado da equipe na investigação da causa. Apesar da hipoxia tecidual, a oximetria é normal. Como o monóxido de carbono (CO) tem maior afinidade, cerca de 240 vezes, pela hemoglobina do que o oxigênio, o oxímetro não diferencia a oxi-hemoglobina da carboxi-hemoglobina. Saiba mais sobre intoxicação por CO em: https://www.scielo.br/j/jbpneu/a/TmjSCf3T8sj53M9VdHMjGNd/?format=pdf&lang=pt.

> **IMPORTANTE**
> No atendimento em queimaduras, é fundamental priorizar a permeabilidade da via aérea, após a inalação de fumaça e presença de edema de face e vias aéreas, manter a estabilidade hemodinâmica, prevenir e tratar as complicações potenciais por rabdomiólise e disritmias cardíacas, síndrome compartimental ou lesões oculares, por conta de chamas ou explosões. Às vezes, o tratamento das lesões cutâneas poderá ser postergado ao priorizar a atenção no cuidado de condições graves que, se não tratadas, podem evoluir para morte rapidamente.

Na atuação dos profissionais da equipe de Enfermagem, é necessário garantir a segurança do ambiente e dos membros da equipe, além do uso de EPI. A depender do estado do paciente, encaminhar ao centro especializado no tratamento de queimados.

Afogamento

Conceitualmente, de acordo com a AHA (2010), o afogamento é definido como processo decorrente da aspiração de líquido, por imersão ou submersão, resultando em insuficiência respiratória primária. Na imersão, parte do corpo fica dentro da água ou a face e as vias aéreas ficam cobertas por água ou outro líquido; na submersão, todo o corpo fica sob a água ou outro líquido, e a vítima pode apresentar dificuldades/impedimentos na respiração, até evoluir para parada cardiorrespiratória (PCR) ou óbito. O afogamento é denominado "não fatal" quando a vítima é resgatada e atendida e o processo de afogamento é interrompido; e "fatal" quando a vítima morre por conta desse incidente. Quando a vítima é resgatada da água antes de aspirar líquidos, não é considerado um afogamento.

É importante causa de morte por lesão não intencional, acometendo crianças e adultos. Mas nem todos os casos são registrados como morbidades pós-afogamento ou desaparecimento. É prevalente entre os adolescentes, de 15 a 19 anos, principalmente no verão e em período de férias, pois se arriscam mais em praias e lagos, na prática de esportes radicais, brincadeiras perigosas e uso de substâncias. Cabe alertar quanto ao aumento de casos no ambiente familiar, por fácil acesso às banheiras, piscinas e baldes com água.

Muitas vezes, o afogamento é presenciado por pessoas próximas, resultando em lesões fatais ou sequelas neurológicas graves ou irreversíveis. Portanto, ações educativas e preventivas são fundamentais para evitar o episódio, conforme Tabela 15.18.

> **SAIBA MAIS**
>
> Para saber mais sobre o afogamento e suas especificidades, acesse: http://www.sobrasa.org/new_sobrasa/arquivos/baixar/Manual_de_emergencias_aquaticas.pdf e https://www.bbc.com/portuguese/brasil-44504539.

O afogamento de crianças é silencioso e rápido; pequenas quantidades de água (cerca de 5 cm) em baldes, banheiras e vasos sanitários são suficientes, pois a cabeça e os membros superiores da criança são as partes mais pesadas do corpo. Quando inclinados para frente, ao mesmo tempo, causam desequilíbrio e dificuldade para se levantar. Com a face dentro da água, a perda de consciência pode ocorrer em 2 minutos e os danos cerebrais após 5 minutos. Evite deixar baldes e bacias com água; a supervisão das crianças pequenas é fundamental.

Tabela 15.18 Prevenção do afogamento em ambiente doméstico e espaços de lazer.

Casa	• **Piscina**: grade de proteção com 1,20 m de altura no entorno, proteção da superfície com coberturas, restrição do acesso • **Piscina infantil inflável**: supervisão contínua do adulto, pois apenas 15 cm de água são suficientes para causar afogamento • **Banheiro**: manter a porta fechada, vaso sanitário tampado, auxiliar a criança no banho de chuveiro ou na banheira • **Lavanderia**: desprezar a água após utilizar baldes, bacias e tanques • **Água de enchentes**: restringir o acesso da criança e do adulto
Praia/ Balneário	• Conhecer a profundidade antes de entrar na água • Saber a localização e ficar próximo aos postos de salva-vidas • Respeitar a sinalização das áreas de risco • Supervisão constante das crianças e dos adolescentes • Criança devem usar coletes e boias, evitar brincadeiras de risco como correr ao redor das piscinas e mergulhar desatentamente • Evitar o consumo de bebidas alcoólicas e o uso de drogas • Se possível, entrar no mar acompanhado; a água não deve ultrapassar a linha da cintura.

> **SAIBA MAIS**
> Veja como ocorre o afogamento nas crianças: https://fundacao-marcelogomesfreire.wordpress.com/2014/03/06/campanha-busca-proteger-criancas-dos-riscos-de-afogamento/.

O afogamento é considerado causa primária se decorrente de imersão ou submersão na água, e secundária se associada a antecedentes patológicos, trauma, uso de substâncias ou outra situação clínica como síncope, hipoglicemia, convulsão. A Tabela 15.19 mostra os principais fatores de risco para o afogamento.

Fisiopatologia do afogamento

Diante da imersão ou submersão, a vítima, em situação de pânico, aumenta os movimentos físicos para se manter e/ou chegar à superfície da água, ao mesmo tempo em que silencia e interrompe a respiração para evitar deglutir e aspirar líquidos. Na medida em que submerge, a necessidade de O_2 aumenta e ocorre a inspiração reflexa involuntária, com deglutição e aspiração de pequena quantidade de líquido. Essa condição desencadeia o laringospasmo, fechamento da via aérea, inibição da tosse, além de inundar os alvéolos pulmonares, cujo prejuízo na hematose resulta em hipoxia cerebral, retenção de CO_2 e perda da consciência. Em poucos minutos, ocorre relaxamento da laringe e entrada de mais água nos alvéolos; resulta na inativação do surfactante e redução da complacência pulmonar, aumento da área de *shunt* arterial, atelectasias e broncospasmos. Esse processo favorece a submersão cada vez mais profunda e o aumento da hipoxia, desencadeando na sequência PR, PCR ou morte.

A principal morbidade e mortalidade associada ao afogamento é a hipoxia tecidual, cujas complicações estão relacionadas à quantidade de água aspirada e seus efeitos, e ao tempo para atendimento da vítima. Portanto, a prioridade de ações refere-se à reanimação ventilatória para correção desse quadro. O resgate precoce da água e o suporte na ventilação aumentam as chances de sobrevivência, com redução de complicações e sequelas. Em casos de afogamentos que evoluem para PCR, há riscos de danos neurológicos. Contudo, as sequelas podem ser minimizadas, diante da hipotermia, em afogamento em dias frios ou em águas geladas. A hipotermia reduz a atividade elétrica e metabólica do cérebro e o consumo de oxigênio, retardando a anoxia celular. A cada 1°C na temperatura entre 37 e 20°C, a taxa de consumo de oxigênio cerebral é reduzida em cerca de 5%, aumentando a chance de retorno da circulação espontânea em pacientes que recebem RCP, que podem não apresentar sequelas mesmo após tempo prolongado de submersão.

No afogamento, o pulmão é o órgão mais comprometido em razão de várias complicações, como inflamações, infecções pulmonares e pneumonia.

Classificação do afogamento

O afogamento é classificado em diferentes graus, de acordo com as alterações e dificuldades respiratórias. Requer tratamento imediato, iniciando pela avaliação primária na sequência ABC, uma vez que, nesse caso, avaliar via aérea e a respiração é prioridade (Figura 15.24).

> **IMPORTANTE**
> Quando a vítima resgatada não apresenta alterações respiratórias, investigar a causa do afogamento. Na ausência de antecedentes patológicos e de alterações clínicas, poderá ser liberada no local. Nos demais graus, atender e encaminhar ao hospital de referência.

Fases do atendimento no ambiente pré-hospitalar

Identificação

Antes de iniciar o atendimento, é fundamental avaliar a área da ocorrência e fazer o reconhecimento da situação. Garantir a segurança do local e verificar se há possibilidade de o afogamento estar associado a trauma por mergulho em locais rasos, acidentes em barco, entre outros. Se houver testemunhas, buscar informações complementares.

Resgate

O resgate rápido e precoce da vítima de afogamento é crucial, e preferencialmente deve ser realizado por pessoa habilitada, com atenção à própria segurança pessoal e equipamentos adequados. Se possível, antes de entrar na água, oferecer objetos longos, flutuantes, corda ou boia, para puxar a vítima até local seguro e iniciar o atendimento. Na abordagem dentro da água, um objeto flutuante auxiliará a vítima a manter o tronco fora da água. Ao retirá-la do local, posicioná-la paralelamente à margem e iniciar avaliação primária. Se apresentar respiração, mantê-la preferencialmente em decúbito lateral direito, para facilitar a drenagem do líquido, melhorar a relação ventilação-perfusão do pulmão esquerdo e a oxigenação.

> **IMPORTANTE**
> O brônquio fonte direito apresenta mais verticalização, o que facilita a entrada de água e comprometimento do pulmão direito. Por isso, o decúbito lateral direito favorece a oxigenação do pulmão esquerdo e reduz complicações.

Atentar-se ao fator desencadeante do afogamento e, em caso de trauma, estabilizar a coluna cervical, mantendo-a em posição neutra, preservando a permeabilidade das vias aéreas. Remoção de roupa molhada, medidas de aquecimento e avaliação contínua são ações essenciais nessa fase do atendimento.

Tabela 15.19 Fatores de risco para afogamento.

Inabilidade em nadar	Falta de supervisão
Excesso de confiança	Incapacidade de julgamento
Condição socioeconômica	Doença preexistente
Ações educativas insuficientes	Trauma
Idade	Sexo
Uso de substâncias	Atividades profissionais na água

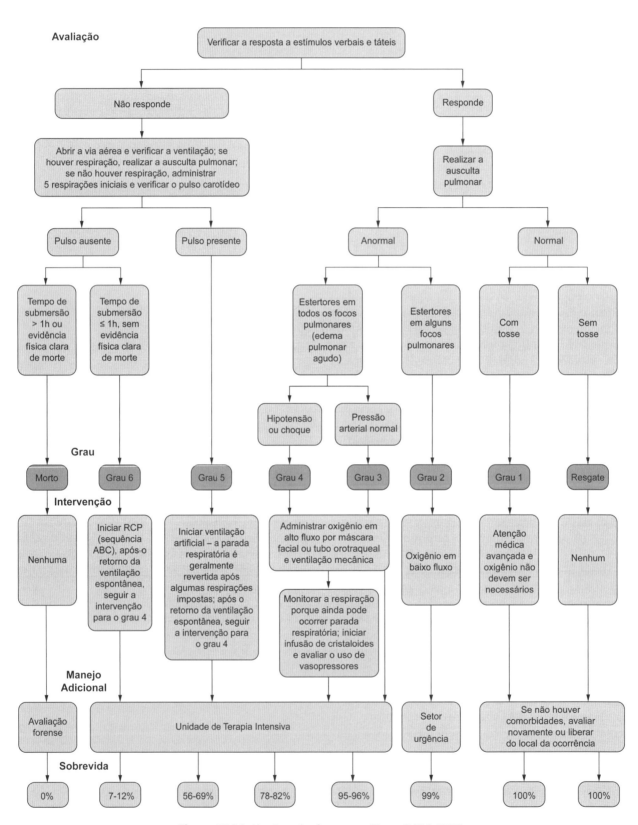

Figura 15.24 Algoritmo do afogamento. (Fonte: PHTLS, 2017.)

Segundo as orientações da AHA (2020), em vítima que ainda se encontra na água, não responsiva e não respira, realizar 2 ventilações de resgate, se possível. Após retirá-la da água, nos casos de parada respiratória, o tratamento é semelhante ao recomendado na parte de reanimação cardiopulmonar vista anteriormente neste capítulo.

> **IMPORTANTE**
> Em vítimas de submersão que evoluem com PCR, iniciar pela sequência de ações ABC, e não CAB, como na maioria das situações de PCR. Por conta da privação de oxigênio, podem responder mais facilmente às ventilações iniciais, sendo ineficaz começar as manobras de reanimação com compressões torácicas.

Para realizar as manobras de reanimação no afogamento, abrir as vias aéreas, aplicar duas ventilações de resgate, verificar o pulso carotídeo e, se ausente, iniciar 30 compressões torácicas. Solicitar o desfibrilador, prosseguindo nos ciclos de 30 compressões e 2 ventilações até a análise do ritmo cardíaco. Se estiver sozinho, efetue 2 minutos de reanimação cardiopulmonar (RCP) antes de solicitar ajuda.

> **SAIBA MAIS**
> Ainda que nas diretrizes da AHA (2020) sejam recomendadas duas ventilações em situação de afogamento, existem variações a depender da literatura consultada. Outros autores e instituições, como o Conselho Europeu de Reanimação, preconizam cinco ventilações.

Em suspeita de trauma e lesão medular, mobilizar a vítima em bloco e assegurar a restrição de movimento da coluna vertebral até a chegada do serviço de atendimento pré-hospitalar e encaminhamento para hospital de referência.

> **IMPORTANTE**
> A restrição de movimento da coluna cervical não é recomendada na ausência de circunstâncias que sugerem lesão medular. A incidência dessas lesões é baixa em vítimas de afogamento e esse procedimento pode dificultar a abertura adequada da via aérea e a aplicação de ventilações.

As vítimas de afogamento necessitam de suporte ventilatório ou circulatório. Mesmo que estejam hemodinamicamente estáveis após a reanimação, são mantidas em observação e monitoramento em unidade hospitalar.

> **IMPORTANTE**
> Em situação de PCR em *rigor mortis*, *livor mortis* e putrefação, recomenda-se não iniciar as manobras de reanimação e providenciar a presença de autoridades competentes.

Tratamento no hospital

O atendimento às vítimas de afogamento no hospital deve ser eficiente e rápido em razão dos diferentes graus de comprometimento:

- Na avaliação inicial, se apresentar respiração espontânea, administrar oxigenoterapia por máscara facial de alto fluxo (10 a 15 ℓ/min), preferencialmente com bolsa reservatório. Se respiração inadequada, providenciar intubação traqueal precoce e ventilação controlada, com FiO_2 para manter $SatO_2$ entre 94 e 98% e ajuste da pressão positiva expiratória final (PEEP) entre 5 e 10 cmH_2O ou mais, se vítima hipoxêmica. O uso do dispositivo supraglótico de via aérea, que pode ser inserido pelo enfermeiro, é limitado em razão da redução da complacência pulmonar
- Manter monitoramento de oximetria, capnografia, ECG e pressão arterial média em torno de 80 a 100 mmHg. Avaliar constantemente o nível de consciência e prevenir novos episódios de hipoxia e hipercapnia
- Realizar sondagem gástrica para descomprimir o estômago. Encaminhar à UTI se sinais importantes de gravidade. Providenciar aquecimento, temperatura em torno de 37°C. Se apresentar hipotermia, reaquecer lentamente
- A antibioticoterapia profilática pode ser considerada conforme a evolução clínica e o tipo de líquido aspirado
- Exames laboratoriais, como gasometria, dosagem de eletrólitos, hemograma, ureia, creatinina, glicemia e elementos anormais no sedimento da urina
- Exames radiológicos, como radiografia de tórax e tomografia computadorizada de crânio, se comprometimento do estado neurológico
- A oxigenação por membrana extracorpórea (ECMO) tem sido usada para pacientes que sofreram submersão em água gelada, embora as taxas de sucesso permaneçam baixas.

O afogamento é uma das principais causas de morte acidental. A prevenção é a medida mais adequada para reduzir essa estatística e inclui ações educativas, governamentais, socioculturais e econômicas.

A hipoxia é a complicação mais importante do afogamento e priorizar a restauração da oxigenação, da ventilação e da perfusão tecidual confere maior chance de sobrevivência.

O reconhecimento precoce do evento, a aplicação de intervenções adequadas de maneira rápida e eficaz, seguidos de transporte para hospital com UTI, contribuem fortemente para o sucesso do atendimento. O retardo nas ações pode resultar em parada respiratória e/ou cardiorrespiratória.

EMERGÊNCIAS NÃO TRAUMÁTICAS

As emergências não traumáticas constituem parte importante dos atendimentos de emergência, geralmente por condições associadas às emergências clínicas ou cirúrgicas, em razão de doenças atuais ou anteriores, infecção, entre outras. A longevidade no envelhecimento favorece o aumento de doenças crônicas não transmissíveis que, quando em condições agudizadas, configuram-se em situações de urgência.

De maneira geral, seja qual for a origem do agravo não traumático, a sistematização da assistência emergencial contempla, basicamente:

- **Avaliação primária e secundária**: análise rápida do estado geral e exame físico para identificar origem do agravo
- **Monitoramento do paciente**: análise dos parâmetros vitais, oximetria, glicemia capilar
- **Oxigenoterapia**: se SatO$_2$ < 94%
- **Venopunção**: coleta de sangue para exames, soroterapia, administração de medicamentos, conforme o caso
- **Avaliação contínua**: observar alterações do estado neurológico (nível de consciência, sensibilidade, motricidade, convulsão), escore de dor
- **Necessidade de outras intervenções**: sondagem, encaminhamento para exames, CC, UTI
- **Atenção à família**: prover esclarecimentos, obter informações sobre o ocorrido, solicitar anuência para intervenções.

A seguir, veremos as situações não traumáticas, ou emergências clínicas, mais frequentes. Pode ser que você tenha vivenciado alguma situação dessas no trabalho ou na vida pessoal. Esses conhecimentos prévios são importantes para contextualizar o seu aprendizado.

Emergências cardiocirculatórias

Arritmias

As arritmias cardíacas são mais frequentes em adultos do que nas crianças. As principais causas primárias são de origem cardíaca por isquemia, miocardite e outras. Causas secundárias decorrem de uso de medicamentos, abuso de substâncias, hipotireoidismo, infecção, distúrbios hidroeletrolíticos e traumas, que provocam alterações no ritmo cardíaco.

São classificadas em: taquiarritmias (FC > 100 bpm) ou bradiarritmias (FC < 60 bpm), quando relacionadas à frequência cardíaca; ventriculares ou supraventriculares, conforme a origem (átrios ou ventrículos); estáveis ou instáveis, de acordo com os sinais e sintomas manifestados.

> **NA PRÁTICA**
>
> Como identificar sinais de instabilidade hemodinâmica no paciente com arritmia? Atenção aos sintomas mais frequentes: mal-estar, palpitações, tonturas, dor torácica, hipotensão, congestão pulmonar, rebaixamento do nível de consciência, sinais de choque e síncope.

A avaliação diagnóstica inicial é baseada nas manifestações clínicas, história pregressa e no eletrocardiograma.

Em bradiarritmia sintomática, o tratamento inicial consiste na administração de 0,5 mg de atropina IV, até 3 mg, com intervalos de 3 a 5 minutos entre as doses. Se não melhorar, a instalação do marca-passo (externo, transvenoso) é indicada. Se necessário, infusão de adrenalina – também denominada "epinefrina" – (2 a 10 μg/min) ou dopamina (2 a 10 μg/kg/min) pode ser recomendada.

> **SAIBA MAIS**
>
> Nas taquiarritmias instáveis, geralmente com FC > 150 bpm, o tratamento imediato é a cardioversão elétrica sincronizada. Veja mais em: https://www.youtube.com/watch?v=ZJKsS2rXuql.

Se possível, efetuar a manobra vagal ou administração de antiarrítmicos, sem retardar o procedimento. Os medicamentos utilizados incluem adenosina, verapamil, amiodarona, lidocaína e propranolol.

> **SAIBA MAIS**
>
> Acesse o *link* para conhecer mais orientações sobre as intervenções nas arritmias, apresentadas pela Sociedade Brasileira de Cardiologia (SBC): http://publicacoes.cardiol.br/portal/abc/portugues/2019/v11303/pdf/11303025.pdf.

O reconhecimento precoce das taquiarritmias ventriculares, como fibrilação ventricular, taquicardia ventricular e *torsade de pointes*, é de extrema importância, pois podem ocasionar morte súbita.

Urgência e emergência na crise hipertensiva

Segundo as Diretrizes Brasileiras de Hipertensão Arterial (SBP, 2020), hipertensão arterial é um agravo multifatorial, caracterizado pela elevação sustentada dos níveis pressóricos ≥ 140 e/ou 90 mmHg e que pode ser classificada conforme Tabela 15.20.

> **IMPORTANTE**
>
> Quando a pressão arterial sistólica e a pressão arterial diastólica situam-se em categorias diferentes, a maior deve ser utilizada para classificação da pressão arterial (SBP, 2020).

Inicialmente, a evolução da HA é assintomática, o que dificulta a adesão ao tratamento e o acompanhamento clínico. Essa desatenção do indivíduo hipertenso pode culminar em complicações hipertensivas agudas como a urgência e a emergência hipertensiva.

As manifestações clínicas da HA incluem cefaleia de início súbito, fraqueza, mal-estar, ansiedade e tontura.

A diferenciação entre urgência e emergência hipertensiva é baseada na avaliação dos níveis pressóricos, história clínica, exame físico, métodos diagnósticos laboratoriais e de imagem, conforme mostra a Tabela 15.21.

Tabela 15.20 Classificação da pressão arterial de acordo com a medição no consultório a partir de 18 anos.

Classificação	PAS (mmHg)	PAD (mmHg)
Ótima	< 120	< 80
Normal	120 a 129	80 a 84
Pré-hipertensão	130 a 139	85 a 89
Hipertensão estágio 1	140 a 159	90 a 99
Hipertensão estágio 2	160 a 179	100 a 109
Hipertensão estágio 3	≥ 180	≥ 110

PAS: pressão arterial sistólica; PAD: pressão arterial diastólica. (Fonte: SBP, 2020.)

Tabela 15.21 Diferenciação entre urgência e emergência hipertensiva.

Urgência hipertensiva	Emergência hipertensiva
Elevação da pressão arterial Diastólica: PA sistólica (PAS) ≥ 180 e/ou diastólica (PAD) ≥ 120 mmHg, sem lesão de órgãos-alvo	Elevação abrupta da PA, com PA sistólica (PAS) ≥ 180 e/ou diastólica (PAD) ≥ 120 mmHg) e lesões progressivas em órgãos-alvo: síndrome coronariana aguda, encefalopatia hipertensiva, AVE, EAP, eclâmpsia, síndrome HELLP
Risco à vida em potencial, com tratamento ambulatorial	Risco iminente de morte, com tratamento em UTI
Redução gradativa da PA; nas primeiras 24 horas, geralmente com uso de medicamentos VO	Redução imediata da PA: em minutos ou poucas horas com administração de medicamentos por via parenteral

AVE: acidente vascular encefálico; EAP: edema agudo de pulmão; HELLP (hemólise, enzimas hepáticas elevadas, baixa contagem de plaquetas); PA: pressão arterial; PAD: pressão arterial diastólica; PAS: pressão arterial sistólica; UTI: Unidade de Terapia Intensiva. (Fonte: SBP, 2020.)

> **IMPORTANTE**
> A elevação abrupta da pressão pode ou não acometer órgãos-alvo. No acometimento, ocorrem dispneia intensa, franca congestão pulmonar, dor precordial, dor lombar ou abdominal, alteração do nível de consciência e/ou sinais focais, letargia, confusão, distúrbios visuais, entre outros distúrbios.

A tomografia computadorizada de crânio permite avaliar lesões como hemorragia, infarto ou edema cerebral. O tratamento medicamentoso visa a redução gradativa da pressão arterial (PA) média em 20 a 25% dos níveis pressóricos, para preservar a circulação e a oxigenação dos órgãos e tecidos. Em todos os casos, o monitoramento da PA é fundamental. Os medicamentos mais utilizados nas urgências hipertensivas incluem captopril e clonidina. Nas emergências hipertensivas, nitroprussiato de sódio, nitroglicerina, hidralazina, metoprolol e esmolol são indicados.

> **SAIBA MAIS**
> Conheça a 7ª Diretriz Brasileira de Hipertensão Arterial (2016), da Sociedade Brasileira de Cardiologia, e aprofunde os conhecimentos sobre HAS, Urgências e Emergências Hipertensivas. Acesse: https://sbc-portal.s3.sa-east-1.amazonaws.com/diretrizes/Pocket%20Books/2017/7%C2%AA%20Diretriz%20Brasileira%20de%20Hipertens%C3%A3o%20Arterial.pdf.

Dor torácica e síndrome coronariana aguda

Nas emergências clínicas, a dor torácica pode ser de origem cardíaca, vascular, pulmonar, gastrintestinal ou outras causas, como dor musculoesquelética, quadro infeccioso ou fatores psicológicos. Quando associada a doenças isquêmicas do coração, o risco de mortalidade é maior.

Dentre as causas de dor torácica de origem cardíaca, a síndrome coronariana aguda (SCA) é a mais frequente, relacionada à angina instável e IAM. Nesse último, associa-se a alta mortalidade em PCR por fibrilação ventricular nas primeiras 24 horas após o início dos sintomas. Quando dor anginosa em repouso com duração > 20 minutos, angina limitante de início recente e angina em progressão (maior frequência e intensidade no aparecimento dos sintomas), encaminhar o indivíduo ao serviço de emergência, pois o quadro é compatível com SCA.

Diversas patologias se manifestam com dor torácica; é importante identificar e diferenciar a dor para direcionar as condutas, conforme o local de obstrução. Atentar para manifestações inespecíficas como alteração do nível de consciência, náuseas, vômitos, dispneia, palidez cutânea, sudorese, ansiedade, fadiga e tontura.

> **SAIBA MAIS**
> Na avaliação da obstrução e isquemia miocárdicas, utiliza-se a classificação de Killip e Kimball. Veja mais sobre o tema no artigo "Validação da classificação de Killip e Kimball e mortalidade tardia após IAM", em: https://pesquisa.bvsalud.org/portal/resource/pt/ses-30154; e assista ao vídeo: https://www.youtube.com/watch?v=8VQQ5MQs2mA.

No diagnóstico da SCA, além da avaliação clínica e do ECG, análise de marcadores de necrose miocárdica, como dosagem de troponina e CK-MB, são úteis na diferenciação do quadro, principalmente na ausência de dor torácica. O tratamento imediato visa a reversão da isquemia, preservar a função cardíaca e prevenir complicações ou choque cardiogênico. Intervenções invasivas como angioplastia percutânea e angiografia restabelecem a circulação coronária, por recanalização e colocação de *stent*. Na terapia medicamentosa, recomendam-se nitrato de isossorbida, morfina, oxigênio, antiagregante plaquetário (AAS [ácido acetilsalicílico] 200 mg mastigável ou macerado) – exceto em pacientes com história de alergia ou sangramento – e clopidogrel. Outros medicamentos com alteplase (tPA), tenecteplase (TNK) e estreptoquinase (SK) são utilizados na fibrinólise e recanalização química, conforme o protocolo e os recursos no serviço.

> **IMPORTANTE**
>
> Quanto maior for o tempo desde o início da dor até a recanalização do vaso, maior será a área de necrose e dano tecidual. Evitar atrasos em todas as instâncias do atendimento é essencial para a redução de danos.

Após as ações emergenciais, de acordo com a situação, a cirurgia para revascularização miocárdica pode ser indicada. Entre as complicações na evolução do paciente, podem ocorrer angina pós-infarto, edema agudo de pulmão, taquiarritmias e choque cardiogênico.

Para evitar reoclusões, a terapia anticoagulante/antiagregante plaquetária é recomendada por meio do uso de AAS, ticagrelor e prasugrel, conforme o caso.

> **SAIBA MAIS**
>
> Conheça a Diretriz de Doença Coronária Estável, publicada pela Sociedade Brasileira de Cardiologia (2014), e pesquise mais sobre os conteúdos abordados. Acesse o *link*:
>
> http://publicacoes.cardiol.br/2014/diretrizes/2014/Diretriz%20de%20Doen%C3%A7a%20Coron%C3%A1ria%20Est%C3%A1vel.pdf.

Emergências respiratórias

São situações que envolvem diferentes agravos, por vezes associadas com sistemas distintos. O risco de evoluírem para insuficiência respiratória (IR) requer reconhecimento e atuação rápida no atendimento imediato e assertivo. A IR na criança é mais incidente do que no adulto, por conta das características anatômicas, como vias aéreas inferiores de fino calibre, menor massa muscular diafragmática, superfície alveolar, complacência pulmonar e imaturidade pulmonar. Nos idosos, a IR é associada a descompensação cardíaca, pneumonia, embolia e doença pulmonar obstrutiva crônica (DPOC), com diminuição progressiva da complacência pulmonar, perda de massa muscular e da força diafragmática.

As manifestações clínicas da IR incluem alteração do padrão respiratório, uso da musculatura acessória, fadiga respiratória, expectoração ou secreção, alterações em gasometria e imagens radiológicas. Cianose de extremidades, taquicardia e alterações neurológicas por hipoxemia são frequentes. O diagnóstico baseia-se no exame clínico, radiológico e gasométrico; tomografia computadorizada, ressonância também são utilizadas. A assistência contempla monitoramento; oximetria; decúbito elevado; venopunção; e oxigenoterapia com cateter nasal, máscara de nebulização ou de Venturi, CPAP, BIPAP.

> **NA PRÁTICA**
>
> Evitar alto fluxo de O_2 aos portadores de DPOC, apenas 1 a 3 ℓ/min.

Conforme a gravidade do quadro, a intubação de emergência é indicada, assim como agentes hipnóticos, opioides e bloqueadores neuromusculares. Inicialmente, na terapêutica medicamentosa, broncodilatadores por via inalatória ou parenteral, corticoides, diuréticos, antibióticos e sedativos são utilizados, a depender do caso.

> **SAIBA MAIS**
>
> Em razão da pandemia de covid-19, verificaram-se diversos comprometimentos da capacidade respiratória. Veja o "Guia de Vigilância Epidemiológica" em:
>
> https://www.gov.br/saude/pt-br/coronavirus/publicacoes-tecnicas/guias-e-planos/guia-de-vigilancia-epidemiologica-covid-19/view.

Obstrução das vias aéreas por corpo estranho

Obstrução das vias aéreas por corpo estranho (OVACE) consiste no bloqueio da via aérea por objeto estranho, prótese, alimento, vômito, sangue ou outros fluidos. Em crianças, é frequente a aspiração de peças de brinquedos e objetos pequenos; em lactentes, a aspiração de líquidos em mamadeira ou leite regurgitado. Mais de 90% das mortes por aspiração de corpo estranho ocorrem em crianças menores de cinco anos e 65% das vítimas são lactentes. Cuidados e supervisão nas refeições, no aleitamento com mamadeira e nas atividades recreativas com brinquedos adequados contribuem na prevenção do evento. O reconhecimento precoce dos sinais sugestivos de obstrução de vias aéreas, como tosse de início repentino, dificuldade súbita em respirar ou falar, choro fraco em bebê ou criança, seguido de tratamento adequado favorece a sobrevida. A Tabela 15.22 mostra os tipos de obstrução de vias aéreas, as características e as principais condutas.

> **IMPORTANTE**
>
> A obstrução pode ser identificada, inclusive em emergências como PR ou PCR, quando as ventilações não produzem a elevação do tórax, na reanimação.

Condutas em obstrução grave no adulto e na criança responsiva

Agir imediatamente realizando manobras de desobstrução, por meio da compressão abdominal, que consiste em:

- Posicionar-se atrás da pessoa
- Contornar a cintura da vítima com os braços, localizar o ponto médio entre a cicatriz umbilical e o processo xifoide
- No ponto médio, colocar uma mão fechada em punho, com o polegar voltado para o abdome, e posicionar a outra mão, aberta, por cima da primeira (Figura 15.25)
- Em seguida, comprimir a região abdominal com movimentos para dentro e para cima, em "J", repetidamente, até a saída do objeto ou a pessoa tornar-se não responsiva
- No caso de criança, ajoelhar-se para se posicionar na mesma altura e controlar a força de compressão (ver Figura 15.25)
- Em gestante, em obesos ou na impossibilidade de circundar totalmente a cintura, efetuar as compressões em movimento único para dentro, na região central do tórax, no mesmo local da RCP, até a saída do objeto ou a pessoa tornar-se não responsiva (ver Figura 15.25).

Condutas em obstrução grave no lactente responsivo

Ao reconhecer os sinais de obstrução grave como dificuldade respiratória ou ruídos, cianose, diminuição da expansão torácica e agitação ou inquietação, solicitar auxílio imediatamente e iniciar as manobras de desobstrução. Para mais segurança, realizar as manobras na posição sentada, apoiando o braço que segura o lactente sobre a perna correspondente:

Tabela 15.22 Classificação da obstrução de via aérea.

Tipos de obstrução	Características	Condutas
Leve ou parcial	Ainda há passagem do ar, com tosse e dificuldade para respirar	Acalmar a pessoa e incentivar a tosse
Grave ou total	A passagem de ar é mínima ou ausente, a hematose se torna insuficiente, há dificuldade respiratória acentuada, tosse fraca ou silenciosa, cianose, ruídos respiratórios estridentes e sinal de angústia respiratória	A conduta depende do tipo de obstrução, da faixa etária (adulto, criança ou lactente) e da responsividade

Fonte: Tobase e Tomazini, 2017.

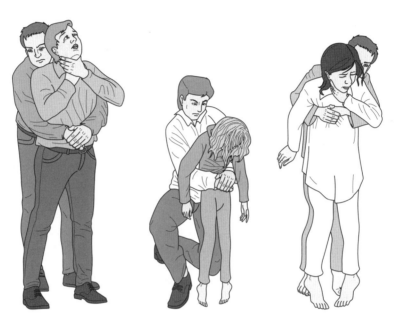

Figura 15.25 Posições para efetuar as manobras de desobstrução em adulto, criança, gestante ou obeso.

- Inspecionar a cavidade oral rapidamente, na procura de objeto visível e alcançável
- Apoiar o lactente sobre o antebraço, com a face voltada para baixo e a cabeça mais baixa que o tronco, mantendo a abertura de vias aéreas apoiando os dedos da mão na face do lactente (Figura 15.26 A)
- Efetuar cinco golpes no dorso, entre as escápulas (Figura 15.26 A)
- Segurar firmemente o lactente, transferindo-o para o outro antebraço, apoiando a cabeça, mantendo-a mais baixa que o tórax (Figura 15.26 B)
- Efetuar cinco compressões torácicas na mesma região da RCP (Figura 15.26 B)
- Repetir a sequência, alternando os braços e efetuando cinco golpes no dorso e cinco compressões torácicas, até a saída do corpo estranho ou o lactente tornar-se não responsivo
- Após a saída do objeto, prosseguir com a avaliação primária.

Condutas em obstrução grave no adulto, criança e lactente não responsivo

As manobras são semelhantes às realizadas na PCR, com o devido cuidado de observar a cavidade oral após as compressões e visualizar a saída para retirada do corpo estranho:

- Avaliar a cavidade oral e a responsividade: se nada encontrado na cavidade e não responsivo:
  - Posicionar em DDH sobre superfície plana, rígida e realizar 30 compressões torácicas
  - Abrir vias aéreas com inclinação da cabeça e elevação do queixo
  - Efetuar duas ventilações, e se o ar não passar:
    - Realizar 30 compressões torácicas
- Inspecionar a cavidade oral: se objeto visível e alcançável, retirar com dedo em pinça, ou se não retirado:
  - Repetir a sequência até ocorrer a saída do corpo estranho ou a passagem do ar
- Prosseguir na avaliação primária, após a retirada do objeto ou passagem do ar.

A Tabela 15.23 mostra a relação compressão:ventilação nas manobras de desobstrução em adulto, criança e lactente não responsivos efetuadas por um ou dois profissionais.

Emergências neurológicas

Crise epiléptica

Segundo o Ministério da Saúde, no Protocolo Clínico e Diretrizes Terapêuticas para Epilepsia (2019), crise epiléptica é a ocorrência transitória de sinais ou sintomas clínicos secundários à atividade neuronal anormal

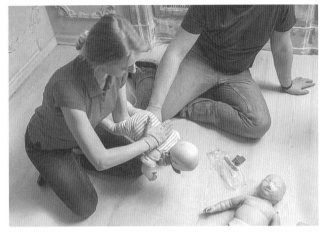 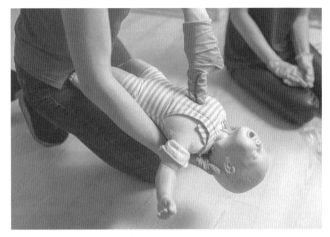

Figura 15.26 Condutas para desobstrução de vias aéreas de um lactente.

Tabela 15.23 Relação compressão:ventilação nas manobras de desobstrução em adulto, criança e lactente não responsivos efetuadas por um ou dois profissionais.

Faixa etária	Relação compressão:ventilação	
Adulto	30:2 (1 ou 2 profissionais)	
Criança	30:2 (1 profissional)	15:2 (com 2 profissionais)
Bebê		

excessiva ou sincrônica. A definição de epilepsia requer a ocorrência de pelo menos uma crise epiléptica:

- Ao menos duas crises não provocadas (ou reflexas) em intervalo maior que 24 horas
- Uma crise não provocada (ou reflexa) e probabilidade de novas crises ocorrerem nos próximos 10 anos, similar ao risco de recorrência geral (pelo menos 60%) após duas crises não provocadas
- Diagnóstico de síndrome epiléptica.

A crise epiléptica caracteriza-se por manifestações paroxísticas recorrentes de sintomas ou sinais motores, sensitivos, psíquicos ou vegetativos, por descarga neuronal anômala. A manifestação dura aproximadamente 1 minuto, acompanhada ou não de perda da consciência. Quando se trata da primeira crise, é necessário avaliação criteriosa para determinar as causas e definir o tratamento precocemente.

As crises de início generalizado são subdivididas em motoras (tônico-clônicas, clônicas, tônicas, mioclônicas, mioclônico-tônico-clônicas, mioclônico-atônicas, atônicas, espasmos epilépticos) e não motoras. As clássicas crises de ausência se subdividem ainda em típicas, atípicas, mioclônicas e ausências com mioclonias palpebrais. Já o estado de mal epiléptico decorre da falha de mecanismos responsáveis pelo término das crises ou pelo desencadeamento de mecanismos que prolongam as crises. É condição deletéria que provoca lesão/morte neuronal, alteração de redes neuronais e requer medidas terapêuticas de urgência.

Exames complementares como glicemia capilar, exames de sangue para pesquisa de perfil toxicológico, dosagem de medicamentos, bioquímica, análise de liquor e tomografia computadorizada, ressonância magnética, eletroencefalograma podem auxiliar na elucidação diagnóstica. No tratamento emergencial para correção da causa, a administração de benzodiazepínicos e anticonvulsivantes é utilizada com critério para evitar agravamento da depressão do SNC. Ministrar oxigenoterapia, evitar contenção dos movimentos, não introduzir nada na boca, proteger a cabeça e prevenir lesões ao se debater, até cessar a crise. Pode ocorrer liberação involuntária de esfíncter vesical e anal. Após a crise, a lateralização da cabeça previne a aspiração, por hipersialorreia.

> **SAIBA MAIS**
>
> Para conhecer mais sobre "Protocolos Clínicos e Diretrizes Terapêuticas para Epilepsia", acesse o *link*: https://www.gov.br/conitec/pt-br/midias/protocolos/pcdt_epilepisia_2019.pdf.

No período após a cessação da crise, em pós-*ictus*, procure acalmar a pessoa, acolher e explicar, na medida do possível, sobre a situação atual, provendo os cuidados necessários para segurança e estabilização. Essa fase pode durar de uma a duas horas. Não oferecer líquidos ou alimentos, pois geralmente há fadiga, tontura, sonolência, confusão, amnésia, alteração de comportamento e, por vezes, agressividade ou constrangimento com a situação em que se encontra.

> **IMPORTANTE**
>
> Em caso de microcefalia e outras anormalidades congênitas associadas com o vírus Zika, veja o tratamento de crises epilépticas preconizado no protocolo delineado pelo Ministério da Saúde: https://linhasdecuidado.saude.gov.br/portal/zika/atencao-especializada/planejamento-assistencial-criancas-com-sindrome-congenita/.

Acidente vascular cerebral

O acidente vascular cerebral (AVC), também conhecido como "acidente vascular encefálico (AVE) ou, ainda, popularmente conhecido como "derrame", refere-se ao comprometimento neurológico agudo, caracterizado por alterações súbitas e déficits neurológicos frequentemente focais, ou seja, em determinada região do encéfalo. Podem evoluir rapidamente por conta da interrupção no suprimento sanguíneo, decorrente de alterações vasculares, ou do sistema de coagulação. Acomete pessoas em diferentes faixas etárias, mas é prevalente em idosos, o que torna a doença mais preocupante, considerando o aumento da longevidade da população. Em crianças, incluindo na vida intraútero e pós-nascimento, o AVC é ocasionado por malformação congênita, doença hematológica, infecção, síndrome nefrótica, dentre outros fatores.

O reconhecimento precoce dos sinais e sintomas, seguido do atendimento rápido, maximiza a recuperação do AVC e minimiza as sequelas e mortalidade. Conforme a escala, diferentes parâmetros são estabelecidos para a avaliação neurológica, em ambiente extra-hospitalar ou hospitalar.

Frequentemente, emprega-se a escala de Cincinnati (Tabela 15.24), em razão da baixa complexidade e rapidez na aplicação, tanto por leigos como profissionais da Saúde.

No ambiente hospitalar, o acompanhamento mais acurado do paciente é favorecido pela escala NIHSS, aplicada por profissionais treinados e capacitados.

> **SAIBA MAIS**
>
> Acesse o *site* para ver mais sobre os critérios a serem avaliados e respectivas pontuações em: http://www.nihstrokescale.org/Portuguese/2_NIHSS-portugu%C3%AAs-site.pdf.

No tratamento do AVC, medicamentos são indicados visando à desobstrução do vaso, na trombólise, além de controle da hipertensão arterial. Segundo orientações nas linhas de cuidados no AVC, em 2013, do Ministério da Saúde e detalhadas na Tabela 15.25:

Tabela 15.25 Medicamento indicados para desobstrução do vaso na trombólise e seu manejo.

Medicamentos	Manejo
Alteplase (rt-PA)	0,9 mg/kg (até 90 mg) = administrar 10% IV em bólus e o restante em bomba de infusão, em 1 h
Esmolol ou metoprolol ou nitroprussiato de sódio	Administrar IV para manter PAS > 160 e < 180 mmHg. Não iniciar trombólise, se a PA não estiver controlada

Fonte: Brasil, 2013.

Tabela 15.24 Escala de Cincinnati.

Avaliação	Ação solicitada	Resposta normal		Resposta anormal	
Queda facial	Peça ao paciente para sorrir ou mostrar os dentes	Ambos os lados se movem igualmente		Desvio de rima labial	
Debilidade dos braços	Com olhos fechados, manter os braços estendidos por 10 s	Ambos os braços se movem igualmente		Um dos braços se move para baixo	
Fala anormal	Repita uma frase simples, como "o céu é azul"	Fala normal		Dificuldade ou incapacidade para falar	

Adaptada da AHA, 2010.

> **IMPORTANTE**
>
> É preciso verificar as indicações e contraindicações da trombólise. Nem todos os pacientes poderão ser submetidos a este tratamento. Cuidados após a trombólise: não administrar antiagregantes, heparina ou anticoagulante oral nas primeiras 24 horas; não realizar cateterização venosa central, punção arterial, sonda nasoenteral nas primeiras 24 horas; aguardar no mínimo 30 minutos do término da infusão para passagem de sonda vesical.

> **SAIBA MAIS**
>
> Acesse o *link* e veja mais sobre os cuidados no AVC no "Manual de rotinas para atenção ao AVC": https://bvsms.saude.gov.br/bvs/publicacoes/manual_rotinas_para_atencao_avc.pdf.
>
> A leitura é proposta para refletir sobre a importância de protocolos e utilização de escalas na avaliação do paciente com AVC.
>
> Estabelecer protocolos para atenção ao paciente com AVC é útil para organizar e direcionar os cuidados, como proposto na atenção em AVC do tipo isquêmico, em: https://bvsms.saude.gov.br/bvs/publicacoes/manual_rotinas_para_atencao_avc.pdf. A depender do protocolo institucional, a Escala de Rankin pode ser aplicada para monitoramento do paciente após o AVC, como indicado em http://www.ineuro.com.br/wp-content/uploads/rankin_modificado.pdf.

Acidentes por intoxicação, envenenamento e agressões por animais

Intoxicação diz respeito à condição, aguda ou crônica, causada pela absorção de agentes químicos na forma sólida, líquida, aerossol, gás ou vapor. A exposição ao agente ocorre por contato, inalação, injeção ou ingestão. Os danos ao organismo, por vezes letais, dependem da natureza da substância, toxicidade, quantidade, concentração do produto, via e tempo de exposição, e suscetibilidade individual.

Já o envenenamento decorre da exposição ao veneno, definido como substância que pode causar dano estrutural ou distúrbio funcional, mesmo em quantidade relativamente pequena, quando ingerida, inalada, absorvida, aplicada, injetada ou desenvolvida no organismo.

> **IMPORTANTE**
>
> Vinculado à Fundação Oswaldo Cruz (Fiocruz), o Sistema Nacional de Informações Tóxico Farmacológicas (Sinitox) é responsável pela coleta, compilação, análise e divulgação dos casos de intoxicação e envenenamento registrados pela Rede Nacional de Centros de Informação e Assistência Toxicológica (Renaciat). A rede é composta de Centros de Informação e Assistência Toxicológica (Ciat) em vários estados. Funcionam 24 horas por dia, recebem solicitações via telefone, fornecem informação e orientação sobre diagnóstico, prognóstico, tratamento e prevenção das intoxicações, toxicidade das substâncias químicas e biológicas e os riscos à saúde.

Em crianças, cerca de 90% dos casos na faixa etária de 0 a 5 anos são vítimas no domicílio, frequentemente por ingestão acidental. Atenção e orientação aos pais, responsáveis ou cuidadores para supervisão das crianças e prevenção de acidentes, no acondicionamento e armazenamento adequado de produtos de limpeza e medicamentos.

A polifarmácia no controle das comorbidades pode provocar acidentes em idosos, por ingestão inadequada e ausência de supervisão na medicação.

> **NA PRÁTICA**
>
> O álcool e outras substâncias também podem desencadear quadros de intoxicação e situações de violência ao idoso.

As manifestações clínicas variam conforme o local, órgão ou sistema afetado, desde irritação dos olhos, nariz, garganta, prurido, cefaleia; alterações cardíacas, musculares, urinárias, mentais e no sistema nervoso central, com alucinação, convulsão, coma e até morte. Alterações gástricas com hipersialorreia, náuseas, vômito são frequentes, assim como alterações respiratórias, causadas por contato ou inalação de gás, vapor e poeira. A exposição aos agentes asfixiantes como monóxido de carbono, dióxido de carbono, acetileno e metano são letais.

Conhecer as manifestações clínicas mais comuns das síndromes decorrentes da intoxicação e envenenamento é de grande valia para a identificação do quadro para a intervenção rápida, além da confirmação do agente causal, com exames laboratoriais. A Tabela 15.26 mostra as síndromes mais comuns, as principais causas, manifestações e tratamento relacionados aos quadros de intoxicação.

O princípio básico do atendimento visa identificar o agente causal, reduzir a exposição para minimizar a absorção ou neutralizar a ação por meio de antídoto, minimizar as manifestações e evitar complicações, inclusive as advindas do vômito, por isso, em caso de ingestão recomenda-se não o provocar. Em situação de drogadição, orientações e encaminhamento para acompanhamento favorecem a recuperação.

Acidentes com animais peçonhentos e animais venenosos

O envenenamento também pode ser causado por acidentes com animais peçonhentos e venenosos. Os peçonhentos possuem órgãos inoculadores, como dentes ocos, ferrões e aguilhões que se comunicam com glândulas de veneno, no caso de serpentes, aranhas, escorpiões, lacraias, abelhas, vespas, marimbondos e arraias. Os animais venenosos não possuem órgão inoculador e provocam o envenenamento de modo passivo, por contato (água-viva, caravela, taturana, lagarta de fogo), por compressão (sapo) ou por ingestão (peixe baiacu).

Em acidentes com serpentes, não atrase o atendimento na tentativa de capturar o animal. Na impossibilidade de identificação ou dúvidas se a cobra é peçonhenta ou não, encaminhar a vítima rapidamente ao serviço de Saúde mais próximo para o tratamento adequado, quando apresentar sintomas como:

Tabela 15.26 Síndromes tóxicas mais comuns.

Síndrome	Causa	Manifestações	Tratamento
Colinérgica	Carbamato ("chumbinho"), rivastigmina, fisostigmina, pilocarpina, organofosforado	Sialorreia, estertores, miose, vômito, confusão, sonolência, fraqueza muscular, tremores, convulsão, fasciculação, depressão e parada respiratória	Atropina, pralidoxima (em caso de organofosforado)
Anticolinérgica	Atropina, escopolamina (buscopan), antidepressivo (amitriptilina), antiparkinsoniano (biperideno), planta (lírio, saia branca), cogumelo (*A. muscaria*), maconha	Agitação, rubor facial, pele quente, midríase, retenção urinária, convulsão, arritmia, confusão mental, coma, depressão respiratória	Benzodiazepínico
Adrenérgica	Anfetamina, fenoterol, salbutamol, terbutalina, efedrina, cocaína, *crack*	Agitação, taquicardia hipertensão, sudorese, midríase, agressividade alucinação	
Sedativo-hipnótica	Benzodiazepínico, álcool, barbitúrico	Hipotensão, sonolência bradicardia, miose, torpor, coma	Flumazenil (antagoniza benzodiazepínico)
Opioide	Morfina, meperidina, fentanila, codeína, heroína		Naloxona (antagoniza opioide)
Seratoninérgica	Fluoxetina, *ecstasy*, LSD	Agitação, náuseas, rubor facial, pele quente, mucosa seca, desidratação taquicardia, arritmia	Clorpromazina
Extrapiramidal	Clorpromazina, bromoprida haloperidol, metronidazol, metoclopramida IV	Hipertonia, rigidez de nuca, movimentos involuntários, tremores, disfagia, sialorreia, crises oculógiras e oftalmoplegia ("olhar parado"), torpor, coma	Biperideno

Fonte: Tobase e Tomazini, 2017.

- Dor intensa e sangramento contínuo no local, edema, equimose, hematoma
- Paresia e sensação incomum tipo "agulhada"
- Náuseas, vômito, dor abdominal, ansiedade, agitação, mal-estar.

A soroterapia intravenosa específica pode ser instituída várias horas após o acidente, embora, passadas 6 a 12 horas, aumente os riscos de complicações. Diante dos riscos de insuficiência renal, recomenda-se a hidratação parenteral e controle do débito urinário. A ferida ocasionada pela picada é considerada contaminada e a profilaxia do tétano é indicada.

Já os acidentes com aranhas e escorpiões podem ser prevenidos com medidas de cuidado com o meio ambiente, evitar acúmulo de lixo e entulho em áreas circunvizinhas do domicílio ou local de trabalho, preservar os predadores naturais, evitar pendurar roupas na parede, manter cama e berço afastados da parede, inspecionar o calçado antes do uso.

Seja qual for o tipo de animal peçonhento que ocasionou o acidente, encaminhar rapidamente a vítima para avaliação no serviço de Saúde. No Brasil não há soro polivalente ou universal; para cada tipo de acidente existe um soro específico a ser aplicado, em dose proporcional à gravidade de cada caso. Em grau leve, podem ser utilizadas medidas sintomáticas para alívio da dor, com analgésico, anestésico local, sedativo, anti-inflamatório e não necessitar da soroterapia específica. Em grau moderado a grave, a soroterapia específica é necessária e não há contraindicação para aplicação do soro em gestantes.

Outros tipos de acidentes têm características menos fatais, como os causados por abelhas, vespas e taturanas. Embora a hipersensibilidade individual e as múltiplas picadas determinem a gravidade das reações, podem culminar em edema de glote, anafilaxia e óbito. Por isso, epinefrina, anti-histamínicos, corticosteroides, oxigenoterapia compõem o arsenal terapêutico nessas situações.

ACIDENTES COM ANIMAIS DOMÉSTICOS

Nos casos de acidentes e agressões por animais domésticos, principalmente na área urbana, o cão é o principal envolvido na maioria dos casos. Na atenção inicial nos cuidados locais com os ferimentos, considerar o risco de exposição ao vírus da raiva. A transmissão percutânea é favorecida por mordedura, arranhadura e lambedura, uma vez que os receptores do vírus rábico se localizam na pele e nas mucosas do ser humano. Com frequência, a mordedura atinge os membros inferiores e superiores, além de cabeça e tronco. Lesões em extremidades e acima do pescoço são mais preocupantes, na evolução da raiva.

Segundo a profundidade, a extensão e o número de ferimentos provocados, as lesões são classificadas em:

- **Leve**: decorrente de lambedura ou arranhadura superficial, em membros e tronco, exceto extremidades
- **Grave**: provocada por lambedura em mucosas, com depósito de saliva e risco de o vírus da raiva atravessar a barreira da mucosa; por ferimento ou lambedura de lesão em cabeça, mãos e pés, pois nessas regiões encontra-se grande concentração de terminações nervosas;

por ferimentos múltiplos e/ou extensos, bem como por ferimentos profundos que podem dificultar a limpeza local, aumentando os riscos de exposição ao vírus.

A observação do cão por 10 dias é essencial para avaliar o comportamento do animal. Na impossibilidade dessa observação, as medidas de tratamento são estabelecidas, conforme a classificação da lesão, com a aplicação de vacina ou soro antirrábico, segundo o protocolo institucional com base nas orientações do Ministério da Saúde. Iniciar imediatamente a profilaxia da raiva humana pós-exposição, mesmo em procura tardia, por exemplo, após 1 ano do acidente. A profilaxia da raiva canina, com vacinação anual, contribui na redução de ocorrência da raiva humana.

É importante lembrar que as agressões por mordedura podem provocar sequelas físicas e psicológicas, infecção, tétano e até mesmo o óbito, conforme a severidade dos danos resultantes.

> **IMPORTANTE**
>
> Sutura das lesões não é recomendada para evitar o aprofundamento do vírus em outros tecidos, mas em risco de comprometimento funcional, estético e necessidade de reconstrução, pode ser efetuada, mediante infiltração prévia da lesão com soro antirrábico.

Em todas as situações, verificar se o tipo de acidente ocorrido é de notificação compulsória e proceder aos encaminhamentos necessários.

> **SAIBA MAIS**
>
> Veja mais sobre a profilaxia da raiva, de acordo com Ministério da Saúde: https://bvsms.saude.gov.br/bvs/folder/esquema_profilaxia_raiva_humana.pdf.

EVENTOS COM MÚLTIPLAS VÍTIMAS

Com relativa frequência, somos surpreendidos com notícias sobre acontecimentos ambientais, catástrofes e desastres que afetam muitas pessoas. Conceitualmente, o Ministério da Saúde define que "catástrofe é um acontecimento súbito, de consequências trágicas e calamitosas, é uma desgraça, uma calamidade". Segundo a Organização Mundial de Saúde (OMS), "Catástrofe é um fenômeno ecológico súbito de magnitude suficiente para necessitar de ajuda externa". Ainda segundo o Ministério da Saúde, "desastre é um acontecimento calamitoso que ocorre de súbito e ocasiona grande dano ou prejuízo". Para a OMS, "Desastre é um fenômeno de causa tecnológica, de magnitude suficiente para necessitar de ajuda externa".

Mesmo em eventos de menores proporções, segundo o Ministério da Saúde, são considerados eventos com múltiplas quando o número de vítimas superar cinco pessoas, quantidade considerada limite, em razão da necessidade de mudança de comportamento das equipes para o atendimento, com base no conceito do "melhor cuidado de saúde para o maior número possível de vítimas, no momento que elas mais precisam, no menor tempo possível e com os recursos disponíveis".

Fatores como imprevisibilidade do acontecimento e instabilidade do cenário exigem a atuação de profissionais capacitados para estruturar as estratégias, desde a prevenção até a intervenção. Na ocorrência do evento, a depender da magnitude, os bombeiros e serviços de assistência pré-hospitalar e hospitalar são comunicados. O atendimento requer comunicação e parceria com outras instituições de Saúde para atender a demanda, além dos órgãos responsáveis pela segurança pública, defesa civil, trânsito, fornecimento de água e energia.

Delimitação de áreas de risco e segurança no local do evento

As áreas de risco e segurança, o local e as proximidades onde aconteceu o evento são classificados em zonas ou áreas (Figura 15.27):

- **Zona quente**: área central do evento, de grande risco, onde pode haver nova ocorrência
- **Zona morna**: área de transição entre a quente e a fria, de risco moderado
- **Zona fria**: mais distante da zona quente, é área de segurança com menor risco para as vítimas e equipes de atendimento.

A equipe do serviço de atendimento chega ao local, inicia a avaliação rápida, informa à Central de Regulação sobre as condições do local, o tipo de apoio e necessidades de recursos adicionais. Em seguida, define a área de segurança ou área fria, para realocar as vítimas a serem retiradas do local de risco, da área quente; efetua a triagem até a chegada das outras equipes e profissionais que efetivamente assumirão o comando na organização e coordenação das ações de atendimento e transporte.

O primeiro atendimento no local é realizado no Posto Médico Avançado, montado na zona fria, cujo espaço também é identificado em vermelho, amarelo e verde para realocar as respectivas vítimas, conforme classificadas no momento da triagem.

Classificações no local do evento e triagem

A triagem consiste na classificação das pessoas vitimadas pelo evento, baseada na gravidade do estado de saúde, e objetiva socorrer o maior número de pessoas. No serviço de atendimento extra-hospitalar e hospitalar, vários métodos de triagem podem ser aplicados como CRAMP (circulação, respiração, abdome, movimento e palavra),

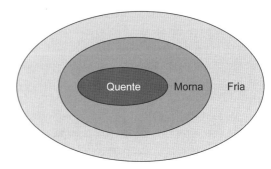

Figura 15.27 Esquematização das zonas/áreas quente, morna e fria.

START, JumpSTART (START adaptado para pediatria), SALT (*sorting, assessing, life-saving, treatment, transport* – no português, triagem, avaliação, salvamento, tratamento, transporte), *Sacco Score Team* e *Care Flight Triage*.

O método START (ou *simple triage and rapid treatment*) é amplamente empregado por profissionais da área da Saúde ou não, pela facilidade e rapidez na triagem, em até 30 segundos, na avaliação de cada vítima (Figura 15.28).

Em relação ao código de cores, a vítima pode ser classificada em:

- **Vermelha**: 1ª prioridade. Risco de morte iminente, deve ser socorrida e transportada imediatamente. Não deambula. FR > 30 rpm **OU** RC > 2 segundos **OU** ausência do pulso radial **OU** alteração neurológica (não responde à ordem simples)
- **Amarela**: 2ª prioridade. Não há indicativos de risco de morte imediata, enquanto aguarda o transporte. Não deambula. FR: 10 a 29 rpm, RC < 2 segundos, integridade neurológica
- **Verde**: 3ª prioridade. Não necessita de transporte imediato, apresenta lesões de menor gravidade. Deambula. Não requer avaliação imediata da FR, RC e estado neurológico
- **Preta**: última prioridade no transporte. Não deambula. Apresenta sinais de lesões graves, não respira. FR ausente após abertura de via aérea. Em lugar de preta, alguns países utilizam a cor branca ou cinza.

No ambiente hospitalar, nova triagem é efetuada para confirmar as condições atuais das vítimas e as reais necessidades de prioridades do atendimento. A capacidade da instituição para prover os primeiros atendimentos depende da disponibilidade, em relação ao número de profissionais, de diferentes categorias e especialidades, e de recursos, desde insumos materiais para assistência e equipamentos, como salas operatórias, leitos de UTI, serviço de laboratório e exames. Frente à comunicação sobre o evento com múltiplas vítimas, as ações são priorizadas nas diferentes instâncias (Tobase, Tomazini, 2017).

Na gestão do evento, são necessárias algumas ações:

- Preparar a área de recepção e triagem, desocupando locais que poderão ser utilizados no atendimento em múltiplas vítimas, imediatamente ao receber a informação, antes da chegada das primeiras vítimas. Considerar a característica do evento e prováveis condições de saúde afetadas, segundo os diversos riscos e mecanismos de lesão, exposição a agentes diversos, explosão, desabamento e intoxicação
- Definir, comunicar e identificar, inclusive visualmente por meio de colete ou crachá, os profissionais coordenadores do atendimento; ambos, enfermeiro e médico, organizam os atendimentos, sem prestar assistência direta, atribuem funções, decidem pelas intervenções prioritárias e encaminhamentos para outras instituições. Conforme a situação é necessário convocar outros profissionais, mesmo fora do horário de trabalho
- Alertar as equipes multiprofissionais, os setores de apoio e outras unidades para a reorganização nessa nova demanda
- Informar sobre a localização de recursos materiais, equipamentos e áreas pré-definidas para descontaminação ou intervenções para conhecimento e autonomia de todos.

Na assistência às vítimas, outras ações são necessárias:

- Receber, identificar e (re)classificar rapidamente as vítimas, avaliando o estado atual: as vítimas são recepcionadas, acolhidas e novamente triadas para encaminhamento às diferentes áreas, identificadas por cores vermelha, amarela, verde e preta, organizadas conforme a prioridade de atendimento e protocolos da instituição
- Realizar o primeiro atendimento de forma rápida: priorizar as condições que colocam a vida da vítima em risco iminente. Em presença de lesões menores, apenas proteger os ferimentos; posteriormente, os demais cuidados serão prestados
- Encaminhar os pacientes menos graves para outras unidades, a fim de diminuir a movimentação de grande número de pessoas, na Unidade de Emergência, favorecendo o atendimento simultâneo e imediato aos que necessitam do cuidado emergencial
- Assistir todos os pacientes, de forma equânime e padronizada, mesmo que não oriundos do evento de múltiplas vítimas.

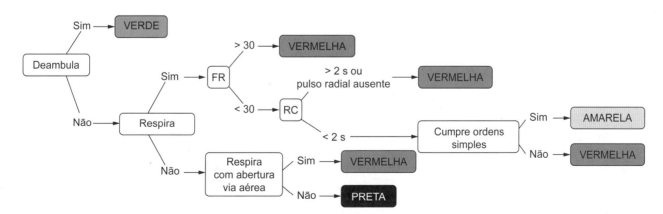

Figura 15.28 Triagem com método START. (Fonte: Tobase e Tomazini, 2017).

Diante de tantos eventos que acontecem, será que estamos preparados para o atendimento em múltiplas vítimas? Cabe a reflexão sobre vários aspectos como a necessidade de ações educativas: os profissionais recebem treinamento para o enfrentamento?

Na perspectiva da instituição, requer dos gestores a capacidade de planejamento, organização, definição das linhas de comunicação e parcerias: seu serviço tem um plano de contingências? Você conhece esse plano? Como pode contribuir para a melhoria da realidade no seu local de trabalho?

Por fim, é fundamental que a população no entorno também seja preparada para colaborar efetivamente: a comunidade é orientada sobre esse enfrentamento? Como pode contribuir para facilitar o atendimento?

Por vezes, esclarecimento simples, como se manter afastado das áreas de risco para evitar novas vítimas, liberar as vias de acesso dos veículos de emergência e deixar áreas livres para facilitar o trânsito e escoamento do tráfego no local, são suficientes para evitar transtornos e agilizar o atendimento.

SAIBA MAIS

Leia mais sobre a temática acessando o *link*: http://bvsms.saude.gov.br/bvs/publicacoes/protocolo_suporte_basico_vida.pdf.

RESUMO

Neste capítulo você conheceu a Política Nacional de Atendimento às Urgências, instituída pelo Ministério da Saúde e que preconizou a Rede de Atenção às Urgências (RAU) como forma de integrar os serviços de Saúde na prevenção e no atendimento às pessoas que necessitam de atendimento especial.

Você conheceu a estrutura dos componentes de atenção às urgências, que são: o Serviço de Atendimento Móvel de Urgência (SAMU) e suas centrais de regulação, Unidades de Pronto Atendimento (UPA) e unidade hospitalar.

Você aprendeu que um atendimento de urgência e emergência deve ser sistematizado, levando em consideração o local, a equipe de atendimento, a condição da(s) vítima(s) e, principalmente, se existem condições mínimas de segurança para o atendimento. Após essa checagem inicial, você deve proceder à avaliação primária e secundária.

Você também aprendeu a atender um paciente com parada cardiorrespiratória e a realizar as manobras de reanimação e quais cuidados devem ser aplicado após a reanimação do paciente.

Neste capítulo você também estudou sobre a atenção às urgências nas situações de trauma, incluindo avaliação primária e secundária e como tratar algumas situações como fraturas, amputação acidental, esmagamento, queimaduras e afogamento, incluindo as fases do atendimento pré-hospitalar que incluem identificação, resgate e tratamento no hospital.

Você também aprendeu que existem emergências não traumáticas, como as cardiovasculares, respiratórias e neurológicas e os acidentes por intoxicação, envenenamento e agressões por animais.

Diante dos temas abordados e remetendo ao Caso-cenário 1 apresentado inicialmente, agora a atuação na situação emergencial fica mais clara e organizada. Compreender que urgência é situação distinta de emergência requer atuação imediata, com diferentes tempos de espera para cada caso, seja clínico ou trauma. Essa análise também depende de outros fatores, como o perfil do paciente, incluindo faixa etária, comorbidades, gravidade e complexidade do quadro para antever as necessidades de recursos, sejam humanos, materiais, ambientais, para o atendimento.

Nesse sentido, o perfil organizacional influencia muito na qualidade da assistência e na visibilidade da instituição, quando se mostra engajada e conhecedora de sua responsabilidade no compromisso com a saúde e sociedade, para além dos interesses econômicos. Cabe aos gestores proverem as condições necessárias para a assistência qualificada, considerando os recursos humanos, com o devido dimensionamento e a qualificação dos profissionais, periodicamente treinados e capacitados por meio de ações de educação permanente; os recursos materiais adequados, em quantidade e qualidade, na previsão e provisão suficientes, diante dos imprevistos no atendimento de emergência e risco de eventos em massa, epidemia e pandemia; a definição de processos de trabalho, com clareza de ação e atribuição das diferentes categorias profissionais, para atuação norteada por protocolos construídos pela equipe multiprofissional, com base em evidências atualizadas.

Como fundamento transversal, a ética permeia o atendimento, daí a importância de conhecer os dispositivos legais que norteiam o exercício profissional, em prol da assistência imediata, resolutiva, segura e qualificada, prestada por equipe competente na atuação interprofissional ética e humanizada.

BIBLIOGRAFIA

American College of Surgeons (ACS). ATLS – Advanced Trauma Life Support - ATLS. The Committee on Trauma. Student Course Manual. 10. ed. Chicago: The Committee on Trauma; 2018. ISBN:9780996826235.

American Heart Association (AHA). Destaques das diretrizes de RCP e ACE; 2020. Disponível em: https://cpr.heart.org/-/media/cpr-files/cpr-guidelines-files/highlights/hghlghts_2020eccguidelines_portuguese.pdf. Acesso em: 04 maio 2023.

American Heart Association (AHA). 2020 American Heart Association Guidelines for Cardiopulmonary Resuscitation and Emergency Cardiovascular Care. Circulation, 2020;142(Issue 16):Suppl 2:S336.

American Heart Association (AHA), American Stroke Association (ASA). TIA (Transient Ischemic Attack). 2005. Disponível em: https://www.stroke.org/en/about-stroke/types-of-stroke/tia-transient-ischemic-attack. Acesso em: 02 mar. 2019.

Brasil. Casa Civil. Lei nº 10.216, de 6 de abril de 2001. Dispõe sobre a proteção e os direitos das pessoas portadoras de transtornos mentais e redireciona o modelo assistencial em saúde mental. Disponível em: https://www.planalto.gov.br/ccivil_03/leis/leis_2001/l10216.htm#:~:text=LEI%20No%2010.216%2C%20DE,Art. Acesso em: 1º mar. 2019.

Brasil. Ministério da Saúde. Portaria nº 10, de 3 de janeiro de 2017. Redefine as diretrizes de modelo assistencial e financiamento de UPA 24h de Pronto Atendimento como Componente da Rede de Atenção às Urgências, no âmbito do Sistema Único de Saúde. Disponível em: https://bvsms.saude.gov.br/bvs/saudelegis/gm/2017/prt0010_03_01_2017.html. Acesso em: 04 maio 2023.

Brasil. Ministério da Saúde. Agência Nacional de Vigilância Sanitária. Resolução RDC nº 36, de 25 de julho de 2013. Institui ações para a segurança do paciente em serviços de Saúde e dá outras providências. Disponível em: https://bvsms.saude.gov.br/bvs/saudelegis/anvisa/2013/rdc0036_25_07_2013.html. Acesso em: 03 maio 2023.

Brasil. Ministério da Saúde. DATASUS. Informações de saúde (TABNET). Disponível em: https://datasus.saude.gov.br/informacoes-de-saude-tabnet/. Acesso em: 19 jan. 2019.

Brasil. Ministério da Saúde. Secretaria de Atenção à Saúde. Departamento de Ações Programáticas Estratégicas. Diretrizes de atenção à reabilitação da pessoa com traumatismo cranioencefálico. Brasília: Ministério da Saúde; 2015. Disponível em: https://bvsms.saude.gov.br/bvs/publicacoes/diretrizes_atencao_reabilitacao_pessoa_traumatisco_craniocefalico.pdf. Acesso em: 04 maio 2023.

Brasil. Ministério da Saúde. Fundação Oswaldo Cruz (Fiocruz). Intoxicações e envenenamentos. Disponível em: http://www.fiocruz.br/biosseguranca/Bis/virtual%20tour/hipertextos/up2/intoxicacoes_envenenamentos.htm. Acesso em: 29 jan. 2019.

Brasil. Ministério da Saúde. Linha de cuidado em acidente vascular cerebral (AVC) na rede de atenção às urgências e emergências. Disponível em: https://www.gov.br/conitec/pt-br/midias/protocolos/pcdt-cuidados-avc.pdf/view. Acesso em: 1º mar. 2019.

Brasil. Ministério da Saúde. Secretaria de Atenção à Saúde. Departamento de Atenção Especializada. Manual de rotinas para atenção ao AVC. Brasília: Ministério da Saúde; 2013. Disponível em: https://bvsms.saude.gov.br/bvs/publicacoes/manual_rotinas_para_atencao_avc.pdf. Acesso em: 05 mar. 2019.

Brasil. Ministério da Saúde. Política Nacional de Gestão de Tecnologias em Saúde. Brasília: Ministério da Saúde; 2010. Disponível em: https://bvsms.saude.gov.br/bvs/publicacoes/politica_nacional_gestao_tecnologias_saude.pdf. Acesso em: 03 maio 2023.

Brasil. Ministério da Saúde. Portaria nº 1.600, de 7 de julho de 2011. Reformula a Política Nacional de Atenção às Urgências e institui a Rede de Atenção às Urgências no Sistema Único de Saúde (SUS). Disponível em: https://bvsms.saude.gov.br/bvs/saudelegis/gm/2011/prt1600_07_07_2011.html. Acesso em: 02 maio 2023.

Brasil. Ministério da Saúde. Portaria nº 1.864, de 29 de setembro de 2003. Institui o componente pré-hospitalar móvel da Política Nacional de Atenção às Urgências, com implantação de Serviços de Atendimento Móvel de Urgência – SAMU 192 no território brasileiro. Disponível em: https://bvsms.saude.gov.br/bvs/saudelegis/gm/2003/prt1864_29_09_2003.html. Acesso em: 03 maio 2023.

Brasil. Ministério da Saúde. Portaria nº 2.048, de 5 de novembro de 2002. Aprova o regulamento técnico dos sistemas estaduais de urgência e emergência. Disponível em: https://bvsms.saude.gov.br/bvs/saudelegis/gm/2002/prt2048_05_11_2002.html. Acesso em: 03 maio 2023.

Brasil. Ministério da Saúde. Portaria nº 336 de 19 de fevereiro de 2002. Modalidades dos Centros de Atenção Psicossocial. Disponível em: http://bvsms.saude.gov.br/bvs/saudelegis/gm/2002/prt0336_19_02_2002.html. Acesso em: 1º mar. 2019.

Brasil. Ministério da Saúde. Portaria nº 529, de 1º de abril de 2013. Institui o Programa Nacional de Segurança do Paciente. Disponível em: https://bvsms.saude.gov.br/bvs/saudelegis/gm/2013/prt0529_01_04_2013.html. Acesso em: 04 maio 2023.

Brasil. Ministério da Saúde. Sistema Nacional de Informações Tóxico-farmacológicas (Sinitox). Disponível em: https://sinitox.icict.fiocruz.br/. Acesso em: 21 mar. 2019.

Brasil. Ministério da Saúde. Protocolos de Suporte Avançado de Vida. 2016. Disponível em: https://bvsms.saude.gov.br/bvs/publicacoes/protocolo_suporte_avancado_vida.pdf. Acesso em: 12 jun. 2023.

Brasil. Ministério da Saúde. Protocolos de Suporte Básico de Vida. 2016. Disponível em: http://bvsms.saude.gov.br/bvs/publicacoes/protocolo_suporte_basico_vida.pdf. Acesso em: 19 jan. 2019.

Brasil. Ministério da Saúde. Portaria nº 1.365, de 8 de julho de 2013. Linha de cuidado ao trauma na Rede de Atenção às Urgências e Emergências. Disponível em: http://bvsms.saude.gov.br/bvs/saudelegis/gm/2013/prt1365_08_07_2013.html. Acesso em: 21 mar. 2019.

Calil AM, Paranhos WY. O enfermeiro e as situações de emergência. 2. ed. São Paulo: Atheneu; 2010.

Comitê de Ventilação Mecânica da Associação de Medicina Intensiva Brasileira (AMIB). Comissão de Terapia Intensiva da Sociedade Brasileira de Pneumologia e Tisiologia (SBPT). Recomendações brasileiras de ventilação mecânica 2013. Parte 2. Jornal Brasileiro de Pneumologia, 2014;40(5). Acesso em: 20 mar. 2019. Disponível em: http://www.jornaldepneumologia.com.br/about-the-authors/2324/pt-BR. Acesso em: 02 maio 2023.

Conselho Federal de Enfermagem (Cofen). Classificação de risco por cores: uma ferramenta de avaliação em emergência. Disponível em: http://proficiencia.cofen.gov.br/site/index.php?option=com_content&view=article&id=354:classificacao-de-risco-por-cores=-uma-ferramenta-de-avaliacao-em-emergencia&catid-39:blog&Itemid=65. Acesso em: 19 mar. 2019.

Criança Segura Brasil. Dicas de prevenção. Disponível em: https://criancasegura.org.br/aprenda-a-prevenir/por-ambiente/dicas-de-prevencao-de-acidentes-em-casa/. Acesso em: 25 jan. 2019.

Diccini S, Silveira DAP. Acidente vascular cerebral isquêmico e hemorrágico. In: Oliveira JEP, Montenegro Junior RM, Vencio S. Diretrizes da Sociedade Brasileira de Diabetes 2017-2018. São Paulo: Clannad; 2017. Disponível em: https://diabetes.org.br/e-book/diretrizes-da-sociedade-brasileira-de-diabetes-2017-2018/. Acesso em: 29 jan. 2019.

Enfermagem. Como recuperar um membro amputado? 2013. Disponível em: https://enfermagemnew.blogspot.com/2013/03/como-recuperar-ummembro-amputado.html. Acesso em: 04 maio 2023.

Fortes JI, Oliveira SC, Ferreira VCF. Curso de especialização profissional de nível técnico em enfermagem – livro do aluno: urgência e emergência. São Paulo: Fundap; 2010.

GCS. Recording the Glasgow Coma Scale. [s.d.]. Disponível em: https://www.glasgowcomascale.org/recording-gcs/. Acesso em: 04 maio 2023.

National Association of Emergency Medical Technicians (NAEMT). Prehospital Trauma Life Support (PHTLS). Atendimento pré-hospitalar ao traumatizado. 9. ed. Porto Alegre: Artmed, 2021.

Siqueira C. Comunicação terapêutica em saúde mental. Rev. Portuguesa de Enfermagem de Saúde Mental, 2014;12. Disponível em: http://www.scielo.mec.pt/scielo.php?script=sci_arttext&pid=S1647-21602014000300001. Acesso em: 26 jan. 2019.

Sociedade Brasileira de Cardiologia (SBC). Atualização da Diretriz de Reanimação Cardiopulmonar e Cuidados Cardiovasculares de Emergência da Sociedade Brasileira de Cardiologia – 2019; 2019. Disponível em: http://publicacoes.cardiol.br/portal/abc/portugues/2019/v11303/pdf/11303025.pdf. Acesso em: 19 jan. 2020.

Sociedade Brasileira de Cardiologia (SBC). Diretrizes Brasileiras de Hipertensão Arterial – 2020; 2020. Disponível em: http://departamentos.cardiol.br/sbc-dha/profissional/pdf/Diretriz-HAS-2020.pdf. Acesso em: 04 jan. 2021.

Sociedade Brasileira de Queimaduras (SBQ). Prevenir para evitar: manual de prevenção de queimaduras. Disponível em: https://sbqueimaduras.org.br/material/1331. Acesso em: 28 jan. 2019.

Souza RMC, Calil AM, Paranhos WY, Malvestio MAA. Atuação no Trauma: uma abordagem para enfermagem. 1. ed. São Paulo: Atheneu; 2009.

Szpilman D. Manual Emergências Aquáticas. Sociedade Brasileira de Salvamento Aquático (Sobrasa); 2013. Disponível em: http://sobrasa.org/biblioteca/Manual_emerg_aquaticas_2012_curso_dinamico.pdf. Acesso em: 19 nov. 2018.

Tobase L. Desenvolvimento e avaliação do curso on-line sobre Suporte Básico de Vida nas manobras de reanimação cardiopulmonar do adulto [tese]. São Paulo: Escola de Enfermagem, USP; 2016.

Tobase L, Tomazini EAS. Enfermagem em urgências e emergências. Rio de Janeiro: Guanabara Koogan; 2017.

Velasco IT, Brandão Neto RA, Souza HP, Marino LO, Marchini JFM, Alencar JCG. Medicina de emergência: abordagem prática. São Paulo: Manole; 2022.

Exercícios de fixação

1. Na Unidade de Pronto Atendimento (UPA) em que você está de plantão, é admitido o paciente masculino P.L.O., 58 anos, trazido por amigos, com história de desmaio repentino há cerca de 4 minutos, enquanto conversavam. Sua ação prioritária no atendimento ao paciente desmaiado é:

   a) Questionar os amigos sobre a história do evento atual e patologias pregressas.

   b) Monitorar o ritmo cardíaco e saturação de O_2.

   c) Avaliar responsividade, pulso carotídeo e padrão respiratório.

   d) Realizar exame físico cefalopodal e aplicar o método SAMPLA.

   e) Acomodar o paciente na maca e chamar o médico de plantão.

2. Nos agravos de natureza traumática em ambiente pré-hospitalar, após estabelecer a segurança no local, da equipe e do paciente, a conduta prioritária é:

   a) Realizar a avaliação primária completa e iniciar os procedimentos conforme os problemas encontrados.

   b) Controlar o sangramento externo grave na etapa C.

   c) Priorizar o transporte se forem identificados sinais de depressão do nível de consciência.

   d) Realizar a avaliação primária na sequência XABCDE.

   e) Administrar oxigenoterapia com máscara não reinalante de alto fluxo de oxigênio.

3. Na Unidade Básica de Saúde (UBS), trazido por familiares, foi admitido o paciente G.R.D., 65 anos, que não responde ao chamado há menos de 10 minutos (segundo informação da família). Após avaliação inicial pela enfermeira da unidade, ela alerta que o paciente está em PCR. A conduta imediata nessa situação é:

   a) Oferecer ventilações com pressão positiva e O_2 100% na frequência de 10 por minutos.

   b) Colocar o paciente em superfície rígida e iniciar as manobras de RCP, enquanto outra pessoa providencia o monitor/desfibrilador.

   c) Iniciar 10 a 12 insuflações por minuto com dispositivo bolsa-valva-máscara.

   d) Posicionar os eletrodos no tórax do paciente e checar o ritmo cardíaco.

   e) Aplicar choque 200 J com desfibrilador manual bifásico.

4. Os problemas respiratórios constituem as principais causas de atendimento emergencial em crianças. No atendimento à criança de 1 ano e 7 meses com história de febre e cansaço há 3 dias, e que ao exame físico apresenta cianose, ausência de resposta aos estímulos dolorosos e respiração em *gasping*, o procedimento imediato consiste em:

   a) Abrir a via aérea e fornecer 2 ventilações com bolsa-valva-máscara, com oxigênio 100% e checar o pulso a seguir.

   b) Oferecer oxigênio 100% com máscara não reinalante.

   c) Checar pulso carotídeo e, se ausente ou < 60 bpm, iniciar compressões torácicas, enquanto outra pessoa instala o monitor/desfibrilador.

   d) Iniciar compressões torácicas com a técnica dos 2 polegares das mãos envolvendo o tórax na relação 15:2.

   e) Aplicar ventilações com pressão positiva na frequência de 1 a cada 3 segundos, com oxigênio 100%.

5. Paciente F.R.A., de 70 anos, hipertensa em tratamento irregular, apresenta taquidispneia, palidez, sudorese, cianose de extremidades, edema de MMII, tosse com expectoração clara, roncos audíveis sem estetoscópio e queixas de opressão torácica. FC: 102 bpm, FR: 32 rpm, PA: 210×145 mmHg. Esse quadro é compatível com:

   a) Intoxicação por cianeto.

   b) Crise asmática.

   c) Edema agudo de pulmão.

   d) Infarto agudo do miocárdio.

   e) Tromboembolismo pulmonar.

6. No atendimento de emergência, em casos de trauma abdominal aberto com exposição de vísceras, o procedimento de Enfermagem indicado é:

   a) Recolocar os órgãos eviscerados dentro da cavidade abdominal e cobrir com plástico especial destinado à proteção das vísceras.

   b) Retirar cuidadosamente o objeto encravado caso dificulte a entrada da vítima no veículo de emergência.

   c) Remover objetos empalados em caso de hemorragia evidente para controlar o sangramento.

   d) Cobrir os órgãos eviscerados com compressas estéreis umedecidas com solução salina 0,9% e/ou plástico especial para evisceração.

   e) Enfaixar o abdome para controlar o sangramento, proteger as vísceras e prevenir o choque hipovolêmico.

7. Paciente masculino, 33 anos, vítima de colisão frontal de automóvel contra o muro, que não usava cinto de segurança, é atendido na sala de emergência. Apresenta-se responsivo, gemente, referindo intensa dor em coxa esquerda, FR = 34 vpm, com respiração

superficial, FC = 110 bpm, PA = 120 × 75, Glasgow = 15, com sinais de laceração de partes moles, exposição óssea e sangramento intenso em coxa E. Em relação à lesão encontrada, a conduta prioritária é:

a) Imobilizar o segmento ósseo acometido e remover imediatamente para o hospital.
b) Realizar compressão direta nas bordas da lesão para controlar o sangramento.
c) Aplicar torniquete imediatamente e realizar curativo com aproximação das partes laceradas.
d) Comprimir o ponto arterial próximo ao local do sangramento.
e) Estabilizar a lesão óssea e aplicar torniquete em região distal do membro.

8. Paciente masculino, 32 anos, foi trazido à Unidade Básica de Saúde pelos colegas do trabalho após sofrer respingos no olho esquerdo ao manipular produto químico (ácido). Ao exame apresenta vermelhidão, leve edema e ardência. A primeira ação nessa condição é:

a) Realizar irrigação copiosa do olho afetado com solução salina 0,9% e manter a irrigação até a avaliação médica.
b) Cobrir o olho afetado com gaze seca e fixar o curativo sobre a órbita óssea para evitar movimentação das pálpebras.
c) Realizar curativo oclusivo seco no olho afetado e agendar consulta com oftalmologista.
d) Cobrir os dois olhos com gazes umedecidas com solução salina 0,9% e transportar para hospital para atendimento da emergência oftalmológica.
e) Manter o paciente em repouso com os olhos abertos e aguardar avaliação oftalmológica.

9. Em suspeição de AVE, na avaliação rápida de pessoa que apresenta afasia, desvio de rima labial e déficit motor, é aplicada a escala de:

a) Glasgow.
b) Cincinnati.
c) Braden.
d) Lawton.
e) MORSE.

10. No atendimento em evento com múltiplas vítimas, a triagem rápida que pode ser realizada por profissionais da Saúde ou não, desde que treinados, e utiliza a classificação por cores é o método:

a) START.
b) Sacco.
c) LAPPS.
d) ABCD.
e) CIPE.

FECHAMENTO DE CASO-CENÁRIO

Confira se você respondeu adequadamente às perguntas do Caso-cenário.

CASO-CENÁRIO 1

1. Antes de se aproximar da vítima, é necessário avaliar a segurança do local (é seguro para realizar o atendimento), do profissional (se ele não corre risco de se tornar outra vítima ao efetuar o atendimento), das vítimas envolvidas (avaliar se há algum risco adicional que possa piorar a situação) e dos transeuntes (para que não se tornem outras vítimas).

2. Entrar em contato com o serviço de emergência (192, 193 ou outro dígito de emergência da localidade) para solicitar ajuda. Descrever a situação encontrada favorece o envio dos recursos mais adequados para esse atendimento com múltiplas vítimas. Informar o local correto, indicando referências, facilita a localização da ocorrência e a chegada rápida da equipe de socorro.

3. Diante da inconsciência: realizar a estabilização da cabeça e da coluna, mantendo a via aérea aberta (manobra de *jaw-thrust*); imobilizar o membro com suspeita de fratura, de maneira que a articulação acima e abaixo da fratura seja estabilizada. Fraturas em ossos longos podem ocasionar hipovolemia, que, quando não controlada, evolui para choque hipovolêmico. Os fragmentos decorrentes da fratura, como coágulos e partículas gordurosas, podem ocasionar eventos tromboembólicos, como TEP e TEV.

4. Aplicar os fundamentos protocolares do atendimento em trauma: estabilização da cabeça (colocar colar cervical), imobilização da coluna, posicionamento e transporte em prancha longa. Considerar que gestante é posicionada em decúbito lateral esquerdo (para facilitar o retorno venoso por descompressão da veia cava). A criança é mantida na própria cadeira para favorecer a estabilização da coluna e cabeça. A idosa tem maior predisposição para ocorrência de fraturas e requer atenção pelo risco de eventos inesperados, em decorrências de comorbidades, uso de diversos medicamentos e demora na manifestação de sintomas sugestivos de quadros clínicos mais complexos.

16 Enfermagem na Assistência ao Paciente Crítico

Acacia Maria L. de O. Devezas ▪ Denise Meira Altino ▪ Dhieizom Rodrigo de Souza ▪
Gislaine R. Nakasato ▪ Meire Bruna Ramos ▪ Patrícia Ana Paiva Corrêa Pinheiro ▪
Rayanne Suélly da Costa Silva Santos ▪ Sidnei Seganfredo Silva ▪ Vilanice Alves de Araújo Püschel

Objetivos de aprendizagem

✓ Descrever os passos do atendimento inicial do paciente crítico em Sala de Emergência
✓ Conhecer a estrutura física e montagem do leito de Unidade de Terapia Intensiva (UTI)
✓ Identificar os equipamentos e materiais necessários para montar um leito e admitir o paciente na UTI
✓ Conhecer os detalhes e a importância do monitoramento hemodinâmico
✓ Conhecer os dispositivos terapêuticos utilizados nas alterações hemodinâmicas
✓ Reconhecer os parâmetros mínimos do monitoramento hemodinâmico
✓ Conhecer a importância na terapia nutricional (TN) em uma UTI
✓ Saber quais são as competências do Técnico de Enfermagem na TN
✓ Saber quais são os cuidados que se deve ter com a sonda enteral
✓ Entender o que é uma lesão por pressão, suas principais causas e como evitá-las
✓ Conhecer os cuidados de Enfermagem com as lesões por pressão.

INTRODUÇÃO

Pacientes críticos são aqueles que apresentam instabilidade em um ou mais sistemas orgânicos, por conta de alterações agudas ou agudizadas, que trazem risco à vida. Em geral, são pacientes que necessitam de cuidados de terapia intensiva e monitoramento que não podem ser providos fora do ambiente de Unidade de Terapia Intensiva (UTI) e que incluem suporte ventilatório, uso de fármacos vasoativos, sedativos e outros fármacos de maneira contínua, terapias de substituição renal, entre outros recursos tecnológicos.

Os profissionais que prestam assistência ao paciente crítico constituem uma equipe de atendimento multiprofissional e interdisciplinar, composta de médicos, enfermeiros, fisioterapeutas, nutricionistas, psicólogos, assistentes sociais, Técnicos de Enfermagem, dentre outros.

Pacientes gravemente doentes apresentam altas taxas de morbidade e mortalidade, por isso, o reconhecimento imediato e o manejo precoce adequado desses pacientes visam prevenir sua piora clínica e maximizar as chances de recuperação.

O atendimento ao paciente crítico requer conhecimento técnico e científico, atitudes e habilidades para identificação de agravos e instituição de terapêuticas adequadas, em tempo hábil, para manutenção da vida. Mesmo quando visam, primariamente, ao atendimento e à estabilização de pacientes em situação de gravidade, ambientes que prestam esse tipo de assistência não podem parecer hostis e, por isso, a humanização também é fundamental para que as práticas assistenciais estejam incorporadas de valores, esperança e atenção, além de considerarem os aspectos sociais e culturais, e as preocupações não só com o indivíduo doente, mas também com sua família.

Os sinais clínicos de pacientes instáveis e a deterioração clínica costumam ser similares, pois refletem comprometimento das funções respiratória, cardiovascular e neurológica. Normalmente, esses sinais clínicos são taquipneia, hipotensão e alteração do nível de consciência (letargia, confusão, agitação, rebaixamento). Por isso, todo o profissional que atende pacientes criticamente enfermos deve estar atento a esses e outros sinais clínicos.

Com o objetivo de oferecer as informações essenciais para que você possa se sentir seguro em cuidar de pacientes gravemente enfermos, neste capítulo descreveremos os sinais e sintomas que caracterizam piora do quadro clínico do paciente grave, a atuação da equipe de Enfermagem frente a esses sinais e ao paciente crítico como um todo e quais cuidados de Enfermagem devem sem aplicados na prevenção de agravos, complicações e sequelas no atendimento ao paciente crítico.

Apresentaremos o manejo do paciente crítico com base em um estudo de caso (Caso-cenário 1) e abordaremos os cuidados de Enfermagem desde o atendimento inicial em Sala de Emergência de um pronto-socorro até o atendimento em um leito de Unidade de Terapia Intensiva (UTI), considerando que pacientes criticamente enfermos poderão ser atendidos nessas unidades.

Também serão abordados aspectos relacionados com estrutura física e equipamentos para o funcionamento adequado dessas unidades e para facilitar sua identificação e ambientação durante o estágio ou enquanto profissional.

Além disso, abordaremos três área de cuidados que consideramos essenciais dentro de uma UTI: monitoramento hemodinâmico, terapia nutricional e prevenção de lesões por pressão.

Com esses conhecimentos essenciais, temos certeza de que você, como Técnico de Enfermagem, estará pronto e capacitado para atuar de maneira segura e com qualidade dentro de uma Unidade de Terapia Intensiva. Vamos começar?

CASO-CENÁRIO 1

Você é Técnico de Enfermagem, trabalha no pronto-socorro de um hospital geral e está de plantão na triagem. Ao caminhar entre os pacientes que aguardam atendimento inicial com o enfermeiro, você percebe que um dos pacientes está se queixando de forte dor na região do tórax. Ao olhar para ele, é possível perceber que ele está pálido, suando e passa a mão constantemente na região do peito em direção ao ombro esquerdo.

Seguindo o protocolo de atendimento inicial, você saberia dizer quais condutas deve tomar?

Se você tem dúvida sobre quais condutas tomar, não se preocupe; a partir de agora vamos apresentar a você como atender um paciente no pronto-socorro.

ATENDIMENTO INICIAL DO PACIENTE CRÍTICO EM SALA DE EMERGÊNCIA

Sala de Emergência

O atendimento em pronto-socorro visa priorizar o atendimento de urgências e emergências. Assim, define-se como emergência a constatação de condições de agravo à saúde que impliquem ameaça iminente à vida, sofrimento intenso ou risco de lesão permanente exigindo, portanto, tratamento médico imediato. Já a urgência é uma situação que requer assistência médica rápida, no menor tempo possível, a fim de evitar complicações e sofrimento

(Cofen, 2014). Saber diferenciar rapidamente essas situações é imprescindível.

Normalmente, a primeira função do profissional de Enfermagem no pronto-socorro é o acolhimento do paciente e seu familiar durante a chegada ao setor, onde são realizados os procedimentos necessários ao nível de risco em que o indivíduo se encontra. Essa etapa é fundamental, por isso, o profissional deve saber avaliar o paciente de forma primária, identificar seu quadro de saúde e encaminhá-lo para atendimento adequado o quanto antes. De acordo com a gravidade, se o paciente estiver em situação de emergência, deverá ser encaminhado imediatamente para Sala de Emergência, ou, se estiver em situação de urgência, poderá ser encaminhado para atendimento médico em sala de observação.

Nossa ideia é fornecer a você conhecimento sobre a estrutura de uma Sala de Emergência, assim como os materiais e equipamentos que devem estar disponibilizados e prontos para uso nos atendimentos de emergência, bem como caracterizar situações de potencial emergência ou urgência para que possam ser rapidamente priorizadas e o paciente receba o atendimento adequado e seguro no menor tempo possível.

Pela Resolução da Diretoria Colegiada da Anvisa (RDC) nº 50, de 21 de fevereiro de 2002, a estrutura de uma Sala de Emergência deve ser de 12 m² por leito, com pelo menos dois leitos, com distância de 1 metro entre estes e as paredes, com pia para higienização das mãos e presença de régua de gases com pelo menos duas saídas de oxigênio, duas de ar comprimido medicinal com válvulas redutoras e sistema de vácuo.

Dentre os principais materiais e equipamentos que devem estar dispostos na Sala de Emergência, destacamos:

- Desfibrilador e cardioversor com cabos e pás de marcapasso transcutâneo
- Monitor multiparamétrico com frequência cardíaca, traçado eletrocardiográfico, frequência respiratória, saturação de oxigênio e pressão não invasiva e invasiva
- Eletrocardiógrafo para eletrocardiograma de 12 derivações
- Carro de emergência com prancha rígida e com medicamentos, materiais de assistência ventilatória e de acesso venoso para atendimento de parada cardiorrespiratória e demais emergências
- Maca Fowler com grades
- Bombas de infusão
- Suportes de soro
- Ventilador mecânico
- Cilindro de oxigênio para transporte
- Foco cirúrgico portátil
- Materiais de assistência ventilatória não invasiva: cateter de oxigênio, extensão de PVC para oxigênio, umidificador, conjunto de nebulizador, máscara de Venturi com diferentes concentrações, máscara com reservatório, máscaras e equipamentos de CPAP (*continuous positive airway pressure*; no português, pressão positiva contínua nas vias aéreas) e BIPAP (*bilevel positive*

airway pressure; no português, pressão positiva em dois níveis nas vias aéreas)
- Materiais para ventilação invasiva: dispositivo bolsa-válvula-máscara (ambu), máscaras faciais P/M/G, cânulas de intubação orotraqueal, cabo de laringoscópio com lâminas curvas e retas de diferentes tamanhos, fio guia, fixação de tubo endotraqueal, filtro HEPA ou HME F, aspirador de secreções e sondas de aspiração endotraqueal
- Sondas gástricas
- Estetoscópio
- Esfigmomanômetro
- Glicosímetro
- Termômetro
- Monitor de transporte com desfibrilador e oximetria de pulso
- Gerador de marca-passo com cabo e eletrodos
- Negatoscópio
- Otoscópio.

DICA DE MESTRE

Durante as aulas teóricas, procure fotos de cada um dos equipamentos e materiais que deverão estar presentes na Sala de Emergência para você se familiarizar. As fotos são facilmente encontradas na internet. Você pode copiar e colar essas fotos em um arquivo e inserir na frente a função de cada um, assim, quando você iniciar estágio prático, terá condições de reconhecer e identificar suas funções corretamente.

NA PRÁTICA

Muitas instituições já possuem *kits* prontos ou pré-montados com materiais para cada tipo de procedimento, por exemplo: passagem de cateter venoso central e cateter de pressão invasiva, drenagem de tórax, dissecção de veia em acessos difíceis, punção lombar, cateterismo vesical de demora ou alívio, traqueostomia, sutura, curativos e pequenas cirurgias. Além de *kits* com materiais para via aérea difícil com Bougie (guia para intubação), máscaras laríngeas de diferentes tamanhos, sondas trocadoras e *kit* de cricotireoidostomia.

Algumas situações podem representar quadros de maior gravidade e, nesses casos, o paciente deverá ser levado diretamente para a Sala de Emergência. Por isso, é de suma importância que você saiba reconhecer essas situações e possa, prontamente, encaminhar esses pacientes para o atendimento adequado, uma vez que devem ser considerados em potencial situação de emergência. As situações que exigem estado de alerta e prioridade no atendimento são:

- Dor torácica
- Febre com suspeita de sepse
- Suspeita de obstrução de vias aéreas (OVAS)
- Alterações neurológicas agudas: déficit motor, afasia, confusão, convulsão, *delirium*
- Intoxicação exógena aguda/envenenamento
- Hemoptise/hematêmese/enterorragia importantes
- Dor intensa
- Rebaixamento agudo de nível de consciência
- Alterações significativas de sinais vitais: FR < 36 rpm ou > 8 rpm ou uso de musculatura acessória/SpO$_2$ < 90%/FC > 120 bpm ou < 40 bpm/PAS < 90 mmHg/enchimento capilar > 3 segundos
- Insuficiência respiratória aguda
- Traumas graves/sangramentos importantes/choque hipovolêmico
- Alergias graves
- Hipoglicemia grave
- Parada cardiorrespiratória (PCR).

Atendimento na Sala de Emergência

Todo paciente potencialmente em situação de emergência ou urgência deve ser avaliado e atendido imediatamente dentro da Sala de Emergência. Uma vez descartadas essas situações, o atendimento pode ser complementado fora da sala.

Dentro da Sala de Emergência, os pacientes conscientes devem ser acomodados em maca e atendidos inicialmente seguindo a os critérios do MOVE (Monitor/Oxigênio/Veia/Exames):

M – Monitorar o paciente com ajuda do monitor multiparamétrico (FC/PA/FR/Temperatura/SpO$_2$) e observar os parâmetros

O – Verificar as condições de oxigenação por meio da oximetria de pulso e, caso necessário, oferecer suporte com oxigênio conforme indicação médica ou do enfermeiro. O uso de dispositivos de ventilação não invasiva ou invasiva pode se fazer necessário a qualquer momento, assim, é fundamental manter os equipamentos prontos para uso imediato. Cabe à equipe de Enfermagem a conferência, organização e disponibilização dos materiais para atendimento de emergência

V – Realizar punção de acesso venoso periférico calibroso, se possível, dois acessos

E – Realizar coleta de exames laboratoriais e, conforme solicitação médica, providenciar a realização de demais exames como ECG de 12 derivações, raios X, tomografia computadorizada (TC), ressonância magnética (RM), entre outros.

Após a realização do MOVE, a equipe de Enfermagem deve realizar o registro dos sinais vitais e glicemia capilar conforme protocolo institucional ou solicitação do médico e do enfermeiro, além da anotação de todos os procedimentos realizados. O enfermeiro conversará com o paciente ou familiar para esclarecimento da queixa e intervenções realizadas de forma objetiva, perguntará de forma breve e direta pelos fatores associados, antecedentes, alergias, medicações em uso e resultados de exames complementares realizados anteriormente; realizará o exame físico dirigido para a queixa apresentada e aprofundará o exame conforme as alterações encontradas. Como Técnico de Enfermagem, você também poderá colaborar com as informações caso o acompanhante lhe forneça um dado ou caso você identifique sinais de alteração no paciente, como:

- **Aspecto geral**: coloração de pele e mucosas e estado geral do paciente
- **Neurológico**: alteração da consciência (agitação ou sonolência excessiva, alterações na fala/respostas verbais), presença de déficits motores e alteração nas pupilas
- **Cardiovascular**: alterações na frequência e ritmo cardíaco, presença de estase jugular, piora da perfusão periférica, pulsos periféricos finos ou ausentes
- **Pulmonar**: uso de musculatura acessória, cianose periférica ou central, esforço respiratório ou ausência de respiração
- **Abdominal**: ruídos, dor ou distensão
- **Membros**: cianose, edema, sinais de empastamento de panturrilhas.

NA PRÁTICA

Para todo paciente com queixa de dor torácica, é primordial que seja feito o eletrocardiograma (ECG) de 12 derivações em até 10 min da chegada do paciente ao Serviço de Emergência. A interpretação do ECG pelo médico deve ser feita imediatamente após sua realização. Em caso de necessidade de encaminhar o paciente para Serviço de Hemodinâmica, a equipe de Enfermagem deverá realizar a tricotomia das regiões radiais e femorais do paciente, seguida da aplicação tópica de clorexidine degermante nos locais tricotomizados. Caso seja indicada a administração de medicamento trombolítico pelo médico, o enfermeiro será responsável por preparar e administrar o medicamento conforme prescrição médica.

Cabe à equipe de Enfermagem o preparo e a administração de todas as medicações solicitadas para o atendimento em situações de emergência. Nesses casos, muitas vezes é feita a solicitação verbal pelo médico para o preparo das drogas durante o atendimento, assim, é fundamental garantir uma boa comunicação. Para isso, o médico realiza o pedido do preparo para um membro da equipe de Enfermagem de maneira clara e objetiva, dizendo o nome do medicamento e a dose desejada, o profissional de Enfermagem confirma o pedido, realiza o preparo e informa ao médico a administração. O profissional de Enfermagem deve garantir a segurança do paciente por meio do preparo adequado das medicações, assim como a sua administração na via certa em tempo hábil. Após o atendimento, o médico realizará a prescrição, e o profissional de Enfermagem deverá checar e anotar o horário da administração, bem como registrar o quadro do paciente, o atendimento oferecido e todas as informações que julgar importantes de serem registradas para garantir a segurança e a continuidade do atendimento.

Em pacientes críticos, com instabilidade hemodinâmica, normalmente existe a necessidade de uso de drogas vasoativas. Assim, o médico solicitará à equipe de Enfermagem o preparo de materiais para passagem de cateter venoso central e cateter de pressão arterial invasiva. A seguir é apresentada a relação de materiais necessários:

- **Passagem de cateter venoso central**: 1 bandeja de passagem de cateter central com avental e campos médios/1 frasco de clorexidine degermante/1 frasco de clorexidine alcoólica/1 esponja degermante/1 par de luvas cirúrgicas estéreis/6 pacotes de gaze estéril/1 frasco de xilocaína sem vasoconstritor/1 agulha 40×12/1 agulha 30×7/1 seringa de 5 mℓ/1 *kit* com cateter venoso central duplo ou triplo lúmen de 7 fr ou conforme solicitação médica/1 frasco de solução fisiológica 0,9% de 100 mℓ/1 equipo de macrogotas/1 fio de náilon 3,0/fita microporosa para cobertura. Após o término do procedimento, deverá ser realizado raios X de tórax para liberação do cateter para uso
- **Passagem de cateter de pressão arterial invasiva**: 1 bandeja de passagem de cateter central com avental e campos médios/1 frasco de clorexidine degermante/1 frasco de clorexidine alcoólica/1 esponja degermante/1 par de luvas cirúrgicas estéreis/6 pacotes de gaze estéril/1 frasco de xilocaína sem vasoconstritor/1 agulha 40×12/1 agulha de insulina/1 seringa de 5 mℓ/1 *kit* de cateter de pressão arterial invasiva para radial ou femoral/1 frasco de solução fisiológica 0,9% de 500 mℓ ou 1000 mℓ/1 transdutor de pressão/1 fio de náilon 3,0/fita microporosa para cobertura/1 pressurizador/1 suporte para transdutor/1 suporte de soro.

Em casos mais graves, em que o paciente apresente uma condição clínica que indique a necessidade de intubação orotraqueal, a equipe de Enfermagem deverá estar prontamente preparada para agir. Nesse cenário, antes de iniciar o procedimento, é necessário verificar se o paciente tem prótese dentária; se sim, fazer a remoção, acondicionar em local específico e, posteriormente, entregar para o acompanhante. Além dos materiais necessários para intubação, o profissional de Enfermagem deverá checar se o aparelho de ventilação mecânica está montado adequadamente. Caso não esteja, deverá solicitar ao fisioterapeuta ou enfermeiro.

O médico avaliará a necessidade de preparo de medicamentos para sedação, que deverão ser aspirados em seringas individuais e imediatamente identificados. O profissional de Enfermagem deve preparar o aspirador de secreções com a sonda ideal para o atendimento (flexível ou rígida); o enfermeiro deverá realizar o teste do *cuff* da cânula orotraqueal escolhida pelo médico com seringa de 20 mℓ, mantendo a cânula estéril dentro da embalagem. Em seguida, deverá introduzir o fio guia sem ultrapassar o orifício lateral da porção distal do tubo e deverá realizar o teste da lâmina do laringoscópio definida pelo médico.

Com a sedação prévia à intubação, o paciente terá depressão respiratória. Por isso, recomenda-se que ele seja ventilado com dispositivo bolsa-válvula-máscara (ambu) acoplado a uma máscara adequada ao tamanho do rosto do paciente e, na outra extremidade, ao umidificador e fluxômetro na saída de oxigênio do painel de gases, por meio de uma extensão de PVC. Após a intubação, o médico realizará o teste de posicionamento do tubo por meio da ausculta gástrica e pulmonar. Confirmado o posicionamento, deverá ser feita a fixação do tubo, colocação do filtro HEPA ou HME F e iniciada a ventilação mecânica. Após o procedimento, deverá ser realizado RX de tórax para confirmação do posicionamento correto do tubo orotraqueal.

Em situações que requeiram a introdução de sonda nasogástrica ou orogástrica em Sala de Emergência, seja para administração de medicamentos ou para drenagem de secreções, o procedimento deverá ser executado pelo enfermeiro. Os materiais necessários para o procedimento são: 1 sonda gástrica/1 frasco de xilocaína gel/1 pacote de gaze estéril/fita para marcação do comprimento medido/1 frasco coletor de secreções/fixação adesiva para sonda. Após a passagem da sonda, o enfermeiro deverá fazer o teste da ausculta e verificar a presença de conteúdo gástrico.

> **SAIBA MAIS**
>
> ✚ De acordo com a Resolução Cofen nº 619/2019, a inserção de uma sonda gástrica ou enteral, seja ela via nasal ou oral, é um procedimento invasivo que requer técnica específica. Mesmo assim, pode levar a complicações e até à morte, principalmente em pacientes criticamente enfermos. Por isso, trata-se de um procedimento **privativo** do enfermeiro. O Técnico de Enfermagem poderá auxiliar na execução do procedimento, além de prestar assistência aos pacientes com sonda, conforme prescrição de Enfermagem.

No paciente crítico, muitas vezes, é necessário o monitoramento rigoroso do débito urinário e realização do balanço hídrico. Assim, o médico poderá indicar a introdução de uma sonda vesical de demora (SVD), procedimento privativo do enfermeiro. Os materiais necessários para o procedimento são: 1 *kit* de sondagem vesical estéril/1 frasco de clorexidine degermante/1 frasco de clorexidine aquoso/1 par de luvas estéreis/2 pacotes de gaze estéril/1 seringa de 20 mℓ/1 sonda vesical de demora nº 12 ou 14 para mulheres e nº 16 ou 18 para homens/1 agulha 40×1,2/1 ampola de 10 mℓ de água destilada/1 frasco de xilocaína gel/1 sistema fechado para sonda vesical/fita para fixação.

Na situação de PCR em Sala de Emergência, o atendimento deve ser realizado conforme os algoritmos padronizados. Cabe à equipe de Enfermagem ajudar na colocação da prancha rígida debaixo do tórax do paciente e manter o monitoramento efetivo do paciente durante todo o atendimento para verificação de ritmo cardíaco pelo médico a cada 2 minutos. Se houver necessidade de desfibrilação, garantir a colocação de gel nas pás para evitar queimaduras no paciente, puncionar acesso venoso calibroso e administrar as drogas prescritas verbalmente pelo médico – epinefrina, amiodarona e demais, todas sem diluição seguida de flush de 20 mℓ de solução fisiológica (SF) a 0,9% com elevação do membro puncionado por pelo menos 10 segundos.

> **IMPORTANTE**
>
> ⚠ O atendimento inicial de pacientes inconscientes deverá ser realizado imediatamente em Sala de Emergência, de acordo com as recomendações da American Heart Association (AHA) quanto ao Suporte Avançado de Vida em Cardiologia (ACLS), que compreende na avaliação inicial os seguintes passos:
>
> *(continua)*

> **IMPORTANTE** *(Continuação)*
>
> - Checar a responsividade
> - Chamar ajuda – equipe de emergência e carro de emergência com desfibrilador
> - Checar respiração e pulso simultaneamente de 5 a 10 s
> - Iniciar compressões torácicas de 100 a 120/min com profundidade de 5 a 6 cm/permitir o retorno total do tórax/minimizar interrupções
> - Realizar abertura de vias aéreas
> - Garantir boa ventilação – sem via respiratória definitiva: 30 compressões para 2 ventilações/com via respiratória definitiva: 1 ventilação a cada 6 s e considerar capnografia
> - Realizar desfibrilação precoce.

Após o retorno da circulação espontânea ou após cessarem os esforços de reanimação, a equipe de Enfermagem deverá fazer a checagem dos medicamentos utilizados e a anotação de todos os procedimentos realizados durante o atendimento, assim como de todos os cuidados prestados após a reanimação.

Após a realização dos primeiros cuidados médicos e de Enfermagem no atendimento de emergência, pode existir a necessidade de realizar o transporte do paciente crítico para realização de exames diagnósticos: tomografia computadorizada, ressonância nuclear magnética, angiografias; ou para intervenções terapêuticas no setor de hemodinâmica ou centro cirúrgico; ou, ainda, transferência do paciente para internação na UTI. O transporte deve ser realizado idealmente após reposição volêmica e estabilização do paciente. A razão básica para o transporte do paciente crítico é a necessidade de cuidados adicionais (tecnologia e/ou especialistas) não disponíveis no local onde o paciente se encontra.

O transporte do paciente crítico envolve uma série de riscos, sendo que o problema mais frequente é a falha no controle das funções cardiorrespiratórias, o que resulta em instabilidade hemodinâmica com prejuízo da oxigenação tecidual, que pode trazer consequências graves ao paciente. Ainda podem ocorrer alterações como hipotensão grave, arritmias, obstrução de via respiratória, entre outras. Cabe ao médico, com auxílio do enfermeiro, avaliar se o paciente está em condições para a realização do transporte com segurança. Caso o transporte seja realmente indicado, a equipe de Enfermagem fica responsável pelo preparo do paciente e de todo o suprimento necessário durante o transporte intra-hospitalar, seja para realização de exames complementares ou transferência para outro setor.

Antes de iniciar o preparo do paciente para o transporte, o enfermeiro da Sala da Emergência deve fazer contato com o a unidade de destino para checar disponibilidade de leito, em caso de transferência para UTI, ou disponibilidade de sala/horário, em caso de realização de exames. Normalmente, o contato é feito por telefone com o enfermeiro da unidade receptora para realizar a passagem de plantão com os dados completos da identificação do paciente, condições neurológica e hemodinâmica, suporte ventilatório em uso no momento, presença de dispositivos e uso de drogas. Mesmo sendo uma função do enfermeiro, é importante que você esteja atento e, antes de iniciar os preparativos com o paciente, cheque com o enfermeiro se a unidade receptora já foi contatada.

Todo transporte de paciente crítico deve ser realizado em maca. O paciente deve ser monitorado com desfibrilador manual e monitor multiparamétrico, acompanhado por médico, enfermeiro e Técnico de Enfermagem. Se o paciente estiver com necessidade de suporte de oxigênio, seja por dispositivos não invasivos ou de via respiratória avançada, sempre certificar que o torpedo de oxigênio esteja cheio e sua capacidade seja suficiente para realizar todo o percurso com segurança. Se estiver com tubo orotraqueal, deve ser garantido ventilador de transporte em plena condição de funcionamento para promover ventilação adequada durante o trajeto; também deve ser checada a autonomia da bateria.

Pacientes em uso de sedação, inotrópicos e/ou drogas vasoativas em bomba de infusão não devem ser pausadas e, sim, mantidas em infusão contínua durante todo o transporte, e é função da equipe de Enfermagem manter o correto funcionamento das bombas infusoras com bateria e volume de medicamento suficientes para o transporte seguro.

Todos os dispositivos, como tubo orotraqueal, sonda nasogástrica e vesical, drenos torácicos e cateter venoso ou arterial, devem ser revisados quanto à fixação adequada para reduzir o risco de tração ou deslocamento durante o transporte.

Durante o transporte, você deverá reservar materiais adicionais, caso ocorra uma situação inesperada e que exija intervenção imediata. Medicamentos, materiais de assistência respiratória e acesso venoso, frasco de gel de contato e outros materiais importantes deverão ser acondicionados em mochilas e/ou maletas.

CASO-CENÁRIO 2

Você é Técnico de Enfermagem em uma enfermaria e foi informado que cobrirá o plantão de um colega que se ausentou na UTI. Assim que chegou à unidade, o enfermeiro apresentou você aos colegas e pediu ajuda para montar um leito para receber um paciente que estava aguardando na Sala de Emergência do pronto-socorro.

Vamos começar fazendo uma revisão dos pontos mais importantes sobre a estrutura física e montagem do leito de UTI. Você saberia responder, com suas próprias palavras, o que é uma UTI? Você saberia listar quais são as atribuições de um Técnico de Enfermagem na UTI? Saberia indicar ao menos 5 itens que comporão o leito? Se você teve dúvida ao responder essas duas perguntas, não se preocupe, pois a partir de agora vamos apresentar como organizar e preparar um leito para receber um paciente que necessita de cuidados intensivos.

ESTRUTURA FÍSICA, RECURSOS MATERIAIS E HUMANOS DE UMA UNIDADE DE TERAPIA INTENSIVA

Estrutura física de uma Unidade de Terapia Intensiva

Segundo o Ministério da Saúde, a existência de uma UTI é obrigatória em todo hospital terciário e em hospitais secundários que tenham capacidade igual ou maior que 100 leitos, bem como hospitais especializados que atendam pacientes graves ou gestantes. Nesse caso, o hospital deverá dispor de UTI adulto e neonatal (Brasil, 2002).

A UTI é um setor destinado a atendimento de pacientes em um quadro grave ou de risco, seja de origem clínica ou cirúrgica, e que necessitam de cuidados intensivos e atenção profissional especializada contínua, além de tecnologia e materiais específicos necessários ao diagnóstico, ao monitoramento e à terapia. Uma UTI pode ser classificada como: UTI adulto, UTI coronária, UTI queimados, além de UTI pediátrica e neonatal (Brasil, 2010).

Em alguns locais ou instituições, o conjunto de UTIs é denominado Centro de Terapia Intensiva (CTI), porém, esse termo também pode ser utilizado como sinônimo de UTI; o mais importante, nesse momento, é que você entenda quais são as exigências para a existência de uma unidade voltada ao tratamento de pacientes gravemente enfermos e quais conhecimentos você deve ter para prestar uma assistência segura e de qualidade.

Localização

Quanto à localização, uma UTI deve estar em área controlada, com elevadores que deem acesso direto ou próximo ao serviço de emergência, Centro Cirúrgico e serviços de apoio como laboratório, radiologia, banco de sangue, entre outros (Brasil, 2010).

Forma da unidade

Os leitos devem ser distribuídos em uma área comum, que proporcione observação contínua (tipo vigilância) e pode ter quartos fechados ou de isolamento. É importante lembrar que, mesmo fechados, estes tenham painéis ou janelas de vidro para facilitar a visualização do paciente. Os quartos fechados oferecem maior privacidade ao paciente, reduzem os ruídos do ambiente de UTI, além de possibilitar o isolamento de pacientes infectados ou que estejam imunossuprimidos, mas, nesses dois últimos casos, os quartos fechados deverão ter antessala com lavatório. Também beneficiam os pacientes que necessitam de menos estímulos e mais tranquilidade, como os cardiopatas. O paciente em quarto fechado deve ser monitorado via central de monitoramento no posto de Enfermagem, com transmissão de onda de eletrocardiografia e frequência cardíaca. Porém, caso o paciente apresente instabilidade hemodinâmica que exija vigilância contínua, recomenda-se que esteja fora de um quarto fechado (Brasil, 2010).

Com relação aos quartos distribuídos na área comum, recomenda-se que os leitos sejam separados por divisórias retráteis de material lavável (tipo cortina) ou que a unidade disponha de biombos para que haja relativa privacidade dos pacientes.

Em 2013, o Ministério da Saúde publicou uma série de cartilhas com a programação arquitetônica de unidades funcionais de saúde com base na RDC nº 50, publicada em 21 de fevereiro de 2002, que dispõe sobre o Regulamento Técnico para planejamento, programação, elaboração e avaliação de projetos físicos de estabelecimentos de Saúde. Na cartilha de volume 2 está a descrição de Unidade de Internação, incluindo UTI. Na Figura 16.1, você pode observar a proposta para distribuição de quartos coletivos em uma UTI.

O posto de Enfermagem deve ser centralizado para permitir observação visual direta e/ou eletrônica dos leitos. Recomenda-se que essa área tenha dimensões mínimas de 6 m² ou em tamanho suficiente para acomodar toda a equipe de trabalho no desempenho de suas funções.

Todos os leitos devem ter pelo menos uma saída de canalização a vácuo, duas de ar comprimido e duas de oxigênio. Quanto a área e distância entre os leitos, devem ser considerados 9 m² por leito com distância de 1 metro entre paredes e leito, exceto cabeceira, 2 metros entre leitos e pé do leito igual a 1,2 metro. O espaço destinado à circulação da unidade pode estar incluído nesta distância.

Os lavatórios devem ser constituídos de torneiras com dispositivos automáticos, que permitam que o fluxo de água cesse sem uso das mãos. Devem ser em proporção de 1 para cada 5 leitos, dispor de sabão antisséptico e papel-toalha ou jato de ar quente para secagem das mãos.

Deve existir espaço para terminais de computador e impressoras, visto que é essencial para os sistemas informatizados. Os formulários de registro médicos devem estar armazenados em armários, de modo que possam ser facilmente acessados por todas as pessoas da equipe que requeiram o seu uso.

> **IMPORTANTE**
>
> O número de leitos da UTI deve corresponder a um mínimo de 6% do total de leitos do hospital e não pode ser inferior a cinco leitos por unidade.
>
> Quanto aos recursos materiais, deve-se dispor de materiais e equipamentos de acordo com a complexidade do serviço e necessários ao atendimento de sua demanda (Brasil, 2010).
>
> Cada leito de UTI adulto deve ter, no mínimo:
>
> - Cama hospitalar com ajuste de posição, grades laterais e rodízios
> - Equipamento para reanimação manual do tipo balão autoinflável, com reservatório e máscara facial (ambu): 1 por leito, com reserva de 1 para cada 2 leitos
> - Estetoscópio (Figura 16.2)
> - Conjunto para nebulização
> - 4 "bombas de infusão", com reserva de 1 equipamento para cada 3 leitos
> - Equipamentos e materiais que permitam monitoramento contínuo de frequência respiratória, oximetria de pulso, frequência cardíaca, cardioscopia, temperatura e pressão arterial não invasiva (PANI) (Brasil, 2010).

A Figura 16.3 ilustra alguns dos equipamentos que constituem o leito de UTI.

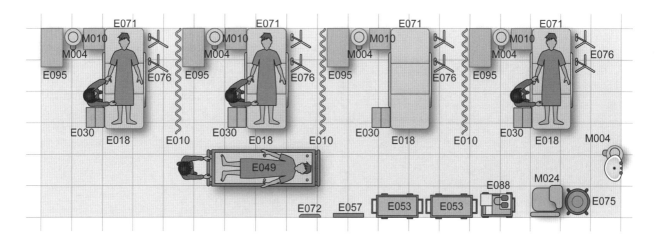

E010 - Biombo
E018 - Cama hospitalar *fawler* com colchão
E030 - Escada com dois degraus
E049 - Maca para transporte
E053 - Mesa auxiliar para instrumental
E057 - Negatoscópio
E071 - Régua de gases
E072 - Relógio de parede
E075 - Suporte de *hamper*
E076 - Suporte de soro de chão
E088 - Carro de emergência
E095 - Mesa para refeição
M004 - Balde cilíndrico porta-detritos com pedal
M010 - Mesa de cabeceira
M024 - Cadeira universitária

Figura 16.1 Layout para área coletiva de tratamento intensivo. (Fonte: Brasil, 2013.)

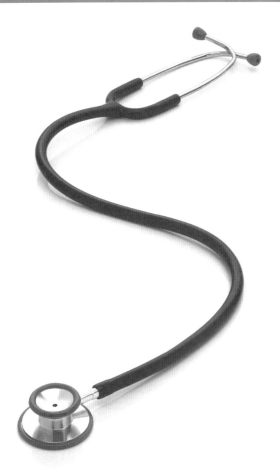

Figura 16.2 Estetoscópio. (Fonte: iStock: ©studiocasper)

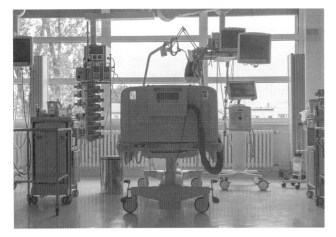

Figura 16.3 Equipamentos que constituem um leito de UTI. (Fonte: iStock: ©PatrikSlezak)

Recursos materiais de uma Unidade de Terapia Intensiva

Uma unidade que presta cuidados a pacientes gravemente enfermos necessita realizar uma variedade de procedimentos com certa frequência. Por isso, deve ter disponíveis equipamentos e materiais que atendam a todas essas demandas de maneira ágil, para garantir o atendimento rápido e eficiente ao paciente.

Materiais para punção lombar, drenagem liquórica em sistema fechado, oftalmoscópio, otoscópio (Figura 16.4), negatoscópio, máscara facial que permite diferentes concentrações de oxigênio: 1 para cada 2 leitos, materiais para aspiração traqueal em sistemas aberto e fechado, aspirador a vácuo portátil e equipamento para mensurar pressão de balonete de tubo/cânula endotraqueal ("cuffômetro") são exemplos de materiais frequentemente utilizados em UTI e que, por isso, devem estar disponíveis na própria unidade ou em um centro logístico que possa fornecê-los rapidamente e sempre que necessário (Brasil, 2010).

Quanto à assistência ventilatória, uma UTI deve contar com equipamento de ventilação portátil; capnógrafo – 1 para cada 10 leitos; ventilador pulmonar mecânico microprocessado – 1 para cada 2 leitos, com reserva de 1 para cada 5 leitos, devendo dispor cada equipamento de, no mínimo, 2 circuitos completos; equipamento para ventilação pulmonar mecânica não invasiva: 1 para cada 10 leitos, quando o ventilador pulmonar mecânico microprocessado não possuir recursos para realizar a modalidade de ventilação não invasiva; materiais de interface para ventilação pulmonar não invasiva – 1 conjunto para cada 5 leitos. Materiais para drenagem torácica em sistema fechado; traqueostomia; foco cirúrgico portátil; materiais para acesso venoso profundo, flebotomia, monitoramento de PVC, materiais e equipamento para monitoramento de pressão arterial invasiva: 1 equipamento para cada 5 leitos, com reserva operacional de 1 equipamento para cada 10 leitos. Materiais para punção pericárdica; monitor de débito cardíaco, eletrocardiógrafo portátil: 1 equipamento para cada 10 leitos; *kit* ("carrinho") contendo medicamentos e materiais para atendimento às emergências: 1 para cada 5 leitos ou fração; equipamento desfibrilador e cardioversor, com bateria: 1 para cada 5 leitos. Marca-passo cardíaco temporário, eletrodos e gerador: 1 equipamento para cada 10 leitos; equipamento para aferição de glicemia capilar, específico para uso hospitalar: 1 para cada 5 leitos; materiais para curativos; cateterismo vesical de demora em sistema fechado; dispositivo para elevar, transpor e pesar o paciente; poltrona com revestimento impermeável para assistência aos pacientes: 1 para cada 5 ou fração.

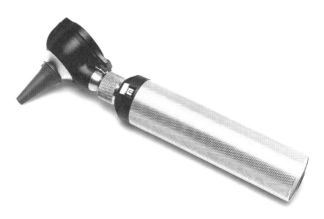

Figura 16.4 Otoscópio. (Fonte: iStock: ©Sjo)

Maca para transporte, com grades laterais, suporte para soluções parenterais e suporte para cilindro de oxigênio: 1 para cada 10 leitos ou fração; equipamento(s) para monitoramento contínuo de múltiplos parâmetros (oximetria de pulso, pressão arterial não invasiva; cardioscopia; frequência respiratória) específico(s) para transporte, com bateria: 1 para cada 10 leitos ou fração; ventilador mecânico específico para transporte, com bateria: 1 para cada 10 leitos ou fração; *kit* ("maleta") para acompanhar o transporte de pacientes graves, contendo medicamentos e materiais para atendimento às emergências: 1 para cada 10 leitos ou fração, cilindro transportável de oxigênio; relógios e calendários posicionados de forma a permitir visualização em todos os leitos, refrigerador, com temperatura interna de 2 a 8°C, exclusivo para guarda de medicamentos, com monitoramento e registro de temperatura (Brasil, 2010).

> **NA PRÁTICA**
>
> Os *kits* para atender às emergências devem conter, no mínimo: reanimador manual com reservatório (Figura 16.5), cabo e lâminas de laringoscópio (Figura 16.6), tubos/cânulas endotraqueais (Figura 16.7), fixadores de tubo endotraqueal, cânulas de Guedel e fio guia estéril, compatível com a faixa etária e biotipo dos pacientes atendidos na UTI (Brasil, 2010).

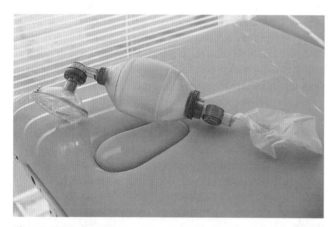

Figura 16.5 Reanimador manual com reservatório (ambu). (Fonte: iStock: ©Wavebreakmedia)

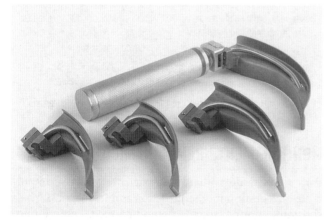

Figura 16.6 Cabo e lâminas de laringoscópio. (Fonte: iStock: ©porpeller)

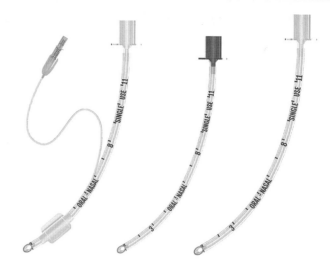

Figura 16.7 Tubos/cânulas endotraqueais. (Fonte: iStock: ©writerfantast)

Recursos humanos de uma Unidade de Terapia Intensiva

Em relação aos recursos humanos, na equipe de Enfermagem deve ser considerado no mínimo 1 Técnico de Enfermagem para cada 2 leitos em cada turno, além de 1 Técnico de Enfermagem por UTI para serviços de apoio assistencial em cada turno sempre sob a supervisão de, pelo menos, 1 enfermeiro (Brasil, 2010; Coren-SP, 2011).

> **IMPORTANTE**
>
> Todo paciente internado em UTI deve receber assistência integral e interdisciplinar.
>
> A assistência prestada por qualquer profissional deve ser registrada, assinada e datada no prontuário do paciente, de forma legível e contendo o número de registro no respectivo conselho de classe profissional.
>
> O paciente deve ter sua identidade preservada e sua privacidade mantida, assegurando um ambiente de respeito e dignidade.
>
> O paciente consciente e/ou o acompanhante deve ser informado quanto aos procedimentos a que será submetido, os cuidados requeridos para execução dos mesmos e o consentimento para sua realização (Brasil, 2010).

ADMISSÃO E ALTA DA UNIDADE DE TERAPIA INTENSIVA

Todo paciente que é admitido na UTI deve preencher os critérios clínicos e hemodinâmicos para estar na UTI, sob a indicação do médico assistente em concordância com o plantonista da UTI.

Admissão

O paciente pode vir do pronto-socorro, Centro Cirúrgico ou da enfermaria, acompanhado da equipe médica e de Enfermagem que cuidará do ajuste de seu monitoramento na UTI.

Atribuições do Técnico de Enfermagem na admissão

- Preparar a prancheta com os impressos para controles, balanço e prescrição médica e de Enfermagem
- Receber o paciente, auxiliar na transferência para o leito, monitorar o paciente em relação aos parâmetros de pressão arterial, FC, ritmo cardíaco, parâmetros ventilatórios (FR, saturação do oxigênio) e controle de temperatura
- Retirar próteses dentárias se necessário
- Observar as condições cardiorrespiratórias e perfusão
- Atuar nas intercorrências, observar nível de consciência e orientação, controlar sinais vitais
- Observar se há drenos, sondas, cateteres e realizar a fixação adequada se necessário
- Coletar exames de rotina prescritos, cumprir prescrições médica e de Enfermagem, registrar o horário de chegada e realizar anotação de Enfermagem
- Administrar as medicações conforme horário aprazado pelo enfermeiro e checar os horários das próximas medicações
- Realizar os cuidados de Enfermagem descritos na prescrição de Enfermagem e os que forem necessários para o conforto do paciente.

A rotina da UTI está diretamente relacionada com a manutenção da estabilidade das funções vitais, que exige conhecimento especializado dos profissionais que prestam assistência. Considerando a complexidade dos cuidados prestados na UTI, faz-se necessária uma comunicação escrita eficiente e fidedigna entre os membros da equipe multiprofissional, descrevendo as alterações apresentadas pelos pacientes e os procedimentos realizados.

Vale ressaltar que, para realizar as anotações de Enfermagem com qualidade, o Técnico de Enfermagem deve estar atento a alguns aspectos, como: os registros devem ser legíveis, claros, completos e objetivos, pontuais e cronológicos; não é permitida utilização de lápis ou qualquer tipo de corretivo, devem-se evitar rasuras, linhas em branco ou excesso de espaços entre as informações. Ao final da anotação, você deve colocar sua identificação profissional completa (nome, função e número de registro no Coren).

> **PARA REFLETIR**
>
> Os procedimentos realizados que não são anotados ou são registrados de modo incompleto geram as falhas e conotações conflitantes, podendo ser questionado se os procedimentos foram executados ou não, causando prejuízo para avaliação dos cuidados prestados, contribuindo para as glosas hospitalares e o reconhecimento do impacto do trabalho realizado pelos profissionais de Enfermagem. Além disso, o Técnico de Enfermagem deve estar ciente de que seus registros poderão ser utilizados como provas judiciais em processos ou em sindicâncias para averiguação de conduta. Por isso, o profissional deve tratar o momento da anotação com seriedade e atenção. Reflita sobre a importância dos seus registros no prontuário e valorize esse momento tão importante para o paciente, para a equipe e, principalmente, para você.

A realização de um *checklist* está dentre as atribuições da equipe médica e de Enfermagem, ou seja, os profissionais que atuam em uma UTI devem sempre checar se algumas condutas cotidianas foram realizadas considerando o controle da função cardiorrespiratória, assistência respiratória, monitoramento eletrocardiográfico, soluções (tipo de drogas, concentração e velocidade de infusão), balanço hídrico (registro e controle de infusões e eliminações), controle e manutenção dos dispositivos como sondas e cateteres, realização de exames de rotina (radiológicos e laboratoriais) e assistência integral de qualidade.

O paciente internado na UTI deve ser supervisionado continuamente e deve-se anotar a cada plantão, ou conforme protocolo da instituição, seu estado mental, emocional, condições no leito, tipo de acesso, soluções e medicações que está recebendo, dispositivos utilizados para o tratamento, bem como procedimentos realizados, visitas recebidas etc.

Alta

O paciente poderá receber alta da UTI quando os parâmetros hemodinâmicos estiverem estáveis há mais de 12 horas, respiração espontânea adequada sem esforço com frequência adequada, orientado no tempo e espaço, débito urinário adequado ou a critério da equipe médica da UTI. Normalmente, o paciente recebe alta da UTI e é transferido para uma enfermaria até que esteja apto para retornar para sua casa. Tanto o paciente quanto seus familiares deverão ser informados quanto à evolução e possível previsão de alta da UTI e à permanência na enfermaria até que esteja totalmente restabelecido para ir para casa e continuar o tratamento ambulatorial.

Após revisarmos o que é uma UTI, como deve ser estruturada e o que constitui o leito de UTI, esperamos que você consiga refletir sobre o papel e a importância do Técnico de Enfermagem na equipe, bem como o conhecimento do ambiente e do perfil do paciente, a fim de prover assistência de qualidade ao paciente crítico internado na UTI.

> **CASO-CENÁRIO 3**
>
>
>
> Após montar o leito e preparar a unidade do paciente para a admissão, o enfermeiro te pede ajuda para receber o paciente que chegará em alguns instantes. Logo após sua chegada, ele é transferido com cuidado para o leito e o enfermeiro solicita que você realize o monitoramento hemodinâmico do paciente e proceda às anotações enquanto ele recebe as informações da equipe do pronto-socorro.
>
> Antes de proceder ao que foi solicitado, você deve pensar: quais são os itens que compõem o monitoramento hemodinâmico?
>
> Estude o conteúdo a seguir e tente responder às questões do Caso-cenário 3.

MONITORAMENTO HEMODINÂMICO

Para a constante avaliação do paciente crítico, é importante que, desde o momento de sua admissão na UTI, haja constante monitoramento hemodinâmico. Esse monitoramento pode ser utilizado para fornecer diagnóstico, definir terapêutica e até mesmo estabelecer prognóstico.

Para que você entenda melhor o que é o monitoramento hemodinâmico, vamos explicar quais são os parâmetros mínimos que devem ser monitorados.

Esse monitoramento consiste em:

- Monitoramento eletrocardiográfico e da frequência cardíaca
- Monitoramento da pressão arterial não invasiva ou invasiva
- Monitoramento da pressão venosa central
- Monitoramento da frequência respiratória e saturação de oxigênio
- Monitoramento do balanço hídrico
- Monitoramento neurológico.

No entanto, para o monitoramento hemodinâmico, podemos ainda considerar parâmetros como débito cardíaco, pressão da artéria pulmonar, entre outros. Com tantos parâmetros a serem avaliados, é necessário que o monitor à beira-leito seja um monitor de múltiplos parâmetros e que o Técnico de Enfermagem saiba reconhecer as alterações desses parâmetros e que comunique o enfermeiro sempre que as identificar.

Monitoramento eletrocardiográfico e da frequência cardíaca

O monitoramento eletrocardiográfico é extremamente importante para a avaliação cardíaca, pois consiste em demonstrar e analisar em tempo real a atividade elétrica do coração, podendo fornecer dados como o número de batimentos cardíacos por minuto, ou seja, a frequência cardíaca, bem como é capaz de identificar arritmias cardíacas (alterações no traçado eletrocardiográfico). Além disso, ajuda na detecção de outras complicações, como: eventos isquêmicos, ou seja, quando o coração sofre pela diminuição da oferta de oxigênio, alterações do marca-passo e distúrbios eletrolíticos graves. Os monitores atuais possuem um sistema de memória que armazena todos os dados eletrocardiográficos do paciente e nos permite visualizar dados e eventos ocorridos anteriormente. Para que seja realizado o monitoramento eletrocardiográfico de maneira correta, é necessário que você, Técnico de Enfermagem, saiba como colocar os cabos dos eletrodos no tórax do paciente.

NA PRÁTICA

Você sabia que existem dois padrões de monitoramento eletrocardiográfico com base em cores? Existem os padrões americano e europeu. Para compreender melhor, veja a Figura 16.8.

Quando for realizar o monitoramento do paciente, procure reconhecer qual é o padrão do monitor a ser utilizado a fim de que os cabos dos eletrodos sejam colocados na posição correta e o traçado obtido seja o mais confiável possível.

IMPORTANTE

Os pacientes e/ou acompanhantes devem ser informados a respeito da finalidade do monitoramento eletrocardiográfico e de que não é possível detectar sintomas apenas por meio desse monitoramento. Assim, a piora ou o aparecimento de sintomas deverão ser comunicados imediatamente à equipe de Enfermagem.

Tome alguns cuidados ao colocar os eletrodos no tórax do paciente:

- Se o paciente tiver um tórax excessivamente peludo, realize tricotomia no local onde os eletrodos deverão ser fixados. Dessa forma, garantirá melhor aderência dos eletrodos à pele do paciente

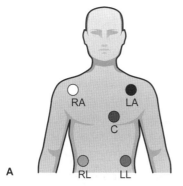
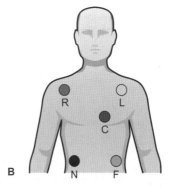

Relação entre posição e cores nos diferentes padrões de monitoramento

Posição dos eletrodos	Padrão americano	Padrão europeu
Braço direito	RA - branco	R - vermelho
Braço esquerdo	LA - preto	L - amarelo
Perna direita	RL - verde	N - preto
Perna esquerda	LL - vermelho	F - verde
Tórax (centro) - precordiais	C - marrom	C - marrom, branco ou azul

Figura 16.8 Posicionamento dos eletrodos conforme os diferentes padrões de monitoramento. **A.** Padrão americano. **B.** Padrão europeu.

- Se o paciente estiver sudoreico, seque o tórax antes de colocar os eletrodos
- Substitua os eletrodos a cada 24 ou 48 horas ou conforme orientação do fabricante ou prescrição de Enfermagem
- Examine a pele com relação à irritação e aplique os eletrodos em locais diferentes se necessário
- Se o paciente apresentar reações alérgicas ao uso dos eletrodos, substitua-os por eletrodos hipoalergênicos.

> **NA PRÁTICA**
>
> O monitoramento eletrocardiográfico possibilita o monitoramento da frequência cardíaca, porém, durante o controle dos sinais vitais, é importante que você verifique o pulso e a frequência cardíaca do paciente palpando o pulso radial e contando a frequência cardíaca com a ajuda de um estetoscópio. Assim, você também aproveita para checar se está havendo interferência na leitura dos eletrodos.

Monitoramento da pressão arterial não invasiva e invasiva

Pressão arterial não invasiva automática. A pressão arterial não invasiva automática (Figura 16.9) consiste na mensuração da pressão arterial por meio do manguito. Nesse método, o manguito envolve o braço do paciente e é inflado após o acionamento do módulo de pressão não invasiva até que o pulso radial desapareça. Em seguida, o manguito passa a ser esvaziado gradativamente e um microprocessador analisa e interpreta as variações da pressão dentro do manguito, fornecendo os valores pressóricos sistólicos, médios e diastólicos. Essa forma de mensuração da pressão arterial na UTI é utilizada principalmente quando os pacientes não fazem uso de drogas vasoativas e, portanto, não requerem monitoramento contínuo da pressão arterial.

> **IMPORTANTE**
>
> Fique atento ao tamanho do manguito, que deve ser proporcional ao braço do paciente, para garantir que a medida da pressão arterial seja fidedigna. Manguitos maiores podem indicar falsa hipotensão e manguitos menores, falsa hipertensão.

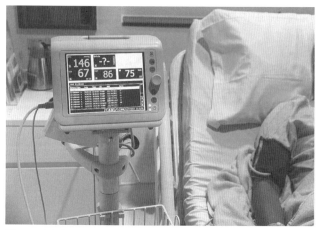

Figura 16.9 Monitoramento de pressão arterial não invasiva. (Fonte: iStock: ©ThamKC).

Pressão arterial invasiva

A pressão arterial invasiva (PAI) é o monitoramento contínuo da pressão arterial por meio de um cateter inserido na artéria. Você comumente encontrará esse método de monitoramento da pressão arterial ao cuidar de um paciente crítico. Nesse método, o cateter conecta-se a um circuito específico, que possui um dispositivo conhecido como "transdutor". O transdutor capta as alterações da pressão arterial e encaminha a mensagem ao monitor por meio de um estímulo elétrico, possibilitando que seja visualizada a curva pressórica. Para que esse sistema funcione, o circuito deve estar preenchido totalmente com SF a 0,9%. Na extremidade do circuito oposta à conexão do cateter arterial, será conectada uma *bag* de SF a 0,9% de 500 mℓ, que deve permanecer pressurizada a 300 mmHg a fim de evitar o fluxo retrógrado de sangue para dentro do sistema e, por conseguinte, a coagulação do cateter. Para compreender como funciona o sistema, veja a Figura 16.10.

Para realizar a mensuração da pressão arterial de forma fidedigna, você precisará fechar o circuito para o paciente e, em seguida, zerar. Zerar é tarar o monitor como se faz com uma balança, ou seja, ao fazer isso, você eliminará as variações de pressão que seriam ocasionadas pelo líquido e pelo circuito plástico. Após zerar, você deverá abrir o circuito para a artéria do paciente e então o transdutor captará somente os valores de pressão correspondentes à artéria do paciente.

> **DICA DE MESTRE**
>
> 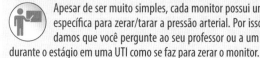 Apesar de ser muito simples, cada monitor possui uma maneira específica para zerar/tarar a pressão arterial. Por isso, recomendamos que você pergunte ao seu professor ou a um enfermeiro durante o estágio em uma UTI como se faz para zerar o monitor.

Indicações para o monitoramento com a pressão arterial invasiva

São diversas as situações em que o monitoramento da pressão arterial invasiva é indicado. Você poderá se deparar com pacientes em uso de PAI nas situações a seguir:

- No intra ou pós-operatório de cirurgias cardíacas e pulmonares, de grandes cirurgias, sejam elas vasculares, neurológicas, torácicas e abdominais
- Em pacientes em uso de monitoramento da pressão intracraniana
- Em pacientes com instabilidade hemodinâmica
- Em pacientes em uso de drogas vasoativas
- Em pacientes em emergências hipertensivas associadas ao AVC ou dissecção de aorta
- Em pacientes com necessidade de várias coletas de sangue arterial, como os pacientes em ventilação mecânica que necessitam de gasometria arterial constantemente.

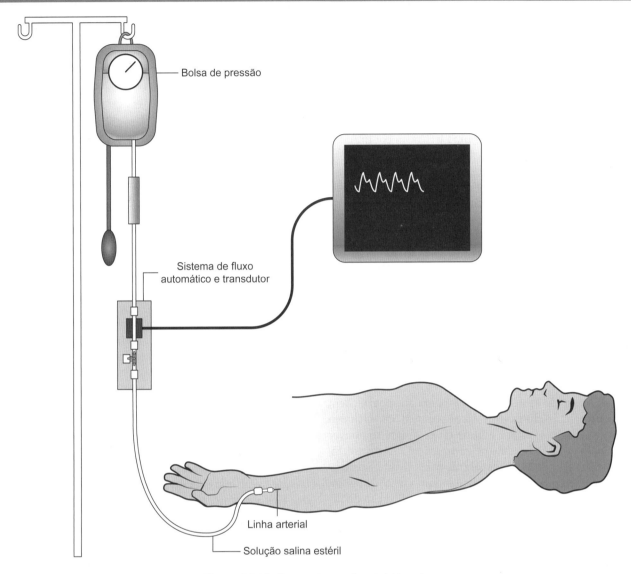

Figura 16.10 Sistema de pressão arterial invasiva.

Contraindicações relativas para o monitoramento com pressão arterial invasiva

Por outro lado, PAI é contraindicado em casos como:

- Doenças hemorrágicas
- Uso de anticoagulantes ou fibrinolíticos
- Área da punção infectada
- Doença vascular periférica.

Locais para inserção do cateter arterial

A punção da artéria para inserção do cateter de PAI é realizada pelo médico e pode ser feita principalmente nas artérias radiais ou femorais.

Apesar de a punção arterial ser realizada pelo médico, você terá a função de ajudar no procedimento, separar os materiais necessários, abrir os materiais estéreis sem contaminá-los, preparar o monitor para a leitura da pressão e auxiliar em qualquer intercorrência durante o procedimento.

Assistência de Enfermagem no monitoramento da pressão arterial invasiva

A Enfermagem tem papel fundamental na prevenção de complicações provenientes do monitoramento da pressão arterial invasiva. Para saber a respeito das complicações decorrentes da pressão arterial invasiva, veja a Tabela 16.1.

Tabela 16.1 Complicações do monitoramento da pressão arterial invasiva.

Comprometimento vascular – espasmo, trombose, hematoma
Infusões acidentais de drogas
Fístulas arteriovenosas
Desconexão e sangramento
Infecção local ou sistêmica
Lesão nervosa – neuropatia compressiva
Embolização distal e proximal
Formações aneurismáticas

A fim de prevenir complicações, é essencial que você saiba quais são e realize os cuidados de Enfermagem necessários com o cateter de pressão arterial invasiva. Lembre-se de:

- Lavar as mãos com água e sabão ou aplicar álcool em gel antes e após qualquer contato com o cateter ou sua extensão
- Manter a pressurização da SF a 0,9% do sistema em 300 mmHg, o que permite uma irrigação contínua de baixo fluxo (cerca de 3 a 5 mℓ por hora)
- Comunicar o enfermeiro ou o médico caso note sinais de isquemia, sinais flogísticos, se o paciente se queixar de dor no local ou quando não visualizar curva de pressão no monitor
- Identificar o sistema de pressão arterial invasiva para que não seja feito uso inadequado do acesso
- Evitar desconexão acidental do sistema favorecendo a contaminação ou o fluxo retrógrado de sangue
- Não molhar o local de inserção do cateter. Ao realizar o banho no leito, tome o cuidado de colocar uma cobertura impermeável sobre o local
- Realizar curativo em inserção do cateter conforme prescrição de Enfermagem ou se necessário. Use sempre técnica asséptica.

Lembre-se de utilizar SF a 0,9% para a limpeza e, em seguida, aplicar clorexidine alcoólico > 0,5%. Oclua o curativo com gaze estéril e filme transparente se houver exsudação ou sangramento pela inserção. Caso contrário, aplique apenas o filme transparente com gliconato de clorexidina (CHG), que poderá permanecer por até 7 dias, ou até se apresentar solto, sujo ou úmido. A utilização do filme transparente permite a visualização da inserção, possibilitando perceber precocemente qualquer surgimento de sinais flogísticos e outras complicações. Ao término do curativo, lembre-se de colocar sobre ele a data, o horário e o nome de quem realizou o curativo. Além da infecção, a Tabela 16.1 mostra algumas complicações que podem ocorrer pelo monitoramento invasivo da pressão arterial.

NA PRÁTICA

 A manipulação do acesso para coleta de gasometria ou monitoramento de pressão arterial invasiva são considerados procedimentos complexos e que requerem a capacidade de tomada de decisão imediata em caso de intercorrência. Por isso, é uma atividade privativa do enfermeiro, conforme estabelece o Coren.

Dispositivos terapêuticos utilizados nas alterações da pressão arterial

Cateteres venosos

Existem diversos tipos de cateteres com diversas finalidades que podem ser utilizados em UTI. Ao cuidar de um paciente crítico, você poderá encontrar acessos periféricos, acessos venosos centrais, acessos centrais de inserção periférica, cateter Áre Swan Ganz (utilizado para monitoramento hemodinâmico), cateteres para a realização de hemodiálise e cateteres para fins de tratamento oncológico.

O cateter venoso periférico pode ser encontrado nas UTIs, porém não é um cateter recomendado para o tratamento de pacientes críticos, pois estes necessitam de diversas drogas, e muitas delas podem causar necrose ou flebite se utilizadas em veias periféricas. Além disso, pacientes críticos podem necessitar de infusão de grandes quantidades de volume, o que não seria suportado por uma veia periférica. Cateteres venosos periféricos geralmente são encontrados em UTI somente no período de admissão dos pacientes ou após a estabilização destes, quando são retiradas as infusões de drogas vasoativas ou quando há programação de o paciente receber alta da UTI.

O cateter venoso central é um cateter longo, cuja extremidade fica posicionada na veia cava superior e tem como finalidade o monitoramento hemodinâmico por meio da pressão venosa central (PVC), a infusão de soluções com pH < 5 ou > 9 ou soluções de alta concentração de glicose, por exemplo, > 500 mOsm/ℓ, drogas vasoativas e sedativos, cuja infusão em via periférica poderia ocasionar flebite ou necrose dos tecidos em caso de extravasamento. O cateter venoso central é indicado também para pacientes que necessitam de tratamento prolongado, evitando assim inúmeras punções. É indicado na necessidade de infundir grandes volumes de líquidos, para a infusão de nutrição parenteral, quimioterápicos e para infusão de drogas vasoativas, as quais são bastante utilizadas no tratamento de pacientes críticos e sobre as quais falaremos mais adiante.

O cateter venoso central pode ter uma, duas ou três vias para infusão simultânea, e pode ser inserido diretamente em uma veia de grosso calibre ou em uma veia periférica e percorrer a rede venosa até atingir veia cava superior. A inserção do cateter central diretamente em veias de grosso calibre é um procedimento exclusivo do médico e as principais veias puncionadas nesse tipo de procedimento são as jugulares internas, as subclávias

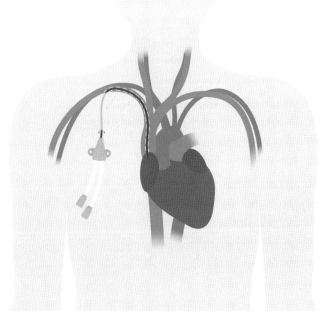

Figura 16.11 Cateter venoso central inserido pela veia subclávia. (Fonte: iStock:©art4stock)

(Figura 16.11) e as femorais. A inserção do cateter central através de veias periféricas é um procedimento realizado pelo enfermeiro e o cateter inserido é chamado de cateter de PICC (sigla em inglês, que significa cateter central de inserção periférica). Esse cateter é inserido principalmente através das veias basílica ou cefálica (Figura 16.12).

Assistência de Enfermagem com o cateter venoso central

Lembre-se dos cuidados com os cateteres centrais:

- Higienizar as mãos antes e após a manipulação do cateter
- Realizar curativo em inserção do cateter conforme prescrição de Enfermagem ou se necessário. Use sempre técnica asséptica.

Lembre-se de utilizar SF a 0,9% para a limpeza e, em seguida, aplicar clorexidine alcoólico > 0,5%. Oclua o curativo com gaze estéril e filme transparente se houver exsudação ou sangramento pela inserção. Caso contrário, aplique apenas o filme transparente com CHG, que poderá permanecer por até 7 dias ou até se apresentar solto, sujo ou úmido. A utilização do filme transparente permite a visualização da inserção, possibilitando perceber precocemente qualquer surgimento de sinais flogísticos. Ao término do curativo, não esqueça de colocar sobre o curativo a data, o horário e o nome de quem realizou o curativo.

- Lavar o cateter com SF a 0,9% antes e após administrar qualquer medicamento para evitar obstrução. Caso seja necessário administrar mais de um medicamento no mesmo horário, lembre-se de lavar o cateter também entre um medicamento e outro para evitar interação medicamentosa e possível perda do cateter por cristalização das soluções. Se o cateter não estiver sendo usado para infusão contínua, lembre-se de injetar SF a 0,9% na(s) via(s) do cateter a cada 6 horas sempre utilizando técnica asséptica
- Utilizar a técnica de turbilhonamento para a lavagem dos cateteres. Lembre-se de fechar o clampe do cateter antes do término da SF a 0,9% contida na seringa. Essa técnica mantém a pressão positiva durante a lavagem do cateter e não permite o retorno de sangue para dentro do cateter ocasionando obstrução do mesmo
- Trocar os dispositivos dos cateteres (tampinhas das dânulas) a cada manipulação ou os bioconectores a cada 4 dias ou se houver sujidade.

> **NA PRÁTICA**
>
> A técnica do turbilhonamento consiste em salinizar o cateter central com pressão positiva em pequenos volumes. Para a lavagem (*flushing*) do acesso venoso central, utiliza-se uma seringa de 10 mℓ com SF a 0,9% em volume no mínimo duas vezes maior que o volume necessário para preencher o lúmen do cateter (*primming*).

Drogas vasoativas

As drogas vasoativas são amplamente utilizadas em UTI e são medicamentos que apresentam efeitos nos vasos periféricos, cardíacos e/ou pulmonares. As drogas vasoativas agem nos receptores encontrados no endotélio vascular e seu efeito se inicia mesmo com pequenas doses, sendo seu efeito dose-dependente, ou seja, quanto maior for a dose, maior será o efeito. Por serem drogas capazes de gerar respostas hemodinâmicas rápidas, é preciso monitoramento hemodinâmico invasivo dos pacientes ao iniciar tratamento com esses medicamentos.

> **IMPORTANTE**
>
> Esteja atento ao cuidar de um paciente recebendo tratamento com droga vasoativa. O uso inapropriado do medicamento pode causar diversos efeitos colaterais, que são extremamente prejudiciais ao paciente, como arritmias, hipertensão ou hipotensão grave, acidentes vasculares cerebrais, parada cardiorrespiratória e morte.

As principais drogas vasoativas utilizadas na UTI se dividem em três categorias:

1. Agentes simpatomiméticos:
   - **Norepinefrina**: é um dos mais potentes vasopressores, sendo capaz de aumentar a vasoconstrição periférica, a frequência e a força de contração cardíaca, e restabelecer a pressão arterial diante de quadros hipotensivos agudos, como no choque
   - **Epinefrina (adrenalina)**: tem efeito muito similar ao da norepinefrina e pode causar vasoconstrição, aumento da frequência e da contração miocárdica, broncodilatação, entre outros efeitos. A epinefrina é indicada no suporte hemodinâmico durante a parada cardiorrespiratória ou estado de choque, em crises asmáticas que não respondem ao tratamento habitual, reações anafiláticas e no controle de pequenas hemorragias cutâneas

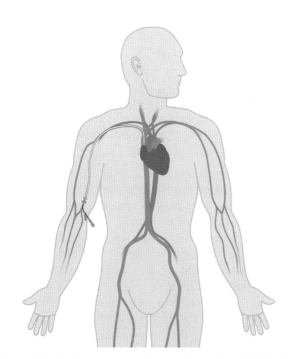

Figura 16.12 Cateter central de inserção periférica (PICC). (Fonte: iStock: ©art4stock)

> **IMPORTANTE**
>
> A epinefrina em doses altas pode induzir arritmias e não é indicada para uso em pacientes com infarto agudo do miocárdio (IAM), uma vez que aumenta o consumo de oxigênio pelo músculo cardíaco.

- **Dobutamina**: é a droga vasoativa indicada para o tratamento da falência cardíaca grave, sendo ela aguda ou crônica, como no choque cardiogênico e na insuficiência cardíaca. A dobutamina aumenta o débito cardíaco e o volume sistólico e diminui a resistência vascular periférica, além de aumentar discretamente a frequência cardíaca e diminuir a pressão do capilar pulmonar
- **Dopamina**: é uma substância precursora da norepinefrina e produz efeitos no organismo dependendo da dose administrada. Em doses baixas, produz efeitos de vasodilatação mesentérica e renal. Nessa dose, é capaz de aumentar o fluxo sanguíneo para os rins e aumentar a taxa de filtração dos glomérulos. Em doses intermediárias, age aumentando a frequência e a força de contração cardíaca e, consequentemente, aumentando o débito cardíaco. Em doses altas, percebe-se vasoconstrição periférica, aumento da pressão arterial média e diminuição do fluxo sanguíneo renal. A dopamina é indicada nos casos de baixo débito cardíaco, em casos de choque séptico, anafilático.

2. Inibidores da fosfodiesterase:
- **Milrinone**: é indicado principalmente em pacientes com insuficiência cardíaca congestiva grave aguda ou crônica que não respondem ao tratamento convencional. A droga age aumentando o débito cardíaco, a contratilidade miocárdica e proporcionando vasodilatação periférica.

3. Vasodilatadores:
- **Nitroglicerina**: é um fármaco que atua ocasionando vasodilatação coronariana, diminuição do tônus venoso e redução do retorno de sangue ao coração, levando à diminuição da pressão do capilar pulmonar e da pressão de enchimento do ventrículo esquerdo. A nitroglicerina é indicada para pacientes com angina e IAM, por aumentar o diâmetro das artérias coronárias, permitindo um aumento do fluxo sanguíneo para o coração e diminuindo a área de isquemia miocárdica. Além disso, é indicada para pacientes com insuficiência cardíaca e sinais clínicos de congestão pulmonar
- **Nitroprussiato de sódio**: aumenta o nível de óxido nítrico, ocasionando a vasodilatação arterial e venosa. Por essa razão, diminui tanto a pressão do capilar pulmonar, reduzindo congestão pulmonar, como a resistência vascular periférica, aumentando o débito cardíaco. É uma droga muito utilizada em pacientes com insuficiência cardíaca secundária a IAM para aumentar o débito cardíaco e, ao mesmo tempo, reduzir o consumo de oxigênio pelo miocárdio. É indicado no controle de hipertensão grave e situações que requerem redução imediata da pressão sanguínea, como: encefalopatia hipertensiva, hemorragia cerebral, descompensação cardíaca aguda acompanhada por edema pulmonar e aneurisma dissecante.

Monitoramento da pressão venosa central

Como citado anteriormente, o cateter venoso central também permite a medição da PVC. Em pacientes criticamente enfermos, o monitoramento da pressão venosa central (PVC) pode ajudar na avaliação do estado volêmico do paciente. A PVC é a aferição da pressão no interior da veia cava superior, por meio de um sistema por coluna d'água ou um transdutor de pressão. Em pacientes que não possuem lesão da valva tricúspide, a pressão na veia cava superior, a pressão no átrio direito e no ventrículo direito são iguais no final da diástole, portanto, a PVC também representa a pressão de enchimento do ventrículo direito, ou seja, a pré-carga. Por esse motivo, ela é um dado extremamente importante para a avaliação da volemia do paciente crítico.

> **IMPORTANTE**
>
> A PVC pode ser medida também com a cabeceira do leito elevada até um ângulo máximo de 60°. No entanto, lembre-se de que o eixo flebostático altera conforme a cabeceira do leito é elevada e você precisará modificar o posicionamento do transdutor a cada alteração da posição do paciente.

Para medir a PVC, você precisará encontrar o eixo flebostático do paciente. Para o encontrar, primeiramente, coloque o paciente em decúbito dorsal. Em seguida, encontre o ponto de intersecção entre o quarto espaço intercostal e a linha média axilar. O transdutor deverá ser nivelado a esse ponto. Em seguida, você deverá zerar o sistema para que a medida seja feita de forma fidedigna.

Os valores normais da PVC, considerando-se o eixo flebostático como referência para o zero do transdutor, variam de 0 a 8 mmHg.

Assistência de Enfermagem no monitoramento da pressão venosa central

Você perceberá, ao ler os itens a seguir, que a assistência de Enfermagem no monitoramento da PVC é muito similar à assistência de Enfermagem no monitoramento da pressão arterial invasiva. Lembre-se de que os cuidados de Enfermagem visam evitar as possíveis complicações. Para ver as possíveis complicações do monitoramento da PVC, consulte a Tabela 16.2.

- Higienizar as mãos com água e sabão ou aplicar álcool em gel antes e após qualquer contato com o cateter
- Realizar o curativo em inserção do cateter conforme prescrição de Enfermagem ou se necessário. Use sempre técnica asséptica. Lembre-se de utilizar SF a 0,9% para a limpeza e, em seguida, aplicar álcool 70% ou clorexidine alcoólico > 0,5%. Oclua o curativo com gaze estéril e filme transparente se houver exsudação ou sangramento pela inserção. Caso contrário, aplique apenas o filme transparente, que poderá permanecer por até 7 dias ou até se apresentar solto, sujo ou úmido. A utilização do filme transparente permite a visualização da inserção, possibilitando perceber precocemente qualquer surgimento de sinais flogísticos

- Manter a pressurização do SF a 0,9% do sistema em 300 mmHg, o que permite uma irrigação contínua de baixo fluxo (cerca de 3 a 5 mℓ por hora). Não utilize soro glicosado no sistema; a glicose é meio de cultura
- Comunicar o enfermeiro ou o médico caso perceba a presença de sinais flogísticos, se o paciente se queixar de dor no local ou quando não visualizar curva de pressão no monitor
- Realizar troca dos dispositivos do cateter (conectores e tampinhas) sempre após as manipulações
- Evitar desconexões desnecessárias do sistema favorecendo a contaminação, o fluxo retrógrado de sangue ou embolia gasosa
- Não molhar o local de inserção do cateter. Ao realizar o banho no leito ou encaminhar o paciente para banho de aspersão, tome o cuidado de colocar uma cobertura impermeável sobre o local.

Tabela 16.2 Possíveis complicações do monitoramento da pressão venosa central.

Pneumotórax durante a passagem do cateter, se a punção for em veia central
Embolia gasosa
Infecção no local da inserção do cateter ou infecção de corrente sanguínea

DICA DE MESTRE

Na internet, existem vários vídeos que mostram, de maneira didática, como montar o sistema e como medir a PVC do paciente, tanto com coluna de água, quanto por transdutor de pressão. Pesquise, assista a alguns vídeos, anote suas principais dúvidas e pergunte ao professor durante seu estágio em UTI.

MONITORAMENTO DA FREQUÊNCIA RESPIRATÓRIA E SATURAÇÃO DE OXIGÊNIO

Os distúrbios respiratórios implicam condições que rapidamente colocam a vida do paciente em risco, sendo necessário que a equipe de Enfermagem tenha condições de identificar precocemente as alterações presentes e os riscos potenciais, e possa intervir prontamente, de modo a propiciar melhores resultados para o paciente.

Durante os cuidados com o paciente, várias características associadas ao sistema respiratório devem ser monitoradas:

- **Frequência respiratória**: deve ser contada por 1 minuto inteiro e avaliada em uma das seguintes categorias:
  - **Eupneia ou frequência "normal":** 12 a 20 movimentos ventilatórios por minuto (mvm)
  - **Taquipneia**: frequências superiores a 20 mvm
  - **Bradipneia**: frequência respiratória inferior a 10 mvm
  - **Hiperpneia**: aumento na profundidade da respiração além do normal, que pode existir com ou sem hiperventilação
- **Ritmo**: o ritmo respiratório tem ciclos regulares, com a fase expiratória ligeiramente mais longa que a fase inspiratória
- **Grau de esforço ventilatório**: o uso excessivo da musculatura abdominal ou de outros músculos acessórios indica aumento do esforço ventilatório
- **Cor da pele**: a cianose (cor arroxeada da pele) pode ocorrer quando há uma grande quantidade de hemoglobina não saturada, e pode ser detectada quando a saturação de oxigênio no sangue arterial cai abaixo de 85%. A cianose geralmente é considerada um sinal tardio da disfunção aéreas
- **Estado mental**: a redução do nível de consciência do paciente e/ou a alteração do estado mental pode indicar hipoxemia (redução nos níveis de oxigênio). Os sinais podem incluir um comportamento inapropriado, agitação, confusão mental, sonolência e coma
- **Tosse**: a identificação da presença e do tipo de tosse do paciente é importante, pois indica a dificuldade de eliminação de secreção ou líquidos que estejam obstruindo os pulmões ou vias aéreas.

Uma das condições mais graves que interferem na frequência respiratória é a insuficiência respiratória aguda (IRpA), definida como a incapacidade do sistema respiratório em desempenhar sua principal função, ou seja, promover adequadamente a oxigenação do sangue arterial e a eliminação do gás carbônico.

As principais causas da IRpA são: lesão pulmonar aguda, síndrome da angústia respiratória aguda, edema pulmonar cardiogênico, pneumonias, embolia pulmonar, miastenia *gravis*, asma, doença pulmonar obstrutiva crônica (DPOC).

Os principais sinais e sintomas são: alteração do nível de consciência, taquipneia, dispneia, cianose central e de extremidades, utilização da musculatura acessória da respiração e diminuição na saturação de oxigênio obtida por meio da oximetria de pulso para valores abaixo de 95%. A Tabela 16.3 mostra as principais intervenções de Enfermagem em casos de IRpA.

Tabela 16.3 Intervenções de Enfermagem em casos de insuficiência respiratória aguda (IRpA).

Manutenção e permeabilidade das vias aéreas
Mobilização das secreções
Promoção da expansibilidade torácica
Oxigenoterapia*
Manutenção da permeabilidade e desobstrução das vias aéreas
Aspiração orofaríngea/nasofaríngea e/ou orotraqueal/nasotraqueal
Suporte ventilatório invasivo (intubação orotraqueal) ou ventilação não invasiva
Mudança/elevação de decúbito – diminuir a dificuldade ventilatória/respiratória

*Oxigenoterapia é o termo utilizado para o uso clínico de oxigênio suplementar e consiste na administração de oxigênio acima da concentração presente no ambiental normal ao nível do mar (21%). O objetivo da oxigenoterapia é corrigir a hipoxemia por meio da otimização da oferta de oxigênio e, consequentemente, manter a oxigenação tecidual adequada, além de promover a diminuição da carga de trabalho cardiopulmonar através da elevação dos níveis de oxigênio alveolar e sanguíneo. O tipo de dispositivo que será utilizado para oferta de oxigenoterapia deve ser prescrito pelo médico, que fará a escolha de acordo com a concentração de oxigênio que se quer ofertar e também de acordo com a condição clínica do paciente.

Dispositivos terapêuticos utilizados nas alterações da frequência respiratória e saturação de oxigênio

Cânula nasal ou cânula tipo óculos (Figura 16.13). Utiliza fluxos inferiores a 8 ℓ/min, mas pode causar desconforto e ressecamento nasal, mesmo com dispositivos de umidificação acoplados. A cânula nasal é confortável para os pacientes, não interfere na fala ou na alimentação. Pode fornecer níveis de FI_{O_2} de 0,24 a 0,40.

Máscara facial simples com cobertura de boca e nariz. O corpo da máscara em si coleta e armazena oxigênio entre as inspirações do paciente, e a expiração se faz por meio de orifícios laterais ou pela própria borda da máscara. A variação de entrada de ar de uma máscara simples é de 5 a 12 ℓ/min, liberando concentrações de 40 a 60%.

Máscara de não reinalação (ou não reinalante) (Figura 16.14). Por meio de válvulas unidirecionais, é capaz de administrar 90 a 95% de oxigênio com uma taxa de fluxo de 15 ℓ/min. Pode ser utilizada em pacientes críticos que ainda tenham ventilação espontânea.

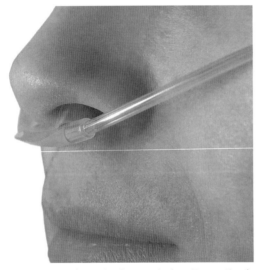

Figura 16.13 Cânula nasal ou cânula tipo óculos. (Fonte: iStock: ©sudok1)

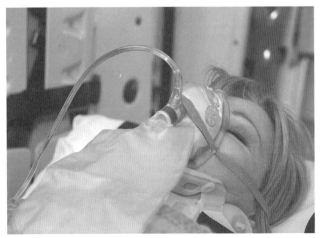

Figura 16.14 Máscara de não reinalação. (Fonte: iStock: ©stefanolunardi)

Máscara de Venturi (Figura 16.15). É um sistema de alto fluxo, no qual o oxigênio passa por um orifício sob pressão, causando aspiração do ar ambiente para o interior da máscara. Pela máscara de Venturi são fornecidas diferentes concentrações de O_2 controladas por meio de diluidores codificados em seis cores, para diferentes concentrações de 24, 28, 31, 35, 40 e 50%.

Intubação endotraqueal. É um procedimento pelo qual se insere um tubo/cânula nas vias aéreas para manter a ventilação/oxigenação adequada diante da ineficiência ou ausência de ventilação/respiração, garantindo a permeabilidade das vias aéreas e minimizando a aspiração do conteúdo gástrico. Após a intubação endotraqueal, alguns cuidados de Enfermagem são de fundamental importância:

- Manter a cabeceira do paciente elevada em 30 a 45°, se não houver contraindicação, pois esse procedimento previne a pneumonia associada à ventilação mecânica
- Monitorar o padrão respiratório e a administração do oxigênio por meio do controle de frequência respiratória e oximetria de pulso
- Manter atenção constante aos alarmes do ventilador mecânico
- Avaliar frequentemente o estado geral do paciente a partir do monitoramento dos sinais vitais
- Manter o alinhamento adequado da cabeça e pescoço de forma a prevenir o deslocamento do tubo dentro da traqueia
- Realizar higiene oral utilizando solução antisséptica de forma sistemática ou sempre que necessário
- Remover secreções da cavidade oral quando clinicamente indicado, com técnica padronizada
- Registrar os parâmetros fornecidos pelo ventilador no prontuário do paciente
- Manter o ar a ser administrado umidificado e aquecido. Trocadores de calor e umidade, com membrana de filtro ou não, podem ser utilizados se o paciente não tiver contraindicações (hipovolemia, hipotermia, distúrbios de coagulação); nesses casos, considerar o uso de umidificador aquecido conforme prescrição de Enfermagem
- Registrar a pressão do balonete 3 vezes/dia, pelo menos

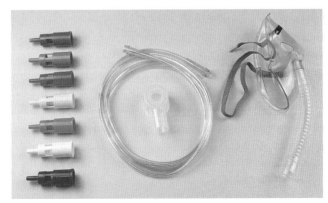

Figura 16.15 Máscara de Venturi e diluidores. (Fonte: iStock: ©porpeller)

- Evitar condensação de fluidos nos circuitos de ventilação e desprezar o conteúdo dos copos de drenagem quando houver
- Realizar mudança de posição no leito, levando em consideração a condição pulmonar.

> **IMPORTANTE**
>
>
>
> É importante ressaltar a Resolução Cofen nº 557/2017, que normatiza a atuação da equipe de Enfermagem no procedimento das vias aéreas:
>
> **Art. 2º** Os pacientes graves, submetidos a intubação orotraqueal ou traqueostomia, em unidades de emergência, de internação intensiva, semi intensivas ou intermediárias, ou demais unidades da assistência, deverão ter suas vias aéreas privativamente aspiradas por profissional enfermeiro, conforme dispõe a Lei do Exercício Profissional da Enfermagem.
>
> **Art. 5º** Os pacientes crônicos, em uso de traqueostomia de longa permanência ou definitiva em ambiente hospitalar, de forma ambulatorial ou atendimento domiciliar, poderão ter suas vias aéreas aspirada pelo Técnico de Enfermagem, desde que devidamente avaliado e prescrito pelo enfermeiro, como parte integrante do Processo de Enfermagem.

Monitoramento do balanço hídrico

O equilíbrio hídrico é um processo dinâmico indispensável à vida. A água e os solutos constituem os líquidos corporais. Em adultos, os líquidos constituem entre 55 e 60% da massa total do corpo. Esses líquidos ficam divididos entre dois compartimentos: o compartimento de líquido intracelular (LIC) e o compartimento de líquido extracelular (LEC). Dois terços do líquido corporal se encontram dentro das células (LIC) e um terço se encontra fora das células (LEC). Diariamente, um indivíduo saudável ingere cerca de 2.300 mℓ de água, seja pela ingestão de líquidos ou de alimentos sólidos, como a água proveniente de frutas e legumes.

Balanço hídrico é o equilíbrio entre os líquidos infundidos e eliminados de um paciente em determinado intervalo. Em um paciente crítico, é muito importante realizar esse monitoramento, já que a retenção hídrica ou o excesso de eliminação podem prejudicar, ou piorar, a evolução clínica do paciente.

Os ganhos hídricos compreendem todo o volume líquido que o paciente recebe, seja na administração de medicamentos independentemente da via, seja por meio da ingestão de alimentos e líquidos via oral (VO) ou por sonda ou na infusão de hemocomponentes.

As perdas hídricas ocorrem por meio da eliminação vesical, em torno de 1.500 mℓ/dia, variando de acordo com a ingesta hídrica e os mecanismos regulatórios de eliminação. Na evacuação, a perda é em média 100 mℓ/dia em pacientes com evacuação normal, aumentando consideravelmente em casos de diarreias e em hemorragias ou débito de drenos em casos de pacientes na recuperação pós-operatória ou vítimas de traumas. No corpo humano, temos também as perdas insensíveis de líquido, que se dão por meio da respiração, em torno de 300 a 400 mℓ/dia, variando de acordo com a prática de atividade física e temperatura ambiente. A perda de líquido pelo suor também pode variar bastante, de acordo com a atividade diária, a temperatura e o metabolismo de cada indivíduo, mas a quantidade eliminada é normalmente de 100 mℓ/dia. Os casos de perdas líquidas por suor em ambientes muito quentes ou durante a prática de exercícios físicos podem ficar em torno de 1 a 2 ℓ.

Quando a eliminação hídrica é muito menor que o ganho, o paciente começa a reter volume e, com isso, as principais complicações são edemas, que podem ser de membros ou órgãos. Esses edemas ficam evidentes principalmente nas extremidades dos membros inferiores e superiores; em casos mais avançados, acometem também a face ou tornam-se generalizados, conhecidos como "anasarca". Esse excesso de líquido corporal retido pode gerar problemas importantes na hemodinâmica do paciente, como sobrecarga cardíaca, edema agudo pulmonar, dificuldades respiratórias, entre outros.

Por outro lado, quando a eliminação é muito superior ao ganho hídrico, o balanço hídrico tende a ficar muito negativo, o que também pode repercutir negativamente na hemodinâmica do paciente, como hipotensão arterial, choque hipovolêmico, taquicardia, baixo débito cardíaco e problemas renais associados à hipoperfusão renal.

Cuidados de Enfermagem

Os principais cuidados de Enfermagem no monitoramento do balanço hídrico estão diretamente ligados à observação e anotação dos volumes infundidos e/ou ofertados e dos eliminados. Caso seja observado um desequilíbrio entre eles, cabe ao Técnico de Enfermagem comunicar ao enfermeiro ou à equipe médica para que seja analisada a situação, e que a equipe possa decidir a melhor conduta a fim de evitar e/ou reduzir complicações ao paciente.

Com relação às eliminações, o controle do débito urinário e das secreções expelidas através dos drenos é a via mais importante de monitoramento de perdas.

> **NA PRÁTICA**
>
>
>
> Existem eliminações cuja quantidade não é possível mensurar com exatidão, como na evacuação. Por isso, sempre que o paciente apresenta esse tipo de eliminação, devemos anotar características como o aspecto das fezes, que podem ser: endurecidas, pastosas, semilíquidas ou líquidas, e a quantidade que deve ser mensurada na forma de cruz, sendo: 1 (+) pequena quantidade, 2 (++) média quantidade, 3 (+++) quantidade moderada e 4 (++++) grande quantidade. A mesma regra vale para mensurar a quantidade de êmese.

Débito urinário

A principal função do sistema renal é manter o equilíbrio entre os líquidos e os eletrólitos no corpo humano, e esse equilíbrio se dá por meio do processo de filtração do sangue pelos rins e pela formação e eliminação da urina. A urina é formada nos néfrons após três etapas: filtração, reabsorção excreção.

No processo de filtração, o sangue passa pelos néfrons sendo retirados água, resíduos decorrentes dos processos do metabolismo do organismo, como ureia e creatinina, e excesso de eletrólitos. Durante a reabsorção, parte do produto resultado da filtração volta ao organismo pelos capilares dos túbulos renais; essa reabsorção ocorre por uma transferência passiva ou ativa principalmente durante a passagem do filtrado pelo túbulo proximal, porém, pode-se observar o processo de reabsorção por toda a extensão do túbulo renal. O restante do filtrado vai se tornando mais concentrado na porção do túbulo distal e nos ductos coletores, onde se forma a urina, o produto da excreção. A urina é armazenada na bexiga até o momento de ser eliminada pela uretra, pelo ato da micção espontânea ou via cateter vesical.

O débito urinário é a quantidade de urina eliminada pelo corpo em 24 horas e esse controle é essencial para o monitoramento do balanço hídrico do paciente. Normalmente, os pacientes gravemente enfermos e que necessitam de monitoramento do balanço hídrico apresentam cateter vesical de demora e, assim, o controle do débito urinário se torna mais fácil e fidedigno. Caso o paciente tenha micção espontânea por fralda, recomenda-se que ela seja pesada para que haja um controle mais rigoroso do débito urinário. Nesse caso, recomenda-se que você pese a fralda limpa antes de colocá-la no paciente e que desconte esse valor antes de considerar o "peso" relativo à micção.

Por exemplo, se a fralda limpa pesava 55 g e após a micção está pesando 285 g, logo, você deverá considerar 230 g de urina eliminada. O peso da fralda seca deve ser anotado em local de fácil identificação. Por isso, recomendamos que a informação seja registrada a lápis na própria folha de registros de paciente ou a caneta na própria fralda.

Cuidados de Enfermagem

Como profissional de Enfermagem, cabe o cuidado de acompanhar o débito urinário do paciente crítico por meio do controle rigoroso das micções e observação rigorosa do paciente na identificação de possíveis edemas relacionados à retenção hídrica ou a sinais de hipovolemia relacionados ao excesso de eliminação. O trabalho em equipe deve ser realizado de modo que cada membro faça sua parte.

Em setores com pacientes críticos, o controle do débito urinário deve ser rigoroso, por isso, a maioria dos pacientes faz uso de cateterismo vesical. Isso auxilia e facilita o controle do débito urinário real, minimizando a possibilidade de não mensurar corretamente a eliminação vesical do paciente.

Existem dois tipos de cateterismo vesical:

- **Cateterismo de alívio**: indicado nos casos em que não será necessária a permanência do cateter após a drenagem do conteúdo vesical retido
- **Cateterismo de demora** (Figura 16.16): realizado com um cateter próprio para permanecer por um período maior. Seu material é mais maleável e dispõe de um balão em sua extremidade para manter o cateter fixo dentro da bexiga, realizando a drenagem constante da urina depurada e não permitindo o seu acúmulo dentro da bexiga.

Os dois procedimentos são considerados invasivos e envolvem riscos ao paciente, como infecção do trato urinário e traumas. Por isso, são procedimentos privativos do enfermeiro. Já a retirada do cateter vesical de demora, por ser considerada uma técnica de menor complexidade, pode ser realizada pelo Técnico de Enfermagem, sob a supervisão e orientação do enfermeiro e conforme protocolo institucional.

O cuidado com esse dispositivo é de extrema importância, a fim de evitar a infecção do trato urinário (ITU).

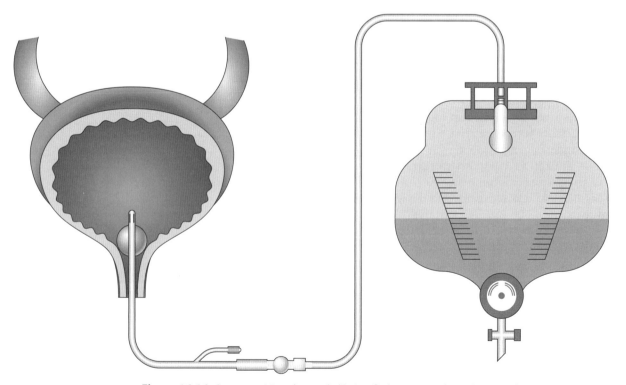

Figura 16.16 Cateter posicionado, com balão insuflado e conectado ao sistema coletor.

A higienização do meato urinário deve ser realizada com água e sabão neutro a cada troca de fraldas e/ou pelo menos uma vez a cada 6 horas, e o cateter vesical deve ser fixado no corpo do paciente de modo que não seja tracionado e ocasione uma lesão na uretra por pressão. Em pacientes do sexo feminino, deve-se fixar o cateter vesical na face interna da coxa, e em pacientes do sexo masculino, é indicado fixar o cateter vesical em região suprapúbica ou na crista ilíaca anterossuperior.

A bolsa de drenagem deve ser mantida sempre em níveis mais baixos que a bexiga do paciente, ou seja, sempre abaixo da linha da cintura, a fim de não permitir o retorno da urina já drenada para a bexiga. Sempre que for necessário realizar uma movimentação do paciente que ocasionará na elevação da bolsa de drenagem ao nível da bexiga ou superior, e com isso um possível retorno da urina já drenada, devemos clampear o dispositivo e sempre desclampear imediatamente após o posicionamento da bolsa de drenagem abaixo da bexiga.

Drenos

Os drenos são de extrema importância na recuperação e evolução de pacientes em pós-operatório e estão diretamente ligados ao controle do balanço hídrico destes. Existem vários tipos e modelos de drenos, porém, todos têm a finalidade de permitir que o excesso de líquidos, exsudato, sangue e/ou ar fiquem retidos nos sítios cirúrgicos. Os drenos podem ser abertos para uma bolsa coletora, como no caso dos drenos de Penrose, e podem ser circuitos fechados com a necessidade de selo d'água, como os tubulares utilizados principalmente na região torácica, mantido o circuito fechado com pressão negativa por sucção (VAC) ou aspiração contínua; e existem drenos com dispositivos valvulados, impossibilitando o retorno de ar ou líquidos para o sítio drenado, como os drenos PigTail.

Cabe à equipe de Enfermagem mensurar e acompanhar o débito drenado periodicamente. Durante o cuidado ao paciente, o profissional deve estar atento ao volume, ao aspecto e à frequência desse débito, comunicando as alterações ao enfermeiro e/ou médico responsável pelo paciente. Durante o cuidado com os drenos, o profissional não deve permitir o retorno de ar ou líquidos para os sítios drenados, devendo, assim, manipular os dispositivos com total atenção e cuidado; em caso de dúvidas ou dificuldades, solicitar ajuda do enfermeiro. Para realizar a troca do selo d'água de circuitos fechados ou desprezar o volume do frasco coletor de drenos com pressão negativa, deve-se realizar o clampeamento prévio das extensões para impedir a perda da pressão negativa e/ou entrada de ar na cavidade como a pulmonar, por exemplo.

Registros do balanço hídrico

Já é sabido que é de extrema importância que todas as ações e todos os cuidados sejam anotados no prontuário do paciente, de forma clara e organizada. Isso garante o registro documental da assistência prestada e a continuidade da assistência pela equipe multiprofissional.

Quanto às anotações do controle hídrico do paciente, você deve estar atento em descrever todas as alterações realizadas durante a assistência em caso de pacientes com medicação contínua, e relacioná-las ao motivo dessas alterações. Veja exemplos nas Tabelas 16.4 e 16.5.

Folha de controles

Nas unidades de cuidados ao paciente crítico, o funcionário trabalhará com um impresso desenvolvido pela instituição da unidade. Assim, cabe ao profissional conhecer o material e estar atento aos dados registrados. Existem locais específicos onde o profissional deverá lançar os valores do ganho hídrico e de eliminações, sendo imprescindível total atenção no fechamento do balanço hídrico, que pode ser realizado parcialmente, a cada 6 horas, ou total, a cada 24 horas (Figura 16.17).

Dispositivos terapêuticos utilizados nas alterações do balanço hídrico

Pressão venosa central

A forma correta de medir uma PVC e os cuidados de Enfermagem já foram destacados neste capítulo, mas no suporte de monitoramento hídrico, devemos nos atentar aos valores que a PVC apresenta. O valor normal de uma PVC é estabelecido entre 0 e 8 mmHg, com o ponto zero devidamente localizado na linha média axilar.

Se a PCV apresentar valor abaixo dos valores normais, isso pode sugerir uma hipovolemia, ou seja, o paciente apresentou uma perda maior de líquidos; se o valor da PVC for superior aos níveis considerados normais, isso sugere uma sobrecarga volêmica, que pode estar associada a uma descompensação no equilíbrio hídrico relacionada ao excesso de líquidos ofertados ou uma disfunção

Tabela 16.4 Exemplo de anotação que omite informações e dificulta o entendimento das ações pela equipe.

07h30 – Iniciada infusão de solução de norepinefrina a 4 mℓ/h em BIC a pedido do Dr. Xx
08h00 – Aceitou parcialmente o café oferecido
08h35 – Apresentou evacuação, realizada troca de fraldas
09h00 – Reduzida infusão de solução de norepinefrina para 3 mℓ/h a pedido do Dr. Xx.

Apesar de as anotações terem sido realizadas, pode-se observar que elas se encontram de modo vago e deixando de acrescentar informações importantes a respeito dos cuidados prestados e de demais condutas e alterações.

Tabela 16.5 Exemplo de anotação clara e organizada que facilita o entendimento das ações pela equipe.

07h30 – Paciente apresenta PAM = 58 mm/Hg. Iniciada infusão de solução de norepinefrina a 4 mℓ/h em BIC a pedido do Dr. Xx
08h00 – Aceitou parcialmente o café oferecido, tomando uma xícara de chá, recusou as bolachas
08h35 – Apresentou grande quantidade de fezes líquidas (++++).
Realizada higiene íntima com água e sabão, aplicada pomada para proteção da pele e mantido com fralda limpa e seca
09h00 – Apresenta PAM = 88 mm/Hg. Comunicado Dr. Xx, que solicita reduzir infusão de solução de norepinefrina para 3 mℓ/h.

Neste exemplo, pode-se observar que as anotações dos mesmos cuidados e condutas estão mais completas, o que facilita a toda equipe entender os cuidados prestados e alterações realizadas de uma forma mais clara e simples.

UNIVERSIDADE FEDERAL DO RIO DE JANEIRO
MATERNIDADE ESCOLA DA UFRJ

SERVIÇO DE NEONATOLOGIA

BALANÇO HÍDRICO
SERVIÇO DIURNO

RN:	Data:___/___/_____	Visita dos pais: ( ) sim ( )Não	Precaução: ( ) padrão ( ) contato ( ) respiratório		Peso atual: __________ (_____)
Nome da mãe:	Dias de vida:	Posição canguru:( )sim ( )Não	D______ TOT/ TQT	D____ AVP em ____________	Peso ant.: ________ (___/___/___)
Registro:	Dias intern:	Zona termoneutra:	D______ COG/CNG	D____ acesso profundo tipo ______________ em ______________	

HORA	HEMODINÂMICO													Aspiração		ADMINISTRADOS																	Saída					Rod. sensor	Decúbito
	Sinais Vitais							Glicemia	Assist. Ventilatória					TOT	VAS	Infusões Parenterais								Med.		Dieta						Vômitos	Diurese		Fezes		Drenos		
	T.Inc	Modo	T.ax	FC	FR	PA	NIPS		PIP	PEEP	Freq	FiO_2	Sat.			Presc	Adm	Presc	Adm	Presc	Adm	Presc	Adm	EV	Oral	Leite	Vol	Via	RG Quant	RG Desp.	RG Carac		Vol	Carac/EU	Quant	Caract			
6																																							
7																																							
8																																							
9																																							
10																																							
11																																							
12																																							
Soma																																							
12																																							
13																																							
14																																							
15																																							
16																																							
17																																							
18																																							
Soma																																							

Subtotal adm. nas 12 horas: Eliminado nas 12 horas: Balanço Hídrico das 12 horas: Diurese 12h: ______ ml/kg/h

NIPS	0 ponto	1 ponto	2 pontos	Evolução de enfermagem
Exp. facial	Relaxada	Contraída		
Choro	Ausente	Resmungos	Vigoroso	
Respiração	Regular	Alterada		
Braços	Relaxados	Fletidos		
Pernas	Relaxados	Fletidas		
Consciência	Dorm./ calmo	Desconf.		
Interpretação: presença de dor ≥ 4 pontos				

Assinatura e carimbo:

Figura 16.17 Exemplo de folha de controle para monitoramento de balanço hídrico. (Fonte: Maternidade Escola da UFRJ - UTI Neonatal, 2015.)

e falência ventricular. Porém, todas as alterações dos valores da PVC sempre devem ser avaliadas em associação com outros parâmetros hemodinâmicos.

Manter os valores da PVC devidamente anotados na folha de controle de sinais vitais e sempre comunicar ao enfermeiro e/ou à equipe médica, quando observadas alterações de valores que não se enquadram nos níveis considerados normais.

Terapias de substituição renal

Algumas complicações renais também podem comprometer o balanço hídrico do paciente, com destaque para a insuficiência renal aguda, muito comum em pacientes graves, a qual pode apresentar incidência de 40% dos pacientes internados em UTI.

A insuficiência renal ocorre quando os rins perdem a capacidade de remover os resíduos metabólicos ou os líquidos e eletrólitos, fazendo com que o balanço hídrico fique prejudicado. Assim, o paciente perde a capacidade de filtrar ou eliminar os resíduos e eletrólitos pela urina, ou seja, o paciente pode apresentar micção, porém, os níveis de eletrólitos e marcadores renais estão acima do limite. Como também pode perder a capacidade de eliminar os líquidos, fazendo com que o débito urinário seja insuficiente ou até ausente, causando desequilíbrio hidroeletrolítico.

A insuficiência renal aguda (IRA), mais comum em UTIs, surge em decorrência da própria gravidade do paciente e pode estar associada a quadros de choque séptico, doenças respiratórias e cardiovasculares. Na maior parte das vezes, a função renal é restabelecida quando o paciente melhora o quadro de base. Em situações mais específicas, o paciente pode evoluir para insuficiência renal crônica (IRC) ou ser admitido na UTI já com essa alteração, o que exigirá continuidade da terapia renal durante os dias de internação na UTI.

Tanto nos casos agudos quanto nos crônicos, o organismo é afetado por uma falha dos mecanismos de regulação de função renal, ocasionando a incapacidade de filtração dos rins ou até sua falência total. Para ambos os casos, estão indicadas terapias que farão o papel dos rins (terapias de substituição renal); além disso, o paciente deverá ser submetido a tratamento medicamentoso e restrições alimentares para que os resultados sejam otimizados. Em situações específicas, pode ser indicado o transplante renal.

As terapias de substituição renal utilizadas em pacientes com algum tipo de insuficiência renal têm como finalidade realizar a filtração do sangue e retirar os resíduos decorrentes do metabolismo e/ou excesso de líquido circulante, garantindo o equilíbrio dos mesmos no organismo.

Em unidades de tratamento com pacientes críticos, a hemodiálise é mais utilizada quando comparada com a diálise peritoneal. Vale destacar que, para que sejam escalados no cuidado direto com as terapias de hemodiálise ou dialise peritoneal, tanto o enfermeiro quanto o Técnico de Enfermagem devem ser habilitados e treinados previamente para a realização dos cuidados. Existem cursos em Nefrologia destinados aos profissionais de níveis técnicos, para que estes possam se especializar, e só após a conclusão do curso de especialização o profissional estará apto e habilitado para prestar o cuidado direto relacionado ao procedimento de hemodiálise ou diálise peritoneal.

A hemodiálise pode ser utilizada tanto para pacientes crônicos, que já fazem o tratamento com essa terapia em clínicas previamente às internações, como para pacientes que apresentam IRA. O paciente precisa ter um acesso venoso, seja por uma fístula arteriovenosa, que é mais comum em pacientes crônicos que já fazem o tratamento em clínicas, ou por um cateter central calibroso com dupla via, que pode ser inserido na veia jugular interna, subclávia ou femoral do paciente que apresenta insuficiência renal aguda. Com ajuda de uma máquina (Figura 16.18), o sangue é retirado por uma das vias do cateter e percorre um sistema no qual é filtrado. Após essa filtragem, o sangue retorna para o corpo do paciente através da outra via do cateter.

Já na diálise peritoneal, um cateter específico (cateter de Tenckhoff) é instalado no abdome do paciente e, através dele, é injetado um líquido que ajudará na retirada das substâncias que deveriam ser filtradas pelos rins. Posteriormente, esse líquido é drenado através desse mesmo cateter. A entrada e saída de líquido no peritônio pode ser realizada de maneira manual, por meio de um sistema fechado de infusão e drenagem ou controlada por uma máquina.

Cuidados de Enfermagem ao paciente em terapia de substituição renal

Ao profissional de Enfermagem devidamente capacitado para operar e conduzir a terapia de substituição renal, cabe:

- Orientar o paciente quanto ao tratamento e à rotina
- Estar atento à prescrição médica e preparar os banhos e medicações utilizadas na terapia

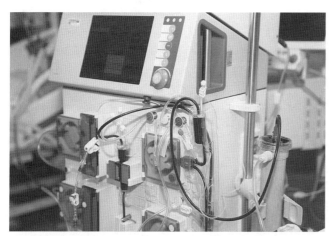

Figura 16.18 Máquina de hemodiálise. (Fonte: iStock: ©jovanjaric)

- Manter controle dos sinais vitais conforme prescrição de Enfermagem
- Proteger o cateter
- Estar atento com a formação de bolhas ou coágulos na extensão do circuito da máquina de hemodiálise
- Em pacientes com fístula arteriovenosa, checar se ela apresenta frêmito (sensação de vibração ao tocar nela).

Considerando que algumas atividades e cuidados com o cateter para hemodiálise são considerados complexos, recomenda-se que, durante essa terapia, o Técnico de Enfermagem desenvolva apenas atividades de controle, anotações, troca de soluções e desprezo das bolsas, desde que seja devidamente habilitado e apto para a realização dos cuidados. A montagem do equipamento, instalação e desconexão das vias e manipulação do cateter são atividades exclusivas do enfermeiro.

Monitoramento neurológica

Em uma UTI, a identificação precoce de disfunções presentes no sistema nervoso é de suma importância para minimizar riscos e complicações. Apesar de a maior parte dos pacientes gravemente enfermos ter algum tipo de alteração neurológica, seja em decorrência do problema de base, seja por ação de sedativos, monitorar a condição neurológica de todos os pacientes internados na UTI e informar precocemente qualquer alteração é imprescindível para a melhor recuperação. Reconhecer alterações no nível de consciência ou sinais e sintomas característicos de possíveis danos neurológicos é função primordial de todo o profissional que atua na UTI.

Para que você entenda quais são os sinais de alerta para as alterações do sistema nervoso, serão abordados os principais componentes de monitoramento desse sistema. Como Técnico de Enfermagem, a avaliação desse sistema não está entre as suas competências, mas você poderá ser fundamental na identificação de alterações e poderá comunicar precocemente o enfermeiro ou o médico a fim de evitar a piora do quadro clínico:

- Nível de consciência
- Pupilas
- Força motora
- Dor e escalas de avaliação
- Pressão Intracraniana (PIC).

Nível de consciência

Consciência é o ato de despertar e define-se como a capacidade de o indivíduo reconhecer a si mesmo e ao ambiente que o cerca. A consciência pode ser percebida por meio de conteúdo, expresso pelas funções cognitiva e emocional, e de resposta do indivíduo a um estímulo, seja ele motor, verbal ou doloroso. Esses parâmetros são regulados pelo córtex cerebral e qualquer disfunção poderá ocasionar alteração tanto no conteúdo quanto na resposta do indivíduo.

Uma ferramenta que pode auxiliar médicos e enfermeiros na avaliação do nível de consciência é conhecida como Escala de Coma de Glasgow (ECGI). Ela serve para realizar essa análise e identificar algumas disfunções, além de auxiliar na comunicação entre equipes, caso necessário discutir uma conduta. A Escala de Coma de Glasgow (Tabela 16.6) possui três critérios de avaliação: abertura ocular (AO), melhor resposta verbal (MRV) e melhor resposta motora (MRM).

Ao aplicar essa escala, registra-se a melhor resposta do indivíduo, sendo que seu escore pode variar de 3 a 15 pontos, em que 15 representa córtex e tronco cerebrais preservados, e valores menores ou iguais a 8 podem sugerir lesão cerebral grave. A pontuação 3 compreende alteração não reversível relacionada com alguma lesão neurológica, mas a Escala de Coma de Glasgow por si só não pode ser considerada na avaliação do sistema nervosos; ela serve apenas como uma ferramenta.

Pupilas

O exame pupilar é importante, pois pode ajudar na indicação de alteração neurológica, mais especificamente nos II e III pares de nervos cranianos (nervo óptico e oculomotor, respectivamente). Normalmente, avaliam-se o diâmetro, a simetria e a fotorreação à luz, sempre comparando uma com a outra. A maneira adequada de realizar esse exame é crucial para determinar lesão estrutural do sistema nervoso.

Quanto ao diâmetro da pupila, esta pode apresentar-se miótica (constrição pupilar) ou midriática (dilatação pupilar).

Quanto à simetria, deve-se observar se as pupilas estão isocóricas (simétricas) ou anisocóricas (assimétricas).

Ao dirigir o foco de luz à área pupilar, é esperado que ocorra fotorreação. Assim, registra-se com reflexo fotomotor presente. A Figura 16.19 mostra os tipos mais comuns de alterações pupilares e as possíveis lesões associadas.

Força motora

Assim como na avaliação da pupila, na força motora, deve-se comparar um lado com o outro, mensurando o grau de comprometimento motor dos membros.

Com o paciente consciente, solicita-se que ele obedeça aos comandos verbais de extensão, flexão, elevação e descensão dos membros, além de avaliar o tônus muscular, por meio da movimentação e do balanço passivo, os quais

Tabela 16.6 Escala de Coma de Glasgow.

Abertura ocular (AO)	Espontânea	4
	Ao estímulo verbal	3
	Ao estímulo doloroso	2
	Nenhuma resposta	1
Melhor resposta verbal (MRV)	Orientado	5
	Confuso	4
	Palavras inapropriadas	3
	Palavras incompreensíveis	2
	Nenhuma resposta	1
Melhor resposta motora (MRM)	Obedece a comandos	6
	Localiza o estímulo doloroso	5
	Retira ao estímulo doloroso	4
	Decorticação (flexão anormal)	3
	Descerebração (extensão anormal)	2
	Nenhuma resposta	1

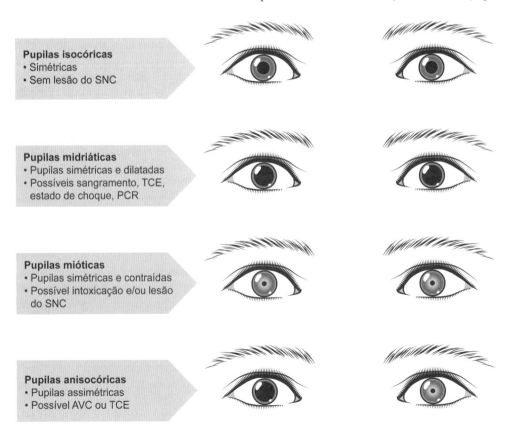

Figura 16.19 Tipos de alterações pupilares.

definem diminuição ou aumento do tônus muscular (hipotonia e hipertonia), como flacidez e rigidez.

Alguns termos são utilizados caso o paciente apresente algum grau de comprometimento motor:

- **Paresia**: diminuição de força
- **Plegia**: ausência de força
- **Parestesia**: diminuição de sensibilidade
- **Hemiparesia**: diminuição de força de um lado do corpo
- **Hemiplegia**: ausência de força de um lado do corpo
- **Hemiparestesia**: diminuição de sensibilidade de um lado do corpo.

Portanto, assim que possível, deve-se avaliar a força muscular dos membros, a fim de identificar algum grau de comprometimento motor observado no paciente crítico. Com isso, utiliza-se a escala de Gradação de Força Muscular do Medical Research Council (MRC), na qual a força do paciente é classificada em uma escala de 0 a 5 (Tabela 16.7).

Dor e escalas de avaliação

A dor pode ser detectada a partir de alguns sinais e expressões do paciente, e sua avaliação deve sempre considerar localização, duração, intensidade, irradiação e qualidade, que devem ser monitoradas e reavaliadas após intervenção. A identificação, a avaliação e o controle eficaz da dor são deveres do profissional de Saúde e direitos do paciente.

Para auxiliar na avaliação da dor, algumas das escalas validadas são utilizadas. Assim, mensurar a dor e a conduta será mais eficaz. A seguir estão apresentadas algumas das escalas de dor mais utilizadas em Unidade de Terapia Intensiva.

A Escala Verbal Numérica (EVN) é a primeira delas e é de fácil utilização (Figura 16.20). O paciente só precisa estar consciente para classificar a sua dor, sendo "0" definido como "nenhuma dor" e "10" como uma "dor intensa ou insuportável".

A Escala Visual Analógica (EVA) é semelhante à EVN, porém, além de manter um nível de consciência preservado, o paciente deve ter contato visual com a escala para classificar sua dor, na qual o indivíduo aponta ou sinaliza ao examinador a intensidade da dor. Contudo, é mais difícil de ser utilizada em pacientes com capacidade cognitiva alterada.

É comum encontrar pacientes sedados ou com atividade cognitiva alterada em ambientes de terapia intensiva. Com isso, outras escalas devem ser utilizadas nesse âmbito com o intuito de reconhecer e classificar uma dor possivelmente presente. A Escala de Dor Comportamental (EDC) pode ser utilizada em pacientes que se encaixem nesse perfil (Tabela 16.8).

Monitoramento da pressão intracraniana

Uma das principais preocupações dentro de uma UTI Neurológica é o monitoramento da pressão intracraniana (PIC), na qual pacientes que sofreram de acidente vascular encefálico ou traumatismo craniano devem ser avaliados constantemente.

A PIC é a pressão que os componentes presentes dentro da caixa craniana (cérebro, sangue e liquor) exercem contra os ossos cranianos. O valor normal da PIC é de até 15 mmHg, com pequenas variações normais para mais ou menos, dependendo, por exemplo, da posição do corpo, tosse e espirro; quando algum dos componentes aumenta muito seu volume (tumores, sangramentos ou aumento no volume do liquor – hidrocefalia), esse valor pode ultrapassar a normalidade, caracterizando-se um quadro de hipertensão intracraniana (HIC) e causando graves condições neurológicas ao paciente.

Os sinais e sintomas típicos de HIC são náuseas, vômito, distúrbios visuais, tontura, cefaleia, alteração do nível de consciência, evoluindo para sonolência, convulsão, coma e até a morte.

Quando há elevação da pressão intracraniana, consequentemente há diminuição da pressão de perfusão cerebral (PPC), com aumento do risco de dano às células do

Tabela 16.7 Escala de avaliação de força muscular (Medical Research Council – MRC).

0	Não se percebe nenhuma contração muscular
1	Traço de contração, sem produção de movimento
2	Contração fraca, produzindo movimento com a eliminação da gravidade
3	Realiza movimento contra a gravidade, porém sem resistência adicional
4	Realiza movimento contra a resistência externa moderada e gravidade
5	É capaz de superar maior quantidade de resistência que o nível anterior

Fonte: Medical Research Council (MRC).

Tabela 16.8 Escala de Dor Comportamental (EDC).

Expressão facial	
Relaxada	1
Parcialmente tensa	2
Totalmente tensa	3
Fazendo careta	4
Movimentos dos membros superiores	
Relaxado	1
Parcialmente flexionado	2
Totalmente flexionado	3
Totalmente contraído	4
Ventilação mecânica	
Tolerando movimentos	1
Tossindo, mas tolerando a maior parte do tempo	2
Lutando contra o ventilador	3
Impossibilidade de controle do ventilador	4

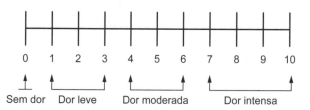

Figura 16.20 Escala Verbal Numérica (EVN).

cérebro por falta de oxigênio, o que pode levar a isquemia e morte encefálica. Por isso, para se monitorar a PPC, o paciente é encaminhado para o Centro Cirúrgico, onde um neurocirurgião instala um cateter para monitorar a PIC e, se necessário, esse mesmo cateter poderá drenar o liquor e auxiliar na redução da PIC. Calcula-se a PPC por meio da seguinte fórmula:

$$PPC = \text{Pressão Arterial Média (PAM)} - \text{Pressão Intracraniana (PIC)}$$

O valor ideal da PPC deve ser maior que 70 mmHg para garantir uma perfusão cerebral adequada. Caso esse valor evolua em queda, o indivíduo pode apresentar lesão isquêmica grave e até morte. Com isso, o monitoramento da PIC é de grande relevância para pacientes neurológicos com chances de desenvolver uma HIC, e a equipe de Enfermagem deve estar atenta a qualquer alteração significativa, reconhecendo precocemente os sinais e sintomas associados.

Monitorando a PIC

O sistema de monitoramento da PIC é constituído por um cateter inserido pelo neurocirurgião na região cefálica. Dependendo de onde o cateter ficar posicionado, pode ser intraventricular, intraparenquimatoso, subdural ou epidural. Esse monitoramento pode ser conectado a um transdutor de pressão, como o utilizado para monitorar a pressão arterial invasiva, ou por um sistema específico de fibra óptica, que necessita de equipamento próprio de monitoramento.

Esse procedimento é o único método aceito indiscriminadamente a fim de diagnosticar, de maneira segura, a hipertensão intracraniana, além de permitir a drenagem de liquor por outro sistema chamado "drenagem ventricular externa" (DVE).

Na Figura 16.21, podemos observar como o cateter fica posicionado na região cefálica e como submetemos o monitoramento da PIC.

Cuidados de Enfermagem em pacientes com monitoramento de PIC

- Manter cabeceira elevada a 30° e cabeça em posição neutra (posição mento-esternal), ou seja, cabeça alinhada ao tórax
- Comunicar qualquer sinal de agitação no paciente – o paciente deve estar sempre sedado. Se possível, ao realizar qualquer procedimento no paciente, como aspiração endotraqueal, higiene íntima ou reposicionamento no leito, comunicar à equipe médica eventual elevação da PIC

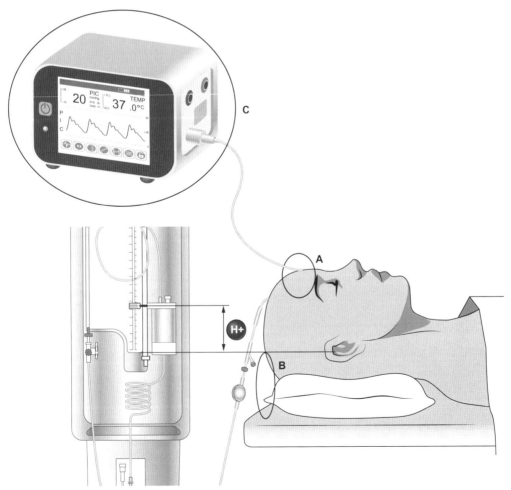

Figura 16.21 Monitoramento da pressão intracraniana. **A.** Inserção do cateter. **B.** Transdutor de pressão ou um sistema de fibra óptica. **C.** Equipamento próprio para o monitoramento da PIC ou, também, utiliza-se o monitor multiparamétrico.

- Monitorar sinais vitais, evitando-se a hipotermia ou hipertermia, observando a presença de arritmias e/ou taquicardia
- Comunicar qualquer alteração na saturação de oxigênio – deve estar sempre acima de 92%
- Comunicar o enfermeiro caso o paciente necessite realizar qualquer procedimento
- Não movimentar paciente sem prévia autorização e supervisão do enfermeiro
- Ajustar os limites dos alarmes e mantê-los sempre ligados, observando possíveis alterações
- Realizar curativo em inserção de cateter de maneira asséptica, com SF a 0,9% e clorexidina alcóolica, ocluindo de acordo com protocolo institucional. No entanto, só realizar tal procedimento se estiver de acordo com suas atribuições dentro da instituição
- Inspecionar o sítio de inserção do cateter, sempre atento para possíveis sinais flogísticos
- Manter as conexões do cateter, transdutor e monitor firmes, evitando entrada de ar no sistema
- Observar se há alguma obstrução, dobra ou algo que impeça o monitoramento.

CASO-CENÁRIO 4

Após admissão do paciente na UTI, o enfermeiro solicita que você administre alguns medicamentos prescritos. Entre eles está um medicamento que deverá ser administrado via sonda nasoenteral. Apesar de o paciente já estar com a sonda, quais são os cuidados que você deve ter antes da administrar o medicamento prescrito? Além dos cuidados durante a administração do medicamento, quais outros cuidados você deve ter com a sonda?

Estude o conteúdo a seguir e tente responder às questões do Caso-cenário 4.

TERAPIA NUTRICIONAL

O aumento da incidência de desnutrição em pacientes internados na UTI é frequente diante da resposta à doença que o paciente grave enfrenta. Várias complicações se apresentam no doente crítico, havendo aumento do risco de infecções e disfunções de múltiplos órgãos, que podem contribuir para uma internação prolongada e até óbito. Diante do cenário de tratamento intensivo, a terapia nutricional (TN) tem se mostrado fundamental para a recuperação dos pacientes, colaborando em atenuar a resposta do paciente frente aos riscos a que ele está exposto (ASPEN, 2016).

A equipe de Enfermagem da UTI, enfermeiros e Técnicos de Enfermagem são responsáveis pelo registro e monitoramento da aceitação alimentar do paciente. De acordo com a resolução Cofen nº 453/2014, no que se refere à TN de uma maneira geral, compete ao Técnico de Enfermagem:

- Participar de treinamento, conforme programas estabelecidos, garantindo a capacitação e atualização referente às boas práticas da terapia nutricional
- Promover cuidados gerais ao paciente de acordo com a prescrição de Enfermagem ou protocolo pré-estabelecido
- Comunicar ao enfermeiro qualquer intercorrência advinda da terapia nutricional parenteral (TNP)
- Registrar as ações efetuadas, no prontuário do paciente, de forma clara, precisa e pontual.

Ainda de acordo com a resolução Cofen nº 453/2014, o paciente pode receber dieta VO, sendo a forma mais natural e desejável, desde que apresente bom nível de consciência e sem alterações no tubo digestivo. Alguns complementos à alimentação do paciente podem ser indicados por nutricionista ou nutrólogo todas as vezes em que a dieta requerer complementação destinada a prevenir ou corrigir deficiências nutricionais. Quando o paciente recebe dieta VO, compete ao Técnico de Enfermagem:

- Comunicar ao enfermeiro ocorrências quanto à aceitação da dieta e/ou suplemento
- Estimular a ingesta da dieta e/ou suplemento ofertado
- Estimular e/ou efetuar a higiene oral após a ingesta
- Registrar as ações efetuadas, no prontuário do paciente, de forma clara, precisa e pontual.

Terapia nutricional enteral

Na impossibilidade do uso da VO para alimentação, desde que o paciente apresente o trato gastrintestinal íntegro e funcionante, a via de escolha passa a ser a enteral. Compete ao enfermeiro e/ou médico endoscopista a instalação e liberação da sonda enteral para sua utilização quanto à administração de medicamentos e dieta. O Técnico de Enfermagem deve assegurar a administração da dieta enteral, observando os princípios de assepsia e controle da infusão, preferencialmente controlada por bomba de infusão. Além disso, deve estar atento para detectar, registrar e comunicar as intercorrências ao enfermeiro; aferir o peso e sinais vitais; checar a tolerância digestiva; e garantir a troca da fixação da sonda enteral (ver Resolução Cofen nº 453, de 16/01/2014).

Diversas complicações associadas à manutenção da sonda enteral podem levar à perda da via de acesso e interromper a TN. Esses problemas contribuem para a não administração da totalidade da dieta prescrita, podendo levar o paciente à desnutrição e, assim, aumentar os riscos de infecções e mortalidade. Por isso, o Técnico de Enfermagem deve estar atento às manipulações da sonda, além de monitorar sua fixação a fim de evitar trações acidentais e perdas (Rocha et al., 2017). Apesar do procedimento de sondagem nasoenteral ser aparentemente simples, ele está vinculado a alguns riscos, como mal posicionamento (alocação no sistema respiratório) durante a inserção, traumas durante a introdução da sonda e deslocamento durante o uso. Por esses motivos, esse procedimento é prioritário do enfermeiro e a verificação da correta alocação do cateter se faz fundamental antes de iniciar a administração da dieta. Assim, você somente deverá iniciar o uso da sonda após autorização do enfermeiro.

Para a prevenção e redução dos danos causados por sondas de alimentação nasoenterais mal colocadas, a posição da sonda enteral deve ser verificada por radiografia de tórax/abdome. As imagens radiográficas devem ser interpretadas e a posição da sonda confirmada por profissional competente para o fazer, de acordo com o protocolo institucional do serviço, sendo indicado o médico ou enfermeiro para avaliar a radiografia (ver Resolução Cofen nº 453, de 16/01/2014, disponível em: http://www.cofen.gov.br/resolucao-cofen-no-04532014_23430.html). A verificação da posição da sonda deve ser realizada após a inserção inicial, em caso de náuseas, vômitos e tosse, ou se houver sugestão de deslocamento da sonda (National Patient Safety Agency, 2011).

Cuidados de Enfermagem na terapia nutricional enteral

- Conferir o rótulo da dieta com os dados do paciente: dieta certa, paciente certo
- Manter o paciente em decúbito elevado de 30 a 45°
- Checar previamente com o enfermeiro se a sonda de alimentação está liberada para o uso
- Realizar os testes para a checagem da sonda conforme protocolo institucional (ausculta abdominal, retorno de conteúdo gástrico, mensuração da porção exteriorizada da sonda com comparação entre os plantões)
- Certificar a integridade e segurança da fixação da sonda
- Realizar higiene oral com substância padronizada em seu serviço, uma vez a cada 6 horas ou conforme prescrição de Enfermagem e quando perceber sujidades
- Lavar da sonda para alimentação com água filtrada de 20 a 30 mℓ*: antes e após administrar dieta e medicações. Se o paciente receber dieta contínua e/ou não tiver medicamentos para serem administrados por sonda, não deixe de proceder à lavagem da sonda uma vez a cada 6 horas
- Registrar os cuidados de Enfermagem recomendados neste passo a passo no prontuário do paciente.

> **IMPORTANTE**
> Administrar dieta ou medicamentos por sonda sem confirmar previamente seu correto posicionamento pode levar a problemas sérios, como broncoaspirações e pneumonia aspirativa. Por isso, sempre cheque o posicionamento da sonda antes de administrar dieta ou medicamentos. Além disso, esteja sempre atento às recomendações e aos cuidados e, caso o paciente apresente qualquer sinal de desconforto, suspenda a infusão e solicite avaliação do enfermeiro ou do médico.

Todos os cuidados de Enfermagem propostos são recomendações de Boas Práticas da National Patient Safety Agency, de 2011. O volume residual gástrico não deve ser verificado rotineiramente na UTI e, sim, quando o paciente apresenta sinais de intolerância gástrica com presença de distensão abdominal. Para melhorar a tolerância do paciente à dieta, recomenda-se a infusão controlada por bomba de infusão, em que o fluxo é controlado de forma precisa (ASPEN, 2016).

---
*O volume indicado para lavar a sonda pode variar em casos específicos, por exemplo, restrição hídrica.

Geralmente, na UTI, o paciente gravemente doente recebe dieta contínua, porém a indicação de se receber dieta contínua ou intermitente faz parte da avaliação do médico nutrólogo do hospital.

O paciente pode receber a dieta enteral por sonda nasoenteral, oroenteral ou por meio de sonda de gastrostomia ou jejunostomia. Nesse caso, cuidados adicionais aos mencionados devem ser realizados com o estoma, como:

- Limpar a pele diariamente na hora do banho
- Inspecionar a pele diariamente e, se houver sinais de hiperemia ou secreção, comunicar o enfermeiro
- Evitar tração acidental da sonda durante as manipulações; no caso de saída acidental, não despreze a sonda no lixo e comunique imediatamente o enfermeiro quando a sonda apresentar *cuff* (balão), redobre a atenção e não manipule a via de enchimento do *cuff*; recomenda-se enfatizar em passagem de plantão a presença do *cuff*
- Realizar curativo periestoma conforme protocolo institucional
- Manter uma fixação de segurança a fim de diminuir o atrito entre o anel periestoma e a pele.

Terapia nutricional parenteral

A nutrição parenteral (NP) consiste na administração de todos os nutrientes necessários para a sobrevida por outras vias que não o trato gastrintestinal.

- **Solução ou emulsão, composta**: carboidratos, aminoácidos, lipídios, vitaminas e minerais, estéril, apirogênica, acondicionada em recipiente de vidro ou plástico, destinada à administração intravenosa em pacientes desnutridos ou não, em regime hospitalar, ambulatorial ou domiciliar, visando a síntese ou manutenção dos tecidos, órgãos ou sistemas.

> **SAIBA MAIS**
> O enfermeiro é o profissional responsável pelo recebimento, conferência e administração da NP, assim como a prescrição dos cuidados de Enfermagem em níveis hospitalar, ambulatorial e domiciliar.

Indicações

Na impossibilidade de usar a via enteral por um tempo predefinido, as categorias de indicação são:

- **Pré-operatória**: pacientes desnutridos (perda de 15% do peso corpóreo) com doenças obstrutivas no trato gastrintestinal (TGI)
- **Complicações cirúrgicas pós-operatórias**: fístulas intestinais (débito maior ou igual a 500 mℓ), íleo prolongado ou infecção peritoneal
- **Pós-traumática**: lesões múltiplas, queimaduras graves
- **Desordens gastrintestinais**: vômitos crônicos e doença intestinal infecciosa grave
- **Moléstia inflamatória intestinal**: colite ulcerativa, doença de Crohn.

Classificação

A terapia nutricional parenteral pode ser classificada em soluções (2:1) ou emulsões (3:1).

Formulações

A terapia nutricional parenteral pode ser manipulada (Figura 16.22) ou RTU (*ready to use*), pronta para uso (Figura 16.23).

Composição

De acordo com os nutrientes, a NP é composta por macronutrientes (carboidratos, lipídios e aminoácidos) e micronutrientes (eletrólitos vitaminas e oligoelementos).

Via de acesso

No rótulo, encontramos a indicação de infusão da NP, que pode ser periférica ou exclusivamente por via central, de acordo com sua osmolaridade/concentração.

A terapia nutricional é fundamental para garantir a resposta do paciente crítico às terapêuticas instituídas. Além disso, é incompreensível ter um paciente subnutrido ou desnutrido dentro de uma UTI. Por isso, a TN tem recebido tanta importância quando o assunto é o tratamento do paciente gravemente enfermo.

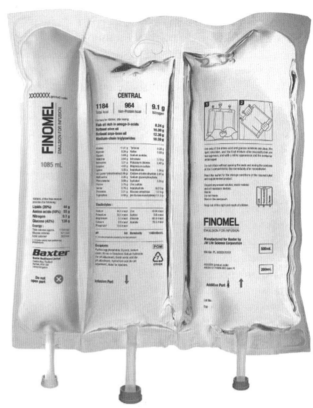

Figura 16.23 Nutrição parenteral pronta para o uso (RTU, do inglês *ready to use*). (Fonte: Baxter®)

A TN inclui a alimentação do paciente VO, enteral e parenteral, e cada uma dessas modalidades exige conhecimento e cuidados específicos. Por isso, o Técnico de Enfermagem deve conhecer as especificidades da TN e os sinais de altera para eventuais alterações.

> **CASO-CENÁRIO 5**
>
> Após administrar os medicamentos prescritos ao paciente, você percebe que o paciente evacuou e, então, pede ajuda para um colega para realizar a higiene e troca da fralda. Durante o procedimento, você nota que a região sacral apresenta vermelhidão que não embranquece, por mais que o paciente permaneça em decúbito lateral durante parte do procedimento. De acordo com as características observadas, já é possível afirmar que essa vermelhidão constitui uma lesão por pressão? Você considera indicado algum tratamento para essa região? Caso positivo, qual tratamento seria ideal?
>
> Estude o conteúdo a seguir e tente responder às questões do Caso-cenário 5.

PREVENÇÃO E CUIDADOS DE ENFERMAGEM COM AS LESÕES POR PRESSÃO

Lesão por pressão

A lesão por pressão (LP), de acordo com o National Pressure Ulcer Advisory Panel (NPUAP, 2014), é definida como dano ocasionado na pele ou em tecidos profundos decorrente de uma pressão intensa e contínua. Em geral, ocorre

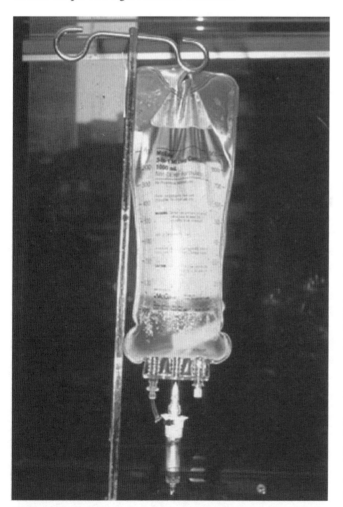

Figura 16.22 Nutrição parenteral manipulada. (Fonte: acervo da autoria do capítulo.)

sobre uma área de proeminência óssea e pode estar associada ao cisalhamento ou ao uso de dispositivos médicos.

Em 2014, o NPUAP anunciou a mudança na terminologia "úlcera por pressão" para "lesão por pressão" e a atualização da nomenclatura dos estágios do sistema de classificação, incluindo substituição dos algarismos arábicos por romanos (ver figuras ilustrativas na Tabela 10.5, no Capítulo 10).

Quanto à classificação, o NPUAP (2014) adota os seguintes estágios:

- **Lesão por pressão – Estágio 1**: pele íntegra com eritema que não embranquece
- **Lesão por pressão – Estágio 2**: perda da pele em sua espessura parcial com exposição da derme
- **Lesão por pressão – Estágio 3**: perda da pele em sua espessura total
- **Lesão por pressão – Estágio 4**: perda da pele em sua espessura total e perda tissular
- **Lesão por pressão não classificável**: perda da pele em sua espessura total e perda tissular não visível, por estar encoberta por placa de necrose ou esfacelo
- **Lesão por pressão tissular profunda**: descoloração vermelho-escura, marrom ou púrpura, persistente e que não embranquece.
- **Lesão por pressão relacionada com dispositivo médico**: ocasionada pelo uso de dispositivos destinados para fins terapêuticos ou diagnósticos, e classificada de acordo com os estágios descritos anteriormente
- **Lesão por pressão em membrana mucosa**: decorrente do uso do dispositivo médico no local do dano, porém não categorizada por conta da anatomia tecidual (NPUAP, 2014).

O desenvolvimento da LP no ambiente hospitalar está relacionado a causas multifatoriais, intrínsecas e extrínsecas ao paciente. Dentre os fatores de risco, destacam-se:

- Idade avançada
- Sexo masculino
- Cor da pele branca
- História prévia de lesão por pressão
- Tempo prolongado de hospitalização
- Força de fricção e cisalhamento
- Aumento da temperatura da pele em 1 a 2°C
- Doenças como: hipertensão arterial sistêmica (HAS), diabetes melito (DM), cardiopatias e alterações do sistema neurológico (Skogestad et al., 2017; Barrera Arenas et al., 2016; Costa et al., 2015; Medeiros et al., 2017; Petz et al., 2017).

Como consequência do desenvolvimento, as LP causam dor física, emocional, estresse, desconforto, maior risco de infecção e prolongamento do tempo de internação do paciente; para os familiares, ocasionam o aumento das despesas com curativos e a diminuição do rendimento financeiro, afetando a dinâmica familiar diariamente (Barrera Arenas et al., 2016).

As LPs são, na maioria dos casos, eventos evitáveis e, dessa forma, torna-se imprescindível o conhecimento dos fatores de risco para uma assistência voltada à sua prevenção. São medidas preventivas para seu desenvolvimento:

- Reposicionamento do paciente no leito, com mudança do decúbito a cada 2 horas ou conforme as condições clínicas do paciente
- Observação regular da pele com o objetivo de identificar áreas proeminentes e com risco de desenvolver a LP
- Atenção quanto ao risco do desenvolvimento da LP, utilizando instrumentos/escalas que auxiliem nesta identificação
- Conhecimento da equipe multiprofissional sobre as lesões, sua classificação e formas de prevenção
- Utilização de curativos profiláticos de espuma de silicone em região sacra
- Alívio da pressão dos calcanhares, retirando-os do contato com a superfície do colchão, e uso de superfícies de redistribuição de pressão (Tayyib e Coyer, 2016).

IMPORTANTE

A Resolução Cofen nº 567/2018 dispõe sobre a atuação da equipe de Enfermagem no cuidado aos pacientes com feridas, sendo de responsabilidade do Técnico de Enfermagem:

- Realizar o curativo de lesões, conforme prescrição e sob a supervisão do enfermeiro e/ou auxiliá-lo durante o procedimento
- Orientar o paciente e/ou familiar quanto aos cuidados com a lesão
- Registrar no prontuário do paciente as características da lesão, o procedimento realizado, queixas e anormalidades, comunicando ao enfermeiro responsável
- Manter-se atualizado sobre a temática.

Para prevenção de LP relacionada com dispositivo médico, é necessário:

- Observação contínua da área de fixação do dispositivo e alternância de sua região
- Pacientes em uso de cateter vesical de demora: higienizar o meato uretral 3 vezes/dia, com adequada fixação e posicionamento do cateter
- Pacientes em uso de máscara de ventilação mecânica não invasiva – aplicar curativos de proteção na face para prevenir LP ocasionada pela máscara (Tayyib e Coyer, 2016).

SAIBA MAIS

Um artigo publicado em 2019 na Revista *Enfermagem em Foco* identificou os fatores de risco para desenvolvimento de lesões por pressão e relação com a incidência em pacientes internados em uma UTI. Esse estudo mostrou uma incidência de LP de cerca de 50%, localizadas principalmente nas regiões sacral, occipital e calcânea, com lesões classificadas em estágios 1 e 2. Entre os fatores de risco para desenvolvimento de LP em UTI estão, predominantemente, o tempo elevado de internação e presença de edema.

Fonte: Otto et al., 2019.

RESUMO

Neste capítulo, você aprendeu quais equipamentos e materiais deve ter uma Sala de Emergência, quais quadros clínicos indicam o atendimento de um paciente nesta sala e quais as etapas do atendimento. Conheceu a estrutura física de uma Unidade de Terapia Intensiva e quais recursos humanos e materiais são necessários para o funcionamento adequado dessa unidade.

Aprendeu ainda quais são os parâmetros necessários para monitoramento do paciente, incluindo o monitoramento eletrocardiográfico e da frequência cardíaca, da pressão arterial não invasiva e invasiva e a interferência de drogas vasoativas, da pressão venosa central, da frequência respiratória e saturação de oxigênio, bem como quais dispositivos podem ser utilizados para melhorar a saturação de oxigênio do paciente, além do monitoramento do balanço hídrico e da condição neurológica.

Ao final do capítulo, você aprendeu sobre a importância da manutenção do bom estado nutricional do paciente grave e a diferença entre a terapia nutricional enteral e a parenteral. Também aprendeu sobre a prevenção e os cuidados com as lesões por pressão, muito comuns em paciente graves com dificuldade de mobilidade no leito.

Trabalhar com paciente em estado crítico exige não só conhecimento técnico, mas também condições emocionais para lidar com situações estressantes e atuação no limite entre a vida e a morte. Estabelecer vínculo e uma relação de confiança com a família também é fundamental na assistência de qualidade, uma vez que reconhecer o momento delicado que a família está passando e saber respeitar esse momento poderão ser primordiais em determinadas situações.

Conviver com estados graves e com a morte não é uma tarefa fácil, e, assim como em qualquer área de atuação, exige que o profissional se identifique com a área e realmente goste do que faz.

Além disso, cuidar do paciente grave exige espírito de equipe, já que os pacientes são totalmente dependentes e, por isso, muitas vezes você dependerá da ajuda de um colega. Em outras situações, durante o atendimento de emergência, a atuação da equipe multiprofissional, incluindo você, será o grande diferencial entre salvar a vida do paciente e não salvar.

Obter conhecimento e estar sempre se atualizando são formas imprescindíveis de melhorar a sua segurança e a do paciente, e garantir que suas condutas estejam sempre pautadas na ética e na ciência.

Oferecer um tratamento de qualidade na Sala de Emergência garantirá que esse paciente se estabilize mais rapidamente ou, ao menos, não tenha piora do quadro inicial. Conhecer a estrutura física e/ou recursos materiais de uma UTI garantirá que você preste assistência de qualidade e localize os materiais mais rapidamente para as diversas situações que encontrar. Além disso, reconhecer qualquer alteração hemodinâmica, garantir terapia e nutrição e prevenir lesões por pressão farão de você um excelente profissional.

BIBLIOGRAFIA

American Association of Critical Care Nurses. Prevention of aspiration. Critical Care Nurse, 2012;32:71-3. Disponível em: https://aacnjournals.org/ccnonline/article-abstract/32/3/71/20379/Prevention-of-Aspiration?redirectedFrom=fulltext. Acesso em: 04 maio 2023.

American Heart Association (AHA). Guidelines 2020 CPR. Destaques da American Heart Association. Atualização das diretrizes de RCP e ACE. 2020. Disponível em: https://cpr.heart.org/-/media/cpr-files/cpr-guidelines-files/highlights/hghlghts_2020eccguidelines_portuguese.pdf Acesso em: 13 fev. 2020.

American Society for Parenteral and Enteral Nutrition (ASPEN). Society of Critical Care Medicine (SCCM). Guidelines for the Provision and Assessment of Nutrition Support Therapy in the Adult Critically Ill Patient. Journal of Parenteral and Enteral Nutrition, 2016;40(2):159-211.

Barrera Arenas JE, Castaneda MDCP, Jiménez GP, Jiménez PH, Rodríguez AR, Zárate MPP. Prevalencia de úlceras por presión en un hospital de tercer nivel, en México DF. Gerokomos, 2016;27 (4):176-81. Disponível em: http://scielo.isciii.es/scielo.php?script=sci_arttext&pid=S1134-928X2016000400009&lng=es&nrm=iso. Acesso em: 1º dez. 2018.

Barreto SSM, Vieira SRR, Pinheiro CTS. Rotinas em terapia intensiva. 3. ed. Porto Alegre: Artmed; 2001.

Brasil. Ministério da Saúde. Agência Nacional de Vigilância Sanitária. RDC nº 07, de 24 de fevereiro de 207. Requisitos mínimos para funcionamento de Unidades de Terapia Intensiva. Disponível em: http://bvsms.saude.gov.br/bvs/saudelegis/anvisa/2010/res0007_24_02_2010.html. Acesso em: 11 fev. 2020.

Brasil. Ministério da Saúde. Agência Nacional de Vigilância Sanitária. RDC nº 50, de 21 de fevereiro de 2002. Regulamento técnico para planejamento, programação, elaboração e avaliação dos projetos físicos de estabelecimentos assistenciais de saúde. Disponível em: http://bvsms.saude.gov.br/bvs/saudelegis/anvisa/2002/rdc0050_21_02_2002.html. Acesso em: 10 nov. 2022.

Brasil. Ministério da Saúde. Secretaria-Executiva. Departamento de Economia e Desenvolvimento. Internação e apoio ao diagnóstico e terapia (reabilitação). Brasília: Ministério da Saúde, 2013. Disponível em: http://bvsms.saude.gov.br/bvs/publicacoes/soma_sus_sistema_apoio_elaboracao_vol2.pdf. Acesso em: 11 fev. 2020.

Cintra EA, Nishide VM, Nunes WA. Assistência de Enfermagem ao paciente gravemente enfermo. 2. ed. São Paulo: Atheneu; 2008.

Conselho Federal de Enfermagem (Cofen). Resolução nº 0557, de 23 de agosto de 2017. Aprova, no âmbito da Equipe de Enfermagem, o procedimento de aspiração de vias respiratórias, conforme o descrito na presente norma. Disponível em: http://www.cofen.gov.br/resolucao-cofen-no-05572017_54939.html. Acesso em: 12 fev. 2020.

Conselho Federal de Enfermagem (Cofen). Resolução nº 453, de 16 de janeiro de 2014. Aprova Norma Técnica que dispõe sobre a Atuação da Equipe de Enfermagem em Terapia Nutricional. Disponível em: http://www.cofen.gov.br/resolucao-cofen-no-04532014_23430.html. Acesso em: 12 fev. 2020.

Conselho Federal de Enfermagem. Cofen. Anexo da Resolução do COFEN Nº 0567/2018, que dispõe sobre o Regulamento da Atuação da Equipe de Enfermagem no Cuidado aos Pacientes com Feridas. Disponível em: http://www.cofen.gov.br/resolucao-cofenno-567 a 2018_60340.html. Acesso em: 12 fev. 2020.

Conselho Regional de Enfermagem de São Paulo (Coren-SP). Parecer Coren-SP GAB nº 046. Dimensionamento de pessoal de Enfermagem em Unidade de Terapia Intensiva. São Paulo: Coren-SP, 2011. Disponível em: https://portal.coren-sp.gov.br/sites/default/files/parecer_coren_sp_2011_46.pdf. Acesso em: 12 fev. 2020.

Costa ACO, Pinho CPS, Santos ADA, Nascimento ACS. Úlcera por presión: incidencia y factores demográficos, clínicos y nutricionales asociados en pacientes de una unidad de cuidados intensivos. Nutr Hosp, 2015;32(5):2242-52. Disponível em: http://www.nutricionhospitalaria.com/pdf/9646.pdf. Acesso em: 1º dez. 2018.

Fortunato JGS, Furtado MS, Hirabae LFA, Oliveira JA. Escalas de dor no paciente crítico: uma revisão integrativa. Revista HUPE, 2013;12(3):110-7.

Giugno KM, Maia TR, Kunrath CL, Bizzi JJ. Tratamento da hipertensão intracraniana. J Pediatr (Rio J), 2003;79(4):287-96.

Knobel E. Terapia intensiva: Enfermagem. São Paulo: Atheneu; 2010.

Lucena AF, Gutiérrez MGR, Echer IC, Barros ALBL. Intervenções de Enfermagem utilizadas na prática clínica de uma Unidade de Terapia Intensiva. Rev. Latino-Am. Enfermagem, 2010;18(5):[09 telas]. Disponível em: http://www.scielo.br/pdf/rlae/v18n5/pt_06.pdf. Acesso em: 12 fev. 2020.

Martins HS, Scalabrini Neto A. Emergências clínicas: abordagem prática. 6. ed. Barueri: Manole; 2011.

McClave SA, Tayler BE, Martindale RG, Warren MM, Johnson DR, Braunschweig C et al. Guidelines for the provision and assessment of nutrition support therapy in the adult critically ill patient: Society of Critical Care Medicine (SCCM) and American Society for Parenteral and Enteral Nutrition (A.S.P.E.N.). Journal of Parenteral and Enteral Nutrition, 2016; 40(2):159-211.

Medeiros ABA, Fernandes MICD, Tinôco JDS, Cossi MS, Lopes MVO, Lira, Carvalho ALB. Predictors of pressure ulcer risk in adult intensive care patients: a retrospective case-control study. Intensive Crit Care Nurs, 2017;45:1-5. Disponível em: https://www.sciencedirect.com/science/article/pii/S0964339717302112?-via%3Dihub. Acesso em: 03 dez. 2018.

Medical Research Council. AIDS to the examination of the peripheral nervous system. Memorandum no. 45, Her Majesty's Stationery Office, London, 1981.

Morton P, Fontaine D. Cuidados críticos em Enfermagem: uma abordagem holística. Rio de Janeiro: Guanabara Koogan; 2019.

National Patient Safety Agency. Patient Safety Alert 2011/PSA002 Reducing the harm caused by misplaced nasogastric feeding tubes in adults, children and infants. NPSA London; 2011. Disponível em: http://www.nrls.npsa.nhs.uk/resources/?EntryId45=129640. Acesso em: 14 jun. 2023.

National Pressure Ulcer Advisory Panel (NPUAP), European Pressure Ulcer Advisory Panel (EPUAP), Pan Pacific Pressure Injury Aliance (PPPIA). Prevention and treatment of pressure ulcers: clinical practice guideline. Osborne Park: Cambridge Media; 2014. Disponível em: http://www.npuap.org/resources/educational-and-clinical-resources/prevention-and-treatment-of-pressure-ulcers-clinical-practice guideline/. Acesso em: 02 dez. 2018.

Netto SM , Victoria ZTP, Guerreiro LF, Gomes GC, Vaghetti HH. Análises dos registros referentes ao balanço hídrico em unidade de terapia intensiva. Rev Enferm UFPE On Line. 2015;9(Supl 1):448-56.

Nolan J (ed). Advanced Life Support, 5th ed. Resuscitation Concil (UK), London; 2006.

Nolan JP, Deakin CD, Soar J, Böttiger BW, Smith G. European Resuscitation Council. Resuscitation. 2005;67(Suppl 1):S39-86. doi: 10.1016/j.resuscitation.2005.

Otto C, Schumacher B, Wiese LPL, Ferro C, Rodrigues RA. Fatores de risco para o desenvolvimento de lesão por pressão em pacientes críticos. Enferm. Foco, 2019;10(1):7-11. Disponível em: http://revista.cofen.gov.br/index.php/enfermagem/article/view/1323/485. Acesso em: 11 fev. 2020.

Petz FFC, Crozeta K, Meier MJ, Lenhani BE, Kalinke LP, Pott FS. Úlcera por pressão em unidade de terapia intensiva: estudo epidemiológico. Rev Enferm UFPE (Online), 2017;11(Supl,1):287-95. Disponível em: https://periodicos.ufpe.br/revistas/revistaenfermagem/article/view/11907. Acesso em: 02 dez. 2018.

Quilici AP, Bento AM, Ferreira FG, Cardoso LF, Bagnatori RS, Moreira RSL et al. Enfermagem em Cardiologia. São Paulo: Atheneu; 2009.

Rocha AJSC, Oliveira ATV, Cabral NAL, Gomes RS, Guimarães TA, Rodrigues WB et al. Causas de interrupção de nutrição enteral em unidade de terapia intensiva. Rev Pesq Saúde, 2017;8(1):49-53.

Skogestad IJ, Martinsen L, Borsting TE, Granheim TI, Ludvigsen ES, Gay CL et al. Supplementing the Braden scale for pressure ulcer risk among medical inpatients: the contribution of self-reported symptoms and standard laboratory tests. JCN – Journal of Clinical Nursing, 2017;26:202-14. Disponível em: http://onlinelibrary.wiley.com/doi/10.1111/jocn.13438/epdf. Acesso em: 03 dez. 2018.

Sociedade Brasileira de Nutrição Enteral e Parenteral, Associação Brasileira de Nutrologia. Terapia nutricional no paciente grave. Projeto Diretrizes. Brasília: AMB/CFM; 2011.

Sociedade Brasileira de Nutrição Enteral e Parenteral, Associação Brasileira de Nutrologia. Acessos para terapia de nutrição parenteral e enteral. Projeto Diretrizes. Brasília: AMB/CFM; 2011.

Sociedade Brasileira de Nutrição Enteral e Parenteral, Associação Brasileira de Nutrologia. Terapia nutricional: administração e monitoramento. Projeto Diretrizes. Brasília: AMB/CFM; 2011.

Stefanini E, Kasinski N, Carvalho AC. Guias de Medicina Ambulatorial e Hospitalar. 1. ed. Barueri: Manole; 2004.

Tayyib N, Coyer F. Effectiveness of pressure ulcer prevention strategies for adult patients in Intensive Care Units: a systematic review. Worldviews on Evidence-Based Nursing, 2016;13(6):432-44. Disponível em: https://sigmapubs.onlinelibrary.wiley.com/doi/full/10.1111/wvn.12177. Acesso em: 03 dez. 2018.

Tortora GJ, Grabowski SR. Princípios de anatomia e fisiologia. 9. ed. Rio de Janeiro: Guanabara Koogan; 2008.

Universidade Federal do Rio de Janeiro (UERJ). Maternidade Escola da UFRJ – Divisão de Enfermagem – UTI Neonatal, 2015. Disponível em: http://www.me.ufrj.br/images/pdfs/protocolos/enfermagem/pop_42_administracao_de_medicamentos_por_via_oral_em_recem_nascidos.pdf. Acesso em: 05 maio 2023.

Universidade Federal do Rio de Janeiro (UERJ). Procedimento Operacional Padrão (POP) nº 42. Administração de medicamentos por via oral em recém-nascidos. Disponível em: http://www.me.ufrj.br/images/pdfs/protocolos/enfermagem/pop_42_administracao_de_medicamentos_por_via_oral_em_recem_nascidos.pdf. Acesso em: 05 maio 2023.

Exercícios de fixação

1. Assinale a alternativa que corresponde à sequência correta do atendimento inicial ao paciente consciente em Sala de Emergência:
   a) Checar responsividade, chamar ajuda, checar respiração e pulso, iniciar compressões torácicas e realizar desfibrilação.
   b) Realizar anamnese e exame físico detalhados.
   c) Realizar ECG de 12 derivações para todos pacientes e preparar para encaminhar ao Serviço de Hemodinâmica.
   d) Monitorar sinais vitais, verificar condições de oxigenação e oferecer aporte de oxigênio conforme a necessidade, realizar punção de dois acessos venosos periféricos calibrosos e coletar exames laboratoriais, e realizar exames complementares (ECG/RX/tomografia).
   e) Realizar exposição total do paciente, retirar prótese dentária se presente, realizar abertura de vias aéreas e realizar coleta de exames laboratoriais.

2. Assinale a alternativa que corresponde às situações de maior prioridade que necessitam de atendimento imediato em Sala de Emergência:
   a) Dor torácica, intoxicação exógena, alterações significativas de sinais vitais, alergias graves.
   b) Febre com suspeita de sepse, hemoptise, hematêmese, enterorragia, parada cardiorrespiratória.
   c) Suspeita de obstrução de vias aéreas, dor intensa, insuficiência respiratória.
   d) Alterações neurológicas agudas, rebaixamento do nível de consciência, traumas graves, hipoglicemia grave.
   e) Todas alternativas anteriores estão corretas.

3. Quanto à Unidade de Terapia Intensiva, leia as afirmativas e assinale a alternativa correta:
   I) Quanto à localização, deve estar em área controlada, com elevadores que deem acesso aos principais setores como Serviço de Emergência, Centro Cirúrgico e serviços de apoio: laboratório, radiologia, banco de sangue, entre outros.
   II) Centro de Terapia Intensiva (CTI) e Unidade de Terapia Intensiva (UTI) são considerados sinônimos.
   III) A UTI é obrigatória em todo hospital que tenha capacidade igual ou maior que 50 leitos, com atendimento a pacientes semicríticos, incluindo idosos e crianças
   IV) Caso o paciente apresente instabilidade hemodinâmica que necessite vigilância contínua, não se recomenda quarto fechado.
   a) As afirmativas I, II, III e IV são verdadeiras.
   b) Somente as afirmativas I, II e IV são verdadeiras.
   c) Somente a afirmativa IV é verdadeira.
   d) Somente as afirmativas I, II e III são verdadeiras.
   e) Somente a afirmativa I é verdadeira.

4. Em relação aos equipamentos e materiais necessários na UTI adulto, marque V (verdadeiro) ou F (falso) e, em seguida, assinale a resposta correta.
   ( ) Materiais para punção lombar.
   ( ) Otoscópio.
   ( ) Mesa ginecológica.
   ( ) Capnógrafo.
   ( ) Ventilador mecânico.
   ( ) Balança digital pediátrica.
   a) V–V–F–V–V–F
   b) V–V–V–V–V–F
   c) F–F–F–F–F–V
   d) V–F–V–F–V–F
   e) F–V–V–V–V–F

5. Em relação às atribuições do Técnico de Enfermagem na admissão em UTI, correlacione a segunda coluna de acordo com a primeira e marque a alternativa que contém a sequência correta:

Sequência	Atribuições
1	( ) Receber o paciente
2	( ) Preparar a prancheta com os impressos para controles, balanço e prescrições
3	( ) Coletar exames de rotina prescritos
4	( ) Cumprir prescrições médica e de Enfermagem
5	( ) Monitorar o paciente em relação aos parâmetros vitais
6	( ) Auxiliar na transferência para o leito

   a) 1, 2, 3, 4, 5, 6
   b) 6, 5, 4, 3, 2, 1
   c) 2, 1, 5, 6, 4, 3
   d) 3, 4, 6, 1, 5, 2
   e) 4, 5, 6, 1, 2, 3

6. Sobre o monitoramento da pressão arterial invasiva (PAI), é correto afirmar:
   a) A pressão arterial invasiva (PAI) é indicada para pacientes estáveis, sem necessidade de drogas vasoativas.
   b) A punção arterial para inserção do cateter e monitoramento da PAI pode ser realizada tanto pelo médico quanto pelo enfermeiro.
   c) O Técnico de Enfermagem não pode realizar o curativo da inserção do cateter de PAI; esse procedimento é considerado complexo e somente o enfermeiro está autorizado a realizá-lo.
   d) O monitoramento da PAI é realizado de forma intermitente e por meio de um manguito envolto no braço do paciente.

e) O monitoramento da PAI ocorre de forma contínua por meio de um cateter inserido em uma artéria, o qual está conectado a um circuito específico capaz de captar as alterações da pressão arterial e transmiti-las ao monitor, onde serão expressas por meio de números e da curva pressórica.

7. Sobre as drogas vasoativas é correto afirmar:

a) São drogas pouco utilizadas na UTI.

b) Durante o tratamento com esses medicamentos, não é necessário o monitoramento invasivo da pressão arterial.

c) A norepinefrina é um potente vasopressor, capaz de aumentar a vasoconstrição periférica e elevar a pressão arterial.

d) As drogas vasoativas são medicamentos considerados seguros e que dificilmente podem colocar a vida do paciente em risco.

e) A epinefrina é muito utilizada no tratamento de pacientes com infarto agudo do miocárdio.

8. Quais são os sinais de alerta que podem indicar que o paciente apresenta desconforto respiratório decorrente de uma IRPa?

a) Cianose de extremidades, diminuição no valor de saturação de oxigênio para menos que 95% e utilização da musculatura acessória da respiração.

b) Diminuição no valor de saturação de oxigênio para menos que 85%, taquicardia e diminuição da pressão arterial.

c) Dificuldade em deglutir e/ou emitir palavras, diminuição no valor de saturação de oxigênio para menos que 95% e cianose de extremidades.

d) Ausência de pulso, utilização da musculatura acessória da respiração e dificuldade de deglutir.

e) Cianose de extremidades, ausência de pulso e dificuldade de deglutir.

9. Tratando-se de cuidados de Enfermagem no cateterismo vesical, marque a alternativa **incorreta**:

a) A higienização do meato urinário deve ser realizada com água e sabão neutro a cada troca de fraldas e/ou pelo menos uma vez a cada 6 horas.

b) Em pacientes no sexo feminino, deve-se fixar o cateter vesical na face interna da coxa.

c) Em pacientes do sexo masculino, é indicado fixar o cateter vesical em região suprapúbica ou na crista ilíaca anterossuperior.

d) Ao movimentar o paciente em situações nas quais a bolsa de drenagem se encontre acima da bexiga, não há a necessidade de clampear o sistema de drenagem.

e) A bolsa de drenagem deve ser mantida em níveis mais baixos que a bexiga do paciente.

10. Paciente de 84 anos, HAS, DM e com diagnóstico de Alzheimer há 5 anos, admitido na UTI com histórico de sonolência e gemente, é trazido pelos familiares por conta de rebaixamento do nível de consciência. Ao admitir o paciente, você deve avaliar a dor no primeiro momento e, depois, de acordo com o protocolo institucional. Nesse caso, qual escala de dor seria mais apropriada para determinar se este paciente está com dor?

a) Escala de Dor Comportamental (EDC).

b) Escala Verbal Numérica (EVN).

c) Escala Visual Analógica (EVA).

d) Escala de Coma de Glasgow.

e) Escala de Braden.

11. Paciente 59 anos, em 1º PO de descompressão intracraniana após ser diagnosticado com acidente vascular encefálico hemorrágico, foi submetido à instalação de cateter de PIC intraventricular. Mantinha-se com 9 mmHg de PIC em monitor multiparamétrico convencional. Você é o Técnico de Enfermagem responsável pelos cuidados desse paciente e nota que ele se apresenta taquicárdico e hipertenso, além de a PIC elevar-se para 25 mmHg. Quais são os cuidados imediatos que devemos proceder?

a) Checar todo o sistema de monitoramento de PIC, observando se está tudo conectado e se não entrou ar no circuito.

b) Checar se o decúbito está elevado 30° e o paciente mantém posição mento-esternal.

c) Não manipular o paciente sem prévia autorização do enfermeiro.

d) Observar nível de sedação, se paciente está agitado ou acordando; se sim, comunicar o enfermeiro.

e) Todas as alternativas anteriores estão corretas.

12. Idoso de 83 anos encontra-se internado na UTI há 4 dias após um infarto agudo do miocárdio. Atualmente, ele necessita de suporte ventilatório e de drogas vasoativas para manutenção da sua estabilidade hemodinâmica. Hoje, durante o banho, foi observada pela equipe de Enfermagem uma alteração de coloração na região sacral. Ao avaliar a pele do idoso, o enfermeiro observou que se tratava de uma área de coloração púrpura que não embranquecia à digitopressão. De acordo com a classificação da National Pressure Ulcer Advisory (NPUAP), a região acometida é:

a) Lesão por pressão – estágio 1.

b) Eritema branqueável.

c) Lesão por pressão tissular profunda.

d) Lesão por pressão não classificável.

e) Lesão por pressão – estágio 4.

13. De acordo com a classificação da National Pressure Ulcer Advisory (2014), a LP tissular profunda é caracterizada por uma área vermelho-escura, marrom ou púrpura, que persiste mesmo após o alívio da pressão naquela região e que não embranquece à digitopressão.

Com base na avaliação da pele do mesmo idoso da questão anterior, quais são os cuidados de Enfermagem que devem ser realizados a fim de reestabelecer a saúde da região lesionada?

a) Intensificar o reposicionamento do idoso, deixando-o principalmente sobre a área acometida.

b) Evitar, sempre que possível, posicionar o idoso sobre a área afetada para que haja a recuperação do tecido da pressão sofrida anteriormente.

c) Manter a pele hidratada e úmida.

d) Realizar massagem sobre a área acometida.

e) Não há necessidade de reavaliação da pele do idoso.

FECHAMENTO DE CASOS-CENÁRIO

Verifique se você respondeu adequadamente às questões dos Casos-cenário.

CASO-CENÁRIO 1

Na primeira parte do capítulo, você aprendeu que os pacientes que dão entrada no pronto-socorro com queixa de dor torácica devem ser imediatamente conduzidos à Sala de Emergência. Por isso, logo após verificar que o paciente estava se queixando de dor torácica, você deve informar ao enfermeiro da triagem e encaminhar o paciente, em cadeira de rodas ou maca, para a Sala de Emergência. Na Sala de Emergência, deve ser seguido o critério MOVE, ou seja, instalar o monitor multiparamétrico, obter saturação de oxigênio e, caso necessário, instalar dispositivo de oxigênio, obter acesso venoso calibroso e seguro, e realizar coleta de amostras para os exames solicitados. Todos os cuidados devem ser registrados no prontuário do paciente.

CASO-CENÁRIO 2

Agora que você finalizou a leitura desta parte, saberia responder, com suas próprias palavras, o que é uma UTI? Quais são as atribuições de um Técnico de Enfermagem na UTI? E saberia indicar ao menos 5 itens que comporão a unidade em que paciente que será admitido?

A UTI é um setor destinado ao atendimento de pacientes em situação grave ou de risco, seja de origem clínica ou cirúrgica, e que necessitam de cuidados intensivos e atenção profissional especializada contínua. Todo paciente internado em UTI deve receber assistência integral e interdisciplinar.

Quanto às atribuições do Técnico de Enfermagem na UTI, podemos citar: receber o paciente, auxiliar na passagem para o leito, instalar monitoramento completo, retirar próteses dentárias se necessário, observar as condições cardiorrespiratórias e perfusão, atuar nas intercorrências, observar nível de consciência e orientação, verificar os sinais vitais, observar se há drenos, sondas, cateteres e fazer a fixação adequada, colher exames de rotina, cumprir prescrições médica e de Enfermagem, anotar o horário de chegada do paciente à UTI.

É importante refletir sobre o papel e a importância do Técnico de Enfermagem na equipe de UTI, bem como o conhecimento do ambiente e do perfil do paciente, a fim de prover assistência de qualidade ao paciente crítico internado na UTI.

Dos itens que compõem o leito de internação em uma UTI, podemos citar: monitor multiparamétrico, equipamento de ventilação mecânica, ambu, estetoscópio e bomba de infusão.

CASO-CENÁRIO 3

Os itens que compõem esse monitoramento incluem: monitoramento eletrocardiográfico e da frequência cardíaca, da pressão arterial não invasiva ou invasiva, pressão venosa central, da frequência respiratória e saturação de oxigênio, balanço hídrico e monitoramento neurológico.

Para o monitoramento, você deverá instalar um monitor multiparamétrico, instalando eletrodos para monitorar a frequência cardíaca e visualizar o traçado eletrocardiográfico, o sensor de saturação de oxigênio e o manguito para verificar a pressão arterial não invasiva.

Prestar cuidados ao paciente gravemente enfermo requer conhecimento e atenção de todos os profissionais. Em uma UTI, a presença do Técnico de Enfermagem experiente e dedicado é de suma importância, porque esse profissional será primordial na identificação e comunicação de sinais de alerta que poderão ajudar em intervenções precoces e que evitem a piora do quadro clínico.

O monitoramento hemodinâmico é fundamental em todos os pacientes sob cuidados intensivos e inclui o monitoramento eletrocardiográfico, da frequência cardíaca, da pressão arterial, da frequência respiratória e saturação de oxigênio, do balanço hídrico e da condição neurológica do paciente. O uso da tecnologia é próprio de uma UTI, por isso, você terá à sua disposição muitos equipamentos e dispositivos que auxiliarão o monitoramento desses pacientes. Porém, vale ressaltar que sua atenção e observações serão primordiais na identificação precoce das alterações.

CASO-CENÁRIO 4

Os cuidados que você deve ter antes da administrar o medicamento prescrito são:
- Higienizar as mãos antes de manipular a sonda
- Checar previamente com o enfermeiro se a sonda está liberada para o uso
- Manter o paciente em decúbito elevado de 30 a 45°
- Realizar os testes para a checagem da sonda conforme protocolo institucional (ausculta abdominal, retorno de conteúdo gástrico, mensuração da porção exteriorizada da sonda com comparação entre os plantões)
- Certificar a integridade e segurança da fixação da sonda
- Lavar a sonda para alimentação com água filtrada de 20 a 30 mℓ* – antes e após administrar a medicação.

Além dos cuidados durante a administração do medicamento, quais outros cuidados você deve ter com a sonda?
- Certificar a integridade e segurança da fixação da sonda
- Observar aspecto do abdome do paciente ou presença de ruídos intestinais frequentes
- Se indicado, checar resíduo da sonda.

_____

* O volume indicado para lavar a sonda pode variar em casos específicos, por exemplo, restrição hídrica.

CASO-CENÁRIO 5

Agora que você já leu sobre lesões por pressão, como prevenir, identificar e tratá-las, poderá facilmente responder às perguntas do caso cenário.

De acordo com as características observadas, é possível afirmar que a vermelhidão que não embranquece é considerada uma lesão de pressão em estágio 1, ou seja, estágio inicial da lesão.

Nesse caso, está indicada a comunicação ao enfermeiro e a manutenção das medidas preventivas, como mudança de decúbito a cada 2 horas, uso de curativos profiláticos e acompanhamento da lesão.

17 Enfermagem em Centro Cirúrgico

Andrea Vieira Martins ■ Renata Tavares Franco Rodrigues ■ Sandra Helena Cardoso

Objetivos de aprendizagem
✓ Compreender os elementos que compõem a unidade de Centro Cirúrgico (CC), suas especificações e particularidades
✓ Construir conhecimentos para a prática de uma assistência de Enfermagem segura, ética e humanizada.

INTRODUÇÃO

Conforme estudamos no Capítulo 5, *Bases para a Prática do Técnico de Enfermagem*, aprendemos que:

> O profissional de Enfermagem atua com autonomia e em consonância com os preceitos éticos e legais, técnico-científico e teórico-filosófico; exerce suas atividades com competência para promoção do ser humano na sua integralidade, de acordo com os Princípios da Ética e da Bioética, e participa como integrante da equipe de Enfermagem [...]. (Cofen 564/2017)

No Centro Cirúrgico (CC), tal premissa não é diferente. Em razão da alta complexidade técnica, amplos recursos tecnológicos e agilidade dos procedimentos, a atuação do Técnico de Enfermagem requer ações embasadas na ética, no conhecimento especializado para checar o material e equipamentos necessários para os procedimentos cirúrgicos, na prestação de cuidados de Enfermagem pautados na segurança do paciente e na humanização da assistência. Boa leitura!

CASO-CENÁRIO 1

J.P. é Técnico de Enfermagem e trabalha no Centro Cirúrgico (CC) de um grande hospital. No início do plantão, foi escalado para circular uma cirurgia de **laminectomia lombar**. Foi informado que a Sala Operatória (SO) estava preparada para cirurgia (aguardando a equipe médica), porém não foi se certificar sobre a montagem da sala. Aproveitou o tempo e ficou conversando com os colegas de trabalho. Com a chegada da equipe, o paciente foi encaminhado à SO. Então, a instrumentadora foi "se escovar" (preparo cirúrgico das mãos). J.P. estava sozinho na SO para iniciar a cirurgia por falta de colaboradores no dia. O anestesista solicitou auxílio no momento da **indução anestésica**, mas o aspirador não funcionou. Apressadamente, a instrumentadora também pediu ajuda para montagem da mesa. Não houve tempo hábil para conferir a integridade das embalagens, **integradores químicos** e o resultado do **indicador biológico**. Foi uma correria durante todo o procedimento! Ao final da cirurgia, J.P. observou que o paciente estava com lesão de pele na **região hipogástrica**. Posteriormente, o paciente desenvolveu **infecção hospitalar** decorrente da cirurgia e precisou ser reinternado.

(continua)

CASO-CENÁRIO 1 *(Continuação)*

1. Explique o significado e a importância dos **termos negritados** no cenário descrito.
2. Por que o paciente apresentou lesão de pele em região hipogástrica? Quais ações de Enfermagem para evitar as lesões?
3. Quais foram os possíveis desvios éticos na assistência de Enfermagem nesse caso?
4. Após 1 ano, é possível associar a infecção hospitalar à cirurgia? Explique.

ORGANIZAÇÃO, ESTRUTURA E FUNCIONAMENTO DO CENTRO CIRÚRGICO

Como você acha que deve ser um o ambiente físico para realizar uma cirurgia que garanta qualidade no procedimento, na segurança do paciente e no conforto às equipes?

O CC é classificado como uma área crítica e de acesso restrito pela complexidade dos procedimentos. Por isso, deve cumprir legislações, normas e recomendações em sua estrutura física, instalações e equipamentos (Anvisa, 2002), para garantir a segurança física e biológica de pacientes e profissionais que ali atuam, e evitar contaminações ao meio ambiente.

Podemos definir a unidade de CC como um conjunto integrado de áreas e instalações para a realização de procedimentos anestésicos-cirúrgicos, diagnósticos e terapêuticos, bem como a recuperação pós-anestésica. Esses procedimentos podem ser eletivos (programados) ou de urgência/emergência (SOBECC, 2021).

A seguir são apresentadas as principais estruturas físicas e instalações da área estudada (Tabela 17.1).

Tabela 17.1 Principais estruturas físicas e instalações da unidade de Centro Cirúrgico.

Área física	Instalações mínimas
• Vestiários (masculino/feminino) • Copa • Área de estar – equipe multiprofissional • Administração • Área de indução anestésica* • Salas operatórias • Área de escovação (degermação cirúrgica de mãos e braços) • Área de apoio às cirurgias • Farmácia satélite • Arsenal (guarda de material estéril) • Depósito de equipamentos • Expurgo • DML • Administração • Sala de recuperação pós-anestésica	• Água fria (HF) • Água quente (HQ) • Oxigênio canalizado e/ou portátil (FVC) • Vácuo de limpeza (FVL) • Ar-comprimido medicinal, canalizado e/ou portátil (FAM) • Ar comprimido industrial (FAI) • Ar-condicionado (AC) • Coleta e afastamento de efluentes diferenciados, com tratamento especial (CD) • Sistema elétrico de emergência (EE) • Sistema elétrico diferenciado dos demais (ED)

*Algumas instituições podem não dispor de uma sala exclusiva de indução anestésica; nesses casos, a indução é realizada na sala operatória. (Fonte: Brasil, 2002.)

> **SAIBA MAIS**
>
> Conheça a principal resolução que determina sobre planejamento, elaboração e avaliação dos projetos físicos de estabelecimentos de serviços de Saúde. O Centro Cirúrgico e suas dependências requerem estrutura física adequada, equipamentos e pessoal especializado, conforme estipulado na RDC nº 50/2002. Essa resolução classifica o Centro Cirúrgico como unidade de acesso restrito e diferencia Centro Cirúrgico convencional de Centro Cirúrgico ambulatorial.
>
> Fonte: Anvisa, 2002.

Principais equipamentos utilizados nas cirurgias

São atribuições da equipe de Enfermagem: zelar pelo bom uso dos equipamentos, proceder a limpeza e desinfecção, providenciar os acessórios necessários, checar funcionalidade no início do plantão, comunicar enfermeiro e equipe de Engenharia Clínica sobre danos ou problemas técnicos com equipamentos durante o uso, e substituir equipamentos caso apresentem falhas (SOBECC, 2021).

Aparelho de anestesia

Conjunto de equipamentos para promover anestesia inalatória geral, também realizando o suporte ventilatório. É composto de vaporizador, filtro valvular, ventilador, misturador de oxigênio, óxido nitroso, fluxômetro de oxigênio e aspirador (Figura 17.1).

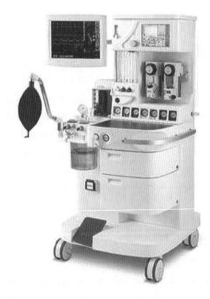

Figura 17.1 Exemplo de aparelho de anestesia.

Cuidados de Enfermagem com o aparelho de anestesia

Procedimento rotineiro, cabem à equipe de Enfermagem, antes do uso do aparelho:

- Verificar/realizar sua limpeza
- Checar traqueias e barakas, bem como integridade e limpeza
- Certificar se os equipamentos estão calibrados
- Comunicar enfermeiro e/ou equipe da Engenharia Clínica em caso de equipamentos danificados ou inadequados.

Monitor multiparamétrico

Equipamento portátil (Figura 17.2) com vários módulos para verificar sinais vitais, de maneira não invasiva e invasiva.

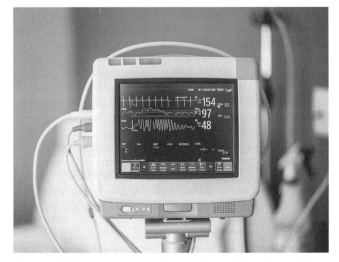

Figura 17.2 Exemplo de monitor multiparamétrico. (Fonte: iStock: ©Yobro10)

Cuidados de Enfermagem com o monitor multiparamétrico

O Técnico de Enfermagem frequentemente é responsável por montar o monitor multiparamétrico e checar as suas funcionalidades. Os cuidados com o monitor multiparamétrico são:

- Providenciar módulos, cabos e acessórios para monitoramento, conforme tipo de cirurgia e orientação do enfermeiro
- Manter equipamento e acessórios higienizados e prontos para o uso.

Aspirador cirúrgico

Sua função é promover a sucção de líquidos e fluidos corporais.

Cuidados de Enfermagem com o aspirador cirúrgico

Os cuidados com o aspirador cirúrgico são:

- Testar o equipamento antes de iniciar o procedimento cirúrgico
- Manter equipamento higienizado e pronto para o uso.

Foco cirúrgico

Sua função é auxiliar na iluminação de cavidades e estruturas para procedimentos. Pode ser permanente (fixo no teto/parede) ou portátil (foco auxiliar) (Figura 17.3).

Cuidados de Enfermagem com o foco cirúrgico

O principal cuidado com o foco cirúrgico é:

- Checar a compatibilidade de manoplas com o foco (cabo utilizado pelo cirurgião para direcionar o foco de luz durante o procedimento).

Equipamento de videocirurgia

Conjunto de equipamentos que utiliza câmera endoscópica dotada de fibras ópticas, permite visualizar cavidades internas e transmitir a imagem em monitor.

É composto de monitor, microcâmera, fonte de luz e insuflador de gás CO_2.

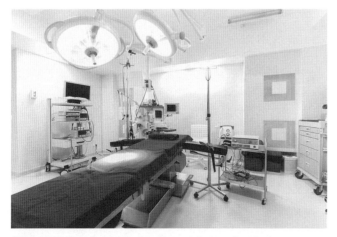

Figura 17.3 Exemplo de dois focos cirúrgicos do tipo permanente. (Fonte: iStock: ©Bogdanhoda)

Cuidados de Enfermagem com equipamento de videocirurgia

Os cuidados com o equipamento de videocirurgia são:

- Manter produtos inflamáveis ou explosivos afastados da fonte de luz
- Afastar campos de algodão da fonte de luz, para evitar queimaduras
- Desligar aparelhos após uso e evitar superaquecimento das lâmpadas.

Garrote pneumático

Uso habitual em cirurgias ortopédicas de membros superiores e inferiores, para suprimir o fluxo de sangue e permitir melhor visualização do local a ser operado.

É importante respeitar o tempo e a pressão adequados, para evitar complicações no membro a ser operado, como: neuropatias periféricas, atrofias musculares, isquemias e, em casos mais graves, perda da função motora, necroses.

Cuidados de Enfermagem com garrote pneumático

Os cuidados com o garrote pneumático são:

- Inspecionar o membro a ser operado
- Registrar condições de pele e pulso periférico
- Elevar membro durante alguns minutos e promover o retorno venoso, antes de insuflar o garrote
- Aplicar o garrote no ponto de maior circunferência, próximo ao local de cirurgia
- Prevenir acúmulo de líquidos na pele próxima ao garrote.
- Registrar no prontuário do paciente: local, horário, duração e pressão aplicada no garroteamento e anotar condições integridade de pele e pulso periférico, após retirada do garrote.

Equipamentos de Radiologia

Equipamentos de imagem radiológica portáteis que permitem visualizar estruturas não alcançadas pelo ato cirúrgico. As imagens transmitidas em monitor, sob diferentes ângulos, permitem procedimentos menos invasivos e mais precisos.

Cuidados de Enfermagem com os equipamentos de Radiologia

Os cuidados com os equipamentos de Radiologia são:

- Antes do procedimento, checar se há possibilidade/suspeita de gravidez
- Verificar se a mesa cirúrgica é radiopaca
- Providenciar equipamentos de proteção individual para si e todos os presentes na sala operatória (avental de chumbo, protetor de tireoide e óculos).

Bisturi elétrico

Possui funções de coagulação, dissecção e fulguração, controladas pelo cirurgião em pedal ou peças de mão. Cabe ao Técnico de Enfermagem controlar o potencial do equipamento, conforme orientação do médico.

A finalidade proposta pelo equipamento pode ser obtida por meio de corrente elétrica ou gás argônio. O bisturi elétrico monopolar transforma a corrente elétrica de baixa frequência em alta frequência. Para evitar queimaduras, utiliza-se uma placa dispersiva, do tipo permanente (aço inoxidável) ou descartável (adesiva), colocada pelo circulante de sala.

Cuidados de Enfermagem com bisturi elétrico

Os cuidados com o bisturi elétrico são:

- Colocar a placa dispersiva na pele no paciente e, depois, posicioná-lo para a cirurgia
- Verificar se não houve deslocamento da placa
- Escolher a região mais próxima possível da incisão cirúrgica, sob área de maior massa muscular. Por exemplo: glúteos, coxas e panturrilhas
- Evitar regiões pilosas, escarificadas e saliências ósseas, pois diminuem o contato da placa com o corpo
- Manter paciente posicionado longe de estruturas metálicas da mesa operatória e manter a placa em superfície seca.

> **DICA DE MESTRE**
>
> Durante a visita ao Centro Cirúrgico e Recuperação Anestésica, em seu estágio, observe a estrutura física, os equipamentos, a atuação da equipe de Enfermagem e a segurança do paciente. Caso tenha alguma dúvida sobre algum equipamento, pergunte ao professor. Nesse momento, você também poderá, caso haja Sala Operatória disponível e tenha autorização do professor, observar a colocação dos acessórios na mesa operatória (perneiras, braçadeiras), a movimentação da mesa operatória para posicionamento do paciente, posições cirúrgicas, bem como cuidados para evitar lesão por pressão (LPP).

CLASSIFICAÇÃO DAS CIRURGIAS

Potencial de contaminação

Uma das classificações baseia-se no número de microrganismos presentes no tecido a ser operado (Brasil, 1998), o que chamamos "potencial de contaminação", detalhada na Tabela 17.2.

Além dessa, há outras classificações, como apresentado a seguir.

Quanto à urgência

- **Cirurgia eletiva**: há necessidade de intervenção cirúrgica, que pode aguardar uma ocasião adequada, seja em razão das condições clínicas do indivíduo ou por questões administrativas organizacionais. Normalmente, segue planejamento administrativo para solicitar autorizações de procedimento e materiais nos casos de instituições privadas. Por exemplo: mamoplastia, prótese total de quadril, amigdalectomia
- **Cirurgia de urgência**: exige pronta atenção e deve ser realizada dentro de 24 a 48 horas. Por exemplo: apendicectomia, cálculos renais e ureterais
- **Cirurgia de emergência**: o objetivo é preservar a vida ou uma função anatômica. Necessita atenção imediata por ser uma situação crítica. Por exemplo: ferimento por arma de fogo em região precordial, fratura de crânio, aneurisma roto de aorta abdominal.

Quanto à finalidade

- **Cirurgia curativa**: a finalidade é restaurar a saúde do paciente. Para isso, pode ser necessário corrigir a causa da doença, chegando por vezes à retirada parcial ou total de um órgão. Por exemplo: apendicectomia, mastectomia
- **Cirurgia paliativa**: visa amenizar desconfortos ou incapacidades, melhorar qualidade de vida e/ou diminuir a dor quando não for possível fazê-lo por outros meios. Por exemplo: gastrostomia
- **Cirurgia diagnóstica**: ajuda no esclarecimento da doença. Por exemplo: laparotomia exploradora, histeroscopia
- **Cirurgia reparadora**: busca reconstruir artificialmente uma parte do corpo lesada por uma enfermidade ou um traumatismo, melhorando seu aspecto ou sua função. Por exemplo: enxerto de pele em queimados, reconstrução mamária após mastectomia
- **Cirurgia reconstrutora/plástica/cosmética**: realizada com objetivos estéticos ou reparadores, para fins de embelezamento. Por exemplo: rinoplastia, mamoplastia, lipoaspiração.

Quanto ao porte

Diz respeito a riscos de perdas sanguíneas e fluidos corporais.

Tabela 17.2 Classificação das cirurgias conforme potencial de contaminação.

	Descrição	Exemplos
Limpa	Abordagem em tecidos estéreis ou passíveis de descontaminação, ausentes de processo infeccioso local	Procedimentos em tecidos musculoesquelético, nervoso, cardiovascular
Potencialmente Contaminada	Cirurgias em tecidos com pouca colonização de flora microbiana ou difícil descontaminação. Estruturas cavitárias que mantêm comunicação com meio externo, na ausência de processo infeccioso local	Sistema gastrintestinal (exceto cólon), respiratório superior e inferior, geniturinário, ocular
Contaminada	Tecidos colonizados por microbiota abundante de difícil descontaminação, na ausência de processo infeccioso local	Cólon, reto e ânus, lesões cruentas, cirurgias com traumatismos abertos
Infectada	Tecido em processo infeccioso local (presença de supuração local) ou tecido necrótico	Nefrectomia com infecção, vísceras perfuradas

Fonte: Brasil, 1998.

- **Grande porte**: com grande probabilidade de perda de fluidos e sangue. Por exemplo: correção de aneurisma
- **Médio porte**: com média probabilidade de perda de fluidos e sangue. Por exemplo: prótese de quadril, cranioplastia
- **Pequeno porte**: com pouca probabilidade de perda de fluidos e sangue. Por exemplo: amigdalectomia, mamoplastia, endoscopia.

Quanto ao tempo de duração

- **Porte I**: tempo de duração de até 2 horas. Por exemplo: rinoplastia, colecistectomia, amigdalectomia
- **Porte II**: tempo de duração de 2 a 4 horas. Por exemplo: gastrectomia, laparotomia exploradora
- **Porte III**: tempo de duração 4 a 6 horas. Por exemplo: craniotomia, revascularização do miocárdio
- **Porte IV**: tempo de duração acima de 6 horas. Por exemplo: transplante de fígado, cirurgias neurológicas em geral.

> **PARA REFLETIR**
>
> Quais são os fatores (extrínsecos e intrínsecos ao paciente) que podem favorecer as infecções de sítio cirúrgico? E quais são as ações de Enfermagem durante a cirurgia para as prevenir? Leia os dois artigos sugeridos e reflita a respeito:
>
> 1. "'Bundle' de prevenção de sítio cirúrgico em cirurgia cardíaca", de Andrade LS et al.; 2019. Disponível em: https://doi.org/10.5935/abc.20190070.
> 2. "Infecção de sítio cirúrgico em osteossíntese de fêmur: incidência e fatores associados", de Vieira DAR et al.; 2021. Disponível em: https://doi.org/10.5380/ce.v26i0.76087.

TEMPOS CIRÚRGICOS

Os tempos cirúrgicos são classificados conforme o momento do procedimento e são divididos basicamente em quatro etapas:

- **Diérese** (dividir, separar, cortar). Consiste na separação dos planos anatômicos ou tecidos para possibilitar a abordagem de um órgão ou uma região. Instrumentais utilizados: bisturi elétrico, lâmina fria, pinça e tesoura
- **Hemostasia**: após a diérese, há extravasamento de sangue (*hemo* = sangue; *stasis* = deter). Trata-se do processo de deter ou impedir o sangramento. Instrumentais utilizados: bisturi elétrico, ligadura com pinças e fios
- **Exérese**: trata-se da retirada de órgãos ou tecidos para fins terapêuticos, diagnósticos ou reparadores
- **Síntese**: última etapa, é o momento em que os tecidos são unidos. Os instrumentais e materiais necessários são escolhidos conforme o tipo de tecido a ser fechado, como: porta-agulhas, fios cirúrgicos, colas biológicas, grampeadores, entre outros.

ANESTESIA

Você sabia que, antes de iniciar os momentos anestésicos, o paciente deve ser monitorado? Qual é a finalidade dessa prática?

Assim como há os tempos cirúrgicos, a anestesia também pode ser dividida em quatro momentos: indução, manutenção, emersão e recuperação anestésica (Costa Jr., 2017).

Diferentes medicações são conciliadas para que o paciente entre em estado reversível de inconsciência, imobilidade e bloqueio dos reflexos autonômicos e controle da dor. Esta última prevenida mesmo com o indivíduo inconsciente, pois, quando ativada, pode produzir estímulos (como contrações musculares) e interfere no procedimento.

> **IMPORTANTE**
>
> Utilizando os conhecimentos estudados no Capítulo 8, *Farmacologia Aplicada à Enfermagem*, pesquise e resuma os principais grupos de medicamentos utilizados na anestesia: hipnóticos, analgésicos opioides, bloqueadores neuromusculares, bloqueadores regionais associados e anestésicos inalatórios. Durante sua pesquisa, procure por indicação, efeitos adversos, cuidados de Enfermagem e medidas de controle dos efeitos adversos e faça um resumo. Essas informações serão imprescindíveis durante sua prática profissional.

Tipos de anestesia

São escolhidos pelo médico anestesista em parceria com o cirurgião, considerando as condições do paciente, procedimento a ser realizado, tempo de cirurgia etc.

- **Bloqueio regional**: a partir da punção de plexos nervosos (plexo braquial, axilar), é administrado anestésico para impedir condução nervosa do membro, ocasionando perda (temporária) da sensibilidade e ações motoras
- **Raquianestesia**: utilizando uma agulha espinal, é puncionado o espaço subaracnoide e injetado anestésico (Figura 17.4), comumente hiperbárico (mais pesado que o líquido cefalorraquidiano). A região escolhida para a punção é a lombar inferior e o paciente pode assumir as posições mostradas na Figura 17.5

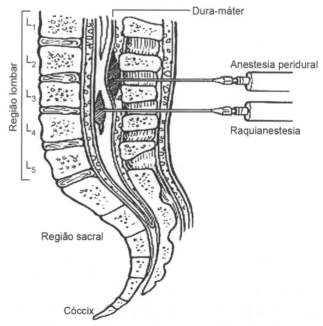

Figura 17.4 Corte sagital da região lombar e sacral demonstrando a punção no espaço subaracnoide e peridural. (Fonte: Brasil, 2003.)

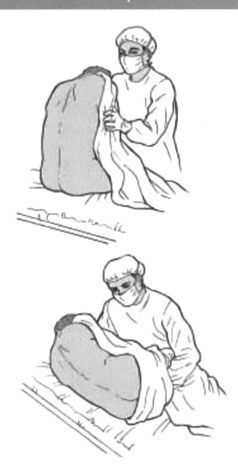

Figura 17.5 Posicionamento para raquianestesia favorecendo a abertura dos espaços intervertebrais na região lombar. (Fonte: Brasil, 2003.)

- **Geral**: por meio da administração de medicações, o anestesista inicia a indução e o paciente entra em estado de inconsciência (reversível) e relaxamento muscular. Em seguida, ocorre a intubação (inserção de um tubo traqueal para ventilação) e o paciente começa a respirar através do respirador mecânico. A manutenção é feita durante todo o procedimento, cujo objetivo é conservar o estado de inconsciência, amnésia, relaxamento muscular e controlar os efeitos adversos. A reversão busca superficializar o estado obtido na indução. Nessa etapa, é retirado o tubo e o paciente pode requerer suplementação de oxigênio até que seu padrão respiratório seja totalmente restabelecido (SOBECC, 2021).

PARAMENTAÇÃO CIRÚRGICA

É o conjunto de barreiras que surgiu para proteger os pacientes no CC de riscos biológicos provocados por microrganismos presentes nos profissionais, nos materiais, nos equipamentos e no ar ambiente (Figura 17.6). Considera-se também uma proteção da equipe multiprofissional (Jesus et al., 2020).

Os profissionais devem trocar de roupa no vestiário, localizado na área semirrestrita, pelo uniforme privativo (calça e blusa), propés, gorro ou touca e máscara facial, se necessário, antes de entrarem na área limpa ou restrita do CC. O avental cirúrgico e as luvas cirúrgicas esterilizados serão colocados na SO, antes de iniciar o procedimento.

> **NA PRÁTICA**
>
>
>
> Os objetivos da paramentação cirúrgica incluem:
> - Controle da infecção de sítio cirúrgico (ISC)
> - Controle da infecção hospitalar (IH)
> - Segurança do paciente
> - Segurança da equipe cirúrgica (risco ocupacional)
> - Qualidade da assistência prestada ao paciente no ambiente cirúrgico.

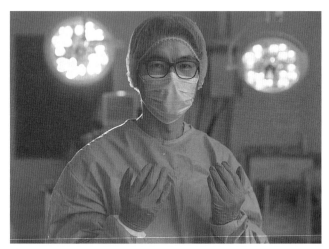

Figura 17.6 Exemplos de paramentação cirúrgica. (Fonte: iStock: ©Wavebreakmedia)

Antissepsia cirúrgica das mãos

No preparo pré-operatório das mãos ou antissepsia cirúrgica das mãos, utilizam-se esponjas para fricção da pele com antisséptico degermante (Clorexidina 2% ou polivinilpirrolidona-iodo – PVPI) ou produto à base de álcool (PBA) específico para fricção cirúrgica das mãos (Figura 17.7).

- Manter as unhas curtas; evitar unhas artificiais
- Remover adornos como anéis, relógios e pulseiras.

POSICIONAMENTO DO PACIENTE NA MESA DE CIRURGIA

Há várias posições que expõem o local a ser operado. Elas devem ser feitas de maneira segura, levando em consideração a anatomia e fisiologia do paciente, a intervenção realizada, a manutenção do posicionamento sem sequelas, mantendo a função respiratória, circulatória e integridade cutânea, prevenindo assim a lesão por pressão.

São três as posições primárias que podem ser utilizadas para que o paciente seja submetido ao procedimento

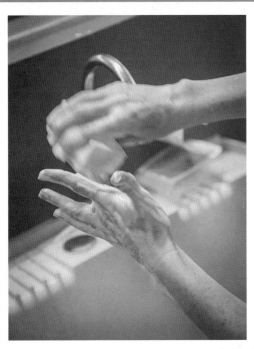

Figura 17.7 Preparo pré-operatório ou antissepsia cirúrgica da mão. (Fonte: iStock: ©Frank Armstrong)

cirúrgico: supina, prona e lateral. Os demais posicionamentos são modificações destas, como Trendelenburg, Trendelenburg reversa, Fowler, litotômica e Kraske.

Veremos todas elas a seguir, bem como o registro de todos os procedimentos e proteções utilizadas, que deve ser feito em prontuário (SOBECC, 2021).

- **Posição supina ou dorsal**: a região dorsal do paciente fica em contato com a mesa cirúrgica. (SOBECC, 2021). Por exemplo: cirurgias cardíaca, ortopédica e oftálmica. As áreas de pressão são: occipital, escapular, olécrano, sacro, cóccix e calcâneos
- **Posição Trendelenburg**: variação do decúbito dorsal em que a cabeça e o dorso ficam mais baixos e os membros inferiores elevados (SOBECC, 2021). Por exemplo: cirurgia ginecológica, histerectomia por via abdominal, varizes e laparotomia exploradora
- **Posição Trendelenburg reversa ou proclive**: também é uma variação do decúbito dorsal, mas, nesse caso, a cabeceira fica elevada e os pés, abaixados (SOBECC, 2021). Por exemplo: gastroplastia, cabeça e pescoço, tireoidectomia, otorrinolaringológicas, neurocirurgias
- **Posição de Fowler ou sentada**: o paciente é colocado em posição dorsal e o dorso é elevado. É possível variar a angulação até 90° (SOBECC, 2021). Como exemplo: cirurgias de ombro e articulações e neurológica
- **Posição litotômica**: variação mais extrema da posição dorsal. As pernas são elevadas e abduzidas para expor a região perineal (SOBECC, 2021). É necessário o uso de perneiras. Por exemplo: cirurgia ginecológica, retossigmoidectomia, parto normal, hemorroidectomia
- **Posição prona ou decúbito ventral**: o paciente fica deitado com o abdome em contato com a superfície do colchão da mesa de operação. Por exemplo: cirurgias da região dorsal, lombar, sacrococcígea, occipital, hérnia de disco e algumas cirurgias plásticas. As áreas de pressão são orelhas (caso a cabeça esteja lateralizada), face, ombros, patela e dedos
- **Posição de Kraske ou canivete**: modificação do decúbito ventral, utilizada para abordagens proctológicas ou cirurgia de cisto de região sacral. A cabeça, o tórax e os pés do paciente precisam de suportes adicionais
- **Posição lateral**: o paciente fica na posição lateral direita ou esquerda em mesa operatória. Por exemplo: cirurgias renais (nefrectomia), de tórax (toracotomia), artroplastia ou prótese de quadril. As áreas de pressão são orelhas, ombro, olécrano, mãos, joelhos e tornozelos.

Proteção de membros e troncos

Os recursos de proteção têm como objetivo evitar as áreas de pressão, evitar as lesões por pressão e desempenhar as funções de absorver as forças compressivas, redistribuir a pressão, prevenir o estiramento excessivo, controle da temperatura corporal, prevenir quedas e o deslocamento do paciente. Sempre que for necessária a utilização de proteção, deve constar em anotação de Enfermagem.

> **IMPORTANTE**
>
> A lesão por pressão (LPP) é indicador de qualidade na assistência de Enfermagem. Durante a cirurgia, é importante conhecer os fatores que podem prevenir e permitir uma assistência segura e livre de danos. Peixoto et al. (2019) avaliaram e classificaram o risco de alguns pacientes desenvolverem LPP decorrentes do posicionamento cirúrgico, sendo risco maior em mulheres idosas com índice de massa corporal alterada, além da presença de doenças como diabetes melito, cardíacas e vasculares. A identificação precoce dos riscos é primordial para evitar o surgimento de lesões e complicações.
>
> Sugerimos a leitura do artigo de Peixoto et al (2019): "Classificação de risco de desenvolvimento de lesões decorrentes do posicionamento cirúrgico", em: https://www.scielo.br/j/rlae/a/ZLJQLYV5hDBTsXCrpqySsnL/?format=pdf&lang=pt.

CIRURGIAS ROBÓTICAS

Cirurgia robótica caracteriza-se como uma grande conquista da cirurgia minimamente invasiva, inovando a videocirurgia e agregando importantes avanços tecnológicos. O crescimento do uso dessa tecnologia na área da Saúde configura um desafio aos profissionais da Enfermagem, com necessidade de atualização permanente para potencializar as competências profissionais e garantir a qualidade da assistência prestada e a segurança do paciente.

A formação de equipe de Enfermagem especializada e dedicada à preparação da Sala Operatória para uma cirurgia robótica otimiza e melhora a dinâmica de trabalho, maximizando a utilização dos equipamentos e o atendimento ao paciente. O circulante (Técnico de Enfermagem) tem papel fundamental na preparação da SO, auxiliando o enfermeiro em todo o processo.

Principais indicações para cirurgia robótica englobam as seguintes especialidades:

- **Urológicas**: prostatectomia radical, nefrectomia, cistectomia, reimplante ureteral e pieloplastia
- **Ginecológicas:** histerectomia e miomectomia
- **Cirurgia geral e sistema digestório**: gastroplastia, gastrectomia, esofagectomia, retossigmoidectomia, herniorrafia epigástrica e incisional
- **Cardiológicas**: revascularização do miocárdio e reparo da válvula mitral. O sistema robótico é composto de três componentes: carro do paciente (Figura 17.8), o carro de visão e o console.

Tanto a coluna principal quanto os braços devem ser encapados com capa estéril. Depois de encapado, o carro do paciente fica posicionado no canto da sala e coloca-se um campo para proteger de contaminação. A Sala Operatória é montada de acordo com o tipo de procedimento e cada instituição monta um protocolo específico para cirurgia. O circulante de sala é responsável, com o enfermeiro robótico, pela montagem da sala (Figura 17.9).

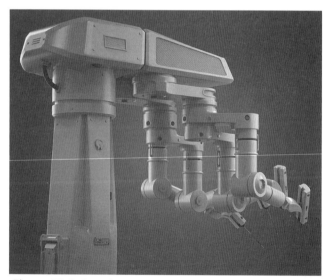

Figura 17.8 Carro do paciente e montagem. (Fonte: iStock: ©PhonlamaiPhoto)

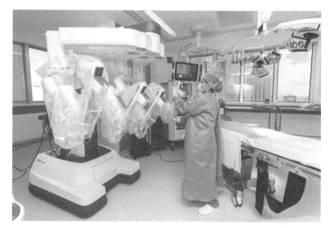

Figura 17.9 Montagem da sala para a cirurgia robótica. (Fonte: acervo da autoria do capítulo.)

Termos utilizados na cirurgia robótica:

- *Docking*: levar o carro do paciente até o paciente
- *Undocking*: afastar o carro do paciente
- *On site*: para verificar se o carro de visão está conectado à rede (internet)
- *Boom rotation*: botão localizado nos braços 1 e 4 e que permite virar os braços do robô para direita ou esquerda
- *Port clutch*: botão no braço do robô que realiza vários movimentos (para cima e para baixo e esquerda e direita)
- *Clutch*: botão no braço do robô que realiza movimento no centro remoto
- *Grap movie*: agarra e segura realizando movimentos grosseiros do braço
- *Clearence patient*: botão do braço do robô onde o cirurgião ganha mais espaço para operar.

PRINCIPAIS COMPLICAÇÕES INTRAOPERATÓRIAS

Quem presta assistência em setor complexo como o CC deve estar apto a observar e reconhecer a ocorrência de complicações. Vamos ver as principais (Hinkle e Cheever, 2017):

- **Anafilaxia**: resposta clínica consequente à reação imunológica imediata após exposição a um antígeno específico (gerando reação de hipersensibilidade grave)
- **Hipertermia maligna**: doença muscular hereditária, rara, que ocorre após exposição a agentes anestésicos e causa hipermetabolismo, rigidez muscular, hipertermia e consequentes lesões ao sistema nervoso central
- **Hipotensão**: caracterizada pela queda abrupta da pressão arterial basal, as causas mais comuns são decorrentes de perda sanguínea em volume superior a 500 mℓ
- **Hemorragia**: complicação grave que pode levar o paciente ao choque hipovolêmico, tendo como sinais e sintomas hipotensão, pulso rápido, pele fria, palidez e, nesse momento, o curativo deve ser observado para averiguar se é deste local o sangramento
- **Hipotermia**: normalmente, ocorre por conta da baixa temperatura em sala operatória, uso de soluções e fármacos, feridas operatórias abertas ou campos cirúrgicos úmidos em contato com a pele
- **Hipoxia**: acontece quando há ventilação inadequada em razão de depressão respiratória consequente a uso de agentes anestésicos, aspiração de secreções, saliva, êmese, sangue e corpo estranho que estava na cavidade oral, como prótese dentária móvel, relaxamento da língua ou posicionamento inadequado do paciente em mesa cirúrgica
- **Náuseas e êmese**: podem ocorrer por conta de uso de agentes anestésicos.

SEGURANÇA DO PACIENTE DURANTE PROCEDIMENTOS CIRÚRGICOS

A Organização Mundial da Saúde (OMS) orienta a utilização de *checklists*, que são listas de verificação para serem aplicadas antes da indução anestésica (*sign in*), antes da incisão cirúrgica (*time out*) e antes de o paciente sair da sala operatória (*sign out*), com objetivo de que a assistência seja proporcionada com qualidade ao paciente cirúrgico e devem ser realizadas em todas as cirurgias, como exemplificado na Figura 17.10 (OMS, 2009).

A equipe de Enfermagem precisa atentar-se e participar de cada momento da verificação da lista de segurança cirúrgica, registrar o que foi feito, de forma clara, e participar efetivamente da segurança do paciente cirúrgico.

Para garantirem a segurança do paciente durante a cirurgia, muitas instituições optaram por uma lista de atividades e checagens antes, durante e após o procedimento cirúrgico. A Sociedade Brasileira de Enfermagem em Centro Cirúrgico (SOBECC) publicou um vídeo que explica melhor a importância dessa ferramenta de segurança. Assista ao vídeo em: https://www.youtube.com/watch?v=lEM_YewX2_U.

SAIBA MAIS

Conheça mais sobre o segundo desafio global para a segurança do paciente. Disponível em: Organização Mundial da Saúde (OMS). Segundo desafio global para a segurança do paciente: cirurgias seguras salvam vidas. Rio de Janeiro: Organização Pan-Americana da Saúde; Ministério da Saúde; Agência Nacional de Vigilância Sanitária, 2009.

RECUPERAÇÃO PÓS-ANESTÉSICA

Recuperação pós-anestésica (RPA) é a unidade para a qual o paciente é encaminhado após o procedimento anestésico cirúrgico. A RPA oferece suporte e cuidado até o restabelecimento da consciência e sinais vitais, com a presença de uma equipe de Enfermagem especializada e do anestesiologista, e utilização de equipamentos como monitor cardíaco, oximetria de pulso, maca com grade, rede de oxigênio e vácuo, suporte para soros, bombas de

---

Lista de verificação de segurança cirúrgica (primeira edição)

Antes da indução anestésica ▶▶▶▶▶▶▶▶▶▶ **Antes de incisão** ▶▶▶▶▶▶▶▶▶▶ **Antes de o paciente sair da sala de operações**

Entrada

- ☐ Paciente confirmou
  - Identidade
  - Sítio cirúrgico
  - Procedimento
  - Consentimento

- ☐ Sítio demarcado/não se aplica

- ☐ Verificação de segurança anestésica concluída

- ☐ Oxímetro de pulso no paciente e em funcionamento

- O paciente possui:

  Alergia conhecida?
  - ☐ Não
  - ☐ Sim

  Via aérea difícil/risco de aspiração?
  - ☐ Não
  - ☐ Sim, e equipamento/assistência disponível

  Risco de perda sanguínea > 500 mℓ (7 mℓ/kg em crianças)?
  - ☐ Não
  - ☐ Sim, e acesso endovenoso adequado e planejamento para fluidos

Pausa cirúrgica

- ☐ Confirmar que todos os membros da equipe se apresentam pelo nome e função

- ☐ Cirurgião, anestesiologista e enfermeiro confirmam verbalmente:
  - Identificação do paciente
  - Sítio cirúrgico
  - Procedimento

- Eventos críticos previstos
- ☐ Revisão do cirurgião:
  Quais são as etapas críticas ou inesperadas, duração da operação, perda sanguínea prevista?

- ☐ Revisão da equipe de anestesia:
  Há alguma preocupação específica em relação ao paciente?

- ☐ Revisão da equipe de Enfermagem:
  Os materiais necessários, como instrumentais, próteses e outros, estão presentes e dentro da validade de esterilização?
  Incluindo resultados do indicador?
  Há questões relacionadas a equipamentos ou quaisquer preocupações?

- A profilaxia antimicrobiana foi realizada nos últimos 60 minutos?
  - ☐ Sim
  - ☐ Não se aplica

- As imagens essenciais estão disponíveis?
  - ☐ Sim
  - ☐ Não se aplica

Saída

O profissional da equipe de Enfermagem ou da equipe médica confirma verbalmente com a equipe:

- ☐ O nome do procedimento registrado

- ☐ Se as contagens de instrumentais cirúrgicos, compressas e agulhas estão corretas (ou não se aplicam)

- ☐ Como a amostra para anatomia patológica está identificada (incluindo o nome do paciente)

- ☐ Se há algum problema com equipamento para ser resolvido

- ☐ O cirurgião, o anestesiologista e a equipe de Enfermagem revisam preocupações essenciais para a recuperação e o manejo deste paciente

_____
Assinatura

Esta lista de verificação não tem a intenção de ser abrangente. Acréscimos e modificações para adaptação à prática local são recomendados.

Figura 17.10 Lista de verificação de segurança cirúrgica. (Fonte: Brasil – Ministério da Saúde, 2009. Disponível em: http://bvsms.saude.gov.br/bvs/publicacoes/seguranca_paciente_cirurgias_seguras_guia.pdf.)

infusão, medicamentos e materiais utilizados em emergência e para a manutenção de suporte de vida (Hinkle e Cheever, 2017; SOBECC, 2021).

Admissão do paciente na recuperação pós-anestésica

Ao realizar-se a admissão do paciente na recuperação pós-anestésica, o paciente deve ser identificado corretamente, monitorado, observam-se curativo(s) e dreno(s), tremor, dor e sangramento, e deve-se estar atento à passagem de plantão.

O paciente permanece em observação até total recuperação. O Técnico de Enfermagem deve realizar os cuidados de acordo com a prescrição de Enfermagem e avisar ao enfermeiro todo sinal de intercorrência apresentado pelo paciente, sendo que dor, hipotermia, náuseas e êmese são relatadas com certa frequência e devem ser tratadas logo que percebidas para assim prevenir complicações (Hinkle e Cheever, 2017).

Os cuidados de Enfermagem na recuperação pós-anestésica visam ajudar o paciente operado a normalizar as funções, monitorar sinais vitais, buscando detectar sinais precoces e comunicar os achados anormais ao enfermeiro, observar curativos, sondas e drenos, acessos venosos, presença de náuseas e êmese, sinais de sangramento, relatar os achados, administrar medicamentos prescritos, auxiliar o paciente com as limitações e proporcionar conforto e segurança ao paciente.

Curativos

Sempre que o paciente for admitido na recuperação pós-anestésica, o curativo deve ser observado e, também, após cada mobilização realizada e a anotação de Enfermagem realizada, deve ser mantido limpo e seco. Caso exista sinal de sangramento/hemorragia, deve ser comunicado ao enfermeiro.

Cateteres e drenos

Cuidados de Enfermagem com todos os drenos inclui observar o posicionamento do paciente para que ele não fique sobre um dreno provocando obstrução, observar o débito, sinais da drenagem, hemorragia, se estão conectados e funcionantes, e devem ser corretamente alocados na maca e deixar as grades elevadas (Hinkle e Cheever, 2017).

SAIBA MAIS

Assista à aula "Possíveis complicações com o paciente na Recuperação Anestésica": https://eaulas.usp.br/portal/video.action?idItem=24489. Nesse vídeo você acompanhará o preparo da unidade e a admissão de um paciente na sala de recuperação pós-anestésica. Além do tema abordado, trata da importância do conhecimento prévio do profissional que trabalha no setor para reconhecer precocemente essas complicações e, consequentemente, como oferecer segurança ao paciente seguindo normas e protocolos preestabelecidos pela instituição.

RESUMO

A atuação do profissional de Enfermagem no centro cirúrgico requer ações pautadas na ética, respeitando a lei do exercício profissional, prestando assistência segura e livre de danos decorrentes de negligência, imperícia e imprudência.

Para tanto, faz-se necessário conhecimento técnico com base em princípios científicos e legislações, além de buscar constantemente aprimoramento, mesmo após a formação inicial.

Por se destinar à prática de procedimentos complexos e invasivos, a unidade requer instalações, recursos, equipamentos tecnológicos e equipe de Enfermagem altamente especializados (Anvisa, 2002).

Dentre as atribuições do Técnico de Enfermagem podemos elucidar: montagem e desmontagem de sala cirúrgica, cuidados com equipamentos (antes, durante e após o procedimento), auxílio à anestesia e posicionamento cirúrgico, cuidados com a segurança do paciente, registro em prontuário e assistência no pós-operatório (SOBECC, 2021).

Com essa finalidade, foram descritas em cada item deste capítulo informações para a ampliação do conhecimento do Técnico de Enfermagem, que englobaram a organização, estrutura e funcionamento do centro cirúrgico, sendo de suma importância para quem trabalha no setor em questão saber as rotinas.

O item Classificação das Cirurgias aborda temas importantes para o Técnico de Enfermagem poder se programar enquanto acompanha a cirurgia, pois terá o conhecimento do potencial de contaminação; se será eletiva, de urgência ou emergência; finalidade da cirurgia; porte; e tempo de duração.

Ter conhecimento dos tempos cirúrgicos leva a saber o período em que a cirurgia está e, assim, fica mais fácil ter clareza do que está ocorrendo dentro da sala operatória.

Saber sobre o tema anestesia é muito importante para quem acompanha a cirurgia, ter conhecimento dos tipos de anestesias que podem ser realizadas e, também, entender como prestar assistência ao paciente dependendo da anestesia escolhida.

A importância da paramentação cirúrgica leva ao entendimento da troca de roupa pelo privativo, do uso do gorro, máscara, propés e luvas.

O posicionamento do paciente na mesa de cirurgia e das proteções necessárias é um procedimento que não se resume meramente à colocação de coxins, mas deve ser realizado com resgate tanto de anatomia como de fisiologia, para proteção efetiva do paciente e para evitar qualquer tipo de lesão de plexo, de pele ou problemas circulatórios.

A cirurgia robótica está chegando aos centros cirúrgicos e, para acompanhar essa tecnologia, há a necessidade de atualização constante, querer aprender a cada dia, acompanhar e ter interesse.

A importância em ter conhecimento sobre as principais complicações cirúrgicas leva a compreender e observar cada vez mais precocemente os sinais e sintomas e, quanto mais previamente forem percebidos, melhor para o paciente.

A segurança do paciente durante procedimentos cirúrgicos deve ser primordial; os *checklists* e protocolos têm que ser realizados para evitar a ocorrência de qualquer tipo de evento adverso.

Por fim, ter conhecimento do que é a recuperação pós-anestésica, como o paciente chega a esse setor, quais cuidados de Enfermagem devem ser oferecidos, o que deve ser realizado na admissão, é de fundamental importância para a recuperação do paciente.

Os temas foram escritos em itens para fins didáticos, mas o Técnico de Enfermagem deve ter tais conhecimentos para os aplicar de forma contínua ao paciente, oferecendo assim assistência com qualidade.

BIBLIOGRAFIA

Associação Brasileira de Enfermeiros de Centro Cirúrgico, Recuperação Anestésica e Centro de Material e Esterilização (SOBECC). Diretrizes de práticas em Enfermagem Cirúrgica e processamento de produtos para a saúde. 8. ed. São Paulo: SOBECC; 2021.

Brasil. Agência Nacional de Vigilância Sanitária (Anvisa). Resolução RDC nº. 50, de 21 de fevereiro de 2002. Brasília; 2002. Disponível em: http://bvsms.saude.gov.br/bvs/saudelegis/anvisa/2002/rdc0050_21_02_2002.html. Acesso em: 23 maio 2020.

Brasil. Ministério da Saúde. Portaria nº 2.612, de 12 de maio de 1998. Dispõe sobre a obrigatoriedade da manutenção pelos hospitais do país de programa de controle de infecção hospitalar. Disponível em: http://bvsms.saude.gov.br/bvs/saudelegis/gm/1998/prt2616_12_05_1998.html. Acesso em: 14 set. 2020.

Brasil. Ministério da Saúde. Secretaria de Gestão do Trabalho e da Educação na Saúde. Departamento de Gestão da Educação na Saúde. Projeto de Profissionalização dos Trabalhadores da Área de Enfermagem. Profissionalização de auxiliares de Enfermagem. Cadernos do aluno. 2. ed. Brasília, DF: Ministério da Saúde; 2003. Disponível em: https://bvsms.saude.gov.br/bvs/publicacoes/profae/pae_cad5.pdf. Acesso em: 26 abr. 2023.

Conselho Federal De Enfermagem (Cofen). Resolução Cofen nº 564/2017. Aprova novo código de Ética de Enfermagem. Brasília; 2017. Disponível em: http://www.cofen.gov.br/resolucao-cofen-no-5642017_59145.html. Acesso em: 20 maio 2020.

Costa Jr AS. Avaliação dos tempos operatórios das múltiplas especialidades cirúrgicas de um hospital universitário. Einstein. 2017: 15(2):200-5.

Cunha ALSM, Martins AV. Guia prático de Enfermagem em Cirurgia Robótica. São Paulo: Editora dos Editores; 2020.

Hinkle JL, Cheever KH. Brunner e Suddarth – Tratado de Enfermagem Médico-cirúrgico. 13. ed. Rio de Janeiro: Guanabara Koogan; 2017.

Jesus MRC de, Melo MG, Campos MP de A et al. Avaliação da adequação no uso da paramentação cirúrgica. Rev. SOBECC. 2020;25(2):90-8.

Organização Mundial da Saúde (OMS). Cirurgias seguras salvam vidas: segundo desafio global para a segurança do paciente. Rio de Janeiro: Organização Panamericana da Saúde; Ministério da Saúde; Agência Nacional de Vigilância Sanitária; 2009. Disponível em: https://bvsms.saude.gov.br/bvs/publicacoes/seguranca_paciente_cirurgias_seguras_salvam_vidas.pdf. Acesso em: 26 abr. 2023.

Pereira BRR, Mendoza IYQ, Couto BRGM et al. Artroplastia do quadril: prevenção de infecção do sítio cirúrgico. Rev. SOBECC. 2014:19(4):181-7.

Exercícios de fixação

1. (2019 – CRESCER CONSULTORIA – PREFEITURA DE PEDRO DO ROSÁRIO/MA – TÉCNICO DE ENFERMAGEM) No período pré-operatório imediato de cirurgia de varizes, bem como durante a realização desse procedimento, o paciente deve ser mantido na posição de:
   a) Trendelenburg.
   b) Decúbito ventral.
   c) Decúbito dorsal.
   d) Decúbito lateral.

2. (2019 – CEPUERJ – UERJ – TÉCNICO DE ENFERMAGEM) Com o objetivo de prevenir a hipotermia não intencional durante o período perioperatório, na atividade de circulante de sala cirúrgica, o Técnico de Enfermagem deve agilizar o fornecimento de soro aquecido e:
   a) Manter os campos úmidos, porém aquecidos.
   b) Proporcionar aquecimento por meio de mantas térmicas.
   c) Monitorar temperatura central no início e término da cirurgia.
   d) Checar se a temperatura do ambiente está entre 20 e 24°C.

3. (2018 – IF-GO – IF-GO – TÉCNICO DE ENFERMAGEM) As infecções do sítio cirúrgico são as complicações mais comuns decorrentes do ato cirúrgico, que ocorrem no pós-operatório em cerca de 3 a 20% dos procedimentos realizados, tendo impacto significativo na morbidade e mortalidade do paciente. O ato de circular em uma sala cirúrgica exige conhecimentos e habilidades essenciais a fim de garantir condições funcionais e técnicas necessárias para a equipe médica.

Brasil. Agência Nacional de Vigilância Sanitária (Anvisa). Medidas de Prevenção de Infecção Relacionada à Assistência à Saúde. Brasília: Anvisa; 2017.

Leia o texto e responda à questão: sobre a circulação em uma sala cirúrgica, é correto afirmar que:
   a) Deve-se manter a porta da sala cirúrgica aberta durante o ato operatório para facilitar a comunicação com a equipe que esteja fora da sala.
   b) Não é indicado limitar o número de pessoas na sala operatória; quanto mais pessoas, melhor é o desempenho da equipe.
   c) A circulação na sala operatória consiste em atividade desenvolvida exclusivamente pela equipe de Enfermagem (enfermeiros, técnicos ou auxiliares de Enfermagem), com o objetivo de garantir condições funcionais e técnicas para o

adequado andamento do procedimento cirúrgico, oferecendo segurança ao paciente.

d) Não é uma atribuição do circulante de sala realizar a desmontagem da sala operatória, ficando a cargo da equipe de higienização.

4. (2019 – CEPUERJ –UFERJ – TÉCNICO DE ENFERMAGEM) A lista de verificação de segurança cirúrgica ocorre em três momentos. Cada um deles requer que o condutor da lista de verificação realize checagens específicas como:

a) Antes da incisão cirúrgica (pausa cirúrgica), confirmar visual e verbalmente o sítio cirúrgico correto e sua demarcação.

b) Antes de o paciente sair da sala de cirurgia, apresentar toda a equipe que participou da cirurgia, pelo nome e função.

c) Antes da indução anestésica, confirmar se o termo de consentimento para cirurgia e para a anestesia está assinado pelo paciente ou pelo seu representante legal.

d) Antes de o paciente ser transferido para a unidade de internação, revisar com o anestesiologista o risco de perda sanguínea e as dificuldades respiratórias do paciente.

5. (2019 – VUNESP – PREFEITURA DE VALINHOS/SP – TÉCNICO DE ENFERMAGEM) A assistência de Enfermagem na sala de recuperação pós-anestésica (RPA) deve estar voltada à segurança, recuperação do paciente e prevenção de complicações. Nessa situação, está correto afirmar que:

a) Normalmente, o cliente apresenta-se hipotérmico, em vista da ação depressora do sistema nervoso, provocada pelo anestésico. Providenciar bolsas de água quente sob os pés para os aquecer.

b) Visando evitar a queda dos clientes sonolentos, confusos e/ou agitados em razão da ação dos anestésicos, faixas de contenção devem ser aplicadas nos membros inferiores, superiores e abdome.

c) Pacientes que receberam anestesia geral devem ser posicionados em decúbito dorsal, com cabeceira elevada de 60 a 90° para prevenir refluxo esofágico e aspiração de vômitos.

d) Na RPA, na primeira hora, o controle dos sinais vitais é realizado de 15 em 15 minutos; se estiver regular, de 30 em 30 minutos.

e) Visando evitar a queda dos clientes sonolentos, confusos e/ou agitados por conta da ação dos anestésicos, as camas devem ser colocadas junto às paredes da sala, mantendo apenas um lado livre para acesso dos profissionais de saúde.

6. (2021 – INSTITUTO AOCP – PREFEITURA DE JOÃO PESSOA/PB – 2021 – TÉCNICO EM ENFERMAGEM) Considerado uma área complexa e de acesso restrito, o centro cirúrgico é composto por uma série de dependências interligadas, sendo correto afirmar que uma das áreas que é considerada restrita ou zona estéril é:

a) Farmácia.

b) Sala de espera.

c) Vestiário.

d) Sala de operações.

e) Sala de guarda e preparo de anestésicos.

7. (2021 – FGV – FUNSAÚDE/CE – TÉCNICO DE ENFERMAGEM) Considerando a classificação da cirurgia segundo sua duração, a cirurgia de Porte III dura de:

a) 2-4 horas.

b) 4-6 horas.

c) 6-8 horas.

d) 8-10 horas.

e) 10-12 horas.

8. (2021 – FGV – CÂMARA DE ARACAJU/SE – ENFERMEIRO) Após uma consulta, o paciente foi informado pelo médico que, diante da evolução da doença e do resultado dos exames, seria necessário realizar uma cirurgia para a correção do problema. Nesse momento, iniciou-se o período:

a) Perioperatório.

b) Intraoperatório.

c) Transoperatório.

d) Pré-operatório imediato.

e) Pré-operatório mediato.

9. (2021 – MÁXIMA – PREFEITURA DE HELIODORA/MG – TÉCNICO DE ENFERMAGEM) A deambulação é um cuidado pós-operatório a ser encorajado o mais rapidamente possível. No caso de um paciente estar com dreno torácico, deverá ser orientado:

a) Manter o frasco abaixo do nível do tórax.

b) Manter o frasco acima do nível do tórax.

c) Manter o frasco ao nível do tórax.

d) Manter o frasco ao nível do tórax, desde que esteja vazio.

10. (2021 – MÁXIMA – PREFEITURA DE HELIODORA/MG – TÉCNICO DE ENFERMAGEM) Um dos cuidados a serem observados no pré-operatório é a orientação quanto à manutenção de jejum em algumas delas. Esse cuidado visa:

a) Prevenir hipertermia.

b) Prevenir broncoaspiração.

c) Prevenir dor.

d) Prevenir hipotensão.

FECHAMENTO DE CASO-CENÁRIO

Verifique se você respondeu adequadamente às questões do Caso-cenário.

CASO-CENÁRIO 1

- **Laminectomia lombar**: conforme estudamos no Capítulo 11, *Enfermagem em Saúde do Adulto*, sobre as principais terminologias, vimos que os termos são formados por prefixo e sufixo. Assim, lâmina (prefixo) significa parte do osso de uma vértebra a qual protege o canal vertebral; ectomia (sufixo), retirada, remoção total ou parcial. A região lombar compreende a porção inferior da coluna vertebral, conforme já estudamos no Capítulo 1, *Anatomia e Fisiologia Humanas*.
- **Indução anestésica**: envolve o momento de preparo do paciente para o início do procedimento anestésico, deixá-lo monitorado, utilização de oxigênio, agentes hipnóticos, analgésicos e relaxante muscular, seguido da intubação orotraqueal realizada pelo anestesiologista (SOBECC, 2021)
- **Integradores químicos**: conforme estudado no Capítulo 18, *Centro de Material e Esterilização*, os integradores são monitores que reagem quimicamente quando atingidos alguns parâmetros do processo de esterilização – como temperatura, tempo e pressão –, e isso geralmente ocorre pela alteração de cor, mas há outros mecanismos. Por isso, quando não há alteração na coloração do integrador ou falta uniformidade na coloração do integrador, isso pode ser um indicativo de potenciais falhas no processo de esterilização, portanto, o material não deve ser utilizado. Atualmente, há seis tipos que podem ser utilizados. O tipo I é usado em todos os pacotes ou caixas de instrumental, que devem ser externamente identificados e examinados após a esterilização e antes de o invólucro ser aberto para uso. Outro exemplo são os integradores Classe V ou VI formulados para avaliar se o equipamento utilizado atingiu os principais pontos críticos do processo de esterilização. Normalmente, são dispostos também no interior das caixas cirúrgicas e devem ser guardados junto ao prontuário do paciente, como documento comprobatório de que foram disponibilizados materiais estéreis e seguros para a cirurgia (SOBECC, 2021)
- **Indicador biológico**: é utilizado na avaliação da eficácia da esterilização por meio de preparados padronizados de esporos bacterianos resistentes ao método de esterilização escolhido (SOBECC, 2021)
- **Região hipogástrica**: para precisar determinada região abdominal, podemos utilizar a regra das nove divisões. A região hipogástrica localiza-se abaixo da cicatriz umbilical e acima do osso sínfise púbica
- **Infecção hospitalar**: segundo a Portaria nº 2.616, de 12 de maio de 1998, a infecção hospitalar é definida como "[...] aquela adquirida após a admissão do paciente e que se manifeste durante a internação ou após a alta, quando puder ser relacionada com a internação ou procedimentos hospitalares" (Brasil, 1998). Atualmente, o termo "infecção hospitalar" vem sendo substituído por infecções relacionadas à saúde (IRAS), por ser esta uma nomenclatura mais abrangente, a qual engloba, além do hospital, todos os locais possíveis que prestam serviço de Saúde como: internação domiciliar, ambulatórios, clínicas, consultórios odontológicos. No Caso-cenário proposto, objetivamos revisar conteúdos já estudados em capítulos anteriores para melhor assimilar sua aplicação prática no Centro Cirúrgico. O Técnico de Enfermagem, ao ter clareza do significado desses termos, compreende os riscos possíveis dessa cirurgia, como lesão por posicionamento, importância de testar equipamentos antes do procedimento, conferir integridade das embalagens, checar integradores químicos e biológicos. À vista disso, estará instrumentalizado para prestar assistência segura, ética e contribuir na prevenção de complicações futuras como IRAS, além de registrar corretamente as informações no prontuário do paciente.

2. O paciente apresentou a lesão de pele na região hipogástrica pois permaneceu em decúbito ventral durante a cirurgia e as ações de Enfermagem que poderiam ter evitado o aparecimento da lesão são relacionadas ao posicionamento cirúrgico e adequada utilização de coxins e protetores nos locais necessários.

3. Podem-se observar tanto negligência como imprudência nesse caso suposto, pois o Técnico de Enfermagem recebeu a informação de que a sala operatória estava pronta para cirurgia, mas não se certificou nem testou previamente o que era necessário, sendo que houve tempo para tal realização, já que aproveitou o tempo e ficou conversando com os colegas de trabalho. Durante o procedimento, o aspirador não funcionou, não houve tempo hábil para conferir a integridade das embalagens, integradores químicos e o resultado do indicador biológico, e, ao final do procedimento, o paciente estava com lesão de pele em região hipogástrica e, após 1 ano, desenvolveu infecção hospitalar decorrente da intervenção cirúrgica e precisou ser internado. Essas são ocorrências consequentes de falta de cuidado de Enfermagem e atitudes distintas das aprendidas e orientadas.

4. Sim, é possível. Infecções relacionadas à saúde (IRAS) pode se manifestar mesmo após a alta.

Entre as IRAS, temos as infecções relacionadas a sítio cirúrgico (ISC), as quais podemos definir como aquelas que ocorrem nos primeiros 30 dias após a cirurgia ou, em casos de implantes, até 1 ano após o procedimento (Pereira et al., 2014).

Os agentes causadores das ISC podem estar relacionados às condições endógenas do paciente, como diabetes melito, tabagismo e obesidade, ou a fatores externos, entre eles, ausência ou quebra na técnica da limpeza das mãos tanto por profissionais que prestam assistência direta como indireta ao paciente, falhas no processo de preparo dos materiais, quebra de técnica na abertura e manipulação de materiais estéreis.

Os profissionais de Saúde devem contribuir para prevenção de ISC. Para tanto, temos que seguir os protocolos institucionais de vestimenta, lavagem das mãos, limpeza dos equipamentos e acessórios (mesas e focos), conferir integridade das embalagens, checar integradores e realizar devidas anotações no prontuário como início e término do procedimento cirúrgico.

18 Centro de Material e Esterilização

Carlos Henrique Lameu da Silva ■ Michely de Araujo Félix El Fahl ■ Neusa de Fátima Rodrigues Pereira

Objetivos de aprendizagem
- Compreender as principais atividades desenvolvidas no Centro de Material e Esterilização (CME)
- Identificar as etapas do Processamento dos Produtos para Saúde (PPS)
- Mostrar que o processamento adequado dos produtos para Saúde é considerado uma das formas de prevenção de contaminação durante a cirurgia e, consequentemente, de infecção relacionada à assistência à saúde.

INTRODUÇÃO

O Centro de Material e Esterilização (CME) é a unidade designada para o reprocessamento de produtos para Saúde, envolvendo processos altamente especializados, cujas ações são regulamentadas por leis e normativas, como as resoluções preconizadas pela Agência Nacional de Vigilância em Saúde (Anvisa) e padrões de qualidade estabelecidos. Boa leitura!

SAIBA MAIS

A Resolução RDC nº 15, de 15 de março de 2012, publicada pela Anvisa, dispõe sobre os requisitos de boas práticas para o processamento de produtos para a Saúde e, por isso, como Técnico de Enfermagem que atua em um CME, você deve conhecer essa resolução e atuar com um conjunto de medidas comportamentais visando à prevenção de contaminação. Nessa resolução, você encontrará definições importantes para o seu dia a dia, e conhecerá as diferenças entre as classes I e II de CME e todas as especificidades necessárias para o funcionamento dessas unidades.

Acesse a RDC nº 15/2012 na íntegra: http://bvsms.saude.gov.br/bvs/saude-legis/anvisa/2012/rdc0015_15_03_2012.html.

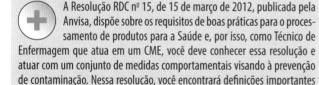

CASO-CENÁRIO 1

No preparo da sala operatória no Centro Cirúrgico, para cirurgia geral, do tipo laparotomia exploradora, são necessários materiais esterilizados, como campo cirúrgico, circuito para aparelho de ventilação mecânica, caixa e instrumental de cirurgia geral, entre outros que são fornecidos pelo Centro de Material e Esterilização (CME). Após o procedimento, os produtos utilizados retornam a essa unidade.

Como esses materiais podem ser reprocessados, de maneira que estejam em condições para uso nas próximas cirurgias, sem risco de contaminação aos que os manipulam e aos que os utilizarão em outras intervenções? Como o Técnico de Enfermagem pode atuar de modo a manter a qualidade em todas as etapas de processamento desses materiais?

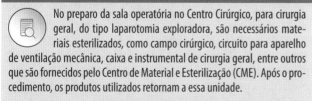

(continua)

CASO-CENÁRIO 1 *(Continuação)*

Estude o conteúdo a seguir e tente responder às perguntas referentes ao Caso-cenário 1.

ÁREA FÍSICA DO CENTRO DE MATERIAL E ESTERILIZAÇÃO

O Centro de Material e Esterilização (CME) deve ter área física planejada e construída de modo a atender aos requisitos dos processos de trabalho que nela são executados, para garantir resultado satisfatório (Figura 18.1). O CME deve ter minimamente os seguintes ambientes:

- **Área de recepção e limpeza**: é o local mais contaminado do CME, onde se centralizam grandes quantidade e variedade de materiais sujos com sangue, secreções e excreções. Essa área é destinada à recepção de materiais sujos e é onde se realiza o primeiro processo de limpeza dos materiais
- **Área exclusiva para produtos consignados (implante ou material cirúrgico emprestado de determinada empresa para o hospital realizar um procedimento específico e que deverá ser devolvido ao fornecedor após o uso)**: deve ser planejada de acordo com o volume de trabalho desenvolvido, para recepção, conferência e devolução. É preciso dispor de bancada com dimensões que permitam a conferência
- **Área de preparo**: local onde os produtos para a Saúde, já limpos, são inspecionados quanto à presença de sujidade, avaliados quanto à funcionalidade e integralidade, e onde os pacotes são montados

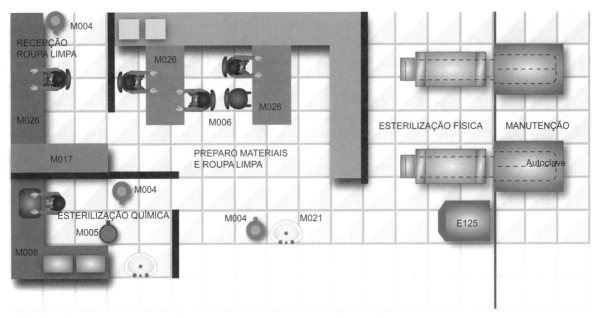

Figura 18.1 Estrutura física do Centro de Material e Esterilização (CME).

- **Área de esterilização**: local onde ficam todos os equipamentos utilizados para esterilização, para o transporte e escadas. Nesse setor também deve haver prateleiras e cestos aramados para armazenamento temporário dos produtos esterilizados
- **Área de armazenamento e distribuição dos produtos processados/esterilizados**: esse local tem por finalidade centralizar todo o material processado e esterilizado para posterior distribuição às unidades consumidoras.

Dentro de um CME, é necessário haver barreiras físicas, como paredes ou lavadora termodesinfectadora com duas portas entre a área de descontaminação e a área de embalagem, e esterilizadoras com duas portas entre a área de embalagem e a área de armazenamento estéril. Não deve haver cruzamento das equipes profissionais, a menos que especificamente indicado, como para a devolução de produtos que não foram devidamente limpos. O espaço deve ser projetado para garantir o movimento unidirecional dos profissionais, da área suja para área limpa. Além disso, todos os profissionais que trabalham no CME devem utilizar equipamentos de proteção individual (EPI) de acordo com o ambiente e a atividade desenvolvida.

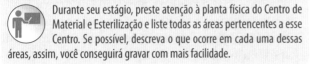

DICA DE MESTRE

Durante seu estágio, preste atenção à planta física do Centro de Material e Esterilização e liste todas as áreas pertencentes a esse Centro. Se possível, descreva o que ocorre em cada uma dessas áreas, assim, você conseguirá gravar com mais facilidade.

O CME é uma unidade em constante transformação, na qual avanços tecnológicos e evidências científicas promovem constantes modificações no processo de trabalho, requerendo aprimoramento e educação permanente, além de visão abrangente na gestão do CME. Para tanto, requer equipe capacitada, com treinamento específico, cujas atribuições incluem: receber, limpar, embalar, esterilizar e distribuir os produtos, fornecendo-os de forma segura para os procedimentos clínicos e cirúrgicos.

PROCESSAMENTO DE PRODUTOS PARA A SAÚDE

Vamos conhecer as etapas de processamento dos produtos de Saúde (PPS)? De acordo com a Resolução da Diretoria Colegiada (RDC) nº 15/2012, o PPS envolve as ações de pré-limpeza, recepção, limpeza, secagem, avaliação da integridade e funcionalidade, preparo, desinfecção ou esterilização, armazenamento e distribuição para as unidades.

A seguir, serão apresentados os principais processos, materiais e equipamentos utilizados no PPS.

Como você viu anteriormente, a área de recepção e limpeza é o local determinado para recebimento, conferência, manuseio, separação e descarte de perfurocortantes dos produtos usados provenientes das salas de cirurgia e das outras unidades hospitalares.

Os produtos são separados utilizando-se uma classificação que determinará o tipo de processamento a que o produto deverá ser submetido.

Classificações dos produtos para a Saúde

Produtos críticos são aqueles que entraram em contato direto com tecidos estéreis ou sistema vascular. Em um procedimento invasivo, como no caso de uma cirurgia de laparotomia exploradora, toda caixa de instrumentais, pinças, tesouras, equipamentos de anestesia gasosa, como traqueias, conexões e acessórios de respiradores, é considerada crítica e deverá passar pelo processo de limpeza e esterilização.

Produtos semicríticos são todos aqueles que entraram em contato com pele não intacta ou mucosa íntegra do paciente, como nebulizadores, inaladores, cânula de Guedel, lâmina de laringoscópio, ambu e umidificadores de oxigênio. Produtos para Saúde utilizados na assistência ventilatória, anestesia e inaloterapia deverão ser submetidos a limpeza e desinfecção de nível intermediário com saneantes ou processo físico de termodesinfecção. Para os demais produtos, recomenda-se limpeza e desinfecção de alto nível.

Produtos não críticos são todos aqueles que entraram em contato apenas com pele intacta ou não entram em contato com o paciente. Em cirurgias, são considerados artigos não críticos os acessórios para monitoramento não invasivo, manguito do esfigmomanômetro e estetoscópios. Nas unidades, comadres e papagaios são considerados produtos não críticos. Para esses produtos, recomenda-se minimamente limpeza e, desejável, complementação com desinfecção de nível baixo ou intermediário.

Limpeza

Depois da separação, é necessário que se faça a limpeza do material. Limpeza é o processo que tem como objetivo a remoção da sujidade visível e consequente redução da carga microbiana. Esse processo pode ser realizado de forma mecânica manual ou automatizada.

> **PARA REFLETIR**
>
> Se o processo de limpeza for inadequado, os processos de desinfecção e esterilização não serão eficazes. Assim, reflita a respeito da importância do processo de limpeza inicial dos materiais e como todo o processo de esterilização pode ser prejudicado.

Limpeza manual

Nesse tipo de limpeza, os artigos são limpos de forma mecânica, peça por peça, utilizando água corrente, escovas e detergentes. Durante a limpeza manual, não é recomendado o uso de produtos abrasivos; além disso, o profissional deverá estar protegido com equipamentos de proteção individual (EPI), como luvas de borracha, avental, bota, gorro, protetor facial ou máscara e óculos.

As escovas têm diversas apresentações, com cerdas firmes e macias, e são utilizadas para remover a sujidade aderida à superfície dos produtos, pelo método de fricção com detergente enzimático (Figura 18.2). Esse tipo de limpeza tem limitações, como a falta de uniformidade de execução e a exposição direta dos profissionais a riscos biológicos.

Os detergentes são soluções destinadas à limpeza de produtos e superfícies por meio de redução da tensão superficial.

Podem ser compostos por substâncias sintéticas, orgânicas, líquidas ou pós que podem ser diluídos em água. Os detergentes enzimáticos são utilizados para remoção de sujidade por meio de enzimas que facilitam a quebra de matéria orgânica. O número de enzimas dentro do detergente varia, porém, as principais são enzimas hidrolítica, proteolítica e lipolítica. Esses agentes têm a função de reduzir a tensão superficial e remover gordura e matéria orgânica.

A limpeza manual expõe o profissional a produtos químicos, umidade, aerossóis e diversos microrganismos, além de necessitar de mais tempo para sua execução.

Limpeza automatizada

Na limpeza automatizada, os artigos são submetidos à limpeza em equipamentos específicos, como lavadoras com jatos de água sob pressão ou lavadoras ultrassônicas, também com uso de detergentes. Esse processo reduz a exposição do profissional aos produtos químicos e riscos ocupacionais, porém representa alto custo de instalação e o local precisa atender a algumas especificações para adequada instalação do equipamento.

Produtos com conformação complexa deverão passar por limpeza manual seguida de automatizada, de modo a garantir limpeza eficaz.

Todo produto que entrar em contato com detergente deve ser rigorosamente enxaguado para retirar todo o resíduo e evitar inflamação no paciente. A água utilizada nesse processo deve seguir normas específicas de potabilidade; além disso, produtos oftálmicos, utilizados como implantes em cirurgias ortopédicas, cardíacas e neurológicas devem receber o último enxague com água purificada.

> **SAIBA MAIS**
>
> A água purificada é obtida a partir da água potável submetida a uma sequência de purificação, qual seja: múltipla destilação, troca iônica, osmose reversa, eletrodeionização, ultrafiltração ou qualquer outro processo capaz de atender às especificações exigidas.
>
> Na Consulta Pública Anvisa nº 312, de 20 de fevereiro de 2017, é possível saber mais a respeito da água purificada. Esse documento está disponível na íntegra em: http://antigo.anvisa.gov.br/consultas-publicas#/visualizar/341630.

Após finalizar o processo de limpeza, todos os produtos deverão passar por um processo rigoroso de secagem.

Desinfecção

Como você viu anteriormente, a desinfecção está indicada para produtos semicríticos e não críticos, e pode ser dividida em níveis (baixo, intermediário ou alto), de acordo com o tipo e a quantidade de microrganismos destruídos durante o processo.

A desinfecção é definida como o processo químico ou físico de destruição de microrganismos em sua forma vegetativa. Indicada para produtos, equipamentos e superfícies previamente limpos.

- **Desinfecção química:** se dá pela imersão completa do produto de Saúde em uma solução específica,

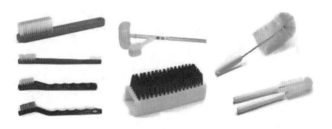

Figura 18.2 Tipos de escovas para limpeza de instrumental.

respeitando o tempo de contato, concentração e temperatura recomendados pelo fabricante. De acordo com a RDC nº 15/2012, esse processo deverá ser realizado somente em CMEs; empresas processadoras não poderão utilizar agentes químicos para desinfecção
- **Desinfecção pelo processo físico (automatizado):** tem a vantagem de não necessitar de produtos que possam deixar resíduos, não expõe o profissional a substâncias potencialmente toxicas e não polui o ambiente. Por isso, a desinfecção por agente físico tem sido mais utilizada.

Principais agentes utilizados na desinfecção química

A RDC nº 35, de 16 de agosto de 2010, regulamenta os agentes de ação antimicrobiana, ou seja, aqueles com poder desinfetante indicados para artigos críticos e semicríticos. Por isso, todos os agentes devem atender a essa RDC no que diz respeito a definição, classificação e regulamentação, além de forma de registro e rotulagem.

Ácido peracético

Utilizado como desinfetante químico, é eficaz na presença de matéria orgânica. Seu mecanismo de ação se dá pela desnaturação proteica e ruptura da permeabilidade da membrana. É muito utilizado em serviços de endoscopia.

A solução de ácido peracético pode ser utilizada por método manual para desinfecção dos produtos semicríticos, inclusive os de assistência ventilatória. A principal vantagem é produzir resíduos de baixa toxicidade, pois sua decomposição gera ácido acético, água, oxigênio e peróxido de hidrogênio. Como desvantagem, ele é corrosivo para cobre, latão, bronze, aço puro e ferro galvanizado, mas esses efeitos podem ser reduzidos com aditivos e modificação de pH; também pode causar lesão ocular e na pele (especialmente soluções concentradas) e causa irritação das membranas mucosas.

Glutaraldeído 2%

É um ácido desinfetante hospitalar para artigos semicríticos termossensíveis, ou seja, que não podem ser submetidos a processo que envolve elevação de temperatura. O glutaraldeído é um dialdeído de amplo espectro de ação, com estabilidade e boa compatibilidade com as mais diversas matérias-primas de materiais e equipamentos médico-hospitalares. Não é corrosivo a metal e não danifica equipamentos ópticos, borrachas ou plástico.

Contudo, seu uso favorece um risco real aos trabalhadores e usuários de serviços em estabelecimentos de Saúde. Por esse motivo, atualmente existem inúmeras resoluções e normas técnicas que instituem medidas de controle sobre seu manuseio e uso, por exemplo, as RDCs nº 8/2009, nº 31/2011 e nº 15/2012. Além dessas resoluções, o governo do estado de São Paulo publicou, em 28 de fevereiro de 2007, a Resolução SS-27 sobre uso do glutaraldeído.

> **IMPORTANTE**
>
> Não se admite mais o uso de glutaraldeído ou outro saneante como agente esterilizante pelo método de imersão.

> **SAIBA MAIS**
>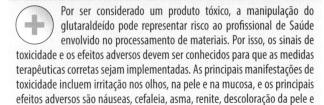
> Por ser considerado um produto tóxico, a manipulação do glutaraldeído pode representar risco ao profissional de Saúde envolvido no processamento de materiais. Por isso, os sinais de toxicidade e os efeitos adversos devem ser conhecidos para que as medidas terapêuticas corretas sejam implementadas. As principais manifestações de toxicidade incluem irritação nos olhos, na pele e na mucosa, e os principais efeitos adversos são náuseas, cefaleia, asma, renite, descoloração da pele e dificuldade de respirar.
>
> Fonte: Brasil, 2007.

Ortoftalaldeído

Desinfetante de alto nível, o ortoftalaldeído (OPA) tem essa ação quando na temperatura de 20°C e em contato com o produto de Saúde por 12 minutos. Apresenta ótima compatibilidade com produtos e equipamentos, porém pode causar manchas acinzentadas tanto nos materiais quanto nas mãos do profissional, caso não esteja utilizando luvas. Por isso, recomenda-se o uso de EPIs (luvas, máscara, avental impermeável e óculos) durante o manuseio desse agente.

Peróxido de hidrogênio

No mercado brasileiro, esse agente é encontrado em associação com o ácido peracético, o que garante ação contra alguns microrganismos.

Álcool a 70%

Considerado um desinfetante de nível intermediário para superfícies e materiais desde que não sejam de borracha, acrílico e plástico, o álcool a 70% apresenta ação germicida com baixo custo e baixa toxicidade.

Cloro

O hipoclorito de sódio é o agente mais utilizado como desinfetante de nível intermediário para produtos e superfícies, e, assim como o álcool, tem ação germicida com baixo custo e baixa toxicidade. A desvantagem é que esse agente se inativa com a luz, o calor ou na presença de matéria orgânica. Além disso, não existem recursos que mensurem a concentração do agente para os usos subsequentes.

Principais equipamentos utilizados na limpeza mecânica dos produtos

Lavadoras termodesinfectadoras

Lavadoras que utilizam o calor (método físico) para desinfecção dos produtos de Saúde usados funcionam com jatos de água sob pressão e turbilhonamento, associados ao detergente (Figura 18.3).

Lavadoras ultrassônicas

Utilizam o método de cavitação ultrassônica, que é o ultrassom movimentando a bolha de ar, dentro do instrumental, fazendo essa bolha crescer de 5 micros (5 milésimos de milímetro) para 50 e eclodindo. Esse fenômeno, associado à liberação de energia, resulta na limpeza.

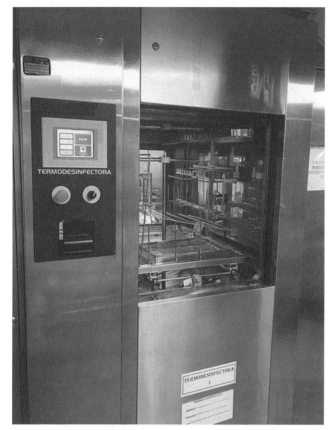

Figura 18.3 Exemplo de lavadora termodesinfectadora. (Fonte: acervo da autoria do capítulo.)

É indicado o uso da lavadora ultrassônica para materiais com conformação complexa e canulados (Figura 18.4).

Após a limpeza e desinfecção, se indicado, os produtos seguirão para a sala de preparo, onde são inspecionados, embalados e esterilizados.

Inspeção

Antes da esterilização, os produtos de Saúde devem ser criteriosamente inspecionados, tanto com relação à limpeza quanto à sua funcionalidade – deve-se avaliar se o produto tem condições de ser reutilizado, lembrando que o fabricante fornece instruções detalhadas sobre como pode ser reprocessado com segurança entre pacientes.

É recomendado o uso de lentes intensificadoras de imagem de, no mínimo, oito vezes para avaliar a limpeza e verificar a presença de ranhuras ou rachaduras nos produtos (Figura 18.5). Além disso, a área deve contar com cadeiras ergonômicas, secadoras e pistolas de ar comprimido medicinal.

Montagem de caixas e pacotes

A montagem das caixas cirúrgicas é responsabilidade do profissional de Enfermagem do CME. Dessa maneira, cabe a esse profissional:

- Embalar as caixas cirúrgicas conforme o método de esterilização a ser utilizado
- Escolher o tamanho da embalagem proporcional ao tamanho da caixa cirúrgica
- Identificar a caixa com data do processo, nome do executor, registro no Conselho Regional de Enfermagem (Coren) e tipo de caixa
- Organizar as caixas cirúrgicas de modo que o agente esterilizante consiga penetrar por todos os instrumentais dispostos na caixa. Para isso, é necessário também que a caixa seja perfurada e que a embalagem não esteja muito folgada
- Receber as caixas de instrumentais lavadas, secar, inspecionar e separar conforme os tipos de cirurgia. Esses procedimentos deverão ser realizados em área limpa, organizada e deve ter uma listagem dos materiais com as orientações para o preparo dos produtos
- Utilizar a técnica do empacotamento para facilitar a abertura asséptica.

Passo a passo

A Figura 18.6 apresenta o passo a passo para a montagem de caixa cirúrgica.

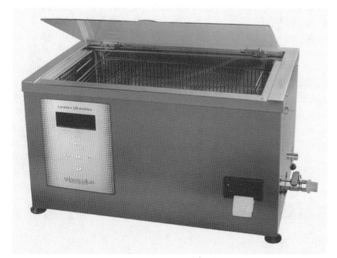

Figura 18.4 Exemplo de lavadora ultrassônica. (Fonte: Ecel®)

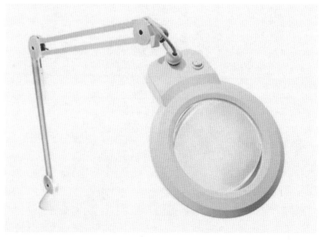

Figura 18.5 Exemplo de lupa de bancada com lentes intensificadoras. (Fonte: Estek®)

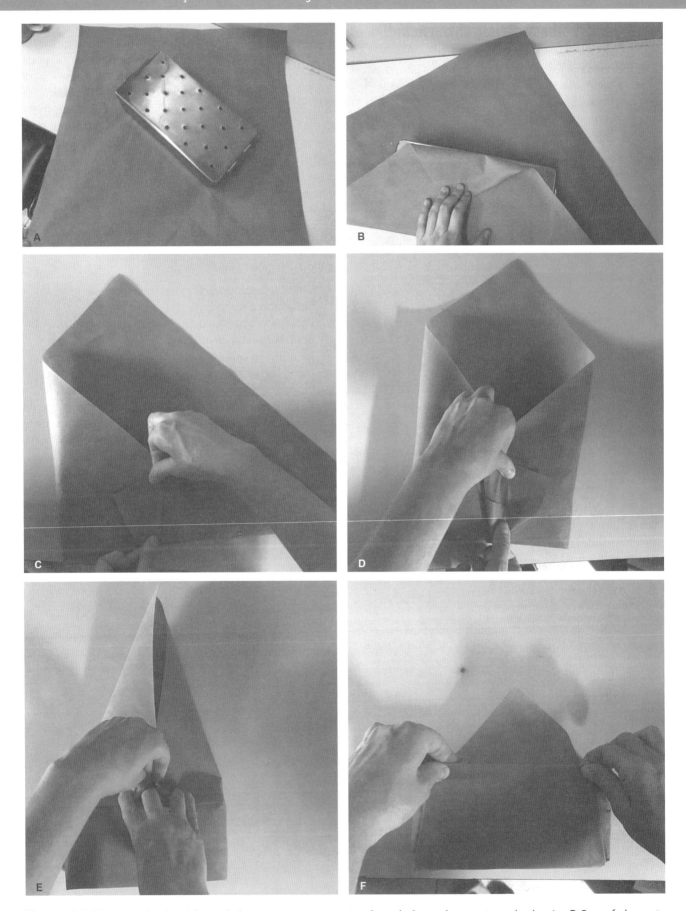

Figura 18.6 Montagem da caixa cirúrgica. **A.** Separe o campo ou a manta adequada de acordo com o tamanho da caixa. **B.** Faça o fechamento frontal. **C.** Faça o fechamento lateral. **D.** Repita a dobradura lateral do outro lado da caixa. **E.** Faça o ajuste das dobras. **F.** Finalize a dobradura (*continua*).

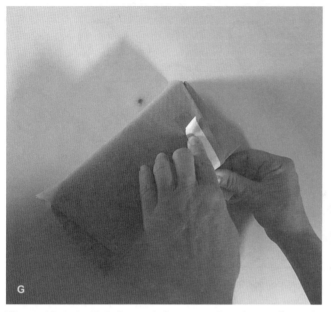
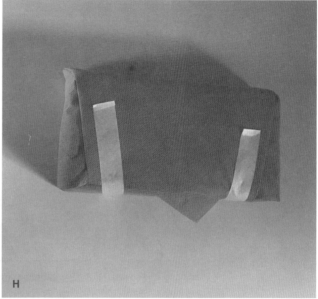

Figura 18.6 G e **H.** Feche a embalagem com fita adesiva e faça a identificação do pacote. (Fonte: acervo da autoria do capítulo.) (*Continuação*)

Principais instrumentais utilizados em caixas cirúrgicas

As caixas de instrumentais são geralmente padronizadas por cada instituição de acordo com a cirurgia a ser realizada ou por especialidade. Em uma cirurgia de grande porte, uma ampla quantidade de instrumentais é utilizada, sendo divididos de acordo com a sua finalidade.

Os tipos de cirurgia norteiam a montagem das caixas cirúrgicas, mas alguns instrumentais mais comumente utilizados são bisturis, tesouras, pinças e afastadores.

- **Bisturis:** utilizados para perfurar e cortar (Figura 18.7)
- **Tesouras:** utilizadas para cortar, porém não são indicadas para corte de tecidos delicados. São divididas de acordo com o formato de suas lâminas em tesouras com ponta reta ou ponta curva (Figura 18.8)
- Pinças (Figura 18.9): existem muitos tipos de pinças, que são classificadas de acordo com os tecidos para os quais foram feitas.

- **Pinças Kelly (ponta curva e ponta reta):** usadas para o pinçamento e a ligadura dos vasos sanguíneos
- **Pinça Mixter:** mais usada nas cavidades, pois permite o reparo e a ligadura dos vasos sanguíneos mais difíceis
- **Pinça anatômica**: utilizada para segurar os tecidos durante a dissecção
- **Pinça dente de rato**: utilizada para segurar a pele; os dentes servem para que a pele não escape
- **Pinça Allis**: usada para prender vários tecidos, principalmente os mais frágeis e escorregadios
- **Pinça Duval Collin**: usada para preensão das vísceras
- **Pinça Backhaus**: utilizada para prender os campos cirúrgicos e outros instrumentais.

Embalagens

Trata-se do invólucro que é utilizado para proteger e criar uma barreira estéril nos produtos de Saúde, permitindo a esterilização do conteúdo e protegendo-o de possíveis contaminações. Deve fornecer uma barreira eficiente para microrganismo, ser permeabilizante ao agente esterilizante e proporcionar acondicionamento seguro dos produtos que serão esterilizados.

Para escolha da embalagem adequada, deve-se levar em consideração a forma, o peso do produto e o método de esterilização.

- **Tecido de algodão:** é a embalagem mais utilizada para pacotes pesados que são esterilizados em autoclave a vapor sob pressão. Usam-se sempre duas camadas de tecido de algodão e, por ser reutilizável, tem baixo custo. Porém, deve existir um plano de aquisição e substituição desses tecidos, que, com o tempo, desgastam-se, não formando mais barreira adequada

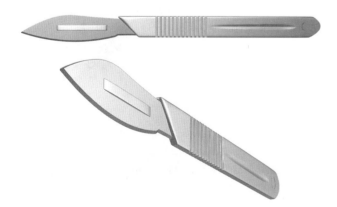

Figura 18.7 Exemplos de bisturi. (Fonte: iStock: ©PhonlamaiPhoto)

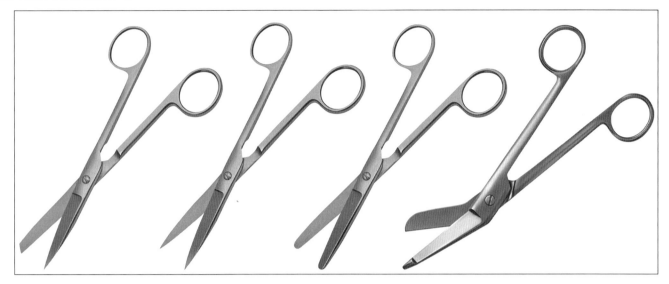

Figura 18.8 Exemplos de tesouras. (Fonte: iStock: ©Nikolayev)

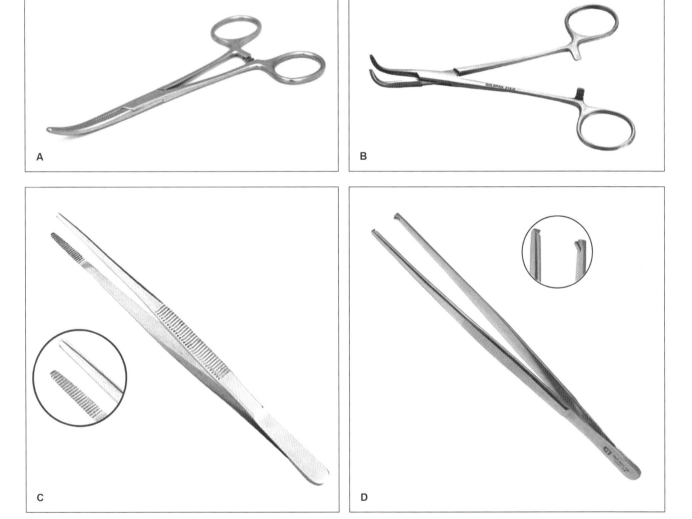

Figura 18.9 Tipos de pinça. **A.** Pinça Kelly. **B.** Pinça Mixter. **C.** Pinça anatômica. **D.** Pinça dente de rato (*continua*).

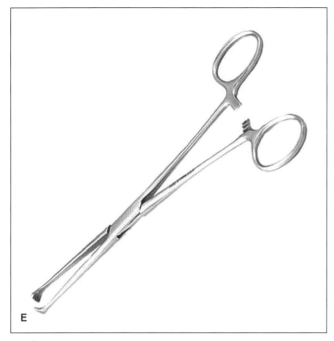
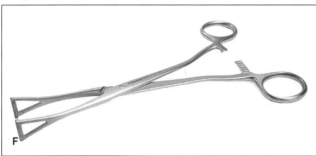
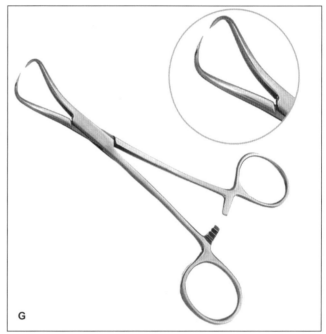

Figura 18.9 E. Pinça Allis. **F.** Duval Collin. **G.** Backhaus. (*Continuação*)

- **Papel grau cirúrgico:** utilizado em autoclave a vapor sob pressão, óxido de etileno e formaldeído, é descartável, comercializado em diferentes apresentações. Geralmente, a embalagem tem um indicador químico classe I. É um invólucro bastante utilizado em razão do baixo custo e da compatibilidade com diversos métodos de esterilização
- **Manta de polipropileno (tecido não tecido, TNT):** embalagem descartável, é uma estrutura plana, flexível e porosa, constituída de manta de fibras e filamentos. Tem como vantagem ser uma barreira microbiana eficaz, repelente a líquidos, e estar disponível no mercado por vários fornecedores e em diferentes tamanhos
- **Tyvek®:** utilizado em óxido de etileno, gás plasma de peróxido de hidrogênio e vapor a baixa temperatura. Confeccionado com fibra de polietileno de alta densidade, possui alta resistência a tração e perfuração, possui o indicador químico classe I e está disponível em diferentes apresentações
- *Container* **rígido:** semelhante a uma caixa cirúrgica, pode ser de alumínio anodizado, aço inox ou plástico. Deve conter áreas perfuradas (geralmente na tampa) para saída do ar e para penetração do agente

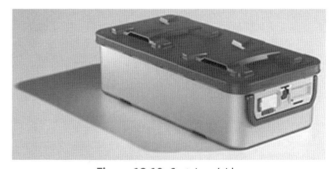

Figura 18.10 *Container* rígido.

esterilizante, protegidas por filtros específicos, não necessita outra embalagem. Compatível com todos os modelos de esterilizadora, é um sistema de barreira permanente, porém possui um filtro de papel que deve ser trocado a cada uso. É utilizado tanto para acondicionar como para proteger o material.

ESTERILIZAÇÃO

A esterilização ocorre quando todos os microrganismos, em todas as suas formas (vírus, bactérias, fungos), são destruídos por aplicação de agentes físicos ou físico-químicos.

IMPORTANTE

De acordo com a legislação vigente, desde 2009 a esterilização química por imersão está proibida. A partir de 2012, o uso de estufas (calor seco) também foi proibido.

Autoclaves (vapor saturado sob pressão)

A esterilização a vapor, ou por autoclave (Figura 18.11), é um processo físico que usa calor a 100°C e umidade sob pressão. É o método preferencial para a esterilização dos produtos críticos como instrumental cirúrgico. A remoção do ar de dentro dos pacotes e da câmara interna do equipamento é essencial para garantir um processo de esterilização eficiente.

Para o carregamento da autoclave, o Técnico de Enfermagem deverá colocar os pacotes maiores embaixo dos menores; materiais côncavos, como bacias e cubas, deverão ser colocados em posição vertical e os jarros e cálices deverão ser colocados de boca para baixo. Vale lembrar que, para garantir a esterilização eficaz, apenas 80% da câmara interna da autoclave deverá ser preenchida.

NA PRÁTICA

Em algumas situações específicas e criteriosas, poderá ser feito o Ciclo Fash, ou seja, um ciclo de esterilização com tempo mais curto e carregamento com apenas uma unidade no equipamento.

Gás plasma de peróxido de hidrogênio

O método de esterilização conhecido como gás plasma de peróxido de hidrogênio é realizado no equipamento Sterrad® (Figura 18.12). Esse processo é classificado como físico-químico e o agente acessa toda a superfície dos produtos em forma de vapor concentrado, atravessando embalagens de Tyvek® ou manta de poliprepileno. O tempo necessário para promover a esterilização dos produtos varia de 28 a 75 minutos, porém, esse processo é incompatível com celulose e líquidos.

Por apresentar exigências específicas como climatização, tipos de embalagens e indicadores, mesmo com a vantagem de ter um dos ciclos de esterilização mais rápidos para materiais termossensíveis, sua escolha deve ser avaliada.

Óxido de etileno

O óxido de etileno (EtO) é um gás indicado para esterilização de produtos termossensíveis, além de ser compatível com diversas matérias-primas e produtos com lúmens longos e estreitos, inclusive os de fundo cego. Por ser um produto altamente inflamável, explosivo e carcinogênico, a legislação vigente é muito rigorosa quanto à instalação e ao processo de execução. Por isso, os processos de esterilização por EtO são realizados apenas por instituições terceirizadas.

Vapor a baixa temperatura e formaldeído

O formaldeído é um gás que pode ser usado como agente desinfetante e esterilizante compatível com diversas matérias-primas, porém, com considerável quantidade de resíduos em alguns, o que acaba sendo uma desvantagem entre os demais métodos de esterilização. A vantagem desse tipo de processo está no tempo de esterilização de aproximadamente 5 horas, inferior ao tempo necessário para a esterilização com EtO, que pode chegar a 6 horas.

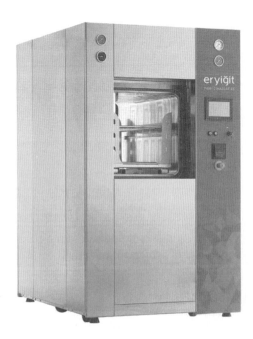

Figura 18.11 Exemplo de autoclave. (Fonte: Eryigit Medical Devices®)

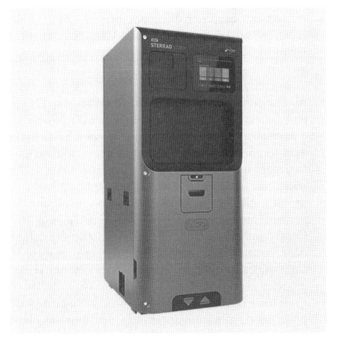

Figura 18.12 Equipamento Sterrad®.

Controle e segurança

O controle dos processos de limpeza, desinfecção e esterilização é fundamental para a segurança dos pacientes e profissionais e, também, para garantir a qualidade dos trabalhos desempenhados pela equipe da CME. Revisões periódicas dos processos mecânicos e educação permanente dos profissionais podem reduzir os riscos e garantir o controle dos processos, principalmente aqueles relacionados à esterilização, ou seja, os produtos de Saúde deverão estar esterilizados quando chegarem às mãos do profissional que os utilizará.

Todo esse processo deve considerar, além das etapas ocorridas dentro da CME, a segurança durante o armazenamento e o transporte.

Com relação ao processo de esterilização, a RDC nº 15/2012 estabelece que sejam realizadas periodicamente qualificações de instalação, operação e desempenho, além da qualificação térmica e calibração dos equipamentos.

Indicadores de esterilização

Indicadores químicos

Indicam a esterilização ou falha na esterilização por alteração de cor dos indicadores por meio de processos químicos, que avaliam a temperatura atingida pelo equipamento e o tempo de exposição ao agente esterilizante.

Recomenda-se utilizá-los em todos os pacotes a serem esterilizados, podendo ser arquivados como documento legal por tempo indeterminado. Caso a tinta indicativa da tira não esteja com a cor firme e uniforme após o processo, o pacote que a contém deverá ser recusado e processado novamente. São produtos de uso único, não devendo ser reutilizados em hipótese alguma.

Os indicadores químicos são divididos em 6 classes:

- **Classe I:** indicador externo de processo que distingue materiais processados de não processados. Todas as embalagens de papel grau cirúrgico ou Tyvek® têm, na lateral, uma tinta que altera a cor quando exposta à mudança de temperatura (tinta termocrômica). Podemos encontrar em outra apresentação, como fitas de alta adesividade com tiras transversais – fita zebrada (Figura 18.13). A mudança de cor demonstra a exposição ao processo de esterilização. É preconizado que todos os pacotes e as caixas de instrumental esterilizados tenham um indicador classe I
- **Classe II:** é um indicador útil para uso em testes diários e específicos, como verificar a remoção de ar nas autoclaves com o pré-vácuo, permitindo a penetração uniforme do agente esterilizante (vapor). Deve detectar falhas como bolha e vazamento de ar, gases não condensáveis, vapor supersaturado, superaquecido e diferença de temperatura. Exemplo: teste de Bowie-Dick (leitura de resultados por meio de mudança de coloração)
- **Classe III:** monitora apenas um dos parâmetros críticos do processo de esterilização, como tempo ou temperatura. Este indicador é pouco utilizado

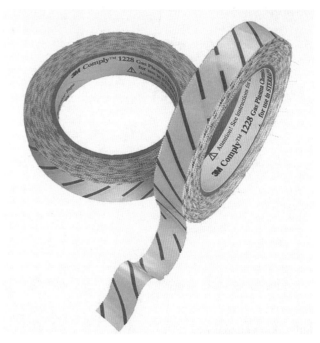

Figura 18.13 Indicador químico – classe I (3M®).

- **Classe IV:** indicador multiparamétrico (Figura 18.14). Monitora dois ou mais parâmetros críticos do ciclo de esterilização, como tempo e temperatura, e tem a função de indicar exposição a variáveis predeterminadas do processo de esterilização, por exemplo, 134° e 3 minutos
- **Classe V:** indicador integrador (Figura 18.15). Monitora todos os parâmetros críticos de um ciclo de esterilização, como tempo, temperatura e presença de umidade. Por seu desempenho, pode ser comparado ao dos indicadores biológicos
- **Classe VI:** indicador interno. Monitora todos os parâmetros críticos do processo de esterilização, como tempo, temperatura e presença de umidade, e não reage até que 95% do tempo de ciclo sejam concluídos.

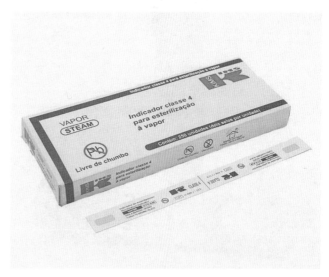

Figura 18.14 Indicador químico – classe IV.

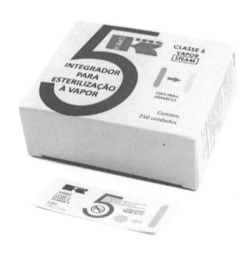

Figura 18.15 Indicador químico – classe V. (Fonte: KIMS S.R.L®)

Indicadores biológicos

São ampolas com preparações bacterianas que devem ser esterilizadas em ciclos completos (Figura 18.16). A ampola esterilizada e outra ampola não esterilizada (teste controle) são incubadas em equipamento próprio; a alteração da cor indica se houve ou não morte bacteriana, mostrando que o ciclo de esterilização foi eficiente.

Conforme exigência da RDC nº 15/2012, toda carga com implante e, também, a primeira carga do dia devem ter um indicador biológico.

Caso o resultado do indicador biológico seja positivo, as cargas são recolhidas e o teste positivo é investigado de acordo com a política institucional.

Os resultados do indicador biológico são documentados e arquivados conforme a legislação vigente.

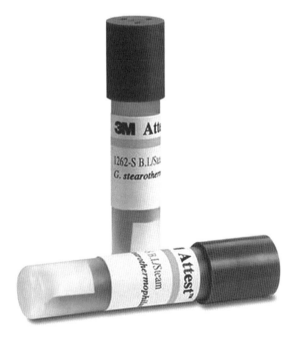

Figura 18.16 Indicador biológico. (Fonte: 3M®)

ÁREA DE ARMAZENAMENTO E DISTRIBUIÇÃO DOS PRODUTOS DE SAÚDE

Após o processamento, os produtos são encaminhados para a área de armazenamento e distribuição. Esse local tem a finalidade de facilitar a localização e distribuição de cada item e manter a integridade da esterilização e do conteúdo do pacote.

É recomendado que os produtos fiquem armazenados em prateleiras fechadas ou com coberturas sobre os pacotes. Além disso, nessa área deve haver controle do fluxo de pessoal, limpeza, ventilação e espaço adequados.

Validade da esterilização

O prazo estabelecido para validade do PPS é controverso. A Anvisa, na RDC nº 15/2012, coloca como data limite de uso dos produtos processados o prazo estabelecido em cada instituição, com base em um plano de avaliação da integridade das embalagens, fundamentado na resistência das embalagens, eventos relacionados ao seu manuseio (estocagem em gavetas, empilhamento dos pacotes, dobras das embalagens), condições de umidade e temperatura, segurança da selagem e rotatividade do estoque.

Os principais cuidados no armazenamento dos produtos processados são:

- Colocar na posição de acesso mais fácil os pacotes que são utilizados com maior frequência
- Estabelecer critérios, colocando sempre o mais novo em uma posição mais remota, para facilitar que o mais antigo seja utilizado em primeiro lugar
- Guardar em gavetas, prateleiras fechadas ou caixas plásticas
- Lembre-se de colocar a data de esterilização e o prazo de validade nos pacotes
- Manusear o mínimo possível os pacotes esterilizados
- Não sobrecarregar os compartimentos para um pacote não danificar o outro
- Organizar o local de armazenamento e distribuição dos produtos de modo lógico para quem trabalha nesse local
- Proteger as pontas dos instrumentais.

Os principais cuidados antes da utilização dos produtos processados são:

- Aprovação do indicador químico do processo de esterilização
- Ausência de ferrugem nos pacotes
- Integridade dos pacotes
- Prazo de validade.

RESUMO

Neste capítulo, você aprendeu um pouco sobre o Centro de Material e Esterilização, conheceu as áreas e o fluxo de recebimento, preparo, esterilização e guarda dos materiais.

Aprendeu ainda como os produtos são classificados e quais são os diferentes tipos de processamento dos materiais, incluindo limpeza, desinfecção, inspeção, montagem de caixas e pacotes e os tipos de esterilização.

Você também estudou sobre controle e segurança de todo o processo, e como armazenar e distribuir os materiais. Concluímos que o PPS faz parte do ciclo de vida da descontaminação. Esse ciclo envolve processos que dependem de conhecimento científico e de protocolos bem definidos, em que cada etapa do ciclo é essencial para a segurança durante o uso dos produtos, seja durante o ato cirúrgico ou em qualquer procedimento que possa expor o paciente ao risco de infecção, pois uma falha em qualquer fase do ciclo de descontaminação pode acarretar despesas médicas elevadas, transtornos e sofrimentos que prejudicarão a vida dos pacientes e da equipe profissional.

BIBLIOGRAFIA

AORN. Safe Surgery Together. Disponível em: https://www.aorn. org/. Acesso em: 19 abr. 2023.

Associação Brasileira de Enfermeiros de Centro Cirúrgico, Recuperação Pós-Anestésica e Centro De Material e Esterilização (SOBECC). Práticas recomendadas. 6. ed. rev. e atual. São Paulo: Manole; 2013.

Associação Brasileira de Enfermeiros de Centro Cirúrgico, Recuperação pós-anestésica e Centro de Material e Esterilização (SOBECC). Diretrizes de práticas em enfermagem cirúrgica e pro-

cessamento de produtos para a saúde. 7. ed. rev. e atual. Barueri, SP: Manole/São Paulo: SOBECC; 2017.

Brasil. Ministério da Saúde. Agência Nacional de Vigilância Sanitária (Anvisa). Informe Técnico nº 4/2007. Glutaraldeído em estabelecimentos de assistência à saúde: fundamentos e utilização. Brasília: Anvisa; 2007. Disponível em: http://anvisa.gov.br/servicosaude/controle/Alertas/informe_tecnico_04.pdf. Acesso em: 19 abr. 2023.

Brasil. Ministério da Saúde. Agência Nacional de Vigilância Sanitária (Anvisa). Protocolos de Segurança do Paciente I. Módulo 2. Brasília: Anvisa; 2018.

Brasil. Ministério da Saúde. Agência Nacional de Vigilância Sanitária (Anvisa). Resolução da Diretoria Colegiada – RDC nº 15, de 15 de março de 2012. Dispõe sobre os requisitos de boas práticas para o processamento de produtos para saúde e dá outras providências. Diário Oficial da União, 19 mar. 2012. Brasília, DF: Anvisa; 2012.

Carrara D, Shirahige CA, Braga ACPV et al. A desinfecção de endoscópios com ácido peracético por dez minutos é efetiva? Revista Sociedade Brasileira de Enfermeiros de Centro Cirúrgico. 2013;18(4):38-46.

Graziano KU, Bruna CQM, Ribeiro MM et al. Limpeza, desinfecção e esterilização de produtos para saúde. In: Carrara D, Strabelli TMV, Uip DE. Controle de infecção: a prática no terceiro milênio. Rio de Janeiro: Guanabara Koogan; 2017.

Organização Mundial da Saúde (OMS); Organização Pan-americana da Saúde (OPAS). Descontaminação e reprocessamento de produtos para saúde em instituições de assistência à saúde. Genebra; 2016. Disponível em: http://www.riocomsaude.rj.gov.br/Publico/MostrarArquivo.aspx?C=6bMH2wHuBCw%3D. Acesso em: 19 abr. 2023.

Exercícios de fixação

Após a leitura do capítulo, você será capaz de responder às seguintes questões:

1. Analise as assertivas a seguir e classifique-as em verdadeiras (V) ou falsas (F):

( ) As caixas de instrumentais geralmente são padronizadas por cada instituição de acordo com a cirurgia a ser realizada ou por especialidade.

( ) Pinça Mixter é mais usada nas cavidades, pois permite o reparo e a ligadura dos vasos sanguíneos mais difíceis.

( ) Pinça dente de rato é utilizada para segurar os tecidos durante a dissecção.

( ) Pinça anatômica é utilizada para segurar a pele. Os dentes servem para que a pele não escape.

( ) Pinça Allis é utilizada para prender os campos cirúrgicos e outros instrumentais.

a) V-V-F-F-F.

b) F-V-F-V-V.

c) V-V-V-V-V.

d) F-F-F-F-V.

e) F-F-F-F-F.

2. Os indicadores químicos de esterilização estão descritos a seguir.

- Indicador externo de processo que distingue materiais processados de não processados.

- Indicador útil para uso em testes diários e específicos, como verificar a remoção de ar nas autoclaves com o pré-vácuo, permitindo a penetração uniforme do agente esterilizante (vapor).

- Indicador multiparamétrico. Monitora dois ou mais parâmetros críticos do ciclo de esterilização, como tempo e temperatura, e tem a intenção de indicar exposição a variáveis predeterminadas do processo de esterilização, por exemplo, 134° e 3 minutos.

- Indicador interno. Monitora todos os parâmetros críticos do processo de esterilização, como tempo, temperatura e presença de umidade, e não reage até que 95% do tempo de ciclo sejam concluídos.

Indique a ordem em que foram citados os indicadores químicos:

a) Classe I, classe II, classe IV, classe VI.

b) Classe II, classe III, classe I, classe V.

c) Classe I, classe IV, classe V, classe III.

d) Classe VI, classe II, classe III, classe I.

e) Classe VI, classe II, classe V, classe III.

3. Conforme exigência da RDC nº 15/2012, toda carga com implante, e também a primeira carga do dia, deve ter:
   a) Bowie Dick.
   b) Indicador de eficiência de limpeza.
   c) Indicador biológico.
   d) Indicador químico classe VI.
   e) Nenhuma das alternativas anteriores.

4. Qual processo é utilizado pela esterilização a vapor?
   a) Físico-químico, que usa peróxido de hidrogênio.
   b) Químico, que utiliza calor e umidade sob pressão.
   c) Químico que utiliza o formaldeído, um gás que pode ser usado como agente desinfetante e esterilizante.
   d) Processo físico, que usa calor a 100°C e umidade sob pressão.
   e) Físico que utiliza o folmadeído.

5. Como são classificados os produtos que entraram em contato direto com tecidos estéreis ou sistema vascular?
   a) Produtos críticos.
   b) Produtos semicríticos.
   c) Produtos não críticos.
   d) Produtos de uso único.
   e) Produtos para Saúde não críticos.

FECHAMENTO DE CASO-CENÁRIO

Confira se você respondeu adequadamente às perguntas do Caso-cenário.

CASO-CENÁRIO 1

A segurança na cirurgia começa muito antes da entrada do paciente no Centro Cirúrgico. Inicia-se no CME; esse setor é fundamental para o funcionamento de todos os setores do hospital. O trabalho técnico-científico ali desempenhado tem protagonismo no sucesso do procedimento cirúrgico.

O controle de infecção está diretamente envolvido nos processos do CME, desde a chegada do material contaminado até limpeza, desinfecção, preparo e escolha do método correto de esterilização, armazenamento e distribuição dos produtos.

Nesse sentido, vale ressaltar a importante atuação do Técnico de Enfermagem no CME, de modo a garantir a correta e detalhada execução de todas as etapas do PPS. Além disso, como parte da equipe profissional do CME, você também poderá ajudar na identificação de falhas durante o processo ou oportunidade de melhoria no desempenho e na execução das atividades do profissional de Enfermagem que atua no CME.

19 Enfermagem na Saúde Mental

Ana Paula Rigon Francischetti Garcia ▪ Gabriella de Andrade Boska ▪
Gustavo Menezes Junior ▪ Heloísa Garcia Claro ▪
Márcia Aparecida Ferreira de Oliveira

Objetivos de aprendizagem
✓ Organizar os conteúdos teóricos de saúde mental necessários aos Técnicos de Enfermagem para o cuidado integral aos usuários com necessidades do campo psicossocial nos diferentes serviços da Rede de Atenção Psicossocial (RAPS).

INTRODUÇÃO

A equipe de Enfermagem (enfermeiros, técnicos e auxiliares), como parte integrante da equipe interdisciplinar de cuidado em saúde mental, deve estudar tanto a evolução da saúde mental no Brasil quanto as políticas e legislações nacionais, para entender o processo de construção do cuidado integral nos diferentes serviços da Rede de Atenção Psicossocial (RAPS).

As necessidades de cuidado em saúde mental aparecem ao longo de toda a vida, e a equipe de Enfermagem atua também em serviços como Unidades Básicas de Saúde, serviços especializados, hospitais gerais, entre outros dispositivos da RAPS. O objetivo desse cuidado é a reabilitação psicossocial do indivíduo, em uma lógica de preservação dos direitos humanos.

Aproximadamente do fim dos anos 1980 até 2016, vivemos uma fase histórico-política de constituição de políticas públicas de saúde mental no Brasil. Eventos recentes alteraram o rumo dessa construção e, hoje, mais do que nunca, precisamos contextualizar a Reforma Psiquiátrica brasileira, que está ameaçada, e discutir os diferentes modelos de cuidado para nos preparar para a construção do Projeto Terapêutico Singular (PTS) dos usuários do Sistema Único de Saúde (SUS). Reconhecer o usuário como ser ativo e autônomo em seu PTS é parte do cuidado em saúde mental com vistas à reabilitação psicossocial.

Neste capítulo, vamos abordar temas relacionados à evolução histórica da saúde mental, da luta antimanicomial e da Reforma Psiquiátrica brasileira. Abordaremos também questões pertinentes à clínica da Enfermagem em saúde mental, como conhecimentos sobre psicofármacos, reabilitação psicossocial, promoção da saúde mental, constituição psíquica, exame psíquico, psicopatologia e atenção à crise. Propomos a leitura deste capítulo pela equipe de Enfermagem, como guia para a prática no cuidado em saúde mental.

A seguir, faremos a apresentação de um Caso-cenário e, em seguida, abordaremos a evolução histórica das políticas públicas de saúde mental no contexto do SUS e as implicações para a prática da equipe de Enfermagem. Boa leitura!

CASO-CENÁRIO 1

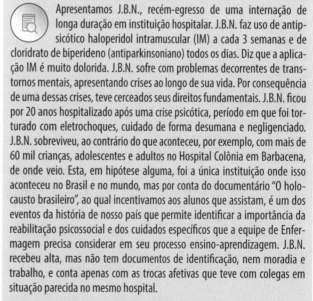

Apresentamos J.B.N., recém-egresso de uma internação de longa duração em instituição hospitalar. J.B.N. faz uso de antipsicótico haloperidol intramuscular (IM) a cada 3 semanas e de cloridrato de biperideno (antiparkinsoniano) todos os dias. Diz que a aplicação IM é muito dolorida. J.B.N. sofre com problemas decorrentes de transtornos mentais, apresentando crises ao longo de sua vida. Por consequência de uma dessas crises, teve cerceados seus direitos fundamentais. J.B.N. ficou por 20 anos hospitalizado após uma crise psicótica, período em que foi torturado com eletrochoques, cuidado de forma desumana e negligenciado. J.B.N. sobreviveu, ao contrário do que aconteceu, por exemplo, com mais de 60 mil crianças, adolescentes e adultos no Hospital Colônia em Barbacena, de onde veio. Esta, em hipótese alguma, foi a única instituição onde isso aconteceu no Brasil e no mundo, mas por conta do documentário "O holocausto brasileiro", ao qual incentivamos aos alunos que assistam, é um dos eventos da história de nosso país que permite identificar a importância da reabilitação psicossocial e dos cuidados específicos que a equipe de Enfermagem precisa considerar em seu processo ensino-aprendizagem. J.B.N. recebeu alta, mas não tem documentos de identificação, nem moradia e trabalho, e conta apenas com as trocas afetivas que teve com colegas em situação parecida no mesmo hospital.

Qual é o resultado da Reforma Psiquiátrica brasileira no tratamento de J.B.N.? Qual deverá ser o suporte dado a J.B.N. a partir de agora?

Estude o conteúdo a seguir e tente responder às questões do Caso-cenário 1.

EVOLUÇÃO DA SAÚDE MENTAL NO BRASIL E NO MUNDO, POLÍTICAS E LEGISLAÇÕES NACIONAIS

Em 2015, de acordo com publicação periódica do Ministério da Saúde, havia mais de 2.200 Centros de Atenção Psicossocial (CAPS) no Brasil. Contávamos com quase 300 Serviços Residenciais Terapêuticos (SRT), milhares de beneficiários do Programa de Volta para Casa e com a redução pela metade dos leitos psiquiátricos em manicômios (Brasil, 2015). Estes são alguns dos dados que apontam a transição de um modelo de cuidado psiquiátrico centrado no manicômio para um cuidado psicossocial, em saúde mental, na comunidade. Denominamos esse fenômeno de luta pelos direitos das pessoas em sofrimento mental como "luta antimanicomial", que agrega atores sociais que pautaram no seio do Estado a Reforma Psiquiátrica (RP).

Reforma significa "dar um formato novo", que, nesse caso, partiu de um cuidado desumano, punitivo, excludente e de cerceamento dos direitos das pessoas em hospitais psiquiátricos para um formato com base em evidências internacionais de custo-efetividade, de cuidado no campo psicossocial. A RP está atualmente em período desafiador, com a volta de algumas práticas comprovadamente ineficazes e desumanizadas.

> **SAIBA MAIS**
>
> Para entender melhor o que aconteceu dentro da maior instituição psiquiátrica brasileira, o Hospital Colônia de Barbacena, convidamos você para assistir ao filme-documentário "O holocausto brasileiro", de 2016, de Daniela Arbex.

Mas por que o cuidado em Psiquiatria traz historicamente esse peso de desumano e excludente?

Ao final da leitura deste capítulo, esperamos que você seja capaz de responder a essa e outras perguntas sobre o cuidado de saúde mental no campo psicossocial.

Para responder a essa pergunta, apresentaremos um resgate histórico da assistência psiquiátrica e da atuação da equipe de Enfermagem, importante para a nossa atuação (Barros e Egry, 2001). Ao compreendermos a história, contextualizando os acontecimentos e dando sentido aos eventos, conseguiremos fazer uma análise crítica das práticas passadas e atuais. Isso é importante para definirmos os profissionais que precisamos ser para cuidarmos de questões de saúde mental (Silva e Fonseca, 2003).

> **PARA REFLETIR**
>
> É importante que a equipe de Enfermagem reflita sobre seu "saber", que determina as intervenções dos profissionais, e o "fazer", como prática social em Saúde, para entendermos os nexos e contradições das intervenções em saúde mental (Silva e Fonseca, 2003) e como isso tudo influencia a nossa prática atual.

Alguns dados epidemiológicos

O cuidado em saúde mental é um investimento na sociedade e nos indivíduos, uma vez que, a cada dólar investido em cuidados em saúde mental, há uma economia de cerca de 4 dólares em recursos sociais (Chisholm et al., 2016).

Outro dado que reforça a importância de estudos, pesquisas, investimento e estabelecimento de práticas baseadas em evidências na área de saúde mental é o fato de que transtornos de saúde mental correspondem a 32,4% dos anos vividos com deficiência mundialmente e 13,0% dos anos de vida alterados (ajustados) para se viver com deficiência (a soma dos anos de vida perdidos em razão da mortalidade prematura na população e dos anos perdidos por incapacidade para pessoas que vivem com a condição de saúde ou suas consequências) (Vigo, Thornicroft e Atun, 2016).

Apesar da alta prevalência e do custo social, calcula-se que, em países de baixa a média renda, apenas 25% das pessoas têm acesso ao tratamento, e apenas 20% das pessoas têm acesso a tratamento para depressão no Brasil, de acordo com dados da Pesquisa Nacional de Saúde (Lopes et al., 2016; WHO, 2018).

A simples existência de um CAPS no município reduz em 14% o risco de suicídio, de acordo com dados oficiais do Ministério da Saúde (Brasil, 2015/2017).

Evolução de conceitos

O processo saúde-doença é o conjunto de relações e variáveis que produz e condiciona o estado de saúde e doença de uma população, que se modifica nos diversos momentos históricos do desenvolvimento científico da humanidade. Diretamente atrelado à forma como o ser humano, no decorrer de sua existência, foi se apropriando da natureza para a transformá-la busca o atendimento às suas necessidades (Gualda e Bergamasco, 2004).

O conceito tradicional de saúde, que prevalece até hoje no planejamento de algumas práticas de cuidado, é biomédico, cartesiano. Podemos identificar nesse modelo uma cisão entre mente e corpo, e a saúde é vista simplesmente como ausência de doença (Morais et al., 2012).

A Organização Mundial da Saúde (OMS) ampliou esse conceito, determinando que o processo saúde-doença não tem caráter estritamente causal, e a intervenção extrapola o aspecto físico ou químico. O diferencial dessa nova definição é a visão holística de saúde, visto que a concebe como um estado positivo de bem-estar. Entretanto, essa definição recebe críticas por apresentar um caráter estático e subjetivo (Rezende, 1989; Segre e Ferraz, 1997). A proposição subjacente a esse conceito implica a ideia de saúde como um estado perfeito e completo, o que é irreal e inatingível. De acordo com Rezende (1989), essa visão não considera o intercâmbio, muitas vezes conflituoso, existente entre o ser humano e seu meio ambiente, além da postura humana ativa e dialética frente aos antagonismos sociais.

Segundo a perspectiva ecológica, o processo saúde-doença deve ser compreendido de forma mais abrangente, considerando a historicidade, multidimensionalidade e a processualidade. Saúde e doença mudam ao longo da história e nas diferentes culturas, e isso deve ser considerado.

Devemos considerar aspectos psicológicos, sociais e espirituais, além dos biológicos. Saúde não é ausência de doença, e doença não é desequilíbrio biológico. São partes de um mesmo *continuum*, que não é estático e absoluto; são interdependentes e se correlacionam (Morais et al., 2012).

Segundo Minayo (2006), saúde e doença podem ser vistas como expressão social e individual e, também, como expressão das contradições sociais. A partir dessas visões, o contexto sociocultural é percebido como influência à definição das atitudes e dos comportamentos relacionados à saúde-doença e à própria legitimação da condição de "estar doente" (Minayo, 2006).

O processo saúde-doença mental sofre a ação de fenômenos sociais e da forma de expressão da loucura nos diferentes momentos da história. Esses conceitos não se suprimem nem são descartados. Eles se acumulam, superam-se, reformulam-se e mantêm alguns aspectos anteriores (Barros e Egry, 2001; Silva e Fonseca, 2003).

Também tivemos, no decorrer da história, formas de cuidar nos diferentes recortes temporais, de acordo com o desenvolvimento social, econômico e político. Elas não se suprimem nem são descartadas completamente. Nada é definitivo, tudo é processual e é resultado de aprendizado, pesquisas e momentos políticos e sociais presentes e anteriores (Barros e Egry, 2001; Silva e Fonseca, 2003).

Podemos organizar na Tabela 19.1 uma síntese da evolução histórica do processo saúde-doença mental de acordo com o momento histórico, norma de produção social e tecnologia de cuidados que surgiram em resposta a estes fenômenos.

Atualmente, podemos destacar como marco ético-legal da Reforma Psiquiátrica no Brasil a Lei nº 10.216, que traz para a legalidade a concepção atual de cuidado psicossocial em comunidade, em liberdade, que objetiva a reabilitação psicossocial, sendo o local de atuação da equipe de Enfermagem, nas equipes interdisciplinares de saúde mental, a RAPS.

Tabela 19.1 Evolução da concepção processo saúde-doença mental nos diferentes momentos históricos.

Momento histórico	Formação política e social	Produção social	Concepção do processo saúde/ doença mental	Tecnologia de cuidados
Povos primitivos	Tribal	Caçadores e coletores, agricultura de subsistência	Mágico-religiosa	Líder espiritual, líder tribal
Egito antigo	Estamentos	Agrícola, comércio	Deuses, natural, sobrenatural, corpo tomado	Cuidados físicos rudimentares, rezas, oferendas
Grécia	Democracia, classes, escravidão	Agrícola, comércio marítimo	Reação espontânea e natural ao desequilíbrio, estado não neutro	Buscar equilíbrio, imitar a natureza, massagens, dietas, ervas
Roma (2000 a.C. até 450 d.C.)	Oligarquia, república, império, escravidão	Agrícola, comércio marítimo	Causas naturais e humorais, desequilíbrio dos aspectos da vida cotidiana, culto doméstico dos espíritos, cristianismo	Médicos formados em escola, investigação de anomalias anatômicas, patologia
Idade Média	Feudalismo e dinastias, servidão	Agrícola, produção feudalista	Desequilíbrio, punição divina	Nau dos loucos, abandono em clínicas, centralização do poder pela igreja, exclusão social
Renascimento e formação do Estado moderno	Transição do feudalismo para capitalismo	Agropecuária, comércio, mercantilismo	Desrazão, desequilíbrio por não se adaptar à sociedade	Miasmas, hospitais, exclusão, banhos, punição, coerção
Revolução Industrial até 1900	Expansão capitalista/ imperialismo e nacionalismo	Comércio e industrialização	Moralidade, tríade pineliana, disciplina	Nosografia, supremacia do saber médico, alienação institucional
Primeira metade do século XX	Guerras mundiais, consolidação do capitalismo, estado de bem-estar social	Comércio, 2ª Revolução Industrial (petróleo)	Psicodinâmica, processo terapêutico, moralidade	Hospital psiquiátrico, nosografias, primeiros psicofármacos
Segunda metade do século XX – 1990	Pós-guerras e descolonização, consolidação do estado de bem-estar social, bipolaridade (1940-1990)	Comércio, expansão da exploração do petróleo	Psicodinâmica, processo terapêutico por isolamento, moralidade	Hospital psiquiátrico, psicofármacos, eletrochoque, contenções (Brasil – lembrar Hospital Colônia Barbacena – documentário "O holocausto brasileiro")
1990-atualidade	Nova Ordem Mundial (1990 em diante)	3ª Revolução Industrial (técnico-científica – robótica e informática), financeirização	Basaglia, reformas psiquiátricas – Brasil, Lei nº 10.216	Desinstitucionalização, cuidado em rede, em comunidade, campo psicossocial, integralidade do cuidado

Adaptada de Barros e Egry, 2001; Burns, 1974; Oliveira, 2002; Hobsbawm, 1995; Silva e Fonseca, 2003.

Para a formação do profissional de Enfermagem que atuará nesse cenário, é necessária uma atitude que deve ser construída desde a sala de aula. Destacamos que as atitudes básicas do profissional que trabalha em saúde mental são a atitude psicoterapêutica, que é o cuidado por meio da relação interpessoal, e a comunicação terapêutica para uma compreensão ampliada do indivíduo e de sua vida. Também é necessária uma atitude solidária e afetiva, que se define como o respeito à experiência diferente do usuário, ainda que não consiga compreendê-la, modificá-la ou explicá-la. Esta atitude exige respeito à dignidade, aos direitos humanos e poder contratual. Exige também uma atitude empática e segura com a pessoa, para que seja e sinta-se aceita, reconhecida como sujeito importante e desse modo confie nos profissionais e serviço de Saúde (Saraceno, Asioli e Tognoni, 1994).

Reforma Psiquiátrica e políticas públicas

Ao conjunto de leis, documentos, estratégias do governo, decretos, normas, portarias, diretrizes e práticas institucionalizadas que têm o objetivo comum de guiar as ações e atender às necessidades da população, damos o nome de "políticas públicas". Em nosso país, as políticas de Saúde têm como objetivo a atenção integral do cidadão, com equidade, de forma universal.

Fazendo um recorte para a saúde mental, as políticas públicas visam guiar ou direcionar a forma com que cuidamos dos indivíduos com necessidades do campo psicossocial em diversos serviços de Saúde e de outros setores, nos mais diferentes dispositivos da sociedade.

As Reformas Psiquiátricas aconteceram em diversos países, como uma busca mundial de luta por melhores direitos e cuidado humanizado de pessoas que, por muito tempo, foram alvo de negligência e iatrogenias. Precisamos, inclusive, de um novo nome. A Psiquiatria era a forma pela qual chamávamos a ciência que focaliza principalmente o cuidado na patologia e seus sintomas. Propomos, então, no Brasil, assim como em diversos lugares do mundo, denominar uma nova ciência de "saúde mental", que se refere a um conceito mais amplo dentro do conceito de processo saúde-doença. Valorizamos também o conhecimento sobre a patologia e os fármacos disponíveis para o cuidado dos sintomas que causam sofrimento, entretanto, nos propomos a cuidar do indivíduo em uma perspectiva psicológica e social, entendendo que ele é mais do que um conjunto de sinais e sintomas que precisam ser cuidados ou controlados.

A Reforma Psiquiátrica discute diversas questões relacionadas à inserção (ou reinserção) das pessoas no mundo, tendo a cidadania e a reabilitação psicossocial como principal tarefa. Entendemos que o indivíduo precisa, em seu cuidado, de um projeto aberto às singularidades e especificidades de sua expressão na condição humana (Barros e Egry, 2001).

No contexto dessa nova forma, houve uma transformação do modelo assistencial em saúde mental e a defesa do indivíduo, tido como louco, como cidadão, que obviamente precisa do tratamento clínico – mas devemos eliminar a prática do internamento como forma de exclusão social das pessoas com transtornos psíquicos (Oliveira, 2002).

A exclusão das pessoas tidas como loucas em instituições totais, denominadas "manicômios" ou "hospitais psiquiátricos", acontecia porque o louco era considerado improdutivo ou inviável por fugir da norma social de comportamento considerada adequada. Em resumo, os "inadequados" eram excluídos do convívio social para não atrapalhar aos demais. Durante décadas, sofreram os mais diferentes abusos e violência em instituições de portas fechadas, isolados de suas vidas, comunidades, de sua rede social. Ao darmos o poder de decidir o que é o normal, o que incomoda, o que deve ser punido, a outras pessoas, sem um processo justo e democrático de defesa dos direitos, o indivíduo controlador pode passar a ser um abusador, como o que aconteceu e ainda acontece em diversos manicômios brasileiros. Apenas pelo fato de ficar isolado, longe de sua família, daquilo que dá sentido à sua vida, o indivíduo pode ter ameaçada a sua individualidade e ser colocado cada vez mais em uma posição de inferioridade, de subjugação.

Em 2020, um importante documento denominado "Declaração de Caracas" fez 30 anos. Esse documento e o relatório sobre a saúde no mundo da OMS, de 2001, são marcos internacionais do que chamamos "desinstitucionalização" – que seria o reconhecimento de que o cuidado recluso em uma instituição não é eficiente nem humano. Essa desinstitucionalização é exigência ética, institucional, técnica e social em todo o mundo para a garantia da cidadania, direitos básicos e acesso ao cuidado em saúde mental dentro de sua comunidade, de forma eficaz e com inclusão social (OMS, OPAS, 2001).

No Brasil, na direção desse movimento mundial, em novembro de 1963 foi realizada a terceira Conferência Nacional de Saúde. Nesse evento foram feitas considerações sobre outra importante reforma, a Reforma Sanitária. Uma das coisas consideradas importantes naquele momento foi passar para os municípios a responsabilidade da rede de Saúde para cuidar dos trabalhadores e seus dependentes (Oliveira, 2002). Mais de uma década depois, o Movimento dos Trabalhadores de saúde mental, com um discurso humanitário, buscando a redemocratização do país após o golpe e ditadura militares, buscava o avanço na luta antimanicomial que já era presente principalmente na Europa (Oliveira, 2002).

Entre 1987 e 2001 aconteceram conferências nacionais de Saúde para que a sociedade brasileira pudesse reconstruir sua relação com o louco e a loucura aos moldes do cuidado psicossocial. Buscavam-se formas de garantir os direitos dos usuários à atenção integral e cidadania, em um modelo de assistência em rede que eliminasse de nosso país, gradativamente, os hospitais psiquiátricos, para cuidarmos então da reabilitação psicossocial dos indivíduos (da Silva, Barros, de Oliveira, 2002).

Como resultado de todo esse processo de conscientização e luta, o Congresso Nacional aprovou em 2001 a Lei nº 10.216. Essa lei tramitou por 11 longos anos até ser finalmente aprovada e reconhece os direitos em saúde mental e redireciona o modelo de atenção no Brasil, que passa a ser, de forma regulamentada, um modelo comunitário não hospitalocêntrico (não centrado no hospital psiquiátrico).

Novas políticas públicas e aspectos éticos e legais

Em 1987, em São Paulo, foi inaugurado o primeiro CAPS, um serviço que se propõe a cuidar da saúde mental do indivíduo em sua comunidade, em rede, e não no hospital psiquiátrico.

A RAPS é a manifestação da RP e fortalece o SUS. Os CAPS são serviços importantes na RAPS. A equipe de Enfermagem faz parte da equipe mínima de todos os CAPS e deve estar preparada para acolher, ser coadjuvante do usuário e de sua família na busca pela afirmação de sua cidadania, da expressão de suas subjetividades e para a sua reabilitação psicossocial (Amarante, 1998). Definimos como reabilitação psicossocial o cuidado em saúde mental que busca, além do acolhimento dos sintomas psicopatológicos que causam sofrimento e da busca pelo pleno exercício da cidadania do indivíduo, cuidar do indivíduo, de sua família e da comunidade considerando suas necessidades em três eixos de interesse principais: trabalho, moradia e rede social. Entendemos que não é possível termos saúde mental e exercermos nossa cidadania se não temos onde morar, não temos renda ou acesso a pessoas e serviços dos quais precisamos e que dão sentido à nossa vida.

É importante dizer que o trabalho na perspectiva da reabilitação psicossocial não é a laborterapia, que seria a "cura pelo trabalho", o que é uma estratégia usada em alguns serviços nos quais as pessoas são obrigadas a trabalhar para ocuparem a mente ou manterem-se ocupadas. É o trabalho que não vem de um modelo moral ou de adaptação social proposto por algumas ciências, bem como no campo psicossocial; além do trabalho, existem outros dispositivos e atividades eficazes de inclusão social que podem contemplar as necessidades diferenciadas dos usuários, como a organização social e política, atividades de lazer, religião e vida afetiva (Silva, 1997). O trabalho é tido como imprescindível para que o indivíduo tenha contratualidade social – para que o sujeito possa fazer trocas sociais e participar plenamente da vida em sociedade.

A seguir listamos algumas leis e portarias importantes para a mudança do paradigma da psiquiatria no Brasil (Oliveira et al., 2017):

- **Lei nº 8.080/1990**: apresenta condições para promoção, proteção e recuperação da saúde, organização e funcionamento dos serviços correspondentes e outras providências que visam à assistência terapêutica integral (Brasil, 1990)

- **Portarias nº 106/2000 e nº 1.220/2000**: instituem os Serviços Residenciais Terapêuticos (SRTs) moradias para pessoas que passaram por longas internações psiquiátricas e não têm vínculos familiares ou comunitários para sua moradia (Brasil, 2000a); também aborda como será realizado o acompanhamento dos moradores dos SRTs (Brasil, 2000b)

- **Lei nº 10.216/2001**: a Lei da Reforma Psiquiátrica brasileira reconhece os direitos das pessoas com necessidades de saúde mental e redireciona a assistência no Brasil para um modelo na comunidade (Brasil, 2001)

- **Portaria nº 251/2002**: essa portaria modifica a assistência hospitalar (Brasil, 2002a)

- **Portaria nº 336/2002**: dá novas diretrizes de como funcionarão os CAPS (Brasil, 2002b)

- **Lei nº 10.708/2003**: estabelece o Programa de Volta para Casa (PVC), que é um benefício aos egressos de longas internações para retorno à sua comunidade de origem, família etc. (Brasil, 2003). A Portaria nº 2.069 habilita outros municípios a ações de reintegração social para integrar também o PVC (Brasil, 2004)

- **Lei nº 3.090/2011**: estabelece detalhes dos SRT (Brasil, 2011a)

- **Portaria nº 3.088/2011**: formaliza a RAPS para pessoas com sofrimento ou transtorno mental e com necessidades decorrentes do uso de *crack*, álcool e outras drogas, no âmbito do SUS (Brasil, 2011b).

Os tipos de CAPS atualmente regulamentados pelas leis e portarias citadas estão descritos a seguir (Brasil, 2002b):

- **CAPS I**: para população de 20 mil a 70 mil habitantes, funcionando das 8 às 18h, nos 5 dias úteis

- **CAPS II**: para população de 70 mil a 200 mil, funcionando das 8 às 18h, nos 5 dias úteis, podendo comportar até 45 pacientes/dia.

- **CAPS III**: para população acima de 200 mil habitantes, deve comportar equipe para acolhimento noturno, 24 horas, diariamente, todos os dias úteis, finais de semana e feriados

- **CAPSi II (infantil)**: para população acima 200 mil ou de acordo com decisões dos gestores locais, funcionando das 8 às 18h, nos 5 dias úteis, podendo comportar 3º turno em horário estendido

- **CAPSad (álcool e outras drogas)**: para população acima de 70 mil, funcionando das 8 às 18h, nos 5 dias úteis, podendo comportar 3 turnos em horário estendido

- **CAPSad III (álcool e outras drogas)**: para população acima de 200 mil habitantes, deve comportar equipe para acolhimento noturno, 24 horas, diariamente, todos os dias úteis, finais de semana e feriados.

Infelizmente, nossas políticas públicas sofreram também alguns retrocessos. A Nota Técnica nº 11/2019 é uma normativa que passa a incluir na RAPS, além dos serviços/pontos de atenção existentes, serviços como hospitais psiquiátricos, que nos remetem novamente a um cuidado asilar e vertical (Guimarães e Rosa, 2019).

Até 2016, as leis e portarias, bem como a forma de funcionamento dos CAPS, que são serviços de extrema importância da RAPS, visavam ao atendimento do usuário de forma integral (desde a infância até a vida adulta), em sua comunidade, de modo a garantir direitos básicos de moradia e cuidados em saúde, principalmente, de forma humanizada. A luta pelo cuidado humanizado e fundamentado em evidências não cessou: é preciso que os profissionais de Saúde resistam contra os retrocessos e cuidem dos indivíduos com necessidades de saúde mental no campo psicossocial.

Projeto Terapêutico Singular e Rede de Atenção Psicossocial

Para o atendimento das variadas demandas do campo psicossocial do usuário dos serviços da RAPS, surgiu o conceito de Projeto Terapêutico Singular (PTS), que pode ser definido como uma estratégia de cuidado que articula ações resultantes da discussão e construção coletiva de equipe multiprofissional e leva em conta as necessidades, expectativas, crenças e o contexto social da pessoa ou coletivo para o qual está dirigido. Então, com base nas leis citadas anteriormente, o objeto de cuidado em saúde mental na RAPS é o sujeito, o usuário, em sua singularidade. A noção de singularidade advém da especificidade irreprodutível da situação sobre a qual o PTS atua, relacionada ao problema de determinada pessoa, família, grupo ou coletivo (Brasil, 2007).

Destacam-se também as ações de saúde mental na Atenção Básica, que é a porta de entrada para o Sistema Único de Saúde. Os usuários do SUS, recebidos e avaliados nas Unidades Básicas de Saúde (UBS) como portadores de necessidades de saúde mental, podem ter suas demandas trabalhadas pela equipe interdisciplinar na própria unidade, quando de baixa complexidade. Em alguns casos, conta-se com o apoio matricial, que consiste em um novo modo de produzir saúde em que duas ou mais equipes, em um processo de construção compartilhada, criam propostas de intervenções terapêuticas para usuários do território, garantindo, mais uma vez, o cuidado integral, unindo as especificidades do cuidado na Atenção Primária (UBS) com a atenção especializada (CAPS) (Gonçalves et al., 2011).

Em casos de maior complexidade, é necessário que o usuário seja encaminhado a um CAPS. Estes serviços são portas abertas e de demanda espontânea, ou seja, os próprios usuários podem buscá-los mesmo sem encaminhamento e serão acolhidos e iniciarão naquele (ou em algum outro CAPS mais próximo de seu território) seu Projeto Terapêutico Singular.

Além disso, em momentos de agudização dos sintomas (crise), de acordo com as atuais políticas públicas, o cenário de cuidados do usuário em crise é a enfermaria de saúde mental em hospital geral, quando o manejo da crise não for possível no CAPS onde o usuário acompanha seu PTS. O objetivo desse local é realizar um atendimento compartilhado do usuário com os outros dispositivos da rede pelos quais ele transita (CAPS, UBS etc.).

Equipamentos da comunidade como os Centros de Convivência, SRT, Unidades de Acolhimento, serviços de atenção à população de rua, consultório na rua, entre outros, devem ser acionados e utilizados pelos usuários da RAPS de acordo com as suas necessidades, e cabe à equipe interdisciplinar conhecer o território e garantir o acesso do usuário a esses equipamentos. A equipe de Enfermagem atua em todos esses diferentes cenários de prática. Como parte integrante da equipe interdisciplinar, e que objetiva a reabilitação psicossocial em seus três eixos por meio do PTS na RAPS, a equipe de Enfermagem deve estar preparada para o reconhecimento dessas singularidades e trabalhar com o usuário, que é um ser ativo em seu processo de cuidado, para atingir os seus objetivos terapêuticos. A seguir, apresentaremos a atuação da equipe de Enfermagem em saúde mental frente ao cenário atual de políticas públicas nesta área.

Cuidado da equipe de Enfermagem na lógica antimanicomial

A Enfermagem em saúde mental é uma prática social associada a transformações da saúde mental no país. Esse processo deve ressoar no ensino trazendo o sujeito ao centro, como objeto de cuidado e assistência, tomando-o em suas dimensões subjetiva e interpessoal, potencializando a suas capacidades e saúde (Silva e Fonseca, 2003).

Recentemente, foi resolvido pelo Conselho Federal de Enfermagem (Cofen) que é importante para equipes de saúde mental e Psiquiatria que os enfermeiros possuam pós-graduação na área, um reconhecimento da importância do saber específico da Enfermagem em saúde mental. "Para atuação em equipe de Enfermagem em saúde mental e Psiquiatria, o enfermeiro deverá, preferencialmente, ter pós-graduação em saúde mental, Enfermagem Psiquiátrica ou Atenção Psicossocial, de acordo com a legislação educacional brasileira." (Cofen, 2018).

É necessário o afinamento entre o saber (instrumento), o objeto de cuidado e o modelo assistencial em vigência (Rezende, 1989). A reabilitação psicossocial deve ser o centro do ensino de Enfermagem em saúde mental, auxiliando o profissional a utilizar os mais diversos instrumentos à sua disposição (relacionamento interpessoal, comunicação terapêutica, levantamento das necessidades do indivíduo, atividades no território, entre outros) para que essa reabilitação se efetive.

Infelizmente, muitas instituições ainda trabalham ajustadas aos pressupostos teóricos do modelo manicomial, no qual o processo de trabalho tem como principal finalidade a adaptação e o controle das crises e do sujeito. Nesses locais, o objeto de intervenção não é o sujeito no campo psicossocial e, sim, a doença e seus sintomas. Por isso, a importância de trazer à equipe de Enfermagem um referencial mais condizente com o modelo assistencial psicossocial (Silva e Fonseca, 2003).

A atuação da equipe de Enfermagem no campo psicossocial, por meio do PTS pautado na reabilitação psicossocial, tem como pressupostos o planejamento do projeto de intervenção coletivizado, superação da rigidez dos papéis e das especificidades profissionais, flexibilidade para responder ao que é fundamental na assistência, que é o bem-estar do usuário (Silva e Fonseca, 2003). Dessa forma, a equipe de saúde mental deve despir-se parcialmente de papéis pré-definidos para a Enfermagem, que passará a integrar de fato a equipe interdisciplinar. O maior objetivo é, por meio de um cuidado não segmentado em saberes profissionais exclusivos, colocar o sujeito e suas necessidades no centro da atuação profissional (Silva e Fonseca, 2003).

O objetivo do cuidado é a ampliação da capacidade de entendimento e autonomia do usuário, a ampliação da sua capacidade de agenciar soluções no campo afetivo, material e social, e maior participação na vida política e jurídica (Silva e Fonseca, 2003).

Dessa forma, compreende-se a reabilitação psicossocial como o maior papel do profissional de Enfermagem de saúde mental, de acordo com as políticas públicas atuais, independentemente de seu cenário de prática. A reabilitação psicossocial é uma estratégia global, política e afetiva que engloba todas as áreas das relações sociais do indivíduo, inclusive o estatuto jurídico (Saraceno, Asioli e Tognoni, 1994), implicando a necessidade de o profissional de Enfermagem em saúde mental ser um sujeito ativo, em constante mudança, flexível, inquieto com as injustiças e motivado a trabalhar, com o usuário, em suas necessidades, adaptando-se a diferentes papéis, trabalhando em cenários muito diferentes de outras áreas de atuação da Enfermagem.

Cabe aos profissionais da Saúde reverem suas práticas, buscando entender que não basta trabalhar com as doenças: é necessário compreender o indivíduo em sua totalidade como alguém que vive a experiência da necessidade, do adoecimento, carregada de valores e significados subjetivos, únicos, capazes de interferir na qualidade do cuidado prestado. Assim, como profissionais da Saúde, enfrentamos o desafio de construir estratégias para conceber à Saúde que incluam os desgastes e fortalecimentos dos indivíduos e seus coletivos para garantir a integralidade do cuidado.

Os profissionais de Saúde também devem adotar diretrizes de políticas públicas para a inclusão da família no cuidado na RAPS. É necessário incluir a família no cuidado (elaborando junto às informações sobre a natureza do transtorno, estratégias, cuidados, sobrecarga, ferramentas e repertório da família), bem como abrir a RAPS para o acolhimento e cuidado do núcleo familiar e rede social, uma vez que também sofrem com o processo saúde-doença mental. É necessário que a família tenha suporte para se inserir na RAPS, tendo conhecimento de quais serviços acionar e em quais momentos, bem como promover o acesso à assistência financeira e jurídica (benefícios, direitos etc.).

PSICOFÁRMACOS

Os antipsicóticos são medicações que diminuem a atividade psíquica normal ou patológica. Eles reduzem sintomas como alucinações e delírios, e podem produzir efeitos adversos como embotamento afetivo e efeitos extrapiramidais como acatisia (dificuldade de permanecer parado) e acinesia (dificuldade na movimentação do corpo) (Louzã Neto e Elkis, 2007).

Os antipsicóticos podem ser administrados por via oral (VO) ou intramuscular (IM), nesta última via, de ação prolongada.

Os antidepressivos são medicações que causam euforia ou redução do sintoma depressivo ao inibirem a recaptação de neurotransmissores, como a serotonina. Os efeitos adversos mais comuns incluem aumento inicial da ideação suicida, causada pela retomada da disposição física, uma vez que a indisposição física também é sintoma importante da depressão, antes da emocional (Louzã Neto e Elkis, 2007).

Os estabilizadores de humor são medicações que buscam prevenir os quadros de mania e depressão, muito embora a literatura descreva que nenhum medicamento cumpre completamente esse papel na atualidade. O carbonato de lítio é o que mais se aproxima, mas sua ação antidepressiva é moderada. Ele possui como efeitos adversos o ganho de peso, polidipsia, poliúria e problemas de memória (Louzã Neto e Elkis, 2007).

Os ansiolíticos são psicofármacos utilizados no tratamento de ansiedade e insônia. São medicações relaxantes, amnésicas, tranquilizantes ou sedativas. Os usuários com frequência relatam sonolência excessiva e dificuldade em desempenhar com atenção as atividades do dia a dia (Louzã Neto e Elkis, 2007).

Na prática em saúde mental, também utilizamos os anticolinérgicos (nos quais entram as medicações antiparkinsonianas), anti-histamínicos e betabloqueadores, com o objetivo de reduzir os sintomas extrapiramidais. Com frequência, também são usados para reduzir fissura e abstinência de Substâncias Psicoativas (SAPs) e para otimizar efeito de outras medicações. Se consumidos em conjunto com SAPs, podem agravar a intoxicação (Louzã Neto e Elkis, 2007).

Cuidado de Enfermagem na Psicofarmacologia

No que diz respeito aos psicofármacos, a equipe de Enfermagem cuida da administração e do manejo dessas medicações dentro do PTS do usuário, utilizando referenciais como o relacionamento interpessoal terapêutico e o processo de Enfermagem para o cuidado integral (Oliveira e Claro, 2010; Stefanelli et al., 2017; Townsend, 2014).

Junto ao usuário, avaliamos e intervimos na compreensão da prescrição, no planejamento para conseguir/utilizar a medicação (onde buscar, comprar, o suprimento é adequado?). É importante também auxiliar o usuário no que diz respeito ao aprazamento da medicação, particularidades de cada medicação prescrita (melhor horário do dia para o uso, antes ou após as refeições, entre outras). Devemos também orientar o usuário e sua família quanto a interações, via, dose e preparo das medicações (Oliveira e Claro, 2010; Stefanelli et al., 2017; Townsend, 2014).

Além disso, constantemente avaliamos e acompanhamos a adequabilidade com o restante do PTS, a adesão à medicação e a visão dos aspectos positivos e negativos do uso da terapia medicamentosa pelo usuário e sua família (Oliveira e Claro, 2010; Stefanelli et al., 2017; Townsend, 2014).

Durante todo o processo de cuidado, é importante avaliar e intervir, se necessário, quando houver alterações do padrão alimentar, sono e outras questões de autocuidado, lembrando sempre de potencializar autonomia (recursos para recordar horário, dose).

IMPORTANTE

Buscamos um cuidado culturalmente competente, com base no contexto e nas possibilidades do indivíduo. Por isso, buscamos estimular ao máximo a autonomia, autoeficácia e autoestima.

NA PRÁTICA

Os cuidados de Enfermagem devem, em todas as questões, ser ao máximo colaborativos, buscando o empoderamento e a autogestão. Na questão específica da medicação, devemos acolher e auxiliar no processo de elaboração a respeito do que esperar do futuro, dialogando sobre a cronicidade do transtorno e seus sintomas, e valorizar a experiência do usuário e sua família.

SAIBA MAIS

Tópicos que podem servir como diretrizes para o cuidado da família:

- **Natureza do uso da medicação**: o que esperar do futuro? Falar sobre efeitos colaterais, autonomia, manter-se disponível para expressão e acolhimento dos sentimentos
- Valorizar e estimular a verbalização da experiência de vida das pessoas da família no processo de cuidado
- Estimular autoeficácia dos usuários e família
- Sintomas associados: falar sobre medos, dificuldades, desafios, carga mental e diária do cuidado/convivência, estimular expressão e acolhimento dos sentimentos

(continua)

SAIBA MAIS (Continuação)

- Ferramentas/repertório da família para responder aos desafios e comportamentos
  - Como já teve sucesso no passado (empoderamento)
  - Quais desafios a família enfrentou de forma positiva e colaborativa?
  - Quais são as possibilidades e rede de apoio da família para situações de crise (levantar relações familiares e de rede social)?
  - Grupos de apoio/grupos de família (intersetoriais)
- Manejo
  - Gatilhos, comportamentos prodrômicos, conexão e exacerbação de sintomas com momentos de estresse: estimular expressão e usar ferramentas de resolução de problemas
  - Participação na autogestão medicamentosa
    - Efeitos colaterais das medicações: responder a dúvidas, fornecer materiais acessíveis, gráficos, desenhos, estratégias de segurança para a medicação
  - Importância da continuidade do cuidado com medicação
  - Identificar e manejar crise (acesso ao CAPS e outros serviços continentes da rede)
  - Acesso a práticas complementares no serviço e na comunidade, uma vez que muitas terapias não farmacológicas têm mostrado eficácia em estudos de revisão sistemática: práticas corporais, meditação, práticas da Medicina Tradicional Chinesa (Esper, Gherardi-Donato, 2019; Domingues, 2018; Elwy et al., 2014; Hendriks, 2018).

NA PRÁTICA

Especificamente sobre a Psicofarmacologia, podemos ilustrar o cuidado de algumas das questões de J.B.N. (Caso-cenário) com um exemplo dos componentes do processo de Enfermagem em saúde mental como mostra a Tabela 19.2 (Stefanelli, Fukuda e Arantes, 2017; Townsend, 2014).

IMPORTANTE

Lembre-se de que o objetivo central da nossa atuação é a reabilitação psicossocial. Dessa forma, o que queremos é que o usuário exerça ao máximo o gerenciamento de seu regime medicamentoso. Quando tem problemas relacionados a esse processo, o indivíduo em processo de reabilitação solicita ajuda, faz contato com pessoas de confiança e do serviço em caso de emergência ou problemas. De forma geral, ele faz manutenção eficaz do regime medicamentoso, com redução dos efeitos adversos ou do sofrimento causado pelos efeitos adversos.

A Tabela 19.3 apresenta um resumo dos efeitos adversos mais relatados pelos usuários, por classe medicamentosa.

Tabela 19.2 Processo de Enfermagem para terapia psicofarmacológica.

Diagnóstico de Enfermagem (NANDA, CIPE, CIPESC)	Problemas relacionados, necessidades, campo profissional (casa, rede social, trabalho); alterações psicopatológicas; sofrimentos, problemas trazidos pelo usuário	Intervenções da equipe de Enfermagem (NIC, CIPE, CIPESC)	Avaliação dos desfechos/impacto (NOC, CIPE, CIPESC)
• Controle ineficaz do regime terapêutico	• Escolhas diárias de não fazer uso ou uso incorreto da medicação • Verbaliza dificuldade na autogestão medicamentosa • • Aceleração/piora/manutenção dos sintomas	• Supervisionar/dar apoio a cuidados com medicação • Estimular que fale sobre os problemas ou efeitos indesejáveis da medicação e compor, colaborativamente, alternativas • Promover relação de confiança e estimular autoeficácia • Discussão de caso em equipe	• Desempenha atividades do regime terapêutico adequadamente • Verbaliza desejo de manter estratégias para adequar terapia medicamentosa à sua rotina • Melhora dos sintomas que causam sofrimento
• Falta de conhecimento sobre medicação	• Verbaliza conhecimento insuficiente, carência de educação formal e poucas informações sobre medicamentos • Condução incorreta da farmacoterapia • Ineficácia do tratamento	• Apoiar a capacidade de gerenciar o regime • Avaliar resposta à medicação • Avaliar resposta psicossocial à instrução sobre medicação • Obter dados sobre atitude em relação ao manejo (controle) de medicação	• Capaz de gerenciar o regime medicamentoso • Solicita ajuda • Faz contato com pessoas de confiança e do serviço em caso de emergência ou problemas
• Medo de efeitos colaterais da medicação	• Verbaliza temor dos efeitos que já sentiu ou pensa que sentirá com as medicações • Medo da dose ou terapia medicamentosa • Não adesão à terapia medicamentosa	• Obter dados sobre atitude em relação ao manejo (controle) de medicação • Obter dados sobre efeito colateral da medicação • Orientar a lidar com medicação • Promover adesão à medicação • Avaliar resposta psicossocial à instrução sobre medicação • Demonstrar administração de medicação • Monitorar adesão à medicação • Orientar a lidar com medicação • Identificar percepções alteradas	• Capaz de gerenciar o regime medicamentoso • Solicita ajuda • Faz contato com pessoas de confiança e do serviço em caso de emergência ou problemas
• Não adesão ao regime medicamentoso	• Prejuízo da administração de medicações • Não seguimento do regime terapêutico • Apresentação ou piora dos sintomas	• Administrar medicação • Avaliar resposta psicossocial à instrução sobre medicação • Colaborar com cuidador no manejo (controle) do regime medicamentoso • Colaborar com prestador (ou provedor) de cuidados de saúde na reconciliação medicamentosa • Demonstrar administração de medicação • Obter dados sobre atitude em relação ao manejo (controle) de medicação • Promover (proporcionar, fornecer) lista de medicação • Estimular expressão de sentimentos adjacentes	• Capaz de gerenciar o regime medicamentoso • Solicita ajuda • Faz contato com pessoas de confiança e do serviço em caso de emergência ou problemas
• Polifármacos (ou polifármácia)	• Administração de múltiplos medicamentos (cinco ou mais) ao mesmo paciente, mais comumente visto em pacientes idosos ou usuários de psicofármacos	• Obter dados sobre efeito colateral da medicação • Orientar a lidar com medicação • Orientar sobre efeitos colaterais da medicação • Promover adesão à medicação • Promover adesão à medicação usando caixa de pílula • Promover (proporcionar, fornecer) agenda de medicação • Promover (proporcionar, fornecer) lista de medicação • Avaliar resposta à medicação • Colaborar com a família na aquisição de medicação	• Capaz de gerenciar o regime medicamentoso • Solicita ajuda • Faz contato com pessoas de confiança e do serviço em caso de emergência ou problemas • Manutenção eficaz do regime medicamentoso • Redução dos efeitos adversos • Redução do sofrimento causado pelos efeitos adversos

Adaptada de Stefanelli et al., 2017; e Townsend, 2014.

Tabela 19.3 Efeitos adversos mais relatados por classe de psicofármaco.

Efeitos adversos	Cuidados	Antipsicóticos	Ansiolíticos, sedativos, hipnóticos	Antidepressivos	Estabilizadores de humor	Anticolinérgicos
Agranulocitose	• Exames laboratoriais semanais nos 6 primeiros meses de terapia • Descontinuação da terapia	X				
Ataxia	• Exercícios para melhoria/manutenção da coordenação motora		X			
Boca seca/sede	• Dar suporte à higiene bucal • Aumento da oferta hídrica	X	X	X	X	X
Constipação intestinal	• Aumento da oferta hídrica • Aumento da ingesta de fibras	X		X		X
Convulsões	• Observar pacientes com histórico de convulsões • Realizar protocolo de precauções em situação de convulsão • Discutir dosagem/medicação	X	X	X		
Confusão mental	• Não dirigir nem operar máquinas pesadas • Orientar familiares para cuidado compartilhado		X			
Diminuição da libido	• Conversar sobre efeitos adversos e reversibilidade • Discutir com a equipe alteração da medicação			X		
Discinesia tardia	• Medicação deve ser substituída aos primeiros sinais • Orientar usuário e familiares sobre movimentos linguais, movimentos faciais, rigidez de nuca e dificuldade na deglutição	X				
Dor no local de aplicação	• Compressas no local da aplicação	X	X			
Dores de cabeça	• Administração de analgésicos (rodiziar medicações) • Verificar possibilidade de mudança de medicação		X	X		
Efeitos extrapiramidais (acatisia, acinesia etc.)	• Aumentar ingesta hídrica • Exercícios para melhoria/manutenção da coordenação motora • Associação de medicações antagonistas	X				
Fotossensibilidade	• Uso de lentes de proteção, roupas e protetor solar em atividades externas			X		
Ganho de peso	• Conversar sobre dieta/atividades físicas	X		X	X	
Hipertensão (crise hipertensiva)	• Descontinuar uso da medicação • Monitorar sinais vitais • Administração de medicação anti-hipertensiva			X		
Hipertermia	• Antitérmicos, medidas antitérmicas não farmacológicas	X				X
Hipotensão postural	• Não dirigir nem operar máquinas pesadas • Orientar usuário sobre risco de quedas, levantar-se devagar etc.	X	X	X	X	X
Íleo paralítico	• Exame físico abdominal • Discussão em equipe • Descontinuação da terapia				X	
Intoxicação por lítio	• Estimular que fale sobre sintomas urinários (questionar com frequência)				X	
Lesões de pele (*rash* cutâneo)	• Curativos • Discussão em equipe • Cuidado compartilhado com outros serviços da RAPS	X				

Letargia	• Estimular participação em atividades de seu interesse		X			
Náuseas/azia	• Administração de antieméticos, protetores gástricos • Verificar na dieta alimentos que provocam os sintomas • Orientar dieta em pequenas porções	X	X	X	X	X
Poliúria	• Estimular que fale sobre sintomas urinários (questionar com frequência)			X		
Priapismo	• Em caso de priapismo grave, interromper medicação • Discutir mudança da medicação			X		
Retenção urinária	• Estimular ingesta hídrica • Discutir associação com diuréticos			X		X
Sedação/sonolência	• Estimular participação em atividades de seu interesse • Verificar aprazamento da medicação	X	X	X		X
Síndrome neuroléptica maligna	• Aferição de temperatura • Busca por sintomas parkinsonianos, taquicardia, taquipneia, alterações PA, diaforese, esturpor e coma • Discutir uso de antagonistas no aparecimento desses sintomas • Descontinuar medicação imediatamente	X				
Taquicardia	• Monitorar pulso e PA • Discutir com equipe flutuações importantes	X	X	X	X	X
Tolerância/dependência	• Uso de menor dose possível • Rodiziar medicações • Revisar dosagem com frequência		X	X		
Vertigem	• Não dirigir nem operar máquinas pesadas	X	X	X	X	X
Visão embaçada/turva	• Orientar que sintoma cessa em algumas semanas • Orientar a não dirigir nem operar máquinas pesadas • Orientar a não deixar tapetes ou outros objetos no caminho			X	X	
Insônia, agitação	• Estimular participação em atividades de seu interesse • Verificar aprazamento da medicação			X		
Quaisquer/todos os efeitos adversos	• Discutir com equipe interdisciplinar menor dose possível • Aprazamento, condições de automedicação • Substituição da terapia • Alternância medicamentosa • Associação de antagonistas ou medicações para suporte/conforto • Orientar família e rede social para cuidado compartilhado • Contatos de emergência • Acesso a serviços de emergência • Estimular expressão de sofrimento trazido pelos efeitos adversos • Estabelecer relação de confiança com uso de medidas terapêuticas	X	X	X	X	X

Adaptada de Louzã Neto e Elkis, 2007; Stefanelli et al., 2017; e Townsend, 2014.

REABILITAÇÃO PSICOSSOCIAL E O PAPEL DA EQUIPE DE ENFERMAGEM

Além do que já discutimos no item *Cuidado da equipe de Enfermagem na lógica antimanicomial*, a equipe de Enfermagem dispõe ainda de saberes técnicos para exercer uma atitude psicofarmacológica, cujo objetivo é a redução dos sintomas que causam sofrimento no indivíduo e o impedem de atingir seus objetivos, vontades, metas e lugar social (Saraceno, Asioli e Tognoni, 1994).

O papel da equipe de Enfermagem é atuar como facilitador da reabilitação psicossocial dos indivíduos e suas famílias, por meio do PTS, utilizando-se de suas ferramentas e tecnologias de cuidado, como o processo de Enfermagem, as medidas terapêuticas, o conhecimento técnico e científico, e, em última instância, portando-se como principal ferramenta de seu cuidado (Barros e Egry, 2001; Carvalho, 2012; Oliveira e Claro, 2010).

NA PRÁTICA

Voltando ao Caso-cenário de J.B.N., já acomodado em um Serviço Residencial Terapêutico com alguns de seus colegas de internação de longa data, demonstra interesse por atividades ocupacionais e o desenvolvimento de habilidades para que exerça atividades de que gosta e que poderiam lhe gerar renda. Os profissionais de Saúde atuarão como mediadores para que J.B.N. tenha acesso ao que precisa para desenvolver toda a sua potencialidade.

Portanto, a partir das anotações, genograma, ecomapa e necessidades identificadas no usuário pela equipe e pelo próprio usuário no exercício da sua autonomia, o enfermeiro atribuirá a ele alguns diagnósticos com base em suas necessidades identificadas. Esse diagnóstico auxiliará no planejamento das intervenções e ações da equipe de Enfermagem para o processo de cuidar do usuário dentro de seu PTS que está sendo elaborado.

Após iniciado o processo de diagnóstico de Enfermagem, a equipe vai agir de forma planejada com usuário, equipe e rede social, lembrando sempre de cuidar do sofrimento e das necessidades autênticas do indivíduo (e não do profissional de Saúde) acionando quaisquer serviços e recursos disponíveis interna e externamente (como medicações, cursos, serviços, espaços etc.) dos quais o usuário precise, de forma colaborativa e não prescritiva, readequando as metas de seu cuidado em um processo de avaliação constante dos resultados de seu PTS. É importante também sempre avaliar a adesão, as concepções e as interpretações do indivíduo ao seu PTS, para que o investimento nessas práticas seja efetivo e transformador para a sua individualidade.

Ao identificar indivíduos da família ou amigos que poderão participar de processo de cuidado, é necessário que estes sejam incluídos de forma efetiva. A equipe de Enfermagem deverá, portanto, construir um relacionamento com esses indivíduos e tratar de questões como a natureza do transtorno – o que esperar do futuro? –, falar sobre cronicidade, manter-se disponível para expressão e acolhimento dos sentimentos, bem como valorizar e estimular a verbalização da experiência de vida das pessoas da família no processo de cuidado. A equipe de Enfermagem irá, neste momento: estimular autoeficácia do usuário e sua rede social, valorizando e estimulando que verbalizem suas experiências de vida, bem como a experiência com os sintomas relacionados ao transtorno; estimular que expressem medos, dificuldades, desafios, carga mental e diária do cuidado, incentivando a expressão e o acolhimento dos sentimentos que surgirem nessa interação.

(continua)

NA PRÁTICA *(Continuação)*

A equipe pode mediar uma conversa sobre as ferramentas/repertório da família para responder aos desafios e comportamentos atuais. É importante o empoderamento e saber como essas pessoas já tiveram sucesso no passado, quais desafios a família enfrentou de forma positiva e colaborativa, quais são as possibilidades e rede de apoio da família para situações de crise (levantar relações familiares e de rede social) bem como a participação em grupos de apoio/grupos de família (intersetoriais).

Poderão ser trabalhadas com esse grupo, ainda, estratégias para resolução de problemas de manejo do transtorno. Todos podem contribuir com a identificação de gatilhos, comportamentos prodrômicos, conexão e exacerbação de sintomas em momentos de estresse, estimular expressão e participação. A Enfermagem então dá destaque a algumas necessidades do indivíduo e de sua rede social. J.B.N. parece sentir-se desleixado, quer encontrar meios de cuidar melhor de sua aparência e higiene. Refere também ter poucos amigos e que sente-se um estorvo para todos. Acredita não ter ninguém. Apresenta algumas alucinações, alterações de humor e do pensamento. Preocupa-se com suas situações de crise, momentos em que fica agitado, agressivo e explosivo. Seus amigos e colegas de SRT também demonstram medo de alguns comportamentos de J.B.N. e temem por suas crises, pois já agrediu um deles antes.

J.B.N. também refere bastante incômodo por não trabalhar. Ele gosta muito de fazer trabalhos domésticos e acha que seria bom trabalhando na área de manutenção.

O profissional de Enfermagem esclarece as dúvidas que surgem durante a conversa com o grupo. Conversa também sobre manejo de crises, acesso ao CAPS, conhecimento da RAPS e como acessá-la quando identificadas necessidades, como serviços continentes para o cuidado nos momentos de agudização dos sintomas. A equipe de Enfermagem pode também dar apoio ao desenvolvimento do treinamento de habilidades sociais, resolução de problemas, práticas complementares no serviço e na comunidade, uma vez que muitas terapias não farmacológicas têm mostrado eficácia em estudos de revisão sistemática (práticas corporais, meditação, práticas da Medicina Tradicional Chinesa) (Domingues, 2018; Elwy et al., 2014; Esper; Gherardi-DonatO, 2019; Hendriks, 2018) para o manejo efetivo das crises e cuidado continuado ao indivíduo.

Por fim, para as necessidades socioespirituais do indivíduo e da família, a equipe de Enfermagem pode promover a procura e o acesso a assistências financeira e jurídica (benefícios, direitos), bem como participação em grupos de apoio/grupos de família, vinculação com acompanhante terapêutico quando necessário, bem como estimular, caso seja da vontade do usuário e faça sentido em sua história de vida, a busca por suporte espiritual/religioso que enriqueça sua interação com a rede social, permitindo mais trocas afetivas. No caso de J.B.N., ele diz que, no momento, quer frequentar apenas o CAPS, o Centro de Convivência e procurar aprender algo relacionado a trabalho.

PROMOÇÃO DA SAÚDE MENTAL

Por se estabelecerem como atores políticos, o movimento de Reforma Psiquiátrica, assim como o movimento de Reforma Sanitária, impregnados ética e ideologicamente, vinculam-se à luta por transformações sociais, posicionam-se em uma arena de disputas e estabelecem rupturas paradigmáticas que impulsionam importantes reconfigurações no campo da Atenção à Saúde (Paim, 2013; Yasui, 2010).

Nesse contexto, transformam-se as percepções e proposições em torno do significado da promoção da Saúde que atualmente vincula-se a valores como solidariedade, equidade, democracia, cidadania, participação e parceria, apresentando em seu escopo praxiológico uma espécie de reação à acentuada medicalização da Saúde e da sociedade (Buss, 2003).

A Carta de Ottawa, lançada em 1986 durante a I Conferência Internacional sobre Promoção da Saúde, aponta cinco campos de ação para a promoção da saúde: elaboração e implantação de políticas públicas saudáveis; criação de ambientes favoráveis à saúde; reforço da ação comunitária; desenvolvimento de habilidades pessoais; e reorientação do sistema de Saúde. Nessa carta, o conceito de Promoção da Saúde é definido como:

> [...] nome dado ao processo de **capacitação da comunidade para atuar na melhoria de sua qualidade de vida e saúde**, incluindo uma maior **participação no controle deste processo**. Para atingir um estado de completo bem-estar físico, mental e social os indivíduos e grupos devem **saber identificar aspirações, satisfazer necessidades e modificar favoravelmente o meio ambiente**. A saúde deve ser vista como um recurso para a vida, e não como objetivo de viver. Nesse sentido, a saúde é um conceito positivo, que enfatiza os recursos sociais e pessoais, bem como as capacidades físicas. Assim, **a promoção da saúde não é responsabilidade exclusiva do setor saúde, e vai para além de um estilo de vida saudável, na direção de um bem-estar global** (OMS, 1986, grifos nossos).

Existe importante, porém sutil distinção entre "prevenção" e "promoção" da Saúde. Enquanto as ações preventivas definem-se como intervenções orientadas a evitar o surgimento de doenças específicas, com projetos estruturados na base da divulgação de informação científica e recomendações para mudanças de hábitos, as ações de promoção abarcam intervenções que visam dar impulso, fomentar, originar, gerar, definindo-se de modo mais amplo que prevenção, por não se dirigirem exclusivamente a uma dada doença ou desordem, mas por servirem para aumentar a saúde e o bem-estar, enfatizando a transformação das condições de vida e de trabalho, demandando uma abordagem intersetorial (Czeresnia, 2003).

No campo da saúde mental, o conceito de Promoção da Saúde ganha uma dimensão especial, uma vez que é recente a garantia legal dos direitos das pessoas "portadoras de transtornos mentais". Há ainda uma especificidade observada nos serviços de saúde mental, que se orientam, em suas variadas expressões de funcionamento, pelas estratégias da reabilitação psicossocial, impulsionando o protagonismo para o exercício dos direitos de cidadania por meio de iniciativas articuladas com os recursos do território nos campos do trabalho/economia solidária, da habitação, da educação, da cultura, da saúde, de modo a produzir novas possibilidades de projetos para a vida (Brasil, 2005; Saraceno, 2001).

Ao estudarem a participação popular e o controle social como diretriz do SUS, pesquisadores afirmam que o que se observa é que a participação e o controle social não estão efetivados em sua plenitude, sendo os principais fatores que contribuem para esse contexto a falta de informação e a existência de interesses antagônicos, resultando no desconhecimento por parte da população e, consequentemente, na não exigência de garantia dos mesmos (Rolim, Cruz e Sampaio, 2013).

O exercício da participação popular é uma das importantes estratégias de empoderamento dos usuários dos serviços de saúde mental abrindo campo para o protagonismo social e a defesa de direitos. O empoderamento pode ser entendido como um processo de fortalecimento do poder e da autonomia pessoal e coletiva de indivíduos e grupos sociais nas relações interpessoais e institucionais, principalmente daqueles submetidos a relações de opressão, dominação e discriminação social (Vasconcelos, 2003).

Portanto, os espaços de participação e discussões não devem se restringir à assembleia. É importante que esse processo transversalize todas as atividades do serviço, desde as oficinas de geração de renda aos grupos terapêuticos, destacando-se, no entanto, a importância da assembleia como espaço de deliberação, no qual todos os sujeitos envolvidos (trabalhadores, gestores, usuários e familiares) tenham possibilidade de participação e produção de transformações nos campos clínico e político. Nesse sentido, a participação dos usuários nas decisões que envolvam o andamento do serviço é uma ferramenta que potencializa as rupturas institucionais, importantes para uma clínica que se aproxime da realidade dos sujeitos que utilizam o serviço e do território onde esse serviço está inserido.

São amplas as possibilidades para o trabalho em Enfermagem nesse campo. Com o objetivo de descrever as ações das enfermeiras na promoção da saúde mental inseridas na Atenção Primária, um estudo realizado na Microrregião do Triângulo Sul do estado de Minas Gerais destaca que as ações realizadas para a promoção em saúde mental foram: de acolhimento, de orientação, de atividade física, de apoio familiar e de educação em saúde, sendo que estas apresentaram elementos favoráveis no atendimento inicial, individual e na família (Gonçalves et al., 2013). Destaca ainda a existência de:

> [...] desafios setoriais que implicam na redefinição de políticas e práticas de promoção da saúde mental, com ampliação do enfoque da saúde a partir da compreensão da complexidade de mudanças sociais em curso, reiterando a relevância de se atuar não somente na desmedicalização e da reorientação das práticas de saúde, mas, sobretudo no âmbito do desenvolvimento das redes sociais, fortalecimento da cidadania, na defesa de políticas públicas mais efetivas, integradas e equânime. Importância de captar parcerias entre ensino/ pesquisa, administração pública, organizações sociais, com vistas à efetividade e sustentabilidade das experiências e das propostas de cunho coletivo. (Gonçalves et al., 2013, p.54-5)

NOÇÕES BÁSICAS DA CONSTITUIÇÃO PSÍQUICA E SEU INTERESSE PARA A ENFERMAGEM

Desde o princípio, o desenvolvimento do ser humano é mediado pelas relações e essas são sustentadas pela linguagem (Lacan, 1995). Reconhecer que a linguagem é parte fundamental do desenvolvimento humano possibilita identificar sua importância e sua potência na proposição dos cuidados oferecidos ao humano ao longo de sua vida.

Compreender de que forma a linguagem colabora para a constituição psíquica pode ajudar a organizar a relação terapêutica, um dos focos determinantes do cuidado de Enfermagem no campo da saúde mental (Garcia et al., 2017).

Assim, é importante considerar que a linguagem humana é um termo que estabelece relação entre o eu e o outro, entre o sujeito que fala e seu ouvinte, o que obriga as pessoas instalarem suas falas e seus pensamentos na linguagem (Longo, 2006). Mas, à medida que a linguagem dá suporte aos pensamentos e colabora para a descrição da experiência da realidade de cada ser humano, ela também se torna fonte de mal-entendidos, uma vez que em sua aquisição cada um estabelece com o outro relações particulares, logo, ela nunca indica de forma unívoca os símbolos que pretende transmitir (Lacan, 1995).

Para entender a natureza plural que a linguagem comporta, é interessante recorrer às primeiras relações que a criança estabelece em sua vida, aquelas que são desenvolvidas pelos primeiros responsáveis pelos cuidados junto ao bebê, lugar ocupado comumente pela mãe em nossa sociedade, mas que pode ser assumido por qualquer pessoa que faça a apresentação inicial da linguagem ao recém-nascido, denomina-se esse lugar "função materna".

Assim, a criança será introduzida à linguagem a partir de cada momento em que outro humano cuidar dela em suas necessidades básicas de alimentação, higiene e conforto. Nesses momentos iniciais da vida, o bebê será estimulado pela manipulação e pelas sensações que experimenta, e será significado pela palavra de quem cuida. A composição desses instantes possibilitará à criança a aquisição da linguagem de forma colada na palavra do outro. Nessa fase, não há separação entre o ser que vivencia as sensações corporais e sua matriz simbólica, que está registrada no outro que oferece os cuidados, fazendo com que a criança reconheça uma unidade entre seu corpo e o corpo-discurso da mãe (Lacan, 1995).

Nesses primórdios da aquisição da linguagem, a criança passa pelo estádio do espelho, caracterizado pela cena do bebê diante do espelho, sustentado pela mãe, em um momento em que não consegue ainda andar ou sustentar sua postura ereta. No entanto, quando olha a imagem refletida, o bebê se reconhece nela e começa a organizar seus primeiros traços de identificação junto à imagem e ao discurso materno (Lacan, 1998). Nessa imagem, ele é um corpo unificado pelas palavras da mãe, o que implica dizer que não há a necessidade de um espelho de fato, mas, sim, o discurso de um outro materno que o "eu" do

bebê possa tomar para si e se constituir; essa é a entrada de um ser humano na linguagem e no primeiro tempo do complexo de Édipo (Couto, 2017).

É dessa forma que a criança entra na linguagem e no registro simbólico, o que possibilitará alicerçar suas relações ao longo da vida, pela referência aos cuidados que foram dispensados pela mãe, na medida em que ela interpreta as sensações e reações do bebê. Tais interpretações inscreverão marcas no psiquismo da criança, que serão utilizadas para delimitar as relações posteriores de forma inconsciente (Couto, 2017). Por essa operação, o sujeito assumirá uma imagem que será o seu primeiro esboço do "eu", em uma operação que resulta em um "eu" alienado ao outro; em outras palavras, na busca por si, o que o indivíduo encontra é a imagem de um outro (Garcia-Roza, 2004).

Essa marca de alienação ao outro será determinante, porém não aparecerá de forma consciente, posto que a aquisição da identidade também se dará no exercício posterior de separação (Lacan, 1995). Ou seja, à medida que a criança adquire da mãe a linguagem, ela amplia seu repertório de necessidades, tornando-as desarticuladas das garantias de vida.

A mãe terá dificuldade em suprir todas as necessidades da criança por estar inserida no mundo da linguagem e ter desejos para além do cuidado materno. Por isso, ela não manterá relação de exclusividade com o bebê. Nesse sentido, quando a mãe estiver distante, a criança adquirirá formas de suprir a falta originada por essa distância a partir das relações com os objetos que escolherá. Denomina-se tal movimento de entrada da falta na relação exclusiva entre mãe e bebê como o segundo tempo do complexo de Édipo (Couto, 2017).

A entrada da falta, ao favorecer que a criança exercite por meio da brincadeira com objetos a ausência da mãe, a insere no segundo tempo da relação edípica, quando terá as condições iniciais de articular a linguagem e sobrepô-la às suas próprias experiências corporais. Este momento suplanta o anterior de uma relação dual e caracteriza a entrada do terceiro no complexo de Édipo (Lacan, 1995).

Assim, a criança identifica que a mãe não é capaz de significar suas experiências de forma completa, ou seja, a mãe não é toda para a criança, fato que a impulsiona ao uso da linguagem para exprimir suas experiências por meio de palavras (Lacan, 1995).

É nesse momento que a função paterna entra em cena como indicador da falta e propõe para a criança a adesão a ideais às quais poderá se identificar fora da relação dual estabelecida até então com a mãe (Alonso, 2018).

Nesse sentido, a função paterna interditará a relação dual do primeiro tempo edípico e permitirá à criança direcionar-se à objetos de satisfação sexual no futuro; a escolha e a forma como o indivíduo se aproximará de seus objetos sexuais é o que se denomina "lei" e é articulada aos códigos da cultura em que o ser humano vive (Cabas, 2005).

O terceiro tempo do complexo de Édipo surge como a resolução dessa operação que, a um só tempo, consolida a linguagem para a criança que agora buscará fora da relação dual as palavras e os objetos para nomear sua experiência psíquica e funda o sujeito do inconsciente, caracterizado pela operação lógica de separação da mãe e adesão do ser humano à cultura e à lei (Cabas, 2005).

É nesse terceiro tempo que a criança encontrará, com apoio na lei paterna, formas de explicar as diferenças anatômicas que vive em seu corpo. No entanto, as explicações infantis para sua experiência são efeitos de linguagem e ultrapassam os limites corporais, ou seja, o corpo se humaniza por sua relação com a linguagem, a interdição da satisfação dual e a castração (Magalhães, 2006).

Esse momento simbólico é denominado "desenvolvimento das teorias sexuais infantis" e é caracterizado pelo avanço da criança sobre o mundo de significações, interrogando-o e experimentando-o por meio das brincadeiras, o que constituirá, no futuro, a forma pela qual se aproximará dos objetos de satisfação ao longo de toda sua vida, de maneira a repetir as experiências de satisfação e insatisfação que marcaram sua passagem no complexo de Édipo (Lacan, 1995).

No entanto, a conclusão do complexo de Édipo, ao estruturar o inconsciente, leva todas as experiências iniciais de busca por satisfação e insatisfação para outra cena, que não é acessada pelo ser humano de forma consciente, porém ainda determina seus modos de relacionar-se com os objetos e pessoas de forma repetida (Lacan, 1995).

Essa forma repetida se dá pela cadeia significante que remete aos movimentos iniciais da criança em seu percurso de alienação à mãe e posterior separação, e se reproduz na relação de transferência (Lacan, 1998).

Assim, na vida adulta, o ser humano revive os conflitos decorrentes do complexo que o instalou na linguagem e, quando há impossibilidade de traduzir em palavras suas experiências corporais, delimita a falta que lhe ocorreu no plano do amor de transferência. Nesse momento, o sujeito do desejo está à procura do que lhe falta, embora não delimite com precisão o objeto faltoso e coloque em um outro a expectativa do encontro daquilo que perdeu (Lacan, 1992).

Nesse sentido, a relação de transferência é caracterizada por um modo próprio de o sujeito encaminhar-se na vida erótica, sempre repetido, resultado da ação conjunta de sua disposição inata e das influências recebidas durante os primeiros anos de vida (Freud, 2010).

Essa relação pode interessar ao profissional da Enfermagem que, ao cuidar, pode entrar no lugar desse outro e experienciar junto ao usuário os conflitos vividos em outro momento, o dos conflitos que impulsionaram o sujeito à aquisição da linguagem e estruturação do inconsciente, e pode utilizar as ações repetitivas como conteúdo a ser elaborado, possibilitando a dissolução de conflitos a partir de uma nova atribuição de significado para aquilo que o ser humano viveu anteriormente (Badin, Toledo e Garcia, 2018).

EXAME PSÍQUICO

Na caixa de ferramentas da equipe de Enfermagem, possuímos como principais recursos para a promoção da reabilitação psicossocial o relacionamento interpessoal e as medidas ou os recursos terapêuticos que possibilitarão trabalhar com o indivíduo, o alívio ou a resolução de seus sofrimentos. Para esse planejamento e cuidado, precisamos saber identificar e intervir, quando necessário, nas diferentes manifestações psicopatológicas para que o usuário possa desfrutar de sua vida em sociedade efetivamente. Essas manifestações estão relacionadas ao que denominamos "funções psíquicas", e podem ser identificadas por meio da comunicação terapêutica ou até mesmo da observação dos usuários em seu cotidiano de vida, na comunidade e nos serviços de Saúde.

> **NA PRÁTICA**
>
>
>
> Em um primeiro contato de J.B.N. com o CAPS, que cuida dos indivíduos que moram no Serviço Residencial Terapêutico ao qual J.B.N. foi encaminhado, o enfermeiro, com o suporte da equipe de Enfermagem, iniciará sua interação com uma coleta de dados abrangente sobre a história de vida de J.B.N. e de seu processo saúde-doença. Durante o cuidado realizado pela equipe de Enfermagem, você poderá identificar as funções psíquicas atuais, como consciência, atenção, orientação, pensamento, impulsividade etc. J.B.N. também precisa ter um planejamento medicamentoso. É necessário saber quais medicações para as saúdes física e psíquica J.B.N. faz uso atualmente, quantidades, prescrições, medicações já dispensadas; essas são informações importantes que a equipe precisa conhecer para planejar o cuidado.

A equipe de Enfermagem também fará um exame físico a fim de identificar questões de saúde física, imunizações, integridade física e autocuidado que demandem atenção prioritária para o conforto do usuário – o que pode ser feito no próprio CAPS, a depender de suas necessidades, ou de forma compartilhada como serviços da Atenção Primária e hospitais gerais.

Durante as fases de interação iniciais, podemos aplicar algumas escalas que permitam quantificar e qualificar os sintomas que causam sofrimento ao indivíduo. Existem diversas escalas validadas que avaliam sofrimento psíquico, vulnerabilidades e potencialidades do indivíduo que devem ser disponibilizadas aos profissionais, como subsídio à sua prática na equipe interdisciplinar.

> **IMPORTANTE**
>
>
>
> O Enfermeiro e os Técnicos de Enfermagem são membros da equipe interdisciplinar. A variedade de saberes, olhares e cuidados garantem a integralidade do cuidado em saúde mental, preconizada pela nossa Política Nacional de Saúde.

É necessário também que sejam identificadas questões relacionadas ao histórico e padrão de uso atual de substâncias, uma vez que intoxicações, abstinência e outras questões relacionadas podem agravar ou suscitar crises, bem como servir de instrumento a ele para lidar com situações desgastantes em seu processo saúde-doença. Uso de tabaco, comportamentos sexuais e sociais de risco, ou quaisquer outras questões que possam deixar o indivíduo ainda mais vulnerável precisam ser observadas para a efetivação de sua reabilitação psicossocial.

Vale lembrar que, antes de identificar qualquer alteração psíquica, é necessário contextualizá-la de acordo com a realidade de cada usuário, pois nem toda manifestação psíquica diferente é patológica. Para isso, devemos exercer atitude empática e fazer as seguintes perguntas: Em que momento da vida essa alteração se manifestou? Houve algum evento específico na família, pessoal, no trabalho, na comunidade que pode ter contribuído para isso? Como isso se relaciona com o cotidiano dessa pessoa? Se eu tivesse vivenciado/sofrido algo semelhante, como reagiria?

Na Tabela 19.4, apresentamos os itens que devem ter a nossa atenção ao realizarmos o exame psíquico e durante as nossas interações, de modo geral, com os usuários. Todos esses itens são necessários para o planejamento do cuidado e implementação do PTS.

> **DICA DE MESTRE**
>
> Tire uma foto da Tabela 19.4 e leve para o campo de estágio, durante o cuidado aos pacientes, e tente avaliar cada um dos itens incluídos no exame psíquico. Se você tiver dúvida sobre como avaliar um ou mais itens, converse com o professor e peça ajuda.

PSICOPATOLOGIA

Psicopatologia é definida por Jaspers (1973, p.22) como "o estudo dos fenômenos psíquicos conscientes e patológicos que ocorrem no homem de modo universal", ou seja, um estudo dos sinais e sintomas que as pessoas apresentam por meio de seus comportamentos e suas reações diante das experiências que vivem, as quais podem ser patológicas ou não, de acordo com cada situação.

É de extrema importância entender a diferença entre o normal e o patológico, pois nos deparamos com pessoas que, pela forma incomum de sentir e manifestar seus

Tabela 19.4 Itens de atenção para o exame psíquico.

Item	O que identificar?
Atividade motora	Presença de tremores, tiques, movimentos espasmódicos, maneirismos, gestos, caretas, hiperatividade, marcha, inquietação, agressividade, retardo psicomotor, liberdade de movimentos, acatisia, limitações, hipoatividade
Fala/discurso	Lentidão ou rapidez, fala frenética, como reage a interrupções, entonação, volume da voz, gagueira ou comprometimentos da fala, afasia
Atitude geral	Grau de colaboração, amigável, hostil, defensivo, desinteressado, apático, atento, interessado, cuidadoso, desconfiado
Emoções	Humor depressivo, desespero, irritável, ansioso, exultante, eufórico, temeroso, culpado, lábil (vai da euforia à depressão ou ansiedade)
Afeto	Congruência (expressão é coerente com o humor? – p. ex., triste com olhos baixos, chorando), embotado (mínima expressão emocional), abatido, adequado, inadequado (p. ex., risada ao ouvir sobre morte), hipertimia (ânimo aumentado), hipotimia (diminuição das manifestações afetivas)
Pensamento (forma)	Fuga de ideias, associação frouxa (arborização, tópicos não se relacionam), circunstancialismo (verbalização longa e enfadonha, demora a chegar ao ponto, tangencialidade (nunca chega ao ponto, desagregação), neologismos (inventa palavras), consegue pensar de modo abstrato, entender metáforas, fala em jogo de palavras, salada de palavras (usa mistura de palavras que não fazem sentido juntas), repete persistentemente as últimas palavras (perseveração), ecolalia, mutismo, pobreza de fala, mantém atenção no tópico abordado, atenção seletiva
Pensamento (conteúdo)	Delírios (persecutórios, grandiosos, de referência, controle ou influência, somático), ideias suicidas ou homicidas, obsessões, paranoia, desconfiança, pensamento mágico, religiosidade, fobias, pobreza de conteúdo
Sensopercepção	Alucinações auditivas, visuais, táteis, olfatórias, gustativas, ilusões (vê algo e pensa que é outra coisa), percepção alterada do ambiente, hiperestesia (percebe coisas reais imperceptíveis à maior parte das pessoas), hipoestesia (diminuição da sensibilidade a estímulos), anestesia (insensibilidade a estímulos)
Alerta/consciência	Atento ao ambiente e ao que acontece em volta (hipervigilância – aumento, obnubilação – redução da atividade psíquica), estado crepuscular (baixa consciência com preservação da atividade), desrealização (ambiente é irreal), despersonalização (percebe a si como irreal)
Orientação	Tempo, espaço, pessoas, circunstâncias (autopsíquica – dados sobre si, alopsíquica – ambiente em que se encontra, temporal – se localizar temporalmente, espacial – não sabe onde está)
Memória	Recente, fixação (fatos novos), remota (retrógrada), confabulação (preenche a memória com eventos que não têm base em fatos), capacidade de pensamento abstrato (o que significa "foi a gota d'água?"), hipermnésia (memórias com grande vivacidade e detalhe), hipomnésia (pobreza nas lembranças), amnésia (ausência de lembranças total – experiências vividas, parcial – determinado período)
Vontade	Abulia (não realiza ato voluntário), hipobulia (diminuição da vontade), hiperbulia (exaltação ou aumento da vontade)
Impulsos	Capaz de controlar impulsos (agressividade, hostilidade, medo, culpa, afetividade, sentimentos sexuais)
Atenção	Aprosexia (abolição da atenção), hipoprosexia (diminuição da atenção), hiperprosexia (aumento da atenção), paraprosexia (alterações na atenção espontânea e voluntária)
Inteligência	Deficiência intelectual, prejuízo cognitivo, exacerbação da inteligência
Julgamento e *insight*	Capacidade de resolver problemas e tomar decisões, planos, metas para o futuro, consciência sobre o seu estado de saúde

Adaptada de Townsend, 2014; e Stefanelli et al., 2017.

pensamentos e emoções, podem receber um diagnóstico de transtorno mental. Nesse sentido, a Enfermagem precisa estar atenta à compreensão de que as pessoas possuem diferentes estruturas fisiológicas e psicológicas para lidar com eventos estressantes, fatores traumáticos e emoções, podendo, assim, criar e viver uma realidade inexistente para se proteger de algum acontecimento, consumir substâncias psicoativas para minimizar sofrimentos, apresentar estados de grave ansiedade, depressão ou até mesmo atitudes inesperadas (Townsend, 2014).

Apesar de a Enfermagem não ser responsável por realizar diagnósticos, o conhecimento das psicopatologias e seus sinais e sintomas é de extrema importância para a promoção de um cuidado integral com base nas necessidades das pessoas. Entre as principais classificações psicopatológicas, temos os transtornos de pensamento, de ansiedade, de humor e aqueles relacionados com o uso de álcool e outras drogas ilícitas.

Transtornos do pensamento

Os transtornos relacionados com o pensamento, mais conhecidos como "esquizofrenia" ou "psicose", ainda são alguns dos transtornos mentais mais graves que, segundo a Organização Mundial da Saúde, em 2018, já atingia 23 milhões de pessoas no mundo. Geralmente têm início na adolescência ou começo da vida adulta, sendo mais comum o aparecimento precoce no gênero masculino (Louzã Neto e Elkis, 2007).

É caracterizada principalmente por desorganização do pensamento, de percepções e afeto distorcidos da realidade. Esses sintomas, conhecidos por alucinações e delírios, refletem diretamente no comportamento dessas pessoas, o que afeta sua qualidade de vida, dificultando a inserção social, relações interpessoais e autonomia.

Para identificar alguém com esquizofrenia, mais de um sintoma precisa estar presente em certo período (mínimo de 6 meses) e afetar significativamente a vida cotidiana do sujeito (Stefanelli, Fukuda e Arantes, 2017). Esses sintomas são classificados em positivos e negativos e estão descritos a seguir:

- Sintomas positivos (Louzã Neto e Elkis, 2007)
  - Delírios
    - Perseguição, ciúmes, culpa, pecado, grandiosidade, religiosos, somáticos etc.
    - A pessoa cria uma realidade inexistente para os outros e acredita fielmente nela
  - Alucinações
    - Alterações da senso percepção (auditivas, táteis, olfatórias, visuais)
    - Ver pessoas, ouvir vozes, sentir cheiros
  - Comportamento bizarro
    - Roupas, aparência, comportamento social e sexual, agressivo/agitado, repetitivo, estereotipado
  - Inadequações
  - Pensamento
    - Descarrilamento, tangência, incoerência, falta de lógica, reverberação, neologismo.

DICA DE MESTRE

"Sintomas positivos tendem a refletir um excesso ou distorção de funções normais, enquanto sintomas negativos refletem uma diminuição ou perda de funções normais" (APA, 2013). Para memorizar esses conceitos, lembre-se que o sinal de positivo é +, então, os sintomas positivos refletem o excesso, enquanto o sinal de negativo é −, ou seja, sintomas negativos refletem a diminuição ou perda.

- Sintomas negativos (Louzã Neto e Elkis, 2007)
  - Afeto reduzido
  - Vontade reduzida
  - Pobreza de discurso e pensamento
  - Pobreza da fala, de seu conteúdo, bloqueio do pensamento, latência de resposta
  - Deficiência no autocuidado
  - Falta de persistência no trabalho/estudo
  - Anergia física
  - Anedonia
  - Poucos interesses, poucas atividades recreativas, comprometimento dos afetos, poucos relacionamentos
  - Menor concentração.

Diferentes tipos de esquizofrenia

Existem diversas formas de manifestação desses sintomas e, por esse motivo, a esquizofrenia recebe algumas classificações diagnósticas de acordo com a Classificação Internacional de Doenças (CID-10):

- **Desorganizada (hebefrênica)**: grave desintegração da personalidade, incluindo alucinações, comportamento inapropriado (risos imotivados) e regressão
- **Catatônica**: estupor agudo com súbita perda de animação e tendência a permanecer imóvel em uma posição estereotipada. Pode ser alternado por períodos de excitação e agitação explosiva
- **Paranoide**: suspeita e ideias de perseguição e grandeza, chamadas "delírios paranoides" e "alucinações"
- **Residual**: sem sintomas manifestamente psicóticos (como delírios ou alucinações), mas comportamento inapropriado e característico da esquizofrenia
- **Não diferenciada**: sintomas psicóticos que se encaixam em mais de um subtipo
- **Comportamentos prodrômicos**: são um conjunto de sinais e sintomas diversos, que podem indicar o início de alguma patologia. No caso da esquizofrenia, temos as seguintes fases:
  - **Fase 1**: personalidade esquizoide
    - Indiferente a situações sociais
    - Experiências emocionais limitadas
    - Embotamento afetivo
    - Nem todo mundo que possui personalidade esquizoide terá esquizofrenia
  - **Fase 2**: fase prodrômica
    - Isolamento social
    - Prejuízo no desempenho de papéis

- ◆ Personalidade excêntrica ou peculiar
- ◆ Negligência com autocuidado
- ◆ Ideias bizarras
- ◆ Sintomas negativos
- ■ **Fase 3**: esquizofrenia
  - ◆ **Sintomas psicóticos proeminentes**: diagnóstico dado com dois ou mais sintomas por ao menos 1 ano (alucinações, discurso desorganizado, comportamento catatônico, sintomas negativos)
  - ◆ Fase de maior perda social/sofrimento do indivíduo e família
- ■ **Fase 4**: residual
  - ◆ Períodos de remissão e exacerbação
  - ◆ Crises podem ser mais ou menos recorrentes.

"Causas" da esquizofrenia.

A causa da esquizofrenia não tem uma única definição. Taylor (1992, p.184) diz que esta "tende a ser um processo de longa duração, tanto físico quanto emocional, ou ambos". Outros autores sugerem uma influência genética que pode predispor algumas pessoas a se adaptarem de forma disfuncional a traumas ou estresses (Dalgalarrondo, 2008; Taylor, 1992). Mas o que realmente sabemos é que é multicausal.

Quanto mais estudos surgem, mais suporte há para a teoria da multicausalidade. No processo saúde-doença mental, há, por vezes, um componente biológico ainda a ser elucidado, entretanto, damos destaque aos fatores sociais, psicológicos, ambientais etc., de acordo com potenciais de desgaste e fortalecimento do indivíduo, que interagem e fazem emergir o sofrimento psíquico.

Transtornos de ansiedade

Ansiedade é parte da existência humana. Em condições normais, é um sinal de alerta que notifica o indivíduo quanto a um perigo real iminente para que se proteja ou lide com a ameaça. Como transtorno mental, é um sentimento vago de inquietação por desconforto ou pavor acompanhado por respostas do Sistema Nervoso Autônomo. Muitas vezes, a fonte é inespecífica ou desconhecida (Townsend, 2014). Ocorre um sentimento de apreensão causado pela previsão de risco ou perigo. Os transtornos de ansiedade são um problema de Saúde Pública que atingem cerca de 18,6 milhões de brasileiros, sendo o Brasil considerado, em 2015, o país mais ansioso do mundo. Segundo a OMS, muitos desses casos estão associados a fatores socioeconômicos, culturais, traumáticos e, também, à desigualdade social.

Essas alterações variam de pessoa para pessoa e de acordo com o nível de ansiedade que apresentam. Peplau (1952) classifica a ansiedade em leve, moderada, grave e pânico:

- **Ansiedade leve**: tensão e estresses da vida cotidiana podem estimular a produção de coisas boas
- **Ansiedade moderada**: concentração e atenção voltadas para ações e preocupações imediatas, dificuldades em olhar o todo
- **Ansiedade grave**: focalização de detalhes específicos, comportamento voltado para o alívio da ansiedade, a qual não reduz com facilidade
- **Pânico**: temor e terror diante de determinadas situações, distorção da realidade, perda de controle e dificuldade em desenvolver atividades comuns.

Toda essa sensação de desconforto relacionada com a ansiedade pode comprometer a realização de atividades diárias causando prejuízos para as pessoas em nível social, relacional e afetivo, sendo esses prejuízos a delimitação entre a ansiedade considerada normal e a patológica (Stefanelli et al., 2017).

Quando considerada patológica, a ansiedade é classificada em (Louzã Neto e Elkis, 2007; Stefanelli et al., 2017; Townsend, 2014):

- Transtorno do pânico e agorafobia (ataques de pânico recorrentes e inesperados)
  - ■ Difícil diferenciar ansiedade patológica da não patológica
  - ■ Sintomas físicos como sudorese ou taquicardia, falta de ar, sufocamento
  - ■ Sintomas não decorrentes de uso de substâncias ou outros transtornos, como fobia social
  - ■ Ansiedade antecipada
  - ■ Fobias específicas são voltadas a um objeto. Fobia social voltada a situações sociais. Agorafobia são fobias inúmeras e inespecíficas. Sentimento de maior segurança na presença de algumas pessoas
- Fobia social
  - ■ Medo persistente e irracional de situações sociais, medo de algo em si, aparência, algo que mostra a outras pessoas. A pessoa se sente mais segura quando sozinha
- Transtorno obsessivo-compulsivo
  - ■ Obsessões ou compulsões
  - ■ Reconhecidas pelo sujeito como excessivas
  - ■ Causam sofrimento
  - ■ Diferenciadas de obsessões com alimentos ou objetos específicos como drogas ilícitas, por exemplo, que seriam outros transtornos
  - ■ Pensamentos, imagens e impulsos são repetitivos
  - ■ Execução da obsessão não é prazerosa
- Transtorno de ansiedade generalizada
  - ■ Ansiedade voltada a eventos e atividades específicos (desempenho escolar, de trabalho)
  - ■ Causa fadiga, irritabilidade, inquietação, tensão muscular
  - ■ Sofrimento e prejuízos
  - ■ Presença de sintomas fóbicos, depressivos ou crises de pânico pontuais, não persistentes, e relacionados a eventos e atividades específicos
- Transtorno de estresse pós-traumático
  - ■ O principal sintoma é o sofrimento causado por estresse/ansiedade decorrentes de memórias traumáticas ou desagradáveis, perturbadoras, com ideias recorrentes e intrusivas

- Transtorno de adaptação
  - Sintomas emocionais e comportamentais relacionados a estressores identificáveis
  - Avaliar duração (agudo menos de 6 meses, crônico mais de 6 meses)
  - Perdas financeiras, desemprego, mortes, doenças, separações
  - Ligação clara entre o início dos sintomas e o evento

Causas e etiologia

O estresse é o principal desencadeador de ansiedade, mas a forma como as pessoas atribuem significado para essas situações, seus mecanismos de defesa e recursos que possuem para lidar com isso também têm grande influência no aparecimento dos sintomas (Townsend, 2014).

Estudos demonstram associação de quadros de transtornos de ansiedade a:

- Problemas de desenvolvimento
- Necessidades de apego e afeto mal atendidas
- Baixa autoestima
- Sistema familiar disfuncional
- Sintomas de desamparo e falta de controle de sua própria vida
- Problemas de desenvolvimento da confiança e autonomia.

Transtornos de humor

Experimentar as emoções é comum para todos os seres humanos. Estas são previsíveis e surgem como resposta a alguma situação ou estímulo externo que pode gerar alegria ou tristeza. Indivíduos que possuem um transtorno de humor experimentam essas emoções de forma muito intensa, as quais aparentemente não estão relacionadas a nenhum fator específico e mantêm-se por um longo período (Townsend, 2014).

As alterações psicopatológicas do humor estão diretamente relacionadas ao estado emocional interno e ao afeto (expressão das emoções), e são classificadas de acordo com suas características. Podem variar desde o comportamento depressivo em todos os seus graus até a euforia e agitação (Stefanelli et al., 2017).

Para diferenciar manifestações esperadas das emoções dos transtornos de humor, é necessário compreender que a tristeza difere muito da depressão, e a alegria difere muito da euforia/mania (Tabela 19.5).

É comum observarmos os transtornos de humor associados a outras psicopatologias, como transtornos de pensamento, ansiosos e uso de substâncias psicoativas, mas, por vezes, podem aparecer isolados. As principais classificações de transtornos de humor são:

Transtorno afetivo bipolar

O transtorno afetivo bipolar (TAB) é caracterizado por mudanças entre os polos de humor depressivos e maníacos. Geralmente, a pessoa alterna entre estágios de mania, hipomania e depressão, que duram certo período, ocorrendo cerca de quatro vezes ao ano (Stefanelli et al., 2017), ou seja, mudanças de humor ao longo de um mesmo dia não são consideradas bipolaridade. O Diagnostic and Statistical Manual of Mental Disorders (DSM-5) classifica o TAB em tipos I e II (APA, 2013):

- **TAB tipo I**: a pessoa migra intensamente entre os polos de depressão e mania, sendo a mania bastante característica e prejudicial
- **TAB tipo II**: a depressão é mais evidente e migra exclusivamente para a hipomania, não atingindo o polo maníaco grave.

É comum que os sintomas iniciais do TAB não sejam reconhecidos, pois em períodos de hipomania as pessoas se sentem muito bem, tornam-se mais produtivas, elevam a autoestima, relacionam-se com facilidade e desenvolvem muitas atividades ao mesmo tempo, o que não parece ser um problema e sim uma melhora da depressão (Stefanelli et al., 2017).

Nessas fases, a Enfermagem deve estar atenta ao abandono do tratamento, pois em razão da ausência de sintomas depressivos, em conjunto com o apoio da própria família que percebe o sujeito em constante melhora, é comum a interrupção das medicações, o que pode acarretar uma ciclagem rápida para o polo depressivo e resultar em tentativas de suicídio.

Transtorno depressivo

É o principal transtorno de humor, pois é considerado pela OMS uma das condições mais incapacitantes no mundo, responsável atualmente por cerca de 800 mil

Tabela 19.5 Comparativo entre tristeza, depressão, alegria e mania.

Tristeza	Depressão
• Sentimento comum gerado pela perda de algo, ou pelo não alcance de algum objetivo desejado • Reação coerente com a determinadas situações e presente na vida cotidiana dos indivíduos • Tem duração limitada e diminui com o passar do tempo	• Não é uma expressão comum, mas extrema • Pode se tornar patológica, pois passa a ser o estado de humor basal da pessoa • É prolongada, intensa, incapacitante e necessita de suporte profissional
Alegria	**Mania**
• Sentimento comum gerado por situações que causam prazer ou nas quais a pessoa se encontra satisfeita • Coerente com o momento de prazer, mesmo que apareça de forma diferente para cada pessoa • É possível de ser controlada, podendo-se escolher como manifestar	• Um estado de humor extremo (oposto da depressão), elevado, eufórico, por vezes irritável e que foge dos padrões comuns • A autoestima e a energia aumentam ao nível de causar redução do sono, hiperatividade, pensamento acelerado, desinibição e gastos excessivos

Adaptada de Townsend, 2014.

casos de suicídio por ano. O Brasil é o quinto país com a maior taxa de depressão, atingindo 5,8% da população (OMS, 2018).

O transtorno depressivo se caracteriza por um conjunto de sintomas que devem ter duração mínima de 2 semanas e não podem estar relacionados com episódios de mania ou de uso de substâncias.

Esses sintomas são:

- Humor deprimido
- Tristeza profunda
- Anedonia (incapacidade de sentir alegria ou prazer)
- Fadiga e hipoatividade
- Perda de confiança, autoestima e perspectivas futuras
- Alteração de sono e apetite
- Pensamentos de morte ou ideias suicidas (WHO, 2018; Stefanelli et al., 2017).

A depressão é classificada pelo DSM-5 como:

- **Depressão (depressão maior)**: pelo menos cinco sintomas precisam aparecer no mesmo período de 2 semanas e no mínimo um dos sintomas é humor deprimido ou perda do interesse ou prazer
- **Distimia**: humor deprimido sem ocorrência de diagnóstico de depressão maior, com duração de ao menos 2 anos.

Além disso, o diagnóstico de transtorno depressivo pode aparecer diretamente relacionado a momentos específicos da vida das pessoas, como no período pós-parto. A depressão pós-parto, como é conhecida, é um estado de depressão (maior ou não) que ocorre no período pós-parto, sendo classificada pelo DSM-5 em:

- **Melancolia pós-parto (*blues* puerperal)**: afeta de 40 a 80% das mulheres entre 2 e 5 dias após o nascimento do bebê, e entre os sintomas estão irritabilidade, ansiedade, humor deprimido, insônia e labilidade emocional
- **Depressão pós-parto**: afeta entre 10 e 15% das mulheres entre 2 e 12 meses após o parto, e em 50% dos casos tem chance de se repetir. Inclui os sintomas da melancolia puerperal somados a anedonia, sentimento de culpa até ideação suicida/infanticida
- **Psicose puerperal**: fenômeno raro que afeta entre 0,1 e 0,5% das mulheres entre 2 e 4 semanas após o parto. Nesse caso, inclui todos os sintomas da melancolia e da depressão pós-parto somada a sintomas psicóticos, principalmente alucinações e delírios.

A ideação suicida é um comportamento presente nos transtornos mentais em geral, mas principalmente nos transtornos de humor. Por conta de sua complexidade, pode e deve ser avaliada separadamente com base no seu risco. É um problema que pode ser prevenido desde que o profissional saiba identificar os sinais e sintomas relacionados com a sua manifestação.

São conceitos relacionados:

- **Pensamento de morte**: pensar e/ou desejar a morte, porém sem planejamento de como o fazer

- **Ideação suicida**: ideia de suicídio com planejamento do ato incluindo recursos, local, forma etc.
- **Tentativa de suicídio**: ato proposital que falha em causar a morte
- **Suicídio**: causa proposital da própria morte.

Para avaliarmos o risco de suicídio, precisamos considerar os seguintes fatores que podem estar predispondo o comportamento. Quanto mais fatores estiverem presentes, maior será o risco:

- Gênero (masculino: suicídio; feminino: tentativa)
- Idade (idosos: suicídio; jovens: tentativas)
- História familiar de suicídio
- Tentativas anteriores
- Diagnóstico de transtorno mental
- Doenças físicas (crônicas, degenerativas)
- Isolamento social
- Condição de vulnerabilidade social (pobreza, desemprego, rede de apoio frágil)
- Episódios de mania.

Os episódios de mania são perceptíveis por terceiros e, para serem diagnosticados, precisam apresentar três ou mais sintomas de mania (grandiosidade, redução da necessidade de sono, fuga de ideias, desinibição etc.) por determinado período. Podem ser classificados em (Louzã Neto e Elkis, 2007; Stefanelli et al., 2017; Townsend, 2014):

- **Episódio hipomaníaco**: humor anormal, expansível, irritável, com duração mínima de 4 dias. Não causa prejuízo funcional ou ocupacional, exceto quando estão acompanhado do uso de substâncias
- **Episódio maníaco**: humor anormal, expansível, irritável, com duração mínima de 1 semana, com perturbação grave das atividades da vida ou hospitalização necessária.

Uso de substâncias psicoativas

Segundo a OMS, droga é "toda substância natural ou sintética que, administrada por qualquer via no organismo, afeta sua estrutura ou função", ou seja, droga pode ser qualquer medicamento prescrito pelo médico, pode ser açúcar, cafeína e, também, *crack*. Para tratar deste último tipo de droga, utilizamos o conceito de substâncias psicoativas (SPA), que é o termo científico mais contemporâneo para definir os compostos extraído de plantas, bebidas, pós, gases ou fabricados ou alterados em laboratório, que têm como objetivo alterar o funcionamento do sistema nervoso central (SNC) (Fiore, 2013).

O consumo de SPA depende de diversos fatores e varia de acordo com o tipo de substância consumida, a via de administração, a dose, a frequência de uso, a capacidade de absorção e eliminação de cada organismo, as condições psicológicas, físicas e emocionais do indivíduo e o contexto social, cultural, histórico e político do momento.

As SPA são classificadas em três grupos a depender do seu efeito principal no SNC:

- Depressoras
  - Álcool
  - Barbitúricos
  - Opioides
  - Benzodiazepínicos
  - Solventes ou inalantes
- Estimulantes
  - Nicotina
  - Cafeína
  - Anfetaminas
  - Cocaína e seus derivados, como o *crack*
- Perturbadoras
  - Maconha
  - Alucinógenos, como LSD e *ecstasy*
  - Anticolinérgicos.

Podemos avaliar o consumo dessas SPAs a partir de critérios diagnósticos fundamentados no padrão de consumo, o qual, quanto mais grave, mais representa que a pessoa pode ter problemas relacionados ao uso e necessita de apoio e tratamento:

- **Uso experimental**: uso que ocorreu na vida, mas não foi continuado
- **Uso recreativo**: uso em contextos específicos e não regular
- **Uso de risco**: uso que apresenta alto risco de dano à saúde física ou mental, mas que ainda não resultou em doenças ou alterações psíquicas
- **Uso abusivo**: uso que já causa ou que já tenha causado um prejuízo físico ou mental à saúde, mas não preenche os critérios para dependência
- **Uso dependente**: para afirmar que um padrão de uso SPA é dependente, este precisa estar relacionado com um comprometimento ou sofrimento significativo.

Esses problemas são manifestados por pelo menos dois dos seguintes critérios, ocorrido durante um período de 12 meses (APA, 2013):

- **Tolerância**: definida pela necessidade de quantidades cada vez maiores da SPA para atingir o efeito desejado
- **Síndrome de abstinência**: conjunto de fenômenos comportamentais, cognitivos e fisiológicos que se desenvolvem após consumo recorrente de uma SPA, geralmente associado ao desejo intenso do consumo, dificuldade de controle, uso em padrão abusivo ou dependente, aumento da tolerância e, em alguns casos, manifestações de abstinência física, com sintomas clínicos graves, como no caso da abstinência do álcool
- **Fissura (*craving*)**: desejo persistente ou esforços sem resultados de reduzir ou controlar o uso da substância
- Substância é frequentemente consumida em maiores quantidades ou por um período mais longo do que o pretendido
- Muito tempo é gasto em atividades necessárias para a obtenção da substância, na utilização ou na recuperação de seus efeitos
- Problemas legais recorrentes relacionados ao uso de substâncias

- Uso recorrente da substância que prejudica o desempenho de papéis importantes no trabalho, na escola ou em casa
- Manutenção do uso apesar da consciência dos problemas relacionados, que tendem a se agravar com a intensidade do uso
- Uso em situações que representem perigo para a integridade física do indivíduo e de terceiros.

Para promover o cuidado das pessoas que fazem uso de SPA, a Enfermagem, para além de conhecer os tipos de substâncias consumidas, o padrão de uso e seus problemas relacionados, deve:

- Valorizar, acolher e conhecer as necessidades específicas de cada pessoa
- Não julgar a escolha ou dificuldade em interromper totalmente o consumo de SPA
- Facilitar o acesso a diferentes recursos para promover o cuidado no território
- Construir o cuidado a partir do PTS com o usuário e a equipe multiprofissional
- Compreender o contexto de vida da pessoa, suas relações familiares e interpessoais, recursos econômicos, trabalho, moradia etc.
- Atuar em concordância com as estratégias de Redução de Danos (RD).

A RD é um conjunto de estratégias e ideias práticas destinadas a reduzir as consequências negativas associadas ao uso de drogas, sem necessariamente reduzir o consumo. A RD foca no indivíduo e não na SPA, o que permite proteger e promover a saúde e o direito dos sujeitos com autonomia, respeito e dignidade. Como exemplos de ações de Enfermagem em RD temos:

- **Estar com/estar perto**: trabalho de campo – acessar os indivíduos onde eles estiverem (em casa, na rua, no CAPS)
- **Prevenção da exposição a riscos**: oferecer insumos (preservativos, cachimbos, canudos) para reduzir os possíveis danos associados ao consumo
- Orientar quanto aos efeitos das SPA e aos riscos
- Contribuir para o acesso às necessidades básicas de saúde (alimentação, hidratação, sono, higiene etc.) (CNA, 2017).

ATENÇÃO À CRISE E EMERGÊNCIAS PSIQUIÁTRICAS

Atenção à crise em saúde mental é o conceito utilizado para nomear o conjunto de práticas de cuidado desenvolvido no âmbito dos serviços comunitários da RAPS em momentos de intensas rupturas, em situações consideradas agudas e graves (Ferigato e Campos, 2007).

Momentos de crise são comuns em uma vida em sociedade e podem ser importantes para o estabelecimento de novos horizontes. As crises em saúde mental são compostas por elementos *psicossociais*, ou seja, marcam-se no corpo do sujeito que expressa o sofrimento, mas agregam elementos do contexto social no qual esse sujeito se insere, que, por vezes, intensificam esse sofrimento e, por outras, promovem cuidado. Há, portanto, uma ancoragem sociocultural nos processos de crise, em que algumas alterações se expressam individualmente no funcionamento psíquico de um dado sujeito, mas têm sua origem no contexto de uma rede social. A crise é produzida em rede e, portanto, perturba e modifica o relacionamento desse sujeito com essa rede (Nunes, 2012).

Portanto, para definirmos um momento de crise, é importante que sejam consideradas tanto essas marcas singulares expressas no corpo do sujeito que sofre quanto os elementos do contexto social em que esse sujeito se insere, de modo a ampliar as intervenções da equipe de Enfermagem no contexto da atenção psicossocial.

Emergências psiquiátricas são situações comuns em que indivíduos com transtornos mentais tenham momentos de crise, ou como geralmente encontrado na literatura, momentos de agudização de seus sintomas (Moraski e Hildebrandt, 2005).

Em algumas situações, essa crise pode ser acompanhada por agitação psicomotora, a exemplo das crises em pessoas com transtorno afetivo bipolar em fase maníaca, transtorno da personalidade, transtornos psicóticos e quadros metabólicos. A agitação apresenta como características principais a excitação mental, inquietação motora e irritabilidade (Martins e Damasceno, 2008).

Durante a agitação, o usuário pode se manifestar de forma agressiva verbal e fisicamente, e pode ser violento consigo e/ou com os outros ao seu redor, (familiares, amigos e profissionais da Saúde em atendimento) (Martins e Damasceno, 2008).

Ao abordar um usuário agitado, é importante permanecer tranquilo, abordá-lo pelo nome, apresentando-se e demonstrando respeito. É importante ouvir o que ele tem a dizer, de forma acolhedora. Evitar confrontação e orientá-lo sobre cada procedimento que será realizado durante a intervenção. Ao se posicionar, o membro da equipe de Enfermagem deve estar de frente para o usuário, evitar gestos bruscos, usar intervenções o menos restritivas possível, evitando o contato físico e respeitando o limite de espaço dele.

Caso seja necessária a contenção, utilizar primeiramente a contenção de espaço físico, que pode ser feita ao possibilitar ao usuário tempo de permanência em um espaço com iluminação e ventilação. A porta não deve ficar trancada, e um profissional deve acompanhá-lo o tempo todo avaliando, inclusive, se há presença de comportamento de autoagressividade, o que deve interromper a intervenção (Prates et al., 2019; Siever, 2008).

Caso seja necessária a contenção física em situações de agitação psicomotora, esse procedimento é a restrição de movimentos do usuário para proteção de si e dos outros e deve ser precedido de outras intervenções menos invasivas para a crise. Devemos usar técnicas de comunicação terapêutica, colocando limites claros, o que é, muitas vezes, definido como contenção verbal.

Para melhores práticas de contenção física, são necessárias cinco pessoas na equipe. Os profissionais devem posicionar-se ao redor do usuário e um fará a abordagem terapêutica para o acalmar. A equipe deverá permanecer durante todo o procedimento orientando sobre o porquê da contenção e as técnicas empregadas. Cada profissional se responsabilizará por segurar uma parte do corpo a ser contido: tórax, braços e pernas. Assim que o usuário estiver imobilizado, deverá ser levado para um leito previamente disponibilizado e preparado para tal procedimento (Marcolan, 2004; Prates et al., 2019) e administrada medicação com prescrição médica – com frequência, uso de benzodiazepínicos – e monitoramento contínuo, para identificar qualquer alteração clínica, seja ela desencadeada pelos medicamentos ministrados ou por estresse do usuário. Será necessária a aferição dos sinais vitais manuais ou monitor para registrar a pressão arterial, batimentos cardíacos e condições respiratórias – saturação (Marcolan, 2004; Martins e Damasceno, 2008; Prates et al., 2019).

Assim que houver a remissão do quadro de agitação, o usuário deverá ser libertado das contenções e a equipe fará o registro de todos os procedimentos realizados, evolução e anotações, bem como o esclarecimento do procedimento ao usuário e familiares (Marcolan, 2004; Martins e Damasceno, 2008; Prates et al., 2019; Stefanelli et al., 2017).

NA PRÁTICA

Nesta perspectiva, será possível contribuir ativamente com o cuidado de J.B.N., dentro da lógica da RAPS, no campo psicossocial como "[...] sujeitos de direitos e produtores de sentidos, com tratamento em uma concepção ampliada que inclui possibilidades terapêuticas diversas em que as palavras autonomia e cidadania têm significado" (Barros, Aranha e Silva, 2007).

RESUMO

Neste capítulo foram apresentadas e discutidas as políticas públicas de saúde mental no contexto do Sistema Único de Saúde e cada uma das ferramentas disponíveis à equipe de Enfermagem para o cuidado em saúde mental. O objetivo deste capítulo foi preparar os Técnicos de Enfermagem para o cuidado integral aos usuários com necessidades do campo psicossocial nos diferentes serviços da RAPS.

Em todos os serviços da RAPS, a Enfermagem é parte da equipe mínima. Esses profissionais devem usar de suas ferramentas e tecnologias, como o Relacionamento Interpessoal Terapêutico, as medidas terapêuticas, o processo de Enfermagem, os psicofármacos, o exame psíquico e todos os seus aparatos técnico e científicos para contribuir com o PTS de indivíduos, grupos e famílias, com o objetivo sempre de atingir a reabilitação psicossocial, garantindo a integralidade do cuidado.

A equipe de Enfermagem precisa, além do conhecimento científico, da competência social, de consistência, confiança, comunicação objetiva, manifestação de sentimentos positivos, identidade pessoal, trabalhar na promoção da autonomia dos indivíduos e famílias, com empatia, aceitando o outro, seus coletivos e famílias, e também buscando autoconhecimento (Gherardi-Donato e Fernandes, 2017) e o cuidado de sua saúde mental, uma vez que estudos apontam a complexidade dos desafios aos quais se expõe o trabalhador da área (Lucchese et al., 2019). Esse cuidado deve ser estimulado pelo professor desde a formação até a educação continuada dos serviços, uma vez que "não haverá uma relação de ajuda se o enfermeiro não atentar para suas questões antes de cuidar daquelas do cliente" (Gherardi-Donato e Fernandes, 2017).

BIBLIOGRAFIA

Alonso L. La metáfora paterna y el advenimiento del inconsciente: de la naturaleza a la cultura. Revista da SPAGESP, 2018;19(2):149-57.

Amarante P. Loucos pela vida: a trajetória da Reforma Psiquiátrica no Brasil. Rio de Janeiro: Fiocruz; 1998. doi: http://dx.doi.org/10.7476/9788575413357.

American Psychiatric Association (APA). Diagnostic and statistical manual of mental disorders (DSM-5). American Psychiatric Pub; 2013. doi: https://doi.org/10.1176/appi.books.9780890425596.

Badin M, Toledo VP, Garcia APRF. Contribution of transference to the Psychiatric Nursing process. Rev Bras Enferm, 2018;71(Suppl 5):2161–8.

Barros S, Aranha e Silva AL, Lopérgolo AC, Pitta AM. Attempts at innovations in the practice of teaching and practicing Psychiatric Nursing. Rev Esc Enferm USP, 1999;33(2):192-9.

Barros S, Egry EY. O louco, a loucura e a alienação institucional: o ensino de Enfermagem sub judice. Taubaté: Cabral Editora Universitária; 2001.

Barros S, Oliveira MA, Aranha e Silva AL. Innovative practices for health care. Rev Esc Enferm USP, 2007;41(Spec No):815-9. Disponível em: https://www.ncbi.nlm.nih.gov/pubmed/20608383.

Brasil. Casa Civil. Lei nº 10.216, de 6 de abril de 2001. Dispõe sobre a proteção e os direitos das pessoas portadoras de transtornos mentais e redireciona o modelo assistencial em saúde mental. Disponível em: https://www.planalto.gov.br/ccivil_03/leis/leis_2001/l10216.htm.

Brasil. Casa Civil. Lei nº 10.708, de 31 de julho de 2003. Institui o auxílio-reabilitação psicossocial para pacientes acometidos de transtornos mentais egressos de internações. Disponível em: https://www.planalto.gov.br/ccivil_03/leis/2003/l10.708.htm.

Brasil. Casa Civil. Lei nº 8.080, de 19 de setembro de 1990. Dispõe sobre as condições para a promoção, proteção e recuperação da Saúde, a organização e o funcionamento dos serviços correspondentes, e dá outras providências. Disponível em: http://www.planalto.gov.br/ccivil_03/leis/l8080.htm.

Brasil. Ministério da Saúde. Clínica ampliada, equipe de referência e projeto terapêutico singular; 2007. Disponível em: http://bvsms.saude.gov.br/bvs/publicacoes/clinica_ampliada_2ed.pdf.

Brasil. Ministério da Saúde. Lei nº 3.090, de 23 de dezembro de 2011. Altera a Portaria nº 106/GM/MS, de 11 de fevereiro de 2000, e dispõe, no âmbito da Rede de Atenção Psicossocial, sobre o repasse de recursos de incentivo de custeio e custeio mensal para implantação e/ou implementação e funcionamento dos Serviços Residenciais Terapêuticos (SRT). 2011a. Disponível em: https://bvsms.saude.gov.br/bvs/saudelegis/gm/2011/prt3090_23_12_2011_rep.html.

Brasil. Ministério da Saúde. Ministério da Saúde lança Agenda Estratégica de Prevenção do Suicídio. 2019. Disponível em: https://www.trt4.jus.br/portais/trt4/modulos/noticias/258974.

Brasil. Ministério da Saúde. Portaria GM/MS nº 251, de 31 de janeiro de 2002. 2002a. Disponível em: https://bvsms.saude.gov.br/bvs/saudelegis/gm/2017/MatrizesConsolidacao/comum/8973.html.

Brasil. Ministério da Saúde. Portaria nº 1.220/GM, de 7 de novembro de 2000. 2000a.Disponível em: http://www.maringa.pr.gov.br/cisam/portaria1220.pdf.

Brasil. Ministério da Saúde. Portaria nº 106, de 11 de fevereiro de 2000. 2000b. Disponível em: https://bvsms.saude.gov.br/bvs/saudelegis/gm/2017/MatrizesConsolidacao/comum/4437.html.

Brasil. Ministério da Saúde. Portaria nº 2.069, de 24 de setembro de 2004. Habilita municípios a integrarem o Programa "De volta para casa" e dá outras providências. Disponível em: https://bvsms.saude.gov.br/bvs/saudelegis/gm/2004/prt2024_23_09_2004.html.

Brasil. Ministério da Saúde. Portaria nº 3.088, de 23 de dezembro de 2011. Institui a Rede de Atenção Psicossocial para pessoas com sofrimento ou transtorno mental e com necessidades decorrentes do uso de crack, álcool e outras drogas, no âmbito do Sistema Único de Saúde (SUS). 2011b. Disponível em: https://bvsms.saude.gov.br/bvs/saudelegis/gm/2011/prt3088_23_12_2011_rep.html.

Brasil. Ministério da Saúde. Portaria nº 336/GM, de 19 de fevereiro de 2002. 2002b. Dispõe sobre os Centros de Atenção Psicossocial. Disponível em: https://bvsms.saude.gov.br/bvs/saudelegis/gm/2002/prt0336_19_02_2002.html.

Brasil. Ministério da Saúde. Reforma Psiquiátrica e política de saúde mental no Brasil. Brasília, DF: Ministério da Saúde; 2005.

Brasil. Ministério da Saúde. saúde mental em Dados 12. Brasília, DF: Ministério da Saúde; 2015. Disponível em: https://www.mhinnovation.net/sites/default/files/downloads/innovation/reports/Report_12-edicao-do-Saude-Mental-em-Dados.pdf.

Buss PM. Uma introdução ao conceito de promoção da saúde. Promoção da saúde: conceitos, reflexões, tendências, 2003. Disponível em: https://books.google.com/books?hl=en&lr=&id=-UEqBQAAQBAJ&oi=fnd&pg=PA19&dq=Uma+introdu%C3%A7%C3%A3o+conceito+promo%C3%A7%C3%A3o+sa%C3%BAde+Buss&ots=CU34WobkIg&sig=c97 Pyor7 uu6 lNAPlZU8 uV6 vJmRg.

Cabas AG. Curso e discurso na obra de Jacques Lacan. Porto Alegre: Centauro Editora; 2005.

Canadian Nurses Association (CNA). Harm reduction and illicit substance use: implications for nursing. Ottawa, Canada: Canadian Nurses Association; 2017. Disponível em: https://ohrn.org/wp-content/uploads/2021/07/Harm-Reduction-and-Illicit-Substance-Use-Implications-for-Nursing.pdf.

Carvalho MB (Ed.). Aspectos éticos e legais na Enfermagem em saúde mental e Psiquiátrica. Psiquiatria para a enfermagem. [S. l.: s. n.], 2012:31-44.

Chisholm D, Sweeny K, Sheehan P, Rasmussen B, Smit F, Cuijpers, et al. Scaling-up of treatment of depression and anxiety – Authors' reply. The Lancet. Psychiatry, 2016;7:603-4.

Conselho Federal de Enfermagem (Cofen). Resolução Cofen nº 599/2018. Norma Técnica para atuação da equipe de Enfermagem em saúde mental e Psiquiatria; 2018. Disponível em: http://www.cofen.gov.br/resolucao-cofen-no-599 a 2018_67820.html.

Couto DP. Freud, Klein, Lacan e a constituição do sujeito. Psicol. Pesq., 2017;11(1). Disponível em: http://pepsic.bvsalud.org/scielo.php?script=sci_arttext&pid=S1982-12472017000100004.

Czeresnia D, Freitas CM. O conceito de saúde e a diferença entre prevenção e promoção. In: Promoção da saúde: conceitos, reflexões, tendências. Rio de Janeiro: Fiocruz; 2003. Disponível em: https://books.google.com/books?hl=en&lr=&id=-UEqBQAAQBAJ&oi=fnd&pg=PA43&dq=conceito+sa%C3%BAde+diferen%C3%A7a+entre+preven%C3%A7%C3%A3o+promo%C3%A7%C3%A3o+Czeresnia&ots=CU34WobmQc&sig=JoW8j0EWsiZphFw1eyqj6REamyA. Acesso em: 15 jun. 2022.

Dalgalarrondo P. Semiologia e psicopatologia dos transtornos mentais. Porto Alegre: Artmed; 2008.

Domingues RB. Modern postural yoga as a mental health promoting tool: a systematic review. Complementary Therapies in Clinical Practice, 2018;31:248-55.

Elwy AR, Johnston JM, Bormann JE, Hull A, Taylor SL. A systematic scoping review of complementary and alternative medicine mind and body practices to improve the health of veterans and military personnel. Medical Care, 2014;52(12-Suppl 5):S70-82.

Esper LH, Gherardi-Donato ECS. Mindfulness-based interventions for women victims of interpersonal violence: a systematic review. Archives of Psychiatric Nursing, 2019;33(1):120-30.

Ferigato SH, Campos RTO, Ballarin MLGS. O atendimento à crise em saúde mental. Revista de Psicologia, 2007. Disponível em: https://www.fcm.unicamp.br/fcm/sites/default/files/paganex/sabrinaferigato2007oatendimentoacrise.pdf.

Fiore M. Uso de drogas: substâncias, sujeitos e eventos. Campinas, SP: Unicamp; 2013. Disponível em: http://www.neip.info/downloads/Fiore_Drogas_Sujeitos_2013.pdf.

Freud S. A dinâmica da transferência. In: Freud S . (ed.). Observações psicanalíticas sobre um caso de paranoia relatado em autobiografia ("o caso Schreber"): artigos sobre técnica e outros textos. São Paulo: Companhia das Letras; 2010.

Garcia APRF, Freitas MIP, Lamas JLT, Toledo VP. Nursing process in mental health: an integrative literature review. Rev Bras Enferm, 2017;70(1):220-30.

Garcia-Roza LA. Freud e o inconsciente. Rio de Janeiro: Zahar; 2004.

Gherardi-Donato ECS, Fernandes MNF. O relacionamento interpessoal no cuidado de Enfermagem. In: Silva LA, Santos I. (eds.). Cuidar em Enfermagem e Saúde Menta. v. 3. Curitiba, PR: Appris; 2017.

Gonçalves DA, Ballester D, Chiaverini DH, Tófoli LF, Chazan LF, Almeida N et al. Guia prático de matriciamento em saúde mental. Brasília, DF: Ministério da Saúde; 2011. Disponível em: https://bvsms.saude.gov.br/bvs/publicacoes/guia_pratico_matriciamento_saudemental.pdf.

Gonçalves RMDA, Pedrosa LLAK, Oliveira MAF, Silva QCG, Abreu RMD, Pinho PH. Promoção da saúde mental: ações dos enfermeiros inseridos na atenção primária. Revista Portuguesa de Enfermagem de saúde mental, 2013;10:49-56.

Gualda DMR, Bergamasco RB. Enfermagem, cultura e o processo saúde–doença. São Paulo: Ícone; 2004.

Guimarães TA, Rosa LCS. A remanicomialização do cuidado em saúde mental no Brasil no período de 2010-2019: análise de uma conjuntura antirreformista. O Social em Questão, 2019;22(44):111-38.

Hendriks T. The effects of Sahaja Yoga meditation on mental health: a systematic review. Journal of Complementary and Integrative Medicine, 2018;15(3). Disponível em: http://dx.doi.org/10.1515/jcim-2016-0163. Acesso em: 14 jun. 2023.

Hobsbawm E. Era dos extremos: o breve século XX. São Paulo: Companhia das Letras; 1995.

Jaspers K. Psicopatologia geral. v. 1. São Paulo: Atheneu; 1973.

Lacan J. O estádio do espelho como formador da função do eu. Rio de Janeiro: Jorge Zahar; 1998.

Lacan J. O seminário, livro 4: a relação de objeto. Rio de Janeiro: Jorge Zahar; 1995.

Lacan J. O seminário, livro 8: a transferência. Rio de Janeiro: Jorge Zahar; 1992.

Longo L. Linguagem e psicanálise. Rio de Janeiro: Zahar; 2006.

Lopes CS, Hellwig N, Silva GA, Menezes PR. Inequities in access to depression treatment: results of the Brazilian National Health Survey–PNS. International Journal for Equity in Health, 2016;15(1):154.

Louzã Neto MR, Elkis H. Psiquiatria básica. 2 ed. Porto Alegre: Artmed; 2007.

Lucchese R, Ramos CB, Carneiro LMDS, Brito RP, Vera I, Paula NI et al. Care model for Primary Care workers: Convergent Care Research. Rev Bras Enferm, 2049;72(Suppl 1):80-7.

Magalhães DDMM. Constituição do sujeito × desenvolvimento da criança: um falso dilema. Estilos da Clínica, 2006;11(20)92. Disponível em: https://www.revistas.usp.br/estic/article/view/118005.

Marcolan JF. A contenção física do paciente: uma abordagem terapêutica. São Paulo: edição do autor; 2004.

Martins HS, Damasceno MCT. Pronto-socorro: condutas do HCF-MUSP. 2008.

Minayo MCS. O desafio do conhecimento: pesquisa qualitativa em saúde. 5. ed. São Paulo: Hucitec; 2006.

Morais CA, Amparo DM, Fukuda CC, Brasil KT. Concepções de saúde e doença mental na perspectiva de jovens brasileiros. Estud Psicol (Natal), 2012;17(3):369-79.

Moraski TR, Hildebrandt LM. A experiência da agudização dos sintomas psicóticos: percepção de familiares. Scientia Medica, 2005;15:213-9.

Nunes MO. Interseções antropológicas na saúde mental: dos regimes de verdade naturalistas à espessura biopsicossociocultural do adoecimento mental. Interface – Comunicação, Saúde, Educação, 2012;16(43):903-16.

Oliveira MAF, Claro HG, Fernandes IFAL, Prates JG, Pinho PH. Rede de atenção psicossocial e avaliação de Centros de Atenção Psicossocial. Uso e Abuso de Álcool e Outras Drogas à Luz da Saúde Pública; 2017.

Oliveira MAF, Claro HG. O papel do enfermeiro na atenção psicossocial a adultos com saúde mental comprometida. In: Leite MMJ, Martini JG, Feli VEA. (eds.). Programa de atualização em Enfermagem: saúde do adulto (PROENF). Porto Alegre: Artmed; 2010.

Oliveira MAF. Do canto (lugar) maldito ao porto (lugar) seguro: representações do manicômio. São Paulo: PUC-SP; 2002.

Organização Mundial da Saúde (OMS). Organização Pan-americana da Saúde (OPAS). Relatório sobre a saúde no mundo. saúde mental: nova concepção, nova esperança. Genebra, Suíça: OMS/OPAS; 2001.

Organização Mundial de Saúde (OMS). Carta de Ottawa; 1986. Disponível em: http://bvsms.saude.gov.br/bvs/publicacoes/carta_ottawa.pdf.

Paim JS. Reforma sanitária brasileira: contribuição para a compreensão e crítica. Salvador: EDUFBA; 2013.

Peplau HE. Interpersonal relations in Nursing. American Journal of Nursing, 1952;52(6)765. Disponível em: http://dx.doi.org/10.1097/00000446-195206000-00062. Acesso em: 14 jun. 2023.

Pereira ER (Org.). saúde mental: um campo em construção. São Paulo: Atena; 2019.

Prates JG, Claro HG, Vargas D, Oliveira MAF. Agitação psicomotora e contenção física. In: Humes EC, Cardoso F, Guimarães-Fernandes F, Hortêncio LOS, Miguel EC et al. (eds.). Clínica psiquiátrica: guia prático. Barueri, SP: Manole; 2019:552-8.

Rezende ALM. Saúde: dialética do pensar e do fazer. São Paulo: Cortez; 1989.

Rolim LB, Cruz, RSBLC, Sampaio KJAJ. Participação popular e o controle social como diretriz do SUS: uma revisão narrativa. Saúde em Debate, 2013;37(96):139-47.

Saraceno B, Asioli F, Tognoni G. Manual de saúde mental: guia básico para atenção primária. São Paulo: Hucitec; 1994.

Saraceno B. Libertando identidades: da reabilitação psicossocial à cidadania possível. [S. l.]:TeCorá; 2001.

Segre M, Ferraz FC. O conceito de saúde. Rev Saúde Pública, 1997;31(5):538-42.

Siever LJ. Neurobiology of aggression and violence. The American Journal of Psychiatry, 2008;165(4):429-42.

Silva ALA. Projeto Copiadora do CAPS: do trabalho de reproduzir coisas à reprodução de vida. Dissertação de Mestrado – Escola de Enfermagem – Universidade de São Paulo. 161 p. São Paulo; 1997.

Silva ALAE, Fonseca RMGS. Os nexos entre concepção do processo saúde-doença mental e as tecnologias de cuidados. Rev. Latino-Am. Enfermagem, 2003;11(6):800-6.

Silva AT, Barros S, Oliveira MA. Health and mental health policies in Brazil: social exclusion/inclusion as intention and action. Rev. Esc. Enferm. USP, 2002.36(1):4-9. Disponível em: https://pubmed.ncbi.nlm.nih.gov/12567801/.

Soares CB, Campos CMS. Fundamentos de saúde coletiva e o cuidado de Enfermagem. Barueri, SP: Manole; 2013.

Stefanelli MC, Fukuda IMK, Arantes EC. Enfermagem Psiquiátrica em suas dimensões assistenciais. 2. ed. Barueri, SP: Manole; 2017.

Taylor C. Fundamentos de Enfermagem Psiquiátrica de Mereness. Porto Alegre: Artmed; 1992.

Townsend MC. Enfermagem Psiquiátrica: conceitos de cuidados na prática baseada em evidências. Rio de Janeiro: Guanabara Koogan; 2014.

Vasconcelos EM. O poder que brota da dor e da opressão: empowerment, sua história, teorias e estratégias. São Paulo: Paulus; 2003.

Vigo D, Thornicroft G, Atun R. Estimating the true global burden of mental illness. The Lancet. Psychiatry, 2016;3(2):171-8.

World Health Organization (WHO). Depression Fact Sheet. 2018. Disponível em: http://www.who.int/mediacentre/factsheets/fs369/en/. Acesso em: 15 jun. 2023.

Yasui S. Rupturas e encontros com desafios da Reforma Psiquiátrica brasileira. Rio de Janeiro: Fiocruz; 2010.

Exercícios de fixação

1. Consideramos como reabilitação psicossocial:
   a) Cuidado exclusivo dos sintomas psicopatológicos que trazem sofrimento ao usuário.
   b) Cuidado centrado no hospital geral para cura das crises psicóticas.
   c) Cuidado integral que valoriza tanto a cidadania e questões biológicas quanto o trabalho, moradia e rede social do usuário.
   d) A cessação dos sintomas psicopatológicos que fazem com que o indivíduo seja improdutivo para sua família e comunidade.
   e) Cuidado parcial de manejo de crise, com posterior encaminhamento a serviços de natureza social.

2. Sobre a Reforma Psiquiátrica brasileira, é correto afirmar que:
   a) Começou durante a ditadura militar, com o estabelecimento de ambulatórios de saúde mental.
   b) É regulamentada pela Lei nº 10.216, que, em concordância com o movimento mundial, transfere o cuidado em saúde mental para a rede na comunidade, e não no manicômio.
   c) É um movimento de busca por manicômios humanizados em que o cuidado em saúde mental seja embasado nas diretrizes do SUS.
   d) É um processo superado pela antirreforma, uma vez que agora buscamos aumentar os leitos psiquiátricos para que toda a população tenha cobertura de atendimento.
   e) É a substituição de manicômios por comunidades terapêuticas, nas quais as pessoas possam ter tratamento de saúde mental sem colocar em risco a saúde de seus familiares e comunidade.

3. Sobre transtornos do pensamento, é correto afirmar que:
   a) São transtornos causados pela perturbação do pensamento após o uso de drogas psicoativas.
   b) O transtorno do pensamento mais comum, a esquizofrenia, é um transtorno psicótico em que o indivíduo exibe crises ao longo da vida, com sintomas de delírios ou alucinações nesses períodos.
   c) É um transtorno de humor em que o indivíduo alterna entre um estado de mania que precisa ser tratado com antipsicótico e um estado de depressão, tratado com antidepressivo.
   d) São transtornos causados pela depressão do afeto e crise de identidade do final da vida adulta, em que há queda de produtividade.
   e) É um transtorno da ansiedade, em que o indivíduo possui fobias relacionadas a pensamentos de morte e fracasso.

4. Sobre substâncias psicoativas, é correto afirmar que:
   a) São divididas entre as que não produzem dependência, que são as drogas legais, e as ilegais, que produzem dependência.
   b) São substâncias que começaram a ser usadas na sociedade contemporânea como resposta às privações impostas pela vida nas grandes cidades.
   c) São substâncias legais ou ilegais que podem produzir tolerância, abstinência, dependência e seu consumo pode trazer prejuízos biopsicossociais à vida do indivíduo.
   d) São substâncias que causam dependência imediata.
   e) É toda substância usada ilegalmente para alterar o nível de consciência.

5. Sobre o Projeto Terapêutico Singular, podemos inferir que:
   a) É um projeto construído com o indivíduo, sua família e comunidade, para fortalecimento de suas potencialidades e cuidado integral, com vistas à reabilitação psicossocial.
   b) É um projeto instituído pelo CAPS para que o indivíduo possa circular na sociedade sem prejuízos e sem riscos.

c) É o documento no qual registramos os problemas do usuário e as medidas tomadas pela equipe para a sua melhora.

d) É um documento institucional das regras e normas de cuidado dos hospitais e Centros de Saúde para cuidado em saúde mental.

e) É uma teoria na qual baseia-se o cuidado em saúde mental centrado nas necessidades biomédicas do usuário.

6. Sobre o desenvolvimento psíquico e o uso da linguagem, é correto afirmar que:

a) Ao perceber que o pai a separa da mãe, a criança busca o afeto do pai para compensar a falta que a mãe fará no futuro.

b) A criança desenvolve sua identidade ao perceber que é capaz de usar a linguagem para se manifestar a respeito de suas necessidades fisiológicas.

c) Quando a criança, ao final da infância, é privada do contato com a mãe, desenvolvem-se transtornos psíquicos.

d) A partir do momento que a criança percebe que tem outras necessidades além do que a mãe pode suprir, ela é impulsionada ao uso da linguagem para exprimir suas experiências por meio de palavras.

e) Uma criança que não desenvolve a linguagem adequadamente até 12 meses de idade tem um problema de apego excessivo à mãe, o que resultará em transtornos do pensamento.

7. Nas emergências psiquiátricas, quando há agitação psicomotora, faz-se necessário que:

a) A equipe faça a restrição física do usuário ao leito, para que ele não lesione nenhum profissional de Saúde enquanto se acalma.

b) A equipe avalie a efetividade de intervenções, partindo inicialmente da menos restritiva possível, para que o indivíduo e todos os envolvidos fiquem em segurança.

c) O usuário seja contido para que ele aprenda a controlar a sua impulsividade.

d) Administre-se imediatamente contenção química, que será acompanhada posteriormente de restrição ao leito.

e) Uso de contenção verbal, que é sempre a técnica mais assertiva, uma vez que a prática da contenção física é iatrogênica.

8. Assinale a alternativa que corresponde a um transtorno de ansiedade:

a) Transtorno de estresse pós-traumático.

b) Transtorno *borderline*.

c) Transtorno da personalidade agitada.

d) Uso abusivo de drogas ansiolíticas.

e) Hipomania.

9. Assinale a alternativa que apresenta o conceito correto de hipomania:

a) Fase do transtorno bipolar, quando o indivíduo tem sintomas psicóticos.

b) Humor embotado, quando o indivíduo está deprimido e fica recluso, ausente do contato social.

c) Fase com sintomas de mania em intensidades que não prejudicam o dia a dia do indivíduo.

d) Alteração de pensamento que precede a crise psicótica do esquizofrênico.

e) Humor anormal, expansível, irritável, sem prejuízo funcional ou ocupacional, exceto quando acompanhado do uso de substâncias.

10. Sobre suicídio, é correto afirmar que:

a) É uma prática da pessoa deprimida que tenta tirar a própria vida por evolução natural do quadro não tratado com psicofármaco.

b) É a causa proposital da própria morte, frequentemente associada a transtornos de humor.

c) É a tentativa de morte interrompida, que pode ser prevenida com o uso de medicações psicofarmacológicas.

d) É o desejo de morte que faz parte da vida dos seres humanos, que não deve nos preocupar a menos que haja uma atitude suicida.

e) É a causa proposital da morte de pessoas com transtornos mentais, não observada em indivíduos que não os possuem.

FECHAMENTO DE CASO-CENÁRIO

Confira se você respondeu adequadamente às perguntas do Caso-cenário.

CASO-CENÁRIO 1

Retomando o caso de J.B.N., vemos, como resultado da Reforma Psiquiátrica brasileira, a transição do cuidado desse indivíduo de uma instituição total para a comunidade.

A equipe que acompanhará o processo de alta e vinculação à comunidade de J.B.N. terá que planejar seu cuidado de forma sistemática, colaborativa e participativa, dadas as complexidades das necessidades evidenciadas. Neste caso, todos os profissionais atuarão em diversas frentes, sendo uma delas a garantia a J.B.N. do acesso à documentação, Serviço Residencial Terapêutico, alguma forma de participação econômica por meio de acesso a benefícios, trabalho ou outras formas de geração de renda, bem como integrá-lo à rede de seu novo local de moradia. Ao se vincular à rede, J.B.N. poderá acessar a Unidade Básica de Saúde, o Centro de Atenção Psicossocial, tendo acesso às melhores medicações para cuidar de seus sintomas físicos e psíquicos, bem como a lazer e outras necessidades para a sua vida.

Pensando sobre os psicofármacos, no caso de J.B.N., a equipe de Enfermagem contribuirá com a orientação e o suporte à autogestão medicamentosa, com destaque a informações claras, precisas e validadas com os participantes sobre efeitos colaterais das medicações, respondendo a dúvidas, fornecendo materiais acessíveis, gráficos, desenhos, estratégias de segurança para a medicação e discutindo a importância da adesão e cuidados com a medicação dentro do propósito maior de reabilitação psicossocial do usuário.

A equipe do CAPS poderá trabalhar com J.B.N. o resgate de vínculos afetivos e relacionais que se perderam ao longo do tempo com sua família e amigos. Neste exemplo, vemos necessidades em todos os campos da reabilitação psicossocial, deixando uma infinidade de possibilidades para a atuação da equipe de Enfermagem. J.B.N. também será estimulado a participar das assembleias e, conforme sua vontade, do conselho gestor dos serviços de Saúde dos quais faz uso. O PTS de J.B.N. inclui aspectos interdisciplinares, e os profissionais facilitarão seu cuidado na perspectiva da reabilitação psicossocial, para o reinserir na sociedade. Sempre importante lembrar que todos os profissionais envolvidos nesse cuidado são mediadores, facilitadores, e que o objeto de cuidado – o campo biopsicosocioespiritual de J.B.N. – será o centro de todas as ações, avaliações, estabelecimento e restabelecimento de metas.

Após reunidas todas as informações sobre o caso de J.B.N., propomos um exemplo de como podemos organizar as questões relativas ao processo de Enfermagem e cuidados de Enfermagem que serão realizados pela equipe dentro de uma perspectiva da reabilitação psicossocial, para J.B.N., como visto nos conceitos e ilustração de caso descrito (Tabela 19.6).

Como desfecho, esperamos que J.B.N. seja um indivíduo cada vez mais potente em sua autonomia, cidadania, exercício de direitos e redução dos problemas que lhe causam sofrimento e desgastam a sua potencialidade.

Tabela 19.6 Exemplo de processo de Enfermagem para o Caso-cenário de J.B.N.

Processo de Enfermagem – transtornos do pensamento			
Diagnóstico de Enfermagem (NANDA, CIPE, CIPESC)	Problemas relacionados, necessidades, campo profissional (casa, rede social, trabalho); alterações psicopatológicas; sofrimentos, problemas trazidos pelo usuário	Intervenções da equipe de Enfermagem (NIC, CIPE, CIPESC)	Avaliação dos desfechos/impacto (NOC, CIPE, CIPESC)
• Autonegligência	• Sofrimento de pessoas de seu meio e pessoal relacionadas a aparência/asseio • Isolamento, retraimento, baixa autoestima	• Supervisionar/dar apoio a cuidados com higiene	• Desempenha atividades de autocuidado adequadamente
• Isolamento social	• Desinteresse em atividades sociais • Sentir-se sem préstimo, um "estorvo" • Verbalizar que "não tem ninguém"	• Proporcionar atividades em grupo/sociabilidade • Promover acesso do paciente e de seus familiares aos recursos da comunidade e programas psicoeducacionais	• Relaciona-se adequadamente com as pessoas
• Sensopercepção alterada: auditiva/visual	• Respostas inadequadas • Sequenciamento desordenado do pensamento • Alterações de humor • Verbalização de alucinações visuais, auditivas e táteis	• Verbalizar atitude de aceitação das alucinações • Estimular expressão dos sentimentos e conteúdo	

(continua)

CASO-CENÁRIO 1 (*Continuação*)

Tabela 19.6 Exemplo de processo de Enfermagem para o Caso-cenário de J.B.N. (*Continuação*)

Processo de Enfermagem – transtornos do pensamento

Diagnóstico de Enfermagem (NANDA, CIPE, CIPESC)	Problemas relacionados, necessidades, campo profissional (casa, rede social, trabalho); alterações psicopatológicas; sofrimentos, problemas trazidos pelo usuário	Intervenções da equipe de Enfermagem (NIC, CIPE, CIPESC)	Avaliação dos desfechos/ impacto (NOC, CIPE, CIPESC)
• Agitação psicomotora	• Mostrar-se agitado, irritado em extremo, agressivo, explosivo	• Uso de medidas terapêuticas e Relacionamento Interpessoal Terapêutico • Escuta atenta, qualificada, empática • Evitar frases esteriotipadas	• Controla a agitação • Identifica situações que precipitam a hostilidade • Busca escuta • Apresenta autocontrole sem supervisão
• Risco de violência direcionada a outros	• Diz estar farto de todos • Verbalmente agressivo • Agressivo quando contrariado, ameaça a familiares, trabalhadores, colegas	• Colocar limites • Falar de maneira clara e simples • Restrição física • Esclarecer a família sobre a importância da identificação dos sinais prodrômicos	• Mantém-se sem causar danos aos outros e ambiente • Controla a agressividade • Identifica alternativas à agressão • Mantém o controle do seu comportamento
• Condição socioeconômica desfavorável • Renda inadequada	• Diz que quer sentir que tem préstimo, que é útil • Quer pagar suas próprias contas e ser independente • Sofre por não ter renda para realizar suas vontades	• Promover acesso a atividades de geração de renda • Aproximar-se de grupos ou pessoas com os mesmos interesses para experimentar situações de trabalho • Expressar vontades, habilidades, atividades passadas	• Sente-se realizado • Identifica habilidades e áreas nas quais investir para estudo ou trabalho
• Dor	• Refere dor no local de aplicação do haloperidol	• Uso de compressas no local de aplicação • Verbalizar/expressar sentimentos • Avaliar frequência, intensidade e localização da dor • Rodízio local aplicação	• Busca escuta • Faz uso de estratégias para reduzir a dor • Mantém adesão ao tratamento medicamentoso

20 Enfermagem em Saúde Coletiva

Geni Coelho ■ Lourdes Bernadete Alexandre ■
Lúcia Lourdes Souza Leite Campinas ■ Norma Fumie Matsumoto ■ Rosana David

Objetivos de aprendizagem
- Facilitar a compreensão sobre a Política de Saúde vigente no país
- Apresentar as diferentes concepções do Processo Saúde-Doença
- Descrever a estrutura de funcionamento da Estratégia de Saúde da Família (ESF)
- Discorrer sobre onde implementar a Promoção da Saúde no Brasil e no SUS
- Conceituar Vigilância em Saúde, Vigilância Epidemiológica, Vigilância Sanitária e Vigilância Ambiental
- Apresentar o Sistema Nacional de Imunização.

INTRODUÇÃO

Para entender mais sobre a Saúde coletiva, é necessário realizar uma reflexão a respeito do Sistema Único de Saúde (SUS), desde a sua criação, e compreender sua importância histórico-social, política e econômica. Além disso, é importante saber que, ao longo desses anos de SUS, muito conhecimento e muita experiência dos diversos setores da sociedade e, principalmente, dos usuários vêm sendo agregados e constantes debates surgem com o intuito de encontrar soluções para problemas que surgem, como a pandemia de covid-19, que trouxe novas discussões a respeito da importância do SUS para a prevenção e o tratamento dessa doença. Boa leitura!

PARA REFLETIR

Em algum momento da sua vida, você deve ter usado um serviço de Saúde público, seja para tomar uma vacina ou para um atendimento ambulatorial ou hospitalar. Reflita sobre as características do nosso sistema de Saúde.

CASO-CENÁRIO 1

A comunidade que mora no bairro Catavento existe há 20 anos e é constituída por famílias em residências (casas pequenas, sobrados construídos pelos moradores e vários cortiços), comércio (cabeleireiro, bares, pequenos mercados, quitandas, bazares, farmácias e outros), escolas (creches, escola municipal de Ensino Infantil e Fundamental), Unidade Básica de Saúde (UBS), instituições religiosas (igreja

(continua)

CASO-CENÁRIO 1 *(Continuação)*

católica, evangélica e outras), sem local de lazer ou transporte coletivo (ônibus), áreas com terreno baldio (2), uma parte com saneamento básico e outras áreas sem abastecimento de água tratada, com esgoto a céu aberto e lixo amontoado em esquinas e em terrenos baldios. Com animais como cães e gatos em moradias e outros vagando pela rua, assim como ratos. Alguns pontos de tráfico de drogas. Às noites de sábado, os jovens se reúnem para se divertir no "pancadão", local de música alta, dança e bebida alcóolica, ocorrendo ou não atividades sexuais. O índice de desemprego é de 40% em pessoas em idade produtiva, e dessas 35% sobrevivem do mercado informal (camelôs, diaristas, bicos). Essa comunidade já constituiu uma Associação de Moradores, que faz trabalhos de melhorias para a comunidade, como mutirão de casa própria, cursos para profissionalização (padeiro, costureira, artesanatos, informática) e tem um jornal semanal sobre o bairro. Essa população está constituída por crianças, adolescentes, adultos e idosos, mas a maior proporção é de crianças/adolescentes e de adultos jovens. Existem muitas mulheres que engravidam na adolescência. As pessoas adoecem por: hepatite A e B, dengue, leptospirose, diabetes melito, hipertensão arterial e depressão. Morrem de doenças cardiovasculares, violência e neoplasias de mama e de próstata.

1. Será que o bairro foi sempre assim, ou a história desse bairro foi se modificando?
2. Com relação aos que moram nesse bairro, será que todos têm saúde? Por quê?
3. Como trabalhar com a Educação em Saúde voltada à Promoção da Saúde e prevenção de doenças com essa população? Daria para trabalhar com a intersetorialidade e o empoderamento?
4. Como as equipes de Estratégia de Saúde da Família (ESF), incluindo os profissionais do Núcleo de Apoio à Saúde da Família (NASF), poderiam atuar para melhorar as condições de vida dessa comunidade?

(continua)

> **CASO-CENÁRIO 1** *(Continuação)*
>
> 5. Como a UBS/ESF poderia planejar o atendimento dessa população, em termos de programas de Saúde, para acompanhar as condições de saúde dessa população? Quais seriam os programas prioritários?
> 6. Como implantar a Política de Humanização no atendimento individual na UBS/ESF?
> 7. Como a Vigilância de Saúde poderia atuar nessa comunidade?
>
> Estude o conteúdo a seguir e tente responder às questões do Caso-cenário 1.

SISTEMA ÚNICO DE SAÚDE

Apesar de algumas das principais ideias concretizadas na Constituição Federal de 1988 já existirem na sociedade brasileira desde a década de 1970 e antes da Carta Constitucional, foi nela que se definiram os conceitos que vêm norteando as ações de Saúde (Aguiar Neto, 2011).

A Constituição de 1988 definiu em seu artigo 196 que:

> [...] a saúde é direito de todos e dever do estado, garantindo mediante políticas sociais e econômicas que visem à redução do risco de doença e de outros agravos e ao acesso universal e igualitário às ações e serviços para sua promoção, proteção e recuperação (Brasil, 1988).

O referido artigo mostra que a concepção do SUS está embasada em um modelo de Saúde voltado às necessidades da população. Por isso, todo o trabalho deve estar centrado no usuário e no compromisso do Estado com o bem-estar social, a qualidade de vida e os direitos do indivíduo como cidadão (Brasil, 2011).

> **NA PRÁTICA**
>
> Essa visão do SUS, centrada no cidadão, refletia o momento político pelo qual passava a sociedade brasileira recém-saída de uma ditadura militar (1964-1988), em que a cidadania não era um princípio de governo. Assim, embalada pelo movimento Diretas Já, a sociedade procurava garantir na nova Constituição os direitos e os valores da democracia e da cidadania, e isso se refletiu, inclusive, no sistema de Saúde.

Antes da criação do SUS, somente os cidadãos devidamente contratados e registrados tinham direito ao cuidado da saúde, ou seja, somente aqueles que tivessem a carteira de trabalho assinada. Se viajarmos no tempo e pensarmos na população que atualmente trabalha de maneira informal, estes não teriam direito de realizar consultas médicas, exames laboratoriais, internações hospitalares, entre outros cuidados à saúde.

Com a nova Constituição e a criação do SUS é que todos os cidadãos passaram a ter direito a todo e qualquer cuidado ao Processo Saúde-Doença.

> **SAIBA MAIS**
>
> Assista ao filme sobre a história das políticas públicas de Saúde no Brasil, que apresenta a história de Saúde desde 1500 até a Constituinte, e reflita como os interesses e as situações econômicas interferem na qualidade de vida e saúde da população: https://www.youtube.com/watch?v=L7NzqtspLpc.

O SUS começou a ser pensado pouco antes da sua criação, em 1986. Durante a VIII Conferência de Saúde foi definido o programa para a Reforma Sanitária. Naquele momento, muito se falou a respeito da criação de um sistema de Saúde que fosse universal, integral e que tivesse a participação da sociedade.

Em 1988, foi promulgada a Constituição com os princípios que haviam sido discutidos na VIII Conferência, a saber:

- Direito universal à saúde
- Saúde como dever do Estado
- Constituição do SUS
- Integração dos serviços públicos em uma rede
- Participação do setor privado de forma complementar, entre outros.

O SUS foi, então, definido pelo artigo 198 de acordo com os princípios doutrinários da universalidade, equidade e integralidade, e com os princípios organizativos da hierarquização, descentralização e participação da comunidade.

> **DICA DE MESTRE**
>
>
> Os princípios doutrinários (universalidade, equidade e integralidade) e os princípios organizativos (hierarquização, descentralização e participação da comunidade) são temas recorrentes em provas de seleção e concursos públicos. Por isso, memorize esses princípios e tenha cuidado para não os confundir.

Apesar de o SUS ter sido definido em 1988, esse sistema de Saúde foi regulamentado somente em setembro de 1990, por meio da Lei nº 8.080, conhecida como "Lei Orgânica da Saúde", que dispõe sobre as condições para a promoção, proteção e recuperação da saúde. Os vetos impostos pelo então presidente Fernando Collor de Mello inseridos nessa Lei atingiram pontos fundamentais, como a instituição dos Conselhos e das Conferências de Saúde. Uma intensa reação da sociedade civil organizada estimulou a criação da Lei nº 8.142/1990, que em seu artigo 1º regula a participação da comunidade no SUS, instituindo, enfim, os Conselhos de Saúde e as Conferências de Saúde (Noronha et al. apud Giovanella et al., 2008).

Essas leis, além de ampliarem o conceito de saúde, definiram objetivos e atribuições concretas ao SUS:

- Identificar e divulgar os fatores condicionantes e determinantes da saúde
- Formular as políticas de Saúde
- Fornecer assistência às pessoas por intermédio de ações de promoção, proteção e recuperação da saúde, com a realização integrada das ações assistenciais e das atividades preventivas
- Executar as ações de vigilância sanitária e epidemiológica
- Executar ações visando à saúde do trabalhador
- Participar na formulação da política e na execução de ações de saneamento básico
- Participar da formulação da política de recursos humanos para a saúde

- Realizar atividades de vigilância nutricional e de orientação alimentar
- Participar das ações direcionadas ao meio ambiente
- Formular políticas referentes a medicamentos, equipamentos, imunobiológicos e outros insumos de interesse para a saúde e a participação na sua produção
- Controlar e fiscalizar os serviços, produtos e substâncias de interesse para a saúde
- Fiscalizar e inspecionar alimentos, água e bebidas para consumo humano
- Participar do controle e da fiscalização de produtos psicoativos, tóxicos e radioativos
- Incrementar o desenvolvimento científico e tecnológico na área da Saúde
- Formular e executar a política de sangue e de seus derivados.

NA PRÁTICA

Apesar de toda a mobilização nacional, sabemos que a abrangência dos objetivos propostos pelo SUS e a existência de desequilíbrios socioeconômicos regionais dificultam sua implantação de maneira uniforme em todos os estados e municípios brasileiros. O Brasil é um país muito grande e sabemos que nem sempre os recursos chegam a todos os lugares de forma igualitária; além disso, sabemos que a cada mudança de governo algumas estratégias também mudam.

O sistema de Saúde brasileiro, como o conhecemos hoje, está estruturado em dois subsistemas – público e privado – que interdependem muito um do outro. Mesmo o SUS sendo universal e com amplo subsistema público, que cobre todas as ações coletivas e individuais para toda a população, há um importante subsistema privado credenciado nele. Na assistência hospitalar de muitos estados, existe participação de prestadores privados credenciados no SUS. Para você entender melhor essa interdependência, o esquema de formatação atual do sistema de Saúde brasileiro pode ser visualizado na Figura 20.1.

A rede de prestação de serviços de atenção à saúde pode ser dividida em serviços coletivos e de assistência médica. Os coletivos são aqueles que executam ações de Promoção da Saúde, prevenção da doença e controle de ações que têm impacto sobre a população, como ações de saneamento básico, vigilância sanitária, vigilância ambiental, vigilância epidemiológica. Já a prestação de assistência médica se subdivide em serviços ambulatoriais, hospitalares, de atenção a doenças crônicas e de longa duração.

Muitos municípios brasileiros, pelo seu território, verbas que recebem do governo federal e tamanho populacional, não têm a possibilidade de oferecer todos os níveis de atenção aos seus cidadãos. Por isso, garantem a Atenção Básica, enquanto os serviços especializados e de alta complexidade acabam sendo direcionados aos municípios vizinhos que dispõem de infraestrutura mais adequada.

NA PRÁTICA

Se você mora em uma cidade grande, deve ter passado em frente a algum hospital e visto ambulâncias e *vans* identificadas com o nome de prefeituras de outras cidades estacionadas diante desses hospitais. Este é um exemplo prático de situações em que a assistência mais complexa aos pacientes é direcionada às cidades maiores e com mais recursos.

Toda essa diversidade, que inclui a organização dos serviços de Saúde, a natureza jurídica dos prestadores, se pública ou privada, e o perfil das diversas unidades

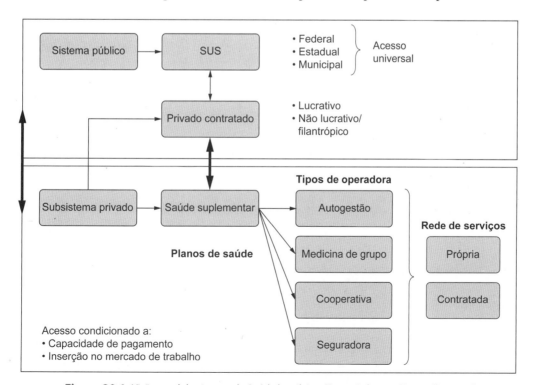

Figura 20.1 Visão geral do sistema de Saúde brasileiro. (Fonte: Lobato e Giovanella, 2008.)

de Saúde dispersas no território, traz enormes dificuldades para a realização do planejamento em saúde e para a construção de uma Rede de Atenção à Saúde (RAS) para atender às necessidades de saúde da população. Por isso, falar em assistência à saúde no Brasil não é simples.

Apesar de terem passado mais de 30 anos desde a criação do SUS, ele ainda é considerado um sistema jovem e que ainda tem muitos desafios pela frente, uma vez que a sociedade como um todo ainda prioriza valores de interesses individuais em detrimento dos valores coletivos. Veja o exemplo do lixo: você já deve ter visto móveis e entulhos fora dos pontos de coleta, muito provavelmente deixados por moradores do local. Isso mostra o interesse individual de quem abandonou esses itens em local inapropriado, mesmo que estes dificultem o acesso a calçadas ou que causem enchentes após chuvas fortes de verão.

Por outro lado, apesar de todas as dificuldades, existe um reconhecimento mundial quanto à excelência de vários programas de atendimento à saúde em nosso país – programas de Saúde voltados à imunização, à saúde da mulher, da criança, entre outros, bem como a melhoria de vários dados epidemiológicos e de satisfação da população quanto à qualidade de atenção ofertada pelo SUS, são alguns avanços que apontam para a legitimação da Política de Saúde brasileira (Brasil, 2003).

Na Tabela 20.1 está disponibilizado um resumo dos eixos estratégicos e seus avanços no decorrer da implementação do SUS.

A seguir, a Tabela 20.2 disponibiliza um resumo dos eixos estratégicos e seus desafios no decorrer da implementação do SUS.

Os desafios relativos à implementação do SUS não são restritos ao campo da Saúde, tendo em vista que envolvem a aquisição de direitos cidadãos, que têm a ver com um movimento de luta pelo desenvolvimento do país e consolidação de um espaço de proteção social. Essa luta requer um Estado sólido, que realize políticas estatais mais abrangentes e que apoie o sistema público.

Trabalhar e apoiar o SUS significa movimentar-se a favor da valorização da solidariedade em detrimento do individualismo e de políticas progressistas em detrimento de neoliberais.

> **PARA REFLETIR**
>
>
> Pensando na localidade apresentada no Caso-cenário 1, bairro Catavento, e nas descrições apresentadas, você pode deduzir que essa população faz uso de que parte do sistema de Saúde? Reflita sobre quais podem ser as dificuldades que você, como futuro Técnico de Enfermagem, poderia ter para participar do cuidado à saúde dessa população.

> **SAIBA MAIS**
>
>
> Para conhecer mais profundamente o SUS, sugerimos que você acesse o *e-book O que é o SUS?*, de Jairnilson Silva Paim, disponível na íntegra no *link*: http://www.livrosinterativoseditora.fiocruz.br/sus/.

Processo Saúde-Doença

Para entender o termo "Processo Saúde-Doença", iniciaremos explicando o significado das palavras "processo", "saúde" e "doença".

Tabela 20.1 Avanços na implementação do SUS.

Eixo estratégico	Avanços
Financiamento	• Aumento da participação dos municípios no financiamento da Saúde • Aumento progressivo das transferências automáticas de recursos federais para estados e municípios
Relações público-privadas	• Aumento da oferta pública de serviços de Saúde, principalmente municipal • Aumento da capacidade gestora em diversos estados e em milhares de municípios
Descentralização e relações entre gestores	• Transferência progressiva de responsabilidade, atribuições e recursos do nível federal, principalmente para municípios • Estabelecimento de comissões intergestores (tripartite e bipartite) como instâncias efetivas de negociação e decisão
Gestão e organização do sistema	• Aumento da capacidade gestora e experiências inovadoras de gestão e organização da rede de serviços de Saúde em diversos estados e municípios • Expansão efetiva da oferta de serviços para áreas até então desassistidas
Atenção aos usuários	• Ampliação do acesso às ações oferecidas pelo SUS • Experiências inovadoras de mudança de modelo de gestão • Mudança nas práticas de atenção em várias áreas • Expansão do Programa de Saúde da Família em todo o país • Melhoria dos indicadores de Saúde em diversos pontos do país
Recursos humanos	• Aumento da capacidade técnica de gestão do sistema de Saúde em diversos estados e municípios
Controle social	• Constituição de Conselhos de Saúde no âmbito nacional, estadual e na maioria dos municípios brasileiros
Desenvolvimento científico e tecnológico e produção de insumos para a Saúde	• Preservação da capacidade nacional de produção em áreas estratégicas, como medicamentos e vacinas, inclusive no setor público (Fiocruz, Instituto Butantan)
Provisão e regulação de insumos para o setor	• Aumento da disponibilidade de equipamentos e insumos em áreas do país anteriormente desassistidas • Garantia de medicamentos necessários no âmbito de programas específicos (destaque AIDS/HIV) • Política de medicamentos genéricos

Adaptada de Noronha et al. apud Giovanella et al., 2008.

Tabela 20.2 Dificuldades na implementação do SUS.

Eixo estratégico	Dificuldades
Financiamento	• Dificuldade de financiamento com o congelamento por 20 anos gerado pela EC nº 95/2016 • Volume insuficiente de recursos para o setor • Baixa participação dos investimentos no gasto público em Saúde
Relações público-privadas	• Crescimento do setor privado supletivo subsidiado por renúncia fiscal, com segmentação da clientela • Regulação ainda incipiente sobre os prestadores privados do SUS e setor privado supletivo • Multiplicação de novas formas de articulação público-privada na Saúde (terceirizações, fundações cooperativas etc.)
Descentralização e relações entre gestores	• Imprecisão na definição do papel do gestor estadual, com riscos de fragmentação do sistema • Conflitos e competitividade nas relações entre gestores dos diversos níveis
Gestão e organização do sistema	• Heterogeneidade da capacidade gestora entre estados e municípios • Superposição e excesso de oferta de algumas ações, insuficiência de outras, pouca interação entre serviços
Atenção aos usuários	• Persistência de desigualdade de acesso • Persistência de distorções no modelo de atenção • Problemas no âmbito da qualidade e resolubilidade da atenção em diversos serviços do SUS em todo o país
Recursos humanos	• Distorções na formação dos profissionais de Saúde • Heterogeneidade entre estados e municípios na constituição de equipes técnicas • Dificuldades de estados e municípios na contratação de profissionais de Saúde, agravadas pela conjuntura de reforma do Estado, com pressões para redução de gastos com pessoal • Distribuição desigual de profissionais de Saúde no território nacional • Aumento da precarização das relações de trabalho em Saúde
Controle social	• Funcionamento dos conselhos muito variável em todo território nacional • Predomínio do caráter consultivo do conselho em detrimento do deliberativo sobre a política
Desenvolvimento científico e tecnológico e produção de insumos para a Saúde	• Defasagem tecnológica em vários segmentos relevantes para a Saúde e uso inadequado de tecnologia em outros • Estagnação da indústria nacional • Alta dependência de importações • Custos elevados de insumos
Provisão e regulação de insumos para o setor	• Persistência do quadro de insuficiência e desigualdades na distribuição de insumos no país • Grande peso do setor privado na oferta de procedimentos de apoio diagnóstico • Dificuldade de acesso a diversos tipos de equipamentos e medicamentos • Limitações da assistência farmacêutica pública • Limitada regulação estatal sobre os mercados de insumos em Saúde

Adaptada de Noronha et al. apud Giovanella et al., 2008.

- **Processo**: ato de seguir um caminho, passando por etapas e mudanças. Modo de se realizar uma tarefa, operação com base em critérios, métodos e técnicas pré-determinadas.
- **Saúde**: Vai além do bem-estar físico, mental ou espiritual e está condicionada à percepção individual de estar com saúde. A saúde é mais bem percebida quando a perdemos e, principalmente, quando sua ausência altera nossa rotina em algum nível. Normalmente, a saúde está baseada no equilíbrio e permite ao ser humano viver em harmonia com a natureza, a sociedade e consigo.
- **Doença**: assim como a saúde, a doença ou a percepção dela é individual e pode incluir mais do que comprometimentos fisiopatológicos, passando por alterações mentais, sensoriais e de sentimentos que independem o meio externo.

Em outras palavras, as representações que indivíduos, grupos e coletividades constroem com relação à saúde e à doença dependem de como interpretam e resolvem suas necessidades de saúde. Necessidade de saúde é outro campo que varia muito de indivíduo para indivíduo. Pode ser uma alteração física, orgânica, que o impede de seguir vivendo em sua rotina de vida, ou um sofrimento ainda não identificado fisicamente; ou até mesmo uma situação que reconhece como "uma falta", algo de que carece, por exemplo, uma informação.

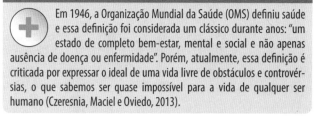

SAIBA MAIS

Em 1946, a Organização Mundial da Saúde (OMS) definiu saúde e essa definição foi considerada um clássico durante anos: "um estado de completo bem-estar, mental e social e não apenas ausência de doença ou enfermidade". Porém, atualmente, essa definição é criticada por expressar o ideal de uma vida livre de obstáculos e controvérsias, o que sabemos ser quase impossível para a vida de qualquer ser humano (Czeresnia, Maciel e Oviedo, 2013).

Agora que já definimos cada um dos termos, vamos voltar ao assunto deste tópico. O Processo Saúde-Doença é um termo usado para definir o estado de todas as variáveis que envolvem a doença e a saúde do indivíduo de um grupo, abordando os determinantes sociais de saúde (DSS) que interferem no processo de adoecimento. Por exemplo, o Processo Saúde-Doença considera não só a patologia em si, mas sexo, idade, fatores hereditários, estilo de vida, suporte social e comunitário, condições de trabalho e vida, condições socioeconômicas, culturais, ambientais e qualquer outro aspecto que possa interferir no adoecimento ou na recuperação de um indivíduo ou sociedade.

Assim, existem três modos de entender o esse processo:

1. O mágico: sobrenatural, magia, castigo de Deus. Esse modo de encarar é mais raro atualmente, mas alguns casos ligados à religião permanecem com essa ideia.
2. O ingênuo: a doença ou a morte é aceita e entendida como parte da natureza humana.
3. O crítico: estabelece relações de causalidade entre saúde e doença, relacionando-a com as condições materiais, de vida e de trabalho.

A compreensão da doença também pode seguir quatro modelos: monocausal, multicausal, da história natural da doença e da determinação social da doença.

Modelo monocausal. Centra a explicação da doença em um único fator – o agente biológico – e abstrai-se de qualquer aspecto relativo às condições de vida do doente. Esse modelo está relacionado à prática médica curativa, à Revolução Científica – microbiologia (Pasteur-Koch), medicina como prática biológica –, ao mundo racionalista e mecanicista.

Modelo multicausal. Desenvolve-se na perspectiva de uma prática médica biologicista e cientificista. Desconsidera o caráter histórico do Processo Saúde-Doença. Dá grande ênfase na avaliação estatística e quantitativa das variáveis do Processo Saúde-Doença, porém, diferentemente do modelo monocausal, também incorpora os fatores socioeconômicos, culturais, físicos, químicos, estabelecendo nexos entre os modos de adoecer (tipos de doenças, frequência, gravidade etc.) e as condições de trabalho e as condições materiais de vida (moradia, salário, alimentação, educação, saneamento etc.).

Modelo da história natural da doença. Considera o dinamismo dos Processos de Saúde-Doença, expressos na relação homem-hospedeiro, agente patogênico e o meio. Enfatiza a noção de equilíbrio-desequilíbrio demarca dois momentos no processo de adoecimento: a fase pré-patogênica (equilíbrio ainda não rompido) e a fase patogênica (desequilíbrio estabelecido como manifestação da doença). Esse modelo propõe três níveis de ação ou intervenção: "prevenção primária", obtida por meio da Promoção da Saúde e da proteção específica em relação a um agravo determinado – a ser desencadeado ainda na fase pré-patogênica da doença; "prevenção secundária", que consiste de diagnóstico e tratamento; e "prevenção terciária", que supõe ações destinadas à recuperação do dano e à reabilitação. Os dois últimos se aplicam à fase patogênica, ou seja, após a instalação da doença.

> **PARA REFLETIR**
>
> Observe com atenção a Figura 20.2, que revela a Teoria da História Natural da Doença, e perceba que a estruturação explicativa se dá pela tríade ecológica (agente, hospedeiro e ambiente) e que é valorizada a noção de prevenção primária (Rouquayrol e Gurgel, 2018).

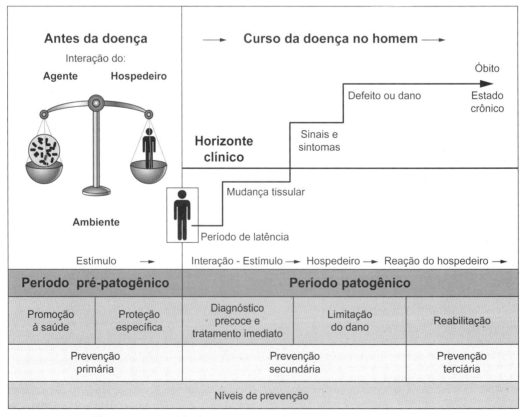

Figura 20.2 Modelo da História Natural da Doença, segundo Leavel e Clark.

Modelo da determinação social da doença. Supera-se a concepção da mera relação causa-efeito para explicar o adoecimento e a morte, ou seja, entende-se o adoecer como um processo que tem como elemento modelador a estrutura social, ou seja, a epidemiologia social, em contraponto à epidemiologia clínica tradicional, embasada na causalidade. Saúde-doença ganha objetividade, torna-se uma realidade concreta. Nesse modelo, a noção de causalidade (mono ou multi) fica substituída, do ponto de vista analítico, pela noção de determinação, a partir da qual a hierarquia das condições ligadas à estrutura social é considerada na explicação da saúde e da doença.

> **PARA REFLETIR**
>
> Observe a Figura 20.3 sobre a Teoria da Determinação Social do Processo Saúde-Doença. Note como as condições sociais afetam a saúde (processo dinâmico que engloba dimensões biológicas, psicológicas, socioculturais, econômicas, ambientais e políticas) e como isso pode ser potencialmente alterado por ações de Promoção da Saúde (Rouquayrol e Gurgel, 2018).

Assim, o Processo Saúde-Doença se configura como um processo dinâmico, complexo e multidimensional, que engloba dimensões biológicas, psicológicas, socioculturais, econômicas, ambientais, políticas, entre outras. Ou seja, é possível identificar uma complexa inter-relação quando se trata de saúde e doença de uma pessoa, de um grupo social ou de várias sociedades.

ATENÇÃO BÁSICA À SAÚDE

A Atenção Primária ou Atenção Básica à Saúde é o atendimento ambulatorial dedicado ao indivíduo e à coletividade quando do primeiro contato do usuário com o sistema de Saúde, direcionado a resolver as condições mais comuns de agravo à saúde. Segundo Giovanella et al. (2008, p. 575), a Atenção Primária à Saúde é considerada "[...] a base para um novo modelo assistencial de sistemas de saúde que tenham em seu centro o usuário-cidadão".

A Conferência de Alma-Ata (1978), que propôs a meta "Saúde para Todos no Ano 2000", conceituou a Atenção Primária como atenção à saúde essencial, utilizando tecnologias apropriadas (tecnologias relevantes para as necessidades de saúde da população, que devem ser corretamente avaliadas e tenham elevada relação custo-benefício), sendo o primeiro acesso a um processo de assistência sanitária que deveria ser garantido para todas as pessoas e famílias. Tal conferência conseguiu sintetizar o que poderia ser feito para modificar os modelos verticais de intervenção da Organização Mundial da Saúde (OMS) quanto ao combate às endemias, principalmente na África e América Latina, e ao modelo médico hegemônico cada vez mais especializado e intervencionista (Giovanella et al., 2008).

A Atenção Primária à Saúde (APS) pressupõe o envolvimento de todos os setores e aspectos correlatos do desenvolvimento nacional e comunitário (habitação, educação, comunicações etc.); deve ter, portanto, um espaço para participação da comunidade e democratização dos conhecimentos, incluindo os praticantes tradicionais de assistência à saúde (curandeiros, parteiras) e os agentes comunitários de Saúde treinados para a execução de tarefas específicas.

A APS representa o primeiro nível de atendimento a indivíduos, famílias e comunidade com o sistema de Saúde, devendo levar a Atenção à Saúde o mais próximo possível de onde as pessoas residem e trabalham.

As ações de cuidados de Saúde abarcam serviços de proteção, cura e reabilitação, a exemplo de ações educativas, tratamento das doenças mais comuns, fornecimento de medicamentos essenciais, de acompanhamento da

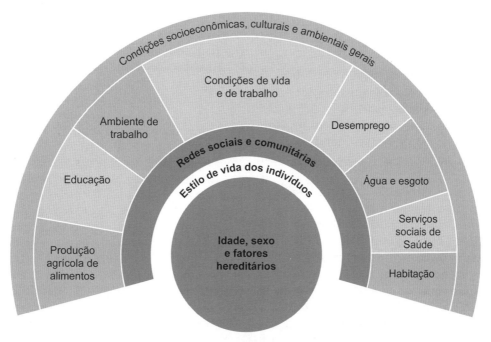

Figura 20.3 Teoria da Determinação Social do Processo Saúde-Doença (Adaptada de Dahlgren e Whitehead apud Rouquayrol e Gurgel, 2018.)

nutrição apropriada e distribuição de alimentos e preocupação com as condições de saneamento básico, principalmente no tocante a água potável, cuidados à saúde materno-infantil, planejamento familiar, imunização contra as principais doenças infectocontagiosas, prevenção e controle das doenças localmente endêmicas etc.

Dentro da concepção da OMS, devem existir sistemas de referência integrados, acesso aos outros níveis de assistência dentro de cada território, de forma a possibilitar a melhoria da atenção integral à saúde.

São atribuições da APS:

- Acompanhamento do indivíduo ao longo dos anos
- Possibilitar o acesso ao sistema (primeiro contato)
- Reconhecimento do amplo espectro de necessidades da população implicando a necessidade de oferecer serviços preventivos e curativos para todos os ciclos de vida e coordenar as diversas ações e serviços para resolver as necessidades, inclusive as menos frequentes e mais complexas (integralidade)
- Conhecimento da distribuição dos problemas de saúde e dos recursos disponíveis no território
- Orientação para e da comunidade
- Consideração do contexto familiar para poder avaliar e responder às necessidades de cada membro
- Reconhecimento das necessidades de diferentes grupos populacionais.

Na década de 1990, o Ministério da Saúde fortaleceu as ações básicas de Saúde como parte da estratégia de reorganização do modelo de Atenção à Saúde, visando especialmente à Promoção da Saúde, com a organização do sistema a partir da montagem das unidades de Saúde da Família.

Estratégia de Saúde da Família

Como visto anteriormente, a Atenção Básica à Saúde caracteriza-se por um conjunto de ações de Saúde voltado ao indivíduo e à coletividade, com o objetivo de alcançar a Promoção da Saúde e a prevenção de agravos e doenças, a partir da realização de diagnóstico, tratamento e reabilitação, de modo a reduzir danos, manter e ensinar a manter a saúde, com ações integrais.

Ao longo do tempo, observamos resultados na situação de saúde na vida do indivíduo e seu redor. Essas mudanças influenciam não só a coletividade, mas também seus determinantes de saúde.

A partir de 1994, o Ministério da Saúde implantou uma estratégia para a reorganização da Atenção Básica, representando uma concepção de saúde centrada na promoção da qualidade de vida. A implantação de unidades de Saúde da Família cada vez mais resolutivas tomou tamanha proporção que, atualmente, encontramos tal modalidade em municípios de grande, médio e pequeno portes, permitindo a expansão, qualificação e consolidação, além de propiciar uma importante relação custo-efetividade junto à população.

As unidades de Saúde da Família foram tão representativas que passaram a ser chamadas "Estratégia Saúde da Família" (ESF). Na ESF, o trabalho em equipe é considerado um dos pilares principais. A troca de informações entre os diferentes trabalhadores de diversas categorias e conhecimentos é o ponto-chave para que o cuidado seja eficaz.

A Figura 20.4 mostra a composição mínima da equipe de Saúde da Família.

Como você já sabe, a Atenção Básica em Saúde é a porta de entrada dos usuários dos serviços de Saúde, e sua estrutura fundamental são as Unidades Básicas de Saúde (UBS). Cada UBS deve conter uma ou mais equipes de Saúde da Família trabalhando, a depender do número de habitantes. Segundo a Política de Atenção Básica (PAB), para a implantação da Estratégia de Saúde da Família, há necessidade de formação da equipe de Saúde da Família, que deverá estar composta por multiprofissionais responsáveis por, no máximo, 4 mil habitantes, sendo a média recomendada de 3 mil habitantes, com jornada de trabalho de 40 horas semanais para todos os seus integrantes, exceto médicos, e composta obrigatoriamente por uma equipe mínima.

Dois Técnicos de Enfermagem devem fazer parte da equipe multiprofissional, além de um médico generalista, um enfermeiro e cinco a seis Agentes Comunitários de Saúde (ACSs).

A UBS fica dentro de um território e é responsável pela manutenção da qualidade de vida e saúde da população residente. O território não é apenas um pedaço de terra; é um território vivo, onde convivem pessoas com desejos, necessidades, culturas variadas etc. e que vai se modificando ao longo do tempo por meio das interações que vão ocorrendo ali. Vai além da definição física de uma área geográfica. Nele, há toda uma política própria, ou seja, ele é impulsionado por suas especificidades, com forte presença da cultura daqueles que ali convivem e trabalham. Desse modo, a comunidade faz parte do território e vice-versa.

Cada território de responsabilidade de uma UBS é conhecido por "território de abrangência". O território de abrangência é subdividido em territórios menores por "equipe multiprofissional", sendo que é dado um codinome para cada área de cada equipe, a exemplo de território da equipe amarela ou da equipe margarida. Estes territórios de cada equipe são novamente subdivididos em áreas menores, conhecidos por "microáreas".

Resumidamente, cada equipe é responsável por uma área (território), que, por si só, tem sua divisão em microáreas onde atuam os ACSs. O Técnico de Enfermagem trabalha com todos os ACSs. Essa união é muito importante para a resolução dos casos que se referem às microáreas. Assim, o Técnico de Enfermagem necessita ter uma visão mais abrangente dos riscos e das ocorrências que acontecem nas microáreas. A participação na reunião das equipes se torna fundamental, muito embora despenda um tempo de que o Técnico de Enfermagem nem sempre dispõe se permanecer atrelado somente à atuação tecnicista.

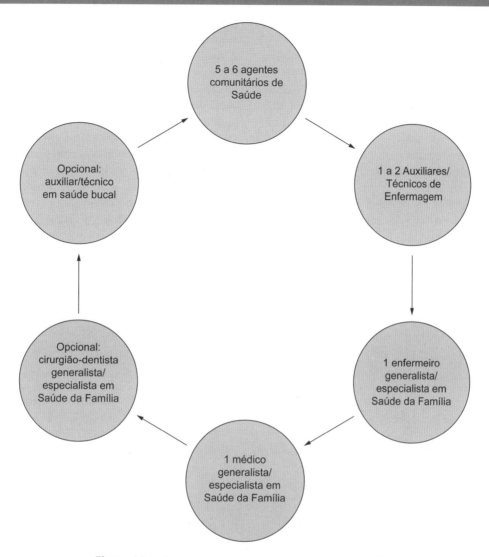

Figura 20.4 Composição mínima da equipe de Saúde da Família.

Assim, torna-se necessário um planejamento junto ao enfermeiro responsável pela escala de serviços da UBS.

O Técnico de Enfermagem tem um papel importante dentro da ESF, que compõe as equipes que lidam e trabalham com o território.

O papel do técnico na ESF está muito voltado aos cuidados da Saúde dos usuários – na prática, ele faz o primeiro acolhimento ao usuário, seja o acolhimento voltado à mulher que busca um teste para gravidez ou de um paciente com tosse e que necessita a coleta de amostra de escarro para exame, após solicitação do médico da equipe; aplicação de medicação injetável para diabéticos, hormonioterapia anticoncepcional, tratamentos específicos como administração de penicilina para gestantes e parceiros com sífilis, tudo com a devida prescrição médica, bem como curativos, coleta de sangue e material para exames laboratoriais, e visitas domiciliares com participantes da equipe de referência (ACSs, médico, enfermeiro, equipe NASF e outras).

O trabalho do Técnico de Enfermagem é bastante voltado à Educação em Saúde dos usuários portadores de doenças crônico-degenerativas, sendo as principais o diabetes melito e a hipertensão arterial. No caso de prevenção de complicações de diabetes, Oliveira et al. (2014) observaram que o trabalho do técnico é fundamental no seguimento das feridas, para minimizar as complicações.

Além dessas duas doenças, lembramos que muitas outras estão presentes na ESF, como as doenças crônicas de difícil manejo no tratamento, como tuberculose.

> **IMPORTANTE**
>
> A função do Técnico de Enfermagem pode variar conforme o local de atuação e a determinação do gestor municipal. Em geral, o trabalho em serviços de pronto atendimento não é fundamentado em um território definido; ele é restrito à unidade, havendo pouca ou nenhuma atividade no domicílio e espaços comunitários, e está direcionado às ações curativas, sem ênfase na prevenção ou no planejamento das ações de Saúde. Assim, o Técnico de Enfermagem no pronto atendimento fica restrito à realização de procedimentos técnicos como aferição de sinais vitais, administração de medicamentos e curativos na unidade de Saúde, pós-prescrição do enfermeiro, enquanto no ESF ele faz essas tarefas também no domicílio, realiza ações de Educação em Saúde a grupos específicos e a famílias em situação de risco e participa do gerenciamento dos insumos necessários para o adequado funcionamento da equipe.

O tratamento supervisionado contra tuberculose é realizado na UBS por Técnicos de Enfermagem.

Desse modo, observa-se que o Técnico de Enfermagem faz um trabalho conjunto dentro da equipe. Para que se tenha uma boa atuação, treinamentos são oferecidos aos Técnicos de Enfermagem antes de atuarem na UBS/ESF. O trabalho do Técnico de Enfermagem vai muito além da execução de técnicas básicas; é necessário um arcabouço de conhecimentos para que seu trabalho seja executado eficientemente no território (UBS/ESF).

Importante ressaltar que o Técnico de Enfermagem deve ter clareza sobre os riscos e as vulnerabilidades aos quais a comunidade está sujeita, como desmoronamentos, enchentes, bem como áreas ou pontos de drogas, que geralmente são locais de maior violência.

PROMOÇÃO DA SAÚDE

A saúde é reconhecidamente um direito humano fundamental em todas as sociedades, que se mantém em condição de igualdade com outros direitos garantidos pela Declaração Universal dos Direitos Humanos, de 1948: liberdade, alimentação, educação, segurança, nacionalidade etc.

A saúde é elemento central para o desenvolvimento humano, social e econômico, configurando-se em importante dimensão da qualidade de vida. Fatores políticos, econômicos, sociais, culturais, ambientais, comportamentais e biológicos podem tanto favorecer quanto prejudicar a saúde. A saúde é, portanto, um conceito positivo, que enfatiza os recursos sociais e pessoais, bem como as capacidades físicas. Assim, não é responsabilidade

> **PARA REFLETIR**
>
> Observe o território apresentado na Figura 20.5 e liste quais podem ser os riscos* e as vulnerabilidades** aos quais a população residente está exposta, tendo em vista tratar-se de uma região periférica da zona sul do município de São Paulo.
>
> *Risco: em se tratando de saúde, é qualquer situação que aumente a probabilidade de ocorrência de uma doença ou de agravo à saúde, a exemplo dos múltiplos fatores causais das doenças cardiovasculares. Por exemplo: hábitos saudáveis diminuem o risco de doenças. **Vulnerabilidade: definida como o estado de indivíduos ou grupos de pessoas que, por alguma razão, têm sua capacidade de autodeterminação reduzida, podendo apresentar dificuldades para proteger seus próprios interesses em razão de déficits de poder, inteligência, educação, recursos, força ou outros atributos.

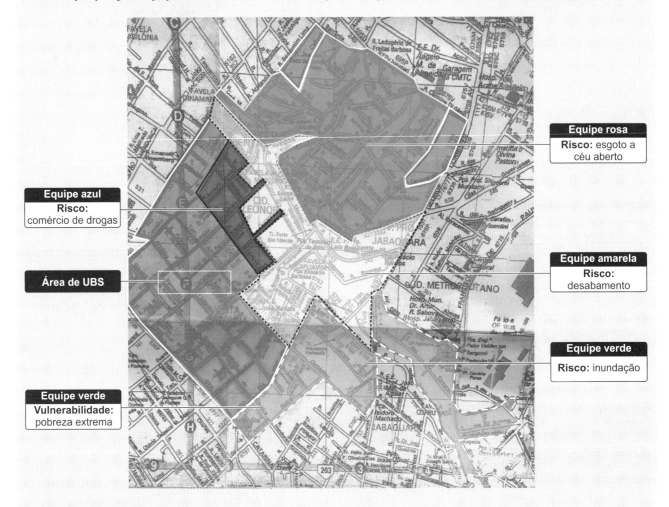

Figura 20.5 Mapa da área de abrangência e por equipes da UBS Vila Santa Catarina (município de São Paulo). (Fonte: foto cedida pela gerência da ESF e publicada em seu *site*.)

exclusiva do setor Saúde e vai além de um estilo de vida saudável, na direção de um bem-estar global.

O alcance da equidade e da integralidade é o foco principal da Promoção da Saúde, devendo dirigir-se à redução das diferenças no estado de saúde da população, garantindo oportunidades e recursos igualitários, bem como oportunizando a atenção às necessidades de indivíduos e populações.

Para o alcance desses princípios, devem-se ofertar o acesso e a garantia de bons serviços de atenção à saúde, utilizado um processo educativo pautado no diálogo, garantindo a compreensão e incorporação das informações pelo atendido, concorrendo para que as pessoas possam, de fato, buscar e apropriar-se de informações que façam sentido para elas – uma vez "empoderadas", que elas possam mobilizar recursos para acharem alternativas que atendam às suas necessidades (Figueiredo e Martins, 2016).

Os primeiros conceitos de Promoção da Saúde foram definidos pelos autores Winslow, em 1920, e Sigerist, em 1946. Eles defenderam que as quatro tarefas essenciais da Medicina eram a Promoção da Saúde, prevenção das doenças, recuperação e reabilitação, e que essas tarefas essenciais deveriam caminhar juntas para reintegrar o paciente à sociedade como membro útil (Brasil, 2011).

Na Tabela 20.3 estão descritos os locais onde ocorreram as principais conferências que discutiram a Promoção da Saúde e suas principais intenções (Figueiredo et al. apud Figueiredo e Martins, 2016; Carvalho, 2013).

No Brasil, com o advento da corrente da Saúde coletiva, os princípios de Otawa já haviam sido elencados na 8ª Conferência Nacional de Saúde em 1986, que serviu de norte para a redação da Constituição Federal de 1988, a qual firmou o conceito ampliado de Saúde. Com a publicação das leis de regulamentação em 1990, o Sistema Único de Saúde (SUS) foi instituído buscando a realização de promoção, proteção e recuperação da saúde, além da organização e do funcionamento dos serviços, e previu a participação da comunidade na gestão (Figueiredo et al., 2016).

Em 2006, surgiu a Política Nacional de Promoção da Saúde, modificada em 2014, que manteve seu objetivo principal de promover a qualidade de vida da população e reduzir as fragilidades e riscos à saúde, considerando fatores sociais, condições de trabalho, habitação, ambiente, educação, lazer, cultura e serviços essenciais. Porém, apesar de muitos esforços, a Promoção da Saúde em seu sentido amplo ainda é uma realidade a ser alcançada.

Política Nacional de Humanização: HumanizaSUS

A Política Nacional de Humanização (PNH), também conhecida como "HumanizaSUS", foi criada em 2003 com o propósito de consolidar os princípios e as diretrizes do SUS, procurando meios para uma transformação no modo de conduzir o cuidado (Brasil, 2018).

Dessa forma, é imprescindível que a PNH invista não só na expansão da rede e do acesso, mas também na qualidade do cuidado. Além disso, está claro para todos que, apesar de não estar incluída nos princípios fundamentais do SUS, a humanização atualmente é um tema central para as políticas públicas de Saúde, mesmo porque, para o alcance de vários princípios como integralidade, equidade e universalização, a humanização faz-se necessária e exerce um poder transversal (Ferreira e Artmann, 2018).

> **NA PRÁTICA**
>
>
> A humanização diz respeito à valorização de usuários, trabalhadores e gestores no processo de produção de Saúde. Valorizar os sujeitos é proporcionar mais autonomia, ampliar a capacidade de transformar a realidade em que vivem, a partir da responsabilidade compartilhada, da criação de vínculos solidários, da participação coletiva nos processos de gestão e de produção de saúde.

A PNH deve envolver gestores, trabalhadores e usuários nos processos de acolhimento e cuidado. O programa se preocupa com a forma como ocorrem os processos de trabalho, em que o trabalhador deve ser incluído na tomada de decisão e os usuários devem ter seus direitos garantidos (Ferreira e Artmann, 2018).

Com essas mudanças nos modos de gerir e cuidar, a PNH estimula a comunicação entre gestores, trabalhadores e usuários para construir processos coletivos de enfrentamento de relações de poder, trabalho e afeto que, muitas vezes, produzem atitudes e práticas desumanizadoras que inibem a autonomia e a corresponsabilidade dos profissionais de Saúde em seu trabalho e dos usuários no cuidado de si.

Tabela 20.3 Locais onde ocorreram as principais conferências sobre Promoção da Saúde e as principais intenções.

Local e ano	Intenções
Otawa, Canadá – 1986	Fundamentos da atual Promoção da Saúde: enfoque multissetorial, envolvimento comunitário e componente de tecnologia apropriado
Adelaide, Austrália – 1988	Políticas públicas voltadas à Saúde.
Sundsvall, Suécia – 1991	Criação de ambientes mais sustentáveis e favoráveis à saúde
Jacarta, Indonésia – 1997	Novas formas de ação e de atores sociais para enfrentamento das ameaças emergentes em saúde
Cidade do México, México – 2000	Diminuição das desigualdades
Bangkok, Tailândia – 2005	Políticas e parcerias para abordar os determinantes de Saúde
Nairóbi, Quênia – 2009	Combate vigoroso ao aumento das doenças crônicas não transmissíveis (DCNT) e das desordens mentais nos países pouco desenvolvidos e em desenvolvimento.
Helsinque, Finlândia – 2013	Tema central a frase "Construindo sobre nossa herança, olhando para o nosso futuro"; identificou a ação intersetorial e as políticas públicas saudáveis como elementos centrais para a Promoção da Saúde

O acolhimento é uma das principais diretrizes éticas, estéticas e políticas da Política Nacional de Humanização do SUS no Brasil e é compreendida como responsabilização do profissional pelo usuário e escuta qualificada (Garuzi et al., 2014). O vínculo também é muito importante durante o atendimento ao usuário, pois este sentirá que há uma cumplicidade com quem o estiver atendendo. Outro aspecto essencial é o conceito de olhar holístico para com o usuário e seus familiares, independentemente de quem seja (Jorge e Guimarães, 2014).

Mesmo sendo uma política pública, percebemos que a humanização está presente não apenas nos serviços públicos de Saúde, mas também nas instituições privadas. Atualmente, tratar o usuário, sua família e os profissionais com respeito e oferecer espaço para que possam expor suas opiniões é uma prática cada vez mais comum e necessária.

> **DICA DE MESTRE**
>
> Liste algumas ações de humanização que você já tenha visto nas instituições de Saúde em que esteve. Pense no ambiente, nos profissionais e tente se lembrar de itens e ações que estivessem relacionadas com a humanização. Pense também em ações que você tenha visto na televisão ou na internet.

VIGILÂNCIA EM SAÚDE E SUAS VERTENTES

Nos primórdios, o controle das doenças transmissíveis era uma das preocupações mais importantes do ser humano para que a sociedade pudesse crescer e evoluir. Suas intervenções buscavam interromper um ou mais elos da cadeia epidemiológica dos agentes causadores de doenças ao ser humano. Sabe-se, entretanto, que a interação do ser humano com o meio ambiente sempre foi complexa, envolvendo inúmeras questões sociais que têm gerado, ainda hoje, grande desgaste no "andar da vida" das pessoas. Como consequência, os métodos de intervenção tenderam a ser aprimorados ou substituídos; por isso, o conhecimento sobre as doenças e suas formas de tratamento sofrem constantes modificações, incluindo formas organizacionais dos serviços de Saúde (Brasil, 2009).

Por exemplo, com o surgimento da peste na Europa no século XIV, foi criado o conceito do isolamento por 40 dias (quarentena). Isso mostra como os povos se organizavam na tentativa de controlar as doenças, apesar de não conhecerem os modos de transmissão e as características de distribuição na população. Esse conceito de quarentena foi utilizado novamente com a pandemia de covid-19, o que mostra que o aprendizado do passado nos ajuda a lidar com as doenças do presente e do futuro.

Histórico do controle das doenças transmissíveis no Brasil

No século XVII, as ações sobre as doenças transmissíveis em nosso meio – Brasil Colônia – estavam embasadas nos conceitos da Idade Média, utilizando-se dos recursos do afastamento ou confinamento dos doentes nas Santas Casas de Misericórdia, com uma função mais assistencialista do que curativa. Além disso, algumas ações, como o aterramento de águas estagnadas, acabaram por piorar a transmissão de algumas doenças.

No século XIX, surgiu o movimento da Medicina Social, cujo tema principal era a questão da saúde da população e uma intervenção mais global. A saúde passou a ser vista como um problema social e, com isso, foram necessárias autoridades constituídas com o objetivo de preservá-la. No momento em que o Estado se encarregou da saúde dos cidadãos, a sociedade como um todo se mostrou passível de regulamentação médica, não só comprometendo o indivíduo doente ao tratamento – se necessário, com o isolamento –, como também submetendo a saúde da população e suas possíveis causas a uma contínua vigilância (São Paulo, 1998; Bertolli Filho, 1998).

A chegada da Família Real incorporou a ação denominada "polícia médica", que visava vigiar e controlar o surgimento das epidemias. Tratava-se de um controle-profilaxia no sentido de vigiar a cidade e os cidadãos. Naquele momento, surgiu a vigilância das epidemias como resultado da preocupação da Corte com a saúde e a necessidade do saneamento dos portos, como estratégia para o desenvolvimento das relações mercantis.

A teoria de causa das doenças presente nessa época era ainda a teoria miasmática, ou seja, a causa das doenças estava relacionada com as emanações de elementos do meio físico contaminado, já que ainda não se conhecia nada sobre microrganismos. Nessa época, considerava-se o ar pútrido como responsável por infectar o ambiente.

Dessa forma, os serviços de Saúde foram organizados voltados à profilaxia das moléstias epidêmicas e com base no saneamento do ambiente. Cuidava-se da urbanização – aterro dos pântanos, execução de cemitérios, rede de água e esgotos. Iniciou-se o saneamento dos alimentos – controle do comércio, dos matadouros, açougues – e o saneamento dos portos – vigilância da circulação das pessoas e mercadorias. Porém, entre o fim do século XIX e o início do XX, começaram a surgir os primeiros estudos sobre bactérias, o que gerou as primeiras mudanças nas ações de intervenção em Saúde.

Com a descoberta dos microrganismos, os tratamentos passaram a focar o indivíduo doente com terapêuticas que envolviam soroterapia, quimioterapia, vacinação antivariólica, entre outras, dando início a uma nova prática de intervenção em Saúde mais individual e dirigida ao portador da doença (São Paulo, 1998; Bertolli Filho, 1998).

O cuidado com o ambiente passou a ter como foco o segmento comercial voltado à exportação e ao capital industrial. O Estado passou a criar condições sanitárias mínimas para garantir as relações comerciais com o exterior e, também, para o êxito da política de imigração, em função da relativa escassez de mão de obra nacional. Assim, São Paulo, Santos e Rio de Janeiro foram os primeiros municípios contemplados com programas de obras, que visavam ao saneamento da zona urbana.

As doenças pestilenciais como cólera, peste bubônica, febre amarela, varíola e as doenças infecciosas e parasitárias, como tuberculose, hanseníase e febre tifoide, representavam as enfermidades de maior expressão e que requeriam a atenção pública. Foi por volta de 1904 que ocorreu a campanha de combate à febre amarela, comandada por Oswaldo Cruz, e a obrigatoriedade de vacinação contra a varíola.

Na década de 1920, com o auge da economia cafeeira, a Saúde cresceu como questão social e suas ações se estenderam para o interior do país. Em 1923, foi criado o Departamento Nacional de Saúde Pública (embrião do Ministério da Saúde, que seria criado em 1953), que tinha como funções a higiene industrial, a saúde dos portos e o combate às endemias rurais (São Paulo, 1998; Bertolli Filho, 1998).

A partir da década de 1930, por conta das alterações socioeconômicas e políticas geradas pela industrialização, foram formuladas políticas sociais mais consistentes. A industrialização gerou a aceleração da urbanização, ampliação da massa trabalhadora vivendo em condições precárias de higiene, saúde e habitação. A partir de então, foi possível identificar com clareza o surgimento de uma política social de Saúde nacional organizada em dois subsetores: o da Saúde pública (predominante até a década de 1960) e o da Medicina Previdenciária (que surgiu no fim da década de 1950 e passou a predominar em meados de 1960).

Porém, ainda na década de 1960, desencadeou-se a fase aguda da crise do Sistema Nacional de Saúde. De um lado, o sistema previdenciário mostrava-se incapaz de responder à crescente pressão da massa assalariada urbana pela ampliação e melhoria dos serviços. De outro, a expansão do atendimento à Saúde pública colidia, há muito tempo, com a escassez financeira do Estado e a falta de prioridade para o setor de Saúde.

Nesse período, em todo o mundo foi possível perceber uma elevação nos custos com a assistência à saúde decorrente das transformações científicas e tecnológicas. No Brasil, essa elevação dos custos de assistência à saúde encontrou as instituições completamente despreparadas, por isso, a solução imediata foi realizar uma reforma na Medicina Previdenciária, enquanto a Saúde Pública foi deixada um pouco de lado.

Na década de 1970, os atendimentos hospitalares eram caracterizados principalmente pelo atendimento das doenças infectocontagiosas, característico da sociedade subdesenvolvida, e de doenças não transmissíveis, característico de sociedades industrializadas. Endemias, até então comuns no meio rural, tornaram-se urbanas, com destaque para desnutrição, tuberculose, hanseníase e malária, que passaram a ocorrer em larga escala.

As ações de observação, monitoramento e controle dos doentes e meio ambiente foram se diferenciando. Aos poucos, as ações de controle de doenças, particularmente as transmissíveis, foram sendo organizadas em torno da Vigilância Epidemiológica. As demais práticas, como o saneamento, passaram a ser responsabilidade de outros setores e o controle de bens de consumo, que se organizam de forma autônoma, perderam a força.

Com o crescimento da Vigilância Epidemiológica nesse cenário, seus serviços foram oficialmente instituídos no Brasil durante a campanha de erradicação da vacinação, início da década de 1970.

Em 1975, em meio a uma grave crise sanitária no país, com a epidemia da doença meningocócica, aumento da mortalidade infantil e grande aumento dos acidentes de trabalho, houve a necessidade de se criar um Sistema Nacional de Saúde, por meio da articulação entre Ministério, Secretarias Estaduais e Municipais de Saúde, além de outros órgãos governamentais e setor privado. Como parte do Sistema Nacional de Saúde, propunha-se a elaboração de programas integrados e harmônicos das atividades preventivas, curativas e de reabilitação. No entanto, o que se consolidou foi a centralização das decisões e parte da execução das ações de Saúde pública. Para tentar reverter esse quadro, consolidou-se a criação de sistemas de atuação na Saúde coletiva desarticulados: vigilância epidemiológica, que passou a responder pelo controle de doenças, particularmente das transmissíveis, e a vigilância sanitária, responsável pela fiscalização de portos, aeroportos, fronteiras, medicamentos, alimentos, cosméticos e bens.

Perspectivas da Vigilância em Saúde

De maneira geral, a Vigilância em Saúde foi estabelecida com o objetivo de modificar a maneira de entender, trabalhar e avaliar os serviços assistenciais com uma visão mais positiva do conceito saúde-doença, com foco principal na qualidade de vida. A Vigilância em Saúde tem como objetivo controlar determinantes, riscos e danos, sobretudo no nível local, e, a partir desse controle, apoia-se nas ações intersetoriais e procura a reorganização das práticas de Saúde no nível local. As práticas de Vigilância em Saúde incluem:

- Intervenção sobre problemas de saúde
- Priorização dos problemas que requerem atenção e acompanhamento contínuos
- Utilização do conceito epidemiológico de risco
- Articulação entre ações de promoção, prevenção e cura
- Atuação intersetorial
- Ações sob a forma de operações.

Outras atuações da Vigilância em Saúde incluem o monitoramento e a análise da situação de saúde e integração institucional entre as áreas das vigilâncias epidemiológica, sanitária, ambiental, ocupacional e laboratorial.

SAIBA MAIS

 Atualmente, muitos estudiosos entendem a Vigilância em Saúde como o fortalecimento das ações de vigilância epidemiológica e sanitária, a implantação de ações de vigilância nutricional dirigidas aos grupos de risco, a vigilância da área de Saúde do Trabalhador, levando em conta os ambientes de trabalho e os riscos ocupacionais, a vigilância ambiental em áreas específicas de risco epidemiológico, sem perder de vista a necessidade de reorientação das ações de prevenção de riscos e de recuperação da saúde, isto é, a própria assistência médico-ambulatorial, laboratorial e hospitalar.

Vigilância Epidemiológica

Originalmente, essa expressão significava a observação sistemática e ativa de casos suspeitos ou confirmados de doenças transmissíveis e de seus contatos. Tratava-se da vigilância de pessoas, a partir de medidas de isolamento ou quarentena, aplicadas individualmente e não de forma coletiva.

Posteriormente, na vigência de campanhas contra a malária e a varíola, a Vigilância Epidemiológica passou a ser entendida como uma das etapas dessas campanhas, em que se buscava detectar ativamente a existência de casos da doença-alvo, com o objetivo de estabelecer medidas urgentes destinadas a controlar a transmissão (Brasil, 2009).

Na primeira metade da década de 1960, o conceito de Vigilância Epidemiológica se tornou mais amplo no mundo inteiro e passou a ser entendido como o conjunto de atividades que permite reunir informações indispensáveis para "conhecer, a qualquer momento, o comportamento ou a história natural das doenças, bem como detectar ou prever alterações de seus fatores condicionantes, com o fim de recomendar oportunamente, sobre bases firmes, as medidas indicadas e eficientes que levem à prevenção e ao controle de determinadas doenças" (Brasil, 2009; Almeida Filho e Rouquayrol, 2006).

Em 1975, por recomendação da V Conferência Nacional de Saúde, foi instituído o Sistema Nacional de Vigilância Epidemiológica (SNVE), que incorporou a notificação e o controle de doenças transmissíveis então consideradas de maior relevância sanitária no país. Inicialmente, os seguintes grupos de doenças foram incluídos no SNVE:

- **Doenças sujeitas ao regulamento sanitário internacional**: varíola, febre amarela, peste e cólera
- **Doenças vinculadas ao Programa Nacional de Imunização**: poliomielite, sarampo, tétano, difteria, coqueluche, raiva, febre tifoide e doença meningocócica
- **Doenças controláveis a partir de ações coordenadas por órgãos específicos do Ministério da Saúde**: malária, hanseníase e tuberculose
- **Meningites em geral** (como base de informação para a vigilância da meningite meningocócica e da meningite tuberculosa) (Brasil, 2009; Almeida Filho e Rouquaryol, 2006).

Atualmente, o objetivo da Vigilância Epidemiológica é "fornecer orientação técnica permanente para os que têm a responsabilidade de decidir sobre a execução de ações de controle de doenças e agravos, tornando disponíveis, para esse fim, informações atualizadas sobre a ocorrência dessas doenças ou agravos, bem como dos seus fatores condicionantes, em uma área geográfica ou populações determinadas. Subsidiariamente, a vigilância epidemiológica constitui-se em importante instrumento para o planejamento, a organização e a operacionalização dos serviços de Saúde, como também para a normatização de atividades técnicas correlatas" (Brasil, 2009; Almeida Filho e Rouquaryol, 2006).

Quando se fala em identificação, notificação e controle de doenças, as unidades de Saúde podem ser consideradas como a base importante da vigilância epidemiológica, por isso, pode-se afirmar que cabe às unidades de Saúde as seguintes ações de Vigilância Epidemiológica:

- Programar, em conjunto com o nível hierárquico superior, a execução das atividades de vigilância e seus subprogramas
- Executar atividades de Vigilância Epidemiológica e de controle de doenças transmissíveis, como: visita domiciliar (VD), pesquisa de comunicantes, cobertura de foco e bloqueio
- Registrar as doenças de notificação compulsória, atendidas em sua unidade
- Preencher as fichas de investigação epidemiológica e outros instrumentos definidos, coletar exames quando necessário, controlar os comunicantes, realizar medidas educativas e de controle, além de realizar visitas aos domicílios, às escolas, empresas e outros locais
- Realizar busca ativa nos prontuários diariamente antes de arquivar, buscando diagnóstico de DNC com o preenchimento diário por um auxiliar/médico das fichas de investigação epidemiológica
- Realizar busca ativa das notificações e agravos à saúde em outros serviços de atendimento ambulatorial e hospitalar, laboratório etc., localizados na área de abrangência quando se tratar de Unidade Básica de Saúde
- Conhecer a morbidade dos casos atendidos em seu serviço, bem como na sua área de abrangência, ficando alerta a possíveis surtos, epidemias e/ou mudança do comportamento das doenças, atuando prontamente a fim de controlar o agravo
- Conhecer e mapear as instituições e as áreas de interesse epidemiológico em sua área de abrangência
- Receber e investigar os agravos notificados pela população, ou de outras entidades em sua área de abrangência
- Notificar os casos ao nível hierárquico superior, quando não forem de sua área de abrangência, para que o caso seja repassado à unidade de direito para efetuação das medidas pertinentes
- Promover, participar e executar medidas educativas multiprofissionais, relativas às ações de saúde à população, especialmente aos programas específicos (tuberculose, hanseníase, AIDS, DST e outros)
- Manter entrosamento com outras entidades representativas da comunidade, para assegurar sua colaboração em programas de promoção e preservação da saúde
- Realizar as imunizações determinadas pelo Programa Nacional de Imunizações (PNI) e aquelas estabelecidas pelas Normas Técnicas ou legislações do próprio município, controlando a situação vacinal da população de sua área e evitando dessa maneira as doenças preveníveis por vacinação
- Manter atualizado o arquivo de vigilância epidemiológica por doença e contendo os manuais e fichas de investigação epidemiológica.

> **IMPORTANTE**
>
> Agora que você aprendeu que existem algumas Doenças de Notificação Compulsória (DNC), é importante saber que essa notificação obrigatória para algumas doenças ocorre para que o sistema de vigilância epidemiológica identifique rapidamente o surgimento de surtos, epidemias e até pandemias, e possa atuar rapidamente para impedir sua disseminação descontrolada. A notificação pode ser feita por qualquer profissional de Saúde ou a pessoa responsável pelo estabelecimento de Saúde ao Sistema de Informação de Agravos de Notificação (Sinan). O registro de algumas doenças, inclusive, deve ser direcionado à Organização Mundial da Saúde, principalmente aquelas que representam risco de propagação internacional como foi o caso da pandemia de covid-19. A lista das DNCs é atualizada periodicamente e publicada pelo Ministério da Saúde. Fique atento à atualização dessa lista, principalmente se você pretende prestar concurso público.

O Sinan, criado pelo Ministério da Saúde, é responsável por receber a notificação das DNCs e outros agravos que exigem atenção da vigilância epidemiológica, por exemplo, desastres de origem natural, morte em larga escala de primatas, roedores, morcegos, aves, entre outras espécies, acidentes envolvendo exposição à radiação etc.

Vigilância Sanitária

As ações de Vigilância Sanitária estão centralizadas na Agência Nacional de Vigilância Sanitária (Anvisa), pertencente ao Ministério da Saúde, em nível nacional, mas os estados e municípios possuem secretarias que desenvolvem ações de vigilância sanitária sob direcionamento da Anvisa.

A vigilância sanitária foi criada a partir da preocupação com situações que pudessem ser prejudiciais à população com estabelecimento de regras impostas a serviços como alimentação, indústrias fabricantes de medicamentos, instituições de Saúde, entre outros. Além de estabelecer regras de funcionamento, os serviços de Vigilância Sanitária incluem fiscalização, sanções/multas e até o encerramento das atividades caso o serviço não seja considerado adequado.

As atividades da Vigilância Sanitária têm como objetivo eliminar, diminuir ou prevenir riscos à saúde e intervir nos problemas sanitários decorrentes do meio ambiente, da produção e circulação de bens e da prestação de serviços de interesse da saúde, abrangendo:

- Produção, armazenamento, guarda, circulação, transporte, comercialização e consumo de substâncias e produtos de interesse da saúde, suas matérias-primas, coadjuvantes de tecnologias, processos e equipamentos
- Tecnologias médicas, procedimentos e equipamentos e aspectos da pesquisa em Saúde
- Serviços direta ou indiretamente relacionados com a Saúde, prestados pelo Estado e modalidades do setor privado
- Controle específico dos portos, aeroportos e fronteiras, contemplando veículos, cargas e pessoas
- Aspectos do ambiente, processo de trabalho e saúde do trabalhador.

> **PARA REFLETIR**
>
> Reflita sobre a importância da Vigilância Sanitária para a sua saúde. Imagine se os alimentos que você compra e consome não tivessem nenhum controle de armazenamento, preparo e conservação. A quais riscos você estaria exposto?

Vigilância Ambiental

A Vigilância Ambiental passou a se estruturar em meados da década de 1980, mas apenas no ano 2000 foi efetivamente constituída pelo Ministério da Saúde. A Vigilância Ambiental tem como objetivo principal detectar qualquer mudança no meio ambiente e que possa interferir na saúde humana, e recomendar a adoção de medidas de prevenção e controle de fatores de risco que possam provocar doenças à população.

O Sistema Nacional de Vigilância Ambiental em Saúde (SNVA) prioriza o monitoramento de fatores relacionados ao ambiente (água, ar e solo) e, também, os biológicos, como vetores, hospedeiros, reservatórios, animais peçonhentos e produtos perigosos.

PROGRAMA NACIONAL DE IMUNIZAÇÕES

O Programa Nacional de Imunizações (PNI) é um programa do Ministério da Saúde criado em setembro de 1973 e institucionalizado pelo Decreto nº 78.231, de 12 de agosto de 1976 (Brasil, 2003).

O PNI tem por objetivos:

- Promover o controle das doenças imunopreveníveis por meio do estabelecimento de normas e parâmetros técnicos para a utilização de imunobiológicos
- Fornecer imunobiológicos para estados e municípios atenderem o Calendário Nacional de Imunizações (Tabela 20.4)
- Coordenar e supervisionar a utilização desses imunobiológicos
- Participar na produção de imunobiológicos utilizados no país.

> **IMPORTANTE**
>
> Antes de ter sido criado o PNI, as poucas vacinas (febre amarela e varíola) eram disponibilizadas em campanhas esporádicas. Com a criação do programa, a vacinação foi incorporada à rotina dos serviços de Saúde e o rol de doenças contempladas com essa medida de prevenção foi ampliado. Atualmente, o PNI disponibiliza as vacinas que constam dos calendários básicos, segundo o Ministério da Saúde (Brasil, 2018).

Para que entenda o processo de imunização de uma pessoa, é importante que você conheça alguns conceitos fundamentais relacionados com imunização, agentes imunizantes, origem e controle do produto, contraindicações e eventos adversos.

Agentes imunizantes

A vacina pode ser isolada ou combinada, ou seja, constituída de diversas formas biológicas: bactérias ou vírus vivos atenuados, inativados ou mortos; componentes dos agentes causadores purificados ou modificados.

Além do agente imunizante, a vacina é composta pelo líquido em suspensão (água destilada ou soro fisiológico), conservantes, estabilizadores, antibióticos (para evitar o crescimento de contaminantes) e adjuvantes (compostos de alumínio ou outros para aumentar o poder imunogênico).

Tipos de imunidade

O organismo do indivíduo pode chegar à imunidade de duas formas: ativa, quando gasta energia para se tornar imune; ou passiva, quando não há necessidade de gasto energético do organismo.

A imunidade ativa pode ser adquirida de forma natural, quando o organismo entra em contato com um microrganismo e acaba criando imunidade contra a doença. Esse tipo de imunidade também é conhecido como "inata".

Mas a imunidade ativa também pode ser adquirida de forma artificial, ou seja, com a aplicação de vacina e consequente ação do organismo para produzir imunidade contra o microrganismo vivo, atenuado ou morto presente.

A imunidade passiva ocorre quando o organismo recebe produtos de resposta imunológica prontos, sem a necessidade de produzi-la naturalmente, por exemplo, de forma natural por meio das imunoglobulinas que a criança recebe via transplacentária ou durante o aleitamento materno, ou de forma artificial, quando o paciente recebe as imunoglobulinas (IgG) dos soros antitetânicos e antidiftéricos.

A fabricação dos imunobiológicos é feita por laboratórios nacionais e internacionais e partir de cepas e meios de cultura padronizados e provenientes de instituições de referência da OMS, que controla a qualidade a partir de critérios que devem ser seguidos pelos laboratórios produtores.

NA PRÁTICA

Logo que começou a se falar em vacinação contra a covid-19, a população passou a se preocupar com o fabricante da vacina e muitas pessoas, inclusive, procuravam fabricantes específicos. Você provavelmente se lembra do fabricante da vacina que recebeu contra a covid-19, mas provavelmente não se lembra do fabricante das demais vacinas que recebeu, certo? Isso porque o interesse pelo fabricante existiu somente durante a pandemia.

Contraindicações gerais

Receber imunobiológicos é contraindicado para pessoas nas seguintes condições:

- Com imunodeficiência congênita ou adquirida
- Acometidas por neoplasias malignas
- Em tratamento com altas doses de corticosteroides (dose em criança de 2 mg/kg/dia ou doses em adultos de 20 mg/dia ou mais). Deve ser adiada a imunização até 3 meses após o término do tratamento
- Submetidas a tratamento quimioterápicos, antineoplásicos, radioterapias etc.
- Grávidas, entretanto, a vacinação inadvertida durante a gravidez não constitui indicação para a sua interrupção.

A imunização deve ser adiada por 3 meses, também, nos casos de uso de IgG, sangue e derivados e durante a evolução de doenças agudas e febris.

Importante lembrar que existem contraindicações específicas para alguns tipos de vacinas e que você deve conhecê-las, principalmente se for trabalhar em sala de vacinação.

SAIBA MAIS

Em pessoas portadoras apenas da infecção pelo HIV podem ser utilizadas todas as vacinas do PNI. Para aquelas que têm AIDS, está contraindicada a vacina BCG, a vacina oral de rotavírus humano (VORH) e a vacina oral contra poliomielite (VOP); recomenda-se que seja evitada, sempre que possível, a utilização de vacinas de agentes vivos (substituí-las por agentes inativados).

Falsas contraindicações

Consideram-se falsas contraindicações para receber imunobiológicos quando a pessoa encontra-se nas seguintes condições:

- Com doenças infecciosas ou alérgicas do trato respiratório superior (tosse, coriza)
- Com doenças diarreicas leve ou moderada
- Com doenças de pele (impetigo, escabiose)
- Com história pregressa de doenças sem comprovação sorológica ou diagnóstica
- Com desnutrição
- Em uso de qualquer antimicrobiano
- Com doença neurológica estável ou antecedente familiar de convulsão
- Em tratamento com corticosteroide de curta duração (< 2 semanas) e doses baixas
- Que tenham alergias não relacionadas aos componentes das vacinas
- Nascidas com prematuridade ou baixo peso (exceção da vacina BCG)
- Em internação hospitalar.

Eventos adversos

Como você já sabe, as vacinas são constituídas de diversos componentes biológicos e químicos e que, apesar de passarem por processos de purificação, podem causar efeitos indesejáveis.

Alguns eventos adversos menos graves, como febre, dor local e indisposição, são esperados após a aplicação de algumas vacinas, mas em algumas situações mais raras pode haver eventos adversos considerados mais graves. Vale ressaltar que os eventos adversos mais graves devem ser notificados ao Sistema de Vigilância Epidemiológica.

Além dessas, também estão disponíveis vacinas para outros grupos etários, como idosos e gestantes, e outras vacinas específicas contra raiva obtida em cultura de células e os soros heterólogos antitetânico e antirrábico.

Tabela 20.4 Calendário Nacional de Imunizações.

Vacina	Proteção contra	Composição	Número de doses		Idade recomendada	Intervalo entre as doses	
			Esquema básico	Reforço		Recomendado	Mínimo
BCG (1)	Formas graves de tuberculose, meníngea e miliar	Bactéria viva atenuada	Dose única	-	Ao nascer	-	-
Hepatite B recombinante (2)	Hepatite B	Antígeno recombinante de superfície do vírus purificado	Dose ao nascer	-	Ao nascer	-	-
Poliomielite 1, 2 e 3 (VIP – inativada)	Poliomielite	Vírus inativado tipos 1, 2 e 3	3 doses	2 reforços com a vacina VOP	1ª dose: 2 meses 2ª dose: 4 meses 3ª dose: 6 meses	60 dias	30 dias
Poliomielite 1 e 3 (VOP – atenuada)	Poliomielite	Vírus vivo atenuado tipos 1 e 3	-	2 reforços	1º reforço: 15 meses 2º reforço: aos 4 anos	-	1º reforço: 6 meses após 3ª dose da VIP 2º reforço: 6 meses após 1º reforço
Rotavírus humano G1 P1 (VRH) (3)	Diarreia por Rotavírus	Vírus vivo atenuado	2 doses	-	1ª dose: 2 meses 2ª dose: 4 meses	60 dias	30 dias
DTP+Hib+HB (Penta)	Difteria, tétano, coqueluche, *Haemophilus influenzae* B e hepatite B	Toxoides diftérico e tetânico purificados e bactéria da coqueluche inativada. Oligossacarídeos conjugados do HiB, antígeno de superfície de HB	3 doses	2 reforços com a vacina DTP	1ª dose: 2 meses 2ª dose: 4 meses 3ª dose: 6 meses	60 dias	30 dias
Pneumocócica 10-valente (PCV 10) (4)	Pneumonias, meningites, otites, sinusites pelos sorotipos que compõem a vacina	Polissacarídeo capsular de 10 sorotipos pneumococos	2 doses	Reforço	1ª dose: 2 meses 2ª dose: 4 meses Reforço: 12 meses	60 dias	30 dias da 1ª para 2ª dose e de 60 dias da 2ª dose para o reforço
Meningocócica C (Conjugada) (4)	Meningite meningocócica tipo C	Polissacarídeos capsulares purificados da *Neisseria meningitidis* do sorogrupo C	2 doses	Reforço	1ª dose: 3 meses 2ª dose: 5 meses Reforço: 12 meses	60 dias	30 dias da 1ª para 2ª dose e de 60 dias da 2ª dose para o 1º reforço
Febre amarela (Atenuada) (5)	Febre amarela	Vírus vivo atenuado	1 dose	Reforço	Dose: 9 meses Reforço: aos 4 anos	-	30 dias
Sarampo, caxumba e rubéola (SCR) (6)	Sarampo, caxumba e rubéola	Vírus vivos atenuados	2 doses (1ª dose com SCR e 2ª dose com SCRV)	-	12 meses	-	30 dias
Sarampo, caxumba, rubéola e varicela (SCRV) (4) (7)	Sarampo, caxumba rubéola e varicela	Vírus vivos atenuados	2 doses (2ª dose da SCR e 1ª de varicela)	-	15 meses	-	30 dias entre a dose de tríplice viral e a dose de tetraviral
Hepatite A (HA) (4)	Hepatite A	Antígeno do vírus da hepatite A, inativada	1 dose	-	15 meses	-	-

(continua)

Tabela 20.4 Calendário Nacional de Imunizações. (*Continuação*)

Vacina	Proteção contra	Composição	Número de doses - Esquema básico	Reforço	Idade recomendada	Intervalo entre as doses - Recomendado	Mínimo
Difteria, tétano e *pertussis* (DTP)	Difteria tétano e coqueluche	Toxoides diftérico e tetânico purificados e bactéria da coqueluche, inativada	Considerar doses anteriores com penta e DTP	2 reforços	1º reforço: 15 meses 2º reforço: aos 4 anos	1º reforço: 9 meses após 3ª dose 2º reforço: 3 anos após 1º reforço	1º reforço: 6 meses após 3ª dose 2º reforço: 6 meses após 1º reforço
Difteria e tétano (dT)	Difteria e tétano	Toxoides diftérico e tetânico purificados, inativada	3 doses (considerar doses anteriores com penta e DTP)	A cada 10 anos. Em caso de ferimentos graves a cada 5 anos	A partir dos 7 anos	60 dias	30 dias
Papilomavírus humano (HPV)	Papilomavírus Humano 6, 11, 16 e 18 (recombinante)	Partícula da cápsula do vírus antígeno de superfície	2 doses	-	9 a 14 anos para meninas 11 a 14 anos para meninos	2ª dose: 6 meses após 1ª dose	-
Pneumocócica 23-valente (PPV 23) (8)	Meningite, sepse pneumonias, sinusite, otite e bronquite	Polissacarídeo capsular de 23 sorotipos pneumococos	1 dose	-	A partir de 5 anos para os povos indígenas, sem comprovação da vacina PCV 10	-	-
Varicela (9)	Varicela	Vírus vivo atenuado	1 dose (corresponde à 2ª dose da varicela)	-	4 anos	-	30 dias

(1) Por conta da situação epidemiológica do país, é recomendável que a vacina BCG seja administrada na maternidade. Caso não tenha sido administrada na maternidade, aplicá-la na primeira visita ao serviço de Saúde. Crianças que não apresentarem cicatriz vacinal após receberem a dose da vacina BCG não precisam ser revacinadas. (2) A vacina da hepatite B deve ser administrada nas primeiras 24 horas, preferencialmente, nas primeiras 12 horas de vida, ainda na maternidade. Essa dose pode ser administrada até 30 dias após o nascimento. Em crianças até 6 anos, 11 meses e 29 dias, sem comprovação ou com esquema vacinal incompleto, iniciar ou completar esquema com penta que está disponível na rotina dos serviços de Saúde, com intervalo de 60 dias entre as doses, mínimo de 30 dias, conforme esquema detalhado no tópico da vacina penta. Em crianças com 7 anos completos sem comprovação ou com esquema vacinal incompleto, completar três doses com a vacina da hepatite B com intervalo de 30 dias para a 2ª dose e de 6 meses entre a 1ª e a 3ª. (3) A idade mínima para a administração da primeira dose é de 1 mês e 15 dias e a idade máxima é de 3 meses e 15 dias. A idade mínima para a administração da segunda dose é de 3 meses e 15 dias e a idade máxima é de 7 meses e 29 dias. Se a criança regurgitar, cuspir ou vomitar após a vacinação, não repita a dose. Nesses casos, considere a dose válida. (4) Administrar uma dose da vacina pneumocócica 10V (conjugada), da vacina meningocócica C (conjugada), da vacina hepatite A e da vacina tetraviral em crianças até 4 anos, 11 meses e 29 dias, que tenham perdido a oportunidade de se vacinar. (5) A recomendação de vacinação contra a febre amarela é para todo o Brasil, devendo seguir o esquema de acordo com as indicações de faixa etária e situação vacinal, sendo que, crianças entre 9 meses a menores de 5 anos de idade, administrar uma dose aos 9 meses e uma dose de reforço aos 4 anos. Para as crianças a partir de 5 anos de idade, administrar uma dose única. (6) A vacinação em bloqueios está indicada em contatos de casos suspeitos de sarampo e rubéola, a partir dos 6 meses. (7) A vacina tetraviral corresponde à segunda dose da tríplice viral e à primeira dose da vacina varicela. Na sua indisponibilidade, pode ser substituída pelas vacinas tríplice viral e vacina varicela (monovalente). (8) Essa vacina está indicada para população indígena a partir dos 5 anos. (9) A vacina varicela pode ser administrada até 6 anos, 11 meses e 29 dias. Está indicada para toda população indígena a partir dos 7 anos não vacinada contra varicela. (Adaptada de Brasil, 2022).

Plano nacional de operacionalização da vacinação contra a covid-19

A doença causada pelo coronavírus SARS-CoV-2, que gerou a maior pandemia da história recente da humanidade, atingiu todos os continentes e é conhecida por covid-19, que causa infecção respiratória aguda potencialmente grave.

De acordo com a OMS, 5% da população que foi afetada com a forma grave da doença associada a complicações respiratórias, sistêmicas como trombose, cardíacas e renais, sepse e choque séptico desenvolveram sequelas a longo prazo (Kowalski, 2021).

Ao longo do percurso de ocorrência da pandemia de covid-19 foram desenvolvidas tecnologias para buscar conter a doença e sua transmissão, porém a tecnologia que mostrou maior sucesso com melhores respostas, até então, foi o da imunização.

Em 2020, o PNI instituiu uma Câmara Técnica Assessora em Imunização e Doenças Transmissíveis, que não mediu esforços para planejar a vacinação da população e identificar novas estratégias a cada novo estudo ou pesquisa publicada com ajuste e adequação dos grupos prioritários, população alvo, capacitações e estratégias. Em janeiro de 2021, deu-se início à Campanha Nacional de Vacinação contra a covid-19 e até o momento existem quatro vacinas autorizadas para uso no Brasil: Sinovac/Butantan, Janssen, AstraZeneca/Fiocruz e Pfizer/Wyeth.

A Tabela 20.5 traz um resumo sobre as vacinas contra a covid-19 e suas principais diferenças.

SAIBA MAIS

Como profissional da Saúde, é importante que você esteja sempre acompanhando a evolução do Programa Nacional de Imunização contra a covid-19, principalmente porque se trata de uma doença muito nova e com estratégias em estudo. Acesse https://www.gov.br/saude/pt-br/coronavirus/vacinas/pni e mantenha-se atualizado.

Cobertura vacinal

A diminuição dos casos de morbidade e/ou mortalidade relacionados às doenças imunopreviníveis só é possível se a cobertura vacinal for mantida em níveis altos e homogêneos. Isso ocorre quando a ação da vacina interfere na cadeia de transmissão da doença interrompendo o elo do hospedeiro suscetível, transformando-o em imunizado e, se o hospedeiro imunizado soroconverter, em não suscetível. A compreensão desse processo nos leva a entender por que devemos buscar atingir a população alvo e não perder oportunidades de vacinação realizada com qualidade (Ribeiro, 2006).

A cobertura vacinal pode ser calculada para cada vacina, para cada número de doses completadas por grupo de idade e área geográfica. Pode ser calculada utilizando-se o método administrativo ou por meio de inquéritos ou trabalhos de campo.

A fórmula da cobertura vacinal é:

$$\text{Cobertura vacinal} = \frac{\text{Nº de vacinados por grupo etário e vacina}}{\text{Nº de pessoas no grupo etário}} \times 100$$

A Tabela 20.6 traz as recomendações do Ministério da Saúde (Brasil, 2015) quanto a parâmetros de boa cobertura vacinal.

Atribuições funcionais da equipe de Enfermagem na vacinação

A equipe de Enfermagem está diretamente relacionada com as atividades de vacinação, desde os processos de educação e orientação até a aplicação de vacina nas grandes campanhas nacionais. Por esse motivo, deve ser preocupação da Enfermagem a manutenção e/ou recuperação da saúde de pessoas, grupos, famílias e comunidade residente na área de abrangência da unidade de Saúde, bem como das pessoas que busquem atendimento nessa unidade.

Cabe ao enfermeiro planejar, organizar, supervisionar e executar atividades da unidade de Saúde. No que diz

Tabela 20.6 Tipo de vacina e taxa de cobertura recomendada.

Vacina	Taxa de cobertura (%)
Penta	95
BCG	90
SCR	95
Poliomielite (VIP/VOP)	95
HIB	95
Hepatite B	95
Febre amarela	100
dT	100
Pneumo 10-valente	95
Rotavírus	90
Meningo C	95
Tetraviral	95
HPV	80
Hepatite A	95
dTpa	100
Influenza	80

Adaptada de Brasil, 2015.

Tabela 20.5 Principais diferenças das vacinas contra a covid-19.

Vacina	Aprovação emergencial*	Avaliação definitiva*	Responsáveis	Armazenamento	Tecnologia	Nº de doses, intervalo entre as doses e idade preconizada	Validade após abertura do frasco e dose
Coronavac	17 de janeiro	12 de março	Sinovac (China) e Instituto Butantan (Brasil)	de 2 a 8°C	Vírus inativado	2 doses 4 semanas (a partir de 3 anos)	8 h (0,5 mℓ)
Astrazeneca	17 de janeiro	12 de março	AstraZeneca, Oxford e Fiocruz	De 2 a 8°C	Vetor viral (adenovírus recombinante)	2 doses De 4 a 8 semanas (a partir de 18 anos e não aplicar em gestantes)	6 h (0,5 mℓ)
Pfizer	–	23 de fevereiro	Pfizer e BioNTech	**Adulto:** de 2 a 8°C por 31 dias; de -25 a -15°C por até 14 dias; de -90 a -60°C por 9 meses **Pediátrica:** de 2 a 8°C por 10 semanas e de -90 a -60°C por 6 meses	RNA mensageiro (mRNA)	2 doses até 12 semanas (a partir de 5 a 12 anos com vacina pediátrica)	**Adulta:** 6 h (0,3 mℓ) **Pediatrica:** 12 h (0,2 mℓ)
Janssen	31 de março	05 de abril	Johnson & Johnson	De 2 a 8°C por 4,5 meses; De -25 a -15°C por 24 meses	Vetor viral (vetores de adenovírus sorotipo 26)	Dose única (a partir de 18 anos)	6 h (0,5 mℓ)

*A aprovação emergencial e a avaliação definitiva ocorreram no ano de 2021.

respeito à vacinação, o enfermeiro deve avaliar o processo, monitorar, avaliar os resultados e identificar necessidades de mudanças no processo.

Atribuições do Técnico de Enfermagem

O trabalho do Técnico de Enfermagem na área da Atenção Básica ainda se mistura muito com o da categoria de Auxiliares de Enfermagem que hoje executam a maior parte das atividades nas salas de vacina. São suas atribuições:

- Verificar a temperatura do termômetro de máxima e mínima das geladeiras de vacina e anotar no mapa de controle diário, no início e final do turno
- Utilizar o mapa de controle de temperatura individual para cada refrigerador e/ou caixa térmica (quando estiver sendo utilizada)
- Organizar o local e realizar limpeza concorrente da sala de vacina
- Repor material uma vez por semana ou quando for necessário e manter ordem
- Verificar prazo de validade e lote das vacinas e dos materiais, usando com prioridade aqueles que estiverem mais próximos do vencimento
- Colocar, todo o dia, um frasco de cada vacina, identificada com data e hora de abertura do frasco, na geladeira de uso diário. Guardar os frascos com as sobras ainda passíveis de utilização no dia posterior na geladeira de estoque, se estiver trabalhando no turno vespertino
- Caso não tenha geladeira de uso diário, utilizar caixa térmica, a exemplo do isopor com gelo reciclável e termômetro com cabo extensor
- Caso encontre alteração de temperatura das geladeiras, comunicar imediatamente a enfermeira de plantão
- Receber estoque mensal de vacinas e insumos realizando a devida conferência de tudo
- Orientar o usuário quanto ao imunobiológico a ser administrado, eventos adversos, data da próxima dose
- Realizar registros em mapa diário, fichas registros e arquivamento
- Deixar a sala de vacina em ordem no final do período de trabalho
- Realizar a limpeza interna da geladeira de estoque a cada 15 dias. Enquanto se limpa a geladeira, a vacina deve estar armazenada em outra câmara fria ou em caixa térmica com a temperatura devidamente controlada
- Realizar o fechamento do Boletim Mensal de Produção e Mapa de Inutilizações de Insumos Biológicos do mês
- Acolher o paciente e administrar o imunobiológico seguindo o padrão de técnicas adequadas
- Realizar busca de faltosos (Brasil, 2014).

Conservação dos imunobiológicos

Rede de Frio é o processo de recebimento, armazenamento, conservação, manipulação, distribuição e transporte dos imunobiológicos do PNI, com o objetivo de manter a temperatura adequada desses produtos desde o laboratório produtor até o momento de sua utilização, garantindo suas características iniciais para conferir imunidade esperada (Brasil, 2013).

Os imunobiológicos são produtos termossensíveis, ou seja, ocorre a inativação dos componentes imunogênicos quando estão em temperaturas inadequadas. Dessa forma, manuseio inadequado, equipamentos com defeito ou falta de energia elétrica podem interromper o processo de refrigeração, comprometendo a eficácia dos imunobiológicos. Por essa razão, é muito importante que os profissionais de Saúde que trabalham com imunizações conheçam as características desses produtos e as normas de conservação e armazenamento.

A instância nacional ou central – Ministério da Saúde, Secretarias de Estado da Saúde ou Central Nacional de Armazenamento e Distribuição de Imunobiológicos (CENADI) – que, em particular, armazena todos os imunobiológicos para posterior distribuição a todo o país, conta com câmaras frias que conservam imunobiológicos em temperatura negativa ($-20°C$) ou positiva ($+2$ a $+8°C$) de acordo com as recomendações do laboratório produtor. As vacinas são distribuídas para os estados por transporte refrigerado aéreo ou terrestre, em caixas térmicas devidamente preparadas e enviadas, segundo um cronograma pré-estabelecido pelo PNI.

Na instância regional (municipal) são armazenados todos os imunobiológicos na rede de serviços de Saúde dos municípios pertencentes à sua área de abrangência. Os produtos são armazenados em câmaras frias, geladeiras ou *freezers* de acordo com a necessidade adequada de temperatura de cada produto. Essa instância distribui vacinas para o nível local (Unidades Básicas de Saúde, hospitais e ambulatórios) em condições de serem administradas no usuário, ou seja, descongeladas, estando na temperatura entre $+2$ a $+8°C$.

Na instância local são armazenados os imunobiológicos para a utilização na sala de vacinação da unidade de Saúde. Esses produtos e seus respectivos diluentes devem ser mantidos em temperatura entre $+2$ e $+8°C$, em refrigeradores tipo domésticos com capacidade de $280 \ \ell$. Tal capacidade deve estar de acordo com os quantitativos de vacinas necessários às atividades de vacinação (rotina, campanha, bloqueios e intensificações) para a população de referência. Recomenda-se, sempre que possível, o uso de *freezer* no nível local para o acondicionamento de bobinas de gelo reutilizáveis para utilização em caixas térmicas ou em situações de emergência.

Controle e monitoramento da temperatura

Para assegurar a qualidade dos imunobiológicos, é imprescindível o controle diário de temperatura dos equipamentos da Rede de Frio com registro em impresso próprio ou gráfico, em todas as instâncias de armazenamento. Para isso, utilizam-se termômetros digitais ou analógicos, de cabo extensor ou não, e equipamentos de refrigeração.

Os equipamentos utilizados devem garantir a manutenção da temperatura adequada para a conservação das vacinas. Atualmente, existem no mercado câmaras para conservação de vacinas que foram criadas especialmente para esse fim e já estão disponíveis em muitas unidades de Saúde.

Esse equipamento de formato vertical dispõe de várias prateleiras internas, cada uma com porta interna individual, para não ocorrer alteração de temperatura quando da abertura da porta externa. Normalmente, a primeira prateleira é destinada para uso diário e as demais, para estoque. A temperatura interna é distribuída de forma mais uniforme, conta com dispositivo de alarme sonoro que é acionado quando a porta está aberta ou na vigência de alteração de temperatura fora dos valores programados. Existe, na parte superior do equipamento, um visor no qual são mostrados os valores das temperaturas (máxima, mínima e de momento) e o termostato para ser regulado conforme a temperatura desejada. É recomendável manter um termômetro analógico no interior do equipamento, com controle e registro diário da temperatura, assim é possível comparar as leituras tanto do visor como do termômetro de máxima e mínima.

> **IMPORTANTE**
>
> ! A sala de vacinação deverá desenvolver as atividades com equipamentos de refrigeração que permitam a conservação adequada dos imunobiológicos. Entretanto, em algumas ocasiões, como problemas com a geladeira de uso diário, as vacinas poderão ser acondicionadas em caixas térmicas para o uso diário, tomando-se alguns cuidados, a saber: utilizar caixa térmica retangular com tampa ajustada com capacidade de 7 a 12 ℓ; manter temperatura interna entre +2 a +8°C, monitorando com termômetro com cabo extensor; usar bobinas de gelo reutilizáveis ambientadas nas laterais da caixa e trocá-las sempre que necessário; organizar os imunobiológicos no centro da caixa apenas quando a temperatura atingir entre +2 a +8°C e deixar a tampa sempre bem ajustada para manter a temperatura adequada.

Cuidados gerais com equipamentos de refrigeração destinados à conservação de vacinas

Os cuidados com equipamentos de refrigeração destinados à conservação de vacinas são:

- Uso exclusivo para conservação de vacinas
- Tomada elétrica exclusiva, uma para cada equipamento, conectada diretamente no equipamento e instalada a 1,30 m do piso
- No quadro de energia elétrica da instituição, identificar a chave específica do circuito da sala de vacinação com o aviso "não desligar"
- Instalar o equipamento longe de fontes de calor e afastado da parede pelo menos 20 cm
- Colocar termômetro para controle de temperatura em todos os equipamentos. No caso de utilizar termômetro analógico de máxima e mínima, colocá-lo na posição vertical, preso entre a primeira e a segunda prateleiras
- Afixar na porta, externamente, o mapa de controle diário de temperatura e realizar a leitura e registro da temperatura diariamente pelo menos no início e no final da jornada de trabalho
- Colocar na base do equipamento suporte com rodas
- Certificar-se de que a porta está vedando adequadamente

- A organização interna requer alguns cuidados, como: vacinas com datas de validade próximas deverão ser colocadas na frente de acordo com o tipo e lote; as vacinas devem ser guardadas em suas caixas próprias ou em sacos plásticos perfurados e identificados; armazenar mantendo espaço entre as caixas e não as colocar junto às paredes do refrigerador
- Descongelar e limpar todos os equipamentos sempre que a camada de gelo exceder 0,5 cm de espessura
  - A limpeza é da responsabilidade da equipe de Enfermagem e deverá ser feita com sabão neutro, preferencialmente quando o equipamento dispuser de uma quantidade pequena de imunobiológicos, por exemplo, antes do abastecimento mensal e no período da manhã
  - Transferir as vacinas para outro refrigerador ou caixa térmica com bobinas de gelo reutilizáveis com temperatura adequada, ou seja, +2 a +8°C para os imunobiológicos em uso
  - Desligar o equipamento da tomada elétrica e não mexer no termostato, abrir a porta e aguardar que a camada de gelo se desprenda naturalmente
  - Recolocar as vacinas no equipamento ao término da limpeza, quando a temperatura interna alcançou a faixa de temperatura adequada, ou seja, após a primeira leitura da temperatura de máxima e mínima coerente com a conservação das vacinas.

Transporte de imunobiológicos

O transporte de imunobiológicos na instância local é realizado principalmente para atividades externas como bloqueios, campanhas de vacinação, intensificações (creches e escolas) visando ao aumento da cobertura vacinal. Nesses casos, o transporte deve ser realizado em caixas térmicas do tipo poliuretano ou poliestireno expandido (p. ex., caixa de isopor) com termômetro de transporte com cabo extensor e bobinas de gelo reutilizáveis constituídas de material plástico (geralmente de polietileno), contendo gel à base de celulose vegetal em concentração não tóxica e água (gelo reutilizável de gel) ou apenas água (gelo utilizável de água) de vários tamanhos, conforme as dimensões da caixa. As caixas térmicas deverão estar em boas condições de uso, com tampa bem ajustável e higienizadas após o seu uso (lavar e secar).

O PNI recomenda que seja utilizada para a conservação de imunobiológicos apenas a bobina de gelo reutilizável. Observar o prazo de validade das bobinas e, após o uso, lavar, secar e guardá-las no congelador ou *freezer*. As bobinas de gelo reutilizáveis deverão ser mantidas em freezer no mínimo por 24 horas ou em congelador do refrigerador doméstico por 48 horas para um adequado congelamento.

Nas atividades fora da unidade de Saúde, é importante caracterizar a população a ser vacinada para definir a quantidade de imunobiológicos a ser transportada, número de caixas térmicas e de bobinas de gelo reutilizáveis. Recomenda-se que sejam utilizadas caixas térmicas separadas para o estoque de vacinas, bobinas de gelo e outra para acondicionamento das vacinas em uso.

> **NA PRÁTICA**
>
> A ambientação da bobina de gelo reutilizável deverá ser feita sempre para o acondicionamento de imunobiológicos entre +2 e +8°C, para o transporte ou uso nas atividades de vacinação. Deve-se adotar este procedimento: retirar as bobinas de gelo reutilizáveis do *freezer* ou do congelador da geladeira e colocá-las sobre uma mesa, pia ou bancada e aguardar até que desapareça a "névoa" que normalmente cobre a superfície externa da bobina congelada, monitorando com um termômetro com cabo extensor, deixando o sensor entre uma bobina e uma superfície isolante até a temperatura atingir 0°C.

Quanto à organização dessas caixas, observar as seguintes recomendações: a quantidade de bobinas de gelo deverá ser suficiente para manter a temperatura das vacinas entre +2 a +8°C; dispor as bobinas nas laterais, no fundo e sobre as vacinas de estoque; fixar termômetro de transporte com cabo extensor com fita crepe na parte externa da caixa, deixar o cabo extensor externamente e o bulbo no meio das vacinas que deverão ser acondicionadas apenas quando a temperatura atingir o padrão desejado; a tampa deverá ser vedada com fita crepe larga (5 cm) e deve-se monitorar periodicamente a temperatura dessas caixas (registrar a temperatura em impresso próprio).

Imunobiológicos sob suspeita

Todo imunobiológico que permanecer fora da faixa de temperatura adequada deverá ser considerado sob suspeita e o fato deverá ser notificado imediatamente à instância superior, que decidirá sobre a utilização ou não do produto mediante o histórico de alterações de temperatura ocorridas desde a sua fabricação. Porém, até tal decisão, as vacinas deverão ser colocadas separadamente na geladeira com aviso "sob suspeita", permanecendo na temperatura adequada até decisão final. A decisão da instância superior deverá estar documentada e a unidade de Saúde deverá seguir as recomendações prescritas.

RESUMO

Neste capítulo, você conheceu a história do Sistema Único de Saúde, o sistema de Saúde brasileiro, suas atribuições e abrangências. Conheceu os avanços desde seu início, há mais de 30 anos.

Aprendeu sobre o Processo Saúde-Doença e os três modos de entendê-lo (mágico, ingênuo e crítico), e que a compreensão da doença ocorre de quatro formas (modelo monocausal, multicausal, modelo da história natural da doença e modelo da determinação social da doença). Aprendeu sobre a Atenção Básica de Saúde, suas atribuições e ações de cuidado à saúde. Conheceu a Estratégia Saúde da Família, a composição das equipes e a área de abrangência.

Aprendeu sobre Promoção da Saúde, Política Nacional de Humanização e Vigilância em Saúde. Sobre Vigilância em Saúde, você aprendeu a diferença entre as vigilâncias epidemiológica, sanitária e ambiental. Para finalizar o capítulo, você conheceu o Programa Nacional de Imunizações e aprendeu sobre agentes imunizantes, tipos de imunização, contraindicações gerais, falsas contraindicações, eventos adversos e o Plano Nacional de Operacionalização da vacina contra a covid-19 e as atribuições do Técnico de Enfermagem.

Ao finalizar este capítulo, você percebeu o quanto a Saúde coletiva no Brasil é complexa e ampla? Principalmente se considerarmos o tamanho do nosso país e suas peculiaridades. Por isso, este aprendizado não termina aqui; aliás, este foi o primeiro passo para uma vida de estudos sobre o SUS e esperamos que você conheça cada vez mais.

BIBLIOGRAFIA

Aguiar AC. Vigilância epidemiológica: textos de apoio. Rio de Janeiro: FIOCRUZ; 1998.

Aguiar ZN. SUS: antecedentes, percurso, perspectivas e desafios. São Paulo: Martinari; 2011.

Almeida MM. Conservação e manipulação de imunobiológicos. In: Farhat CK. (org.). Imunizações fundamentos e práticas. 4. ed. São Paulo: Atheneu; 2000; p.125-35.

Almeida Filho N; Rouquayrol MZ. Introdução à epidemiologia, 4. ed. Rio de Janeiro: Guanabara Koogan; 2006.

Augusto LGS. Saúde e vigilância ambiental: um tema em construção. Epidemiol. Serv. Saúde, 2003;12(4). doi: http://dx.doi.org/10.5123/S1679-49742003000400002.

Batistella C. Saúde-doença e cuidado: complexidade teórica e necessidade histórica. In: Fonseca AF, Corbo AMD'A. O território e o processo Saúde-doença. Rio de Janeiro: EPSJV/Fiocruz; 2007.

Bertolli Filho C. História da Saúde Pública no Brasil. 2. ed. São Paulo: Ática; 1998.

Brasil. Agência Nacional de Saúde Suplementar (ANS). Manual técnico para promoção da Saúde e prevenção de riscos e doenças na Saúde suplementar. 4. ed. rev. e atual. Rio de Janeiro: ANS; 2011.

Brasil. Conselho Nacional de Secretários de Saúde (Conass). Promoção da Saúde: propostas do Conselho Nacional de Secretários de Saúde (Conass) para sua efetivação como política pública no Brasil. 2016. Disponível em: http://www.conass.org.br/promocao-da-saude/. Acesso em: 06 dez. 2018.

Brasil. Conselho Nacional de Secretários de Saúde (Conass). Sistema Único de Saúde (SUS). Brasília: Conass; 2011. (Coleção Para Entender a Gestão do SUS 2011, v.1). Disponível em: https://www.conass.org.br/bibliotecav3/pdfs/colecao2011/livro_1.pdf. Acesso em: 15 mar. 2021.

Brasil. Ministério da Saúde. Calendário vacinal 2022; 2022. Disponível em: https://www.gov.br/saude/pt-br/assuntos/saude-de-a-a-z/c/calendario-nacional-de-vacinacao/calendario-vacinal-2022. Acesso em: 05 maio 2023.

Brasil. Ministério da Saúde. Plano Nacional de Operacionalização da Vacinação contra a Covid-19. 12. ed. Brasília: Ministério da Saúde; 2022.

Brasil. Ministério da Saúde. Política Nacional de Humanização. 1. ed. 2015. Disponível em: http://bvsms.saude.gov.br/bvs/folder/politica_nacional_humanizacao_pnh_1ed.pdf. Acesso em: 09 out. 2018.

Brasil. Ministério da Saúde. Secretaria de Atenção à Saúde. Departamento de Atenção Básica. Política Nacional de Atenção Básica. 4. ed. Brasília: Ministério da Saúde; 2007.

Brasil. Ministério da Saúde. Secretaria de Vigilância em Saúde. Departamento de Vigilância Epidemiológica. Guia de Vigilância Epidemiológica. 7. ed. Brasília; 2009. (Série A. Normas e Materiais Técnicos)

Brasil. Ministério da Saúde. Secretaria de Vigilância em Saúde. Departamento de Vigilância das Doenças Transmissíveis. Manual dos Centros de Referência para Imunobiológicos Especiais. 4. ed. Brasília: Ministério da Saúde; 2014.

Brasil. Ministério da Saúde. Secretaria de Vigilância em Saúde. Departamento de Vigilância Epidemiológica. Manual de rede de frio. 4. ed. Brasília: Ministério da Saúde; 2013.

Brasil. Ministério da Saúde. Secretaria de Vigilância em Saúde. Departamento de Vigilância das Doenças Transmissíveis. Manual de Normas e Procedimentos para Vacinação. Brasília: Ministério da Saúde; 2014.

Brasil. Ministério da Saúde. Secretaria de Vigilância em Saúde. Programa Nacional de Imunizações 30 anos. Brasília: Ministério da Saúde; 2003.

Brasil. Ministério da Saúde. Secretaria de Vigilância em Saúde. Secretaria de Atenção à Saúde. Política Nacional de Promoção da Saúde: PNPS. Anexo 1 da Portaria de Consolidação nº 2, de 28 de setembro de 2017, que consolida as normas sobre as políticas nacionais de Saúde do SUS. Brasília: Ministério da Saúde; 2018.

Campos RTO, Ferrer AL, Gama CAP, Campos GWS, Trapé TL, Dantas DV. Avaliação da qualidade do acesso na atenção primária de uma grande cidade brasileira na perspectiva dos usuários. Saúde Debate, 2014;38:252-64. Disponível em: http://www.scielo.br/pdf/sdeb/v38nspe/0103-1104-sdeb-38-spe-0252.pdf. Acesso em: 20 set. 2018.

Carvalho SR. Saúde Coletiva e promoção da Saúde: sujeito e mudança. 3. ed. São Paulo: Hucitec; 2013.

Czeresnia D, Maciel EMGS, Oviedo RAM. Os sentidos da saúde e da doença. Rio de Janeiro: Fiocruz; 2013. Ciênc. Saúde Coletiva. 2015;20(3). Disponível em: https://doi.org/10.1590/1413-81232015203.00212014. Acesso em: 14 jun. 2023.

Ferreira LR, Artmann E. Discursos sobre humanização: profissionais e usuários em uma instituição complexa de Saúde. Ciência & Saúde Coletiva, 2018;23(5). doi: https://doi.org/10.1590/1413-81232018235.14162016. Acesso em: 09 out. 2018.

Figueiredo GLA, Sa RF, Melo Filho DA, Caixeta NCR. Recomendações e intenções das conferências internacionais para se pensar a Promoção da Saúde. In: Figueiredo GLA, Martins CHG (Org). Políticas, tecnologias e práticas em Promoção da Saúde. 1. ed. Franca: Uifran/São Paulo: Hucitec; 2016.

Garuzi M, Achitti MCO, Sato CA, Rocha SA, Spagnuolo RS. Acolhimento na Estratégia Saúde da Família: revisão integrativa. Rev. Panam Salud Publica, 2014;35(2):144-9. Disponível em: https://www.scielosp.org/article/rpsp/2014.v35n2/144 a 149/. Acesso em: 07 set. 2018.

Giovanella L, Escorel S, Lobato LVC, Noronha JC, Carvalho AI. Políticas e Sistema de Saúde no Brasil. 2. ed. ampl. Rio de Janeiro: Fiocruz; 2008.

Jorge JC, Guimarães CM. Estratégia Saúde da Família: a Enfermagem e o cuidar humanizado. Estudos, 2014;41(especial):113-24. Disponível em: http://seer.pucgoias.edu.br/index.php/estudos/article/viewFile/3812/2176. Acesso em: 20 set. 2018.

Kowalski AC. Imunização contra a Covid-19. In: Frangella VS (Org.). Covid-19 e a pandemia no Brasil. v. 1. São Paulo: Centro Universitário São Camilo; 2021. (Coleção Covid-19 no Brasil: impactos e papel da equipe multiprofissional)

Malta DM, Santos MAS, Stopa SH, Vieira JEB, Melo EA, Reis AAC. A cobertura da Estratégia de Saúde da Família (ESF) no Brasil, segundo a Pesquisa Nacional de Saúde. Ciência & Saúde, 2013;21(2). Disponível em: http://www.scielo.br/pdf/csc/v21n2/1413-8123-csc-21-02-0327.pdf. Acesso em: 09 ago. 2018.

Noronha JC, Lima LD, Machado CV. O Sistema Único de Saúde – SUS. In: Giovanella L, Escorel S, Lobato LVC, Noronha JC, Carvalho AI. Políticas e Sistema de Saúde no Brasil. 2. ed. ampl. Rio de Janeiro: Fiocruz; 2008.

Oliveira OS, Costa MML, Bezerra EP, Andrade LL, Ferreira JDL, Acioli CMC. Atuação dos técnicos de enfermagem na atenção básica de Saúde no cuidado ao usuário diabético. Rev Enferm UFPE On Line, 2014;8(3):501-8.

Reis-Borges GC, Nascimento EN, Borges DM. Impacto da Política Nacional de Humanização na Estratégia Saúde da Família e na Rede de Saúde. Distúrbios da Comunicação, 2018;30(1):194-200. Disponível em: https://revistas.pucsp.br/index.php/dic/article/view/33313. Acesso em: 09 out. 2018.

Ribeiro MCS. Programa de imunizações. In: Aguiar ZN; Ribeiro MCS (Orgs). Vigilância e controle das doenças transmissíveis. 2. ed. São Paulo: Martinari; 2006; p.337-75.

Rouquayrol MZ, Rouquaryol GM. Epidemiologia & Saúde. 8. ed. Rio de Janeiro: Medbook; 2018.

São Paulo (Estado). Secretaria da Saúde. Comissão Permanente de Assessoramento em Imunizações. Coordenadoria de Controle de Doenças. Centro de Vigilância Epidemiológica. Norma Técnica do Programa de Imunização. São Paulo: SES-SP; 2016.

Silva AC, Ferreira J, Czeresnia D, Maciel EMGS, Oviedo RAM. Os sentidos da saúde e da doença. Rio de Janeiro: Fiocruz; 2013. Ciênc. Saúde Coletiva, 2015;20(3):957-8.

Exercícios de fixação

1. A Vigilância Epidemiológica constitui importante instrumento para o planejamento, a organização e a operacionalização dos serviços de Saúde, bem como a normatização das atividades técnicas correlatas. Com base nos conceitos associados à Vigilância Epidemiológica, marque a alternativa correta:

   a) A investigação epidemiológica inicia-se logo após a notificação de casos de doenças/agravos, suspeitos ou clinicamente comprovados, a partir do momento em que as autoridades passam a considerar necessário dispor de informações complementares sobre tais casos.

   b) Levantamento epidemiológico é o estudo seccional do tipo amostral para quando as informações existentes forem inadequadas ou insuficientes por conta de diversos fatores.

   c) Os dados de morbidade são importantes como indicadores da gravidade do fenômeno vigiado, pois se referem a fatos vitais bem marcantes e registrados via declarações de óbito.

   d) A Vigilância Epidemiológica tem como funções: coletar, processar, analisar e interpretar dados ou recomendar medidas de controle apropriadas.

   e) A Vigilância Epidemiológica contempla ações executadas pelo setor Saúde articulado entre si, ou seja, entre hospital, laboratório, ESF/AMA/PS/UVIS etc., menos os serviços de necropsia do SVO e IML.

2. Classifique em verdadeiro (V) ou falso (F).

A investigação epidemiológica, realizada a partir de casos notificados e seus contatos, tem por principais objetivos:

   I) Identificar o agente etiológico causador da doença.

II) Observar dados sobre a frequência usual da doença, relacionados a pessoas, lugar e tempo, no intuito de confirmar a existência de um surto ou epidemia.

III) Conhecer o modo de transmissão, incluindo veículos e vetores que possam estar envolvidos no processo de transmissão da doença.

IV) Identificar a população suscetível que esteja em maior risco de exposição ao agente para proceder às medidas específicas de controle e à estratégia para a sua aplicação.

Assinale a alternativa que indica as afirmativas corretas:

a) São corretas as afirmativas I, II, III e IV.

b) São corretas apenas as afirmativas I, III e IV.

c) São corretas apenas as afirmativas I e III.

d) É correta apenas a afirmativa II.

e) É correta apenas a afirmativa I.

3. As hepatites virais são algumas das doenças emergentes no atual século. Enquanto a hepatite A é de transmissão fecal-oral, as hepatites B e C são consideradas doenças sexualmente transmissíveis.

PORQUE

Na hepatite A, a transmissão pode acontecer por fômites, e as hepatites B e C, por via transplacentária. Analisando a relação proposta entre essas duas asserções, assinale a opção correta:

a) As duas asserções são proposições verdadeiras, e a segunda é uma justificativa correta da primeira.

b) As duas asserções são proposições verdadeiras, mas segunda não é uma justificativa correta da primeira.

c) A primeira asserção é uma proposição verdadeira, e a segunda é uma proposição falsa.

d) A primeira asserção é uma proposição falsa, e a segunda é uma proposição verdadeira.

e) As duas asserções são proposições falsas.

4. Mariana refere ter nascido em 1º de novembro de 2004 e foi com sua mãe à Unidade Básica de Saúde, por recomendação da escola, para se vacinar. Levou consigo a carteirinha de vacinação que continha as seguintes vacinas:

- BCG – 3/11/2004
- Hepatite B – 3/11/2004,7/02/2005,9/04/2005 e 9/10/2005
- Tetravalente – 7/02/2005, 9/04/2005 e 15/07/2005
- VOP – 7/02/2005, 9/04/2005, 15/07/2005 e 20/02/2006
- DTP – 20/02/2006
- SCR – 20/02/2006

Que vacinas o enfermeiro deve recomendar para ela no dia de hoje?

a) Meningite C, dT, HPV e febre amarela.

b) DTP, HPV, VOP e febre amarela.

c) Febre amarela, dT e SCR.

d) SCR, meningite C, VOP e HPV.

e) Hepatite B, meningite C, DTP e HPV.

5. Tendo como perspectiva a gravidez, classifique as afirmações a seguir com verdadeiro (V) ou falso (F) e depois assinale a alternativa com a sequência correta.

( ) Somente a detecção do hormônio HCG (gonadotrofina coriônica humana) na urina é o suficiente para confirmar a gravidez.

( ) As principais transformações que ocorrem na grávida são o aumento do peso, aumento do metabolismo basal e da necessidade proteica.

( ) As consultas com o enfermeiro ou com médico possuem uma sequência e dependerá se a gravidez for de risco baixo, médio ou alto.

( ) As sorologias para hepatite B, sífilis, toxoplasmose, HIV somente são realizadas quando há história prévia de sinais clínicos.

( ) Na primeira consulta de pré-natal, seguindo-se as diretrizes do Ministério da Saúde, será realizado o histórico de Enfermagem (coleta de dados, exame físico). Deverão ser abordados aspectos epidemiológicos, antecedentes (familiares, pessoais, ginecológicos e obstétricos), questionamento sobre o uso de álcool, tabaco, outras drogas e a situação da gravidez atual. O exame físico deve ser completo.

Assinale a sequência correta.

a) V–V–V–V–V.

b) F–V–V–V–F.

c) F–V–V–F–V.

d) V–F–F–V–V.

e) F–F–V–V–F.

6. Durante a gestação, a mulher deve receber alguns imunobiológicos para poder passar verticalmente os anticorpos para o feto. Frente ao exposto, toda a gestante durante todos os seus pré-natais deverá receber a(s) vacina(s) contra:

a) Influenza e hepatite B.

b) dTpa e hepatite B.

c) Hepatite B e SCR.

d) SCR e dT.

e) Influenza e dTpa.

7. A Política Nacional de Promoção da Saúde teve seu processo de revisão, desencadeado pelo Ministério da Saúde e coordenado pela Secretaria de Vigilância em Saúde, a partir de 2013. Aponte a alternativa incorreta:

a) Essa nova versão da citada política toma por fundamento o próprio SUS, que traz em sua base o conceito ampliado de Saúde, o referencial teórico da promoção da saúde e os resultados de suas práticas desde a sua institucionalização.

b) Para se operar a Política de Saúde, incluindo a de Promoção da Saúde, é necessária a consolidação de práticas voltadas somente para o indivíduo, em uma perspectiva de trabalho multidisciplinar, integrado e em redes.

c) Aponta a necessidade de articulação com outras políticas públicas para fortalecê-la, com o imperativo da participação social e dos movimentos populares, em virtude da impossibilidade de que o setor sanitário responda sozinho ao enfrentamento dos determinantes e condicionantes da Saúde.

d) Para se operar a Política de Saúde, incluindo a de Promoção da Saúde, deve ser considerada a necessidades em saúde da população em uma ação articulada entre os diversos atores em determinado território.

e) De forma complementar, a Política Nacional de Promoção da Saúde necessita articular suas ações com as demais redes, como a de proteção social, da qual a Saúde faz parte, juntamente com a assistência e a previdência social.

8. A vacina pentavalente imuniza a criança contra difteria, tétano, coqueluche, meningite pelo *Haemophilus influenzae* e hepatite B. A idade máxima com que o indivíduo pode receber DTP, uma parte dos imunobiológicos da pentavalente, é:

a) 5 anos, 11 meses e 29 dias.

b) 11 meses e 29 dias.

c) 6 anos, 11 meses e 29 dias.

d) 7 anos.

e) 2 meses.

9. No âmbito do Sistema Único de Saúde (SUS), o desenvolvimento de ações para o alcance do atendimento integral pelos enfermeiros e demais profissionais da Saúde pode requerer a referência do paciente a um nível de maior complexidade tecnológica dentro de uma rede de atenção.

Considerando as diversas atividades realizadas pela Enfermagem no SUS, numere a coluna II de acordo com a coluna I, fazendo a relação entre os níveis de Atenção à Saúde e os procedimentos realizados. Assinale a sequência correta:

Coluna I	Coluna II
1 – Atenção Primária	( ) Realização de hemodiálise
2 – Atenção Secundária	( ) Triagem no pronto atendimento
3 – Atenção Terciária	( ) Consulta de Enfermagem de pré-natal

a) 1–2–3.

b) 3–2–1.

c) 2–3–1.

d) 3–1–2.

e) 2–1–3.

10. Sobre as Redes de Atenção à Saúde, é incorreto afirmar que:

a) A Atenção Básica encontra-se como a coordenadora do cuidado e ordenadora da rede, constituindo um mecanismo de superação da fragmentação na assistência.

b) A organização da Rede de Assistência à Saúde exige a definição da região de Saúde, com definição dos limites geográficos e sua população e estabelecimento do rol de ações e serviços a serem ofertados na região.

c) A estruturação e organização das Redes de Atenção à Saúde visam aperfeiçoar o funcionamento político-institucional do Sistema Único de Saúde para assegurar ao usuário o conjunto de ações e serviços que necessita com efetividade e eficiência.

d) Uma Rede de Atenção à Saúde é definida como arranjos organizativos de ações e serviços de Saúde, com iguais densidades tecnológicas, que são integradas por meio de sistemas de apoio técnico, logístico e de gestão.

e) A Atenção Básica utiliza de tecnologia leve e leve-dura durante a prestação de assistência à saúde.

11. A Política Nacional de Atenção Básica apresenta um conjunto de normas e diretrizes para a efetiva implantação da assistência à população na prevenção, promoção, recuperação e reabilitação da saúde. Para alcançar os seus objetivos, a Política Nacional de Atenção Básica tem como estratégia prioritária:

a) O fortalecimento dos serviços de reabilitação.

b) Os Ambulatórios de Especialidades Médicas.

c) A Estratégia Saúde da Família.

d) A ampliação dos hospitais de referência.

e) A expansão das farmácias de alto custo.

12. Considerando as necessidades de Saúde, o Ministério da Saúde decretou a Portaria GM nº 154/2008, criando o Núcleo de Apoio à Saúde da Família (NASF), que deve ser constituído por equipes compostas por profissionais de diferentes áreas de conhecimento para atuarem com os profissionais das Equipes de Saúde da Família, compartilhando as práticas em saúde nos territórios sob responsabilidade dessas equipes. Quanto ao NASF, afirma-se que:

a) O NASF é a porta de entrada do sistema, em que as famílias devem ser encaminhadas para Equipes de Saúde da Família.

b) Quando a Equipe de Saúde da Família não tiver competência para assistir à família, o NASF deve centralizar o caso.

c) O NASF deve dar apoio às Equipes de Saúde da Família, em uma gestão compartilhada.

d) O NASF é responsável por dar assistência direta de recuperação e reabilitação da saúde da família.

e) A equipe do NASF é formada de multiprofissionais de diversos níveis de formação, o que fortalece o vínculo da família com a equipe.

13. O Técnico de Enfermagem da Unidade Básica de Saúde inicia o trabalho às 7 horas e verifica que, ao fazer o controle da temperatura da geladeira de vacina, o termômetro registra: temperatura mínima de 2°C, a temperatura máxima de 8°C e a temperatura do momento de 4°C. Diante desses dados, assinale a conduta correta do profissional de Saúde:

a) Interdita a sala de vacina e dispensa a população que compareceu para a vacinação.

b) Prepara o isopor, conta toda a vacina, identifica o lote, registra na planilha e comunica a supervisão.

c) Considerando que a variação da temperatura foi pouco além da preconizada, inicia o atendimento da população.

d) Registra a temperatura observada e inicia o atendimento da vacinação.

e) Orienta a população que ocorreu uma variação da temperatura da geladeira e solicita que aguarde a decisão da supervisão.

14. A Vigilância em Saúde desenvolve ações de caráter intersetorial orientadas para um dado território e dirigidas à promoção, à prevenção e ao tratamento. É um "novo" fazer em Saúde, no qual o trabalhador de Saúde verdadeiramente cuida dos sujeitos que vivem em seu território de atuação. Com relação à Vigilância em Saúde, assinale a alternativa correta:

a) A hierarquização dos serviços de Vigilância em Saúde dificultou a assistência da promoção à reabilitação das doenças de notificação compulsória.

b) A regionalização da Vigilância em Saúde permite a intervenção mais eficiente nas ações do governo federal para o controle das doenças.

c) Com a descentralização, o governo federal assume parte das ações de Vigilância em Saúde para tornar as ações mais eficazes e garantir maior acesso da comunidade aos serviços de Saúde.

d) Para tornar as ações mais eficazes e garantir maior acesso da comunidade aos serviços de Saúde, o município assume a gestão e as ações de Saúde.

e) Tem uma gestão descentralizada, e o governo estadual normatiza e coordena as ações em nível nacional.

15. A Vigilância Epidemiológica é o conjunto de atividades que permite reunir a informação indispensável para conhecer, a qualquer momento, o comportamento ou a história natural das doenças, bem como detectar ou prever alterações de seus fatores condicionantes. As ações previstas pela Vigilância Epidemiológica visam:

a) Avaliar o impacto que as tecnologias provocam na saúde da população mais carente.

b) Obter a participação da comunidade na detecção dos problemas regionais de saúde.

c) Recomendar e adotar medidas de prevenção e controle das doenças ou agravos.

d) Registrar e divulgar a descentralização dos serviços para os municípios.

e) Avaliar a competência profissional dos serviços de Saúde na comunidade local.

16. Uma criança com 3 meses comparece na unidade de Saúde para ser vacinada e sua mãe apresenta carteira de vacinação com registro de uma dose de BCG e Hepatite B que recebeu ao nascer. Quais são as vacinas que deverá receber?

a) Pentavalente, VIP, hepatite B, VORH, pneumocócica 10 e meningocócica C.

b) Pentavalente, VIP, VORH, pneumocócica 10 e meningocócica C.

c) DTP, VIP, VORH, pneumocócica 10 e meningocócica C.

d) DTP, VIP, VORH e meningocócica C.

e) Pentavalente, VIP, VORH e meningocócica C.

17. São contraindicações para aplicação de imunobiológicos. Assinale a alternativa correta:

a) Uso de qualquer antimicrobiano.

b) Doença neurológica estável ou antecedente familiar de convulsão.

c) Pessoas com imunodeficiência congênita ou adquirida.

d) Doença diarreica leve ou moderada.

e) Pessoa desnutrida.

18. O Sistema Nacional de Vigilância em Saúde

a) É coordenado pela Agência Nacional de Vigilância Sanitária e compreende o Sistema Nacional de Laboratórios de Saúde Pública, nos aspectos pertinentes à Vigilância Epidemiológica e Saúde Ambiental; os sistemas de informações de Vigilância em Saúde; programas de prevenção e controle de doenças de relevância em Saúde Pública.

b) É coordenado pela Secretaria de Vigilância do Ministério da Saúde e compreende o subsistema nacional de Vigilância Epidemiológica, de doenças transmissíveis e de agravos e doenças não transmissíveis e o subsistema nacional de Vigilância em Saúde ambiental, incluindo o ambiente de trabalho, dentre outros.

c) É coordenado pelo Departamento de Atenção Básica (DAB) e suas ações devem ser elaboradas com base no Elenco Norteador de Vigilância Sanitária e integradas à Programação Anual de Saúde.

d) Deve subsidiar a programação das Secretarias de Saúde Estaduais e Municipais para que não sejam elencadas ações incompatíveis com a Programação Anual de Saúde em níveis nacional, estadual e municipal.

e) É coordenado pela Agência Nacional de Vigilância Sanitária e compreende Vigilâncias Sanitárias Estaduais, Vigilâncias Sanitárias Municipais, Sistema Nacional de Laboratórios de Saúde Pública, no aspecto pertinente à vigilância sanitária e sistemas de informação de Vigilância Sanitária.

19. Em relação ao acolhimento e à participação da comunidade no SUS, assinale a opção correta:
   a) O processo de formação e capacitação de conselheiros de Saúde é responsabilidade das universidades, podendo os gestores do SUS sugerir propostas de ação.
   b) Os municípios que não possuem entidades, instituições e movimentos sociais organizados em número suficiente para compor os Conselhos de Saúde não têm a obrigação de tê-los funcionando de forma permanente.
   c) O acolhimento é um modo de operar os processos de trabalho em Saúde em forma de triagem para atender somente aqueles pacientes que realmente estejam com problemas graves ou crônicos.
   d) Com vistas ao fortalecimento do controle social no SUS, os gestores devem promover a participação e o controle social, apoiando os Conselhos de Saúde, as conferências de Saúde e os movimentos sociais que atuam no campo da Saúde.
   e) Considerando que o exercício de função do membro do Conselho de Saúde é de relevância pública, o Conselho Nacional de Saúde recomenda que ele seja remunerado de acordo com a capacidade financeira do respectivo estado ou município.

20. A Vigilância Epidemiológica visa ao controle das doenças nos âmbitos individual e coletivo. É correto:
   a) Notificar à autoridade sanitária todas as doenças que têm potencial de atingir as pessoas.
   b) Todas as doenças devem ser notificadas na suspeita.
   c) O fluxo da informação começa na Secretaria Estadual de Saúde e termina na OMS.
   d) Existem critérios de seleção para elaborar a Lista de Doenças de Notificação Compulsória.
   e) Todas as alternativas estão corretas.

FECHAMENTO DE CASO-CENÁRIO

Verifique se você respondeu adequadamente às perguntas do Caso-cenário.

CASO-CENÁRIO 1

O bairro Catavento assemelha-se a qualquer bairro de periferia de uma cidade média ou grande. Trata-se de uma região, normalmente, invadida, que foi sendo formada sem planejamento e intervenção dos Poderes Públicos, acumulando, portanto, inúmeras dificuldades quanto à infraestrutura urbana: falta de saneamento básico, falta de locais de lazer, falta de emprego nas proximidades, formada por população mais jovem e com menor poder aquisitivo, entre outras situações.

Tal (des)organização acarreta realização de construções acanhadas e mal acabadas, sem ventilação necessária e suficiente para manutenção da saúde, muitas vezes com acesso dificultado, com pouco acesso a água tratada, coleta de esgoto e lixo, falta de acesso a escolas e serviços de Saúde nas proximidades e transporte suficiente para alcance de serviços e insumos necessários para a sobrevivência.

1. Lembrando de tantas histórias semelhantes a esta, podemos afirmar que a região deve ter sido inicialmente invadida pela população de baixa renda, uma vez que não há uma política muito consistente de realização e oferta de habitações populares para resolver o problema de habitação, principalmente em cidades de médio e grande portes, para as quais houve grande êxodo da população rural em busca de emprego e novas oportunidades.

   O loteamento deve ter sido realizado de forma caótica, sem considerar a necessidade de preservação de espaços para abertura de ruas, para construção de equipamentos sociais (escolas, Unidades Básicas de Saúde etc.) e garantias de acesso, luminosidade natural, entre outras situações.

   Acaba por serem constituídos bairros em que, depois de algum tempo, a população busca se organizar para conseguir, do Poder Público, a infraestrutura de vida mínima. Normalmente, é uma área em que a comunidade constitui normas próprias de convivência e de autoajuda.

2. Talvez muitas pessoas que residem no bairro Catavento acreditem ter saúde, vista a referência de normalidade que têm com relação a ter saúde, entretanto, entendendo o ter saúde ou doença enquanto um processo e com base na determinação social desse mesmo processo, pode-se inferir que o adoecimento deve atingir um grande contingente desta população.

   Como uma criança poderá ser saudável se seus pais estiverem desempregados ou com renda indefinida para sustentar as necessidades mais básicas dessa criança (alimentação, brincar, educação, guarda e proteção etc.)?

(continua)

CASO-CENÁRIO 1 (*Continuação*)

Como um adolescente poderá ser saudável se não tem acesso a formação e profissionalização adequada, ou a lazer que seja fonte de saúde, ou educação social e para a vida?

Como um adulto poderá ter saúde se falta renda para consumir o que é mais necessário, se precisa se locomover por grandes distâncias para poder trabalhar, se falta lazer e descanso mental, se falta, muitas vezes, convívio familiar e possibilidades de crescer?

Enfim, acumulam-se adoecimentos em áreas como essa, a exemplo da hipertensão arterial, diabetes melito, gravidez na adolescência, aumento da mortalidade infantil e materna, por violência e/ou outras doenças evitáveis, entre outras tantas, como é o caso descrito.

3. A Educação em Saúde é um elemento primordial de intervenção em Saúde para ser aplicado no bairro Catavento. Várias famílias advêm de regiões rurais, cujo convívio e proximidades são bem diferentes do que em uma região urbana. O acesso a água potável, luz, tratamento do lixo, entre outras situações cotidianas, é muito diferente em uma área urbana da periferia, necessitando, então, que seja estabelecido o diálogo com a comunidade para poder empoderá-la e que ela mesma possa dar o seguimento para a sua própria vida. Como o Processo Saúde-Doença sofre interferência de múltiplos fatores, iniciando-se pela falta de renda, há a necessidade de serem realizadas parcerias entre a Saúde e outros setores da sociedade pública e civil, estabelecendo-se um trabalho intersetorial.

4. O ponto inicial de tudo deve se dar na realização do cadastramento das famílias, no conhecimento dos riscos e vulnerabilidades de cada parte do território e estabelecimento de um diagnóstico situacional para esse território, com a identificação dos problemas prioritários a estabelecimento de programas de Saúde para minimizar e/ou resolver tais problemas.

Cabe à equipe de ESF, por meio dos Agentes Comunitários de Saúde, a execução desse cadastro; além disso, cabe à equipe de ESF a realização da territorialização e identificação de problemas de saúde.

Algumas famílias deverão ser priorizadas e/ou acompanhadas mais de perto por conta dos riscos à saúde identificados. As famílias mais problemáticas deverão ser discutidas com a equipe do NASF, equipe de apoio a de ESF, devendo ser realizado um planejamento de ação conjunta.

5. A ESF possui alguns programas de Saúde priorizados pelo Ministério da Saúde, a saber: acompanhamento de crianças até 2 anos, mulheres gestantes, hipertensos, diabéticos, tuberculosos e hansenianos. Mas cabem a cada equipe da ESF a proposta e a realização de programas para intervenção sobre outros problemas de saúde que atinjam a população da área de abrangência específica daquela ESF.

No bairro Catavento, por exemplo, além dos programas prioritários, há a necessidade de serem estabelecidos programas para prevenção de câncer de mama e de próstata, controle da violência, diminuição da gravidez na adolescência, controle da transmissão por hepatites A e B e controle da dengue e leptospirose.

6. A Política de Humanização foi criada para melhoria do alcance da integralidade e qualificação da assistência realizada pelas unidades de Saúde em todos os níveis da assistência (1º, 2º ou 3º).

Há necessidade de os profissionais de Saúde, bem como os elementos do Conselho de Saúde da UBS/ESF, terem acesso a um treinamento/oficina em que possam refletir sobre o grau de humanização da assistência fornecida por todos e por cada profissional de Saúde. Tal treinamento deve envolver todos os profissionais, desde a recepção, farmácia, enfermagem, médicos, gerência etc.

É interessante, também, que seja implantada uma avaliação sistemática a respeito da qualidade da assistência a ser respondida pela população que faz uso dos serviços da UBS/ESF.

7. Existem várias concepções de Vigilância de Saúde, a saber: trabalho com problemas identificados na comunidade que reside no território, monitoramento de indicadores de saúde e junção dos fazeres das vigilâncias epidemiológica, ambiental e sanitária.

A equipe da ESF deve trabalhar segundo o desenvolvimento do modelo de atenção à saúde da Vigilância de Saúde, ou seja, trabalhar com a realização de programas que venham a intervir sobre os principais problemas de saúde identificados na comunidade para a qual prestam serviços de Saúde e, de preferência, com a participação da comunidade. Mas deve, também, monitorar a ocorrência dos agravos e/ou adoecimentos que acometem tal comunidade e seguir as normas de notificação das doenças de notificação compulsória, bem como as investigações epidemiológicas de adoecimentos individuais de surtos, coleta de exames específicos, bloqueio de casos junto aos comunicantes e intervenção ambiental quando necessário e pertinente.

21 Administração em Enfermagem

Ana Claudia Alcântara Garzin ■ Eliana Suemi Handa Okane ■ Heidi Leal ■
Ivonete Sanches Giacometti Kowalski

Objetivos de aprendizagem

✓ Conhecer a história (origem e influência) e os princípios básicos da Administração para o exercício técnico em Enfermagem
✓ Descrever a importância da Administração em Enfermagem
✓ Identificar o papel do Técnico de Enfermagem na Administração de Enfermagem
✓ Destacar práticas em Administração em Enfermagem
✓ Utilizar-se de ferramentas gerenciais junto ao enfermeiro
✓ Elencar as possibilidades de melhoria do serviço com o uso da Administração em Enfermagem
✓ Discutir acerca da qualidade em serviços hospitalares e o uso de indicadores para gerir os processos assistenciais
✓ Apresentar os principais conceitos sobre sistemas de informação em Saúde e o prontuário eletrônico do paciente.

INTRODUÇÃO

Como Técnico de Enfermagem, você deve estar se perguntando por que aprender Administração se a gestão do serviço é uma atribuição do enfermeiro. Na verdade, aprender os conceitos de Administração é importante para que você possa gerenciar sua própria rotina e o cuidado com os pacientes. Além disso, você, como parte da equipe de Saúde, terá funções importantes quanto à administração do serviço.

Seu papel é fundamental para que algumas práticas gerenciais sejam desenvolvidas, como o registro de indicadores e a implementação de novas práticas do cuidado para melhoria da qualidade.

Ao finalizar o estudo deste assunto, esperamos que você esteja pronto para ser um profissional atuante e preocupado com a qualidade do cuidado prestado ao paciente e à sua família. Boa leitura!

No decorrer deste capítulo, serão discutidas algumas ferramentas que poderão auxiliar na solução de problemas semelhantes, ou não, ao caso apresentado e que fazem parte do dia a dia da prática dos profissionais de Enfermagem. Além disso, os assuntos apresentados também poderão lhe ajudar a construir o saber relacionado à prática administrativa para seu futuro como Técnico de Enfermagem.

CASO-CENÁRIO 1

Você está trabalhando em uma Unidade de Internação e ouve um grito de dor. Trata-se do senhor M.J.E., 75 anos, que está apresentando quadro de retenção urinária e queixou-se de dor intensa em baixo-ventre. Na prescrição médica estava indicado cateterismo vesical de alívio, se necessário. Após a queixa de dor intensa, o paciente foi atendido. Dias após o acontecimento, a gerente de Enfermagem chama a equipe para apresentar e discutir uma reclamação feita pela família do senhor M.J.E. ao Serviço de Atendimento ao Cliente (SAC) sobre a qualidade de atendimento no momento da queixa. A família questiona a demora entre a identificação do problema/queixa e o atendimento para sua solução. Com o objetivo de identificar as possibilidades de melhorias no atendimento da equipe de Enfermagem e para evitar reclamações semelhantes, a enfermeira do setor decidiu, com todos os membros da equipe, desenvolver um Diagrama de Ishikawa seguido por um *brainstorming*.

Considerando as informações relatadas, responda:

1. O que é um Diagrama de Ishikawa? Quais são os objetivos dessa ferramenta?

2. O que é *brainstorming*? Em que situações essa ferramenta pode ser utilizada?

3. Sugira algumas ações de melhoria que poderiam ser pensadas para evitar esse tipo de queixa.

Recomendamos que, para responder às duas primeiras questões, além de ler o capítulo, você também faça uma pesquisa na internet.

PRINCÍPIOS DA ADMINISTRAÇÃO

Imagine o *pit stop* da corrida de carros Fórmula 1. Você já observou a velocidade com que os técnicos realizam a troca de pneus, o reabastecimento e alguns ajustes necessários, de maneira sincronizada e precisa? Pois bem, isso tudo depende de uma equipe treinada e capacitada, na qual todos os processos de trabalho são conhecidos e bem administrados. Na Enfermagem, durante o cuidado ao paciente, à família e à comunidade, as ações sincronizadas e precisas têm exigência semelhante, ou seja, um atendimento de qualidade desempenhado por uma equipe treinada e capacitada na qual todos os processos de trabalho são conhecidos e bem administrados.

Na Enfermagem, como em outras profissões, o saber de várias ciências integra a formação dos profissionais Enfermeiros, Técnicos e Auxiliares de Enfermagem para que, assim, eles possam desempenhar suas funções e atribuições com segurança e base científica sólida.

Entre todas as ciências necessárias para a construção do saber do cuidado na Enfermagem está a ciência da Administração, que historicamente foi considerada a base dessa profissão desde os tempos de Florence Nightingale, quando ela decidiu reorganizar a distribuição dos leitos de acordo com o quadro clínico dos soldados feridos e, assim, reduziu o índice de mortalidade por infecção. Em outras palavras, Florence utilizou saberes do cuidar e da Administração para reorganizar a enfermaria e obter esses resultados.

Tomando o exemplo de Florence na reorganização da enfermaria, a escala mensal de serviço de Enfermagem é um documento oficial das Unidades de Assistência, na qual é registrada a distribuição da equipe de Enfermagem durante todos os dias do mês, segundo o turno de trabalho de cada profissional, de acordo com a carga horária semanal e mensal, cujo Técnico de Enfermagem, sob a supervisão do enfermeiro, pode ser o responsável pela elaboração, execução e distribuição das atividades e tarefas, respeitando as normas e legislação vigentes.

> **IMPORTANTE**
> Acordos coletivos podem estabelecer jornadas de trabalho diferenciadas. Em função disso, a carga horária semanal de trabalho dos profissionais de Enfermagem varia de 30 a 44 horas semanais, sendo mais comum a jornada de 36 horas por semana.

A assistência de Enfermagem engloba várias atividades e tarefas administrativas que variam de acordo com o grau de complexidade do assistido, perfil (nível de atenção) e condições estruturais da instituição, como recursos humanos e materiais.

> **SAIBA MAIS**
> Florence Nightingale foi uma enfermeira britânica que nasceu em Florença em 12 de maio de 1820 e morreu em Londres em 13 de agosto de 1910. Considerada pioneira da Enfermagem moderna, utilizou um método de representação visual de informações, atualmente chamado "gráfico do tipo pizza".

A Administração é uma ciência diretamente relacionada às atividades de Enfermagem e, para compreender essa relação, vamos retornar ao passado histórico e sua aplicabilidade no ambiente de trabalho. A Administração existe desde que o mundo é mundo, desde a ocupação da Terra pelas civilizações mais primitivas, nas quais já se adotavam técnicas e ferramentas administrativas para alcançar o objetivo principal daquele período, que era a sobrevivência.

Tecnicamente, administrar é cumprir as tarefas específicas com base nos recursos disponíveis, isto é, recursos humanos, financeiros e materiais disponíveis, procurando alcançar as metas previamente estabelecidas que justifiquem o desempenho dessas tarefas. Em outras palavras, vamos considerar que a meta do ser humano primitivo era sobreviver, logo, as tarefas necessárias para alcançar esse objetivo incluíam alimentar-se e dormir. Para se alimentar, era necessário considerar os recursos necessários, como ferramenta de caça, identificação da melhor presa e local de caça. Esse raciocínio quase automático das civilizações primitivas já estava pautado na Administração.

> **SAIBA MAIS**
> A palavra administração tem sua origem ligada ao latim *ad* – direção para, tendência para; *minister* – subordinação ou obediência – e significa a função que se desenvolve sob o comando de outro. Então, administrar é obter resultados por intermédio de outros. Exerce-se a função de fazer as coisas com ajuda de outras pessoas, com o intuito de obter os melhores resultados possíveis (Chiavenato, 2022).

História e evolução da Administração

> **PARA REFLETIR**
> Estudar a história e sua evolução, dentro de qualquer área do conhecimento, permite não apenas o entendimento de nossas origens, mas também nos propicia esclarecer dúvidas e curiosidades, e permite observar e analisar o que foi feito e por que foi feito. Cada conquista do futuro será resultado da análise do passado e do presente, propiciando uma série de possibilidades.

Entre o final do século XIX e início do século XX apareceram os primeiros estudos tratando da Administração com o objetivo de racionalização do trabalho. Cerca de um século antes desse período, ocorreu o fenômeno da Revolução Industrial na Inglaterra, com a invenção da máquina a vapor, o que provocou uma verdadeira revolução no pensamento administrativo e no mundo industrial. Criou-se o chamado "Mercado de Ferro", que transformou o trabalho, antes desempenhado de maneira artesanal, para industrial, em escala de produção muito maior. Como exemplo de evolução na abordagem administrativa, a Revolução Industrial introduziu um novo modo de produzir incluindo o trabalho coletivo e consequente perda do controle do processo de produção por parte dos trabalhadores e a compra e venda da força de trabalho (Matos; Pires, 2006).

Esse período foi considerado o ponto de partida para o surgimento das teorias administrativas do século XX e um marco revolucionário na História da Administração. Nessa mesma época, surgiram os pioneiros das teorias administrativas: Taylor, Fayol, Ford, Weber, Mayo e Maslow (Tabela 21.1). Eles foram os primeiros representantes das principais teorias da Administração e seus conceitos servem até hoje como base para as novas formas e conceitos que envolvem a Administração (Maximiano, 2000; Chiavenato, 2020).

Teorias da Administração

Com as transformações da sociedade, as abordagens administrativas evoluíram, foram influenciadas e influenciaram as organizações em um processo dinâmico de mudanças e adaptações constantes, pois, para poderem sobreviver à modernidade, as empresas não poderiam funcionar como no passado. Essa dinâmica refletiu em profundas mudanças nas organizações de modo que a qualidade e a rapidez do serviço prestado fossem perseguidas pelos seus administradores ao mesmo tempo em que não gerasse prejuízos financeiros.

> **SAIBA MAIS**
>
> O processo administrativo está fundamentado nos elementos da Administração e são visualizados no trabalho do administrador em qualquer nível ou área de atividade da empresa, inclusive na área de atuação do Técnico de Enfermagem, ou seja, o processo administrativo envolve tanto diretor, gerente, chefe, quanto supervisor ou aquele a quem for delegada uma função.
>
> Os elementos do processo administrativo incluem:
> - **Prever:** visualizar o futuro e traçar o programa de ação
> - **Organizar:** constituir o duplo organismo material e social da empresa
> - **Comandar:** dirigir e orientar o pessoal
> - **Coordenar:** ligar, unir e harmonizar todos os atos e esforços coletivos
> - **Controlar:** garantir que tudo ocorra de acordo com as regras estabelecidas e as ordens dadas.
>
> O Técnico de Enfermagem pode participar de todos os elementos do processo uma vez que atividades específicas sejam delegadas e supervisionadas pelo enfermeiro.

Tabela 21.1 Principais teorias administrativas e seus principais enfoques.

Ênfase	Teorias administrativas	Principais enfoques
Tarefas (trabalho)	• Administração Científica Frederick Winslow Taylor (1856-1915)	• Criador da Administração Científica • Desenvolveu o método de eliminação de desperdício • Visava alta produtividade • Achava que o ser humano era preguiçoso e não tinha limite • Racionalizou o trabalho no nível operacional
Estrutura (organização)	• Teoria Clássica • Teoria Neoclássica Henri Fayol (1841-1925)	• POCCC – Planejamento, Organização, Comando, Coordenação e Controle × Teoria • Estabeleceu os 14 Princípios de Administração • Defendeu a hierarquização • Descreveu a organização formal, os princípios gerais da Administração e as Funções do Administrador
	• Teoria da Burocracia Max Weber (1864-1920)	• Defendeu a organização formal burocrática e a racionalidade organizacional
	• Teoria estruturalista Surgiu na década de 1950	• Desdobramento da Teoria da Burocracia • Apresentou múltipla abordagem: organização formal e informal, análise intraorganizacional e análise interorganizacional
Pessoas (trabalhador)	• Teoria das Relações Humanas Elton Mayo (1880-1949)	• Preocupava-se com o bem-estar dos trabalhadores • Fundamentada na organização informal, motivação, liderança, comunicações e dinâmica de grupo
	• Teoria do comportamento organizacional ou Teoria Behaviorista – surgiu em 1947 (Ciências do Comportamento)	• Estilos de Administração • Teoria das Decisões • Integração dos objetivos organizacionais e individuais
	• Teoria do desenvolvimento organizacional • French e Bell	• Mudança organizacional planejada • Abordagem de sistema aberto
Ambiente	• Teoria estruturalista • Teoria neoestruturalista	• Análise intraorganizacional e análise ambiental • Abordagem de sistema aberto
	• Teoria da contingência Lawrence & Lorsch – década de 1970	• Análise ambiental (imperativo ambiental) • Abordagem de sistema aberto
Tecnologia	• Teoria dos sistemas Karl Ludwig Bertalanffy (1901-1972)	• Administração da tecnologia (imperativo tecnológico)
Outros	Henry Ford (1863-1947)	• Popularizou o carro e a linha de produção por meio da esteira – melhor patrão em relação ao pagamento; implantou a Fordlândia no Brasil
	Abraham Maslow (1908-1970)	• Criou a pirâmide das necessidades básicas humanas

Fonte: Tec Newstorming, 2012.

Principais Teorias da Administração nos serviços de Enfermagem

A Enfermagem, como profissão, herdou muitos conceitos advindos da Administração. Com base nas teorias da Administração, a Enfermagem também se baseou nas cinco variáveis administrativas básicas: tarefas, pessoas, estrutura, ambiente e tecnologia. Para tanto, administrar em Enfermagem envolve a elaboração de planos, pareceres, relatórios, projetos, arbitragens e laudos, em que é exigida não apenas a aplicação de conhecimentos específicos da profissão, mas também dos conhecimentos e técnicas relacionadas à Administração, além do processo de tomada de decisão sobre recursos e objetos.

Esses princípios são aplicados não somente às ações do enfermeiro que exerce função administrativa direta, mas também aos Auxiliares e Técnicos de Enfermagem, que administram e gerenciam suas ações, assim como planejam o cuidado que será direcionado ao paciente, à família e à comunidade. Além disso, esses profissionais também necessitam elaborar relatórios, anotações e registros.

A seguir serão apresentadas a principais teorias da Administração e sua aplicabilidade na Enfermagem, para que você compreenda a influência dessa área do conhecimento na sua prática diária.

Teoria Científica na Enfermagem

Tendo como característica a atividade mecanicista e superespecialização do profissional aplicada à prática da Enfermagem, essa teoria veio para melhorar a produtividade por meio de diversas abordagens de gestão, por exemplo, seu uso nas escalas de serviço e na administração de pessoal. Por ser uma teoria que enfatiza a tarefa, o profissional é visto como uma peça importante do todo, porém, com uma abordagem mais mecânica, deixando de lado o olhar voltado ao doente e preocupando-se com o "como fazer". Essa teoria baseia-se, principalmente, no modo racional de organizar e administrar.

Teoria Clássica na Enfermagem

No gerenciamento do trabalho da Enfermagem, a abordagem taylorista, fayolista e burocrática é predominantemente utilizada. Volta-se ao cumprimento de normas, rotinas e tarefas, reproduzindo aquilo que outros profissionais e a instituição esperam, deixando, muitas vezes, de priorizar as necessidades do doente e gerando descontentamento e desmotivação nos trabalhadores de Enfermagem, principalmente quando abordamos a Teoria Clássica, pois a organização define o poder atribuído às pessoas com relação às suas atividades rotineiras, dando maior valor ao trabalho quantitativo e não qualitativo, o que pode gerar sensação de desvalorização do desenvolvimento de pessoal e da organização.

Teoria das Relações Humanas na Enfermagem

A Teoria das Relações Humanas tem como característica principal a visão do ser humano como ser social e não apenas um ser econômico, idealizada em 1930 com o desenvolvimento das Ciências Humanas, Psicologia e Sociologia. Tem a liderança como estratégia para conduzir o grupo. Na Enfermagem, essa característica para garantir a continuidade e otimização na assistência motiva os interesses isolados e, também, enfatiza o trabalho em equipe e o relacionamento interpessoal por meio da comunicação. Além disso, o movimento das relações humanas explorado por essa teoria combate o formalismo típico da administração.

Teoria Burocrática na Enfermagem

Na Teoria Burocrática (1940), fundada nas ideias de Max Weber, a organização das empresas era fundamentada em normas, rotinas e regulamentos preestabelecidos para operacionalização do funcionamento. Na organização do serviço de Enfermagem em instituições hospitalares ou Unidades Básicas de Saúde, os procedimentos estão regulamentados em normas, rotinas e protocolos assim como a Sistematização da Assistência de Enfermagem (SAE) e os Protocolos Operacionais Padrão (POP), instituídos para a garantia de um serviço de qualidade. A proposta burocrática visa à eficiência organizacional como objetivo básico, mantendo uma sistemática divisão do trabalho de caráter racional, caracterizando a impessoalidade nas relações humanas e considerando os indivíduos apenas como cumpridores de tarefas. Além disso, a burocracia também visa à padronização das ações e dos procedimentos.

Estrutura organizacional

Segundo Chiavenato (2022), a estrutura organizacional constitui uma cadeia de comando, isto é, uma linha de autoridade que liga as posições da organização e define quem é subordinado a quem.

Sendo a estrutura organizacional uma etapa importante do processo administrativo, tem o papel de agrupar, alocar, dividir o trabalho, entre outras atribuições, para que as atividades sejam executadas da melhor maneira possível frente ao objetivo comum da instituição. Dentro do contexto, estipulam-se níveis hierárquicos que são os responsáveis pela definição estratégica da instituição.

Existem diferentes tipos de estruturas organizacionais:

- **Formal linear**: configuração parecida com a de uma pirâmide, tendo na cúpula a centralização de todas as decisões com linhas de comunicação rigidamente estabelecidas
- **Formal funcional**: autoridade dividida e a responsabilidade do subordinado compartilhada entre diversos superiores. Cada subordinado responde a diversos superiores
- **Formal linha-*staff***: estrutura mista que aproveita vantagens da estrutura linear e funcional. É possível perceber a divisão de trabalho, departamentalização, relação entre superior e subordinado, linhas de autoridade e linhas de responsabilidade.

> **IMPORTANTE**
>
> O organograma é a representação gráfica de estrutura organizacional de uma empresa, em que é possível identificar como se dá a divisão de trabalho, a departamentalização, a relação entre superior e subordinado, como estão dispostas as linhas de autoridade e linhas de responsabilidade. No nosso Caso-cenário 1, podemos observar as diferentes funções das pessoas que compõem a empresa, entretanto, todos são responsáveis pelo bom serviço prestado pela empresa, desde o operacional ao *staff* gerencial. Há de se considerar um fluxo contínuo de comunicação entre toda a equipe. Compartilhar problemas identificados no processo e não procurar apontar "culpados" são as melhores alternativas quando o objetivo é buscar melhorias.

DIVISÃO DO TRABALHO

A divisão do trabalho é uma ferramenta muito comum no dia a dia de qualquer empresa/instituição e já foi descrita por muitos estudiosos no assunto, porém, a divisão do trabalho é uma atividade rotineira e que existe, inclusive, em ambientes não institucionais. Por exemplo, imagine que você, sua irmã e sua mãe decidam fazer um almoço especial para toda a família. Antes de iniciarem o preparo do cardápio planejado, sua mãe faz a divisão do trabalho e pede que você corte os legumes e lave a salada; sua irmã faz o arroz; e ela se responsabiliza pela carne assada. Essa divisão de atividades com certeza agilizou o trabalho e garantiu que tudo estivesse pronto para o almoço. No exemplo, a divisão de tarefas ocorreu de maneira intuitiva e sem a necessidade de formalizações, porém, em ambientes corporativos, a divisão do trabalho deve seguir algumas formalizações e respeitar a formação e cargos dos profissionais envolvidos.

A divisão do trabalho diz respeito ao modo como os seres humanos se organizam para dividir determinadas atividades que se complementam para determinado fim. Trata-se de um trabalho de cooperação entre as pessoas que desenvolvem suas atividades com o mesmo objetivo. Em uma Unidade de Pronto Atendimento, por exemplo, todos os profissionais de Saúde dividem os trabalhos com o objetivo de atender todos os pacientes que necessitam de atendimento rápido e, assim, reduzir o risco de morte.

Para que você entenda como se dá a divisão do trabalho na Enfermagem, é importante que saiba quais são os profissionais que compõem essa equipe e qual é a função de cada um; assim, você conseguirá entender a sua importância como Técnico de Enfermagem no desempenho de suas atividades.

No Brasil, a equipe de Enfermagem é constituída por Enfermeiro, Técnico de Enfermagem, Auxiliar de Enfermagem e Obstetrizes, e soma mais de 2 milhões de profissionais concentrados, principalmente, na região Sudeste, além dos estados da Bahia e Rio Grande do Sul. O número de profissionais é divulgado periodicamente no *site* do Conselho Federal de Enfermagem (http://www.cofen.gov.br/enfermagem-em-numeros); é possível consultar sempre que tiver interesse em saber a quantidade de profissionais de Enfermagem distribuídos em cada estado brasileiro. Além dos profissionais mencionados e que são regularmente registrados no Conselho Regional do seu estado, a equipe de Enfermagem também pode dispor de profissionais com funções estritamente administrativas para dar apoio em funções similares à de um auxiliar administrativo.

Em uma instituição, a divisão do trabalho deve estar formalizada em documentos e com cargos e funções bem definidos pela organização do serviço, geralmente o departamento de Recursos Humanos concentra todas essas documentações que também podem ter cópias disponíveis nos diversos setores da instituição. Cabe lembrar que as atribuições de cada profissional devem respeitar a formação e o cargo ocupado na instituição, além disso, devem seguir as atribuições determinadas pelo conselho profissional. A Tabela 21.2 exemplifica, de maneira sucinta, como a instituição pode registrar a divisão do trabalho da equipe de Enfermagem.

Para que a divisão do trabalho de um serviço seja corretamente desempenhada, ela precisa estar descrita e organizada, e todos os envolvidos devem estar treinados e capacitados para as tarefas, inclusive considerando a necessidade da observação hierárquica, em que o planejamento e a execução das atividades devem ser estabelecidos com embasamento nos princípios da ciência, respeitando a formação e capacidade técnica de cada um e, principalmente, com base na legislação e ética profissional (Decreto nº 94.406/1987, que dispõe sobre a regularização do exercício da Enfermagem).

Delegar e assumir atividades

Delegar é solicitar que o outro execute uma tarefa/ação, e nem sempre se trata de uma tarefa fácil, porque requer que confiemos que a pessoa a quem determinada atividade foi delegada executará a tarefa corretamente. Em outras situações, as atividades delegadas precisam estar

Tabela 21.2 Exemplo de divisão do trabalho da equipe de Enfermagem, segundo Lei de Exercício Profissional de Enfermagem (Lei nº 7.498/1986).

Cargo	Atribuições
Enfermeiro	• Planejamento, organização e execução das atividades relacionadas à assistência de Enfermagem aos pacientes graves • Planejamento, organização, prescrição, supervisão e avaliação das atividades desempenhadas por Técnicos e Auxiliares de Enfermagem • Planejamento, execução e participação de eventos de Educação Permanente • Implementação de ações de promoção e prevenção, bem como educação em saúde
Técnico de Enfermagem	• Apoiar o enfermeiro no planejamento, na organização e na execução das atividades relacionadas à assistência de Enfermagem e na assistência direta aos pacientes em estado grave • Prestar assistência integral aos pacientes conforme orientação do enfermeiro
Auxiliar de Enfermagem	• Prestar assistência integral aos pacientes conforme orientação do enfermeiro

previstas legalmente, ou seja, o que é privativo do enfermeiro não pode ser delegado ao Técnico ou ao Auxiliar de Enfermagem.

- Constitui-se um processo de:
  - Certificar-se do conhecimento prévio sobre aquilo que lhe será atribuído
  - Certificar-se sobre a experiência prévia na tarefa e adequação aos procedimentos operacionais padrões (POP)
  - Delegar de forma gradual, da menor à maior complexidade das ações e do menor ao maior quantitativo de produção esperada
  - É importante observar que delegar algo a alguém exige desenvolvimento de novas competências e supervisão colaborativa, inclusive porque, se a nova atividade se somar às outras preexistentes, há de se considerar a otimização de tempo/tarefas.

> **IMPORTANTE**
>
> Caso você entenda que lhe foi delegada uma atividade que não seja de sua competência técnica, científica, ética ou legal ou que não ofereça segurança a você como profissional, à pessoa, à família ou à coletividade, você tem o direito de recusar-se a fazer conforme ampara o Capítulo I do Código de Ética dos Profissionais de Enfermagem – Resolução Cofen nº 564/2017.

Remuneração e salário

As atividades e os salários são normalmente estabelecidos pela organização, com base na Lei nº 7.498/1986 e no Decreto nº 94.406/1987, que dispõem sobre a regularização do exercício da Enfermagem. O Técnico de Enfermagem "exerce atividade de nível médio, envolvendo orientação e acompanhamento do trabalho de Enfermagem em grau auxiliar, e participação no planejamento da assistência de Enfermagem", ou seja, além de executar atividades assistenciais, o técnico também assiste ao enfermeiro no planejamento, na programação, na orientação e na supervisão, além de assistir o enfermeiro no cuidado aos pacientes gravemente enfermos. Por esse motivo, existem diferentes faixas de remuneração e salário entre os profissionais que compõem a equipe de Enfermagem.

> **NA PRÁTICA**
>
> O valor da média salarial de Técnico de Enfermagem não contempla benefícios salariais como comissões, bônus, adicional noturno, insalubridade, periculosidade nem nada do tipo; somente o salário registrado em carteira é calculado. Caso você tenha curiosidade de saber qual é o salário médio na região onde mora, faça uma busca na internet por "tabela de cargos e salários".

Atividades exercidas

Essencialmente, o Técnico de Enfermagem exerce atividades de assistência de Enfermagem, com exceção daquelas privativas do enfermeiro. Conforme descrito no artigo 10 do Decreto nº 94.406/1987, ao Técnico de Enfermagem cabe:

I) assistir ao enfermeiro:
  a) no planejamento, na programação, na orientação e na supervisão das atividades de assistência de Enfermagem;
  b) na prestação de cuidados diretos de Enfermagem a pacientes em estado grave;
  c) na prevenção e no controle das doenças transmissíveis em geral em programas de vigilância epidemiológica;
  d) na prevenção e no controle sistemático da infecção hospitalar;
  e) na prevenção e no controle sistemático de danos físicos que possam ser causados a pacientes durante a assistência de saúde;
  f) na execução dos programas referidos nas letras "i" e "o" do item II do Artigo 8º;
II) executar atividades de assistência de Enfermagem, excetuadas as privativas do enfermeiro e as referidas no Artigo 9º deste Decreto:
III) integrar a equipe de Saúde.

Com base na Lei nº 7.498/1986, que dispõe sobre o exercício profissional, o Técnico de Enfermagem exerce atividade de média complexidade e que inclui orientação, acompanhamento e assistência como parte da equipe de Enfermagem, além de poder participar da orientação e supervisão do trabalho de Enfermagem, porém, quando essas atividades forem exercidas em serviços de Saúde, sejam eles públicos ou privados, deverão sem desempenhadas sempre sob orientação e supervisão de um enfermeiro.

> **NA PRÁTICA**
>
> Como profissional, o Técnico de Enfermagem também pode projetar suas atividades para desenvolver práticas de inovação e empreendedorismo, criando formas de otimizar e melhorar o serviço ou, ainda, propondo soluções para problemas cotidianos. O ambiente propício (clima organizacional) pode influenciar muito a criatividade e o compromisso de todos os profissionais da equipe em melhorias contínuas e você deve saber reconhecer sua importância para o serviço e o sistema de Saúde. Por isso, sempre que tiver uma sugestão para melhoria do trabalho, procure compartilhar com seu superior; sua participação é muito importante para a melhoria da assistência prestada e pode trazer resultados positivos tanto para os profissionais quanto para os pacientes/acompanhantes.

Planejamento

O planejamento é a fase que antecede o desenvolvimento de uma ação/serviço ou tarefa e que aumenta as chances de essa tarefa gerar bons resultados. Essa é principal etapa para que a divisão do trabalho ocorra de maneira efetiva.

Durante o planejamento, deve-se programar como será a execução das ações, quem executará e como as atividades serão avaliadas/supervisionadas. Esse conceito deve ser aplicado em qualquer área para desempenhar uma atividade, incluindo as ações de Enfermagem.

O Técnico de Enfermagem precisa planejar suas atividades durante o plantão para que os pacientes sejam assistidos dentro do que foi previsto para o dia.

Um exemplo de planejamento é a ação do banho no leito. A seguir, são apresentadas algumas perguntas que poderão ajudar no planejamento dessa atividade:

- Quantos pacientes estão sob minha responsabilidade?
- Existe outro cuidado prioritário (p. ex., administrar medicações)?
- Eu preciso de ajuda?
- Todo o material está disponível?
- O banho pode ser agora?
- Há exame ou procedimentos agendados para o mesmo período?

> **IMPORTANTE**
>
> No sistema de Saúde, o planejamento e a organização devem ser pensados a partir da união de múltiplos setores da sociedade, uma vez que a complexidade do enfrentamento da pandemia de covid-19, por exemplo, exigiu uma visão sistêmica e multidimensional. Nesse sentido, o Técnico de Enfermagem, ao participar do processo de planejar e organizar, deve atentar-se a outros fatores, não somente assistenciais, como também econômico, político e de educação.

Também existem algumas ferramentas que poderão ser úteis para facilitar planejamento das ações, sua execução, avaliação e, caso necessário, estratégias de melhoria para essas ações. Essas ferramentas podem ser utilizadas para planejar qualquer tipo de ação, desde a mais simples até a mais complexa. A única diferença é que ações mais complexas demandarão mais tempo de planejamento e as mais simples poderão planejadas rapidamente, inclusive mentalmente, sem a necessidade de escrever os passos das ações planejadas. Acesse a internet e procure por "ferramentas de qualidade"; você encontrará as duas ferramentas que foram citadas no Caso-cenário 1 – Diagrama de Ishikawa e *brainstorming* – e muitas outras que poderão ser úteis no seu dia a dia.

Além de estabelecer o fluxo de ações, também faz parte do planejamento prever a divisão do trabalho, ou seja, o pessoal envolvido (clientes internos e externos, treinamento e desenvolvimento), materiais, estrutura física e financeira, impacto socioambiental, além das determinações e restrições jurídicas e políticas de todo o contexto a fim de otimizar o desenvolvimento daquilo que se pretende fazer.

Como mencionado anteriormente, o planejamento é uma etapa importante quando se pretende prestar assistência a um ou mais pacientes, ou seja, o Técnico de Enfermagem que não planeja seu trabalho para assumir cuidados integrais a determinado número de pacientes terá grandes chances de insucesso tanto para cumprir todas as atividades necessárias a todos os pacientes quanto na prestação de uma assistência de qualidade e livre de riscos.

Para planejar uma divisão do trabalho entre a equipe de Enfermagem durante a assistência, é importante notar a classificação de risco do paciente feita pelo enfermeiro, a estrutura física e os recursos humanos e materiais necessários. Durante a passagem de plantão, por exemplo, o técnico terá acesso às principais informações para que possa iniciar o planejamento. Por isso, é de suma importância que se desenvolva uma forma organizada para essa coleta de dados, afinal, isso garantirá a continuidade da assistência de Enfermagem.

> **NA PRÁTICA**
>
> Existe uma ferramenta para passagem de plantão, que está descrita no Capítulo 10, *Fundamentos de Enfermagem*; com ela, podem ser evitados alguns erros relacionados à descontinuidade da assistência. Leia mais sobre a segurança para execução desse procedimento no trecho que aborda a sigla SBAR (Situação – Breve histórico – Avaliação – Recomendação).

Organização

Assim como o planejamento, a organização do trabalho agiliza a execução das atividades, sejam elas desempenhadas por uma única pessoa ou envolverem um maior número de pessoas. Observe que, quando há um mesmo padrão de conduta de atendimento, procedimento ou relacionamento, o resultado do trabalho pode ser mais efetivo.

A organização do trabalho otimiza o que foi planejado e pode reduzir as chances de erros, o tempo de execução e evitar a necessidade de precisar refazer determinada atividade. Pense, por exemplo, que você planejou verificar os sinais vitais, porém não se organizou para desempenhar essa atividade. Chegando próximo ao leito do paciente, retorna ao posto de Enfermagem para buscar o termômetro; após verificar a temperatura, precisa retornar ao posto para pegar o formulário de registro dos controles. Nesse momento, percebe que não sabe onde está a sua caneta. Imagine que a falta de organização pode demandar muito mais tempo para a execução das atividades e, além disso, voltando ao exemplo, fazer com que você esqueça o valor da temperatura aferida, exigindo que você a cheque novamente.

Vale ressaltar também que a organização do trabalho é um processo dinâmico e em constante mudança, uma vez que os processos de transformações do mundo moderno interferem também nos recursos necessários para organização e execução de uma atividade ou trabalho, e estes produzirão resultados diferentes daqueles que se obtinha anteriormente. As transformações que interferem na organização do trabalho podem ocorrer em diferentes áreas, incluindo:

- **Produção**: transformação de matérias-primas, por meio da aplicação de máquinas e atividades humanas, em produtos e serviços
- **Administração de encomendas**: transformação de um pedido feito por um cliente na entrega de uma mercadoria ou prestação de um serviço
- **Administração de recursos humanos**: transformação de necessidades de mão de obra em disponibilização de pessoas, desde seu emprego até seu desligamento da organização.

Sabemos que todos os membros da equipe de Enfermagem ajudam a organizar e transformar o trabalho e o serviço como um todo, por isso, a diversidade entre os membros da equipe proporciona diferentes formas de análise e propostas de solução de um mesmo problema, o que pode ser uma excelente oportunidade de ouvir e considerar diferentes visões sobre um mesmo cenário. Ao Técnico de Enfermagem cabe cumprir o determinado segundo sua capacidade crítica e reflexiva, aptidão e qualificação (Cofen, 2017).

Vale ressaltar que, em um serviço de Saúde, a organização para execução de determinado trabalho poderá não lhe parecer tão "organizada" assim, principalmente considerando que muitas atividades precisam respeitar etapas burocráticas.

Isso parece um pouco óbvio, porém, quem trabalha em instituições maiores sabe que, às vezes, algumas coisas parecem não se encaixar. Um bom exemplo da estrutura organizacional é a dispensação de medicamentos. Nós, da Enfermagem, gostaríamos de ter tudo à mão, ou seja, quando precisarmos de um medicamento ou material, que isso já estivesse disponível em vez de ter que pedir e esperar que o material chegue. Porém, há muitas variáveis que estão implicadas nesse evento e justificam os fluxos, porém nada deve ser estático se há evidências que podem levar a alterações desses fluxos, desde que todas as variáveis sejam consideradas.

Agora que você conheceu um pouco sobre a divisão do trabalho e a importância do planejamento e da organização para desempenho das suas atividades diárias como Técnico de Enfermagem, a seguir serão descritas algumas atividades administrativas que poderão ser desempenhadas por você e que exigirão planejamento e organização para seu bom desempenho.

PROCEDIMENTOS ADMINISTRATIVOS

Em uma instituição hospitalar, os procedimentos administrativos dependem do fluxo de pessoal e de atendimento, obtenção de materiais, estrutura física e regulamentos internos.

Uma vez instituído um padrão de atendimento ou protocolo assistencial, este deve ser seguido a fim de que os processos de trabalho possam ser analisados, avaliados e melhorados, lembrando que os impressos e a tecnologia de informações compõem parte importante de todo o processo de trabalho.

Dentre os inúmeros procedimentos administrativos que existem em uma instituição de Saúde, destacam-se os relacionados à internação, transferência e os relatórios.

Internação é quando o paciente/cliente é admitido em uma unidade. Quando este vem de outras unidades da própria instituição, é uma transferência interna, mas quando ele vem de outra instituição de assistência à saúde, é uma transferência externa. Então, a internação em uma unidade pode ocorrer por transferência interna ou externa.

Em qualquer situação, a equipe que recebe o paciente deve garantir a sua segurança. Por essa razão, descreveremos o procedimento básico para minimizar o risco de erro e iatrogenias, considerando, inclusive, a identificação de maus tratos quando o paciente não é devidamente avaliado e as lesões ocasionadas em outros locais são consideradas como adquiridas na unidade que o recebeu:

- Checar a autorização de internação e/ou transferência (cada instituição possui seu fluxo)
- Checar com o enfermeiro em que leito o paciente será acomodado e checar as condições da unidade do paciente/cliente, materiais e equipamentos necessários. Em transferências entre instituições de Saúde ou mesmo com histórico de internação anterior recente, normalmente o paciente/cliente ficará em isolamento até as culturas virem negativas. Em muitas instituições, trocam-se todos os dispositivos invasivos no paciente/cliente, mas esse procedimento varia de instituição para instituição
- Receber o plantão do paciente via telefone ou intranet; se necessário, anotar os pontos de atenção – por exemplo, de que tipo de oxigenoterapia o paciente está fazendo uso
- Assim que o paciente chegar, ajudar a transferi-lo para a sua acomodação e:
  - **Checar**: condições gerais, nível de consciência, locomoção e dispositivos. Normalmente, as unidades têm um *checklist* para que sejam checados todos os dispositivos (sondas, drenos, cateteres, curativos)
  - **Orientar** o paciente/cliente e acompanhante/cuidador (se houver) a respeito das normas e rotinas da unidade e de como se comunicar com a Enfermagem e setores administrativos
  - **Verificar** no prontuário do paciente as últimas anotações e as prescrições médica e de Enfermagem, e esclarecer qualquer dúvida para continuidade da assistência
- Após o recebimento do paciente, anotar todas as observações, providenciar as solicitações de medicamentos e materiais necessários, e comunicar o enfermeiro sobre a chegada do paciente se este não tiver participado da admissão.

Para transferir o paciente/cliente de uma unidade para outra (transferência interna) ou para outra instituição de Saúde (transferência externa), o caminho inverso deve ser rigorosamente idêntico, ou seja, a responsabilidade de repassar as informações de maneira verbal e escrita deve garantir a continuidade de todos os cuidados e controles de Enfermagem, inclusive a anotação de quem está recebendo o paciente é importante (via telefone/intranet ou pessoalmente). Às vezes, por erros de comunicações, o paciente pode sair da unidade e não ter um local apropriado para se instalar.

Os relatórios de transferência ou os prontuários do paciente/cliente devem ser completos, porém de forma sucinta e objetiva, contendo (registro de diversos profissionais):

- **História do paciente**: moléstia atual, antecedentes pessoais, tratamentos, intercorrências e intervenções realizadas
- **História administrativa**: quem deu a vaga, dias de internação do paciente/cliente e necessidades de recursos especiais (físicas, de materiais, medicamento e equipamentos, recursos humanos)
- **Informações sobre a assistência prestada**: se possui artefatos, controle dos sinais vitais (últimos mensurados), registro dos horários das medicações ou procedimentos realizados, datas das punções, inserção de sondas, realização de curativos e presença de drenos e cateteres.

RECURSOS MATERIAIS: PREVISÃO, PROVISÃO, ORGANIZAÇÃO E CONTROLE

Milhares de materiais são essenciais para assistência tanto em hospitais quanto em Unidades Básicas de Saúde, e a equipe de Enfermagem deve participar diretamente ou assessorar o gerenciamento desde a indicação do fabricante até o descarte responsável dos materiais. Muitas empresas possuem comissões que escolhem e supervisionam a qualidade dos materiais, normalmente vinculadas à área administrativa, mas o Técnico de Enfermagem pode auxiliar nessas atividades, em especial na reposição, no controle de estoques e na avaliação da qualidade e funcionalidade desses materiais durante o uso.

Um dos aspectos fundamentais é administrar os custos que envolvem os materiais utilizados na prática assistencial. Por isso, o técnico também deve participar ativamente e incentivar atividades que evitem desperdícios, entre elas, a organização, determinação do fluxo e controle do uso. Ao mesmo tempo, considera-se essencial que todos participem de programas de treinamento de pessoal para a correta utilização dos materiais, buscando reduzir o uso inadequado, os erros e desperdícios. Além disso, o uso consciente dos recursos pode contribuir para a sustentabilidade ambiental.

> **IMPORTANTE**
>
> ! Em nosso Caso-cenário 1, observe o fluxo de materiais. Será necessário que os itens que estão prescritos, mesmo se necessários, estejam disponíveis no setor e, caso sejam utilizados, sejam repostos imediatamente. Hoje, os estoques nas unidades são contestados pelo fato de ser material parado, ou seja, capital sem giro. Esse controle pode ser feito pelo próprio técnico que administra a assistência ou pelo auxiliar administrativo da unidade.

Os materiais essenciais para a assistência em hospitais e Unidades Básicas de Saúde podem ser subdivididos em permanentes e de consumo (ou assistenciais). Os primeiros não são estocáveis e têm vida útil de longo prazo, como cama hospitalar, mesa de cabeceira, estetoscópio, mesa ginecológica, aspiradores, bombas de infusão, entre outros. Os materiais de consumo, por sua vez, são estocados e perdem suas propriedades com o tempo, geralmente em um prazo de até 2 anos. São exemplos medicamentos,

seringas, agulhas, equipos de soro, material de escritório, entre outros. Os medicamentos, excepcionalmente, por serem considerados materiais de alto custo e necessitarem de um fluxo de compra e armazenagem diferente, são tratados como materiais especiais de consumo e, normalmente, é o setor de Farmácia da instituição que fica responsável pelo seu controle.

Os materiais também podem ser classificados com base em outros critérios:

- **Finalidade (uso a que se destina)**: cateterismo, cirurgia vascular, ultrassonografia transvaginal etc.
- **Dimensões**: pequeno, médio e grande
- **Custo**: baixo, médio e alto
- **Matéria-prima**: plástico, látex, silicone, vidro etc.
- **Função do controle**: perecível, explosivo, inflamável etc.
- **Função da guarda**: fixo, móvel, circulante etc.

Você já parou para pensar em quantos itens diferentes um hospital precisa prever para prestar assistência aos seus pacientes/clientes? Tente pensar na infinidade de materiais necessários. Quantos itens diferentes você imagina que um hospital tem?

Alguns autores afirmam que um hospital geral de grande porte pode ter mais de 2.500 itens diferentes previstos em seu estoque, desde itens que custam centavos até itens de alto custo. Esses materiais – com destaque para os medicamentos – representam aproximadamente de 15 a 45% das despesas correntes de hospitais e de 2 a 5% dos ambulatórios. Considerando-se o impacto para o custo de um serviço de Saúde, particularmente no sistema público de Saúde, torna-se importante o controle do consumo para manter o equilíbrio entre receitas e despesas para que os usuários não sejam penalizados com a falta de materiais essenciais (Castilho, Mira, Lima, 2016; Vecina Neto; Reinhardt Filho, 2002).

Para gerenciamento de materiais, o Técnico de Enfermagem deve participar de diferentes atividades de previsão, provisão, organização, controle e manutenção. A previsão baseia-se em conhecimento gerado pelo levantamento de dados sobre necessidades da unidade, que permitem identificar tanto a especificidade como prever a quantidade necessária para determinado período futuro. Para uma previsão adequada, é necessário conhecer a especificidade da unidade, as características da população assistida, a prevalência de doenças nessa comunidade e a frequência de uso de cada material (dependente da durabilidade e prazo de validade, periodicidade e prazos de entrega para reposição de cada material). A reposição é feita periodicamente de acordo com cada instituição, repondo-se cotas para manutenção de estoque adequado. Nesses casos, quando o estoque do material chega a um nível mínimo, efetua-se a reposição. O trabalho de previsão é facilitado pelo uso de mapas de consumo, nos quais se registra a utilização em um período (geralmente 3 meses); acrescenta-se uma margem de segurança, definindo-se a cota necessária para o período subsequente (Castilho, Mira e Lima, 2016).

A provisão compreende a reposição de materiais necessários para a execução das atividades da unidade de Saúde por meio de solicitação formal por escrito aos serviços competentes ou diretamente aos fornecedores, dependendo do tipo de organização. Leva-se em conta o estoque existente e a expectativa de uso em determinados períodos. A reposição será feita segundo diferentes sistemas:

- Reposição por tempo (cotas repostas periodicamente)
- Reposição por quantidade (quando o estoque chega a um nível mínimo)
- Reposição por quantidade e tempo (estabelece-se uma cota para um período, solicitam-se os materiais segundo a necessidade de repor este estoque)
- Reposição imediata por quantidade (pedidos encaminhados diariamente de acordo com o consumo).

Materiais recebidos devem ser estocados antes da distribuição, em uma disposição racional e técnica em estantes, gavetas, prateleiras ou armários de um almoxarifado, visando protegê-los de riscos de quebra, deterioração ou perda. Recomenda-se a centralização de estoques, pois a descentralização dificulta o controle e favorece desvios. Nas unidades de assistência, o enfermeiro desempenha a função de controle dos materiais disponibilizados. Esse controle inclui o registro de dados sobre qualidade e durabilidade, além da garantia do uso adequado e proteção quanto ao risco de perda ou roubo. Os demais membros de equipe de Enfermagem e o auxiliar administrativo poderão auxiliar o enfermeiro nesses controles.

Pode-se afirmar que, de forma geral, o controle dos materiais ainda é precário em muitas instituições por conta da falta de registro, falta de informatização e a grande diversidade de produtos (Lourenço e Castilho, 2006). A implantação de sistemas informatizados tem causado amplas mudanças na cultura e nos processos organizacionais, facilitando a resolutividade, precisão na distribuição e maior controle, resultando em menos desperdício.

INDICADORES DA QUALIDADE EM SERVIÇOS DE SAÚDE

A qualidade da assistência tem sido cada vez mais discutida e valorizada entre os profissionais que atuam nas instituições de Saúde, a fim de que sejam oferecidos serviços que atendam com excelência às necessidades e expectativas dos usuários. Não se trata de um assunto novo, pois a Organização Mundial de Saúde (OMS) e outras organizações internacionais já discutiam as principais definições desde final do século XX. Para a OMS (1981), a qualidade na Saúde é um conjunto de atributos que inclui nível de excelência profissional, uso eficiente de recursos, mínimo risco e alto grau de satisfação do usuário.

O Instituto de Medicina dos EUA (IOM, do inglês Institute of Medicine) apresentou os atributos que compõem a qualidade em Saúde, os quais devem ser observados e implementados para assegurar processos de trabalho confiáveis e eficazes e que estejam presentes em todas as esferas de trabalho das instituições de Saúde (Tabela 21.3).

Qualidade em Saúde também é definida como o grau segundo o qual os cuidados ao paciente aumentam a possibilidade da almejada recuperação e reduzem a probabilidade de eventos indesejados ocorrem (JCAHO, 1989).

> **PARA REFLETIR**
>
> Você percebeu como a qualidade em Saúde e a segurança do paciente estão diretamente relacionadas? De fato, a segurança do paciente é um princípio fundamental da qualidade da assistência, uma vez que não há cuidado com qualidade se não for seguro para o paciente e para os profissionais envolvidos.

Tronchin, Freitas e Melleiro (2023) reconhecem que a segurança do paciente é um componente crítico da gestão da qualidade em Saúde, que requer esforço e envolvimento sistêmico e multiprofissional para sua melhoria contínua. Exige, ainda, que os gestores e profissionais atuantes nas instituições de Saúde conheçam seus princípios e trabalhem com ferramentas que contribuam para o alcance da qualidade almejada nessas instituições.

Além disso, a falta de qualidade na assistência à saúde impacta no aumento dos custos oriundos do desperdício e do trabalho refeito, além de conter o agravante da possibilidade de dano ao paciente. O propósito do gerenciamento da qualidade é a prevenção de desvios, a partir de processos de trabalho bem construídos. Contudo, entender a variabilidade do processo assistencial é fundamental para melhorar a qualidade em Saúde, pois os profissionais envolvidos nos cuidados interagem e sofrem influência do paciente e de sua família, do ambiente e dos equipamentos utilizados para a realização do cuidado.

Tabela 21.3 Atributos da qualidade em Saúde.

Atributos essenciais da qualidade em Saúde	Definições
Segurança	Evitar lesões e danos aos pacientes decorrentes do cuidado que tem como objetivo ajudá-los
Efetividade	Cuidado com base no conhecimento científico para todos que dele possam se beneficiar, evitando seu uso por aqueles que provavelmente não se beneficiarão
Cuidado centrado no paciente	Cuidado respeitoso e responsivo às preferências, às necessidades e aos valores individuais dos pacientes, e que assegura que os valores do paciente orientem todas as decisões clínicas
Oportunidade	Redução do tempo de espera e de atrasos potencialmente danosos
Eficiência	Cuidado sem desperdício, incluindo aquele associado ao uso de equipamentos, suprimentos, ideias e energia
Equidade	Qualidade do cuidado que não varia em decorrência de características pessoais, como gênero, etnia, localização geográfica e condição socioeconômica

Fonte: Chassin e Galvin, 1988.

IMPORTANTE

A pandemia de covid-19 repercutiu na qualidade da assistência prestada, pois o grande número de pacientes nos serviços de Saúde levou ao excesso de trabalho, estresse e fadiga dos profissionais dessa área, o que pode ter aumentado o número de eventos adversos. Além disso, muitos profissionais sem experiência foram contratados e outros foram transferidos para diferentes áreas de atuação sem treinamento adequado. Aliado a isso, a rapidez na mudança de protocolos assistenciais e de biossegurança também dificultou a implementação e capacitação das equipes para as melhores práticas assistenciais.

A discussão sobre qualidade traz, automaticamente, a ideia de avaliação, pois se trata de um processo pelo qual padrões almejados são comparados com a assistência e o atendimento prestado. Contudo, para que ocorra a avaliação consistente da qualidade em Saúde, faz-se necessário que esse julgamento ocorra com base em critérios previamente definidos. Assim, o gerenciamento da qualidade significa, em parte, gerenciar os processos de trabalho por meio de medidas de desempenho, conhecidos como "indicadores". Os indicadores são conceituados como uma medida quantitativa que pode ser usada para monitorar e avaliar a qualidade de cuidados providos ao usuário e às atividades dos serviços.

Apesar de os indicadores apontarem os dados da realidade mensurada, não são considerados como medidas diretas da qualidade e, sim, sinalizadores que identificam ou dirigem a atenção dos gestores para assuntos específicos e que necessitam de revisão periódica. Cabe salientar que, diante da complexidade da assistência à saúde, nem sempre é possível analisar a qualidade assistencial com um único indicador, exigindo, então, um conjunto de indicadores para analisar todo o cenário de assistência à saúde.

Assim, pode-se dizer que a utilização de indicadores propicia identificar e acompanhar problemas reais e potenciais, visando implementar ações efetivas e monitorar seu desenvolvimento a fim de atingir padrões de excelência. É importante, ainda, considerar o uso de indicadores passíveis de análise e de comparação com padrões internos e externos à instituição, tanto no contexto assistencial como gerencial.

Como membro da equipe de Enfermagem, trabalhando em uma instituição de Saúde, será muito comum você ouvir a respeito de alguns indicadores de qualidade, e a sua participação ativa no registro e controle dessas informações será imprescindível para a coleta de dados e real implementação de ações capazes de assegurar a segurança do paciente e a qualidade da assistência prestada.

DICA DE MESTRE

Desenvolva um mapa mental destacando os principais indicadores de qualidade, sua importância, aplicação prática e papel do Técnico de Enfermagem com relação a esses indicadores. Mostre para o professor e peça que ele faça as correções necessárias. Esta é uma excelente maneira de você aprender mais sobre os indicadores.

O Manual de Indicadores de Enfermagem, do Núcleo de Apoio à Gestão Hospitalar (NAGEH), disponibiliza indicadores com métricas padronizadas, para auxiliar na gestão e no monitoramento dos processos internos das instituições de Saúde, possibilitando, também, a comparação dos dados com outras instituições que utilizam os mesmos indicadores (CQH, 2012). Nessa publicação, cada indicador contém a definição, a equação para o cálculo, a frequência do levantamento, dentre outras informações. Você não precisa saber exatamente como esses indicadores são calculados, mas é importante que conheça quais deles estão diretamente relacionados à sua prática profissional:

- Incidência de queda de paciente
- Incidência de extubação acidental
- Incidência de perda de sonda nasogastroenteral para aporte nutricional
- Incidência de úlcera por pressão
- Incidência de não conformidade relacionada à administração de medicamentos pela Enfermagem
- Incidência de flebite.

Esses indicadores estão diretamente relacionados à assistência de Enfermagem, porém, é importante que você saiba que existem outros indicadores relacionados à gestão de pessoas, como taxa de acidentes de trabalho de profissionais de Enfermagem, índice de treinamento, taxa de absenteísmo, entre outros.

O uso dos indicadores para mensurar, monitorar e analisar os processos de trabalho contribui para a tomada de decisão clínica ou gerencial assertiva e para garantir a qualidade da assistência de Enfermagem por meio da melhoria contínua, impactando, positivamente, na segurança do paciente e na qualidade da assistência prestada nas instituições de Saúde.

SISTEMA DE INFORMAÇÃO EM SAÚDE

Para entender o tema Sistema de Informação em Saúde (SIS), é necessário pensar sobre como a tecnologia tem participado das atividades diárias das pessoas, pois, atualmente, a informação está disponível para todos com apenas poucos comandos, por exemplo, nos celulares conectados à internet. Essa nova realidade impacta novos comportamentos sociais e laborais, uma vez que, com o acesso às novas informações, é possível criar um fluxo contínuo de saber e um processo de construção de conhecimento coletivo e permanente. Essa nova realidade traz impactos importantes ao processo de comunicação, com implicações técnicas e éticas.

O SIS é definido como um conjunto de componentes que se interrelacionam para coletar, processar, armazenar e distribuir a informação que apoiará o processo de tomada de decisão e auxiliará na administração e no controle das instituições de Saúde. Nesse sentido, a partir dos SIS, os profissionais da área da Saúde podem utilizar o conjunto de dados, informações e conhecimento para sustentar o planejamento, aperfeiçoamento e processo decisório no desempenho de suas atividades clínicas ou gerenciais.

A OMS afirma que os SIS que funcionam adequadamente são essenciais dentro de um conjunto de seis pilares considerados na construção de um sistema de Saúde, a saber:

- Profissionais da Saúde
- Prestação de serviços
- Produtos médicos
- Vacinas e tecnologias
- Informação
- Financiamento e gestão.

No contexto do Sistema Único de Saúde (SUS), tem havido uma notável ampliação dos sistemas de informação, permitindo uma maior e mais rápida produção de informações estratégicas que podem ser aplicadas no planejamento de intervenções gerais ou focalizadas de acordo com diferentes realidades locais, dando suporte à gestão desde o nível ministerial até as Unidades Básicas de Saúde.

Na prática, os SIS são classificados em:

- **Sistema de informações estatístico-epidemiológicas**: morbidade, mortalidade, causas de mortalidade, demanda de serviços, indicadores socioeconômicos, grau de acesso da população ao sistema de Saúde, utilização de serviços, qualidade técnica de procedimentos prestado e, finalmente, o grau de satisfação dos usuários
- **Sistema de informações clínicas**: identificação dos usuários, diagnósticos, exames solicitados, resultados de exames, medicações prescritas etc.
- **Sistema de informações administrativas**: controles de estoque de materiais e equipamentos, dados de gestão de pessoal e financeiras, entre outras.

Para você entender melhor como o SIS acontece na prática, o Ministério da Saúde desenvolveu uma estratégia – e-SUS Atenção Básica (e-SUS AB) – com objetivo de reestruturar informações da atenção primária à saúde, buscando informatizar as UBS para melhorar tanto a assistência quanto a gestão. Nesse sistema, os dados são coletados dentro das atividades regulares desenvolvidas e não como uma atividade complementar. Uma vez implantada essa estratégia, o Sistema de Informações da Atenção Básica (SIAB) foi substituído pelo novo Sistema de Informação em Saúde da Atenção Básica (SISAB). O SISAB visa reestruturar, desenvolver e garantir uma integração dos Sistemas de Informação em Saúde, tendo por base o registro individualizado dos usuários por meio do Cartão Nacional de Saúde (CNS). Com isso, pretende-se facilitar a organização e melhorar a qualidade do trabalho prestado pelos profissionais da Saúde no atendimento à população. O banco de dados do sistema é produzido a partir de dados coletados por dois *softwares*: e-SUS AB CDS (Coleta de Dados Simplificada) e o e-SUS AB PEC (Prontuário Eletrônico do Cidadão).

Os relatórios obtidos do SISAB permitem avaliar o resultado de dez indicadores de saúde da Atenção Básica pactuados para o Programa Nacional de Melhoria do Acesso e da Qualidade da Atenção Básica (PMAQ-AB). O PMAQ-AB tem por objetivo incentivar melhorias na qualidade dos serviços de Saúde oferecidos à população, propondo estratégias de qualificação, acompanhamento e avaliação do trabalho das equipes de Saúde. Municípios que atingem melhora no padrão de qualidade no atendimento tem aumento nos repasses de recursos federais.

A versão e-SUS AB do PEC permite gravar e acessar informações sobre consulta e diagnóstico, medicamentos prescritos, procedimentos realizados, resultados de exames e evolução de pacientes. Permite ainda registrar visitas de agentes comunitários de Saúde e que os profissionais da Saúde verifiquem a disponibilidade de medicamentos. Entre os principais benefícios, citam-se a maior agilidade no atendimento, concentração de dados do histórico de pacientes que podem ser acessados em diferentes unidades de atendimento, redução de custos evitando-se duplicidade de exames e de retirada de medicamentos, geração de indicadores de produção e é, ainda, uma ferramenta que pode ser empregada na fiscalização e no controle de fraudes. O atual PEC incorpora dados da avaliação clínica e do plano terapêutico, lista de problemas, acompanhamento pré-natal e de puericultura, registro de vacinação e prescrição de medicamentos. Podem ser elaborados relatórios de produção com maior agilidade. O PEC permite ainda engajamento do próprio cidadão no cuidado, pois ele pode acompanhar os dados registrados em seu nome quanto atendimentos, exames pedidos, receitas de medicamentos e encaminhamentos para especialistas. O PEC permite sincronização com servidor de agendas on-line.

Até o final de 2017, das 42.800 UBS do país distribuídas em 5.564 municípios, 18.500 em 3.656 municípios utilizavam o PEC. A incorporação da informática na assistência pode ainda melhorar a incorporação de protocolos clínicos com base em evidências, além de funcionalidades que auxiliem na continuidade do cuidado e finalmente, melhorar a segurança da assistência prestada aos usuários.

Assim, o SIS impacta positivamente nos processos de gerenciamento das unidades de Saúde, na qualidade e segurança da assistência, bem como na satisfação do paciente, pois contribui para a ampliação da conectividade em toda a Rede de Atenção à Saúde e permite o desenvolvimento de métodos de comparação das práticas assistenciais ou gerenciais.

O SIS é particularmente importante para a Enfermagem, pois está inserido em todas as áreas da sua atuação e pode ser utilizado tanto para registro e inserção os dados que abastecem e mantém o sistema, como para fazer uso das informações ali contidas, de forma que subsidiem suas ações. Durante sua prática profissional, seja em um serviço público ou privado, você terá que lidar e se familiarizar com o SIS e, com certeza, utilizará algum sistema informatizado para registrar informações de sua prática.

PARA REFLETIR

Você percebeu a importância e o incremento no desenvolvimento tecnológico e de informação com o advento da covid-19? As plataformas de teleconsulta, monitoramento remoto de pacientes e comunicação à distância que foram difundidas na pandemia permitiram que os profissionais pudessem assistir os pacientes, manter o seguimento domiciliar, bem como referenciar os casos mais graves para o atendimento hospitalar.

PRONTUÁRIO ELETRÔNICO NO AMBIENTE HOSPITALAR

O avanço tecnológico modificou a forma como os indivíduos organizam e acessam as informações. Na Saúde, aliada a essa questão tecnológica, a necessidade de agilidade no acesso e de segurança das informações de Saúde resultou no desenvolvimento e na regulamentação do uso do Prontuário Eletrônico do Paciente (PEP).

Cabe reforçar que, de acordo com a Resolução do Conselho Federal de Medicina (CFM) nº 1.638/2002 e nº 1.821/2007, o prontuário do paciente, em qualquer meio de armazenamento, é propriedade física da instituição que o assiste, independentemente de ser Unidade de Saúde ou consultório, a quem cabe o dever da guarda do documento. Além disso, os dados contidos no prontuário pertencem ao paciente e devem estar permanentemente disponíveis, de modo que, quando solicitado por ele ou seu representante legal, permita-se o fornecimento de cópias autênticas das informações pertinentes.

Diante da complexidade das questões relacionadas à utilização de sistemas informatizados para capturar, armazenar, manusear e transmitir dados do atendimento em Saúde, incluindo a substituição do prontuário de papel pelo PEP, o CFM estabeleceu convênio de cooperação técnica com a Sociedade Brasileira de Informática em Saúde para desenvolver o processo de certificação de sistemas informatizados, de modo que sejam garantidos padrões essenciais para a segurança das informações, além de resguardar a legislação vigente e os aspectos éticos.

É possível observar algumas vantagens e desvantagens no uso do PEP nas instituições de Saúde, conforme Tabela 21.4. No entanto, outro benefício que pode ser citado diz respeito à legibilidade das informações contidas, o que proporciona a comunicação eficaz entre os profissionais de Saúde, resultando em maior qualidade e segurança para o paciente.

Assim, devem-se desenvolver o conhecimento e a habilidade dos profissionais de Enfermagem em relação à comunicação permeada pelo PEP para que haja o registro adequado das atividades executadas junto aos pacientes, além do acesso às informações relevantes para a atuação dos profissionais, como: protocolos, guias e manuais institucionais.

Na atualidade, a utilização da tecnologia, por meio dos sistemas de informações em Saúde, prontuário eletrônico do cidadão na atenção básica e o PEP na assistência hospitalar, requer constante aprimoramento dos profissionais de Enfermagem para sua atuação na prática, visando à qualidade e segurança na assistência prestada e, a partir dos registros, subsidiar a gestão das Unidades de Saúde.

Tabela 21.4 Vantagens e desvantagens no uso do PEP.

Vantagens	Desvantagens
Agilidade no acesso à informação	Custo elevado na implantação (sistema, equipamentos e treinamentos)
Intercâmbio de informações	Possibilidade de o sistema ficar inoperante
Economia de espaço	Resistência da equipe
Redução de consumo com impressos	
Informações gerenciais rápidas e precisas	
Aumento de tempo para os profissionais se dedicarem aos pacientes	

Fonte: Martins e Lima (2014).

PARA REFLETIR

As tecnologias presentes no cotidiano e na prática profissional avançam e transformam-se rapidamente. Como você se sente diante dessa rápida evolução tecnológica? Como se prepara para o enfrentamento das novas tecnologias? Quais são as tecnologias mais presentes na sua prática? Quais são as ações de educação permanente propiciadas no seu local de trabalho para o manejo dos recursos tecnológicos?

RESUMO

A Administração faz parte da nossa rotina desde sempre e engana-se quem pensa que ela está restrita aos profissionais gestores ou às pessoas responsáveis por tomar decisões maiores e mais complexas. Neste capítulo, foram apresentadas a história e a evolução da Administração e como as Teorias da Administração defendidas no passado influenciam nossos dias e nossa prática atual, incluindo a prática profissional da enfermagem.

Como membro da equipe de Enfermagem, o Técnico de Enfermagem desempenha funções administrativas diárias, desde a tomada de decisão durante a assistência ao paciente, até uma decisão administrativa mais complexa, como assistir o enfermeiro na supervisão de uma atividade de Enfermagem, por exemplo. Por isso, o técnico de Enfermagem precisa conhecer práticas administrativas em que ele poderá atuar, como na divisão do trabalho, execução de procedimentos administrativos, previsão, organização e controle de recursos materiais, no controle dos indicadores de qualidade e registro de informações que compõem o Sistema de Informação em Saúde e o Prontuário Eletrônico do Paciente.

Ter consciência de sua importância como parte do processo administrativo e gerencial nos serviços de Saúde é imprescindível para que o Técnico de Enfermagem compreenda sua legítima atuação e importância nesse cenário.

BIBLIOGRAFIA

Associação Paulista de Medicina (APM); Conselho Regional de Medicina do Estado de São Paulo (Cremesp). Manual de Indicadores de Enfermagem NAGEH: Compromisso com a Qualidade Hospitalar (CQH). 2. ed. São Paulo: APM/Cremesp; 2012.

Brasil. Ministério da Saúde. Diretrizes Nacionais de Implantação da Estratégia e-SUS AB. Brasília, DF: Ministério da Saúde; 2014. Disponível em: http://189.28.128.100/dab/docs/portaldab/publicacoes/diretrizes_nacionais_esus.pdf. Acesso em: 27 abr. 2023.

Brasil. Ministério da Saúde. e-SUS Atenção Básica v3.0: resultados do processo de homologação. Brasília, DF: Ministério da Saúde; 2018. Disponível em: https://www.gov.br/saude/pt-br/acesso-a-informacao/gestao-do-sus/articulacao-interfederativa/cit/pautas-de-reunioes-e-resumos/2018/fevereiro/3-a-1-e-sus-abv3-0-plenaria-cit-22-de-fevereiro-de-2018.pdf. Acesso em: 22 jan. 2020.

Carvalho AO, Eduardo MBP. Sistemas de informação em Saúde para municípios. São Paulo: USP; 1998. (Série Saúde & Cidadania, v. 6) Disponível em: https://bvsms.saude.gov.br/bvs/publicacoes/saude_cidadania_volume06.pdf. Acesso em: 22 jan. 2020.

Carvalho COM, Sardenberg C, Matos ACC, Cendoroglo Neto M, Santos BFC. Qualidade em Saúde: conceitos, desafios e perspectivas. J Bras Nefrol, 2004;XXVI(4).

Castilho V, Mira VL, Lima AFC. Gerenciamento de recursos materiais. Gerenciamento em enfermagem. 3. ed. Rio de Janeiro: Guanabara Koogan; 2016.

Chassin MR, Galvin RW. The urgent need to improve health care quality. Institute of Medicine National Roundtable on Health Care Quality. JAMA, 1998;280(11):1000-5.

Chiavenato, I. Administração: teoria, processo e prática. 6. ed. São Paulo: Atlas; 2022.

Chiavenato, I. Introdução à Teoria Geral da Administração. 11. ed. Rio de Janeiro: Atlas; 2020.

Chiavenato, I. Princípios de Administração: o essencial em Teoria Geral da Administração. 2. ed. Barueri: Manole; 2013.

Conselho Federal de Enfermagem (Cofen). Resolução Cofen nº 564/2017 – Código de Ética dos Profissionais de Enfermagem; 2017. Disponível em: http://www.cofen.gov.br/resolucao-cofen-no-5642017_59145.html. Acesso em 18 fev. 2020.

Conselho Nacional de Secretários de Saúde (Conass). Norma Técnica nº 07/2013. Estratégia e-SUS Atenção Básica e Sistema de Informação em Saúde da Atenção Básica – SISAB. Brasília, DF; 19 abr. 2013. Disponível em: https://www.conass.org.br/biblioteca/wp-content/uploads/2013/01/NT-07-2013-e-SUS-e-SISAB.pdf. Acesso em: 27 abr. 2023.

Ferreira DP. Indicadores de saúde: construção e uso. In: Cianciarullo TI, Cornetta VK. Saúde, desenvolvimento e globalização: um desafio para os gestores do terceiro milênio. São Paulo: Ícone; 2000. p. 259-70.

Guimarães ZMB, Rodrigues GRS, Freitas NB, Menezes IG. Gestão de estoque organizacional: relatô de experiência. Rev Baiana de Enfermagem. Salvador, 2013;27(2):193-9.

Joint Commission on Acredition of Healthcare Organization (JCAHO). Characteristics of clinical indicators. QRB Qual Rev Bul, 1989;15(11):330-9.

Kubica F. Básico em Administração. 2. ed. São Paulo: Senac; 2014.

Kurcgant P. Gerenciamento em Enfermagem. 3. Ed. Rio de Janeiro: Guanabara Koogan; 2016.

Lima KWS, Antunes JLF, Silva ZP. Percepção dos gestores sobre o uso de indicadores nos serviços de saúde. Saúde Soc São Paulo, 2015;24:61-71.

Lorenzetti J, Oro J, Matos E, Gelbecke FL. Organização do trabalho de enfermagem hospitalar: abordagens na literatura. Texto Contexto Enferm, 2014;23(4). Disponível em: https://www.scielo.br/j/tce/a/GtFQhTRJyG9pxN98C4yPgjK/?format=pdf&lang=pt Acesso em: 13 nov. 2018.

Lourenço KG, Castilho V. Classificação ABC dos materiais: uma ferramenta gerencial de custos em enfermagem. Rev Bras Enferm. 2006;59(1):52-5.

Mainz J. Defining and classifying clinical indicators for quality improvement. Int J Qual Health Care, 2003;15(6):523-30.

Marin HF. Sistemas de informação em saúde: considerações gerais. J. Health Inform, jan./mar. 2010;2(1):20-4.

Martins C, Lima SM. Vantagens e desvantagens do prontuário eletrônico para instituição de saúde. RAS, abr./jun. 2014;16(63):61-6.

Matos E, Pires DEP. Teorias administrativas e organização do trabalho: de Taylor aos dias atuais, influências no setor da Saúde e na Enfermagem. Texto Contexto Enfermagem, jul./set. 2006;15(3): 508-14.

Maximiano ACA. Introdução à Administração. São Paulo: Atlas; 2011.

Maximiano ACA. Teoria Geral da Administração. São Paulo: Atlas; 2000.

Organização Mundial da Saúde (OMS). Avaliação dos programas de saúde: normas fundamentais para sua aplicação no processo de gestão para o desenvolvimento nacional na Saúde. Genebra, Suíça: OMS; 1981.

Santos AO, Lopes LT. (org.) Planejamento e gestão. Brasília, DF: Conass; 2021.

Soares EVB. Atenção Básica e Informação: análise do Sistema de Informação em Saúde para Atenção Básica (SISAB) e estratégia e-SUS AB e suas repercussões para uma gestão da saúde com transparência. Trabalho de conclusão de curso – Faculdade de Economia, Administração e Contabilidade – Universidade de Brasília. 42 p. Brasília, DF; 2018.

Sociedade Brasileira de Informática em Saúde (SBIS); Conselho Federal de Medicina (CFM). Manual de Certificação para Sistemas de Registro Eletrônico em Saúde. Versão 4.2. Brasília: SBIS; 2016.

Tanaka OU, Melo C. Avaliação de serviços e programas de saúde para a tomada de decisão. In: Rocha AM, Cesar CLM. (eds.). Saúde pública: bases conceituais. São Paulo: Atheneu; 2008.

Tec Newstorming. Teorias administrativas do século XX; 2012. Disponível em: http://jornal1adm.blogspot.com/. Acesso em: 28 abr. 2023.

Tronchin DMR, Freitas GF, Melleiro MM. Qualidade e Segurança do paciente no setor Saúde. In: Kurcgant P. Gerenciamento em Enfermagem. 4 ed. Rio de Janeiro: Guanabara Koogan; 2023.

Tronchin DMR, Melleiro MM, Kurcgant P, Garcia AN, Garzin ACA. Subsídios teóricos para a construção e implantação de indicadores de qualidade em saúde. Rev Gaúcha Enferm, set. 2009;30(3):542-6.

Vecina Neto G, Reinhardt Filho W. Gestão de recursos materiais e de medicamentos. São Paulo: Instituto para o Desenvolvimento da Saúde (IDS)/Núcleo de Assistência Médico-hospitalar (NAMH/FSP-USP)/Fundação Itaú Social; 2002.

World Health Organization (WHO). Everybody business: strengthening health systems to improve health outcomes. WHO framework for action. Geneva, Swiss; 2007.

World Health Organization (WHO). Pan-American Health Organization (OPAS). Building standard-based nursing information systems. Washington, D.C.: WHO; 2001.

Wu AW, Sax H, Letaief M, Bellandi T, Newman-Toker D, Paine LA et al. Covid-19: the dark side and the sunny side for patient safety. Journal of Patient Safety and Risk Management, 2020;25(4):137-41. Disponível em: https://journals.sagepub.com/doi/10.1177/2516043520957116. Acesso em: 27 abr. 2023.

Exercícios de fixação

1. Administração é uma ciência muito antiga e teve início com o desenvolvimento das Teorias da Administração, cujos precursores foram Taylor e Fayol, com a Administração Científica e a Teoria Clássica. Considere as afirmativas a seguir e assinale a alternativa que assinala as corretas:

   I) A Teoria Clássica caracteriza-se pela estrutura organizacional de visão econômica em busca da máxima eficiência.

   II) A Administração Científica é baseada na relação organização formal e organização informal.

   III) A Teoria Clássica caracteriza-se pela ênfase na tarefa, utilizando princípios como divisão do trabalho e unidade de comando e direção.

   IV) A abordagem mecanicista tem os métodos de trabalho como preocupação básica do administrador detentor de liderança.

   a) I e II.

   b) I e III.

   c) II e III.

   d) II e IV.

   e) III e IV.

2. Sendo o processo administrativo uma sequência de atividades, acerca de gestão de processos, assinale a opção correta.

   a) A gestão com base em processos preconiza uma visão funcional sem dar importância para as metas estabelecidas.

   b) Na gerência de processos, não existe a figura do responsável que exerça plenamente essa tarefa.

   c) A visão do processo implica uma visão vertical da empresa.

   d) Definir as fronteiras do processo significa descrever a atuação de cada membro da equipe de trabalho.

   e) A gestão de processos implica a organização de pessoas, equipamentos, procedimentos, informações, energia e materiais nas atividades de trabalho logicamente inter-relacionadas para atingir os objetivos dos negócios.

3. Organograma é uma representação gráfica clássica da estrutura hierárquica de uma empresa e tem por finalidade:

   a) Apresentar os diversos órgãos competentes de uma organização, comunicar os vínculos e relações de interdependência entre os vários departamentos e identificar os níveis hierárquicos.

   b) Demonstrar os níveis hierárquicos da empresa com seus respectivos gestores e como devem se relacionar com os departamentos.

   c) Apresentar os órgãos competentes da organização e suas relações com os visitantes e colaboradores recém-admitidos.

   d) Demonstrar de que forma os níveis hierárquicos da empresa são vistos pelos representantes, grau de responsabilidade dos gestores e vínculos interdepartamentais

   e) Apresentar os órgãos competentes aos departamentos de menor hierarquia de poder, estabelecer relações e vínculos entre os setores.

4. Gestão de recursos materiais é um conjunto de práticas que assegurem materiais em quantidade e qualidade, de modo que os profissionais possam desenvolver seu trabalho sem correr riscos e sem colocar em risco os usuários dos serviços. Tendo em vista a garantia da continuidade da assistência com qualidade e a um menor custo. A função do enfermeiro é: (1) padronizar e fazer a (2) previsão, (3) provisão, (4) organização e (5) controle do material. A seguir, identifique a função com suas finalidades/necessidades e após assinale a alternativa correta.

   ( ) Essencial diante da variedade de bens e produtos com a mesma finalidade; determinação de produtos específicos para procedimentos específicos.

   ( ) Utiliza os critérios de indicação técnica do uso e o custo-benefício; normatiza o uso de similares.

   ( ) Favorece a diminuição do número de itens em estoque, simplifica o trabalho de estocagem, permite a obtenção de melhores preços, reduz o trabalho de compras e diminui os custos de estocagem.

   ( ) Depende do tipo de estabelecimento: ensino, pesquisa; perfil epidemiológico da clientela; complexidade/especificidade da assistência.

   ( ) Número de leitos, salas cirúrgicas/atendimento, consultórios; frequência de uso, sazonalidade; local de armazenamento.

   ( ) Durabilidade do material; inclusão de novas tecnologias; periodicidade de reposição.

   ( ) Consiste na reposição dos materiais necessários para a realização das atividades nas unidades.

   ( ) Realizada por encaminhamento de solicitação ao (almoxarifado, farmácia, lavanderia).

   ( ) Disposição do material nas unidades; planta física; locais centralizados, de livre acesso; estabelecer um fluxo para evitar cruzamento de material esterilizado com material sujo e lixo; manter em locais livres de poeira, umidade, agentes atmosféricos, ferrugem, corrosões, roubo, deterioração e outros riscos.

   ( ) Avaliação quantitativa e qualitativa; conservação e reparos; proteção contra roubos e extravios; controle de equipamentos, número de patrimônio e quantidade, checados periodicamente.

a) 1-1-1-2-2-2-3-3-4-5.
b) 4-1-1-3-2-2-4-5-1-2.
c) 1-2-1-2-3-3-5-2-1-4.
d) 2-3-2-1-1-3-1-5-4-1.
e) 5-4-1-3-2-3-2-1-5-4.

5. O planejamento é um instrumento gerencial que tem por finalidade promover o desenvolvimento das organizações de Saúde, por meio da reflexão acerca dos processos de trabalho, tomadas de decisões e das variáveis que constituem um determinado cenário institucional. O ato de planejar pressupõe um exercício da razão e da sensibilidade, que engloba atividades de maior ou menor complexidade no cotidiano de trabalho e propicia a construção de planos para enfrentar situações atuais ou futuras. Observe a Figura 21.1 e, após, assinale a alternativa mais correta:

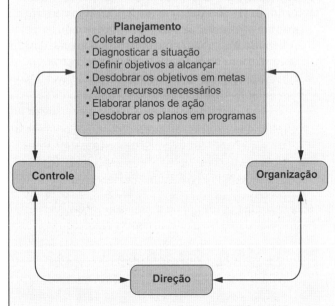

Figura 21.1 Etapas do planejamento.

a) Na coleta de dados, podemos perguntar diretamente ao público envolvido quanto aos dados epidemiológicos pré-estabelecidos, ditos dados primários.
b) O diagnóstico situacional é dado em um momento histórico e pode ser dinâmico; precisa de atualizações periódicas.
c) Os objetivos direcionam a ação e devem ser respondidos/medidos ao final da ação, a curto, médio ou longo prazo.
d) Prever, prover os recursos físicos, materiais, humanos e financeiros também compõem o planejamento. As estratégias tanto de como fazer como de avaliar o processo também precisam ser previstas para análise do retorno de investimento e para melhorias do processo.
e) Todas as alternativas anteriores estão corretas.

6. Um dos atributos que compõem a qualidade em Saúde é a segurança do paciente, que deve estar presente em todas as instituições de Saúde. Assinale a alternativa correta que melhor define a segurança do paciente:
a) Evitar lesões e danos aos pacientes decorrentes da assistência prestada.
b) Cuidado respeitoso, de acordo com as preferências individuais do paciente.
c) Cuidado sem desperdício no uso de equipamentos, materiais e tempo.
d) Redução do tempo de espera e de atrasos potencialmente danosos.
e) Qualidade do cuidado que não varia em decorrência de características pessoais, como gênero, etnia ou condição socioeconômica.

7. A falta de qualidade na assistência à saúde impacta no aumento dos custos oriundos do desperdício e do trabalho refeito, além da possibilidade de ocasionar dano ao paciente. Por isso, é importante a utilização de indicadores na gestão dos serviços de Saúde. Analise as afirmativas a seguir sobre essa ferramenta:
I) Os indicadores são considerados medidas diretas da qualidade, que demonstram claramente quais problemas devem ser corrigidos.
II) Nem sempre é possível analisar a qualidade assistencial com um único indicador, exigindo um conjunto de indicadores para analisar todo o cenário.
III) Os indicadores são medidas indiretas da qualidade, pois sinalizam os processos que precisam ser revistos.
IV) São medidas quantitativas que podem ser utilizadas para monitorar qualidade de cuidados providos ao usuário e às atividades dos serviços de Saúde.

Assinale a alternativa correta:
a) Estão corretas apenas as afirmativas I e II.
b) Estão corretas apenas as afirmativas I e III.
c) Está correta apenas a afirmativa IV.
d) Estão corretas apenas as afirmativas I, II e IV.
e) Estão corretas apenas as afirmativas II, III e IV.

8. O avanço tecnológico trouxe impactos à nossa vida cotidiana e às instituições de Saúde a partir de uma nova maneira de registrar, organizar e acessar as informações do paciente e outras informações de saúde. O prontuário eletrônico do paciente, por exemplo, trouxe inúmeras vantagens e algumas desvantagens no seu uso. Dentre essas desvantagens, destaca-se:
a) Agilidade no acesso às informações do paciente.
b) Redução de consumo com impressos/papéis.
c) Custo elevado na implantação, considerando o sistema, os equipamentos e o treinamento necessário.

d) Acesso às informações gerenciais de forma rápida e precisa.

e) Informações registradas de forma legível, resultando em melhor comunicação e menor risco para o paciente.

9. De acordo com o Instituto de Medicina dos EUA, diversos atributos compõem a qualidade em Saúde e devem ser implementados para se alcançarem resultados eficazes nas instituições de Saúde. Leia as afirmações a seguir e depois responda:

I) Cuidado com base em conhecimento científico, evitando seu uso para pacientes que provavelmente não terão benefício.

II) Cuidado oferecido sem ocasionar desperdícios de equipamentos, suprimentos, ideias e energia.

III) Qualidade de cuidado que não varia em função de características pessoais como gênero, etnia e condição socioeconômica.

IV) Evitar lesões decorrentes do tratamento empregado com objetivo de ajudar os pacientes.

V) Cuidado respeitoso às preferências, às necessidades e aos valores dos pacientes e que assegura que os valores do paciente orientem todas as decisões clínicas.

VI) Redução do temo de espera e de atrasos que podem causar danos.

a) I é eficiência; II é efetividade; III é oportunidade; IV é cuidado centrado no paciente; V é segurança; VI é equidade.

b) I é efetividade; II é equidade; III é efetividade; IV é segurança; V é oportunidade; VI é cuidado centrado no paciente.

c) I é equidade; II é eficiência; III é efetividade; IV é segurança; V é oportunidade; VI é cuidado centrado no paciente.

d) I é efetividade; II é eficiência; III é equidade; IV é segurança; V é cuidado centrado no paciente; VI é oportunidade.

e) I é efetividade; II é equidade; III é segurança; IV é oportunidade; V é cuidado centrado no paciente; VI é efetividade.

10. O Sistema de Informação em Saúde da Atenção Básica (SISAB) visa reestruturar e garantir a integração dos Sistemas de Informação em Saúde, tendo por base o registro individualizado dos usuários por meio do Cartão Nacional de Saúde. O banco de dados do sistema é produzido a partir de dados coletados pelos *softwares* e-SUS AB CDS (Coleta de Dados Simplificada) e e-SUS AB PEC (Prontuário Eletrônico do Cidadão). Sobre o e-SUS AB PEC, identifique as afirmações verdadeiras e as falsas, e depois responda:

I) Permite gravar e acessar informações sobre consulta, diagnóstico, prescrição, procedimentos, resultados de exame e evolução dos pacientes.

II) Como modelo de assistência médica, não permite registrar visitas de agentes comunitários de Saúde ou a disponibilidade de medicamentos.

III) Os dados de um paciente não podem ser acessados em diferentes unidades de atendimento por conta de questões relacionadas com a privacidade e, por isso, não se podem fiscalizar ou controlar fraudes.

IV) Permite que o próprio cidadão esteja engajado no cuidado, pois ele pode acompanhar os dados em seu nome quanto a atendimentos, exames pedidos, receitas e encaminhamentos.

a) I, II, III e IV são verdadeiras.

b) I e II são verdadeiras; III e IV são falsas.

c) I e IV são verdadeiras; II e III são falsas.

d) II e III são verdadeiras; I e IV são falsas.

e) I, II, III e IV são falsas.

11. A qualidade implica sempre a necessidade de avaliação em que o padrão esperado é confrontado com a realidade da assistência prestada. Uma avaliação consistente implica a observação de alguns princípios. Leia as perguntas a seguir e depois responda:

I) Os critérios de julgamento devem ser previamente definidos ou estabelecidos segundo a dinâmica da observação em campo?

II) O gerenciamento da qualidade implica, entre outros fatores, avaliar os processos de trabalho por meio de medidas de aceitação dos trabalhadores da área de Saúde ou medidas de desempenho?

III) Indicadores são medidas subjetivas que levam a indícios ou suspeitas ou são medidas quantitativas, que podem ser usadas para monitorar e avaliar a qualidade dos cuidados providos ao usuário dos serviços?

IV) Em razão da complexidade da assistência à saúde, deve-se sempre buscar avaliar a qualidade por meio de um único indicador ou por um conjunto de indicadores?

a) I, estabelecidos segundo a dinâmica; II, medidas de desempenho; III, medidas quantitativas; IV indicador único.

b) I, previamente definidos; II, medidas de desempenho; III, medidas quantitativas; IV, conjunto de indicadores.

c) I, previamente definidos; II, medidas de aceitação; III, medidas subjetivas que levam a indícios; IV, único indicador.

d) I, estabelecidos segundo a dinâmica; II, medidas de desempenho; III, medidas subjetivas que levam a indícios; IV, conjunto de indicadores.

e) I, previamente definidos; II, medidas de desempenho; III, medidas quantitativas; IV, único indicador.

FECHAMENTO DE CASO-CENÁRIO

Confira se você respondeu adequadamente às perguntas do Caso-cenário.

CASO-CENÁRIO 1

1. O Diagrama de Ishikawa é uma ferramenta da qualidade, que ajuda a levantar as causas raízes de um problema sob seis perspectivas diferentes: pessoas, materiais, ambiente, máquina, medida e método, analisando todos os fatores que envolvem a execução do processo em análise. Esse diagrama também é conhecido como "Espinha de Peixe".

2. *Brainstorming*, traduzido para o português, significa tempestade de ideias e busca reunir as pessoas envolvidas para discutir um problema comum, sem apontar pessoas culpadas e sim falhas no processo e que podem ser corrigidas. Essa ferramenta pode ser utilizada, inclusive, para levantar as perspectivas de análise do Diagrama de Ishikawa e chegar a pontos comuns entre o grupo.

3. Esta questão é mais abrangente, por isso, não temos uma única resposta correta. De qualquer maneira, elencamos alguns pontos de melhoria que a equipe de Enfermagem poderia reavaliar para diminuir o tempo de atendimento ao paciente/cliente:

- Falta de informação na passagem de plantão
- Tempo reduzido destinado à passagem de plantão
- Falta do material para a realização do procedimento no estoque da unidade
- Falta de escala de serviço referente às atividades desenvolvidas
- Falta de planejamento dos Técnicos de Enfermagem para a realização das atividades de Enfermagem.

Respostas dos Exercícios de Fixação

CAPÍTULO 1

1. a
2. a
3. d
4. e
5. a
6. c
7. c
8. b
9. b
10. b
11. d
12. c
13. b
14. d
15. b
16. b
17. c
18. b
19. b
20. c

CAPÍTULO 2

1. b
2. a
3. c
4. d
5. a
6. e
7. d
8. b
9. c
10. a

CAPÍTULO 3

1. c
2. a
3. e
4. b
5. a
6. e

7. c
8. d
9. e

CAPÍTULO 4

1. a
2. e
3. e
4. a
5. e

CAPÍTULO 5

1. a
2. c
3. a
4. a
5. b
6. d
7. e
8. c
9. d
10. b

CAPÍTULO 6

1. a
2. b
3. a
4. c
5. e

CAPÍTULO 7

1. b
2. d
3. a
4. c
5. e
6. c
7. a
8. c
9. c
10. b

CAPÍTULO 8

1. b
2. d
3. b
4. c
5. e
6. e
7. b
8. a
9. d
10. e

CAPÍTULO 9

1. d
2. c
3. e
4. a
5. c
6. e
7. b
8. c
9. a
10. c

CAPÍTULO 10

1. c
2. d
3. a
4. V-V-F-V
5. b
6. d
7. D-C-A-E-B
8. e
9. b
10. V-V-F-V

CAPÍTULO 11

1. c
2. d
3. b
4. e
5. a
6. a
7. e
8. c
9. a
10. e

CAPÍTULO 12

1. b
2. a

3. e
4. d
5. e
6. c
7. a
8. c
9. b
10. d
11. e

CAPÍTULO 13

1. c
2. a
3. c
4. b
5. e
6. b
7. a
8. e
9. c
10. d
11. b
12. d
13. c
14. a
15. d
16. b
17. a
18. e
19. c

CAPÍTULO 14

1. a
2. b
3. b
4. b
5. a
6. c
7. d
8. d
9. c

CAPÍTULO 15

1. c
2. d
3. b
4. c
5. c
6. d
7. b
8. a
9. b
10. a

CAPÍTULO 16

1. d
2. e
3. b
4. a
5. c
6. e
7. c
8. a
9. d
10. a
11. e
12. c
13. b

CAPÍTULO 17

1. a
2. b
3. c
4. c
5. d
6. d
7. b
8. e
9. a
10. b

CAPÍTULO 18

1. a
2. a
3. c
4. d
5. a

CAPÍTULO 19

1. c
2. b
3. b
4. c

5. a
6. d
7. b
8. a
9. e
10. b

CAPÍTULO 20

1. a
2. a
3. b
4. c
5. c
6. e
7. b
8. c
9. b
10. d
11. c
12. c
13. d
14. d
15. c
16. b
17. c
18. b
19. d
20. d

CAPÍTULO 21

1. b
2. e
3. a
4. a
5. e
6. a
7. e
8. c
9. d
10. c
11. b

Índice Alfabético

A

Abertura de via aérea, 421
Abortamento, 377
- em curso, 377
Aborto, 348
- retido, 377
Abscesso, 290, 316
Absorção, 170, 336
Ação dos medicamentos no corpo humano, 185
Ácaros, 87
Acesso venoso calibroso, 426
Acetábulo, 15
Acetilcisteína, 193
Acidente(s)
- com animais
-- domésticos, 459
-- peçonhentos e animais venenosos, 458
- da infância, 401
- por intoxicação, envenenamento e agressões
    por animais, 458
- vascular cerebral, 456
Ácido
- graxo essencial, 289
- peracético, 520
- úrico, 45
Ações do parasita, 74
- enzimática, 75
- espoliativa, 74
- irritativa, 75
- mecânica, 75
- tóxica, 75
- traumática, 75
Acolhimento, 138
- da demanda espontânea, 136
Administração, 184
- de dieta enteral por
-- meio de bomba de infusão, 254
-- método gravitacional, 254
- de encomendas, 593
- de medicamentos, 274
-- e hemocomponentes na Enfermagem Pediátrica, 398
- de recursos humanos, 593
- em Enfermagem, 587
- história e evolução da, 588
- princípios da, 588
- segura de medicamentos, 182
- teorias da, 589

Admissão
- da unidade de terapia intensiva, 475
- do paciente, 231
-- na recuperação pós-anestésica, 512
Adrenalina, 55, 481
Afagia, 316
Afasia, 316
Afecção, 316
Aférese, 210
Aferição quantitativa e qualitativa dos sinais vitais, 416
Afogamento, 403, 448
- classificação do, 449
Afonia, 316
Agente(s)
- antivirais, 201
- etiológico, 74
- imunizantes, 573
- simpatomiméticos, 481
- utilizados na desinfecção química, 520
Agranulocitose, 540
Agressões por animais, 458
Agulha(s), 173
- e ângulo de inserção, 280
- para a aplicação intramuscular, 281
Albumina, 209
Álcool, 458
- a 70%, 520
Alegria, 549
Algesia, 316
Algia, 316
Álgico, 272, 316
Alginato de cálcio, 289
Algor mortis, 295
Algoritmo do afogamento, 450
Alimentação, 252, 396
Alopecia, 236
Alta, 476
- a pedido, 131
- da unidade de terapia intensiva, 475
- hospitalar, 296
Alterações
- do sistema cardiovascular e hematológicas
    na gravidez, 363
- fisiológicas do envelhecimento, 331
- neurológicas na gravidez, 363
- no sistema

-- cardiovascular, 309
-- endócrino, 313
-- linfático, 313
-- renal, 307
-- respiratório, 310
Altura uterina, 348
Alvéolos, 24
Amamentação e covid-19, 377
Ambiente do cuidado, 228
Amblyomma cajennense, 87
Ameaça de aborto, 377
Amebíase, 75
- extraintestinal, 76
- intestinal, 76
Amenorreia, 348
- primária, 348
- secundária, 348
Amígdala, 67
Amilase, 42
Amiodarona, 429
Amnioscopia, 348
Amniotomia, 348
Amniótomo, 372
Ampola, 52
- hepatopancreática, 41
Amputação, 442, 444
Anafilaxia, 510
Analgesia, 316
Analgésicos, 186
- urinários, 198
Anasarca, 316
Anatomia humana, 3
Ancilostomose (amarelão), 86
Ancylostoma duodenale, 86
Andropausa, 351
Anestesia, 507
- geral, 508
- tipos de, 507
Anestésicos, 185
- gerais inalatórios, 185
- intravenosos, 185
- locais tópicos, 185
Ângulo da aplicação de injeções, 116
Animais
- peçonhentos, 458
- venenosos, 458
Anisocoria, 316
Anorexia, 253
Anotação
- certa, 184
- de Enfermagem, 134
Ansiedade
- e oscilações de humor, 368
- grave, 548
- leve, 548
- moderada, 548
Ansiolíticos, 537
Antagonistas Alfa histamina H2, 195
Anterior, 3
Anti-hipertensivos, 190

Anti-histamínicos, 192
Anti-inflamatórios não esteroides, 186
Antiácidos, 195
Antiagregantes plaquetários, 191
Antianginosos, 191
Antiarrítmicos, 191
Antiasmáticos, 194
Antibacterianos, 200
- que interferem
-- na parede celular da bactéria, 200
-- na síntese
--- de DNA/RNA, 201
--- proteica, 201
Antibióticos, 91
Anticoagulantes, 191
Anticonvulsivantes, 186
Anticorpos, 106
Antidepressivos, 188, 537
- classificação dos, 189
Antidiarreicos, 196
Antieméticos, 196
Antiepilépticos, 186
Antiflatulentos, 196
Antifúngicos, 202
Antígenos, 103
- leucocitários humanos, 103
Antilipemiantes, 190
Antiparasitários, 202
Antiparkinsonianos, 187
Antipiréticos, 186
Antipsicóticos, 537
Antirretrovirais, 202
Antissecretores, 195
Antissepsia, 316
- cirúrgica das mãos, 508
Antitussígenos, 193
Antivirais, 201
Anúria, 266, 316
Apagamento cervical, 348, 371
Aparelho
- de anestesia, 504
- valvar, 27
Apatia, 316
Apêndices adiposos, 38
Ápice
- da próstata, 46
- do coração, 28, 30
Apirexia, 316
Aplicação terapêutica de calor ou frio, 250
Apneia, 269, 316
- no recém-nascido, 394
Apoio social, 331
Arco
- da aorta, 28
- reflexo, 67
- zigomático, 9
Área(s)
- apnêustica, 26
- auditiva, 66
- da sensibilidade somática geral, 66

- de armazenamento e distribuição dos produtos
-- de Saúde, 528
-- processados/esterilizados, 518
- de associação, 66
- de Broca, 60, 66
- de esterilização, 518
- de preparo, 517
- de recepção e limpeza, 517
- de ritmicidade medular, 26
- exclusiva para produtos consignados, 517
- física do centro de material e esterilização, 517
- gustativa, 66
- límbicas, 66
- motora
-- primária, 66
-- suplementar, 66
- olfatória, 66
- pneumotáxica, 26
- pré-frontal, 66
- pré-motora, 66
- somestésica, 66
- temporoparietal, 66
- vestibular, 66
- visual, 66
Armazenamento de íons de cálcio e fósforo, 6
Arritmia, 316, 452
Arrumação de cama, 229
Artéria(s)
- carótida comum
-- direita, 28
-- esquerda, 28
- pulmonar
-- direita, 28
-- esquerda, 28
- segmentares, 45
- subclávia esquerda, 28
Articulação(ões)
- acromioclavicular, 16
- atlantoaxial mediana, 16
- carpometacarpal, 16
- cartilagíneas, 17
- costocondral, 16
- costotransversária, 16
- da cabeça da costela, 16
- do ombro, 16
- do quadril, 16
- dos processos articulares, 16
- esternoclavicular, 16
- esternocostal, 16
- fibrosas, 16, 17
- interfalangianas, 16
- mediocarpal, 16
- metacarpofalangianas, 16
- radiocarpal, 16
- radioulnar
-- distal, 16
-- proximal, 16
- sacrococcígea, 16
- sacroilíaca, 16
- sinovial, 17, 18

- tibiofibular proximal, 16
- tipos de, 16
- umerorradial, 16
- umeroulnar, 16
Asa do esfenoide
- maior, 8, 9, 10
- menor, 10
Ascaridíase, 85
Ascaris lumbricoides, 85
Aspectos éticos no atendimento do adolescente, 406
Aspiração
- da cânula de traqueostomia, 259
- das cavidades oral e nasal, 259
- supraglótica rotineira, 157
Aspirador cirúrgico, 505
Assistência
- ao paciente crítico, 467
- de Enfermagem
-- com o cateter venoso central, 481
-- durante a dequitação, 376
-- na RPMO e no TPP, 382
-- nas síndromes
--- hemorrágicas na gestação, 379
--- hipertensivas da gestação, 380
-- no cuidado com a pessoa idosa, 335
-- no monitoramento da pressão
--- arterial invasiva, 479
--- venosa central, 482
-- no puerpério imediato, 375, 376
-- no trabalho de parto, 375
- durante o parto, 375, 376
Ataxia, 540
Atenção
- à crise, 551
- à saúde da pessoa idosa, 323
- às urgências, 411
-- no trauma, 431
- Básica à Saúde, 565
Atendimento
- em PCR do recém-nascido que acaba de nascer, 426
- inicial do paciente crítico em sala de emergência, 468
- na sala de emergência, 469
Atitude reivindicatória social, 405
Atividades
- básicas de vida diária (ABVD), 328
- exercidas, 592
- instrumentais de vida diária (AIVD), 328
Átomo, 111
Atribuições
- do Técnico de Enfermagem, 306
- dos profissionais de Enfermagem na telenfermagem, 136
- funcionais da equipe de Enfermagem na vacinação, 577
Atributos da qualidade em Saúde, 146
Átrio
- direito, 27, 28
- esquerdo, 27
Atrofia, 316
Audição, 219
Auditoria, 220
Aumento da urgência e da frequência urinária, 368

Autoclaves, 526
Autocuidado, 245
Automatismo, 30
Automedicação, 336
Autonomia, 123, 324
Auxiliar de Enfermagem, 591
Avaliação, 218, 219
- da criança, 397
- da dor, 270
- da eficácia do curativo, 287
- da manutenção de cateteres, 158
- primária, 414
-- no trauma, 431
- secundária, 415
-- no trauma, 432
Azia, 292

B

Baço, 33
Bactérias, 88
- multirresistentes, 91
- papel nas doenças, 90
Bactérias patogênicas para o ser humano, 92
Bacteriemia, 316
Banho
- de aspersão, 234
- no leito, 234
Barbitúricos, 188
Barorreceptores, 33
Barreira
- hematencefálica, 171
- placentária, 171
Barriga d'água, 82
Beneficência, 123
Benzodiazepínicos, 188
Bexiga, 46
- urinária, 44, 46, 47
Bicho de pé, 87
Bifurcação da traqueia, 21
Biodisponibilidade, 171
Bioética, 123
Biossegurança, 153
Biotransformação (metabolismo), 171
Bisturi(s), 523
- elétrico, 505
Bloqueio regional, 507
Blues puerperal, 550
Boca, 42
- seca/sede, 540
Bolsa
- de água quente, 250
- de gelo, 251
Boom rotation, 510
Bordetella pertussis, 93
Bradicardia, 268, 316
Bradipneia, 269, 316, 483
Bradisfigmia, 316
Broncodilatadores, 194
Broncospasmo, 316
Bronquiolite, 399

Bronquíolos, 21
Brônquios, 21
Bronquite, 311
Bulbo, 58, 68
- do vestíbulo, 53
Busca da identidade, 405

C

CABD, sequência mnemônica, 421
Cabeça e pescoço, 6
Câimbras, 368
Caixa torácica, 7
Calazar, 76
Calcâneo, 15
Calçar e retirar luvas de procedimento, 225
Cálculo
- da data provável do parto, 363
- da idade gestacional, 363
Calculose renal, 308
Calendário nacional de imunizações, 575
Cálices renais, 44
Calor, 250
- seco, 250
- úmido, 250
Cama
- aberta, 230
- de operado, 230
- fechada, 230
Canal
- anal, 38
- óptico, 8
Câncer
- de mama, 356
- do colo do útero, 353
Cânula
- nasal, 484
- nasofaríngea, 415
- orofaríngea (Guedel), 415
- tipo óculos, 484
Capacidades pulmonares, 25, 26
Cápsula, 177
- articular, 16
- de Bowman, 45
Captopril, 181
Caquexia, 273, 316
Cardiotocografia, 348, 373
Cardiotônicos, 192
Carina da traqueia, 21
Carrapatos, 87
Cartilagem(ns)
- aritenóideas, 19
- articular, 16
- corniculadas, 19
- costais, 7, 13
- cricóidea, 18
- cuneiformes, 19
- epiglótica, 18
- tireóidea, 18, 20
Carvão ativado, 289
Caspa, 236

Catástrofe, 460
Cateter(es)
- arterial, 479
- de pressão arterial invasiva, 470
- e drenos, 512
- venoso(s), 480
-- central, 470
Cateterismo
- de alívio, 486
- de demora, 486
Cavidade
- oral, 35, 37
- pleural, 24
Ceco, 38, 43
Cefaleia, 272, 316
Célula(s), 111, 112
- alfa, 55
- apresentadoras de antígenos, 103
- beta, 55
- citotóxicas, 102
- de alarme, 102
- delta, 55
- do sistema imune, 100
- linfoides inatas, 102
- marca-passo do coração, 30
- matadoras naturais, 102
- NK, 102
- secretoras de polipeptídio pancreático, 55
Células-tronco hematopoéticas, 100
Centrais de regulação médica das urgências, 412
Centríolo, 113
Centro cirúrgico, 503
Centro de material e esterilização, 517
Centros de atenção psicossocial (CAPS), 532, 535
Cerclagem, 348
Cerebelo, 59, 61, 62, 67
Cervicite, 348
Chatos, 87
Choque, 283, 424
- anafilático, 181
Cianose, 247, 316
Cicatrização, 117
- de feridas, 286
- fatores
-- locais, 287
-- sistêmicos, 287
- primeira intenção, 287
- segunda intenção, 287
- terceira intenção, 287
- tipos de, 287
Ciclo
- cardíaco, 31, 32
- da *Leishmania sp*, 78
- de transmissão
-- da malária, 80
-- da toxoplasmose, 83
-- da tricomoníase, 82
- de vida da amebíase, 77
- do sangue, 210
- do *Trypanosoma cruzi*, 79

- dos ancilóstomos, 87
- menstrual, 56, 351
Cifose
- sacral, 11
- torácica, 11
Cíngulo do membro
- inferior, 7, 13, 15
- superior, 7, 13
Ciobertura secundária, 288
Circulação, 415
- pulmonar, 27, 31
- sistêmica, 27, 31
Circunferência abdominal, 274
Circunstância notificável, 147
Cirurgia(s)
- classificação das, 506
- curativa, 506
- de emergência, 506
- de grande porte, 507
- de médio porte, 507
- de pequeno porte, 507
- de urgência, 506
- diagnóstica, 506
- eletiva, 506
- paliativa, 506
- potencial de contaminação, 506
- quanto ao porte, 506
- quanto ao tempo de duração, 507
- reparadora, 506
- robótica, 509, 510
- seguras, 148
Cisalhamento, 238
Cisterna do quilo, 33
Cisticercose, 83
Citocinas, 100
Citologia, 111, 112
Citoplasma, 113
Clavícula, 7, 13
Clearance
- ou depuração plasmática, 48
- *patient*, 510
Climatério, 351
Clínica ampliada e compartilhada, 138
Clister, 316
Clitóris, 53, 350
Cloro, 520
Clostridium
- *botulinum*, 93
- *difficile*, 93
- *tetani*, 93
Clutch, 510
Cobertura
- mista, 288
- primária, 288
- tipos de, 288
- vacinal, 577
Cóccix, 7
Código de ética, 126
- dos profissionais de Enfermagem, 126
Cognição, 339

Coitarca, 348
Colagenase, 289
Colesterol, 263
Coleta
- de amostra
-- de urina para exames, 293
-- para exames laboratoriais, 263
--- da criança, 397
- de dados, 218, 219
- de urina 24 horas, 264
Colo
- ascendente, 38
- descendente, 38
- do útero, 52
- sigmoide, 38
- transverso, 38
Colposcopia, 348
Coluna vertebral, 7, 11
Colúria, 266
Coma, 316
Compatibilidade medicamentosa, 184
Competências da comissão de controle de
  infecção hospitalar, 160
Complexo
- amigdalar, 67
- de Golgi, 113
- motor migratório, 43
- principal de histocompatibilidade, 103
Complicações
- da administração de medicamentos
-- e fluidos pela via intravenosa, 283
-- pela via
--- intramuscular, 281
--- subcutânea, 279
- da nutrição enteral, 255
- intraoperatórias, 510
- na aspiração, 260
- na mobilização e no posicionamento
    inadequado do paciente, 244
- na nutrição parenteral, 256
Componentes
- do músculo, 18
- do sistema
-- de atenção às urgências, 412
-- linfático, 34
Comportamentos prodrômicos, 547
Compressa
- fria, 252
- quente, 251
Compressões torácicas, 422
- externas, 420
Comprimido, 178
Comunicação, 133, 335
- assertiva no plantão, 134
- não violenta, 135
- terapêutica, 134
Concentrado
- de fatores de coagulação, 209
- de hemácias, 207
- de plaquetas, 208

Concha nasal inferior, 8
Condutibilidade, 30
Conformação geral do corpo, 5
Confusão mental, 540
Conjunto de serviços de urgência 24 horas, 413
Consciência, 316
Conservação dos imunobiológicos, 578
Constipação, 368
- intestinal, 540
Constituição psíquica, 544
Consulta de Enfermagem, 136
Consultoria de Enfermagem, 136
Container rígido, 525
Contaminação
- extraluminal, 158
- intraluminal, 158
Contenção, 246
- de membros inferiores e quadril, 246
- de tornozelos e punhos, 246
- de tronco, 246
- espacial, 246
- física, 246
- mecânica, 246
- química, 246
- verbal, 246
Contexto de cuidado à pessoa idosa, 334
Contração isovolumétrica, 32
Contradições comportamentais, 406
Contratilidade, 31
Controle, 595
- de diurese, 265
- de glicemia, 314
- de hemorragia externa, 415
- de medidas do recém-nascido, 391
- dos processos de limpeza, 527
- e monitoramento da temperatura para assegurar a
    qualidade dos imunobiológicos, 578
- e segurança, 527
- neural da respiração, 26
Contusão, 442
Convulsões, 540
Coração, 27
- estrutura do, 28, 29
Corneificação, 112
Corpo
- caloso, 62
- da mandíbula, 8, 9
- da maxila, 8
- do pênis, 50
- gástrico, 35
Córtex
- cerebral, 65
- renal, 44, 45
Corticoides nasais, 193
Cortisol, 55
Corynebacterium diphtheriae, 92
Costelas, 7, 13
Covid-19, 399
- amamentação e, 377
- no contexto neonatal, 391
Crânio, 6, 7

Índice Alfabético

Creatinina, 45
Creme, 178
Crescimento e desenvolvimento humanos, 394, 405
Crioprecipitado, 209
Crise
- epiléptica, 455
- hipertensiva, 452, 540
- religiosa, 405
Crosta, 290
Cuidado(s)
- ao paciente com sonda vesical, 292
- às pessoas idosas
-- com imobilidade, 341
-- com incapacidade cognitiva, 339
-- com incontinência urinária, 340
-- com instabilidade postural e quedas, 338
-- em uso de medicamentos, 336
- centrado no paciente, 146, 596
- com as vias aéreas, 256
- da equipe de Enfermagem na lógica antimanicomial, 536
- de Enfermagem
-- ao paciente em terapia de substituição renal, 489
-- com bisturi elétrico, 506
-- com equipamento de videocirurgia, 505
-- com garrote pneumático, 505
-- com o aparelho de anestesia, 504
-- com o aspirador cirúrgico, 505
-- com o foco cirúrgico, 505
-- com o monitor multiparamétrico, 505
-- com os equipamentos de radiologia, 505
-- em pacientes com monitoramento de PIC, 492
-- na psicofarmacologia, 537
-- na terapia nutricional enteral, 494
- de higiene, 233
- em unidades de internação, 305
- paliativos, 129, 130
- para a correta identificação de pacientes, 232
- pré-concepcionais, 358
- sistematizados pós-PCR, 426
Culpa, 129
Cultivo bacteriano, 89
Cultura, 263
- de fezes, 263
Curativo(s), 287, 512
- aberto, 287
- compressivo, 287
- oclusivo, 287
-- seco, 287
-- úmido, 287
- tipos de, 287

D

Dados
- anonimizados, 127
- pessoais, 127
- sensíveis, 127
Dano, 147
Data
- da última menstruação (DUM), 363
- provável do parto (DPP), 348, 363

Deambulação, 235, 244
Débito urinário, 485
Declaração Universal dos Direitos Humanos, 138
Decúbito
- dorsal horizontal, 243, 260
- lateral direito ou esquerdo, 243, 260
- ventral, 260
Decussação das pirâmides, 58
Dedo, 14, 15
Deiscência, 290
Delegar e assumir atividades, 591
Delimitação de áreas de risco e segurança no local do evento, 460
Dentes, 35
Dentição, 396
Depósito de material de limpeza (DML), 306
Depressão, 549, 550
- pós-parto, 550
Depuração renal, 46
Dequitação, 374
Derme, 116
Desastre, 460
Desbridamento, 290
- autolítico, 288
- cirúrgico, 288
- enzimático, 288
- mecânico, 288
Descolamento prematuro de placenta (DPP), 348, 379
Desconfortos gestacionais, 368
Descongestionantes, 192
Desenvolvimento
- da criança de 2 a 10 anos, 395
- do pensamento abstrato, 405
Desfibrilação, 423
Desfibrilador manual no modo DEA, 425
Desidratação cadavérica, 295
Desinfecção, 519
- pelo processo físico (automatizado), 520
- química, 519, 520
Desorientação, 316
Diabetes, 314
Diagnóstico
- da gravidez, 360
-- laboratorial, 361
-- por ultrassonografia, 362
- de Enfermagem, 218, 219
Diálise peritoneal, 308
Diástole, 31
Diencéfalo, 58, 59
Diérese, 507
Dieta(s)
- enteral por
-- meio de bomba de infusão, 254
-- método gravitacional, 254
- geral, 252
- modificadas
-- quanto à composição, 252
-- quanto à consistência, 252
- para diabetes, 314
Dilatação, 372

Diminuição da libido, 540
Dinâmica uterina, 371
Diplegia, 316
Diplopia, 316
Direito de recusar o medicamento, 184
Disartria, 317
Discinesia tardia, 540
Disfagia, 292, 317
Disfunções geniturinárias, 340
Dismenorreia, 272, 348
Dispareunia, 272, 348
Dispensação, 184
Dispepsia, 317
Dispneia, 269, 317
Dispositivos terapêuticos utilizados nas alterações
- da frequência respiratória e saturação de oxigênio, 484
- da pressão arterial, 480
- do balanço hídrico, 487
Disseminação hematogênica, 158
Distal, 3
Distanásia, 128, 130
Distensão, 442
Distimia, 550
Distribuição, 170, 336
Disúria, 266, 272, 317
Diurese, 266, 317
Diuréticos, 190, 197
Divisão
- do esqueleto, 6
- do trabalho, 591
Dobutamina, 482
Docking, 510
Doença(s), 563
- de Alzheimer, 67, 339
- de Chagas, 78
- de Parkinson, 187
- endêmica, 74
- gastrintestinais na infância, 400
- hemolítica do recém-nascido, 393
- hipertensiva específica da gestação, 348
- neurológicas na infância, 400
- prevalentes em pediatria, 399
- renais na infância, 401
- respiratórias na infância, 399
Dolo, 129
Domínio variável, 106
Dopamina, 482
Dor, 270, 417
- classificação da, 270
- de cabeça, 540
- e escalas de avaliação, 491
- lombar, 368
- no ligamento redondo, 368
- no local de aplicação, 540
- torácica, 453
Dorsal, 317
Dosagem de eletrólitos, 263
Drenagem linfática, 313
Dreno(s), 487
- tubular, 289

Drogas vasoativas, 481
Ducto(s)
- biliares, 40
- deferente, 46, 51
- extra-hepáticos, 41
- linfáticos, 33
- torácico, 33
Duodeno, 35, 314
Dura-máter, 64

E

Eclâmpsia, 380
Ectoparasitas, 87
Edema, 247, 317
Educação em Saúde, 136
Efeito(s)
- cumulativo, 181
- da pressão e do atrito na pele, 238
- extrapiramidais, 540
- terapêutico de um medicamento, 171
Efetividade, 146, 596
Eficiência, 146, 596
Ejeção rápida e lenta, 32
Eliminação, 171
Embalagens, 523
Embolia, 283
Emergência(s), 402, 411
- cardiocirculatórias, 452
- na crise hipertensiva, 452
- não traumáticas, 451
- neurológicas, 455
- psiquiátricas, 551
- respiratórias, 454
Êmese, 317
Emprego de frio, 251
Emulsão líquida, 179
Enalapril, 337
Enchimento rápido, 32
Encomendas, 593
Endocárdio, 27
Endoparasitas, 75
Enfermagem, 587
- baseada em evidências, 219
- em centro cirúrgico, 503
- em situações de urgência e emergência, 411
- na assistência ao paciente crítico, 467
- na Saúde
-- da criança, 394
-- coletiva, 559
-- da mulher, 347
-- do adolescente, 405
-- do adulto, 305
-- mental, 531
-- neonatal, 389
Enfermeiro, 591
Ensino e pesquisa, 220
Entérico, 317
Enterobiose, 86
Enterobius vermicularis, 86
Enterorragia, 292

Entorse, 442
Enurese, 317
Envelhecimento populacional, 324
Envenenamento, 458
Epidemia, 74
Epiderme, 112, 115, 116
Epidídimo, 51
Epigastralgia, 317
Epilepsia(s), 400
- idiopáticas, 400
Epinefrina, 429, 481
Episódio
- hipomaníaco, 550
- maníaco, 550
Epistaxe, 317
Epitálamo, 60
Epitélio, 114
Equidade, 146, 596
Equilíbrio hídrico, 485
Equimose, 247
Equipamento(s)
- de radiologia, 505
- de videocirurgia, 505
- utilizados na(s)
-- cirurgias, 504
-- limpeza mecânica dos produtos, 520
Equipe de Enfermagem em hemoterapia, 210
Eritroblastose fetal, 393
Erro, 170
Eructação, 292
Escala(s)
- de Braden simplificada, 241
- de Cincinnati, 457
- de coma de Glasgow, 417, 490
- numéricas e visuais analógicas de intensidade da dor, 271
- revisada do trauma (RTS), 433
- visual analógica (EVA), 491
Escápula, 7, 13
Escara, 288
Escarro, 264, 398
Escherichia coli, 93, 112
Esclerose da veia, 283
Escoriação, 236
Escroto, 49
Esfacelo, 288
Esfregaço sanguíneo, 107
Esmagamento, 442, 444
Esôfago, 35
Espinha nasal anterior, 8, 9
Esqueleto
- apendicular, 6
- axial, 6
- do tórax, 12
Esquistossomose, 82
Esquistossômulos, 83
Esquizofrenia, 547
- catatônica, 547
- causas da, 548
- desorganizada (hebefrênica), 547
- não diferenciada, 547

- paranoide, 547
- residual, 547
Estabilizadores de humor, 537
Estado febril, 268
Estatura, 395
Estatuto
- da Criança e do Adolescente, 406
- do Idoso, 329
Esterilização, 525
Esterno, 7, 13
Estimativa do peso das crianças para direcionamento
    das condutas, 417
Estímulo à deambulação e ao autocuidado, 244
Estômago, 35, 38, 42
Estratégia(s)
- de clarificação, 335
- de expressão, 335
- de Saúde da Família, (ESF) 566
- de validação, 335
Estrogênio, 56
Estrógeno, 351
Estrutura(s)
- dos componentes de atenção às urgências, 412
- encefálicas relacionadas com a
-- manutenção das funções vegetativas, 68
-- motricidade, 67
- física de uma unidade de terapia intensiva, 472
- organizacional, 590
Esvaecimento, 371
Ética, 122
- profissional, 126
Etmoide, 10
Eupneia, 269, 317, 483
Eutanásia, 128, 130
Evasão, 131
Evento(s)
- adverso(s), 147, 170
-- relacionados com medicações, 172
- com múltiplas vítimas, 460
Evidência legal, 220
Evisceração, 290
Evolução sexual, 406
Exame
- físico, 416
- neurológico, 417
- psíquico, 545
- pupilar, 490
Excitabilidade, 30
Excreção, 170, 171, 336
Exérese, 507
Expectorantes, 193
Expiração, 24
Expulsão, 374
Expurgo, 306
Exsudato, 290
- purulento, 290
- sanguinolento, 290
- seropurulento, 290
- serossanguinolento, 290
Extravasamento, 284

Extubação
- acidental, 157
- paliativa, 130

F

Face, 6
Fagócitos profissionais, 102
Falanges, 7, 14
Falta de ar, 368
Faringe, 18, 35
Farmacocinética, 170
Farmacodinâmica, 171
Farmacogenômica, 172
Farmacologia, 169
Fármacos
- anti-helmínticos, 202
- antidiabéticos, 198
- que atuam no sistema
-- cardiovascular, 189
-- endócrino, 198
-- gastrintestinal, 194
-- nervoso central, 185
-- respiratório, 192
-- urinário, 197
- tireoidianos e antitireoidianos, 199
- utilizados para combater infecções, 200
Farmacovigilância, 172
Fáscias, 18
Fascículo atrioventricular, 30
Fase(s)
- de mistura, 42
- do processo de cicatrização tecidual, 287
- folicular, 351
- lútea, 351
- ovulatória, 351
Fatores
- de risco para
-- a queda, 250, 251
-- o desenvolvimento da lesão por pressão, 238
- que interferem na ação dos medicamentos, 182
Febre, 268
- maculosa, 87
Febrícula, 268
Fecaloma, 292
Fecundação, 359
Feixe(s)
- atrioventriculares, 30
- de His, 30
Fêmur, 7
Fenda palatina, 392
Feridas, 286, 317
- classificação das, 286
- operatórias, 289
Fezes, 398
Fibras de Purkinje, 30
Fíbula, 7
Fígado, 40, 41
Filiforme, 317
Filme transparente, 289
Filtração glomerular, 46

Finalidade(s) do(s)
- registros, 220
- transporte, 247
Fisiologia
- cardiovascular, 27
- do sistema
-- digestório, 41
-- nervoso, 65
-- respiratório, 24
- humana, 3
- renal, 45
Fisiopatologia
- das lesões por pressão, 238
- do afogamento, 449
Fissura, 551
Flatulência, 292, 317
Flebite, 283
Foco cirúrgico, 505
Forame
- infraorbital, 8, 9
- interventricular, 61
- magno, 10
- mentual, 8, 9
- zigomaticofacial, 9
Força motora, 490
Fórceps
- de Kielland, 370
- de Simpson-Braun, 370
- locado no polo cefálico do feto, 370
Formas farmacêuticas, 177
Fossa
- do saco lacrimal, 8
- infraclavicular, 4
Fotossensibilidade, 540
Fragmento(s)
- cristalizável, 106
- de ligação ao antígeno, 106
Franco trabalho de parto, 371
Fratura
- exposta, 442, 443
- fechada, 442, 443
Frequência
- cardíaca, 268
- respiratória, 268, 483
Fricção, 238
- antisséptica, 225
Frio
- seco, 251
- úmido, 251
Frontal, 9, 317
Função(ões)
- do esqueleto, 5
- endócrina, 49
- homeostática, 49
- não excretora, 49
- vegetativas, 68
Funcionalidade familiar, 334
Fundamentos de Enfermagem, 217
Fundo
- do útero, 52
- gástrico, 35

Fungos, 94
- filamentosos, 94
Furosemida, 337
Futilidade médica, 128

G

Gamablobulinas, 105
Gametócitos, 79
Ganho de peso, 540
Garantia de qualidade, 220
Garrote pneumático, 505
Gás plasma de peróxido de hidrogênio, 526
Gastralgia, 317
Giardíase, 75
Ginkgo biloba, 337
Giro(s)
- *ambiens*, 63
- do cíngulo, 63
- do telencéfalo, 62
- frontal superior, 63
- intralímbico, 63
- lingual, 63
- occipitotemporal
-- lateral, 63
-- medial, 63
- para-hipocampal, 63
- semilunar, 63
- uncinado, 63
Glande, 53
Glândula(s)
- bulbouretrais, 51
- de Bartholin, 350
- de Skene, 350
- endócrinas, 55
- salivares, 35, 38
- sebáceas, 113
- seminais, 46, 51
- tireoide, 55
- uretrais, 51
Glicemia, 263, 317
- capilar, 256
Glicosídios cardíacos, 190
Glicosúria, 317
Glomérulo, 45
Glomerulonefrite difusa aguda, 401
Glossa, 317
Glucagon, 55
Glutaraldeído 2%, 520
Glútea, 317
Grande queimado, 446
Grandes lábios, 350
Grap movie, 510
Grávida, 348
Gravidez, 358
- ectópica, 360
- na adolescência, 406
Greenberg, 375
Grupamentos de diferenciação, 101

H

Haemophilus influenzae, 93
Halitose, 234, 292, 317
Hálux, 15
Handover (passagem do plantão), 134
Helicobacter pylori, 93
Helmintos
- nematelmintos, 85
- platelmintos, 82
Hemácia, 317
Hematêmese, 292, 317
Hematoma, 247, 284
Hematopoese, 100
Hematose, 26
Hematoterapia aplicada à Enfermagem, 207
Hematúria, 266, 317
Hemiparesia, 491
Hemiparestesia, 491
Hemiplegia, 317, 491
Hemocomponentes, 207, 210
- na Enfermagem Pediátrica, 398
Hemoderivados, 207, 210
Hemodiálise, 309
Hemodiluição, 363
Hemoglobina, 317
Hemograma completo, 263
Hemopoese, 100
Hemoptise, 317
Hemorragia, 510
- pós-parto, 378
Hemostasia, 507
Hemoterapia, 210
Hemovigilância, 210, 212
Hidrocefalia, 400
Hidrocoloide, 289
Hidrofibra, 289
Hidrogel, 289
Hidropolímero, 289
Higiene, 396
- antisséptica, 225
- corporal, 234
- do ambiente, 228
- do couro cabeludo, 236
- íntima, 236
- oral, 233
- simples, 225
Higienização das mãos, 147, 160, 224
Hímen, 53
Hiperêmese gravídica, 348
Hiperemia, 235
Hiperglicemia, 256, 317
Hipermenorreia, 348
Hiperpirexia, 268
Hiperpneia, 483
Hipertensão, 317, 540
- arterial, 270, 380
-- sistêmica, 309
- crônica, 380
Hipertermia, 317, 540
- maligna, 510

Índice Alfabético

Hipnóticos, 188
Hipocôndrio, 4
Hipodermóclise, 174
Hipófise, 54, 67
Hipoglicemia, 256, 317
Hipoglicemiantes orais, 198
Hipomenorreia, 348
Hipotálamo, 53, 60, 67
Hipotensão, 317, 510
- arterial, 270
- postural, 540
Hipotermia, 268, 317, 510
Hipoxia, 510
Histologia, 111, 112
Histórico do controle das doenças transmissíveis
   no Brasil, 570
Homúnculo
- motor, 60
- sensitivo, 60
Hora certa, 184
Hormônio(s)
- da paratireoide, 55
- do córtex da suprarrenal, 55
- foliculoestimulante, 351
- luteinizante, 351
Hospedeiro, 74
- definitivo, 74
- intermediário, 74
Humanização, 136, 138, 370
- no parto, 369
HumanizaSUS, 569

I

Icterícia neonatal, 393
Idade gestacional (IG), 363
Ideação suicida, 550
Identificação do paciente, 147, 183, 232
Idiossincrasia, 181
Íleo, 38, 39
- paralítico, 540
Ílio, 7, 15
Imobilidade, 341
Imperícia, 125, 126, 129
Implantação de despertar diário, 157
Implementação, 218, 219
Imprudência, 125, 126, 129
Imunidade
- adaptativa, 99, 103
-- celular, 104
-- humoral, 105
- inata, 99, 102
- tipos de, 574
Imunização na gestação, 367
Imunobiológicos, 578
- sob suspeita, 580
Imunodiagnóstico, 107
Imunoglobulinas, 105
Imunologia, 99
Inapetência, 253
Incapacidade cognitiva, 339

Inchaço no tornozelo, 368
Incidente(s), 147, 170
- sem lesão, 147
- transfusionais, 212
Incisão, 290
Inclinação da cabeça e elevação do mento, 415
Incontinência urinária, 266, 340
Indicadores
- biológicos, 515, 528
- da qualidade em serviços de Saúde, 596
- de esterilização, 527
- químicos, 527
Índice de líquido amniótico (ILA), 348
Indolor, 272
Indução anestésica, 515
Infecção(ões), 74
- cirúrgicas, 159
- classificação das, 155
- comunitária, 155
- da corrente sanguínea, 158, 284
- do trato urinário, 157, 293
- hospitalar, 515
- relacionada(s)
-- à assistência à saúde, 157
-- à saúde, 153
-- com o serviço de Saúde, 153
Inferior (caudal), 3
Infestação, 74
Infiltração medicamentosa, 284
Infundíbulo, 52
Ingestão indevida de produtos de limpeza,
   plantas e remédios, 403
Inibidores
- da bomba de prótons, 195
- da fosfodiesterase, 482
Inotrópicos, 192
- positivos, 190
Inserção do cateter, 158
Insônia, agitação, 541
Inspeção, 521
Inspiração, 24
Instabilidade postural, 338
Instrumentais utilizados em caixas cirúrgicas, 523
Insuficiência
- cardíaca congestiva, 310
- renal, 308
-- aguda, 308
-- crônica, 308
Insulina, 55, 198, 315
- regular, 314
Integradores químicos, 515
Integridade da pele, 113
Inter, 317
Interação(ões)
- com o paciente, 134
- farmacêuticas ou incompatibilidades, 180
- farmacocinéticas, 181
- farmacodinâmicas, 181
- medicamentosas, 179, 180
Interconsulta, 136

Intercorrências obstétricas, 377
Intermédio, 3
Intestino
- delgado, 35, 38, 42
- grosso, 38, 40
Intoxicação, 458
- por lítio, 540
- por monóxido de carbono, 448
Intradérmico, 108
Intubação endotraqueal, 484
Isocoria, 317
Isquemia, 317
Ísquio, 15
Istmo, 52

J

Jejuno, 38, 39
Justiça, 123

K

Klebsiella pneumoniae, 93

L

Lábio
- leporino, 392
- maior do pudendo, 46
- menor do pudendo, 46
Laceração, 317
Lacrimal, 9
Lâmina visceral, 28
Laminectomia lombar, 515
Laringe, 18, 20
Lateral, 3
Lavadoras
- termodesinfectadoras, 520
- ultrassônicas, 520
Lavagem intestinal, 294
Laxantes, 196
Lei(s)
- Geral de Proteção de Dados na Saúde e a segurança
    de dados dos pacientes, 127
- nº 3.090/2011, 535
- nº 8.080/1990, 535
- nº 10.216/2001, 535
- nº 10.708/2003, 535
Leishmania
- *infantum*, 78
- "mexicana", 77
Leishmaniose, 76
- cutânea, 76
- mucocutânea, 76
- visceral, 76, 78
Leito de internação, 306
Lesão(ões)
- corte-contuso, 402
- de pele (*rash* cutâneo), 540
- por pressão, 149, 237, 238, 495
-- classificação das, 238

-- em membranas mucosas, 240, 496
-- não classificável, 496
-- principais locais de risco para desenvolvimento de, 240
-- relacionada com dispositivo médico, 240, 496
-- tissular profunda, 496
- pulmonar aguda relacionada com a transfusão, 212
Letargia, 541
Leucemia(s), 313
- linfocítica aguda, 313
- linfoide crônica, 313
- mieloide
-- aguda, 313
-- crônica, 313
Leucograma global e específico, 100
Leucometria, 100
Leucorreia, 368
Leveduras, 94
Levotiroxina sódica, 181
Lidocaína, 429
Ligamentos, 16
Limpeza, 519
- automatizada, 519
- concorrente, 228
- manual, 519
- terminal, 229
Linfa, 290
Linfócitos
- B, 103
- T, 103
-- auxiliares, 104
-- CD4+, 104
-- CD8+, 104
-- citolíticos, 104
-- citotóxicos, 104
-- *helper*, 104
Língua, 35
- hiperemiada, 292
Linha
- axilar
-- anterior, 4
-- posterior, 5
- escapular, 5
- esternal, 4
- mediana
-- anterior, 4
-- posterior, 5
- medioclavicular, 4
- nigra, 365
- paraesternal, 4
- paravertebral, 5
- temporal, 9
Lipase, 42
Lipotimia, 249
Lipotímia, 317
Líquido
- amniótico, 348
- cerebrospinal, 63
Lisossoma, 113
Lista de verificação de segurança cirúrgica, 149
Listeria monocytogenes, 92

Litíase renal, 308
Livor mortis, 295
Livre-arbítrio, 131
Lobo parietal, 61
Localização da UTI, 472
Lombalgia, 272
Lombar, 317
Loquiação, 375
Lordose
- cervical, 11
- lombar, 11
Luxação, 442

M

Macrogameta, 79
Macrogametócitos, 79
Mácula, 317
Malária, 79
Malformações congênitas no recém-nascido, 392
Malha de petrolato, 289
Mamas na gravidez, 364
Mandíbula, 7
Manejo dos resíduos dos serviços de Saúde, 163
Mania, 549
Manobras de reanimação cardiopulmonar, 418, 419
Manta de polipropileno, 525
Manutenção
- da permeabilidade das vias aéreas, 259
- de cateteres, 158
- de decúbito elevado, 157
- de volume hídrico adequado, 49
- do pH, 49
Mapa
- motor, 60
- sensitivo somático, 60
Margem infraorbital, 8
Máscara
- de não reinalação, 484
- de Venturi, 484
- facial simples com cobertura de boca e nariz, 484
Maxila, 7, 9
Mecanismos
- de agressão e resposta às parasitoses, 74
- de controle da pressão arterial, 33
- de patogenicidade bacteriana, 91
Medial, 3
Mediano, 3
Medicamentos, 274
- fitoterápicos, 177
- naturais ou biológicos, 177
- semissintéticos, 177
- sintéticos, 177
Medidas
- antropométricas, 272
- de prevenção
-- da infecção do sítio cirúrgico, 159
-- de acidentes na infância, 404
-- de infecção do trato urinário, 293
-- para cateter venoso periférico, 159
- não farmacológicas para alívio da dor, 272

Médio, 3
- queimado, 446
Medula, 57
- espinal, 59, 64, 67
- renal, 44, 45
Meia-vida, 170
Melancolia pós-parto, 550
Melena, 292, 317
Meloxicam, 337
Membrana
- celular, 113
- sinovial, 16
Membros
- inferiores, 7
- superiores, 7
Menarca, 348
Meninges, 57
Meniscos ou discos, 16
Menometrorragia, 348
Menoplegia, 317
Menorragia, 348
Mensuração da glicemia capilar, 256
Mesencéfalo, 58, 60, 68
Mesentério, 38
Metabolismo, 170
- bacteriano, 89
Metformina, 337
Método(s)
- de controle do crescimento infantil, 395
- imunodiagnósticos, 107
- para o desbridamento, 288
- por detecção de antígenos e anticorpos, 108
- SBAR na transição do cuidado, 223
Metrorragia, 348
Mialgia, 272, 317
Micção, 49, 266
Micoses, 94
Microbiologia, 73, 87
Microbiota, 90
Microclima, 238
Microgametas, 79
Microgametócitos, 79
Midríase, 317
Milrinone, 482
Miocárdio, 27
Mioglobina, 445
Miométrio, 52
Mioplegia, 317
Miose, 317
Mistanásia, 128, 129, 130
Mitocôndria, 113
Mobilização
- cama/cadeira de rodas, 248
- cama/maca, 248
- corporal do paciente, 242
- do paciente para o transporte, 248
Modelo
- da determinação social da doença, 565
- da história natural da doença, 564
- monocausal, 564
- multicausal, 564

Modificações gravídicas do organismo materno, 363
Molécula, 111
Monitor multiparamétrico, 504
Monitoramento
- cardíaco, 426
- da frequência respiratória, 483
- da pressão
-- arterial não invasiva e invasiva, 478
-- intracraniana, 491
-- venosa central, 482
- da saturação de oxigênio, 483
- de Enfermagem, 136
- do balanço hídrico, 485
- eletrocardiográfico, 477
-- e da frequência cardíaca, 477
- hemodinâmico, 476
- neurológico, 489
Monóxido de carbono, 448
Montagem de caixas e pacotes, 521
Monte do púbis, 53, 350
Moral, 124
Morte
- celular, 117
- de lactente, 348
- materna, 349
- perinatal, 349
Motricidade, 67
Movimentos
- do diafragma, 25
- do intestino grosso, 43
Mucolíticos, 193
Mucopurulento, 317
Mudanças de humor, 405
Multigesta, 349
Multípara, 349
Músculo, 18
- cardíaco, 18
- esquelético, 18
- visceral, 18
Mycobacterium
- *leprae*, 92
- *tuberculosis*, 92

N

Não
- benzodiazepínicos, 188
- maleficência, 123
Nariz, 18
Náusea e vômito, 292, 368, 510, 541
Near miss, 147
Necator americanus, 86
Necrose, 290
Néfron(s), 47
- cortical, 45
- justamedulares, 48
Negligência, 125, 126, 127, 130
Neisseria
- *gonorrhoeae*, 92
- *meningitidis*, 92

Nervos
- cranianos, 63
- espinais, 63, 64
Neuralgia, 317
Nictúria, 266, 317
Nistagmo, 317
Nitroglicerina, 482
Nitroprussiato de sódio, 482
Nível de consciência, 489
Nó
- atrioventricular, 30
- sinoatrial, 30
Noctúria, 333
Nome
- comercial, 170
- genérico, 170
- químico, 170
Norepinefrina, 481
Normas gerais para Técnicos de Enfermagem
- na captação do sangue, 210
- na hemotransfusão, 211
Normotermia, 268
Núcleo(s), 113
- da base, 61, 67
Nucléolo, 113
Nuligesta, 349
Nulípara, 349
Nutrição, 252
- enteral, 398
- por via oral, 252

O

Obesidade, 273
Observação em Enfermagem, 219
Obstinação terapêutica, 128
Obstrução
- das vias aéreas por corpo estranho, 402, 454
- grave, 454, 455
Occipital, 9, 10
Odinofagia, 317
Oferta de oxigênio
- /medicamentos por inaloterapia, 257
- por cateter nasal, 257
- por nebulização, 258
Olfação, 219
Oligodrâmnio, 349
Oligomenorreia, 348
Oligúria, 266, 317
Oliva, 58
On site, 510
Onicofagia, 317
Oportunidade(s), 146, 596
- de educação e aprendizagem permanente, 331
Ordem de não reanimar (ONR), 130
Organela, 111
Organismo(s), 111
- procariontes, 112
Organização, 593, 595
- da comissão de controle de infecção hospitalar, 160
- da unidade neonatal, 389
- da unidade pediátrica, 394

Organograma, 591
Órgão(s), 111
- genitais femininos, 51
-- externos, 53, 349
-- internos, 350
- linfoides, 33
-- periféricos, 104
Orientação ao paciente, 184
Orifício externo uretral, 350
Origem dos medicamentos, 177
Ortoftalaldeído, 520
Ortopneia, 269, 317
Ortotanásia, 128, 130
Osmolaridade na alça de Henle, 48
Osso(s)
- carpais, 7, 14
- curtos, 6
- do corpo humano, 6
- do esqueleto apendicular, 7
- do esqueleto axial, 6
- do quadril, 7
- frontal, 7
- irregulares, 6
- longos, 6
- metacarpais, 7, 14
- metatarsais, 7, 15
- nasal, 8, 9
- occipital, 7
- parietal, 7
- planos, 6
- pneumáticos, 6
- sesamoides, 6
- supranumerários, 6
- tarsais, 7, 15
- temporal, 7
- tipos de, 6
- zigomático, 7
Óstio
- cárdico, 35
- do ureter, 46
- do útero, 52
Otorragia, 317
Ovários, 52, 350
Óxido de etileno, 526
Oxigenoterapia, 256, 311, 483

P

Padrões moleculares associados
- a patógenos (PAMPS), 102
- ao dano/ perigo (DAMPS), 102
Palidez cutânea, 247
Pâncreas, 41, 42, 314
Pandemia, 74
Pânico, 548
Papaína, 289
Papel grau cirúrgico, 525
Parada
- cardiorrespiratória, 418
- respiratória, 426

Paramentação cirúrgica, 508
Paraplegia, 249, 317
Parasitas mais comuns de importância médica, 75
Parasitismo, 74
Parasitologia, 73
Paratormônio, 55
Parede
- bacteriana, 89
- do tubo digestivo, 41
Parenteral, 317
Paresia, 317, 491
Parestesia, 491
Parietal, 9
Parte
- ascendente da aorta, 28
- livre do membro
-- inferior, 13
-- superior, 13
Partilha de informações, 220
Parto, 369
Partograma, 373
Parturiente, 349
Passagem
- de plantão, 222
- de sonda nasogástrica, 291
Patch test (epicutâneo de contato), 108
Patela, 7
Patologias da saúde do adulto, 307
Pé torto congênito, 392
Pediculose, 236
Pediculus
- *capitis*, 87
- *humanus*, 87
Pele, 113, 114, 116, 416
- e tegumentos, 332
- na gravidez, 365
Pelve, 317
Pênis, 50
Pensamento de morte, 550
Pequeno queimado, 446
Pequenos
- lábios, 350
- traumas, 402
Pericárdio, 27
- seroso, 28
Perimétrio, 52
Perímetro, 396
- abdominal, 391
- cefálico, 391
- torácico, 391
Períneo, 317
Período(s)
- clínicos do parto, 372
- premonitório, 371
Peróxido de hidrogênio, 520
Peso, 272, 395
Petéquias, 317
Pinça(s), 523
- Allis, 523
- anatômica, 523

- Backhaus, 523
- dente de rato, 523
- Duval Collin, 523
- Kelly, 523
- Mixter, 523
Piolhos, 87
Pirâmide(s), 58
- etária, 324
- renais, 44
Pirexia, 268, 317
Pirose, 292, 317, 368
Pituitária, 54
Piúria, 266, 317
Placenta prévia, 349, 377
Planejamento, 218, 219, 592
- da assistência de Enfermagem ao recém-nascido
  e sua família, 391
Plano nacional de operacionalização da vacinação
  contra a covid-19, 576
Plasma
- de 24 horas, 208
- fresco congelado, 208
Plasmodium
- *falciparum*, 79, 80
- *malariae*, 79
- *vivax*, 79
Plegia, 491
Pleura
- parietal, 21
- visceral, 21
Plexo
- braquial, 64
- cervical, 64
- lombar, 64
- sacral, 64
Pneumonia, 312, 399
- relacionada com a assistência à saúde, 157
Pneumotórax, 24
Pó, 179
Polaciúria, 266, 317
Polegar, 14
Polidipsia, 267, 292
Polidrâmnio, 349
Polifagia, 292
Polifarmácia, 458
Polimenorreia, 348
Política(s)
- de atenção à pessoa idosa no Brasil, 328
- Nacional
-- de Atenção Básica, 330
-- de Humanização (PNH), 330, 347, 569
-- de Promoção da Saúde, 329
-- de Saúde da Pessoa Idosa (PNSPI), 329
-- do Idoso (PNI), 329
- públicas para saúde mental, 534, 535
Poliúria, 266, 541
Pomada, 179
Ponte, 58, 68
Port clutch, 510
Porta do fígado, 40

Portaria
- nº 106/2000, 535
- nº 251/2002, 535
- nº 3.088/2011, 535
- nº 336/2002, 535
- nº 1.220/2000, 535
Posição(ões)
- anatômica, 3
- de Fowler ou sentada, 243, 509
- de Kraske ou canivete, 509
- de recuperação, 415
- de Sims, 260, 261
- de Trendelenburg, 260, 261, 509
-- reversa ou proclive, 262, 509
- do paciente para procedimentos diagnósticos, 260
- genupeitoral, 260, 261
- ginecológica, 260, 262
- lateral, 509
- litotômica, 261, 263, 509
- proclive, 261
- prona ou decúbito ventral, 509
- semi-Rose, 261, 262
- sentada, 243
- supina ou dorsal, 509
Posicionamento
- do paciente na mesa de cirurgia, 508
- inadequado do paciente, 244
Posterior, 3
Posto de Enfermagem, 306
Postura, locomoção e movimento, 5
Prática do Técnico de Enfermagem, 121
Pré-eclâmpsia, 380
Pré-natal, 366
Precordial, 317
Precordialgia, 272, 317
Preparo, 184
- da equipe de profissionais de Saúde, 130
- do corpo pós-morte, 295
- do paciente e da família, 130
Prepúcio, 50
Prescrição
- do medicamento, 183
- e documentos médicos, 134
Pressão, 238
- arterial, 32, 269, 416
-- invasiva, 478, 479
-- não invasiva automática, 478
-- regulação
--- a curto prazo, 33
--- a longo prazo, 33
- de perfusão coronariana, 421
- do *cuff* do tubo orotraqueal, 157
- venosa central, 487
Prevenção
- da exposição a riscos, 551
- da infecção do sítio cirúrgico, 159
- de lesões por pressão, 240
- de quedas, 149, 249
- e cuidados de Enfermagem com as lesões por pressão, 495
- para cateter venoso

Índice Alfabético

-- central, 158
-- periférico, 159
- para infusão subcutânea contínua, 159
Previsão, 595
Priapismo, 541
Prick test (por puntura), 108
Primeira consulta na gravidez, 366
Primigesta, 349
Primípara, 349
Procedimentos
- administrativos, 594
- operacionais padrão (POP), 224
Processamento de produtos para a saúde, 518
Processo, 563
- administrativo, 589
- de cicatrização, 114
- de Enfermagem, 218, 219
- mastoide, 8
- saúde-doença, 532, 562
-- mental, 533
- transfusional, 209
Proctoparasitológico, 263
Pródromos, 371
Produção, 593
- de células sanguíneas, 6
Produtos
- críticos, 518
- não críticos, 519
- para a Saúde, 518
- semicríticos, 518
Profilaxia, 74
Progesterona, 56, 351
Programa Nacional de Imunizações, 573
Projeto terapêutico singular e rede de atenção
    psicossocial, 536
Promoção
- da saúde, 568
-- do adolescente, 406
-- mental, 542
- do envelhecimento saudável, 330
Prontuário eletrônico
- de paciente (PEP), 220
- no ambiente hospitalar, 599
Propulsão da mandíbula, 415
Próstata, 46, 51
Proteção
- de membros e troncos, 509
- e sustentação de órgãos, 5
Protozoários, 75
Protuberância mental, 8
Provisão, 595
Proximal, 3
Prurido, 317
Pseudomonas aeruginosa, 93
Psicofármacos, 537
Psicopatologia, 546
Psicose puerperal, 550
Pthirus pubis, 87
Ptialismo, 317
Pubarca, 348

Puberdade, 405
Púbis, 7, 15
Puérpera, 349
Puerpério, 349, 375
- imediato, 375
- mediato, 375
- tardio, 375
Pulgas, 87
Pulmões, 21, 22, 23
Pulso, 416
- arrítmico, 268
- filiforme, 268
- rítmico, 268
Pulvinar do tálamo, 59
Pupilas, 490

Q

Quarto ventrículo, 63
Quase erro, 213
Quedas, 338, 402
Queimadura, 402, 444
- de 1º grau, 402
- de 2º grau, 402
- de 3º grau, 402
Questões éticas, 122

R

Radiação ultravioleta, 115
Rádio, 7
Ramificação dos brônquios e bronquíolos, 21
Ramo(s)
- da mandíbula, 8, 9
- subendocárdicos, 30
Raquianestesia, 507
Reabilitação psicossocial, 542
Reação(ões)
- adversa, 170, 181
- alérgicas, 181, 212
- anafilática, 212
- antígeno-anticorpo, 105
- farmacológicas não esperadas, 181
- febril não hemolítica, 212
- hemolítica aguda, 212
- hipotensiva, 212
- por contaminação bacteriana, 212
- tóxicas, 182
- transfusionais, 211
-- imediatas e tardias mais comuns, 212
Realização de higiene oral com antisséptico, 157
Reanimação cardiopulmonar, 420
Recém-nascido, 390
Receptor(es), 170
- de linfócitos
-- B, 103
-- T, 103
- de reconhecimento de padrões (PRRS), 102
Recreação, 397
Recuperação pós-anestésica, 511

Recursos
- humanos, 593
-- de uma unidade de terapia intensiva, 475
- materiais, 595
-- de uma unidade de terapia intensiva, 474
Rede linfática, 33
Reflexo(s)
- espinais, 67
- patelar, 68
Refluxo gastresofágico, 401
Reforma psiquiátrica, 534
Regeneração, 117, 286
Região
- cervical
-- anterior, 4
-- lateral, 4
-- posterior, 5
- deltóidea, 4, 5
- epigástrica, 4
- escapular, 5
- esternocleidomatóidea, 4
- femoral, 4
- glútea, 5
- hipocondríaca, 4
- hipogástrica, 515
- infraescapular, 5
- inframamária, 4
- inguinal, 4
- lateral, 4
- lombar, 5
- mamária, 4
- occipital, 5
- parietal, 5
- peitoral, 4
- posterior da coxa, 5
- pré-esternal, 4
- púbica (hipogástrio), 4
- sacral, 5
- supraescapular, 5
- umbilical, 4
- urogenital, 4
- vertebral, 5
Registros
- de Enfermagem, 220
- descritivos, 221
- do balanço hídrico, 487
- gráficos, 221
Regra
- das palmas, 446, 447
- de Naegele, 349
- dos nove, 446, 447
Regulação da concentração de íons, 49
Regurgitação, 318
Relacionamento interpessoal, 132
Relatório permanente, 220
Relaxamento isovolumétrico, 32
Relaxantes musculares, 189
Remuneração, 592
Reparação, 117, 286
Repouso absoluto, 235
Repouso relativo, 235

Resíduos dos serviços de Saúde, 161, 162
Resistência aos antibióticos, 91
Respiração, 415, 416, 423
- de Biot, 269
- de Cheyne-Stokes, 269
- de Kussmaul, 269
Responsabilidade, 124
Responsividade, 414
Ressecamento, 318
Restrição
- de crescimento intrauterino, 349
- hídrica, 267
Retenção urinária, 541
Retículo endoplasmático rugoso, 113
Retirada
- da sonda vesical de demora, 292
- de pontos cirúrgicos, 290
Reto, 38
Ribossomos, 113
Rigor mortis, 295
Rima da boca, 35
Rins, 44, 45
Risco, 147
Ritmo respiratório, 483
Ruptura prematura das membranas ovulares, 349, 381

S

Saburra, 234
Sacro, 7, 15
Saculações do colo, 38
Sala de emergência, 468
Salário, 592
Saliva, 35
Salmonella enterica, 93
Sangue, 397
Sarcoptes scabiei, 87
Saúde, 563
- coletiva, 559
- da mulher, 347
- mental, 531
Schistosoma mansoni, 82
Seborreia, 318
Secreção
- de 1,25-di-hidróxi-calciferol, 49
- de eritropoetina, 49
- de renina, 49
Secundigesta, 349
Secundípara, 349
Sedação/sonolência, 541
Sedativos, 188
Segurança, 146, 596
- cirúrgica, 149
- do paciente, 145, 147
-- durante procedimentos cirúrgicos, 510
- em Saúde, 145
- na prescrição, no uso e na administração
    de medicamentos, 148
Seio(s)
- esfenoidal, 18
- frontal, 18

- maxilar, 18
- paranasais, 18, 19
Separação progressiva dos pais, 405
Septo
- interatrial, 30
- interventricular, 30
- nasal ósseo, 8
- pelúcido, 61
Serviço de Atendimento Móvel de
    Urgência (SAMU), 412
Sexualidade na adolescência, 406
Shigella, 93
Sialorreia, 292, 318
Siglas utilizadas nas anotações de Enfermagem, 315
Sinais
- de certeza da gravidez, 361
- de presunção da gravidez, 361
- de probabilidade da gravidez, 361
- gráficos, 221
- vitais, 267, 397
- de *battle* ou batalha, 435
- do "olho de guaxinim", 435
Síncope, 318
Sindesmose tibiofibular, 16
Síndrome, 459
- adrenérgica, 459
- anticolinérgica, 459
- colinérgica, 459
- coronariana aguda, 453
- da adolescência normal, 405
- da imunodeficiência adquirida, 102
- de abstinência, 551
- de imobilidade, 341
- do "bebê sacudido/chacoalhado", 433
- extrapiramidal, 459
- geriátrica, 331
- HELLP, 380
- hemorrágicas na gestação, 377
- hipertensivas na gestação, 380
- inflamatória multissistêmica pediátrica, 399
- neuroléptica maligna, 541
- opioide, 459
- sedativo-hipnótica, 459
- seratoninérgica, 459
Sínfise púbica, 15, 16
Sinóvia, 16
Sinoviais, 16
Síntese, 507
Sintomas, prevenção e profilaxia as parasitoses, 75
Sistema, 111
- articular, 16
- cardiovascular, 27, 309, 332
-- na gravidez, 363
- de informação(ões)
-- em Saúde, 597
-- administrativas, 598
-- clínicas, 598
-- estatístico-epidemiológicas, 598
- digestório, 35, 36, 333
- endócrino, 53, 313, 333
-- e metabolismo na gravidez, 365

- esquelético, 5
- excitocondutor do coração, 32
- gastrintestinal na gravidez, 365
- genital
-- feminino, 51
-- masculino, 49
- hematológico na gravidez, 363
- imunológico, 99
- linfático, 33, 313
- muscular, 18, 332
- musculoesquelético na gravidez, 365
- nervoso, 57
-- autônomo, 63, 65
-- entérico, 44
- neurológico, 332
- osteoarticular, 332
- renina-angiotensina-aldosterona, 33
- reprodutor feminino, 349
- respiratório, 18, 310, 311, 332
-- na gravidez, 364
- sensorial, 66
- tegumentar, 113
- Único de Saúde (SUS), 560
- urinário, 44, 333
-- na gravidez, 365
Sistematização
- da assistência
-- de Enfermagem, 134, 218
-- na reanimação cardiopulmonar, 420
- do atendimento
-- em urgências, 414
-- em trauma, 431
Sístole, 31
Sobrecarga volêmica, 212
Soluções contaminadas, 158
Somatotrofina, 54
Sonda
- de Levine, 254
- de poliuretano ou silicone, 254
- vesical, 265
Sono, 397
Staphylococcus aureus, 88, 92
Streptococcus
- *agalactiae*, 92
- *pneumoniae*, 91, 92
- *pyogenes*, 92
Substâncias psicoativas, 550
Subtálamo, 60
Suco pancreático, 42
Suicídio, 550
Sulcos do telencéfalo, 62
Sulfonamidas, 200
Superbactérias, 91
Superfície corporal queimada (SCQ), 446
Superior, 3
Suplementos nutricionais orais, 253
Suporte
- avançado de vida, 413
- básico de vida, 413, 425
-- em adultos, 426

Suprarrenais, 55
Sutura
- coronal, 16
- escamosa, 16
- internasal, 16
- lambdóidea, 16
- sagital, 16
Swab
- nasofaringe, 398
- orofaringe, 398

T

Taenia
- *saginata*, 82, 83, 84
- *solium*, 82, 83, 84
Tálamo, 59, 66
Tálus, 15
Tamanhos de agulha, 175
Taquicardia, 268, 318, 541
Taquipneia, 269, 318, 483
Tato, 219
Tecido(s), 111
- conjuntivo, 113
- de algodão, 523
- de granulação, 288, 290
- encontrados em uma ferida, 288
- epitelial, 113
- muscular, 113
- nervoso, 113
- subcutâneo, 116
Técnica de higienização e fricção das mãos, 226
Técnico de Enfermagem, 219, 591
Tela de silicone, 289
Telarca, 348
Telencéfalo, 60
Telenfermagem, 135
Temperatura, 267
- axilar, 268
Tempo(s)
- cirúrgicos, 507
- singular, 405
Temporal, 9, 10
Teníase, 83
Tentativa de suicídio, 550
Tentório do cerebelo, 59
Teoria(s)
- burocrática na Enfermagem, 590
- científica na Enfermagem, 590
- clássica na Enfermagem, 590
- da administração, 589
-- nos serviços de Enfermagem, 590
- das relações humanas na Enfermagem, 590
Terapia
- de substituição renal, 488
- nutricional, 493
-- enteral, 253, 493
-- parenteral, 255, 494
Terceiro ventrículo, 63
Tercigesta, 349
Tercípara, 349

Terminologia(s)
- utilizada em anatomia humana, 3
- em Saúde, 315
Termo de consentimento
- informado, 210
- livre e esclarecido, 210
Tesouras, 523
Testes cutâneos, 107
Testículos, 50, 51
Testosterona, 57
Tetraplegia/quadriplegia, 249
Tíbia, 7
Timo, 33
Tolerância, 181, 541, 551
Tonicidade, 49
Tonsilas, 33
Tórax, 11
Torpor, 318
Tosse, 483
Toxoplasma gondii, 81
Toxoplasmose, 81
Trabalho de parto, 370
- prematuro, 349, 381
Tranquilizantes, 188
Transfusão, 210
- de substituição ou exsanguineotransfusão, 210
- intrauterina, 210
Transmissão/ infecção de parasitas, 74
Transplante de células-tronco-hematopoéticas, 100
Transportadores de glicose, 55
Transporte
- de imunobiológicos, 579
- de paciente em ambiente interno no serviço de Saúde, 247
Transtorno(s)
- afetivo bipolar, 549
- de ansiedade, 548
- de humor, 549
- depressivo, 549
- do pensamento, 547
Traqueia, 19
Traqueostomia, 289
Trauma, 431
- abdominal
-- aberto, 441
-- fechado, 441
- cranioencefálico, 433
- de abdome e pelve, 440
- de face, 437
- fechado, 431
- musculoesquelético, 441
- ocular, 436
- penetrante ou aberto, 431
- tipos de, 433
- torácico, 439
-- aberto, 439
-- fechado, 439
- vertebromedular, 435
Treponema pallidum, 93
Trichomonas vaginalis, 81, 97
Tricomoníase, 81, 97

Tricotomia, 290
Trígono
- carótico, 4
- cervical
-- anterior, 4
-- lateral, 4
- clavipeitoral, 4
- da bexiga, 46
- femoral, 4
- mentual, 8
Tripanossomíase americana, 78
Tripsina, 42
Tristeza, 340, 549
Troca(s)
- de circuito do ventilador e umidificadores, 157
- do sistema de aspiração, 157
- gasosas, 26
Trofozoíto, 75, 76
Tromboflebites, 283
Trombolíticos, 191
Tronco
- encefálico, 58, 60, 68
- pulmonar, 27, 28
Trypanosoma cruzi, 78, 79
Tuba uterina, 52, 350
Tunga penetrans, 87
Tyvek˚, 525

U

Úlcera(s), 290, 318
- por pressão, 117, 149
Ulna, 7
Úmero, 7
Undocking, 510
Unidade(s)
- de internação, 228, 305
- de pronto atendimento, 413
- do paciente, 228
- hospitalar, 413
Ureia, 45
Ureteres, 44, 46
Uretra, 44, 46
- feminina, 46
- masculina, 46, 47
Urgência, 402, 411
- na crise hipertensiva, 452
Urina, 49, 263, 398
Urobilina, 45
Urocultura, 264
Uso
- abusivo, 551
- de risco, 551
- de substâncias psicoativas, 550
- dependente, 551
- e abuso de drogas e medicamentos, 406
- experimental, 551
- recreativo, 551
Útero, 52, 350
- na gravidez, 364

V

Vacinas contra a covid-19, 577
Vacúolo, 113
Vagina, 52, 350, 364
- na gravidez, 364
Validade da esterilização, 528
Valorização do trabalhador, 138
Valva
- aórtica, 30
- atrioventricular, 27
- bicúspide, 27
- tricúspide, 27
Válvula de Heimlich, 439
Vapor
- a baixa temperatura e formaldeído, 526
- saturado sob pressão, 526
Vasoconstritor, 318
Vasodilatadores, 191, 318, 482
Veia(s)
- cava superior, 27, 28
- pulmonar esquerda, 28
- varicosas, 368
Venóclise, 283
Ventilação pulmonar, 24
Ventrículo(s)
- direito, 27, 28
- esquerdo, 27, 28
- laterais, 61
Vérnix caseoso, 373
Vertigem, 249, 318, 541
Vesical, 318
Vesícula biliar, 40
Vestíbulo
- da boca, 35
- vaginal, 350
Vetor, 74
Via(s)
- aéreas, 415, 420
- ativa/cutânea e ativa/mucosa, 74
- bucal, 173
- cutânea, 177
- de administração, 172
- de parto, 370
- dermatológica, 284
- enterais, 172, 277
- intradérmica, 174, 278
- intramuscular, 174, 280
- intratecal, 174
- intravenosa, 174, 282
- mucosa, 177
- nasal, 285
- oftálmica, 284
- oral, 172, 277
- otológica, 285
- parenterais, 173, 278
- passiva/cutânea, 74
- passiva/genital, 74
- passiva/oral, 74
- respiratória, 174
- retal, 173, 278

- subcutânea, 174, 279
- sublingual, 173, 277
- tópicas, 284
- vaginal, 278
Vibrio cholerae, 93
Vigilância
- ambiental, 573
- em Saúde, 570, 571
- epidemiológica, 572
- sanitária, 573
Vilosidade intestinal saudável, 43
Vinculação ao grupo, 405
Violação, 147
Violência, 358
- contra o adolescente, 406
- e maus-tratos contra a pessoa idosa, 331
- física, 358
- infantil, 404
- moral, 358
- obstétrica, 370
- patrimonial, 358
- psicológica, 358
- sexual, 358
Vírus, 93, 94
- da imunodeficiência humana, 102
Visão, 219
- embaçada/ turva, 541
Volemia, 318

Volume
- corrente, 26
- de reserva
-- expiratório, 26
-- inspiratório, 26
- pulmonar, 25, 26
- residual, 26
Vulva na gravidez, 364

X

Xerostomia, 333
Xifoide, 318
Xistose, 82

Y

Yersinia pestis, 87

Z

Zigomático, 8
Zona
- fasciculada, 55
- fria, 460
- glomerular, 55
- morna, 460
- quente, 460
- reticular, 55